T0139633

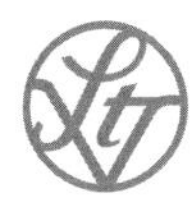

Medizin, Gesellschaft und Geschichte

Jahrbuch
des Instituts für Geschichte der Medizin
der Robert Bosch Stiftung

herausgegeben von
Robert Jütte

Beiheft 76

Männlichkeiten in der Frühmoderne

Körper, Gesundheit und Krankheit (1500–1850)

Herausgegeben von Martin Dinges und Pierre Pfütsch

Franz Steiner Verlag

Gedruckt mit freundlicher Unterstützung der Robert Bosch Stiftung GmbH

Coverabbildung:
Caspar Stromayr: Practica Copiosa von dem Rechten Grundt Deß Bruch Schnidts (1559). Faksimile der Handschrift. Herausgegeben von Werner Friedrich Kümmel unter der Mitwirkung von Gundolf Keil und Peter Proff. München 1983. Ehemals Reichsstädtische Bibliothek (ERB) in Lindau

Bibliografische Information der Deutschen Nationalbibliothek:
Die Deutsche Nationalbibliothek verzeichnet diese Publikation in der Deutschen Nationalbibliografie; detaillierte bibliografische Daten sind im Internet über <http://dnb.d-nb.de> abrufbar.

Satz: DTP + TEXT Eva Burri, Stuttgart
Layout und Herstellung durch den Verlag
Druck: Memminger MedienCentrum, Memmingen
Gedruckt auf säurefreiem, alterungsbeständigem Papier.
Printed in Germany
ISBN 978-3-515-12646-5 (Print)
ISBN 978-3-515-12650-2 (E-Book)

Inhaltsverzeichnis

Gebildete Oberschicht

Standespersonen

Religion und Magie

Körperliche Einschränkungen

Bilanz und Perspektiven

Männlichkeiten in der Frühmoderne

Körper, Gesundheit und Krankheit (1500–1850)
Stand der Forschung und Einleitung

Martin Dinges

Einführung

Der Ausgangspunkt der Tagung, auf die dieser Band zurückgeht, ist ein aktuelles Problem: das Gesundheitsverhalten von Männern. Diese werden im Mediendiskurs und teilweise auch in den Gesundheitswissenschaften mal relativ höflich als „Vorsorgemuffel" bezeichnet, gelegentlich strenger auch als „Gesundheitsidioten", die sich jedenfalls schlecht ernähren, zu wenig bewegen, viel rauchen, saufen, nicht zu Ärzten gehen würden, Vorsorgeangebote nicht wahrnähmen oder sich gleich umbrächten.[1] Ein Oszillieren zwischen Risikoorientierung, männlichen Autonomiewünschen und Ängsten bei Krankheiten präge einen insgesamt widersprüchlichen Gesundheitshabitus. Dieser wird sowohl mit derzeit geltenden Leitbildern von Männlichkeit wie auch mit dem erreichten Stand der Medikalisierung erklärt. Beide haben sich in der derzeitigen Form vor allem im 19. Jahrhundert herausgebildet und wirken bis heute nach. Diese historisch jüngeren Entwicklungen der letzten beiden Jahrhunderte verstehen wir mittlerweile besser als noch vor 20 Jahren.[2]

Deshalb ist es umso interessanter, sich nunmehr die Jahrhunderte anzusehen, die noch nicht durch ein Männlichkeitsleitbild auf Grundlage einer ausgearbeiteten Geschlechterdichotomie und durch die dann folgende Medikalisierung, die vorwiegend Frauen adressierte, geprägt waren.[3] Der herrschende Genderdiskurs charakterisiert die „Ordnung der Geschlechter" auf Grundlage der medizinisch fundierten Aufklärungsanthropologie, die seit der Sattelzeit um die Französische Revolution entstanden ist, als spezifisch modern.[4] Dem-

1 Beim Thema Männerschnupfen wird eine angeblich zu hohe Wehleidigkeit kritisiert, ansonsten mangelnde Kompetenz, eigene Körpersignale angemessen wahrzunehmen und den richtigen Zeitpunkt für einen Arztbesuch zu finden und sich dann in Praxen erfolgreich dem Behandler zu eröffnen.
Offenbar wird hier in Bezug auf Männlichkeitskonzepte ganz Unterschiedliches verhandelt: Einmal entsprechen zu wehleidige Männer nicht dem gewünschten Bild von Stärke. Ein anderes Mal überziehen Männer offenbar ihren Autonomiewunsch, wenn sie bei Depressionen keinen Rat Dritter einholen oder schwere Gesundheitsprobleme ohne Arzt lösen wollen. Oder sie nehmen angeblich aus Angst vor den Ergebnissen Vorsorgeangebote nicht in Anspruch.

2 Dinges (2003); Dinges (2007); Dinges: Medizin- und gesundheitsgeschichtliche Paradigmen (2011); Dinges: Wandel (2013); Dinges (2015); Dinges: Männergesundheit (2016); Dinges: Bedeutung (2020).

3 Dinges: Die späte Entdeckung (2018).

4 Referenzwerk bleibt Honegger (1991).

gegenüber betonen einige Kollegen Kontinuitäten und werten die geschlechterspezifischen Zuschreibungen lediglich als Zuspitzung wesentlich älterer Geschlechter- und Körperkonzepte. Das gilt für die angebliche Entstehung eines Zweikörpermodells in der Interpretation von Thomas Walter Laqueur, dessen Neuigkeit Michael Stolberg mit einer Fülle mittelalterlicher und frühneuzeitlicher Belege bestritt.[5] Ebenso wird die anthropologische Engführung von Frau und Natur kritisiert. Dabei handele es sich eigentlich um ältere, teilweise bis in die Antike zurückreichende Traditionslinien, die um 1800 lediglich auf die mangelnde Vernunftkontrolle von Frauen zugespitzt worden seien. Bestimmte Gefühle habe man vorher wie nachher Männern zugetraut. Allerdings seien nun die romantischen Gefühle exklusiver weiblich konnotiert worden.[6] Das ist der strittige theoretische Hintergrund, vor dem die Analyse der Gesundheitspraktiken, die in diesem Band im Vordergrund stehen, einzuordnen ist: wie viel Kontinuität und wie viel Wandel?

Um uns einer Klärung der Spezifika des Verhältnisses von Männlichkeit, Körper und Gesundheit heuristisch möglichst erfolgreich anzunähern, hatten wir im Call for Papers vorrangig nach dem Gesundheitsverhalten gefragt, also eine patienten- und körpergeschichtliche Perspektive bevorzugt. Es geht demnach darum, wie Männer konkret mit ihrem Körper in Phasen von Gesundheit oder Krankheit umgingen. Die boomende Körpergeschichte hat während der letzten 30 Jahre eher abstraktes Wissen über Körperkonzepte, Repräsentationen des Körpers etc. produziert – bei dem meistens erst festzustellen bleibt, was diese Kenntnisse für die Zeitgenossen bedeuteten.[7] Auch die damalige zeitgenössische Rezeption von Kunst und Literatur ist im Hinblick auf Männlichkeit sehr komplex und lässt sich selten eindeutig erschließen.[8] Die Charakterisierung epochaler Entwicklungen etwa anhand körpergeschichtlicher Eckpunkte der Frühen Neuzeit, wie z. B. ‚von der Entdeckung des schönen Körpers bis zu seiner wissenschaftlichen Zergliederung', ist allenfalls als grobe Orientierung hilfreich.

Fragt man demgegenüber zunächst danach, welches gesundheitsförderliche oder -schädliche Verhalten Männer aufwiesen, wie sie sich ernährten, welche Form der Bewegung sie praktizierten, wie viel sie arbeiteten und welche

5 Stolberg: Woman (2003).

6 Schnell (2017), S. 357 f., 384–388.

7 Zuletzt Simons (2011); Vigarello (2005); Mandressi (2003); zur Gegenwartsdiskussion s. Hearn (2012).

8 Einen lockeren Überblick zu Männlichkeitsdarstellungen in der Frühen Neuzeit, die teilweise auch Gesundheitsbezüge aufweisen, bietet Laneyrie-Dagen (2011); s. a. Koos (2004).
Zu dem nicht hegemonialen Männlichkeitskonzept des „lyrischen" Portraits und seinen geistesgeschichtlichen Hintergründen, die vom anthropologischen Diskurs erheblich abweichen, s. Koos (2006), bes. S. 76, 80, 114, sowie Koos (2004) und weitere Beiträge in diesem Band, insbesondere von Thomas Röske und Klaus Herding. Zur sozialhistorischen Kontextualisierung bildlicher Darstellungen von Söldnerkörpern vgl. Dinges: Militär (1998), S. 347–351. Zur Literaturgeschichte der Frühen Neuzeit vgl. etwa Finucci (2003); Schuhen (2018), S. 24, 98 ff., 112.

diätetischen Maßnahmen sie bevorzugten, dann bekommen die jeweils relevanten Wissensbestände einen weniger abgehobenen Charakter, denn sie dienen dem besseren Verständnis der Praxis. Das Gleiche gilt für viele weitere Fragen: Wie verhielten sich Männer im Krankheitsfall? Welche Formen von Selbstmedikation nutzten sie? Unter welchen Umständen nahmen sie medizinische Hilfe in Anspruch? Gab es dabei Präferenzen, die vielleicht nach Standes- bzw. Schichtzugehörigkeit unterschiedlich waren?

Die Hoffnung bei diesem eher induktiven, durchaus von den Quellen her inspirierten Vorgehen ist, der Praxis der historischen Subjekte möglichst nahezukommen. Auch ohne jede historistische Illusion gilt weiterhin: Selbstzeugnisse erweisen sich als besonders aufschlussreich, wenn man gleichzeitig ihren offensichtlich konstruierten Charakter beachtet.[9] Sie sind für die Frühe Neuzeit in größerer Zahl von Männern als von Frauen überliefert. Diese Quellenlage ist zunächst vorteilhaft für die hier bearbeitete Problemstellung, erschwert aber häufig das Erkennen von Spezifika, denn nicht jede von Männern beschriebene Praxis ist unbesehen „männlich". Die über viele Jahrhunderte im Alltag und in der Forschung gängige Vorstellung, dass Mannsein der Normalfall der Existenz sei, begünstigt außerdem eine spezifisch männliche „Unbewusstheit" gegenüber Genderaspekten.[10] Daneben bleibt aber der Vergleich zur Feststellung von Gemeinsamkeiten und Unterschieden auch bei der geringeren Anzahl überlieferter Selbstzeugnisse von Frauen möglich.

Zur Einleitung soll im Folgenden die Fragestellung im Lichte des aktuellen Forschungsstandes weiter entfaltet werden. Grundlegend ist die Frage nach der **Körperreflexivität.** Zumindest für das 18. Jahrhundert glaubte man annehmen zu können, dass diese in den autobiographischen Texten von Männern einen etwas geringeren Stellenwert hätte als in denjenigen von Frauen.[11] Das sieht man mittlerweile skeptischer.[12] Die angenommene stärkere thematische Fokussierung auf den Körper wurde mit dem teilweisen Ausschluss von Frauen aus der öffentlichen und der Berufssphäre erklärt. Möglicherweise hängt eine solche Tendenz aber weniger mit dem Geschlecht als vielmehr mit der jeweils größeren Bedeutung von Familie für bestimmte Männer oder

9 „Ego-Dokumente" umfassen auch die abgepressten Informationen aus Verhören etc. und sind deshalb stärker von Dritten geprägt. Dazu zuletzt Clementi (2017), S. 14f. (mit weiterer Literatur). Zur Begrifflichkeit Schmolinsky (2012), S. 60–66. Systematischer und geschlechterdifferenzierter Vergleich des Aussagewertes von zwei Selbstzeugnistypen bei Prühlen (2005). Exzellent ist Brändle u.a. (2001), auch zur Körpergeschichte (S. 16–19). Jancke/Ulbrich (2005), S. 14–17, schlagen zur Abgrenzung vom klassischen Subjektbegriff vor, sich stattdessen auf das neutralere Konzept der Person hin zu orientieren. Stark am Selbstzeugnis als Text und an den buchhalterischen und literarischen Modellen sowie der Bedeutung dieser Praktik ist Thorley (2016) interessiert, bes. S. 20. Die Auswertung familiengeschichtlicher Überlieferungen aus der Perspektive der Disabilitygeschichte erweist sich schon für das Spätmittelalter als ein innovativer Weg zum Umgang mit Körper, Gesundheit und Krankheit, s. Frohne (2014).

10 Hearn (2012), S. 309.

11 Auf dünner Quellenbasis vertritt dies Robin-Romero (2005), S. 183.

12 Rieder (2010), S. 160f.

Frauen zusammen. Diese ist nach Lebenslagen recht variabel. So erweist sich Familienbezogenheit von Männern für die Thematisierung von Krankheit und Gesundheit schon in den Tagebüchern und selbst verfassten Lebensgeschichten von Söldnern während des 17. Jahrhunderts als der entscheidende Unterschied zu den anderen „Soldaten“.[13] Der geschlechtergemischte Familienkreis ermöglichte es Männern des Bürgertums, während der Spätaufklärung und der Romantik eher über Körper- und Krankheitsthemen zu sprechen, während sie das in homosozialen, also reinen Männerrunden weniger taten.[14]

In Patientenkorrespondenzen mit Ärzten bildeten Männer im 18. Jahrhundert sogar noch knapp die Mehrheit der Briefschreiber: Bei Samuel Auguste Tissot waren es 1760–1797 54 Prozent, bei Samuel Hahnemann in den Jahren 1831–1835 50,1 Prozent Männer zu 46,9 Prozent Frauen (Rest unklar).[15] Das muss nicht heißen, dass sie ausschließlich eigene Anliegen beschrieben, denn Männer wirkten häufiger als Vermittler für ihre Partnerin oder andere Angehörige des Haushaltes. Sie übernahmen also in diesem Themenbereich Verantwortung für sich und andere. Demgegenüber agierten Frauen als Gatekeeper allenfalls für eigene Söhne.[16] Jenseits dieser Ausnahmen wird generell häufiger für Personen desselben Geschlechts korrespondiert. Die vorliegenden Befunde aus populären „Autobiographien“, Familien- und Patientenkorrespondenzen sprechen also eher dafür, eine wenig unterschiedliche oder sogar sehr ähnliche Körperreflexivität von Männern und Frauen während der Frühen Neuzeit anzunehmen.

Das Interesse an den Körperpraktiken führt weiter zur Frage nach den **Wissensbeständen**. Dabei wird das Problem erkennbar, dass Zeitgenossen bestimmte Handlungen gar nicht für gesundheitsrelevant halten mussten, während ein Historiker sie aber möglicherweise als solche klassifiziert. So kegelte der Kardinal Ernst Adalbert von Harrach Mitte des 17. Jahrhunderts gerne und häufig. Er betätigte sich also nach heutigem Verständnis „sportlich“. Pierre Pfütsch hat aber gezeigt, dass er das gar nicht für eine Gesundheitspraktik hielt.[17] Die Gesundheitsorientierung wäre also allenfalls eine Beobachterkategorie. Man wird das damalige Selbstverständnis als Freizeitvergnügen sorgfältig von der heutigen Deutung als Bewegungspraxis unterscheiden müssen.

Daraus ergibt sich die weitergehende Frage: Welches Wissen hatten welche Männer über die Auswirkungen ihres Gesundheits- und Krankheitsverhaltens? Mochte der Kardinal Vorstellungen aus der während der Renaissance wiederentdeckten antiken Diätetik mit ihren Konzepten guter Luft, eines notwendi-

13 Dinges: Wie kommt der Körper (2020).

14 Für diese späteren Epochen und das Bürgertum siehe Trepp (1996), S. 344 ff. In geschlechtergemischten Zusammenhängen sprachen Männer das Thema Krankheit eher an als in ihrer homosozialen Geselligkeit. Habermas (1999), S. 187–189, 246; Dinges: Bettine von Arnim (2018).

15 Pilloud (2013), S. 52. Bei Tissot noch etwas geringere Differenz als in den Praxen bei Dinges (2007), S. 303; dort auch Werte zu Hahnemann. Siehe auch Dinges/Barras (2007), S. 16–19.

16 Pilloud (2013), S. 104.

17 Pfütsch (2013), S. 29.

gen Gleichgewichts in der Ernährung, zwischen Ruhe und Bewegung, Schlafen und Wachen, von Körperausscheidungen und zur Mäßigung in Emotionen haben, so ist die Kenntnis dieser Ideen bei einem Handwerksmeister weniger evident.[18] Oder kannte und beachtete ein „Federball" spielender, wohlhabend gewordener Krämer im 18. Jahrhundert diese sehr allgemeinen Gesundheitszusammenhänge? Sollten sie sogar sein Handeln motiviert haben? Zu klären bliebe also jeweils, welche Vorstellungen die Subjekte über Hygiene und Krankheiten hatten und wie sie dieses Wissen im Alltag umsetzten.

Dabei sind standesspezifische und tätigkeitsbezogene **Prägungen des Gesundheitshabitus** zu beachten, die als Verhaltenspräferenzen verinnerlicht werden.[19] Diese unterscheiden sich zwischen militärisch aktivem Adel, Geistlichkeit und Gelehrten stark.[20] Bauern oder Handwerker hatten andere Anforderungen zu erfüllen als Personen in überwiegend schreibenden oder verwaltenden Tätigkeiten.[21] Die Bedeutung konfessioneller und religiöser Prägungen des Gesundheitsverhaltens wäre genauer zu bestimmen.[22] Schließlich wirkt sich der Familienstand auf das Interesse an Gesundheit und den Um-

18 Ausführliche diätetisch inspirierte Reflexionen zum Schlaf im 17. Jahrhundert bei einem Niederadeligen aus dem Trentino bei Clementi (2017), S. 175 f. Demgegenüber keine explizite Bezugnahme eines Schuhmachers auf Diätetik, trotz vieler Gesundheitsbetreffe, bei Brändle/Leutert (2005).

19 Habitus ist bei Pierre Bourdieu ein Erzeugungsprinzip von Praxisformen und Verhaltensstrategien eines sozialen Akteurs. In Bezug auf eine der drei zentralen Strukturkategorien der Gesellschaft, die soziale Klasse, wird die Ausprägung des Habitus unter anderem von der Teilhabe an den gesellschaftlichen Gütern abhängig. Dabei spielen das ökonomische, kulturelle, soziale und symbolische Kapital eine entscheidende Rolle; vgl. https://de.wikipedia.org/wiki/Habitus_(Soziologie) (letzter Zugriff: 7.1.2020).

20 Zur männlichen Identität von Geistlichen s. Perron (2010), S. 114 ff.; Dürr (1998). Da Geistliche häufig Autoren von Selbstzeugnissen sind, böten sie genug Material für eine Gruppenprosopographie. Viele Gesundheitsbetreffe bietet z. B. Heiligensetzer (2001). Analytisch umsichtig ist Ole Fischer (2014).
Die Gefährdungen, die sich aus sitzenden Tätigkeiten und zu viel Nachdenken ergeben können, wurden am Beispiel der Gelehrten – allerdings praktisch immer ohne Reflexion von deren Geschlecht – und entlang der gedruckten medizinischen Literatur diskutiert: Kümmel (1984); Lieburg (1990), bes. S. 57 ff. Für Klientenbeziehungen von Gelehrten als Gruppe vgl. Jancke (2002), S. 75 ff., 93 ff. Gedruckte autobiographische Quellen dazu sind leicht zugänglich in Dickson (2016). Deutschsprachige Selbstzeugnisse analysiert Piller: Spuren (2007), S. 42–47; s. a. Schreiner (2003), S. 185–188, 202–209, auch zu wissenschaftlichen Deutungen. Dicht dokumentierte Einzelfälle bei Rieder (2010), S. 73–90, 132–156. Wie die eigenen Erfahrungen Robert Burtons und anderer in das Melancholiekonzept eingingen, zeigt Lund (2010), Kap. 5, S. 138–166. Siehe auch Starobinski (1960).

21 In Selbstzeugnissen von Bauern wird gelegentlich auf Gesundheitsbetreffe hingewiesen, denen weiter nachzugehen wäre, so z. B. bei Peters (2003), S. 47 (für 1634), S. 217 (1797), S. 272 (1820er Jahre). Die Anthologie enthält außerdem Hinweise auf „Volksmedizin", „magische Hilfsmittel", „Kranksein". Die Forschung zu Handwerkerautobiographien hat sich praktisch nicht für Krankheit und Gesundheit interessiert, es sei denn unter dem Gesichtspunkt der Versorgung im Krankheitsfall; vgl. Halse (2002), S. 21–31. Desgleichen Amelang (1998).

22 Einen Vergleich zwischen dem puritanischen England und dem katholischen Italien anhand der präskriptiven Regimina bietet Storey (2017), bes. S. 227 f.

gang damit aus.[23] Außerdem gibt es milieu- und familienspezifische Gesundheitslebensstile.[24] Während der Frühen Neuzeit heiratete eine große Zahl von Europäern nie.[25] Viele Menschen lebten deshalb unverheiratet, oft nicht im eigenen Haushalt oder in Anstalten wie Klöstern, Spitälern, Besserungshäusern oder Gefängnissen, die ihre gesundheitsrelevanten Handlungsoptionen konditionierten.[26] Inwieweit dort geschlechterspezifisch unterschiedliche Gesundheitspraktiken zu beobachten sind, wurde bisher wenig untersucht.[27] All das müsste noch differenziert nach Lebensaltern diskutiert werden, also für die Jahre von Kindheit und „Jugend" (im frühmodernen Sinn), Erwerbstätigkeit und Familienphase, schließlich für die Periode nach der Erwerbstätigkeit, das Alter und dann das hohe Alter.[28]

Verknüpft mit Männlichkeitskonzepten wird schon an dieser Aufzählung von Konstellationen erkennbar, wie vielfältig mögliche Erkenntnisse über „männliches" Gesundheitsverhalten werden könnten. Es bleibt festzustellen, ob sich trotzdem induktiv einige Verhaltensmuster bzw. genauer: Erzählmuster herausschälen, die sich überhaupt als spezifisch männlich charakterisieren lassen.

Anmerkungen zur Theorie

Das **Körperverständnis** und demnach auch die Vorstellung von **Gesundheit** blieben in der ganzen Frühen Neuzeit durch die hippokratisch-galenische Lehre der Humores und Temperamente sowie die galenische Physiologie geprägt; dazu gehörte die ebenfalls aus der Antike übernommene und weiterentwickelte frühneuzeitliche Diätetik, die Gesundheit als Funktion des Gleichgewichts der *sex res non naturales* verstand, welche außerdem noch vom Stand der Gestirne beeinflusst waren.[29] Im 17. und 18. Jahrhundert kamen weitere Deutungsmodelle wie Blutkreislauflehren, die organische Phsyiologie und Reiz-Reaktions-Lehren wie der Brownianismus, schließlich erneuerte vitalistische Theorien hinzu. Eine generelle Hinwendung, schon gar der Laien, zu naturwissenschaftlichen Modellen wird erst für das 19. Jahrhundert angenommen.[30]

Die **theoretische Fundierung** von Männlichkeit ist schwierig: Ich halte das herrschaftssoziologisch zugespitzte Konzept „hegemonialer Männlichkeit"

23 Exemplarisch Piller: Spuren (2007), Kap. II bis IV.
24 Milieuspezifische Selbstdeutungen bei Krankheit analysiert Rieder (2010), S. 158f.
25 Dennison/Ogilvie (2013), Tab. 2.
26 Der Zugang zu diesen Institutionen war bereits geschlechterspezifisch unterschiedlich, vgl. Dinges (2003), S. 29f. In der Gegenwart wirkt sich das Leben im Kloster vor allem für Männer lebensverlängernd aus.
27 Siehe aber zum Aderlass Jaritz (1975), S. 68–70.
28 Kontinuitäten und Wandel der Sicht auf das Alter und der Selbstthematisierungen von Männern und Frauen lassen sich für England gut verfolgen anhand von Botelho/Ottaway (2008/09).
29 Stolberg: Homo patiens (2003).
30 Clementi (2017), S. 162; ebenso Thorley (2016), S. 16.

von Raewyn Connell schon für die Analyse von Männlichkeiten unserer Gegenwart für sehr problematisch.[31] Das gilt noch viel mehr für frühere segmentierte und Ständegesellschaften.[32] Außerdem ist es unterkomplex, weil ihm ein völlig reduziertes Verständnis von Körperlichkeit, Sexualität und Emotionalität von Männern zugrunde liegt; stattdessen tendiert es zu einer Reduzierung von Männern auf den Willen, zu herrschen bzw. sich in entsprechende Verhältnisse ein- und unterzuordnen – um nur die wichtigsten Einwände zu nennen.[33] Michael Meuser und Sylka Scholz haben auf stärker praxisorientierte Theorieangebote von Pierre Bourdieu verwiesen, die sich m. E. heuristisch als Zugang bewährt haben und gleichzeitig die Bedeutung männlicher symbolischer Herrschaft im Blick behalten.[34] Ansonsten könnte sich gerade für Fragestellungen zu Körper und Gesundheit eine Männlichkeitstheorie als zielführend erweisen, die die Bedürftigkeit von Männern angemessen beachtet.[35] Jedenfalls bleibt auch das weitere männlichkeitstheoretische Instrumentarium, das Lothar Böhnisch in seinem Buch „Der modularisierte Mann" zusammengestellt hat, zu beachten. Er bietet – frei nach Michel Foucault – einen Werkzeugkasten, aus dem sich Historiker gerne als „fröhliche Positivisten" bedienen – was vielleicht gerade für die Frühe Neuzeit ein guter Zugang sein mag.

Werfen wir nun einen Blick auf den **Forschungsstand zu Gesundheitsverhalten *und* Männlichkeit** – also nicht zu Männlichkeit allein, nicht zu Körperrepräsentation oder selbst Körpergebrauch von Männern allein, sondern nur auf Beispiele, in denen eine Beziehung zwischen beiden Elementen festzustellen ist – oder wäre. Wenn man die Recherche so eng definiert, dann merkt man bald, dass in vielen Studien zumeist nur das eine oder das andere, aber selten beide Aspekte diskutiert, geschweige denn männlichkeitstheoretisch fundiert analysiert werden.

Stände- und berufsspezifische Gesundheitssozialisation von Jungen und jungen Männern

„**Kinder**" sind in den Quellen zu Spätmittelalter und Früher Neuzeit prima facie anscheinend „geschlechtslos", tatsächlich werden oft implizit männliche Kinder angesprochen, wenn es nicht sowieso explizit um „Söhne" geht.[36] Wenn Kinder noch sehr klein oder krank waren, wurden sie zumeist als Ob-

31 Siehe dazu bereits Dinges (2005), S. 21; Dinges (2014), S. 232.

32 Vgl. Kritik am Konzept auch bei Ole Fischer (2014), S. 402. Literaturwissenschaftliche Kritik in Hindinger/Langner (2011), S. 7 ff. Zur sexuellen Verunsicherung von Männern im Schwank des 16. Jahrhunderts s. Classen (2011), S. 87, zu den fatalen Folgen des Suffs für die Männlichkeit S. 80. Zur Schwankliteratur s. Tholen (2016), S. 273.

33 Dinges: Körper und Gesundheit (2020).

34 Meuser/Scholz (2005), bes. S. 218 ff. Siehe auch Turner (2012).

35 Hinweise dazu bei Böhnisch (2018), S. 103–110.

36 Die Frage nach der Entstehung von Kindheit als Institution ist hier nicht zu klären. In den allgemeinen Texten zur „Gesundheitspädagogik" wäre die implizite Geschlechtsspezifik systematisch zu untersuchen, siehe z. B. die Anthologie von Henner (1998).

jekte elterlicher, pflegender, medizinischer oder institutioneller Sorge erwähnt, wofür es seit dem 15. Jahrhundert eine wachsende Anleitungsliteratur gibt.[37]

Jungen wurden zwiespältig adressiert. Sie sollten sich durchaus körperlich betätigen, auch austoben, aber dabei nicht zu waghalsig sein. Bei Mädchen wurden Einschränkungen und Warnungen durchgehend stärker betont, insbesondere ab einem Alter von zwölf Jahren, weil nunmehr die Gebärfähigkeit geschützt werden sollte.[38] Risikoreiches Verhalten von Jungen ist schon für das 15. Jahrhundert belegt, z. B. mit einer Darstellung raufender Lehrlinge von Martin Schongauer (1445/50–1491).[39] Dieses bildwürdige Verhalten bot bisher aber – trotz der verbreiteten Raufereien im weiteren Leben von Männern – nie Anlass, einen geschlechterspezifischen Gesundheitshabitus zu thematisieren.[40]

Um 1500 rieten einige Autoren den Eltern, **Kinder** – gemeint sind wieder Jungen – nicht so sehr zu **schlagen**, dass es die Gesundheit gefährdet. Nach Selbstzeugnissen dreier Stralsunder Bürgermeister geschah das aber trotzdem weiter.[41] Historisch ist nicht geklärt, ob Jungen durchgängig mehr elterliche Gewalt als Mädchen erfuhren. Jedenfalls prägen solche Erfahrungen ein Verhältnis zum eigenen Körper, bei dem die Betroffenen Gewalt als normal wahrnehmen.[42] Ralph Frenken konstatiert für die Zeit nach 1500 – ebenfalls anhand von Selbstzeugnissen – eine deutliche Verbesserung der affektiven Qualität der Eltern-Kind-Beziehungen, die sich auf Jungen und Mädchen gesundheitsförderlich ausgewirkt haben könnte.[43]

Die Wahrnehmung, die Jungen vom eigenen Körper entwickeln konnten, war in Zeiten des Onaniediskurses erheblich mit Schuldgefühlen belastet. Das zeigt sich immer wieder in Selbstzeugnissen des 18. Jahrhunderts, in denen diese Belastungen, häufig sehr verdeckt, manchmal aber auch recht offen notiert wurden.[44]

37 Beer: Eltern (1990), Gesundheitsbetreffe bes. S. 273 ff., 282 ff. Ausführliche Berichte über das Aufwachsen und die (Klein-)Kind- und Krankenpflege mit vielen medizinischen Details sind besonders für Standespersonen überliefert, z. B. Boruth (1985), S. 9–28; Schäfer (2008), bes. S. 85, 89, u. a. mit Gesundheitsregeln, die in der Lateinschule erlernt werden sollten. Stein (2008), S. 160 ff., zur Rolle der Humanisten-Väter im Umgang mit Söhnen und Töchtern. Explizite Adressierung von Jungen bei Martin (2008), S. 30 f.; Wucher (1984). Zum Kolk (2016), S. 92, zur Quarantäne bei Ansteckungskrankheiten. Bei der Einschulung taucht das Geschlecht dann auf: Jacobi (2014), S. 37. Siehe auch Behnken/Zinnecker (2001); Pelling (1988).

38 Beispiel zum 16. Jahrhundert aus den Regimina bei Cavallo/Storey (2013), S. 151 ff. Zum 18. Jahrhundert s. Dinges: Gesundheit (2011), S. 98, mit Analyse der Vorgaben von Johann Peter Franks System der „medicinischen Polizey".

39 Löhmer (1989), S. 231.

40 Dinges: Stand (2004), S. 84. Die Auswertung von Kriminalakten verfolgte andere Ziele.

41 Arnold (2000), S. 26. So auch Peters (2000), S. 141 f.

42 Der aktuelle Forschungsbefund bei Jungnitz u. a. (2007), S. 64. Jungen erfahren mehr Gewalt als Mädchen.

43 Frenken (1999), Bd. 2, S. 688 f.

44 Branca/Schultheiss (2010), bes. S. 45 ff. Siehe auch Piller: Spuren (2007), S. 174 ff., bes. S. 190 ff.; Piller (2001), S. 230; Schreiner (2003), S. 261–265.

Bei der **Gesundheitssozialisation** muss aber berufe- und standesspezifisch differenziert werden. Zur **bäuerlichen Kindheit** verweist die Literatur darauf, dass Jungen viel häufiger als Mädchen, außerdem recht frühzeitig z. B. als Hütebuben gefährliche Aufgaben übernahmen. Dass sie damit auch einen risikoreicheren Gesundheitshabitus ausbildeten, weil sie außer Haus auf sich gestellt erhebliche wirtschaftliche Verantwortung für das Vieh hatten und eigenverantwortlich Gefahren ausgesetzt waren, wird dabei nicht bedacht.[45] Es dürfte ihr Körperverhältnis aber anders geprägt haben als Tätigkeiten in größerer Nähe des Hofes.

Wenn man viele Kinder hatte, gab man Mädchen und Jungen gern in Haushalte von Verwandten oder aber auch fremde Haushalte ab, wo sie sich bei der Haus- oder Hofarbeit oder als Laufburschen nützlich machen sollten.[46] Das war wohl häufiger der Fall bei Jungen, da Mädchen eher im elterlichen Haushalt verblieben, weil sie für die Betreuung der jüngeren Geschwister gebraucht wurden.[47]

Alle im Folgenden dargestellten Erfahrungen, sei es als „learning by doing", im Ausbildungsverhältnis, bei Studienreisen oder in anderen typischen Erprobungen des beginnenden (Arbeits-)Lebens betreffen demgegenüber praktisch ausschließlich Jungen, die auf diesen Wegen zu Männern gemacht werden sollten. So brachte man **Lehrlinge** früh in **fremden Haushalten** unter. Handwerksordnungen und Lehrverträge regelten die Versorgung, aber auch ein Züchtigungsrecht, das oft als zu hart empfunden wurde.[48] Dessen Psyche und Gesundheit schädigende Seite wurde erst mit „Anton Reiser" 1785 literaturfähig.[49] Auch angehende Kaufleute wurden zur Ausbildung in fremde Haushalte, häufig im Ausland, geschickt, wo man von ihnen erwartete, ihre Schreib- und Rechenkompetenzen zu verbessern und belastende Phasen und Krankheiten durchzuhalten. Damit erwarben sie Elemente eines spezifisch männlichen Habitus, der es ihnen ermöglichen sollte, immer wieder anstrengende Reisen und Krankheiten in der Ferne ohne familiäres Umfeld zu überstehen.[50] Der Kölner Ratsherr und Kaufmann Hermann Weinsberg traute sich aus genau diesem Grund, nämlich wegen seines Bruchleidens, keine Kaufmannskarriere zu.[51]

Studenten gingen etwas später als Lehrjungen außer Haus.[52] Friedrich Behaim (1563–1613), der im Alter zwischen 14 und 18 Jahren studierte, erhielt von seiner verwitweten Mutter Magdalena (gest. 1581) brieflich etliche Gesundheitstipps. Sie riet zu regelmäßigen Aderlässen und zurückhaltendem

45 Shahar (1991), S. 276–279.
46 Ein Extrembeispiel sind die sog. Schwabenkinder. Dazu Uhlig (1983) mit Angaben ohne Differenzierung nach Geschlecht (S. 41–44, 98, 102). Zum 19. Jahrhundert errechnet Couzinet-Weber (2012), S. 134 f., nur 14 Prozent Mädchen.
47 Siehe aber Dürr (1995), S. 160, mit Angaben zum Alter.
48 Shahar (1991), S. 268 f.; Schlenkrich (1995), S. 108–114.
49 Müller (1987).
50 Frohne (2014), S. 169–175.
51 Nolte u. a. (2017), S. 262–265, bes. S. 263. Allgemeiner dazu Lumme (1996), S. 86–88.
52 Schlenkrich (1995), S. 52–57, zum Alter der Lehrjungen.

Biergenuss. Empfehlungen betrafen auch die alltägliche Hygiene sowie die Kleiderpflege. Mit großer Selbstverständlichkeit diskutierte Friedrich mit seiner Mutter, welches Bad am Studienort zu bevorzugen sei, um dort Geschlechtskrankheiten zu vermeiden.[53] Elterliche Warnungen vor leichtfertigen Frauen bzw. „*unnutzen weibern*“ durchziehen die Kaufmanns- wie die Lehrlingskorrespondenz.[54] Der Bürgermeister von Lüneburg warnte im ausgehenden 18. Jahrhundert seine studierenden Söhne ebenfalls vor zu viel Alkoholgenuss. Er begründete das aber nicht mit Gesundheitsrücksichten, sondern mit der Gefahr, gesellschaftlich die Contenance zu verlieren, und verwies außerdem auf die wünschenswerte Abgrenzung gegenüber niederen und höheren Ständen.[55] Die Orientierung an einem patrizischen Männlichkeitsmodell konnte so nebenbei Gesundheitseffekte entfalten.

Stationen an fremden Höfen gehörten wie später die sog. Grand Tour zur **höfischen Erziehung**. Kavalierstouren waren mit besonderen Gesundheitsrisiken verbunden.[56] Während der Reise entstandene Korrespondenzen enthalten häufig Schreiben, die als „Tadelbriefe“ bezeichnet werden, weil sich darin besorgte Erzieher, meist die Eltern, mit dem Alkoholabusus jüngerer Adeliger auseinandersetzten.[57] Die „Ermahnungsbriefe“ hingegen behandeln Körper und Gesundheit eher normativ. Für Vorstellungen von Männlichkeit und Gesundheit könnten auch sie durchaus aufschlussreich sein.

Im Adel prägte die Vorbereitung auf Kampf und Krieg spezifische Körperpraktiken. Jörg Rogge zeigt an Selbstzeugnissen des ausgehenden 15. Jahrhunderts, wie Jünglinge die Bewegungsabläufe durch Nachahmen lernten und sich dabei einen **Kämpferhabitus** aneigneten.[58] Dazu gehörte Abhärtung, nicht zuletzt gegen Hunger und die Anstrengungen langer Ritte. Den Körper musste man routiniert aufs Spiel setzen können. Schmerzen nach Verletzungen waren stoisch durchzustehen. Abgeschlagene Körperteile galten als Beweis für kämpferische Leistung und wirkten identitätsbildend – auch noch in der Aufklärungszeit.[59] Standesgemäß und männlich war es, die negativen Aspekte wie Schmerzen nicht zu betonen, sondern emotionslos Kampferfolge zu notieren.[60] Dabei hatten Ritter die Hoffnung, für verlorene Glieder durch Ämter o. Ä. entschädigt zu werden.[61] Das ist geradezu der Idealtypus eines „instrumentellen

53 Dinges: Mütter (2004), S. 102–107.

54 Beer: Verhältnis (1990), S. 134.

55 Heuschen (2006), S. 119 f., 122–129.

56 Leibetseder (2004), S. 176–181.

57 Deutschländer (2012), S. 55 ff., 179 f. Über elterliche Nachfragen, u. a. nach Ernährungsgewohnheiten, dem Trinken und Krankheiten von Hans Behaim – und die spätere Reintegration dieses „Sorgenkindes“ ins Familiengedächtnis – berichtet Frohne (2014), S. 179–187.

58 Rogge (2016), S. 83.

59 Auge (2009), S. 33; Rogge (2016), S. 93 f. Rogge unterscheidet eine unmittelbare (Wunden, Verletzungen) und mittelbare Erzählung des Körpers (Bezüge zum Ritterideal, Gott, Frauen). Zur Aufklärungszeit: Höchner (2015), S. 112.

60 So auch im 18. Jahrhundert: Höchner (2015), S. 114.

61 Rogge (2016), S. 90.

Verhältnisses" zum eigenen Körper, das manche Gesundheitswissenschaftler heute Männern generell zuschreiben.[62] Weitere Forschungen zum spezifischen Umgang von Rittern und Condottieri (Söldnerführern) mit ihrem Körper konstatieren ein häufiges „Schweigen der Verletzten" – nicht nur in den Texten –, das als Männlichkeitshabitus weiter zu untersuchen wäre.[63] Ich selbst bin der Konditionierung des Körpers von Landsknechten, Söldnern und „Soldaten" während der Frühen Neuzeit nachgegangen und habe Aneignung von und Widerstände gegen die körperlichen und psychischen Herausforderungen des Kriegsdienstes analysiert.[64] Anhand einer Quelle aus der Aufklärungszeit ließ sich zeigen, welche psychosozialen Voraussetzungen es ermöglichen, das Ziel einer militärkompatiblen Selbsthärtung eines jungen Mannes zu erreichen: Abwehr von Mitleid bei eigenen und fremden Körperverletzungen und Ausschluss von Frauen aus der Schmerzbewältigung.[65]

Erinnert sei hier nur kurz daran, dass für die Weihe zum **Geistlichen**, also einer ausschließlich von Männern ausgeübten Tätigkeit, nach Kirchenrecht bestimmte körperliche Vorbedingungen erfüllt sein mussten. Ein Priester musste sich auf seinen Beinen, notfalls mit Krücken, im Altarraum bewegen und die Hostien bei der Wandlung mit beiden Armen hochhalten können. Darüber hinausgehende körperliche Einschränkungen galten als Hindernis – sofern nicht ein päpstlicher Dispens anderes verfügte.[66] Für das Klosterleben galten ähnliche Voraussetzungen, auch wenn dort für gebrechliche ältere Mönche und Nonnen im Alter gesorgt wurde.[67] Das Wiedererlangen der Fähigkeit zu predigen bewertet Bianca Frohne als „Inszenierung der Überwindungsleistung" von Geistlichen verschiedener Konfessionen.[68]

Zum **Pietismus** sind sowohl Reflexionen zum Körpergebrauch wie auch, weniger direkt, zum Gesundheitsverhalten überliefert.[69] Frömmigkeit ist in

62 Bründel/Hurrelmann (1999), S. 128 ff. Kritisch dazu Helfferich (1993), S. 45, 53. Siehe auch Faltermaier (2015), S. 304. Risikowahrnehmung wird bei männlicher Geschlechtsrolle eher positiv bewertet, bei weiblicher eher die Körperwahrnehmung und -kontrolle. Empirisch systematisch dazu Susanne Hoffmann (2010), S. 78 ff.

63 Gelegentlich enthalten die Texte auch Hinweise auf den weiteren Umgang mit Beschädigungen des eigenen Körpers. So bieten diese Quellen weitere Erkenntniswege zum männlichen Körperverhältnis und -gebrauch. Rogge (2017), darin besonders Dominik Schuh (2017), bes. S. 253, 255, 258–260, 262. Zur ehrerhaltenden Bewältigung von Verletzungen s. Nolte u. a. (2017), S. 274 f., sowie zur Literarisierung S. 275 f., zu Söldnern S. 278.

64 Dinges (1996).

65 Dinges (1997); zu den diskursiven Regeln der Autobiographien von Söldnern und Obristen s. Dinges: Wie kommt der Körper (2020).

66 Nolte u. a. (2017), S. 269 ff. Siehe auch Frohne (2014), S. 91 f.; dazu musste er die Hostie mit den Händen halten können, weshalb die weitgehende Unversehrtheit der Finger wichtig und Gegenstand von Verfahren um päpstliche Dispense bei der Pönitentiarie war, s. Esch (2014), S. 56 ff. Zu den andersartigen Regelungen im Islam s. Ghaly (2010), S. 108 f.

67 Nolte u. a. (2017), S. 234 ff.

68 Frohne (2014), S. 92.

69 Ernst (2003).

der pietistischen Deutung eines Adam Struensee die höchstrangige Kategorie. So ist die Männlichkeit bekehrter Männer höherwertig als diejenige unbekehrter, denn die nunmehr Rechtgläubigen hatten die Fähigkeit zur Selbstkontrolle von sexuellen Leidenschaften bewiesen, was als Zeichen von Heiligung galt.[70] Sich selbst stilisiert der Generalsuperintendent von Schleswig-Holstein in seiner Familienrolle als „demütiger Patriarch".[71]

Diätetik

Man darf wohl annehmen, dass Bewohnern einer Welt, die dauernd von Subsistenzkrisen und Unterernährung bedroht war, die Bedeutung einer **gesunden Lebensweise** sehr klar war. Außerdem lebten sie nicht in assanierten Städten und Wohnungen, hatten keine dank Krankenversicherung leicht erreichbare Gesundheitsversorgung mit teilweise hochwirksamen Arzneien sowie Impfungen, die bei Epidemien schützen können.

In den Diätetiken, also Anleitungen zum gesunden oder längeren Leben, waren entsprechende Empfehlungen zusammengestellt und seit dem 16. Jahrhundert in gedruckter Form immer leichter zugänglich. Auf die im Einzelnen nur schwer zu klärende Frage der Verbreitung der damaligen Wissensbestände und auf die Auswirkung von Bildungseffekten habe ich oben bereits hingewiesen.[72] Darüber hinaus bleibt eine genderspezifische Analyse der empfohlenen diätetischen Praktiken ein Desiderat. Zwar gibt es in der medizinhistorischen Literatur allenthalben Hinweise auf die Bedeutung einer gesunden Lebensweise – angefangen von den Ratgebern zur Säuglingspflege bis zur Spezialliteratur über Krankheitsätiologie oder auch zur Therapiebegleitung; außerdem entsprechende Anweisungen in den Behandlungsdokumentationen vieler Arztpraxen –, aber die Frage danach, an wen implizit und explizit die Regeln adressiert waren, wird erst in jüngsten Publikationen genauer betrachtet.[73] Die „Hausväter" waren jedenfalls eine häufig adressierte Zielgruppe.[74] Wer eigentlich welche Empfehlungen kannte und beachtete und welche Bezüge er oder

70 Ole Fischer (2014), S. 108 – Komplementarität von Selbstreflexion und Selbstverleugnung.

71 Ole Fischer (2014), S. 212–277.

72 Zur Diätetik in der Frühen Neuzeit s. Stolberg (1998). Hinweise auf praktizierte Diät – neben Arzneimittelgebrauch – des niederadeligen Übersetzers Hieronymus Wolf ganz im Sinn der Gelehrtendiätetik bei Lumme (1996), S. 75, 77, zu Weinsberg S. 89. Zur Suche nach guter Luft in Rom, ohne jegliche Beachtung von einschränkenden ökonomischen Bedingungen, s. Gage (2017). Zur Bedeutung der guten Luft in den Regimina Cavallo/Storey (2013), S. 70ff., zum Schlaf S. 113ff.

73 Cavallo/Storey (2013); Cavallo/Storey: Conserving health (2017), S. 4f.; Cavallo/Storey: Regimens (2017), S. 36f. Zur Geschichte der Regimina-Gattung im 15. Jahrhundert s. Nicoud (2007). Darstellung von Casanovas Praktiken, aber ohne geschlechterspezifische Verortung: Herrmann (2012), S. 77–79, 84. Einige Hinweise bei Dinges (2002).

74 Keil (1997), S. 236f., 240.

sie zur Männlichkeitsperformanz herstellten, ist offen.[75] Man ist auf gut dokumentierte Einzelfälle angewiesen, die manchmal bereits für die erste Hälfte des 18. Jahrhunderts ein starkes Interesse, bezeichnenderweise eines Gelehrten, an der Erhaltung seiner *„zarten Leibsbeschaffenheit“* belegen.[76] Schon im 17. Jahrhundert sind Bezugnahmen auf die Diätetik in Suppliken bedürftiger Engländer um Armenunterstützung völlig marginal, während sie in den Selbstzeugnissen aus Mittel- und Oberschichten durchaus eine Rolle spielten.[77]

Da **Bewegung** und Ernährung nach heutigen Erkenntnissen die entscheidenden gesundheitsförderlichen Faktoren sind, sollen vor allem diese analysiert werden, was wohl kein unzulässiger Anachronismus ist. Es ist sicher kein Zufall, dass die in den Registern der apostolischen Pönitentiarie, einem kurialen Gnadengericht für Gewissensfragen, seit dem 15. Jahrhundert überlieferten Sportunfälle ausschließlich männliche Laien und Priester betrafen. Das gilt bei (Fuß-)Ballspielen, naheliegenderweise auch bei Wurf-, Kampf- und Stierspielen, aber auch beim Baden.[78] Im 16. Jahrhundert wurden dann Ballspiele der Oberschicht von einem Kardinal, „Schulspiele“ in den Lateinschulen von Lehrkräften und auf dem freien Feld von Hofleuten sowie Gymnastikübungen von Ärzten in ihren Traktaten als gesundheitsförderlich propagiert.[79] Diese Texte richten sich implizit alle an (junge) Männer, zumeist aus der Oberschicht, manche altersgruppendifferenziert auch an erwachsene Männer, und prägen deren Bewegungshabitus, nicht zuletzt auch in Ritterakademien, ohne dass dieser Geschlechterbias bisher systematisch herausgearbeitet worden wäre.[80] Ab der Mitte des 16. Jahrhunderts wird in der normativen Literatur eine partielle Verdrängung des Kämpferhabitus durch das Modell des Hofmanns konstatiert, weshalb leichtere Übungen im Kurs steigen.[81]

Den Frauen der oberen Stände schlug man Spaziergänge und allenfalls „Übungen im Haus“ vor, hinsichtlich des Tanzens überwogen Warnungen.[82] Einige Ausnahmen boten der Hochadel mit Frauensportarten und die Stadt Venedig mit Frauenregatten, die in der Zeit der Aufklärung endeten. Paare

75 Zu den Rezeptionschancen in einer semi-literalen Gesellschaft s. Cavallo/Storey: Regimens (2017), zum faktischen Ausschluss der bäuerlichen und Unterschicht als „imaginierte Leser“ S. 37 f. Tatsächliche Besitzer dieser Werke waren zumeist Männer, manchmal auch ohne Titel (S. 38).

76 Piller: Schreiben (2007), S. 49.

77 Weisser (2015), S. 170.

78 Esch (2014), S. 86–89, 94–96.

79 Gesundheitsförderliche Wirkungen des (Oberschichtensports) Ballspiel propagierten entsprechende Traktate schon im 15. Jahrhundert, s. Behringer (2012), S. 140 f.; Schulordnungen des 16. Jahrhunderts zielen beim Thema „Spiele“ auch auf Gesundheitsfördерung – und die Reduzierung von Müßiggang und *„Sauffen“* (S. 144, 146, 148), die Hofmannliteratur ist orientiert auf gute körperliche Verfassung, die Ärzte auf Gesundheit (S. 151–156).

80 Erst ab Volljährigkeit mit 25 Jahren werden volle Übungsprogramme empfohlen: Cavallo/Storey (2013), S. 151. Behringer (2012), S. 162 f., zu den Ritterakademien. Zum Ende der Frühen Neuzeit s. Dinges: Exercise (2016).

81 Cavallo/Storey (2013), S. 144 f., 153 f., 158.

82 Behringer (2012), S. 168 f.; Cavallo/Storey (2013), S. 152.

konnten allenfalls gemeinsam auf der Wiese kegeln.[83] Jedenfalls gab es keinen auch nur entfernt vergleichbar wichtigen Beitrag der körperlichen Bewegung zur Ausbildung eines weiblichen Gesundheitshabitus wie bei den Männern, wo er sozial schon in den Schulen viel stärker verbreitet wurde.[84]

Hinsichtlich der **Ernährung** ist anzunehmen, dass Frauen die Speisen und Getränke zubereiteten, die Männer Tag für Tag aßen und tranken, während Kochen für außergewöhnliche Anlässe eher eine Männerdomäne wurde.[85] Geschlechterspezifische Aspekte der Ernährung in Institutionen wurden bisher nicht systematisch beachtet.[86] Die Rolle von Gasthäusern für die Männlichkeitskonstruktion ist demgegenüber besser erforscht. Bei den häufigen und nicht selten stolzen Berichten vieler Männer des 16. Jahrhunderts über eine große Zahl überstandener **Räusche** muss man annehmen, dass dies offenbar eher zum Renommee beitrug als Berichte über ein gesundheitskonformes Trinkverhalten.[87] Das gilt insbesondere für jüngere Männer.[88] Vor allem bei diesen zeigt sich exemplarisch die nachrangige Bedeutung der Gesundheitsziele: Exzessiver Konsum – auch von Lebensmitteln – sollte den gesellschaftlichen Rang unterstreichen und konnte deshalb in der Ständegesellschaft Gesundheitsbedenken in den Hintergrund drängen. Außerdem ist der erhebliche soziale Druck zu beachten, sich der Geselligkeit im Wirtshaus nicht zu entziehen, großzügig Runden auszugeben und damit Männlichkeitsanforderungen zu entsprechen.[89] Dass das Zuprosten zu gewalttätigen Auseinandersetzungen mit Verletzungsfolgen führen konnte, hing nicht selten mit Ehrvorstellungen zusammen – und verweist auf indirekte gesundheitsschädliche Folgen exzessiven Alkoholkonsums.[90] Schließlich konnte es – vor allem bei der häufig grassierenden Langeweile im Militärdienst – zum „Pegelsaufen“ verführen.[91]

Krankheitsbewältigung

Bei **Krankheitserfahrung und -bewältigung** muss man zwischen **akuten Beschwerden** und chronischen Leiden unterscheiden. Dass die Diätetik auch in der Rekonvaleszenzphase wieder relevant wurde – als Anzeichen für die Besserung, aber auch als Orientierung für die Therapie –, sei hier nur kurz erwähnt.[92]

83 Behringer (2012), S. 169–173, mit Belegen für das Kegeln, allerdings nur für England.
84 Die höhere Bewegungsintensität und Sportbeteiligung der Männer gilt bis in die Gegenwart, allerdings haben Frauen, besonders während der letzten Generation, stark aufgeholt. Dinges: Männergesundheit (2016), S. 929.
85 Barlösius (1997).
86 Ein Vergleich von Frauen- und Männerklöstern wäre denkbar. Vgl. Vanja (2018), S. 37–41; Scheutz/Weiß (2018).
87 Roper (1994), S. 110 f.; Lumme (1996), S. 90; Tlusty (2005).
88 Ellinghausen (2010).
89 Tlusty (2005), S. 142–148; Frank (1998); Lorenz (2007), S. 293.
90 Tlusty (2005), S. 148–156; Siebenhüner (1999), S. 116–119.
91 Lorenz (2007), S. 295.
92 Newton (2017), S. 121 f.

Bei der **Sorge um kranke Kinder** waren zwar zunächst Frauen gefragt. Allerdings engagierten sich bei fortdauernder Krankheit Väter, Onkel und Großväter nicht viel weniger intensiv als Mütter, Tanten und Großmütter.[93] Männer schrieben jedoch in ihren Selbstzeugnissen gelegentlich, sie könnten sich besser als ihre Frauen vor den schmerzhaften, psychischen Belastungen, die kranke Kinder verursachten, schützen.[94] Möglicherweise war das lediglich eine Form männlicher Selbststilisierung als Aussage einer Person, die auch in Krisensituationen selbstkontrolliert war. Theologisch war Männern in dieser Situation jedenfalls gestattet, leidenschaftlich zu trauern. Das ist insofern belangvoll, als von ihnen offenbar ansonsten verlangt wurde, sich emotional sehr zurückzuhalten, also psychische Spannungen nicht auszudrücken.

Auch **religiöse Vorstellungen** wirkten sich bei der **Krankheitsbewältigung** einengend aus. Wenn man Krankheit so sehr als Prüfung und Chance der Heiligung sieht wie die Pietisten, dann werden Selbstbeschuldigung und Unsicherheit über die eigene Chance auf das Heil eine zusätzliche Belastung; demgegenüber können Erlösungshoffnungen auch entlastend wirken.[95] Katharina Ernst hat diese sehr besondere Krankheitsbewältigung anhand unterschiedlicher Selbstzeugnisse von Familien und Einzelpersonen analysiert. Die genderspezifische Auswertung der von ihr benutzten Tagebücher von Männern würde es vielleicht erlauben, stärker geschlechterspezifisch akzentuierte Ergebnisse vorzulegen.[96] Der pietistische Schweizer Garnkleinhändler Ulrich Bräker (1735–1798) betonte zwar ebenfalls sein Gottvertrauen, nahm aber Gesundheitsbelange aktiv in die Hand – sowohl präventiv als auch engagiert im Krankheitsfall. Lediglich sein Ess- und Trinkverhalten war teilweise riskant. Susanne Hoffmann konnte außerdem zeigen, wie unterschiedlich er Krankheit und Gesundheit in seinen Tagebüchern und der Autobiographie gewichtete, was noch einmal die Bedeutung der Textgattungen für die berichteten Inhalte in Erinnerung ruft.[97] Spezifika der Krankheitsbewältigung – Kabbalah und Krankenbesuchsgesellschaften – sind bei deutschsprachigen Juden im 18. Jahrhundert ebenso zu beachten wie besondere geschlechterspezifische Reinheitsvorstellungen im Körperkonzept.[98]

Zur **eigenen Krankheitserfahrung und -bewältigung** bieten Selbstzeugnisse bereits im 16. Jahrhundert teilweise geradezu buchhalterische Angaben über einzelne Beschwerden. So hoffte z. B. Lucas Rem, ein katholischer Kaufmann aus Augsburg, 200-maliges Erbrechen durch Bäder oder Schwitzkuren in den Griff zu bekommen.[99] Olivia Weisser entwickelte anhand von englischen Selbstzeugnissen des Jahrhunderts von 1630 bis 1730 eine – nicht

93 Newton (2012), S. 105 ff., 120; Keil (1997), bes. S. 230 ff.; Piller: Schreiben (2007); Zinger: Our hearts (2009), S. 65.

94 Newton (2012), S. 126 f.

95 Ernst (2003), S. 122 f., 129.

96 Ernst (2003), S. 138 ff., 150 ff., 156 ff., und bei den weiteren Kapiteln (Heilung etc.) zu Philipp David Burk S. 55 ff., zu Philipp Matthäus Hahn S. 58 f.

97 Susanne Hoffmann (2005), S. 139–141.

98 Zinger: Our hearts (2009), bes. S. 74, 80 f.; Diemling (2009), S. 120 f.

99 Lumme (1996), S. 85 f.

völlig trennscharf konzipierte – geschlechterspezifische Typologie. Danach berichteten Männer vorrangig entlang früherer eigener Krankheitserfahrungen, während Frauen Vergleiche mit Krankheiten Dritter stark bevorzugten. Das erklärt Weisser damit, dass Frauen in Haushalt und Familie, aber auch in bezahlten Tätigkeiten viel häufiger und intensiver mit Krankheiten anderer Personen konfrontiert seien. Auch bei der von ihnen verfassten Rezeptliteratur sei der Bezug auf belegte Erfolge bei Dritten zentral. Schließlich werde bereits seit dem Mittelalter in der weiblichen Spiritualität die Öffnung des Herzens und des Körpers positiv bewertet, während dies in Selbstzeugnissen von Männern des 17. Jahrhunderts nur noch bei den Geistlichen so gesehen würde.[100] Humoralpathologisch verstanden, ist das ein zusätzliches, religiös fundiertes Argument für eine höhere Störungsanfälligkeit des weiblichen Körpers, die seiner Säftekomplexion sowieso zugeschrieben wurde. Männer hingegen notierten tageweise Schwankungen der Symptome und quantifizierten detailliert alle Veränderungen. Das gelte selbst für die genaue Menge an Ausscheidungen von Exkrementen, die Frauen sehr selten erwähnten. Die Nähe zur Buchhaltung sei bei Männern beruflich viel stärker eingeübt und bestünde teilweise sogar physisch durch die Einfügung der Krankheitsbetreffe in Kontobücher von Haushalt oder Betrieb.[101] Dabei stellten Männer Bezüge zwischen dem eigenen schlechten Gesundheitszustand und missglückten Geschäften her, nicht zuletzt nach Räuschen, die selbstkritisch kommentiert würden.[102] Eine Tendenz zur Körperbetrachtung, die auf Naturerkenntnis ziele, verstärke diese objektivierende Weise, Krankheiten zu beschreiben.[103] Schließlich würden krank machende Gefühle von Männern in engem Zusammenhang mit geschäftlichen (Miss-)Erfolgen beschrieben, im persönlichen Bereich entlang der Männlichkeitsnormen als stark kontrolliert notiert.[104] Auch die Performanz bei Schmerzerfahrungen würde entsprechend den gängigen Gendernormen von Frauen stärker expressiv, von Männern explizit stoischer thematisiert.[105] Insgesamt zeigt diese genaue Analyse von Selbstzeugnissen deutlich Elemente eines geschlechterspezifischen Gesundheitshabitus. Für den deutschsprachigen Raum und für das 18. Jahrhundert fehlt eine entsprechende Untersuchung.[106]

Krankheitsverzeichnisse betrafen häufig Dritte und dienten dann der Selbstverständigung über Verläufe, die bis zum Tod führten.[107] Bezogen auf (eigene) Kinder konnten sie auch der Dokumentation einer letztlich „unheilbaren Krankheit“ und damit der eigenen Rechtfertigung dienen, alles Not-

100 Weisser (2015), S. 53–57, 71.
101 Zu mittelalterlichen Wurzeln dieser Verzeichnisse vgl. Frohne (2014), S. 69 ff.
102 Weisser (2015), S. 48 f., 58–64.
103 Weisser (2015), S. 66.
104 Weisser (2015), S. 93–95, 100.
105 Weisser (2015), S. 153–155.
106 Einige Elemente, allerdings zumeist zum 19. Jahrhundert, bieten Lachmund/Stollberg (1995), S. 60–66.
107 Piller: Spuren (2007), S. 213 ff.

wendige getan zu haben.[108] Die manchmal in Listen präsentierten Notate legen die Interpretation nahe, dass damit der Adressat der Autobiographie, zumeist ein Sohn, über die Bedeutung der „körperlichen Fitness“ für die spätere Tätigkeit – etwa als Kaufmann – belehrt werden sollte. Gelegentlich überlieferte Beschreibungen des eigenen Körpers folgen zeitgenössischen Schemata, weshalb dort auch astrologische Vorstellungen eingehen können. Sie enthalten darüber hinaus Aussagen zur Gesundheit der beschriebenen Person. Die Arbeitsfähigkeit wiederzuerlangen, ist in solchen Beschreibungen häufig das Hauptziel.[109]

Es ist nicht einfach, **Erfahrungen mit Pestzügen** auf ihre Geschlechterspezifik hin zu analysieren. Das gilt selbst für die geschlechterspezifische Mortalität und Morbidität.[110] In den ganz überwiegend von Männern überlieferten Selbstzeugnissen waren sie jedenfalls Anlass, die „individuelle Betroffenheit eines traumatischen Erlebnisses“ herauszuarbeiten, während andere Autoren die Prüfung durch eine solche Krankheit als Mittel zur Selbststilisierung nutzten.[111] Hinsichtlich der Pest hat Giulia Calvi darauf hingewiesen, welche geschlechterspezifischen Handlungsoptionen Florentiner Handwerker nutzten, um eine Ansteckung in ihrer Familie zu verschleiern und weiterarbeiten zu können. Mit dieser Notlüge wollten sie weiter das Haushaltseinkommen sichern. Ihr Körpergebrauch diente also der Familie. Ihre Ehefrauen mussten andere Wege wählen.[112]

Bewältigung dauerhafter Leiden oder körperlicher Einschränkungen

Dauerhafte Leiden oder **körperliche Einschränkungen** können sich als Hindernis bei der Umsetzung geltender Männlichkeitskonzepte erweisen. So musste der bereits zitierte Kölner Kaufmann Weinsberg, der sich aus Gesundheitsgründen keine Fernhandelskarriere zutraute, mit der Schwäche seines Leistenbandes leben und reflektierte das hinsichtlich seiner Männlichkeit: Es habe ihn zu einem Stubenhocker und „*scheu gemacht junge Frauen zu nehmen*“. Tatsächlich heiratete er als 30-Jähriger eine wohlhabende Witwe, die das „gebärfähige Alter [...] bereits überschritten hatte“.[113] Wie auch andere Autobiographen des 16. Jahrhunderts nutzte er den Verweis auf seine Komplexion als Argument, Berufswahl und Heiratsentscheidungen, die nicht den gesellschaftlichen Erwartungen seiner Familie entsprachen, zu rechtfertigen. Die Komplexion sollte auch bei Andreas Ryff die Verletzung der väterlichen Autorität

108 Frohne (2014), zur Gattung S. 67 ff., 133 ff., hier S. 71–79.
109 Frohne (2014), S. 91 f.
110 Härtel (2004).
111 Lumme (1996), S. 84.
112 Calvi (1989), S. 78 ff., 87–97.
113 Beide Zitate bei Lumme (1996), S. 72. Aufschieben der Heirat als Strategie auch bei Clementi (2017), S. 145.

durch den Schulabbruch des erst Elfjährigen erklären.[114] Die Nichtübereinstimmung des Säfteverhältnisses im eigenen Körper mit der Umwelt wird hier als Krankheitswert zu einer Ressource, um das Verfehlen von Lebenszielen zu entschuldigen. In diesem Zusammenhang wird auch die Erfahrung des angehenden Erwachsenen formuliert, wegen körperlicher Schwächen abgelehnt zu werden. Man kann das als Verweigerung dieser „Jugendlichen" interpretieren, dem Männlichkeitsmodell kräftiger Körperlichkeit zu entsprechen. Auffallend ist, dass dieser Befund körperlicher Schwachheit immer wieder mit einem grundsätzlichen Desinteresse an Frauen assoziiert wird.[115] Was hier Ursache und was Wirkung ist und ob hier homophile Neigungen überspielt werden, muss nicht entschieden werden.

Jedenfalls stieg männlicher Rechtfertigungsbedarf bei **Impotenz**. Die eigene Zeugungsfähigkeit konnten Männer mit einer Partnerin allerdings durch einen Versuch überprüfen – was zu der bekannt hohen Zahl vorehelich gezeugter Kinder führte.[116] Blieben Paare trotzdem unfruchtbar, konnte das für den Ruf des Mannes ebenso problematisch werden wie für denjenigen der Frau.[117] Erik Ründal hat die Entwicklung der Potenzproben sowie des wissenschaftlichen Diskurses in der Frühen Neuzeit nachgezeichnet.[118] Dabei zeigt sich, dass trotz zunehmend medizinisch geprägter Überprüfungsmethoden weiterhin Unklarheiten bestehen blieben – und wie erheblich der argumentative Aufwand werden konnte, Impotenz zu verschleiern.[119]

Kastraten galten als körperlich „nicht vollständige" Männer. Allerdings bildete sich erst im Aufklärungsdiskurs des 18. Jahrhunderts die Idee vom monströsen, unmännlichen Kastratenkörper heraus. Männlichkeit wurde ihnen trotzdem nur selten abgesprochen. Zumeist waren sie sozial und familiär integriert, individuell akzeptiert und gesellschaftlich hochgeachtet, also keineswegs marginalisiert.[120]

Demgegenüber konnten **schwere Verletzungen**, die, z.B. am Auge, gut **sichtbar** waren, sich schnell als Gefährdung des männlichen Status in der Gesellschaft erweisen. Es kam dabei auf die Entstehung des Schadens an: Über „nur" in Kampf oder Turnier verletzte Adelige wurde eher geschwiegen, kriegserprobte Offiziere hingegen galten als ehrenvoll integrierte Männer.[121] Blieb es dauerhaft bei Kampfunfähigkeit, dann suchten sich manche Adelige andere Betätigungsfelder, wie Heike Talkenberger anhand von Leichenpredigten gezeigt hat.[122] Statt des brüderlichen Männlichkeitsmodells der Kämpfer und der „Jugendphase" konnte eine sorgende Familienmännlichkeit be-

114 Lumme (1996), S. 73; ähnliche Argumentation für die Kollision des 13-Jährigen mit seinem Vater bei Hieronymus Wolf: Lumme (1996), S. 78.
115 So auch bei Hieronymus Wolf nach Lumme (1996), S. 79.
116 Eickels (2009); Bourne (2014). Siehe auch Ray (2014); Hacke (2000); Darmon (1979).
117 Evans (2014), S. 81–86, 147–159, 193.
118 Ründal (2011), bes. S. 58ff.
119 Siehe auch Weston (2011), S. 243; Finucci (2015), S. 121ff.
120 Blume (2019), S. 226ff., 232ff., 283ff.
121 Auge (2009), S. 36.
122 Talkenberger (1998), S. 29–32, 44, 60.

vorzugt werden. Gestützt wurde das durch besondere Frömmigkeit, obwohl man diese seit dem 17. Jahrhundert immer stärker weiblich konnotierte. Es wurden zwar Abstriche an der Erfüllung des herrschenden Männlichkeitsleitbildes gemacht, die der Autor der Leichenpredigt aber positiv einschätzte.

Als Beispiel für den Umgang mit **Infektionskrankheiten,** die dauerhafte Folgen zeitigten, sollen hier die Geschlechtskrankheiten, insbesondere die „Syphilis", betrachtet werden.[123] Jedenfalls sind jüngere Männer mit Urogenitalproblemen bei Ärzten mit dem Ruf besonderer Kompetenz in diesem Feld überrepräsentiert, was auf Geschlechtskrankheiten schließen lässt.[124] Claudia Stein hat dazu die Deutung der Krankheitsentstehung durch die Betroffenen, deren strategische Argumentation, die auf die Aufnahme in eine städtische Versorgungseinrichtung zielte, und Auswirkungen auf Arbeits- und Familienleben analysiert.[125] Ob diese Selbstdarstellung in irgendeiner Hinsicht – außer der Krankheit – spezifisch für Männer war, wäre etwa im Vergleich mit anderen Krankheiten und Gesuchen von Männern und Frauen an städtische Spitäler zu diskutieren.[126] Umfassender untersuchte Cristian Berco, wie spanische Männer und Frauen mit Syphilis in ihrem familialen, beruflichen, nachbarschaftlichen und institutionellen Umfeld umgingen. Er schildert Verschleierungstaktiken während und nach der Behandlung sowie bei der Rückkehr in den Herkunftsort. Der gesellschaftliche Status der Syphilitiker wurde demnach das ganze Leben lang immer wieder neu ausgehandelt.[127] Eine Darstellung des differenzierten Umgangs von Giacomo Casanova mit seinen häufigen Geschlechtskrankheiten hat Sabine Herrmann vorgelegt, ohne sie allerdings männlichkeitstheoretisch zu deuten.[128] An dieser Stelle könnte man sich fragen, ob es weiterführt, andere „männerspezifische" Krankheiten besonders in den Blick zu nehmen. So waren von der Gicht ganz überwiegend Männer betroffen.[129] Die konnten dann auch mit dem Verweis auf eigene Erfahrungen gut trösten.[130] Beim medialen Umgang mit dieser Krankheit bildete sich ein stark moralisierender Diskurs heraus, da Zusammenhänge mit einer aus-

123 Selbstzeugnisse zur Hurerei von Studenten im Spätmittelalter, bei denen eher die anschließenden Raufereien mit Zuhältern gesundheitsgefährdend waren, bei Esch (2014), S. 204–209.

124 Ruisinger (2008), S. 99.

125 Stein (2003), S. 184–201.

126 Stanislaw-Kemenah (2008), S. 364–411 (ausführliche Analyse der Suppliken); Stanislaw-Kemenah (2010), S. 85f. (Gesuche, ganz überwiegend von Männern, um Aufnahme in ein Altenspital). Aderbauer (1997) bietet Aufnahmegründe anhand der Rechnungsbücher, die teilweise geschlechterspezifische Aussagen ermöglichen. Desgleichen Jütte (1983), S. 168, 155, leider ohne geschlechterspezifische Aufschlüsselung der Begründungen.

127 Berco (2016).

128 Herrmann (2012), S. 57, 122–137.

129 Jütte (2013), S. 74–76; Porter/Rousseau (1998), z.B. S. 89, 93, 99, zitieren zwar praktisch nur Beispiele von Männern, reflektieren das aber nicht. Siehe auch Neumann (1995), S. 155ff.

130 Newton (2018), S. 114.

schweifenden Lebensführung angenommen wurden, so dass hier ein Raum für Männlichkeitskritik mit Gesundheitsbezug bestand.[131]

Demgegenüber werden hinsichtlich der Bewältigung von **Epilepsie** keine geschlechterspezifischen Strategien benannt. Hier wirken sich lediglich eingeschränkte Erwerbsfähigkeit und schlechtere Heiratschancen von Männern und Frauen auf ihre Versorgungschancen unterschiedlich aus.[132]

Sieht man sich schließlich Fälle von **Geisteskrankheit** an, zeigt sich, dass schon die Befunde von Kindern geschlechterspezifisch differenziert beschrieben werden, wie Iris Ritzmann gezeigt hat. Jungen gelten häufiger als furios – also fremd- oder selbstgefährdend. Nur sie sind vom Feuer fasziniert und gewalttätig, die Mädchen werden eher für suizidal gehalten.[133]

Die Auswertung von etwa 3.000 Fällen aus neun Mirakelbüchern des ausgehenden 15. und beginnenden 16. Jahrhunderts führt zu 173 Beispielen von heute weitgehend als „psychiatrische Diagnosen" bezeichneten Problemen. Dabei zeigt sich, dass sich Frauen deshalb häufiger (55 Prozent) als Männer (43 Prozent, Rest Kinder ohne Angabe des Geschlechts) an Heilige um Hilfe wandten.[134] Bei Irrsinn und Besessenheit ist ihr Anteil fast doppelt so hoch wie bei den Männern, bei „Affekten" fast viermal erhöht, Epilepsie traf etwas häufiger Männer. Ob dies jeweils auf eine höhere Betroffenheit oder ein anderes Hilfesuchverhalten schließen lässt, kann nicht geklärt werden. Außerdem stammten alle zwölf Hinweise auf Selbsttötungsversuche bis auf einen von Frauen. Daraus schließt Gabriela Signori, dass man mit deren Verhalten bei Verzweiflung toleranter umging, wozu bereits damals eine Tendenz zur Pathologisierung von Frauen, z. B. anlässlich von heute so bezeichneten Wochenbettdepressionen, beitrug.[135]

Die Motivlagen von Männern des Spätmittelalters, sich umzubringen, sind in den Registern der apostolischen Pönitentiarie überliefert. Sie sind allerdings so gezielt auf die Erwartungen dieser Behörde hin formuliert, dass sie keine Aussagen zur Seelenlage zulassen.[136] Ein Hinweis auf die schwere Sünde der Verzweiflung wäre bei dieser Behörde kein gutes Argument gewesen. Die ebenfalls fraglos strategisch formulierten Selbstbezichtigungen melancholi-

131 Zur Bewältigung durch Gichtzauber Frohne (2014), S. 93.

132 Schattner (2012).

133 Ritzmann (2008), S. 159–162.

134 Signori (1994), S. 126. Explizit erläutert werden 134 der 173 Fälle. Darin sind sämtliche Frauen dieser Auswahl erfasst, auf fast die Hälfte der Männer betreffenden Fälle (36 von 74) wird leider nicht näher eingegangen. Nicht bekannt ist die Grundgesamtheit der Votanten – um diese Zeit meist noch deutlich mehr Männer als Frauen. Barbara Schuh (1989), S. 14, 34 ff., 49 f., 55, bezieht in ihrer Auswertung von vier Mirakelbüchern aus dem späten 15. und 16. Jahrhundert – durchaus diskutabel ebenfalls – die Epilepsie und Besessenheit mit in die Gruppe der psychischen Krankheiten ein. Ohne diese wäre die Gruppe 38,5 Prozent kleiner (S. 34). Jedenfalls kommt sie bei Frauen von 251 Motiv-Nennungen auf einen Anteil von 12,2 Prozent, bei Männern von 527 Nennungen auf 7,3 Prozent, bei den Kindern von 274 Motiven auf 6,8 Prozent, insgesamt also auf eine viel höhere Betroffenheit von Frauen.

135 Signori (1994), S. 150 f. (zwölf Fälle).

136 Esch (2014), S. 52 f.

scher Männer aus der Zürcher Landschaft betreffen zumeist sexuelle Handlungen, oft an Tieren.[137] Bei den Frauen überwiegen Selbstanklagen von Verhexung, die durch Verführung des Teufels dann auch zu sexuellen Handlungen führen konnte. Auch in diese theologisch geprägten Diskurse über schwere Gewissensqualen geht noch die genderspezifische Typisierung ein, dass Männer sexuelles Fehlverhalten eher benennen können. Beim Krankheitserleben im Spital fallen neben den Gemeinsamkeiten bei der Deutung der Krankheitsentstehung durch äußere Wirkkräfte wie Gott, den Teufel oder durch Verhexung sowie – vereinzelt – verdorbene Lebensmittel oder eine Kopfverletzung ebenfalls solche Unterschiede auf. Die Männer halten sich seltener für krank und protestieren häufiger gegen die Einschließung, während die Frauen eher Krankheitseinsicht zeigen.[138] Ob sich da bereits ein auch aus der Gegenwart bekannter, stärker widerständiger, männlicher Habitus zeigt?[139] Schließlich fällt auf, dass die Funktion des Mannes als Familienernährer häufig der Grund für Frauen und andere Familienangehörige gewesen zu sein scheint, auf die Rückkehr auch psychisch schwerkranker Männer aus dem Spital in den Familienverbund zu drängen.[140]

Anhand der Äußerungen von Selbstmördern ermittelte Markus Schär Schulden und die Überforderung durch materielle Ansprüche in der Partnerschaft als häufigen Grund für die Entscheidung von Männern, sich umzubringen. Zurücksetzung innerhalb der weiteren Familie, also Verletzungen der Vorstellung vom eigenen Rang, waren ein weiteres Motiv.[141] Beides konnte in schwere Formen von Melancholie münden. Claudia Opitz hat darauf hingewiesen, dass die Melancholie der Söhne oft aus dem Zwang entstand, sich in die patriarchalischen Vorgaben zu Berufs- und/oder Partnerwahl zu schicken.[142]

Auf der Grundlage einiger Selbstzeugnisse späterer Selbstmörder legt Vera Lind für die zweite Hälfte des 18. Jahrhunderts die Hypothese nahe, dass die Erwartungen an Männer als (Haupt-)Versorger der Familie – Arbeitspaar hin oder her – eine besondere Rolle für ihre Selbsttötungsabsicht spielten.[143] Aus der quantitativen Auswertung ihrer Fälle lässt sich wohl außerdem herleiten, dass bei jüngeren Männern oft Konflikte mit dem Vater oder Zurückweisungen durch eine begehrte Frau, bei den über 60 Jahre alten Männern der Verlust ihres Status als Oberhaupt des Hauses der Grund für die Selbsttötung waren.[144] Das verweist einerseits auf eine hohe Verletzlichkeit von Männern

137 Steinbrecher (2006), S. 108–113.
138 Das legen die Beispiele von Steinbrecher (2006), S. 114–130, nahe, die selbst aber diesen Schluss nicht zieht. Die (Selbst-)Zuschreibungen gehen durchaus über die Abwehr nicht akzeptierter Geschlechterleitbilder hinaus, die Steinbrecher (2006) für den Kern der – nur indirekten – Geschlechtsspezifizierung hält (S. 101, Anm. 94, und S. 243).
139 Schwamm (2018), S. 112–134.
140 Steinbrecher (2006), S. 148–150, zur Versorgung im Familienverband S. 155 ff.
141 Schär (1985), S. 76–82, 107–113.
142 Opitz-Belakhal/Cimino (2007). Vgl. Piller: Spuren (2007), S. 42–47.
143 Lind (1999), S. 180, 185. Siehe auch den paradigmatischen Fall von Martschukat (2001).
144 Lind (1999), S. 211, 214, 217, 247. Siehe auch Dinges: Stand (2004), S. 82 f.

in der Phase der Partnerschaftsanbahnung – und das, obwohl sie ökonomisch leichter unabhängig durch das Leben gehen konnten und weniger als Frauen auf eine Versorgung angewiesen waren. Andererseits werden spezifische Anforderungen an die männliche (Haupt-)Ernährerrolle sichtbar, die durch Anerkennung des gesellschaftlichen Status als verheirateter Mann stabilisiert oder durch den Übergang ins Altenteil destabilisiert werden konnte. Eine generelle Aussage darüber, ob Männer seltener oder häufiger als Frauen mit psychischen Krankheiten belastet waren, ist wohl nicht möglich.[145]

Inanspruchnahme von Hilfe im Krankheitsfall

Hinsichtlich der **Inanspruchnahme von Hilfe im Krankheitsfall** ist mittlerweile anerkannt, dass Präferenzen für gut erreichbare Heiler groß waren. Das konnten Laienheiler ebenso wie Wundärzte oder Ärzte, spirituelle oder magische Heilpersonen jeglicher Couleur sein, außerdem Spezialisten für Knochenbrüche, Zerrungen oder Verbrennungen, wie die Abdecker oder Scharfrichter, und schließlich auch Kenner von Kräutern o. Ä.[146] Medizinischer Pluralismus war während der Frühen Neuzeit Standard.[147]

Für die Frage nach geschlechterspezifischen Mustern der Inanspruchnahme könnten also erstens besondere Vorlieben für bestimmte Anbieter auf dem **Heilermarkt** aussagekräftig sein. Vergleiche der sehr gut dokumentierten Behandlungen von Fürsten und Fürstinnen könnten Aufschlüsse ergeben, bei den Künstlern werden die Vergleichsfälle für Frauen seltener.[148] Fragen wären dann: Setzten Frauen oder Männer mehr auf religiöse Heilversprechen, bevorzugten Männer oder Frauen eher Ärzte – und ab welchem Jahrhundert galt das? So stellten im Spätmittelalter die Jungen zwei Drittel derjenigen Personen, für die man an Wallfahrtsorten um Hilfe wegen Unfällen nachsuchte. Das zeige gleichermaßen höhere Gefährdungen während ihrer Kindheit wie stärkeres elterliches Engagement.[149] Dass Männer bei Wundärzten, die auf Verletzungen und Brüche spezialisiert waren, bis zu vier Fünftel der Behandelten stellten, belegt lediglich ihr viel höheres Verletzungsrisiko, das sich auch bei den viel häufigeren Nennungen wegen Unfällen in Mirakelberichten be-

145 Sehr vorsichtig nimmt Prühlen mehr psychische Indikationen bei Frauen an: Prühlen (2005), S. 317–319. Midelfort (1999), S. 287–300, anhand von Mirakelberichten ohne Beachtung der Geschlechtsspezifik. Vanja (1994), S. 211, stellt bei hessischen Hospitaliten keinen geschlechterspezifischen Unterschied in der Betroffenheit von Verwirrung des Verstandes fest.

146 Belege für die vielfältige, auch konsekutive Nutzung für das Spätmittelalter bei Esch (2014), S. 60–67; für die Frühe Neuzeit Stenzel (2005), S. 122–129; Jütte (1991), S. 89–162; Jütte (2013), S. 117–127, 139–143; Lumme (1996), S. 93–98; Ritzmann (2008), S. 116.

147 Dinges: Medical Pluralism (2013) sowie die Beiträge in diesem Band zur Frühen Neuzeit; Zinger: Who knows (2009); Lindemann (1996), S. 144 ff.

148 Perez (2004), bes. S. 32–43; Karhausen (2011), bes. S. 509–556. Insofern lässt sich aus der ansonsten durchaus problematischen Gattung der Pathographien Nutzen ziehen.

149 Sigal (1997), S. 64 (67,4 Prozent).

stätigt.[150] Trotzdem bildeten sie außerdem in Arztpraxen bis 1800 zumeist die Mehrheit der Patienten.[151] War das schlicht Privilegierung ihres Geschlechts im Kontext des herrschenden „Patriarchats"?[152] Der quantitative Befund ist nicht so eindeutig, wie es 2007 zunächst erschien. Mittlerweile sind auch Praxen dokumentiert, in denen Frauen die Mehrheit der Patienten bildeten.[153] Außerdem waren Frauen in Spezialpraxen für astrologische Medizin in London Ende des 16. Jahrhunderts ebenso wie bei einem Spezialisten für „mental disorder" schon zu Beginn des 17. Jahrhunderts jeweils mit mindestens 60 Prozent der Patienten deutlich überrepräsentiert.[154] Offen ist, ob diese höhere Bereitschaft von Frauen, bei psychischen Beschwerden eher ärztliche Hilfe in Anspruch zu nehmen – und das lange vor der Medikalisierung ihrer körperlichen Übergangssituationen (Menstruation, Geburt, Menopause) im Kontext der Aufklärungsanthropologie –, Parallelen zu ihrem Verhalten bei der Inanspruchnahme von religiösen Heilsangeboten aufweist.[155]

Noch im Spätmittelalter stellten Männer und Jungen die Mehrheit derjenigen, die an **Wallfahrtsorten** um Hilfe im Fall von Krankheit nachsuchten. Um 1500 und in den folgenden Jahrhunderten stieg der Anteil der Frauen in den Mirakelberichten. Mit der politisch erwünschten Tendenz zu kleinräumigeren Einzugsbereichen nahm er weiter zu, da kurze Reisen für Frauen eher möglich waren.[156] Zwar werden in den Mirakelberichten eher sichtbare und schwerere Leiden notiert, außerdem hatten manche Priester, die sie verfassten, persönliche Präferenzen z.B. für bestimmte Krankheitsbilder.[157] Eine quantitative Auswertung von „Gnadenerweisen" über mehrere Orte und lange Zeiträume bleibt trotzdem sinnvoll. Um etwa 1600 werden die Männer zur kleineren Gruppe der Votanten. So ergibt sich an sieben Orten mit hohen

150 Gute quantitative, genderspezifische Belege bei Tlusty (2011), S. 151–157; Jütte (1989), S. 188. Zu Mirakeln siehe z.B. Mettler-Kraft (2004), S. 117.

151 Dinges (2007), S. 303; s.a. Dinges (2008); Klaus Fischer (1996), S. 88ff., zu Hartmann Schedels Patientenschaft in seinem Rezeptmanual, das für die Jahre 1470–1477 eine Auswahl spiegelt: 67,6 Prozent der 1.135 Empfänger sind Männer, vorwiegend aus der Oberschicht.

152 Huber (2003), S. 273, nennt die höhere Verfügung über Geld durch Männer als einen wichtigen Grund in der Fallsammlung aus Felix Platters Praxis, in der Männer mit fast 62 Prozent dominierten.

153 Baschin/Dietrich-Daum/Ritzmann (2016), S. 47–50. Vor 1800 ist eine der beiden dokumentierten Ausnahmen die Praxis von Johann Christoph Götz, s. dazu Kinzelbach u.a. (2016), S. 178. Bei Albrecht von Haller, der 21-jährig und unverheiratet auf den stark besetzten medizinischen Markt in seiner Heimatstadt Bern zurückgekehrt war, wirkten sich sein Alter und diese lokalen Verhältnisse zugunsten einer größeren weiblichen Klientel aus, s. Steinke (2008), S. 83f.

154 Angaben zu dem „Nervenarzt" Richard Napier in Buckinghamshire und dem Arzt/Astrologen Simon Forman in London bei Dinges (2007), S. 303.

155 Frauen bevorzugten im ausgehenden 18. Jahrhundert männliche Geburtshelfer: Seidel (1998), S. 399–408, 420; Hanafi (2017), S. 238. Ansonsten war das Geschlecht bei der Auswahl des Behandlers offenbar völlig belanglos.

156 Brugger (2017), S. 17ff. Bei Nahwallfahrten generell mehr Frauen: Signori (2007), S. 77.

157 Exemplarisch Signori (2002), S. 535–537.

Fallzahlen ein deutlich höherer Frauenanteil, oft von 55 bis 68 Prozent.[158] Lediglich bei vier kleinen fränkischen Wallfahrten blieb der Männeranteil konstant bei knapp 60 Prozent. Die anderen Ausnahmen sind im 17. Jahrhundert die überregionale Wallfahrt nach Einsiedeln und im 18. Jahrhundert Hohenpeißenberg sowie das fränkische Schönenberg.[159]

Auch die Präsenz von Kindern veränderte sich. Bildeten sie im Hoch- und Spätmittelalter noch bis zu zwei Fünftel aller Votanten, sank ihr Anteil in bayerischen Mirakelbüchern des 16. bis 18. Jahrhunderts von 38 über 26,9 auf 20,6 Prozent.[160] Über die drei Jahrhunderte der Frühen Neuzeit hinweg stieg der Anteil von Mädchen unter allen Kindern zumindest am Hohenpeißenberg an, um im 18. Jahrhundert etwa den Stand der Jungen zu erreichen.[161] Wenn dieser Einzelfall bestätigt würde, könnte das auf eine steigende Wertschätzung des weiblichen Nachwuchses oder eine stärkere Inanspruchnahme religiöser Hilfeversprechen hinweisen, die dem Verhalten der Mütter folgte.

Noch interessanter sind geschlechterspezifische Aspekte der Krankheitsbeschreibungen durch die Betroffenen selbst. Sowohl für die ländlich wie die städtisch geprägten Wallfahrtsphasen in Sankt Gallen um 1500 galt: Je vager das Krankheitsbild bzw. -feld war, desto eher waren Frauen davon betroffen. Umgekehrt beobachtet Signori: Je „lokalisierbarer, sichtbarer, fühlbarer etc. sich Krankheiten darstellen, desto eher berufen sich Männer darauf [...]. Nur bei den sichtbaren Wucherungen, Geschwüren und den sogenannten ‚Knütteln' verhält es sich anders."[162] Möglicherweise erwähnten Männer schon damals eher organisch eindeutigere Beschwerden. Als „Zonen der größten Krankheitsdichte" stellt Signori für Männer den Bereich von den Lenden abwärts fest, der funktional für (ländliche) Arbeit ist, bei Frauen – insbesondere in der städtisch geprägten Wallfahrtsphase – einen Frauenkörper von den Lenden nach oben und in die Kopfregion mit „mehr krankheitssensiblen Zonen".[163]

Signori wies außerdem 1994 darauf hin, dass Frauen um 1500 in den Mirakelberichten bei psychischen Krankheiten sehr viel häufiger um Hilfe nachsuchten als Männer.[164] Sie warf die Frage auf, ob darin eine frühe Form der Pathologisierung des weiblichen Körpers zu sehen sei. Das ist im Licht der Debatte um den Charakter der Aufklärungsanthropologie als neuartige Di-

158 Hohenpeißenberg, Benediktbeuren, Maria Steinbach, Aunhofen, Tschagguns, Beinberg, Kößlarn. Eigene Berechnungen (5.472 Fälle), unveröffentl. Manuskript.

159 835 Fälle, allerdings fehlen die absoluten Angaben für Hohenpeißenberg bei Habermas (1991), S. 198, Anm. 36.

160 Habermas (1991), S. 196, Anm. 18–20; die Anzahl der von ihr ausgewerteten Mirakelbücher variiert je nach Jahrhundert von zehn bis 17.

161 Habermas (1991), S. 50. In diesen drei Jahrhunderten betrug der Jungenanteil 11,6 Prozent, Mädchen 9,5 Prozent, Kinder (Geschlecht nicht genannt) 5 Prozent. Der Trend begann im 12. Jahrhundert, als Jungen noch über 90 Prozent ausmachten, s. Heller-Schuh (2002), S. 163.

162 Signori (2002), S. 549 f.

163 Signori (2002), S. 547 f., 542; außerdem häufiger berichteten Arzneimittelgebrauch.

164 Signori (1994), S. 126, 140, 151. Siehe dazu oben, Anm. 134.

chotomisierung der Geschlechtscharaktere eine anregende Hypothese. Hier sollen deshalb die weiteren Jahrhunderte betrachtet werden, in denen der Anteil psychischer Indikationen zwischen 0,3 und 6 Prozent aller Krankheitsbetreffe, zumeist zwischen 0,8 und 2 Prozent, streute. Meine erste Auswertung von 4.745 Fallberichten zeigt, dass Frauen in diesem Bereich nach 1587 bis zur Französischen Revolution nur noch minimal überrepräsentiert waren. Männer stellten in einer genaueren Teilauswertung 51,7 Prozent der Votanten wegen Krankheit und 48,3 Prozent der Fälle mit psychischen Indikationen.[165] Diese Daten sprechen nicht für eine besondere Pathologisierung des weiblichen Körpers im Rahmen der Inanspruchnahme religiöser Heilungsversprechen. Männer suchten bei psychischen Problemen ebenso selbstverständlich um derartige Hilfe nach wie Frauen.

Eine sehr differenzierte Analyse der Behandlung ausschließlich männlicher Patienten mit psychischen Beschwerden in den Spitälern der Barmherzigen Brüder bietet Carlos Watzka.[166]

Weiterhin ist für die Frühe Neuzeit die Frage offen, ob mehr männliche Säuglinge und Jungen als weibliche „Babys" und Mädchen den Ärzten vorgestellt wurden.[167] Die behauptete **„Privilegierung" der männlichen Kinder** hat sich bisher bei verwandten Sachverhalten nicht belegen lassen: Die von Iris Ritzmann untersuchten „Sorgenkinder" wurden von den Eltern unabhängig vom Geschlecht versorgt, Behandlern vorgestellt und nach dem Tod betrauert.[168] Marion Baschin konnte allerdings für zwei homöopathische Praxen des zweiten und letzten Drittels des 19. Jahrhunderts zeigen, dass bis zum Alter von fünf Jahren (im früheren Drittel) und von zehn Jahren (im späteren Jahrhundertdrittel) absolut und relativ mehr Jungen vorgestellt wurden; in späteren Lebensjahren besteht dieser Unterschied nicht mehr.[169] Eine ebenfalls sehr detaillierte Analyse einer Praxis betrifft den Südtiroler Landarzt Franz von Ottenthal. Sie erbrachte für die Jahrzehnte von 1860 bis 1900 eine leicht überdurchschnittliche Vorstellung von männlichen Säuglingen (unter einem Jahr) beim Arzt, allerdings standen Mädchen ab dem fünften Lebensjahr

165 Eigene Berechnung nach Angaben in der Forschungsliteratur, dort publizierten detaillierten Falllisten und dem Mirakelbuch der Wies von 1746. Bei 4.745 Voten wegen Krankheit betrafen 114 (2,4 Prozent) psychische Indikationen – allerdings ohne Epilepsie sowie die seltene religiöse Besessenheit (außer bei Einsiedeln) – 54 Männer zu 60 Frauen, also 52,6 Prozent in Bogenberg, Einsiedeln, Vierzehnheiligen, Dettelbach, Marienweiher, Schönenberg, Mariastein, Maria Steinbach, Wies, Tschagguns, Weißling. Bei 3.200 Berichten über Heilungen in neun dieser Wallfahrtsorte ist auch die Grundgesamtheit der Votanten bei Krankheit feststellbar (nicht bei Mariastein und Weißling). Diese Daten sind also noch zuverlässiger. Hier stellten Männer 51,7 Prozent der Votanten und 48,3 Prozent der Fälle mit psychischen Indikationen.

166 Watzka (2005), S. 262 ff.; Watzka (2007), S. 130 ff.

167 Die von Baschin/Dietrich-Daum/Ritzmann (2016), S. 50–52, veröffentlichten Angaben zu den jungen und jüngsten Patienten werden leider nicht geschlechterspezifisch ausgewiesen.

168 Ritzmann (2008), S. 221–225. Behinderte oder gestorbene Kinder wurden unabhängig von ihrem Geschlecht betrauert, Jungen nicht mehr als Mädchen; Newton (2012), S. 156.

169 Baschin (2010), S. 188 f., 407 ff.; Baschin (2014), S. 124 f., 240 ff.

deutlich im Vordergrund.[170] Alois Unterkircher erklärt dies jeweils mit der bekannt stärkeren geschlechterspezifischen Sterblichkeit bzw. Krankheitslast in den jeweiligen Lebensphasen. Ähnliche empirische Untersuchungen zur Frühen Neuzeit fehlen leider noch.

Carolin Schmitz wies in ihrer Analyse von Patientenwegen auf dem spanischen Heilermarkt des 17. und 18. Jahrhunderts auf die Rolle von Männern bei der **Vermittlung von medizinischer Hilfe** hin. So baten im Hofmilieu die Granden den königlichen Leibarzt für Familienmitglieder oder die Magd um einen Hausbesuch. Dabei kam ihnen ihre privilegierte Stellung ebenso zupass wie beim Einsatz eines Pfarrers als Unterstützer ihres Anliegens.[171] Eine junge Frau schaltete ihren renommierten Bräutigam ein, um den Kontakt zu dem Hofarzt herzustellen.[172] In weniger gehobenen Schichten holte der Ehemann, der sich um seine chronisch kranke Gattin kümmerte, den Laienheiler ins Haus.[173] Ansonsten spielen Männer als Boten für Kranke sowie als (Reise-) Begleiter von kranken Personen eine Rolle.[174] All diese Aufgaben als Vermittler medizinischer Hilfe wurden bisher wenig beachtet, zeigen aber, wie der leichtere Zugang von Männern zum öffentlichen Raum sowie ihre Position im Haushalt diese Beteiligung prägen.[175]

Es werden aber auch spezifische **Konflikte** berichtet, die Männer je nach Lebensalter und Stand mit den Ärzten hatten, die selbst wiederum mit den Wundärzten oft um die Deutungshoheit bei Krankheiten rangen.[176] Ärzte akzeptierten männliches Verhalten wie Saufen oder Huren in einem gewissen Maß, doch wurde ihre Einstellung ambivalenter, wenn sich die Folgen schließlich als definitiv gesundheitsschädlich erwiesen.[177] Autoritätskonflikte mit Behandlern entstanden auch, wenn Männer als Hausväter für andere Mitglieder ihres Haushalts mit dem Arzt verhandelten. Frauen erscheinen in der Literatur häufiger als die folgsameren Patienten – vom 16. bis in das 18. Jahrhundert.[178] Im Rückblick auf eigene Erfahrungen äußerte sich ein Ulmer Schuhmacher sehr kritisch über die Behandler.[179] Ob eine solche Bewältigung von Krankheit – in diesem Fall Schwerhörigkeit – und (misslungener) Therapie ein Einzelfall war oder häufiger überliefert ist und ob eher Männer als Frauen Autoren sind, wäre weiter zu verfolgen.

Schließlich sei noch erwähnt, dass im 18. Jahrhundert Männern sehr viel mehr **Arzneimittel** als Frauen verschrieben wurden, was ihre damals noch

170 Unterkircher (2014), S. 150, 195.
171 Schmitz (2018), S. 74, 78.
172 Schmitz (2018), S. 319.
173 Schmitz (2018), S. 155.
174 Schmitz (2018), S. 284ff.
175 Jütte (1991), S. 92, hält Männer in der Vermittlerrolle eher für die Ausnahme.
176 Weston (2011), S. 236ff., 246; siehe auch Lumme (1996), S. 102–106.
177 Zu den kulturellen Ambivalenzen Roper (1994), S. 119.
178 Vorsichtig: Cavallo/Storey (2013), S. 239; Stolberg: Homo patiens (2003), S. 94f. Das ergibt sich eher indirekt auch aus Pilloud (2013), S. 159–165; Brockmeyer (2009), S. 156, mit selbstbewussteren Patientinnen.
179 Frohne (2014), S. 80–90.

höhere Inklusion in diesen Teil der Versorgung belegt.[180] Erst Mitte des 19. Jahrhunderts ändert sich die Geschlechterrelation in diesem Bereich.[181]

Das Alter dient schon im Spätmittelalter als Begründung für Fastendispense.[182] Eine wiederholte Selbstbeobachtung zu ihrem alternden Körper bieten Hermann Weinsberg sowie weniger kontinuierlich auch andere Autoren.[183] Im 16. Jahrhundert erklären die zumeist männlichen Autoren, die mit ihrem Gesundheitszustand zufrieden sind, dies mit ihrem „mäßigen", also diätetisch vorbildlichen Lebenswandel.[184] Das gilt für den Ratsherren Weinsberg ebenso wie für den Breslauer Goldschmied Wolfgang Vincentz. Man könnte dies als Ausdruck selbstbewussterer Wahrnehmung der Chancen des eigenen Körpers deuten. Auf das Jenseits bezogene Äußerungen mit Dank an Gott für Gesundheit oder mit einer Erlösungserwartung nach dem Tod sind aber im 16. wie 17. Jahrhundert ebenso zahlreich.[185] Otto Ulbricht bietet zu vier von ihm untersuchten „Akademikern" eine anregende Alternstypologie.[186] Christian Kienig belegt unterschiedliche Thematisierungsmodi von Krankheit in Korrespondenzen älterer Humanisten.[187] Diese Befunde müssten zum Teil geschlechterspezifisch vertieft werden.

Erinnert sei schließlich neben der bereits erwähnten Rolle von Vätern bei der **Pflege** kranker Kinder an Männer in der Pflege von anderen Angehörigen. Das Thema wird schon in der Gegenwart zu wenig wahrgenommen, obwohl mittlerweile jeder Dritte, der Angehörige pflegt, ein Mann ist.[188] Dementsprechend wurde es auch in der historischen Forschung zur Frühneuzeit bisher nicht beachtet. Ein kursorischer Blick auf einige Selbstzeugnisse zeigt aber, dass auch die Frühmoderne solche Beispiele bietet. So hielt es 1776 ein 19-jähriger Matrose für selbstverständlich, seine Mutter auf Föhr während einer ansteckenden Krankheit, die ihn dann selbst ereilte, zu pflegen.[189] Einige Jahre später bat er seinen Bruder ausdrücklich, nicht gemeinsam in ein möglicherweise untergehendes Boot zu steigen, weil dann die alleinstehende Mutter keine Hilfe mehr hätte. Offenbar riskierten diese Männer dabei sogar die Infragestellung ihrer Berufsehre. Es zeigt jedenfalls, dass sie sich auch in dieser

180 Blessing (2011), S. 84f. Siehe auch Klaus Fischer (1996), mit 67,6 Prozent Rezepten für Männer in Schedels Praxis. Signori (2002), S. 542, allerdings mit häufiger berichtetem Arzneimittelgebrauch von Frauen in Sankt Gallen um 1500.

181 Annika Hoffmann (2014), S. 197.

182 Esch (2014), S. 68.

183 Jütte: Aging (1988); Chvojka (1997), S. 46, 52, zum Wandel der Alternserfahrung im 18./19. Jahrhundert.

184 Lumme (1996), S. 110, 112; Klagen über Elendigkeit der Existenz oder Selbststilisierungen als dauernd körperlich schwach sind dabei nicht ausgeschlossen (S. 113f.).

185 Lumme (1996), S. 124. So auch wieder bei dem frommen Lutheraner Furttenbach (2013), S. 300.

186 Ulbricht (2008), S. 337f. Siehe auch Skenazi (2013). Verhaltensveränderungen im Alter ließen sich auch an den Tagebüchern von Ferdinand Beneke verfolgen, s. Hatje (2012), S. 99f.

187 Kienig (1998).

188 Hammer (2014), S. 9.

189 Eschels (2006), S. 73, das Folgende S. 106.

Form mit der Krankheit und dem Altern von Angehörigen auseinandersetzten. Ob es sich dabei lediglich um Einzelfälle handelt, kann erst durch weitere Forschung geklärt werden. Als Hintergrund wäre die Beteiligung von Männern an der institutionellen Krankenpflege zu beachten. Sie spielten dort, ob bei den Alexianermönchen in Köln oder den Barmherzigen Brüdern im süddeutsch-österreichischen Raum mit schließlich 250 Spitälern, eine große Rolle, die ebenfalls belegt, dass Gesundheitsthemen ihnen weniger fremd waren, als das heutzutage häufig als Selbstverständlichkeit angenommen wird.[190] Mit Männern in Gesundheitsberufen wie Ärzten und Apothekern würde aber ein weiteres Themenfeld eröffnet, das hier nicht mehr zu bearbeiten ist.

Einige offene Fragen zum geschlechterspezifischen Gesundheitshabitus und zu Periodisierungen

Im Lichte dieses Forschungsüberblicks schälen sich einige übergreifende Fragen heraus. So wäre zu klären, ob es in der Frühen Neuzeit überhaupt einen spezifisch männlichen Gesundheitshabitus gab oder ob zum Verhalten von Frauen eher graduelle Unterschiede bestanden. Die dargestellten männerspezifischen Sozialisationserfahrungen stützen die Feststellung eines spezifisch männlichen Gesundheitshabitus, zu dem die Einübung in mehr körperbezogene Risiken, die Nichtbeachtung von Schmerz und das Aushalten von Krankheiten weit entfernt von familialer Unterstützung gehören. Für die Inanspruchnahme von Hilfe im Krankheitsfall wies Sünje Prühlen bereits für die erste Hälfte des 16. Jahrhunderts darauf hin, dass bei Männern eher andere Männer und Ärzte, bei Frauen eher Frauen und weniger stark Ärzte beigezogen worden seien.[191] Die auf der Grundlage englischer Selbstzeugnisse von Olivia Weisser entwickelte Typologie zeigt deutlich Elemente eines geschlechterspezifischen Gesundheitshabitus, der über das erforschte 17. Jahrhundert hinaus weiter zu verfolgen wäre. Selbststilisierungen in der Korrespondenz mit dem Arzt verweisen auf geschlechterspezifische Gesundheitsstile, die Ende des 18. Jahrhunderts und zu Beginn des 19. Jahrhunderts gut erkennbar sind.[192]

Bestehen daneben in anderen Bereichen Gemeinsamkeiten und wie sind diese gegenüber den Besonderheiten zu gewichten? Sind vielleicht nur bestimmte Lebensalter wie die Phase der Ausbildung und damit auch die Zeit vor dem Eingehen einer festen Partnerschaft besonders geeignet für polarisierende Zuschreibungen? Wie ist diese Zeit eines eher „brüderlichen Männlichkeitsmodells“ (mit dominanter Homosozialität bis zur Saufkumpanei und mit altersspezifischen Rücksichtslosigkeiten gegenüber dem Rest der Gesellschaft, insbesondere Frauen) gegenüber der „Familienmännlichkeit“ der späteren Jahre mit der häufig gemeinsam getragenen Verantwortung für das Haus und

190 Jütte: Wo kein Weib (1988), S. 20; Watzka (2005), S. 108 ff.; Blessing [unveröffentl. Manuskript].
191 Prühlen (2005), S. 309.
192 Brockmeyer (2009), S. 153–169; Brockmeyer (2007).

abhängige Dritte zu gewichten? Überwiegen in der späteren Lebensphase eher die Gemeinsamkeiten? Bleiben aus der prägenden Jungmännerphase Spezifika eines Habitus, die im ganzen Leben nachwirken? Lässt sich außerdem für den ganzen Untersuchungszeitraum ein Gesundheitshabitus durchgehend feststellen?

Sind die oben genannten genderspezifischen Charakteristika nur graduell oder grundsätzlich anders als seit dem Siegeszug der Geschlechteranthropologie der Spätaufklärung? Gibt es also gesundheitsgeschichtlich etwas, das die Zeit von 1500 bis 1850 verbindet? Gibt es zeitlich sinnvolle Untergliederungen für eine sehr lang konzipierte Frühe Neuzeit, die in Anlehnung an das Alteuropakonzept von ca. 1450/1500 vielleicht bis ca. 1850 zu dehnen wäre, da in praxeologischer Perspektive grundlegendere genderspezifische Umbrüche erst nach dem Biedermeier erfolgen – wie auch die Verwissenschaftlichung der Medizin und mit ihr die ganz dominante Deutungsmacht der Ärzte?[193]

Häufig werden in der Forschungsliteratur das 16. und 17. Jahrhundert zusammengefasst und das 18. dann als Aufbruch zu „wirklich" neuen Tendenzen charakterisiert.[194] Michael Stolberg belegt, ausgehend vom Nerven- und Masturbationsdiskurs, einen neuen bürgerlichen Habitus, der spezifisch männlich geprägt sei.[195] Für den signifikanten Wandel im 18. Jahrhundert spräche auch die „Psychologisierung", die in diesem Jahrhundert die Selbstzeugnisse erreicht und damit weitere Horizonte eines umfassenderen Gesundheitsverständnisses leichter zugänglich macht.[196] Für England legt Robert B. Shoemaker eine langsame Herausbildung geschlechtergetrennter Sphären ab 1650 nahe. Änderungen seien größer im öffentlichen Bereich und weniger stark im „Privatleben", wo sich manche Mittelschichtmänner leichter gegenüber Haushaltsaufgaben und emotional gegenüber der Familie distanzieren konnten.[197] Ob das eine auch für Deutschland – vielleicht mit einer gewissen Verzögerung durch den Dreißigjährigen Krieg – brauchbare Periodisierung ist, wäre zu klären. Als Kontinuitäten – durchaus auch noch im 19. Jahrhundert – benennt John Tosh demgegenüber die patriarchale Rolle von Männern als Haushaltsvorstand und die Freiheiten der sexuellen Initiation mit einer großen Zahl erwünschter „Eroberungen". Beide hätten mit der Macht von Männern über Frauen zu tun.[198] Gesundheitsgeschichtlich fänden sich damit – jeweils herrschaftssoziologisch gewendet – erneut die Leitbilder „brüderlicher Männlichkeit" und der „Familienmännlichkeit" wieder.

193 Keller (2011), S. 92, problematisiert die Epochenuntergliederung.
194 Die englische Konzept- und Sozialgeschichte des Alterns sowie Handbücher zur Kindheit untergliedern die Epoche nach diesem Schema.
195 Stolberg: Homo patiens (2003), S. 281 ff., bes. S. 283.
196 Brändle u. a. (2001), S. 20–24.
197 Differenziert zu England Shoemaker (1998), S. 313 ff.
198 Tosh (1999), S. 223 ff.

Die Beiträge des Bandes

Die Beiträge dieses Bandes gehen auf die Tagung „Männlichkeiten: Praktiken und Diskurse zu Körper, Gesundheit und Krankheit (1400–1850)“ zurück.[199] In der ersten Sektion, **Körperkonzepte und Sexualität**, erklärt Gregor Schuhen, warum kranke Männer in den frühneuzeitlichen romanischen Literaturen nur als Witzfiguren auftauchen. Die Ideale der heroisch-ritterlichen und später heroisch-galanten Männlichkeit ließen bis zum Ende des Ancien Régime keine Ausnahmen zu, so dass von diesen Leitbildern abweichende männliche Figuren nur aus den unteren Ständen kommen konnten und an deren legitimem literarischen Ort, der Volks- und Lachkultur, gattungsspezifisch als Objekte des Spotts narrativiert wurden. Andrea Bendlage ordnet die unerwarteten Tagebucheinträge des Nürnberger Gefangenenseelsorgers Johann Hagendorn (1605–1620) über die schönen und starken Körper der zum Tode verurteilten Gefangenen in den zeitgenössischen Schönheitsdiskurs ein. Sie erklärt sein Interesse aus der besonderen körperlichen Nähe zu den Verurteilten, seiner eigenen zeitweisen Ehelosigkeit und der Selbstwahrnehmung als alternder Mann. Sylvia Wehren zeigt anhand von Haupttexten des frühpädagogischen Diskurses der Spätaufklärung, dass die Autoren „physische Erziehung“ in einem weiten Sinn als Grundlage der Menschenbildung betrachteten. Gesundheit wurde dabei durchgehend als männlich konzipiert und männliche Gesundheit als Möglichkeit, den gehärteten Körper nicht mehr spüren zu müssen. So konnte und sollte er zur Voraussetzung von Machtausübung werden. Carolin Schmitz zeigt auf der Grundlage des Briefes eines Städters an einen Hofarzt und von Zeugenaussagen in Inquisitionsprozessen auf dem Land zwei unterschiedliche Wege, im Spanien des 17. Jahrhunderts Impotenz zu bewältigen. Männlichkeit konnte je nach angenommener Ätiologie diskret, individuell und pharmakologisch oder durch kollektive Bekämpfung von Schadenszauber bearbeitet werden. Beide Wege sollten erlauben, Widersprüche zum eigenen oder äußeren Bild von maskulinem Verhalten zu vermeiden. Jedenfalls zeigen sie entgegen verbreiteter Forschungsmeinung, dass Männer ihre Verantwortlichkeit bei nicht erfolgreicher Zeugung aktiv annahmen. Kim Kristin Breitmoser belegt anhand des Tagebuchs eines preußischen Offiziers, dass dieser seine Prostitutionserfahrungen und sein Liebesleben mit der festen Partnerin parallel aufführt. Die Liste erotischer Erfolge wird neben der Militärkarriere als Praxis zur Herstellung von Männlichkeit gedeutet. Sexuelle und militärische Leistungsfähigkeit werden beide in seinem späteren Leben durch die Erfahrung von Geschlechtskrankheiten sehr in Frage gestellt.

Mit der Sektion **Bauern und Handwerker** kommen die weniger dokumentierten und in der Forschung viel zu wenig beachteten unteren Stände in den Blick. Paul Münch wertet arbeitsmedizinische, Landlob- und christliche Gebrauchsliteratur, überwiegend des 18. und frühen 19. Jahrhunderts, aus. Diese Textkorpora bieten externe Sichtweisen auf die Gesundheitsverhältnisse

199 Leider wurden keine Beiträge zum Spätmittelalter eingereicht, so dass Kontinuitäten und Brüche unterbelichtet bleiben.

der handarbeitenden Schichten, insbesondere der Handwerker und Bauern. Dabei schälen sich völlig gegensätzliche Bewertungen der Auswirkungen von Arbeit auf Körper und Seele heraus: Handarbeit als Krankheitsursache, als Gesundheitsgarantie oder als Chance für das Seelenheil. Fabian Brändle zeigt am Selbstzeugnis eines calvinistischen Kannengießers, wie dieser auch deshalb zum Außenseiter wird, weil er die Saufrituale im Handwerkermilieu nicht mitmachen will. Das verschärft seine schlechte Gesundheitsverfassung; Selbststilisierung als neuer, wie am Kreuz leidender Hiob ist sein Gegenmodell von Männlichkeit, das ihn aber nicht hindert, sich auf vielen Wegen um mehr Gesundheit zu kümmern, um so seine Arbeitsfähigkeit zu erhalten.[200] Alexandra-Kathrin Stanislaw-Kemenah analysiert den Ertrag von Suppliken zur Aufnahme in ein Spital als Informationsquelle zum zeitgenössischen Verständnis des Zusammenhangs von Krankheit, Armut und Alter, deren Argumentation dann zu entsprechenden Erwartungen an Unterstützung berechtigt. Bei Männern war die Ausübung einer (Berufs-)Tätigkeit, solange man nur irgend arbeitsfähig war, zentral. Bei Frauen sollte der Witwenstand mit expliziter Bezugnahme auf den Status des Mannes äquivalent wirken, was auf die gängige frühere Mitarbeit im Betrieb hinweisen dürfte.[201]

Die überdurchschnittlich gute Überlieferung zur **gebildeten Oberschicht** ermöglicht auch in diesem Band eine eigene Sektion. Sandra Müller vergleicht mitteldeutsche Selbstzeugnisse von fünf Männern und einer Frau aus der Zeit des Dreißigjährigen Krieges als Diskurse und Praktiken. Sie arbeitet die gattungsspezifisch unterschiedlichen Grade an Selbsteröffnung heraus, die zum Ausdruck von mehr oder weniger ausführlichen und emotional gefärbten Berichten über Körper und Krankheit führen, und situiert sie als körperreflexive Praktiken.[202] Andreas Weigl analysiert drei Tagebücher als besonders ereignisnahe Quellen von Männern aus der habsburgischen und hessischen Oberschicht – einen Offizier und zwei „Beamte". Krankheiten als junger Mann werden vom Soldaten noch sehr knapp, von den beiden anderen im Stil der Spätaufklärung ausführlicher thematisiert. Ärzte wurden viel in Anspruch genommen, eigenständige Mittel wenig genutzt, die Diätetik spielt in diesen Texten offenbar keine große Rolle. Zwar lösen längere Krankheiten in den späteren Lebensjahren individuelle Krisen aus. Diese ändern aber letztlich nicht den hegemonialen männlichen Habitus. Ole Fischer rekonstruiert anhand des Diätetik-Ratgebers des Psychiaters Karl Wilhelm Ideler dessen binnendifferenziertes Männlichkeitskonzept. Ideler unterstellte eine fast direkte Bedeutung der Diätetik für die Herstellung des richtigen Gleichgewichts von körperlicher und geistiger Tätigkeit, das den „reifen Mann" gegenüber dem Gelehr-

200 Vgl. zu Augustin Güntzer Schwerhoff (2014), S. 47 ff. Religiosität fungiert hier erneut als Ersatzoption bei eingeschränkten Möglichkeiten, gängige Anforderungen an Männlichkeit zu erfüllen, s. Talkenberger (1998).

201 In englischen Armensuppliken verweisen die Frauen auf die vielen Kinder, die sie großgezogen haben: Weisser (2015), S. 167.

202 Demnächst wird ein Vergleich mit quantitativen Befunden aus der gleichen Zeit möglich, s. Dinges: Wie kommt der Körper (2020).

ten (zu viel Geist) und dem Athleten (zu viel Körper) auszeichne. Susan Baumert analysiert anhand der veröffentlichten Reiseberichte zweier Forschungsreisender des beginnenden 19. Jahrhunderts deren nachträgliche Inszenierung der eigenen Körperlichkeit. In physischen und psychischen Gefahrensituationen machten sie Grenzerfahrungen, die auf zeitgebundene Normen, spezifisch männliche Verhaltensweisen, Geschlechterkonzepte und Körperpraktiken verweisen.[203]

Die Sektion zu den **Standespersonen** beginnt mit dem Beitrag von Sabine Arend, die auf der Grundlage des Briefwechsels zwischen einem Grafen von Henneberg und seinem befreundeten Arzt Thomas Erastus aus dem dritten Viertel des 16. Jahrhunderts differenziert die Beziehungen zwischen Arzt und Patient rekonstruiert. Dabei werden die Erwartungen des Grafen an die eigene körperliche Leistungsfähigkeit, sein hohes Gesundheitsinteresse, sein medizinisches Laienwissen und die sorgfältige Auswahl von Badeorten nach der therapeutischen Qualität ihrer Brunnenwässer ebenso sichtbar wie das große Vertrauen in den Arzt, aber auch die Selbststilisierung als standesbewusster Patient. Michael Stolberg analysiert das frühe und besonders ausführliche Krankentagebuch des Chronisten der Fronde, François-Nicolas Baudot Dubuisson, das dieser während seiner letzten beiden Lebensjahre führte, hinsichtlich seines Krankheitsverständnisses, der angewandten Therapien, der Inanspruchnahme von Ärzten und der Unterstützung von Laien. Er deutet die auffallende buchhalterische Genauigkeit dieser Selbstbeobachtungen als spezifisch männliche Form des Kampfes gegen die Krankheit und um die Kontrolle über sein Leben. Stefan Seitschek verfolgt die detaillierten Tagebuchaufzeichnungen Kaiser Karls VI., die Gesundheitsvorsorge, die häufige Konsultation von Leibärzten, Sorgen des Ehegatten und Vaters um die Gesundheit der (schwangeren) Gattin und des wichtigsten Vertrauten sowie Reflexionen über seinen Gemütszustand belegen. Dabei zeigt sich eine emotional andere Verarbeitung von Trauer, Schuld und Abschieden als bei Frauen, bei denen das Weinen als Reaktion gesellschaftlich akzeptiert war.

B. Ann Tlusty eröffnet die Sektion **Religion und Magie** mit einem Beitrag zu einer magischen Form der Prävention gegen Verletzungen durch Schusswaffen oder den Tod. Männer, vor allem aus den unteren Schichten, wollten sich damit „fest“, also unverletzlich machen und rekurrierten auf verbreitete religiöse und medizinische Wissensbestände. Körpermaterie von anderen Männern galt als besonders wirksam. Im 18. Jahrhundert kam diese Praxis seitens der gebildeten Eliten immer mehr unter Druck, wurde aber weiter praktiziert. Mark Häberlein wertet die Briefe von 14 pietistischen Geistlichen aus, die nach Pennsylvanien ausgewandert waren, um dort die Seelsorge für die deutschen Einwanderer zu gewährleisten. Adressiert an die Zentrale in Halle und weitere Unterstützer, demonstrierten diese Gottesmänner ihre außergewöhnlichen Anstrengungen, verstreute Gemeinden zu versorgen. Tendenzen zu einer wohl typisch männlichen Neigung zur beruflichen Selbstüberforderung werden er-

203 Vgl. Raapke (2019), S. 88, 206ff., 218–225, 242, 248–273.

kennbar. Stichprobenartige Vergleiche zwischen den veröffentlichten Texten mit den Manuskripten erweisen in einem Einzelfall Alkoholismus – ebenfalls häufiges männliches Bewältigungsverhalten – als Tabuthema. Robert Jütte rekonstruiert anhand rabbinischer Schriften und vormoderner theologischer und medizinischer Kontroversliteratur die Geschichte des Stereotyps einer defizitären jüdischen Männlichkeit, die von Otto Weininger 1903 „wissenschaftlich" wirkmächtig für das 20. Jahrhundert auf den Punkt gebracht wurde. Ursprünglich sei die weniger starke Abwertung des Weiblichen eine Distanzierung vom herrschenden Männlichkeitsideal der heidnischen Umwelt gewesen. Michaela Schmölz-Häberlein zeigt anhand einer Analyse vitalstatistischer Daten und einiger ärztlicher Atteste, dass die geschlechterspezifischen Muster der Lebenserwartung innerhalb der fränkischen jüdischen Gemeinde denjenigen der Christen sehr ähnlich waren. Die Atteste von Ärzten beider Religionen belegen deren Vertrautheit mit als typisch jüdisch betrachteten Leiden, die auf ein Übermaß an sitzenden Tätigkeiten zurückgingen.

Die Sektion zu **körperlichen Einschränkungen** beginnt mit der Analyse der Lebensgeschichte des polnischen Hofzwergs Joseph Boruwłaski (1739–1837). Heike Talkenberger deutet seine Autobiographie als Bewältigungsstrategie. Der kleinwüchsige Boruwłaski brach aus seiner einschränkenden Rolle als Hofzwerg aus und beanspruchte, ein ganzer Mensch und Mann zu sein, indem er eine Familie gründete. Diese und sich selbst zu ernähren – was von ihm als Mann erwartet wurde –, blieb für den Rest seines Lebens eine Herausforderung, die er kreativ annahm. Sie war aber auch mit neuen Demütigungen verbunden. Erst am Ende seines Lebens wurde er als Gentleman akzeptiert. Iris Ritzmann verfolgt anhand von Bittschriften den Lebensweg des blinden Valentin Kratz, der zu drei Zeitpunkten seines Lebens im ersten Drittel des 19. Jahrhunderts um Aufnahme in ein hessisches Hohes Spital bat. Zwischenzeitlich bestritt er über Jahrzehnte seinen Lebensunterhalt als Bettler mit Musikvorführungen. Er überwand so seine Blindheit als Behinderung, und es gelang ihm, einen Lebensentwurf zu verwirklichen, der den gesellschaftlichen Erwartungen an eine männliche Geschlechtsrolle weitgehend entsprach. Blinden Frauen war dies weniger leicht möglich.

Pierre Pfütsch rundet den Band mit einer **Bilanz** und Überlegungen zu weiteren Forschungsperspektiven ab.

Bibliographie

Quellen

Boruth, Peter: Die Krankengeschichte des Kurprinzen Joseph Ferdinand von Bayern (1692–1699). München 1985.

Botelho, Lynn A.; Ottaway, Susannah R. (Hg.): The history of old age in England: 1600–1800. 8 Bde. London 2008/09.

Brändle, Fabian; Leutert, Sebastian (Hg.): Mein haußbiechlein: schreibende Schuhmacher im 17. Jahrhundert. Basel 2005.

Dickson, Leigh Wetherall (Hg.): Autobiographical writings. (= Depression and melancholy, 1660–1800 3) London 2016.
Eschels, Jens Jacob: Lebensbeschreibung eines alten Seemannes. Hg. von Albrecht Sauer. 2. Aufl. Bremerhaven; Hamburg 2006.
Furttenbach, Joseph: Lebenslauff 1652–1664. Hg. und komm. von Kaspar von Greyerz, Kim Siebenhüner u. Roberto Zaugg. Köln 2013.
Hatje, Frank (Hg.): Ferdinand Beneke. Die Tagebücher: Begleitband zur ersten Abteilung „Bürger und Revolutionen“. Göttingen 2012.
Heiligensetzer, Lorenz (Hg.): Liber familiarium personalium: das ist, Verzeichnus waß sich mit mir, und der meinigen in meiner Haußhaltung, sonderliches begeben und zugetragen hatt. Lebensbericht und Familiengeschichte des Toggenburger Pfarrers Alexander Bösch (1618–1693). Basel 2001.
Perez, Stanis (Hg.): Journal de santé de Louis XIV écrit par Vallot, Daquin et Fagon. Grenoble 2004.
Peters, Jan (Hg.): Mit Pflug und Gänsekiel: Selbstzeugnisse schreibender Bauern. Eine Anthologie. Köln; Weimar; Wien 2003.

Literatur

Aderbauer, Herbert: Das Tübinger Spital und der Wandel seiner sozialen Funktion in der frühen Neuzeit: vom Pfründnerheim zur Armen- und Arbeitsanstalt. Tübingen 1997.
Amelang, James S.: The flight of Icarus: artisan autobiography in early modern Europe. Stanford, CA 1998.
Arnold, Klaus: Familie, Kindheit und Jugend in pommerschen Selbstzeugnissen der Frühen Neuzeit. In: Buchholz, Werner (Hg.): Kindheit und Jugend in der Neuzeit 1500–1900. Interdisziplinäre Annäherungen an die Instanzen sozialer und mentaler Prägung in der agrarisch geprägten Gesellschaft und während der Industrialisierung; das Herzogtum Pommern (seit 1815 preußische Provinz) als Beispiel. Stuttgart 2000, S. 17–32.
Auge, Oliver: „So solt er im namen gottes mit mir hinfahren, ich were doch verderbt zu einem kriegsmann“ – Durch Kampf und Turnier körperlich versehrte Adelige im Spannungsfeld von Ehrpostulat und eigener Leistungsfähigkeit. In: Medizin, Gesellschaft und Geschichte 28 (2009), S. 21–46.
Barlösius, Eva: Köchin und Koch: Familial-häusliche Essenszubereitung und berufliches Kochen. In: Ehlert, Trude (Hg.): Haushalt und Familie in Mittelalter und früher Neuzeit. Sigmaringen 1997, S. 207–218.
Baschin, Marion: Wer lässt sich von einem Homöopathen behandeln? Die Patienten des Clemens Maria Franz von Bönninghausen (1785–1864). Stuttgart 2010.
Baschin, Marion: Ärztliche Praxis im letzten Drittel des 19. Jahrhunderts: der Homöopath Dr. Friedrich Paul von Bönninghausen (1828–1910). Stuttgart 2014.
Baschin, Marion; Dietrich-Daum, Elisabeth; Ritzmann, Iris: Doctors and Their Patients in the Seventeenth to Nineteenth Centuries. In: Dinges, Martin u. a. (Hg.): Medical Practice, 1600–1900. Physicians and Their Patients. Leiden; Boston 2016, S. 39–70.
Beer, Mathias: Das Verhältnis zwischen Eltern und ihren jugendlichen Kindern im spätmittelalterlichen Nürnberg. In: Mitteilungen des Vereins für Geschichte der Stadt Nürnberg 77 (1990), S. 91–153.
Beer, Mathias: Eltern und Kinder des späten Mittelalters in ihren Briefen: Familienleben in der Stadt des Spätmittelalters und der frühen Neuzeit mit besonderer Berücksichtigung Nürnbergs (1400–1550). Nürnberg 1990.
Behnken, Imbke; Zinnecker, Jürgen (Hg.): Kinder. Kindheit. Lebensgeschichte: ein Handbuch. Seelze-Velber 2001.
Behringer, Wolfgang: Kulturgeschichte des Sports: vom antiken Olympia bis zur Gegenwart. München 2012.

Berco, Cristian: From body to community: veneral disease and Society in Baroque Spain. Toronto 2016.
Blessing, Bettina: Geschlechtsspezifische Arzneimitteltherapien im 18. Jahrhundert. In: Österreichische Zeitschrift für Geschichtswissenschaften 22 (2011), S. 75–93.
Blessing, Bettina: Männer pflegen Männer. Die Krankenpflege der Münchener Barmherzigen Brüder zwischen 1750 und 1809. In: Dinges, Martin (Hg.): Männlichkeiten und Care: Selbstsorge, Familiensorge, Gesellschaftssorge. Weinheim 2020, S. 244–261.
Blessing, Bettina: Katholische Krankenpflege im Spannungsfeld säkularer Tendenzen. Die Münchener Barmherzigen Brüder und Elisabethinerinnen von der Mitte des 18. Jahrhunderts bis zum Beginn des 19. Jahrhunderts [unveröffentl. Manuskript].
Blume, Johanna Elisabeth: Verstümmelte Körper? Lebenswelten und soziale Praktiken von Kastratensängern in Mitteleuropa 1712–1844. Göttingen 2019.
Böhnisch, Lothar: Der modularisierte Mann: eine Sozialtheorie der Männlichkeit. Bielefeld 2018.
Bourne, Molly: Vincenzo Gonzaga and the Body Politic: Impotence and Virility at Court. In: Matthews-Grieco, Sara F. (Hg.): Cuckoldry, impotence and adultery in Europe (15th–17th century). Farnham 2014, S. 35–58.
Brändle, Fabian u. a.: Texte zwischen Erfahrung und Diskurs. Probleme der Selbstzeugnisforschung. In: Greyerz, Kaspar von; Medick, Hans; Veit, Patrice (Hg.): Von der dargestellten Person zum erinnerten Ich: europäische Selbstzeugnisse als historische Quellen (1500–1850). Köln; Weimar; Wien 2001, S. 3–31.
Branca, Stefan; Schultheiss, Michel: Jugend und Körpererfahrung. In: Greyerz, Kaspar von (Hg.): „O Herr, erbarme dich mein“. Die Tagebücher von Carl Brenner-Sulger im Kontext des Basler Pietismus. Basel 2010, S. 40–48.
Brockmeyer, Bettina: Krankheitsdarstellungen in Briefen an Samuel Hahnemann – eine Lektüre aus geschlechtergeschichtlicher Perspektive. In: Dinges, Martin; Barras, Vincent (Hg.): Krankheit in Briefen im deutschen und französischen Sprachraum. 17.–21. Jahrhundert. Stuttgart 2007, S. 211–221.
Brockmeyer, Bettina: Selbstverständnisse: Dialoge über Körper und Gemüt im frühen 19. Jahrhundert. Göttingen 2009.
Bründel, Heidrun; Hurrelmann, Klaus: Konkurrenz, Karriere, Kollaps: Männerforschung und der Abschied vom Mythos Mann. Stuttgart u. a. 1999.
Brugger, Eva: Gedruckte Gnade: die Dynamisierung der Wallfahrt in Bayern (1650–1800). Affalterbach 2017.
Calvi, Giulia: Histories of a plague year: the social and the imaginary in baroque Florence. Berkeley, CA u. a. 1989.
Cavallo, Sandra; Storey, Tessa: Healthy living in late renaissance Italy. Oxford u. a. 2013.
Cavallo, Sandra; Storey, Tessa (Hg.): Conserving health in early modern culture: bodies and environments in Italy and England. Manchester 2017.
Cavallo, Sandra; Storey, Tessa: Regimens, authors and readers: Italy and England compared. In: Cavallo, Sandra; Storey, Tessa (Hg.): Conserving health in early modern culture: bodies and environments in Italy and England. Manchester 2017, S. 23–52.
Chvojka, Erhard: „Was für Schmerzen in den Gebeinen ...“. Die Körperwahrnehmung als Maßstab der Altersempfindung im Lauf der Neuzeit. In: Historische Anthropologie 5 (1997), S. 36–61.
Classen, Albrecht: Männlichkeit und Geschlechtsidentität in der Schwankliteratur des 16. Jahrhunderts. In: Hindinger, Barbara; Langner, Martin-M. (Hg.): „Ich bin ein Mann! Wer ist es mehr?“ Männlichkeitskonzepte in der deutschen Literatur vom Mittelalter bis zur Gegenwart. München 2011, S. 66–91.
Clementi, Siglinde: Körper, Selbst und Melancholie: die Selbstzeugnisse des Landadeligen Osvaldo Ercole Trapp (1634–1710). Köln 2017.
Couzinet-Weber, Michaela: Schwabenkinder in Ailingen und Leupolz. Eine vergleichende kollektivbiographische Untersuchung. In: Bauernhaus-Museum Wolfegg; Zimmermann,

Stefan; Brugger, Christine (Hg.): Die Schwabenkinder. Arbeit in der Fremde vom 17. bis 20. Jahrhundert. Ulm 2012, S. 128–138.

Darmon, Pierre: Le tribunal de l'impuissance. Virilité et défaillances conjugales dans l'Ancienne France. Paris 1979.

Dennison, Tracy; Ogilvie, Sheilagh: Does the European Marriage Pattern Explain Economic Growth? (2013) URL: https://eml.berkeley.edu/~webfac/eichengreen/Dennison.pdf (letzter Zugriff: 7.1.2020).

Deutschländer, Gerrit: Dienen lernen, um zu herrschen: höfische Erziehung im ausgehenden Mittelalter (1450–1550). Berlin 2012.

Diemling, Maria: „Den ikh bin treyfe gevezn": Body perceptions in seventeenth-century jewish autobiographical texts. In: Diemling, Maria; Veltri, Giuseppe (Hg.): The Jewish Body. Leiden 2009, S. 93–125.

Dietrich-Daum, Elisabeth u. a. (Hg.): Arztpraxen im Vergleich: 18.–20. Jahrhundert. Innsbruck; Wien; Bozen 2008.

Dinges, Martin: Soldatenkörper in der Frühen Neuzeit – Erfahrungen mit einem unzureichend geschützten, formierten und verletzten Körper in Selbstzeugnissen. In: Dülmen, Richard van (Hg.): Körper-Geschichten. Frankfurt/Main 1996, S. 71–98.

Dinges, Martin: Schmerzerfahrung und Männlichkeit – Der russische Gutsbesitzer und Offizier Andrej Bolotow (1738–1795). In: Medizin, Gesellschaft und Geschichte 15 (1997), S. 55–78.

Dinges, Martin (Hg.): Hausväter, Priester, Kastraten. Zur Konstruktion von Männlichkeit in Spätmittelalter und Früher Neuzeit. Göttingen 1998.

Dinges, Martin: Militär, Krieg und Geschlechterordnung: Bilanz und Perspektiven. In: Hagemann, Karen; Pröve, Ralf (Hg.): Landsknechte, Soldatenfrauen und Nationalkrieger. Militär, Krieg und Geschlechterordnung im historischen Wandel. Frankfurt/Main 1998, S. 345–364.

Dinges, Martin: Männlichkeitskonstruktion im medizinischen Diskurs um 1830. Der Körper eines Patienten von Samuel Hahnemann. In: Martschukat, Jürgen (Hg.): Geschichte schreiben mit Foucault. Frankfurt/Main 2002, S. 99–125.

Dinges, Martin: Männergesundheit in Deutschland: Historische Aspekte. In: Jacobi, Günther (Hg.): Praxis der Männergesundheit. Stuttgart 2003, S. 24–33.

Dinges, Martin: Stand und Perspektiven der „neuen Männergeschichte" (Frühe Neuzeit). In: Bos, Marguérite; Vincenz, Bettina; Wirz, Tanja (Hg.): Erfahrung: Alles nur Diskurs? Zur Verwendung des Erfahrungsbegriffes in der Geschlechtergeschichte. Beiträge der 11. Schweizerischen HistorikerInnentagung 2002. Zürich 2004, S. 71–96.

Dinges, Martin: Mütter und Söhne (ca. 1450 – ca 1850): Ein Versuch anhand von Briefen. In: Flemming, Jan; Puppel, Pauline (Hg.): Lesarten der Geschichte: Ländliche Ordnungen und Geschlechterverhältnisse. Festschrift für Heide Wunder zum 65. Geburtstag. Kassel 2004, S. 89–119.

Dinges, Martin: „Hegemoniale Männlichkeit" – Ein Konzept auf dem Prüfstand. In: Dinges, Martin (Hg.): Männer – Macht – Körper. Hegemoniale Männlichkeiten vom Mittelalter bis heute. Frankfurt/Main 2005, S. 7–33.

Dinges, Martin: Immer schon 60% Frauen in den Arztpraxen? Zur geschlechtsspezifischen Inanspruchnahme des medizinischen Angebotes (1600–2000). In: Dinges, Martin (Hg.): Männlichkeit und Gesundheit im historischen Wandel ca. 1800 – ca 2000. Stuttgart 2007, S. 295–322.

Dinges, Martin: Arztpraxen 1500–1900. Zum Stand der Forschung. In: Dietrich-Daum, Elisabeth u. a. (Hg.): Arztpraxen im Vergleich: 18.–20. Jahrhundert. Innsbruck; Wien; Bozen 2008, S. 23–61.

Dinges, Martin: Die Gesundheit von Jungen und männlichen Jugendlichen in historischer Perspektive (1780–2010). In: Medizin, Gesellschaft und Geschichte 29 (2011), S. 97–121.

Dinges, Martin: Medizin- und gesundheitsgeschichtliche Paradigmen zur geschlechterspezifischen Ungleichheit in der Zeit seit ca. 1750: Von kontrastiv konzipierter Ungleichheit zu

intersektional bestimmten Gesundheitsstilen? In: Österreichische Zeitschrift für Geschichtswissenschaften 22 (2011), S. 8–49.
Dinges, Martin: Medical Pluralism – Past and Present: Towards a more precise concept. In: Jütte, Robert (Hg.): Medical Pluralism: Past – Present – Future. Stuttgart 2013, S. 195–205.
Dinges, Martin: Wandel der Herausforderungen an Männer und Männlichkeit in Deutschland seit 1930. In: Weißbach, Lothar; Stiehler, Matthias (Hg.): Männergesundheitsbericht 2013. Im Fokus: Psychische Gesundheit. Bern 2013, S. 31–62.
Dinges, Martin: Sociologia semper historiae magistra? In: Behnke, Cornelia; Lengersdorf, Diana; Scholz, Sylka (Hg.): Wissen – Methode – Geschlecht: Erfassen des fraglos Gegebenen. Wiesbaden 2014, S. 219–234.
Dinges, Martin: Männergesundheitsgeschichte – Zur Entstehung eines Forschungsfeldes. In: Medizinhistorisches Journal 50 (2015), S. 1–41.
Dinges, Martin: Exercise, Health and Gender: Normative Discourses and Practices in Eighteenth- and Nineteenth-Century German-Speaking Countries. In: Mallinckrodt, Rebekka von; Schattner, Angela (Hg.): Sports and Physical Exercise in Early Modern Culture. New Perspectives on the History of Sports and Motion. London 2016, S. 189–206.
Dinges, Martin: Männergesundheit im Wandel: ein Prozess nachholender Medikalisierung? In: Bundesgesundheitsblatt 59 (2016), H. 8, S. 925–931.
Dinges, Martin: Bettine von Arnim und die Gesundheit. Medizin, Krankheit und Familie im 19. Jahrhundert. Stuttgart 2018.
Dinges, Martin: Die späte Entdeckung der Männer als Adressaten der öffentlichen Gesundheitsfürsorge und -förderung in Deutschland. In: Schmiedebach, Heinz-Peter (Hg.): Medizin und öffentliche Gesundheit. Berlin 2018, S. 131–151.
Dinges, Martin: Wie kommt der Körper in den Text – von „Soldaten“ aus dem Dreißigjährigen Krieg und von Historikern? In: Paarmann, Nina (Hg.): Jenseits von Dichotomien. Festschrift für Bea Lundt. Berlin, Münster 2020 [im Druck].
Dinges, Martin: Die Bedeutung der Kategorie Gender für Gesundheitschancen (1980–2018). In: Medizin, Gesellschaft und Geschichte 38 (2020) [in Vorbereitung].
Dinges, Martin (Hg.): Männlichkeiten und Care: Selbstsorge, Familiensorge, Gesellschaftssorge. Weinheim 2020.
Dinges, Martin: Körper und Gesundheit von Männern zwischen hegemonialer Männlichkeit und Selbstsorge. In: Treiber, Angela; Wenrich, Rainer (Hg.): KörperKreativitäten. Bielefeld 2020 [in Vorbereitung].
Dinges, Martin; Barras, Vincent (Hg.): Krankheit in Briefen im deutschen und französischen Sprachraum. 17.–21. Jahrhundert. Stuttgart 2007.
Dürr, Renate: Mägde in der Stadt: das Beispiel Schwäbisch-Hall in der Frühen Neuzeit. Frankfurt/Main 1995.
Dürr, Renate: „... die Macht und Gewalt der Priestern aber ist ohne Schrancken“. Zum Selbstverständnis katholischer Seelsorgegeistlicher im 17. und 18. Jahrhundert. In: Dinges, Martin (Hg.): Hausväter, Priester, Kastraten. Zur Konstruktion von Männlichkeit in Spätmittelalter und Früher Neuzeit. Göttingen 1998, S. 75–99.
Eickels, Klaus van: Männliche Zeugungsunfähigkeit im mittelalterlichen Adel. In: Medizin, Gesellschaft und Geschichte 28 (2009), S. 73–95.
Ellinghausen, Laurie: University of Vice: Drink, Gentility, and Masculinity in Oxford, Cambridge, and London. In: Bailey, Amanda; Hentschell, Roze (Hg.): Masculinity and the metropolis of Vice, 1550–1650. New York 2010, S. 45–65.
Ernst, Katharina: Krankheit und Heiligung: die medikale Kultur württembergischer Pietisten im 18. Jahrhundert. Stuttgart 2003.
Esch, Arnold: Die Lebenswelt des europäischen Spätmittelalters: kleine Schicksale selbst erzählt in Schreiben an den Papst. München 2014.
Evans, Jennifer: Aphrodisiacs, fertility and medicine in early modern England. Woodbridge; Rochester, NY 2014.
Faltermaier, Toni: Gesundheitspsychologie. 2., überarb. und erw. Aufl. Stuttgart 2015.

Finucci, Valeria: The manly masquerade: masculinity, paternity and castration in the Italian Renaissance. Durham u. a. 2003.
Finucci, Valeria: The prince's body: Vincenzo Gonzaga and Renaissance medicine. Cambridge, MA u. a. 2015.
Fischer, Klaus: Hartmann Schedel in Nördlingen. Das pharmazeutisch-soziale Profil eines spätmittelalterlichen Stadtarztes. Würzburg 1996.
Fischer, Ole: Macht und Ohnmacht des frommen Mannes: Religion und Männlichkeit in der Biographie Adam Struensees (1708–1791). Halle/Saale 2014.
Frank, Michael: Trunkene Männer und nüchterne Frauen. Zur Gefährdung von Geschlechterrollen durch Alkohol in der Frühen Neuzeit. In: Dinges, Martin (Hg.): Hausväter, Priester, Kastraten. Zur Konstruktion von Männlichkeit in Spätmittelalter und Früher Neuzeit. Göttingen 1998, S. 187–212.
Frenken, Ralph: Kindheit und Autobiographie vom 14. bis 17. Jahrhundert: psychohistorische Rekonstruktionen. 2 Bde. Kiel 1999.
Frohne, Bianca: Leben mit „kranckhait“: Der gebrechliche Körper in der häuslichen Überlieferung des 15. und 16. Jahrhunderts. Überlegungen zu einer Disability History der Vormoderne. Affalterbach 2014.
Gage, Frances: Chasing „good air“ and viewing beautiful perspectives: painting and health preservation in seventeenth-century Rome. In: Cavallo, Sandra; Storey, Tessa (Hg.): Conserving health in early modern culture: bodies and environments in Italy and England. Manchester 2017, S. 237–261.
Ghaly, Mohammed: Islam and disability: perspectives in theology and jurisprudence. London u. a. 2010.
Habermas, Rebekka: Wallfahrt und Aufruhr: zur Geschichte des Wunderglaubens in der frühen Neuzeit. Frankfurt/Main 1991.
Habermas, Rebekka: Frauen und Männer des Bürgertums: eine Familiengeschichte (1750–1850). Göttingen 1999.
Hacke, Daniela: Gendering Men in Early Modern Venice. In: Acta Histriae 9 (2000), S. 49–68.
Härtel, Esther: Frauen und Männer in den Pestwellen der Frühen Neuzeit. Demographische Auswirkungen der Seuche auf die Geschlechter. In: Ulbricht, Otto (Hg.): Die leidige Seuche: Pest-Fälle in der Frühen Neuzeit. Köln u. a. 2004, S. 64–95.
Halse, Sven: Eine Reise für das Leben: deutsche Handwerker-Autobiographien 1700–1910. Bremen 2002.
Hammer, Eckart: Unterschätzt: Männer in der Angehörigenpflege. Was sie leisten und welche Unterstützung sie brauchen. Freiburg/Brsg. 2014.
Hanafi, Nahema: Le frisson et le baume: expériences féminines du corps au Siècle des lumières. Paris; Rennes 2017.
Hearn, Jeff: Male Bodies, Masculine Bodies, Men's Bodies. In: Turner, Bryan S. (Hg.): Routledge handbook of body studies. London 2012, S. 307–320.
Helfferich, Cornelia: Das unterschiedliche „Schweigen der Organe“ bei Frauen und Männern – subjektive Gesundheitskonzepte und „objektive“ Gesundheitsdefinitionen. In: Franke, Alexa; Broda, Michael (Hg.): Psychosomatische Gesundheit: Versuch einer Abkehr vom Pathogenese-Konzept. Tübingen 1993, S. 35–65.
Heller-Schuh, Barbara: Hilfe in allen Nöten? Inhalte von hoch- und spätmittelalterlichen Mirakelsammlungen im Vergleich. In: Heinzelmann, Martin; Herbers, Klaus; Bauer, Dieter R. (Hg.): Mirakel im Mittelalter: Konzeptionen, Erscheinungsformen, Deutungen. Stuttgart 2002, S. 151–165.
Henner, Günter: Quellen zur Geschichte der Gesundheitspädagogik: 2500 Jahre Gesundheitsförderung in Texten und Bildern. Ein wissenschaftliches Lesebuch. Würzburg 1998.
Herrmann, Sabine: Giacomo Casanova und die Medizin des 18. Jahrhunderts. Stuttgart 2012.
Heuschen, Gudrun: Des Vaters Zeitung für die Söhne: Männlichkeiten um 1800 in einer Familienkorrespondenz. Königstein/Ts. 2006.

Hindinger, Barbara; Langner, Martin-M.: Vorwort. In: Hindinger, Barbara; Langner, Martin-M. (Hg.): „Ich bin ein Mann! Wer ist es mehr?“ Männlichkeitskonzepte in der deutschen Literatur vom Mittelalter bis zur Gegenwart. München 2011, S. 7–11.
Höchner, Marc: Selbstzeugnisse von Schweizer Söldneroffizieren im 18. Jahrhundert. Göttingen 2015.
Hoffmann, Annika: Arzneimittelkonsum und Geschlecht: eine historische Analyse zum 19. und 20. Jahrhundert. Stuttgart 2014.
Hoffmann, Susanne: Gesundheit und Krankheit bei Ulrich Bräker (1735–1798). Dietikon 2005.
Hoffmann, Susanne: Gesunder Alltag im 20. Jahrhundert? Geschlechterspezifische Diskurse und gesundheitsrelevante Verhaltensstile in deutschsprachigen Ländern. Stuttgart 2010.
Honegger, Claudia: Die Ordnung der Geschlechter: die Wissenschaften vom Menschen und das Weib (1750–1850). Frankfurt/Main 1991.
Huber, Katharina: Felix Platters „Observationes“: Studien zum frühneuzeitlichen Gesundheitswesen in Basel. Basel 2003.
Jacobi, Juliane: Versorgte und unversorgte Kinder. In: Baader, Meike Sophia; Eßer, Florian; Schröer, Wolfgang (Hg.): Kindheiten in der Moderne: eine Geschichte der Sorge. Frankfurt/Main 2014, S. 21–41.
Jancke, Gabriele: Autobiographie als soziale Praxis: Beziehungskonzepte in Selbstzeugnissen des 15. und 16. Jahrhunderts im deutschsprachigen Raum. Köln 2002.
Jancke, Gabriele; Ulbrich, Claudia: Vom Individuum zur Person. Neue Konzepte im Spannungsfeld von Autobiographietheorie und Selbstzeugnisforschung. In: Querelles. Jahrbuch für Frauen- und Geschlechterforschung 10 (2005), S. 7–27.
Jaritz, Gerhard: Aderlaß und Schröpfen im Chorherrenstift Klosterneuburg (1445–1533). In: Jahrbuch des Stiftes Klosterneuburg 9 (1975), S. 67–108.
Jütte, Robert: Das Frankfurter Hl. Geist-Spital im 16. und frühen 17. Jahrhundert. In: Hessisches Jahrbuch für Landesgeschichte 33 (1983), S. 145–169.
Jütte, Robert: Aging and body image in the sixteenth century: Hermann Weinsberg's (1518–97) perception of the aging body. In: European history quarterly 18 (1988), S. 259–290.
Jütte, Robert: „Wo kein Weib ist, da seufzet der Kranke“: Familie und Krankheit im 16. Jahrhundert. In: Jahrbuch des Instituts für Geschichte der Medizin der Robert Bosch Stiftung 7 (1988), S. 7–24.
Jütte, Robert: A seventeenth-century German barber-surgeon and his patients. In: Medical history 33 (1989), S. 184–198.
Jütte, Robert: Ärzte, Heiler und Patienten: medizinischer Alltag in der frühen Neuzeit. München u. a. 1991.
Jütte, Robert: Krankheit und Gesundheit in der Frühen Neuzeit. Stuttgart 2013.
Jungnitz, Ludger u. a. (Hg.): Gewalt gegen Männer: personale Gewaltwiderfahrnisse von Männern in Deutschland. Opladen; Farmington Hills 2007.
Karhausen, Lucien: The bleeding of Mozart: a medical glance on his life, illnesses and personality. Dartford 2011.
Keil, Gundolf: Der Hausvater als Arzt. In: Ehlert, Trude (Hg.): Haushalt und Familie in Mittelalter und früher Neuzeit. Sigmaringen 1997, S. 219–243.
Keller, Andreas: Umcodierte Männlichkeit auf höfischer Opernbühne: Rhetorisches Konstrukt und zeremonielles Spiel mit Gendervariablen um 1700. In: Hindinger, Barbara; Langner, Martin-M. (Hg.): „Ich bin ein Mann! Wer ist es mehr?“ Männlichkeitskonzepte in der deutschen Literatur vom Mittelalter bis zur Gegenwart. München 2011, S. 92–114.
Kienig, Christian: Der Körper der Humanisten. In: Zeitschrift für Germanistik N. F. 2 (1998), S. 302–316.
Kinzelbach, Annemarie u. a.: Observationes et curationes Nurimbergenses: The Medical Practice of Johann Christoph Götz (1688–1733). In: Dinges, Martin u. a. (Hg.): Medical Practice, 1600–1900. Physicians and Their Patients. Leiden; Boston 2016, S. 169–187.
Koos, Marianne: Identität und Begehren. Bildnisse effeminierter Männlichkeit in der venezianischen Malerei des 16. Jahrhunderts. In: Fend, Mechthild; Koos, Marianne (Hg.): Männ-

lichkeit im Blick: visuelle Inszenierungen in der Kunst seit der Frühen Neuzeit. Köln u. a. 2004, S. 53–77.
Koos, Marianne: Bildnisse des Begehrens: das lyrische Männerporträt in der venezianischen Malerei des frühen 16. Jahrhunderts. Giorgione, Tizian und ihr Umkreis. Emsdetten; Berlin 2006.
Kümmel, Werner Friedrich: Der Homo litteratus und die Kunst, gesund zu leben. Zur Entfaltung eines Zweiges der Diätetik im Humanismus. In: Schmitz, Rudolf; Keil, Gundolf (Hg.): Humanismus und Medizin. Weinheim 1984, S. 67–85.
Lachmund, Jens; Stollberg, Gunnar: Patientenwelten. Krankheit und Medizin vom späten 18. bis zum frühen 20. Jahrhundert im Spiegel von Autobiographien. Opladen 1995.
Laneyrie-Dagen, Nadeije: Le témoignage de la peinture. In: Vigarello, Georges (Hg.): Histoire de la virilité. Bd. 1: De l'antiquité aux lumières: l'invention de la virilité. Paris 2011, S. 363–397.
Leibetseder, Mathis: Die Kavalierstour. Adlige Erziehungsreisen im 17. und 18. Jahrhundert. Köln; Weimar; Wien 2004.
Lieburg, Marius Jan van: The disease of the learned: a chapter from the history of melancholy and hypochondria. Oss; Rotterdam 1990.
Lind, Vera: Selbstmord in der frühen Neuzeit: Diskurs, Lebenswelt und kultureller Wandel am Beispiel der Herzogtümer Schleswig und Holstein. Göttingen 1999.
Lindemann, Mary: Health & healing in eighteenth-century Germany. Baltimore 1996.
Löhmer, Cornelia: Die Welt der Kinder im fünfzehnten Jahrhundert. Weinheim 1989.
Lorenz, Maren: Das Rad der Gewalt: Militär und Zivilbevölkerung in Norddeutschland nach dem Dreißigjährigen Krieg (1650–1700). Köln u. a. 2007.
Lumme, Christoph: Höllenfleisch und Heiligtum: der menschliche Körper im Spiegel autobiographischer Texte des 16. Jahrhunderts. Frankfurt/Main 1996.
Lund, Mary Ann: Melancholy, medicine and religion in early modern England: reading ‚The anatomy of melancholy'. Cambridge u. a. 2010.
Mandressi, Rafael: Le regard de l'anatomiste: dissections et invention du corps en Occident. Paris 2003.
Martin, Dieter: Ungezogene Kinder in der deutschen Renaissance-Literatur. In: Bergdolt, Klaus; Hamm, Berndt; Tönnesmann, Andreas (Hg.): Das Kind in der Renaissance. Wiesbaden 2008, S. 27–42.
Martschukat, Jürgen: „Ein Mörder aus Liebe". Über Vaterschaft, Fürsorge und Verzweiflung an der Wende vom 18. zum 19. Jahrhundert. In: Werkstatt Geschichte 29 (2001), S. 8–16.
Mettler-Kraft, Patricia: Wallfahrt und Wunder im Spiegel der frühen Mirakelbücher des Klosters Einsiedeln: eine quantitative Auswertung der Mirakelüberlieferung von 1587–1674. In: Der Geschichtsfreund. Mitteilungen des Historischen Vereins Zentralschweiz 157 (2004), S. 72–144.
Meuser, Michael; Scholz, Sylka: Hegemoniale Männlichkeit. Versuch einer Begriffsklärung aus soziologischer Perspektive. In: Dinges, Martin (Hg.): Männer – Macht – Körper. Hegemoniale Männlichkeiten vom Mittelalter bis heute. Frankfurt/Main 2005, S. 211–228.
Midelfort, H. C. Erik: A history of madness in sixteenth-century Germany. Stanford, CA 1999.
Muller, Lothar: Die kranke Seele und das Licht der Erkenntnis. Karl Philipp Moritz' Anton Reiser. Frankfurt/Main 1987.
Neumann, Hans-Joachim: Friedrich Wilhelm der Große Kurfürst: der Sieger von Fehrbellin. Berlin 1995.
Newton, Hannah: The sick child in early modern England, 1580–1720. New York; Oxford 2012.
Newton, Hannah: „She sleeps well and eats an egg": Convalescent care in early modern England. In: Cavallo, Sandra; Storey, Tessa (Hg.): Conserving health in early modern culture: bodies and environments in Italy and England. Manchester 2017, S. 104–132.
Newton, Hannah: Misery to mirth: recovery from illness in early modern England. Oxford 2018.

Nicoud, Marilyn: Les régimes de santé au Moyen Âge: naissance et diffusion d'une écriture médicale (XIIIe-XVe siècle). 2 Bde. Rom 2007.
Nolte, Cordula u.a. (Hg.): Dis/ability History der Vormoderne: ein Handbuch/Premodern dis/ability history, a companion. Affalterbach 2017.
Opitz-Belakhal, Claudia; Cimino, Paola: Vater-Sohn-Konflikte um 1800? Generationenbeziehungen zwischen alter Ordnung und neuen Freiheiten. In: Labouvie, Eva; Myrrhe, Ramona (Hg.): Familienbande – Familienschande. Köln u.a. 2007, S. 169–186.
Pelling, Margaret: Child health as a social value in early modern England. In: Social History of Medicine 1 (1988), S. 135–164.
Perron, Anthony: Saxo Grammaticus's heroic Chastety: A Model of Clerical Celibacy and Masculinity in Medieval Scandinavia. In: Thibodeaux, Jennifer D. (Hg.): Negotiating clerical identities: priests, monks and masculinity in the Middle Ages. Houndmills u.a. 2010, S. 113–135.
Peters, Jan: Beamtenkinder. Zur kindlichen Selbstwahrnehmung in Familienbriefen aus Pommern im 17. Jahrhundert. In: Buchholz, Werner (Hg.): Kindheit und Jugend in der Neuzeit 1500–1900. Interdisziplinäre Annäherungen an die Instanzen sozialer und mentaler Prägung in der agrarisch geprägten Gesellschaft und während der Industrialisierung; das Herzogtum Pommern (seit 1815 preußische Provinz) als Beispiel. Stuttgart 2000, S. 131–146.
Pfütsch, Pierre: Aderlass, Purgation und Maulbeersaft: Gesundheit und Krankheit bei Ernst Adalbert von Harrach (1598–1667). Innsbruck; Wien; Bozen 2013.
Piller, Gudrun: Der jugendliche Männerkörper. Das Jugendtagebuch Johann Rudolf Hubers 1783/84 als Medium der Selbstkontrolle. In: Greyerz, Kaspar von; Medick, Hans; Veit, Patrice (Hg.): Von der dargestellten Person zum erinnerten Ich: europäische Selbstzeugnisse als historische Quellen (1500–1850). Köln; Weimar; Wien 2001, S. 213–230.
Piller, Gudrun: Private Körper: Spuren des Leibes in Selbstzeugnissen des 18. Jahrhunderts. Köln 2007.
Piller, Gudrun: Private Körper: Schreiben über den Körper in Selbstzeugnissen des 18. Jahrhunderts. In: Greyerz, Kaspar von (Hg.): Selbstzeugnisse in der Frühen Neuzeit: Individualisierungsweisen in interdisziplinärer Perspektive. München 2007, S. 45–60.
Pilloud, Séverine: Les mots du corps: expérience de la maladie dans les lettres de patients à un médecin du 18e siècle: Samuel Auguste Tissot. Lausanne 2013.
Porter, Roy; Rousseau, George Sebastian: Gout: the patrician malady. New Haven, CT; London 1998.
Prühlen, Sünje: „Alse sunst hir gebruchlich is": eine Annäherung an das spätmittelalterliche und frühneuzeitliche Alltags- und Familienleben anhand der Selbstzeugnisse der Familien Brandis in Hildesheim und Moller in Hamburg. Bochum 2005.
Raapke, Annika: „Dieses verfluchte Land": Europäische Körper in Brieferzählungen aus der Karibik, 1744–1826. Bielefeld 2019.
Ray, Meredith K.: Impotence and Corruption: Sexual Function and Dysfunction in Early Modern Italian Books of Secrets. In: Matthews-Grieco, Sara F. (Hg.): Cuckoldry, impotence and adultery in Europe (15th–17th century). Farnham 2014, S. 125–146.
Rieder, Philip: La figure du patient au XVIIIe siècle. Genf 2010.
Ritzmann, Iris: Sorgenkinder: kranke und behinderte Mädchen und Jungen im 18. Jahrhundert. Köln; Weimar; Wien 2008.
Robin-Romero, Isabelle: La santé dans les écrits privés du XVIIIe siècle. In: Bardet, Jean-Pierre; Ruggiu, François-Joseph (Hg.): Au plus près du secret des coeurs?: nouvelles lectures historiques des écrits du for privé [en Europe du XVIe au XVIIIe siècle]. Paris 2005, S. 165–183.
Rogge, Jörg: Kämpfer als Schreiber. Bemerkungen zur Erzählung von Kampferfahrung und Verwundung in deutschen Selbstzeugnissen des späten Mittelalters. In: Rogge, Jörg (Hg.): Kriegserfahrungen erzählen: Geschichts- und literaturwissenschaftliche Perspektiven. Bielefeld 2016, S. 73–106.

Rogge, Jörg (Hg.): Killing and being killed: bodies in battle. Perspectives on fighters in the Middle Ages. Bielefeld 2017.
Roper, Lyndal: Oedipus and the devil: witchcraft, sexuality and religion in early modern Europe. London 1994.
Ründal, Erik: „dass seine Mannschaft gantz unvollkommen sey". Impotenz in der Frühen Neuzeit. In: Österreichische Zeitschrift für Geschichtswissenschaften 22 (2011), S. 50–74.
Ruisinger, Marion: Patientenwege: die Konsiliarkorrespondenz Lorenz Heisters (1683–1758) in der Trew-Sammlung Erlangen. Stuttgart 2008.
Schäfer, Daniel: Regimina infantium. Die Sorge um die Gesundheit der Kinder in der Renaissance. In: Bergdolt, Klaus; Hamm, Berndt; Tönnesmann, Andreas (Hg.): Das Kind in der Renaissance. Wiesbaden 2008, S. 71–100.
Schär, Markus: Seelennöte der Untertanen: Selbstmord, Melancholie und Religion im Alten Zürich, 1500–1800. Zürich 1985.
Schattner, Angela: Zwischen Familie, Heilern und Fürsorge: das Bewältigungsverhalten von Epileptikern in deutschsprachigen Gebieten des 16.–18. Jahrhunderts. Stuttgart 2012.
Scheutz, Martin; Weiß, Alfred Stefan: Speisepläne frühneuzeitlicher, österreichischer Spitäler in Fest- und Fastenzeiten und die Kritik an der Ernährungssituation im Spital. In: Dirmeier, Artur (Hg.): Essen und Trinken im Spital: Ernährungskultur zwischen Festtag und Fasttag. Regensburg 2018, S. 111–211.
Schlenkrich, Elke: Der Alltag der Lehrlinge im sächsischen Zunfthandwerk des 15. bis 18. Jahrhunderts. Krems 1995.
Schmitz, Carolin: Los enfermos en la España barroca y el pluralismo médico: espacios, estrategias y actitudes. Madrid 2018.
Schmolinsky, Sabine: Sich schreiben in der Welt des Mittelalters: Begriffe und Konturen einer mediävistischen Selbstzeugnisforschung. Bochum 2012.
Schnell, Rüdiger: Geschlechtscharaktere in Mittelalter und Moderne. Interdisziplinäre Überlegungen zur Natur/Kultur-Debatte. In: Frühmittelalterliche Studien 51 (2017), S. 325–388.
Schreiner, Julia: Jenseits von Glück: Suizid, Melancholie und Hypochondrie in deutschsprachigen Texten des späten 18. Jahrhunderts. München 2003.
Schuh, Barbara: „Jenseitigkeit in diesseitigen Formen": sozial- und mentalitätsgeschichtliche Aspekte spätmittelalterlicher Mirakelberichte. Graz 1989.
Schuh, Dominik: Summary and Conclusions. Silent Men and the Art of fighting. In: Rogge, Jörg (Hg.): Killing and being killed: bodies in battle. Perspectives on fighters in the Middle Ages. Bielefeld 2017, S. 251–265.
Schuhen, Gregor: Vir inversus. Männlichkeiten im spanischen Schelmenroman. Bielefeld 2018.
Schwamm, Christoph: Irre Typen? Männlichkeit und Krankheitserfahrung von Psychiatriepatienten in der Bundesrepublik Deutschland, 1948–1993. Stuttgart 2018.
Schwerhoff, Gerd: Transzendenz ohne Gemeinsinn? Ein religiöser „Übererfüller" im 17. Jahrhundert. In: Brodocz, André u. a. (Hg.): Die Verfassung des Politischen. Wiesbaden 2014, S. 46–62.
Seidel, Hans-Christoph: Eine neue „Kultur des Gebärens": die Medikalisierung von Geburt im 18. und 19. Jahrhundert in Deutschland. Stuttgart 1998.
Shahar, Shulamith: Kindheit im Mittelalter. München 1991.
Shoemaker, Robert B.: Gender in English society, 1650–1850: the emergence of separate spheres? London u. a. 1998.
Siebenhüner, Kim: „Zechen, Zücken, Lärmen". Studenten vor dem Freiburger Universitätsgericht 1561–1577. Freiburg/Brsg. 1999.
Sigal, Pierre-André: Les accidents de la petite enfance à la fin du moyen Age d'après les récits de miracles. In: Fossier, Robert (Hg.): La petite enfance dans l'Europe médiévale et moderne. Toulouse 1997, S. 59–76.
Signori, Gabriela: Aggression und Selbstzerstörung: „Geistesstörungen" und Selbstmordversuche im Spannungsfeld spätmittelalterlicher Geschlechterstereotypen (15. und beginnen-

des 16. Jahrhundert). In: Signori, Gabriela (Hg.): Trauer, Verzweiflung und Anfechtung: Selbstmord und Selbstmordversuche in spätmittelalterlichen und frühneuzeitlichen Gesellschaften. Tübingen 1994, S. 113–151.

Signori, Gabriela: Körpersprachen. Krankheit, Milieu und Geschlecht aus dem Blickwinkel spätmittelalterlicher Wundergeschichten. In: Schreiner, Klaus (Hg.): Frömmigkeit im Mittelalter – politisch-soziale Kontexte, visuelle Praxis, körperliche Ausdrucksformen. München 2002, S. 529–557.

Signori, Gabriela: Wunder: eine historische Einführung. Frankfurt/Main 2007.

Simons, Patricia: The sex of men in premodern Europe: a cultural history. Cambridge u. a. 2011.

Skenazi, Cynthia: Aging gracefully in the Renaissance: stories of later life from Petrarch to Montaigne. Leiden 2013.

Stanislaw-Kemenah, Alexandra-Kathrin: Spitäler in Dresden: vom Wandel einer Institution (13. bis 16. Jahrhundert). Leipzig 2008.

Stanislaw-Kemenah, Alexandra-Kathrin: Zwischen Anspruch und Wirklichkeit: Supplikationen des 16. und 17. Jahrhunderts zur Aufnahme in das Dresdner Jakobshospital; eine linguistische Analyse. In: Osten, Philipp von der (Hg.): Patientendokumente. Krankheit in Selbstzeugnissen. Stuttgart 2010, S. 81–97.

Starobinski, Jean: Geschichte der Melancholiebehandlung von den Anfängen bis 1900. Basel 1960.

Stein, Claudia: Die Behandlung der Franzosenkrankheit in der Frühen Neuzeit am Beispiel Augsburgs. Stuttgart 2003.

Stein, Elisabeth: Kinder in Humanistenbriefen. In: Bergdolt, Klaus; Hamm, Berndt; Tönnesmann, Andreas (Hg.): Das Kind in der Renaissance. Wiesbaden 2008, S. 145–171.

Steinbrecher, Aline: Verrückte Welten: Wahnsinn und Gesellschaft im barocken Zürich. Zürich 2006.

Steinke, Hubert: Der junge Arzt und seine Patienten: Albrecht von Hallers Praxis in Bern 1731–1736. In: Dietrich-Daum, Elisabeth u. a. (Hg.): Arztpraxen im Vergleich: 18.–20. Jahrhundert. Innsbruck; Wien; Bozen 2008, S. 79–86.

Stenzel, Oliver: Medikale Differenzierung: der Konflikt zwischen akademischer Medizin und Laienheilkunde im 18. Jahrhundert. Heidelberg 2005.

Stolberg, Michael: Der gesunde und saubere Körper. In: Dülmen, Richard van (Hg.): Die Erfindung des Menschen: Schöpfungsträume und Körperbilder 1500–2000. Wien 1998, S. 305–317.

Stolberg, Michael: A Woman Down to Her Bones: The Anatomy of Sexual Difference in the Sixteenth and Early Seventeenth Centuries. In: Isis 94 (2003), H. 2, S. 274–299.

Stolberg, Michael: Homo patiens: Krankheits- und Körpererfahrung in der Frühen Neuzeit. Köln 2003.

Storey, Tessa: English and Italian Health Advice: Protestant and Catholic Bodies. In: Cavallo, Sandra; Storey, Tessa (Hg.): Conserving health in early modern culture: bodies and environments in Italy and England. Manchester 2017, S. 210–234.

Talkenberger, Heike: Konstruktion von Männerrollen in württembergischen Leichenpredigten des 16.–18. Jahrhunderts. In: Dinges, Martin (Hg.): Hausväter, Priester, Kastraten. Zur Konstruktion von Männlichkeit in Spätmittelalter und Früher Neuzeit. Göttingen 1998, S. 29–74.

Tholen, Toni: Deutschsprachige Literatur. In: Horlacher, Stefan; Jansen, Bettina; Schwanebeck, Wieland (Hg.): Männlichkeit: ein interdisziplinäres Handbuch. Stuttgart 2016, S. 270–287.

Thorley, David: Writing illness and identity in Seventeenth-Century Britain. London 2016.

Tlusty, Beverly Ann: Bacchus und die bürgerliche Ordnung. Die Kultur des Trinkens im frühneuzeitlichen Augsburg. Augsburg 2005.

Tlusty, Beverly Ann: The martial ethic in early modern Germany: civic duty and the right of arms. Basingstoke u. a. 2011.

Tosh, John: The Old Adam and New Man. Emerging themes in the History of English Masculinities 1750–1850. In: Hitchcock, Tim; Cohen, Michèle (Hg.): English masculinities 1660–1800. London; New York 1999, S. 217–238.
Trepp, Anne-Charlott: Sanfte Männlichkeit und selbständige Weiblichkeit: Frauen und Männer im Hamburger Bürgertum zwischen 1770 und 1840. Göttingen 1996.
Turner, Bryan S.: Embodied Practice. Martin Heidegger, Pierre Bourdieu and Michel Foucault. In: Turner, Bryan S. (Hg.): Routledge handbook of body studies. London 2012, S. 62–74.
Uhlig, Otto: Die Schwabenkinder aus Tirol und Vorarlberg. 2. Aufl. Innsbruck 1983.
Ulbricht, Otto: Physisches Altern und Identität in Autobiographien des 16. Jahrhunderts. In: Vavra, Elisabeth (Hg.): Alterskulturen des Mittelalters und der frühen Neuzeit. Wien 2008, S. 315–341.
Unterkircher, Alois: Jungen und Männer als Patienten bei einem Südtiroler Landarzt (1860–1900). Stuttgart 2014.
Vanja, Christina: „Und könnte sich groß Leid antun". Zum Umgang mit selbstmordgefährdeten psychisch kranken Männern und Frauen am Beispiel der frühneuzeitlichen „Hohen Hospitäler" Hessens. In: Signori, Gabriela (Hg.): Trauer, Verzweiflung und Anfechtung: Selbstmord und Selbstmordversuche in spätmittelalterlichen und frühneuzeitlichen Gesellschaften. Tübingen 1994, S. 210–232.
Vanja, Christina: Diätetik in frühneuzeitlichen Hospitälern – Überlegungen zum „sozialen Ort der Gesundheit". In: Dirmeier, Artur (Hg.): Essen und Trinken im Spital: Ernährungskultur zwischen Festtag und Fasttag. Regensburg 2018, S. 23–54.
Vigarello, Georges (Hg.): Histoire du corps. Bd. 1: De la Renaissance aux Lumières. Paris 2005.
Watzka, Carlos: Vom Hospital zum Krankenhaus: zum Umgang mit psychisch und somatisch Kranken im frühneuzeitlichen Europa. Köln 2005.
Watzka, Carlos: Arme, Kranke, Verrückte. Hospitäler und Krankenhäuser in der Steiermark vom 16. bis zum 18. Jahrhundert und ihre Bedeutung für den Umgang mit psychisch Kranken. Graz 2007.
Weisser, Olivia: Ill composed: sickness, gender, and belief in early modern England. New Haven, CT 2015.
Weston, Robert: Men Controlling Bodies: medical consultation by Letter in France, 1680–1780. In: Broomhall, Susan; VanGent, Jacqueline (Hg.): Governing masculinities in the early modern period: regulating selves and others. Farnham u. a. 2011, S. 227–246.
Wucher, Helge: Das kranke Kind in der Hausväterliteratur. Diss. Hannover 1984.
Zinger, Nimrod: „Our hearts and spirits were broken": The medical world from the perspective of German-Jewish patients in the seventeenth and eighteenth centuries. In: Leo Baeck Institute Yearbook 54 (2009), S. 59–91.
Zinger, Nimrod: „Who knows what the cause is?": „Natural" and „unnatural" causes for illness in the writings of Ba'alei Shem, doctors and patients among German jews in the eighteenth century. In: Diemling, Maria; Veltri, Giuseppe (Hg.): The Jewish Body. Leiden 2009, S. 127–155.
Zum Kolk, Caroline: „Tout paix et amitié". La maison des enfants d'Henri II et Cathérine de Médicis. In: Mormiche, Pascale; Perez, Stanis (Hg.): Naissance et petite enfance à la cour de France (Moyen Âge-XIXe siècle). Villeneuve d'Ascq 2016, S. 79–96.

Körperkonzepte und Sexualität

‚Natürliche' Narren, verrückte Hidalgos und Hypochonder

Der kranke Mann als Witzfigur in der Literatur der Vormoderne

Gregor Schuhen

Der kranke Mann als literarische Figur in der Moderne

Wenn Andrea Kottow konstatiert, dass der „‚kranke Mann' [...] als Paradoxon der Normalität" erscheine, als „Gefahr und Bedrohung der Normalität"[1], hat sie als historischen Bezugspunkt die Jahrhundertwende 1900 im Blick, als sich in der europäischen Literatur ein Trend zur Pathologisierung von Männlichkeit abzeichnete. Vor allem die Antihelden der Dekadenzliteratur von Joris-Karl Huysmans bis Thomas Mann haben nur noch wenig mit dem Ideal höfisch-heroischer Männlichkeit gemein, das die Literatur bis 1789 noch maßgeblich geprägt hatte.[2] Folgt man Kottows Studie, kommt man zum Ergebnis, dass es sich beim ‚kranken Mann' in der Literatur ganz offenkundig um eine Erfindung der Moderne handelt. Tatsächlich lässt sich nicht bestreiten, dass die Erzählliteratur des Fin de Siècle das Narrativ heldenhafter Männlichkeit mit besonderer Wucht und Frequenz dekonstruiert und dabei mit realistisch-naturalistischem Anspruch auf Diskurse aus den noch recht jungen Disziplinen der Psychopathologie und der Psychiatrie zurückgreift. Theoretische Modelle der Degeneration (etwa des Psychiaters Bénédict Augustin Morel, 1809–1873[3]) oder der Entartung (besonders radikal bei Max Nordau, 1849–1923[4]) und später der Neurasthenie (nach George Miller Beard, 1839–1883[5]) finden unmittelbaren Niederschlag in den Romanen von Émile Zola

1 Kottow (2006), S. 16.

2 Vgl. zur Pathologisierung von Männlichkeit in der spanischen und französischen Literatur des Fin de Siècle Schuhen (2015).

3 Zu den einflussreichsten Schriften Morels gehört die 1857 veröffentlichte Abhandlung „Traité des dégénérescences physiques, intellectuelles et morales de l'espèce humaine et des causes qui produisent ces variétés maladives" („Abhandlung über die physischen, intellektuellen und moralischen Entartungen des Menschengeschlechts und die Ursachen, die krankhafte Arten hervorbringen"), die den Degenerationsdiskurs mindestens bis Paul Julius Möbius maßgeblich prägte.

4 Nordaus Opus magnum „Entartung" erschien 1892/93, avancierte schnell zum ‚Bestseller' und wurde rasch in mehrere Sprachen übersetzt. Nordau attestiert u. a. der zeitgenössischen Literatur, insbesondere dem Symbolismus und der Dekadenzliteratur, einen Hang zur Degeneration. Zum Verhältnis von Nordaus Thesen, dem vorherrschenden Bild von Männlichkeit und der Literatur vgl. Schuhen (2013). Zu Nordaus Menschenbild und seiner Stellung in der psychopathologischen Szene des ausgehenden 19. Jahrhunderts vgl. Schulte (1997). Zu der von Nordau in „Entartung" entwickelten Rhetorik der *hate speech* vgl. Kaiser (2007).

5 Der US-Amerikaner Beard entwickelte mit seinem Neurasthenie-Modell gleichsam ein männliches Pendant zur Hysterie, die bekanntlich als reines ‚Frauenleiden' apostrophiert wurde. Damit ersparte er, wenn man so will, nervösen männlichen Patienten mit diffusen

(1840–1902), Clarín (1852–1901), Marcel Proust (1871–1922) sowie bei den Vertretern der spanischen Avantgardeströmung der „Generation von 98". Die Literaturwissenschaft spricht in diesem Zusammenhang wahlweise von „ruinöser Männlichkeit"[6], von der Psychopathologisierung oder Prekarisierung von Männlichkeit[7]. Der inzwischen ubiquitäre Diskurs der krisenhaften Männlichkeit erfährt mithin um 1900 einen ersten Verdichtungsschub, der in besonders auffälliger Weise mit den medizinischen Interdiskursen der Zeit in Verbindung steht und grosso modo psychosomatische Narrative in Dekadenzerzählungen transformiert.

Der ‚kranke Mann' taucht jedoch bereits rund hundert Jahre zuvor auf und erlebt in Romanen und Erzählungen der Romantik eine gewisse Konjunktur. Insbesondere in der französischen Romantik des beginnenden 19. Jahrhunderts begegnen uns in François-René de Chateaubriands (1768–1848) „René" (1802) oder Benjamin Constants (1767–1830) „Adolphe" (1816) junge Männer, die sich durch Orientierungslosigkeit und eine nachgerade pathologische Willensschwäche auszeichnen – und das in Texten, deren Sound man als düster und melancholisch bezeichnen muss. Der Romantiker Alfred de Musset (1810–1857) attestiert schließlich der nachrevolutionären Generation junger Männer in seinem 1834 erschienenen autofiktionalen Roman „La confession d'un enfant du siècle" („Bekenntnisse eines jungen Zeitgenossen") eine sich durch Willensschwäche, Melancholie und Lethargie auszeichnende „maladie du siècle"[8], die rund 50 Jahre später von Nordau als Abulie in den medizinischen Diskurs implementiert werden wird. Auffällig ist, dass Melancholie, Abulie und Weltschmerz in den Texten der Romantik weniger eine medizinische als eine dezidiert kulturkritische Diskursivierung erfahren, die Nordau in „Entartung" radikalisieren wird. Dieser sehr starke Fokus auf eine eher passiv-melancholisch fundierte postheroische Männlichkeit in den Texten der Frühromantik kann sicherlich auch darauf zurückgeführt werden, dass die Autoren dieser Werke in der Regel Aristokraten waren, die im Zuge der Französischen Revolution ihrer Privilegien beraubt wurden und daher vor allem den Ideologemen von *liberté* und *égalité* eher kritisch-ablehnend gegenüberstanden: *liberté* wird pathologisch in Orientierungslosigkeit umcodiert, während *égalité* zum Synonym von Beliebigkeit wird.[9] Die männlichen Figuren der Romantiker werden dergestalt zu ersten ‚Opfern' der Sattelzeit stilisiert und intonieren sozusagen den Schwanengesang auf das Idealbild heroisch-höfischer Männlichkeit des Ancien Régime.

Symptomen eine effeminierende Diagnose. Vgl. dazu Fischer-Homberger (2010), bes. S. 28.

6 Vgl. Schwan (2014).

7 Beides in Schuhen (2015), S. 75.

8 Musset (1973), S. 35.

9 Vgl. dazu auch Schuhen (2009).

Männlichkeit und Versehrtheit in der Literatur der Vormoderne

Dieser literarische Trend zur Pathologisierung von Männlichkeit geht einher mit dem Prozess der Pluralisierung und Ausdifferenzierung von Maskulinität, in dem Connell bekanntlich ein Signum der Moderne sieht.[10] Auch wenn dieser Befund – nicht zuletzt von Martin Dinges[11] – längst als zu einseitig erkannt wurde, lassen sich doch zumindest in der Literaturgeschichte durchaus auch Argumente *für* Connells recht schematische Sichtweise auf die Vormoderne entdecken. Als Romanist werde ich mich im Folgenden auf die französische und spanische Literatur des 16. und 17. Jahrhunderts beziehen und dabei vor allem auf kanonische Werke zu sprechen kommen, um einen gewissen Grad an Repräsentativität zu gewährleisten. Meine Ausgangsbeobachtung ist dabei, dass tatsächlich in den kanonischen Texten der französischen und spanischen Literaturgeschichte bis zur Sattelzeit so gut wie keine kranken männlichen Figuren auftauchen – und wenn, dann nur in komischen Texten. Die wenigen Ausnahmen, soweit ich es überblicke, stellen vereinzelte Fälle sog. Liebeskrankheit dar, also Geschichten meist adeliger Männer, die, in der petrarkistischen Tradition stehend, an unerwiderter Liebe körperlich zugrunde gehen. Beispiele dafür wären in Marguerite de Navarres (1492–1549) heterogener Erzählsammlung „L'Heptaméron" (1559) zu finden[12] oder auch im höfischen Roman „La Princesse de Clèves" (1678) von Madame de Lafayette (1634–1693)[13]. Ebenfalls finden wir etwa in Michel de Montaignes (1533–1592) „Essais" (1580–1595) in stark subjektivierter Form immer wieder Auseinandersetzungen mit der eigenen körperlichen Vergänglichkeit des von Nierensteinen geplagten Humanisten, der jedoch Krankheiten eher als „individualisierendes Merkmal seiner Person und seines Schicksals"[14] denn als Bedrohung seiner männlichen Identität begreift und der Medizin eher ablehnend gegenübersteht:

> Les médecins ploient ordinairement avec utilité, leurs règles, à la violence des envies âpres, qui surviennent aux malades. Ce grand désir ne se peut imaginer, si étranger et vicieux, que nature ne s'y applique. *[…]* L'art de médecine n'est pas si résolue que nous soyons sans autorité, quoi que nous fassions: Elle change selon les climats *[…]*. On les *[les*

10 Vgl. Connell (1995).

11 Siehe Dinges (2005), bes. S. 20–22.

12 So in der 9. Novelle mit dem Titel „*Piéteuse mort d'un gentil-homme amoureux, pour avoir trop tard receu consolation de celle qu'il aimoit*" („Beklagenswerter Tod eines Edelmanns, der in seiner Liebe allzu späten Trost fand"). Bereits der Titel annonciert diese Erzählung als dem tragischen Register zugehörig, während der Großteil der Novellen eher komischen und/oder kirchenkritischen Charakter trägt. Vgl. Marguerite de Navarre (2000), S. 115–122.

13 Die Titelheldin des psychologischen Romans ist hin- und hergerissen zwischen ihrer Vernunftehe mit dem Prince de Clèves und der leidenschaftlichen Liebe, die sie für den Herzog von Nemours empfindet. Aufgrund ihrer indoktrinierten Tugendhaftigkeit bricht sie die Ehe nicht, doch ihr Mann erfährt von ihren wahren Gefühlen, die sie ihm schließlich auch in einer unerhörten Geständnisszene darlegt. Daraufhin verfällt der Ehemann zusehends der Schwermut, erkrankt und stirbt am Ende. Die junge Witwe verzichtet auf ihr nun mögliches Liebesglück mit dem Herzog und geht in ein Kloster.

14 Friedrich (1993), S. 299.

> *maladies – G. S.]* conjure mieux par courtoisie, que par braverie. Il faut souffrir doucement les lois de notre condition: Nous sommes pour vieillir, pour affaiblir, pour être malades, en dépit de toute médecine. *[...]* Laissons faire un peu à nature: elle entend mieux ses affaires que nous.[15]

Man banne demzufolge seine Gebrechen nachhaltiger durch Höflichkeit als durch Widerstand – so sein stoisches Urteil im letzten seiner Essays, „*De l'expérience*" („Über die Erfahrung").

Ungeachtet der Luzidität von Montaignes solipsistischen Darstellungen soll im nun folgenden Streifzug, wie bereits angedeutet, der Fokus ausschließlich auf erzählenden Werken liegen, also auf Romanen und Theaterstücken, in denen Männlichkeit tatsächlich im Sinne etwa Walter Erharts als narrative Struktur verhandelt wird. Es geht Erhart zufolge darum, „Männlichkeit als eine in erster Linie narrative Struktur zu rekonstruieren"[16], was das bei Connell oder Bourdieu zugrundeliegende, primär soziologische Verständnis von Männlichkeit als soziale Praxis oder Habitus auf sinnvolle Weise ergänzt. Männlichkeitsmodelle seien demzufolge *Erzähl*modelle – und zwar solche, „in denen Männlichkeiten imaginiert und generiert [würden], aufgrund derer die Verhältnisse der Geschlechter jeweils narrativ gestaltet werden".[17] Erhart schlägt eine „Narratologie der Männlichkeit"[18] vor, vermittels derer typische Narrative bzw. Skripte identifiziert werden können, die an der literarischen Konstruktion von Maskulinität in Erzähltexten beteiligt sind[19]. ‚Erzählende Literatur' soll hier daher nicht im engeren Sinne als Gattungsbezeichnung verstanden werden, sondern als Medium, das Geschichten und Narrative literarisch vermittelt, was sowohl in Romanen als auch dramatischen Werken der Fall ist.

‚Natürliche' Narren als behinderte Antihelden

Der hier zu untersuchende Zusammenhang von Krankheit und Komik begegnet einem im Übergang vom Mittelalter zur Frühen Neuzeit vor allem in der volkstümlichen Schwankliteratur mit starken Bezügen zu den Narrenfesten

15 Montaigne (2009/2012), Bd. 3, S. 436–439. Dt.: „Die Ärzte täten im allgemeinen gut daran, ihre Verordnungen den heftigen Gelüsten anzupassen, von denen die Kranken ergriffen werden, denn es ist undenkbar, daß in solchen Begierden, wie ausgefallen und abwegig auch immer, nicht die Natur ihre Hand im Spiel habe. [...] Die ärztliche Kunst ist keineswegs so einheitlich festgelegt, daß wir nicht für alles, was wir tun, irgendeine Autorität fänden. Die wechselt je nach Himmelsstrich und Mondphase [...]. Man bannt sie [die Krankheiten – G. S.] nachhaltiger durch Höflichkeit als durch Widerstand. Es gilt, die Gesetze unseres Daseins mit Gelassenheit zu ertragen. Uns ist es bestimmt, alt, schwach und krank zu werden, trotz aller Heilkunst. [...] Lassen wir doch die Natur ein wenig walten, sie versteht ihr Geschäft besser als wir!" Montaigne (2011), Bd. 3, S. 475–478.

16 Erhart (2005), S. 207.

17 Erhart (2005), S. 207.

18 Erhart (2005), S. 215.

19 Vgl. zur narrativen Ausgestaltung von Männlichkeiten Knights (1999), vor allem das Kapitel „Masculinity as Fiction" (S. 10–48).

des Karnevals. Bucklige Figuren, grotesk überzeichnete Körper oder Blinde gehören zum festen Inventar der sog. Gebrestenkomik, in der Figuren mit körperlicher oder geistiger Behinderung häufig als ‚natürliche' Narren vorgeführt werden – ganz im Gegensatz zur institutionalisierten Figur des höfischen Narren, der seine Position eher seiner komischen Performanz, also seinem Rollenspiel verdankt.[20] Beide Varianten der Narrenfigur gehören zu den „Randgruppen der spätmittelalterlichen Gesellschaft"[21], aber nur der gewitzte Hofnarr etablierte sich ebenfalls als Figur innerhalb der heroisch-höfischen Literatur, etwa in „Perceval ou le Conte du Graal" (um 1180) von Chrétien de Troyes (ca. 1130–1191), wo der namenlose Narr zum Hofe von König Artus gehört und dort die Funktion der unsanktionierten Hofkritik erfüllt. Der ‚natürliche' Narr hingegen fand eher, wie u. a. Peter Burke und Michail Bachtin dargestellt haben, seinen festen Platz in der vom Karneval inspirierten Literatur der Volkskultur: „Der Karneval ist zweifellos das Fest par excellence, das Bilder und Texte inspirierte." [22] Auf den ersten Blick teilen beide Narrenfiguren ihren marginalisierten Status innerhalb der feudalen Gesellschaftsstruktur, stammen mithin aus dem breiten Sockel der unteren Stände, aber letztlich führen ihre distinkten Körperentwürfe zu einer Art Binnenhierarchisierung, da der Hofnarr qua Amt dazu befugt ist, Spott auszuüben, während der ‚natürliche' Narr eher das „Objekt mitleidlosen Spotts durch Kinder und Erwachsene"[23] ist – überflüssig anzumerken, dass der sozialen Ordnung der Vormoderne Kategorien wie *political correctness* vollkommen fremd sind, zumal im subversiven Festmodus des Karnevals. Gleichwohl: Liest man das Narrativ der durch und durch prekären Männlichkeit des ‚natürlichen' Narren durch die Brille heutiger Intersektionalitätsforschung, kommt man nicht umhin, neben dem Geschlecht mindestens zwei weitere Ungleichheitskategorien mit in die Analyse einzubeziehen, nämlich den Stand und die Achse von *ability* und *disability*. Katrin Meyer schreibt zum „kategorialen Bezugsrahmen der Intersektionalitätsforschung" Folgendes: „Ein entscheidendes Merkmal von Intersektionalitätsrahmen ist es, dass sie den Gegenstand ihrer Kritik und ihr eigenes analytisches Instrumentarium kategorial rahmen."[24] Mit Hilfe solcher Ka-

20 Dass es im realhistorischen Kontext des Spätmittelalters mitunter Überschneidungen zwischen diesen beiden Narrentypen zu beobachten gab, darauf haben Barwig/Schmitz (1990), S. 167 f., hingewiesen. Auch in der Literatur gibt es solche, wenngleich erst in der Romantik im Theaterstück „Le Roi s'amuse" (1832) von Victor Hugo, in dem der Protagonist Triboulet ein missgebildeter Hofnarr ist. Historischer Bezugspunkt des Stückes ist jedoch die Vormoderne. Deutlich bekannter als das ‚Original' ist die Vertonung „Rigoletto" von Giuseppe Verdi (1851).

21 So der Titel des Bandes Hergemöller (1990). Darin bes. der Beitrag zu den Narren von Edgar Barwig und Ralf Schmitz.

22 Burke (1985), S. 196. Bachtin etabliert bekanntlich seine Theorie des Grotesken auf der Grundlage der „Pantagruel"-Romane (1532–1563) von François Rabelais, vgl. Bachtin (1995).

23 Barwig/Schmitz (1990), S. 167.

24 Meyer (2017), S. 94 f.

tegorien, so Meyer weiter, sollen herrschaftsförmige Sichtweisen und Praktiken freigelegt und ihre machtförmigen Verschränkungen aufgezeigt werden.[25]

Vergleicht man nun im Rahmen dieses Koordinatensystems der Ungleichheit den Hofnarren und den ‚natürlichen' Narren, wird deutlich, dass auf den Achsen von Geschlecht und Stand beide Figuren ungefähr eine identische Verortung erfahren, dass jedoch die Achse von *ability* und *disability*, also die Kategorie Gesundheit, über die Position im Machtgefüge der Narrenkultur entscheidet – oder, um es mit der gesellschaftlichen Reaktion zu beschreiben: über Mit-Lachen und Ver-Lachen. Auch Barwig und Schmitz konstatieren, dass „der witzige Hofnarr seinem geistesschwachen Kollegen an Sozialprestige weit überlegen war".[26] Hierzu muss man auch wissen, dass die Gebrechen des ‚natürlichen' Narren eine eher ambivalente Faszination hervorriefen, ob es sich dabei um sichtbare körperliche Missbildungen wie Buckel oder Kleinwüchsigkeit handelte, die gemeinhin mit dem Signum des Grotesken versehen wurden[27], oder um auf den ersten Blick weniger auffällige Behinderungen wie etwa Blindheit oder Geistesschwäche. Solche Beeinträchtigungen riefen neben dem Ver-Lachen im Publikum auch Ängste hervor, da man darin nicht selten Zeichen der Besessenheit durch Dämonen vermutete bzw. eine „unbewußte Verkörperung einer gottfernen defizienten Menschenstruktur".[28] Man ging also auf Distanz zu den ‚natürlichen' Narren, weil man sich vor Ansteckung oder allerlei bösen Folgen fürchtete. Dieses weitverbreitete Narrativ hat noch Victor Hugo in seinem romantischen Mittelalter-Roman „Notre-Dame de Paris" (1831) anhand seiner Quasimodo-Figur zum Einsatz gebracht: Zu Beginn des Romans noch unter großem Gelächter zum Narrenpapst gewählt, flößt der bucklige Glöckner von Notre-Dame nach den tollen Tagen des Karnevals eher Angst und Schrecken ein – so sollen sich etwa schwangere Frauen tunlichst von der grotesken Figur fernhalten – und erweckt im Volk den Wunsch nach Gewalt gegen den Missgebildeten.[29] Insofern ist im Verlachen des behinderten Narren auch eine Strategie des Überwindens kollektiver Ängste zu sehen – hierfür steht auch exemplarisch die Figur des hinkenden Teufels, die immerhin zu zwei Schelmenromanen Anlass bot: Luis Vélez de Guevaras (1579–1644) „El diablo cojuelo" (1641) und Alain-René Lesages (1668–1747) „Le diable boiteux" (1707).

25 Vgl. Meyer (2017).

26 Barwig/Schmitz (1990), S. 168.

27 Vgl. Bachtin (1990). Groteske Körper subvertieren Bachtin zufolge den klassischen „Leibes-Kanon" (S. 20), da ihnen etwas Unabgeschlossenes und Deformiertes eigen ist: „Die künstlerische Logik der grotesken Gestalt ignoriert also die verschlossene, ebenmäßige und taube Fläche des Leibes und fixiert nur das Hervorstehende, seine Schößlinge und Knospungen […]" (S. 17). Zu den Reaktionen auf solche Körper gehören Bachtin zufolge vor allem das Fluchen und das Lachen (S. 19).

28 Barwig/Schmitz (1990), S. 196.

29 Vgl. Hugo (1974), insbesondere das Kapitel „*Une larme pour une goutte d'eau*" („Eine Träne für einen Wassertropfen"), in dem Quasimodo wegen der versuchten Entführung Esmeraldas öffentlich bestraft wird. Das Volk, das den ‚natürlichen' Narren noch kurz zuvor bejubelt hatte, verunglimpft ihn nun als „*masque de l'Antéchrist*" oder „*monstre*" (S. 303).

Im ersten aller Schelmenromane, dem 1554 anonym erschienenen „Lazarillo de Tormes", taucht ebenfalls mit Lazarillos erstem Herrn, einem blinden Bettler, eine Figur auf, die im ersten Kapitel des Romans eine Entwicklung vom diabolischen Lehrer zur Witzfigur durchläuft. Nachdem Lazarillos Mutter ihren zwölfjährigen Sohn in die Hände des Blinden gegeben hat, erweist sich dieser zunächst als Lehrer der praktischen Dinge. Auf schmerzhafte Weise bringt er seinem neuen Diener bei, niemandem zu trauen, indem er ihn dazu auffordert, sein Ohr an einen Steinbullen zu legen, um darin ein magisches Geräusch zu hören. Der noch naive Junge tut wie ihm geheißen, bevor der Blinde ihm mit voller Wucht den Kopf gegen die Statue knallt, so dass der Kleine die Schmerzen noch drei Tage lang spürt. Es folgen weitere Lehrstunden in Gewalt, bis Lazarillo am Ende des Kapitels seine Lektion gelernt hat und sich rächt, indem er seinen blinden Herrn wie einen Stier gegen eine Steinsäule springen lässt, wobei offenbleibt, ob er diesen bösen Streich überlebt hat. Lazarillo hat also seine männliche Initiation in die Welt von Gewalt und Heuchelei erfolgreich absolviert und ruft seinem Herrn ein verlachendes „*Olé, olé!*"[30] hinterher.

Volker Roloff hat nachgewiesen, dass diese Episode, die zu den bekanntesten des Romans gehört, stark von der mittelalterlichen Gebrestenkomik geprägt ist, die wiederum – man ahnte es bereits – „keinerlei moralische Skrupel gegenüber Behinderten kennt".[31] Vorbild war offenbar die Garçon-Aveugle-Farce, die seit dem 13. Jahrhundert belegt ist und sowohl in Frankreich als auch Spanien äußerst beliebt war: „Thematischer Schwerpunkt ist [demnach] die Spannung des Herr-Diener-Verhältnisses, die durch eine das Herrschaftsverhältnis relativierende Schlau-Dumm-Opposition überlagert wird und so [...] Farcenkomik ermöglicht, d.h. drastische, böse Schadenfreude über den schließlich übertölpelten bestraften Mächtigen."[32] Blinde und überhaupt behinderte Bettler galten im vormodernen Spanien als besonders erfolgreiche Almosensammler – und das nicht aus Mitleid, sondern vor allem aus eher abergläubischen Motiven, mithin aus Angst vor dem Wirken des Teufels. Kleinbetrüger malten sich als Bettler lepröse Wunden auf ihren Körper, buchstäbliche Stigmata, um mehr Spenden zu ergattern – solche stets komischen Szenen und vor allem auch das anschließende Lachen der Betrüger finden wir in anderen Werken der pikaresken Gattung, etwa in Mateo Alemáns „Guzmán de Alfarache" (1599/1604).

Im Hinblick auf das Verhältnis von Männlichkeit, Körper und Krankheit kann daher vorläufig festgehalten werden, dass im Narrativ heroischer Männlichkeit, das stark verkürzt durch Ehre, Ritterlichkeit, Tapferkeit, Stärke und sexuelle Potenz gekennzeichnet ist, Schilderungen von Krankheit oder körper-

30 Anonymus (2006), S. 46. Bezeichnenderweise wird auch mehrfach der diabolische Charakter des Blinden hervorgehoben (S. 20, 24, 46). Für eine ausführliche Analyse dieser Schlüsselszene mit Fokus auf ihren initiatorischen Charakter vgl. Schuhen (2018), S. 232–247.

31 Roloff (1987), S. 63.

32 Roloff (1987), S. 62f.

lichen Gebrechen keinen Platz haben. Körperliche Versehrtheit findet nur in Form von Verletzungen im Kampf ihre adäquate Legitimation. Anders in der Lachkultur: Da das Figureninventar fast ausnahmslos den unteren Ständen entstammt, was dem in der Volkskultur vorherrschenden karnevalesken Modell des *mundus inversus* entspricht, gibt es hier auch die Blinden, die Gebrechlichen oder die Syphilitiker – gemein ist ihnen ihr Status als Witzfigur. Noch in Voltaires (1694–1778) „Candide“ (1759) begegnet uns mit der Figur des Panglosse ein verblendeter Philosoph, der, verursacht durch eine fortgeschrittene Syphilis-Erkrankung, bereits ein Auge und ein Ohr verloren hat und aufgrund seiner in Dauerschleife abgespulten naiven Leibniz-Paraphrasen von der ‚besten aller Welten‘ zur Hauptzielscheibe von Voltaires Spott wird.

Der verrückte Hidalgo zwischen Lektüreschaden und Genialisierung

Dass nicht nur körperliche Krankheiten im Zusammenhang mit Männlichkeit als komische Phänomene literarisch bearbeitet werden, sondern auch psychische Defekte, davon legt nicht zuletzt der wohl bekannteste spanische Roman überhaupt Zeugnis ab, nämlich Miguel de Cervantes' „Don Quijote“ aus den Jahren 1605/1615. Denkt man an Don Quijote, denkt man an Windmühlen, an einen verrückten Junker, der zu viele Bücher gelesen hat und sich als Ritter verkleidet, an Rocinante, seinen dürren Klappergaul, und an Sancho Panza, seinen fettleibigen Knappen. Es mag nachgerade schändlich erscheinen, diesen opulenten, lebensprallen und überaus kunstvollen Roman nur kurz zu streifen und ihn auf einen Nebenaspekt zu reduzieren, nämlich auf seinen pathologischen Subtext. Im nun Folgenden soll der „Don Quijote“ daher nicht (nur) als literarisches Kronjuwel des Siglo de Oro, als Sternstunde spanischer Komik oder als erster moderner Roman der Literaturgeschichte gelesen werden, sondern als Krankenakte, denn Don Quijote ist krank. Entsprechend der zur Zeit Cervantes' immer noch verbreiteten Auffassung von den vier Körpersäften, also der antiken Humoralpathologie, erweist sich der kämpfende Don Quijote des ersten Romanteils als Choleriker und der sinnierende und passiver auftretende Quijote des zweiten Teils als Melancholiker. So schreibt etwa Horst Weich: „Das ideale Gleichgewicht von Trockenheit und Feuchtigkeit, Wärme und Kälte ist bei ihm daher schon leicht verschoben und wird durch das nächtliche Lesen, das ihm das Gehirn ausdörrt, sowie die sengende Sommersonne noch in Richtung Hitze und Trockenheit verschärft.“[33]

Diese Veranlagung spiegelt sich auch in seiner äußeren Erscheinung wider: „*de complexión recia, seco de carnes*“[34] – ein insgesamt unguter Symptompool, der Don Quijote schließlich den Verstand verlieren lässt und aus ihm fortan den „*Caballero de la triste figura*“, den Ritter von der traurigen Gestalt macht, der gegen Windmühlen kämpft, die er für Riesen hält, der ganze

33 Weich (2001), S. 33.

34 Cervantes (2013), S. 28. Dt.: „von zähem Leib, hagerem Wuchs und mit hohlen Wangen“. Cervantes (2008), Bd. 1, S. 29.

Schafsherden abschlachtet, weil er in ihnen das herannahende Feindesheer erkennt, und Prostituierte für Edelfräulein hält. Am Ende des Romans, also nach unzähligen Abenteuern und burlesken Kalamitäten, erkrankt der Protagonist schwer, erlangt jedoch kurzzeitig seinen Verstand zurück und erkennt seinen Wahn, woraufhin er verstirbt.

Oberflächlich gesehen bestätigt sich also im „Don Quijote" erneut der Eindruck, dass kranke Männer in der Literatur der Vormoderne offenkundig nur als Witzfiguren taugen. Realhistorisch betrachtet entstammt unser Held der Kaste der Hidalgos, also dem niedersten Adel, mittellos und dazu verdammt, nicht zu arbeiten, um den Adelstitel nicht zu verlieren. D.h. wir haben es erneut mit einer männlichen Figur zu tun, deren Stand das glanzvoll Heroische a priori verunmöglicht. Anders als die historischen Hidalgos findet sich Don Quijote jedoch nicht mit seinem tristen Dasein ab, sondern begehrt, angetrieben durch Krankheit und Lektüre, eben jenes heroische Leben, das die Ritter der Vergangenheit und der Literatur führten – er macht sich selbst auf überaus kreative und proaktive Weise zum Imitat heroisch-ritterlicher Männlichkeit. Im ersten, noch cholerischen Teil des Romans führt das bei seinem Publikum zum Verlachen des Helden, im zweiten, nun eher melancholischen Teil mutiert Don Quijote zusehends zum „*cuerdiloco*", was eine Mischform aus *loco* („verrückt") und *cuerdo* („verständig") darstellt. „Ihm gilt [dort] also nicht [mehr] nur Gelächter, sondern zugleich auch Bewunderung."[35] Diese Verschiebung ist insofern interessant, als sie bezüglich des Umgangs mit den ,natürlichen' Narren wegführt von der einseitigen und moralisch fragwürdigen Form der Gebrestenkomik hin zu einer deutlich spürbaren Aufwertung von Krankheit, indem Don Quijotes Wahn auch zusehends zur Chiffre für Kreativität und Ingenium wird. Damit bewegt sich Cervantes ebenfalls im medizinischen Diskurs seiner Zeit und stützt sich höchstwahrscheinlich, so Susanne Lange in ihren Anmerkungen zur deutschen Übersetzung, auf Juan Huarte de San Juans (1529–1588) Werk „Examen de ingenios" aus dem Jahr 1575, das Lessing 1752 ins Deutsche übertrug.[36] Darin lautet es in Anlehnung an Galen: „*Die Säfte, die das Fleisch hart machen, sind die cholerischen und melancholischen, und ihnen entwachsen Klugheit und Weisheit des Menschen.*"[37]

Es verwundert demnach kaum, dass die Romantiker „Don Quijote" wiederentdeckten, ihn übersetzten (Ludwig Tieck) und in ihm eine Verkörperung des Genies sahen, dessen Ingenium nicht zuletzt darin bestand, die Welt wieder zu verzaubern.[38] Doch noch eine weitere Piste eröffnet Cervantes, die ebenfalls ins 19. Jahrhundert und darüber hinausführt. Die Verbindung von Genie und Wahnsinn treibt in dieser Zeit allerhand Blüten: Abgesehen von Cesare Lombrosos (1835–1909) gleichnamiger Studie („Genio e follia", 1872) ereifert sich insbesondere Nietzsche (1844–1900) für das Konstrukt „Genialisierung durch Krankheit", das er u.a. beim Epileptiker Dostojewski (1821–

35 Weich (2001), S. 34.
36 Lange in Cervantes (2008), Bd. 1, S. 613.
37 Zit. n. Lange in Cervantes (2008), Bd. 1, S. 613.
38 Vgl. zur Begeisterung der Romantiker für den „Don Quijote" Neumeister (2005).

1881) zu beobachten glaubt (und vermutlich auch bei sich selbst). Noch Thomas Manns (1875–1955) Abrechnung mit dem Nationalsozialismus „Doktor Faustus" aus dem Jahr 1947 stellt eine Aktualisierung dieses – aus rein medizinischer Sicht betrachtet – Mythos dar.[39] Sowohl Nietzsche als auch Thomas Mann und vermutlich auch Cervantes (avant la lettre) lassen in ihren Texten kaum Zweifel daran, dass nur Männer durch Krankheit und Rekonvaleszenz eine Genialisierung erfahren können: Der kranke Mann wird im Modus des Erduldens und/oder Überwindens der Krankheit zur heroischen Figur. Insofern muss in diesem Konstrukt auch der Versuch gesehen werden, dem kranken Mann trotz Versehrtheit seine Männlichkeit zu lassen, diese sogar mythisch zu überhöhen, ja sie zu veredeln.[40] Die Genealogie dieses pseudomedizinischen Topos aus dem Bereich der paraliterarischen Kreativitätsforschung geht also mindestens zurück auf Cervantes' verrückten Hidalgo, der heroische Männlichkeiten imitiert, aber nicht durch die kopierten Vorbilder selbst zum Helden wird, sondern vielmehr durch den Prozess des pathologisch-notorischen Nachahmens.

Hypochondrie und Herrschaftskritik: Der verlachte Hausvater bei Molière

Das Stichwort der ‚Nachahmung' führt nun zum letzten Beispiel dieses Beitrags, nämlich zu Molières (1622–1673) klassischer Ärztesatire „Le Malade imaginaire" (1673), die auch gleichzeitig die letzte aus der Feder des Franzosen ist, da er kurz nach der Premiere verstarb. Auch Molières Protagonist Argan imitiert ständig, jedoch keine heroischen männlichen Prototypen, sondern allerhand Krankheiten und Gebrechen. Gleich in Argans Eingangsmonolog listet er all die Hilfsmittel auf, derer er bedarf, um angeblich wieder zu genesen: allerhand Kräuter, Tränke und vor allem jede Menge Klistiere.[41] Der starke Fokus auf den Unterleib und vor allem den Verdauungstrakt machen gleich nach dem Prolog in den ersten Versen der Kerngeschichte deutlich, dass wir uns keineswegs im aristokratisch-höfischen Milieu einer Racine-Tragödie bewegen, sondern in der komischen Welt der Volkskultur, in der keine Höflinge auftauchen, sondern das bürgerliche Volk, über das im Zeitalter von Louis

39 Vgl. dazu aus medizinischer Sicht Haack (2003).

40 Zur Verbindung von Männlichkeit und Genialisierung durch Krankheit in den Werken von Friedrich Nietzsche, André Gide und Thomas Mann vgl. Schuhen (2012).

41 Molière (2010), S. 24f.: „*Plus du vingt-quatrième, un petit clystère insinuatif, préparatif, et rémollient, pour amollir, humecter, et rafraîchir les entrailles de Monsieur.* [...] *Plus, dudit jour, un bon clystère détersif, composé avec catholicon double, rhubarbe, miel rosat et autres, suivant l'ordonnance, pour balayer, laver et nettoyer le bas-ventre de Monsieur, trente sols.*" Dt.: „Ferner, am vierundzwanzigsten, ein gleitfreudiges, vorbereitendes, beruhigendes Klistierchen zwecks Erweichung, Befeuchtung und Erfrischung der Eingeweide des gnädigen Herrn. [...] Ferner, am gleichen Tage, ein gutes, reinigendes Klistier, nach ärztlicher Verordnung zusammengestellt aus einer doppelten Dosis Latwerge von Sennesstrauch und Rhabarber, Rosenhonig und anderen Ingredienzien, um den Unterleib des gnädigen Herrn auszufegen, zu spülen und zu säubern, dreißig Sous."

XIV einzig gelacht werden durfte. Argan ist der Patriarch einer großbürgerlichen Familie und zugleich leidenschaftlicher Hypochonder, der mit seinem Wahn sein gesamtes Umfeld tyrannisiert: So möchte er etwa unbedingt seine Tochter mit einem frischgebackenen Doktor der Medizin verheiraten, obwohl diese längst einen anderen Mann liebt. Es erscheint uns heute keineswegs absurd, dass Menschen, die unter Hypochondrie leiden, nicht etwa lustige Simulanten, sondern tatsächlich krank sind, wobei aus medizinischer Sicht umstritten ist, ob es sich hier um eine „eigenständige Krankheitsentität“ handelt: „[E]s bestehen fließende Übergänge zu den phobischen Angststörungen und Somatisierungsstörungen.“[42] Interessant dabei ist, dass schon Montaigne in seinem Essay „*De ne contrefaire le malade*“ (dt.: „Man soll sich nicht krank stellen“) vor den Gefahren des Sich-krank-Stellens warnt:

> Les mères ont raison de tancer leurs enfants, quand ils contrefont les borgnes, les boiteux et les bigles, et tels autres défauts de la personne: car outre ce que le corps ainsi tendre en peut recevoir un mauvais pli, je ne sais comment il semble que la fortune se joue à nous prendre au mot: j'ai ouï réciter plusieurs exemples, de gens devenus malades ayant entrepris de s'en feindre.[43]

Montaignes erzieherisch anmutende Warnung würde man aus heutiger Sicht als Warnung vor Somatisierung bezeichnen, die dann gefährlich werden kann, wenn man die Gebrechen der anderen zu empathisch nachahmt, was letzten Endes eine Immersion in fiktionale Gegebenheiten darstellt. Bei Molière nun fehlt dieser Gedanke des Psychosomatischen. Er nutzt die Hypochondrie zum einen als Vehikel seiner Ärztekritik, da die geldgierigen Mediziner neben den Apothekern unbestritten zu den Profiteuren der Hypochondrie gehören: Der offenkundig wohlhabende Argan gibt tatsächlich wahre Unsummen für seine Medikamente aus. Zum anderen übt Molière mit seiner Figur des eingebildeten Kranken einmal mehr Patriarchatskritik, wie er es bereits in seinen früheren Stücken getan hatte, insbesondere im „Tartuffe“ (1664, ersch. 1682) oder in „L'école des femmes“ (1662, ersch. 1663).

Beide Zielscheiben der Gesellschaftskritik, also die Ärzte und die Hausväter, bestimmen einen Großteil von Molières Gesamtwerk – in seinem letzten Stück „Le Malade imaginaire“ führt er nun beides zusammen. Im „Tartuffe“ erklärte sich die Verblendung des Patriarchen aus seiner Frömmelei, in „Le Bourgeois Gentilhomme“ (1670, ersch. 1671) aus der Adelssucht des Familienoberhaupts; hier nun führt Molière die Verblendung mit einer medizinischen Variante der *idée fixe* zusammen. Da Molière auf Psychologisierung verzichtet, entbirgt sich die Komik des Stückes einmal mehr aus dem schieren Moment

42 La Manna/Jagow/Steger (2005), Sp. 386.

43 Montaigne (2009/2012), Bd. 2, S. 518. Dt.: „Die Mütter haben völlig recht, ihre Kinder zu schelten, wenn sie Schielende und Einäugige, Lahme und andre mit dergleichen Gebrechen behaftete Menschen nachahmen; denn abgesehen davon, daß dies bei ihrem noch zarten Körper zu ernsthaften Schäden führen kann, gefällt es Fortuna anscheinend was weiß ich warum, uns die geringste Herausforderung heimzuzahln [sic!]. Jedenfalls habe ich von vielen Beispielen erzählen hörn [sic!], in denen Leute, nachdem sie sich krank gestellt hatten, es wirklich geworden sind.“ Montaigne (2011), Bd. 2, S. 539.

des Verblendetseins, was bereits durch das titelgebende „Imaginiertsein“ legitimiert wird: Wir werden im Vorfeld darüber informiert, dass Argan ja nicht *wirklich* krank ist, sondern sich das lediglich einbildet. Dass aber ausgerechnet eine todbringende Krankheit als fixe Idee herhalten muss, um im Zuschauer das Lachen über den Patriarchen auszulösen, halte ich durchaus für bemerkenswert. Molière perpetuiert solcherart einmal mehr das Stereotyp des kranken Mannes als Witzfigur, überführt es jedoch zugleich in eine dezidierte Form von Männlichkeits*kritik*, da die Macht des Patriarchen von den anderen Figuren – vor allem den weiblichen – permanent lustvoll unterminiert wird. Als besonders skandalös galt jene Szene im 2. Akt, in der sich Argans jüngste Tochter Louison tot stellt, um der Bestrafung ihres verblendeten Vaters zu entgehen, was Stackelberg dazu veranlasst, in „Le Malade imaginaire“ nicht nur Molières radikalste Ärztekritik zu sehen, sondern auch die „Komödie der Todesfurcht“.[44] Da gemeinhin die Tragödie die ‚Gattung des Todes‘ darstellt und in der Komödie das Leben gefeiert wird, muss nun hinzugefügt werden, dass es sich bei Molière eher um die Lust an makabren Scherzen als um den ‚realen‘ Tod handelt: „Den ‚vermeintlichen Tod‘, den ‚geglaubten Tod‘ gibt es also sehr wohl in der Gattung – und dieser trägt erstaunlicherweise zur Komik bei.“[45] Im Falle von „Le Malade imaginaire“ funktioniert die Komik jedoch vor allem, da sie auf die Dekonstruktion männlicher Autoritäten abzielt, d. h. auf Patriarchen und Ärzte. Indem ausgerechnet die jüngste Tochter sowie die Dienerin Toinette, also die Figuren mit dem geringsten Sozialkapital, den Hausvater unmittelbar mit seiner Todesangst konfrontieren, kehrt Molière auf karnevaleske Weise die Macht- und Geschlechterverhältnisse im Hause Argan um, was zudem durch die Maskerade Toinettes als Arzt (3. Akt, 8. Szene) zum Ausdruck kommt und schließlich in einer parodistisch überzeichneten Scheinzeremonie kulminiert, in deren Rahmen Argan am Ende die Doktorwürde verliehen wird.

Wenn wir nun jedoch im patriarchalen familiären Mikrokosmos von Molières Komödien nicht nur eine Art Familienkomödie sehen, sondern ein Pars pro Toto des absolutistischen Frankreich im bürgerlichen Gewand, so könnte man im kranken Mann in „Le Malade imaginaire“ entsprechend eine komische Stellvertreterfigur des Königs sehen. In der karnevalesken Logik der vormodernen Lachkultur, die ja nicht nur zu Beginn des Stückes durch den Fokus auf den menschlichen Verdauungstrakt aktualisiert wird, wäre eine solche Analogie durchaus denkbar und der komische Charakter des kranken Mannes dadurch gleichsam nobilitiert.

Zusammenfassung

Abschließend soll nun noch einmal mit Blick auf die hier verhandelten Beispiele die Frage diskutiert werden, warum kranke männliche Figuren in der Literatur der Vormoderne zumeist als Komik auslösende Gestalten dargestellt

44 Stackelberg (2005), S. 145.
45 Stackelberg (2005), S. 155.

werden. Dieser Befund legt gleichsam den Verdacht nahe, dass es sich bei ebenjener Tendenz um einen Ausdruck „antimaskulinen Ressentiments"[46] handelt, also um eine Variante „negativer Andrologie", wie sie Christoph Kucklick in seiner Studie „Das unmoralische Geschlecht" für die Zeit um 1800 beobachtet hat. Kucklick schreibt, dass das „Unbehagen an Männlichkeit [...] keineswegs eine Erfindung des späten 20. Jahrhunderts, sondern seit Anbeginn in das Gewebe der Moderne geätzt [ist]".[47] Diese Beurteilung wäre jedoch für den hier zur Diskussion stehenden Kontext zu kurz gegriffen. Zunächst muss dagegengehalten werden, dass vergleichbare Tendenzen, wie dargestellt wurde, schon in der Vormoderne zu beobachten sind. Gleichwohl muss einschränkend hinzugefügt werden, dass es – zumindest im Zusammenhang von Männlichkeit und Krankheit – eben nur sehr wenige Beispiele gibt, die diesen Zusammenhang *überhaupt* thematisieren. Die in der Literatur vorherrschende hegemoniale Norm heroisch-ritterlicher Männlichkeit im Übergang vom Mittelalter zur Frühen Neuzeit und das Ideal heroisch-galanter Männlichkeit bis zum Ende des Ancien Régime waren offenkundig derart dominant, dass solche Sonderfälle schlicht nicht vorgesehen waren. Und wenn doch, dann handelt es sich allesamt um Figuren aus dem karnevalesken Bereich der Volks- und Lachkultur – dem einzig legitimen Ort für männliche Figuren aus den unteren Ständen.

Die ‚natürlichen' Narren aus der Gebrestenkomik durften in erster Linie deshalb verlacht werden, da sie keine adeligen Figuren waren, ihre Geschlechterzugehörigkeit erscheint mithin in der intersektionalen Trias von *class*, *gender* und *health* als nachrangig – allerdings muss in diesem Verlachen auch ein „Kipp-Phänomen"[48] gesehen werden, wie es Wolfgang Iser nennt, da es eben auch eine Abwehrreaktion auf Ängste darstellt – und zwar vor Ansteckung mit dem Bösen. Der wahnsinnige Don Quijote ist zwar eine Witzfigur, die vor allem im ersten Teil des Romans zum Verlachen ausreichend Anlass bietet, aber doch im zweiten Teil bereits eine Umcodierung erfährt, da der Wahnsinn zusehends als Chiffre für Kreativität und Ingenium narrativiert wird – und das durchaus im Einklang mit den medizinischen Diskursen und Mythen der Zeit. Dies wiederum bereitet den ideengeschichtlichen Nährboden für medizinische und philosophische Forschungen des ausgehenden 19. Jahrhunderts, als der kranke Mann eine deutliche Aufwertung erfährt, indem er zum genialen Künstler stilisiert wird. Krise, Resilienz und Heros liegen in dieser Auffassung dicht beieinander. Bei Molière schließlich dient der durch Krankheit verblendete Patriarch nicht nur der Medizin-, sondern auch der Herrschaftskritik, wobei beides in Molières Verständnis untrennbar miteinander verwoben ist, da auch die Mediziner eine zu kritisierende, nachgerade absolutistische Herrschaft über ihre hilflosen Patienten ausüben, was ja bereits in Montaignes medizinskeptischen Aperçus zum Ausdruck gebracht wurde. Die Krankheit in „Le Malade imaginaire" wird solcherart als weitere Variante der Molière'schen

46 Kucklick (2008), S. 10.
47 Kucklick (2008), S. 11.
48 Vgl. Iser (1976).

idée fixe dargestellt, die es ihm nun erlaubt, die Patriarchats- mit der Ärztekritik zu verknüpfen.

In jedem der Beispiele geht es also nicht allein um die Kategorie Geschlecht und damit nicht nur um Männlichkeit. Im ersten Fall wird durch den deutlich markierten Ausnahmestatus die hegemoniale Norm nicht gefährdet, im zweiten Beispiel gelingt die Umcodierung vom Kranken zum Genialen, und im dritten Fall dient der kranke Mann als Stellvertreterfigur für größere Zusammenhänge, deren zeitweilige Verblendung schließlich durch das gattungstypische Happy End wieder aufgehoben wird.

Bibliographie

Quellen

Anonymus: Lazarillo de Tormes / Klein Lazarus vom Tormes [1554]. Spanisch/Deutsch. Hg. und übers. von Hartmut Köhler. Stuttgart 2006.

Cervantes, Miguel de: Don Quijote de la Mancha [1605/1615]. Hg. von Francisco Rico. Madrid 2013 [dt.: Don Quijote von der Mancha. Übers. von Susanne Lange. 2 Bde. München 2008].

Hugo, Victor: Notre-Dame de Paris [1831]. Hg. von S. de Sacy. Paris 1974.

Marguerite de Navarre: L'Heptaméron des nouvelles [1559]. Hg. von Nicole Cazauran und Sylvie Lefèvre. Paris 2000.

Molière: Le Malade imaginaire / Der eingebildete Kranke [1673]. Französisch/Deutsch. Übers. von Doris Distelmaier-Haas. Stuttgart 2010.

Montaigne, Michel de: Essais [1580–1595]. 3 Bde. Hg. von Emmanuel Naya, Delphine Reguig und Alexandre Tarrête. Paris 2009/2012 [dt.: Essais. 3. Bde. Übers. von Hans Stilett. München 2011].

Morel, Bénédict: Traité des dégénérescences physiques, intellectuelles et morales de l'espèce humaine et des causes qui produisent ces variétés maladives. Paris 1857.

Musset, Alfred de: La confession d'un enfant du siècle [1834]. Hg. von Gérard Barrier. Paris 1973.

Nordau, Max: Entartung [1892/93]. Hg., kommentiert und mit einem Nachwort von Karin Tebben. Berlin; Boston 2013.

Literatur

Bachtin, Michail M.: Die groteske Gestalt des Leibes. In: Bachtin, Michail M.: Literatur und Karneval. Zur Romantheorie und Lachkultur. Frankfurt/Main 1990, S. 15–23.

Bachtin, Michail M.: Rabelais und seine Welt. Volkskultur als Gegenkultur. Hg. von Renate Lachmann. Frankfurt/Main 1995.

Barwig, Edgar; Schmitz, Ralf: Narren. Geisteskranke und Hofnarren. In: Hergemöller, Bernd-Ulrich (Hg.): Randgruppen der spätmittelalterlichen Gesellschaft. Ein Hand- und Studienbuch. Warendorf 1990, S. 167–199.

Burke, Peter: Helden, Schurken und Narren. Europäische Volkskultur in der frühen Neuzeit. München 1985.

Connell, R. W.: Masculinities. Cambridge 1995.

Dinges, Martin: „Hegemoniale Männlichkeit" – Ein Konzept auf dem Prüfstand. In: Dinges, Martin (Hg.): Männer – Macht – Körper. Hegemoniale Männlichkeiten vom Mittelalter bis heute. Frankfurt/Main; New York 2005, S. 7–33.

Erhart, Walter: Das zweite Geschlecht: „Männlichkeit", interdisziplinär. Ein Forschungsbericht. In: Internationales Archiv für Sozialgeschichte der deutschen Literatur 30 (2005), S. 156–232.
Fischer-Homberger, Esther: Die Neurasthenie im Wettlauf des zivilisatorischen Fortschritts. Zur Geschichte des Kampfs um Prioritäten. In: Bergengruen, Maximilian; Müller-Wille, Klaus; Pross, Caroline (Hg.): Neurasthenie. Die Krankheit der Moderne und die moderne Literatur. Freiburg/Brsg.; Berlin; Wien 2010, S. 23–69.
Friedrich, Hugo: Montaigne. 3. Aufl. Tübingen; Basel 1993.
Haack, Hans-Peter: Genialisierung durch Krankheit. In: Nervenheilkunde. Zeitschrift für interdisziplinäre Fortbildung 10 (2003), S. 41–45.
Hergemöller, Bernd-Ulrich (Hg.): Randgruppen der spätmittelalterlichen Gesellschaft. Ein Hand- und Studienbuch. Warendorf 1990.
Iser, Wolfgang: Das Komische: ein Kipp-Phänomen. In: Preisendanz, Wolfgang; Warning, Rainer (Hg.): Das Komische. (= Poetik und Hermeneutik 7) München 1976, S. 398–402.
Kaiser, Céline: Rhetorik der Entartung. Max Nordau und die Sprache der Verletzung. Bielefeld 2007.
Knights, Ben: Writing Masculinities. Male Narratives in Twentieth-Century Fiction. London; New York 1999.
Kottow, Andrea: Der kranke Mann. Medizin und Geschlecht in der Literatur um 1900. Frankfurt/Main; New York 2006.
Kucklick, Christoph: Das unmoralische Geschlecht. Zur Geburt der Negativen Andrologie. Frankfurt/Main 2008.
La Manna, Federica; Jagow, Bettina von; Steger, Florian: Hypochondrie. In: Jagow, Bettina von; Steger, Florian (Hg.): Literatur und Medizin. Ein Lexikon. Göttingen 2005, Sp. 386–389.
Meyer, Katrin: Theorien der Intersektionalität zur Einführung. Hamburg 2017.
Neumeister, Sebastian: Der romantische Don Quijote. In: Strosetzki, Christoph (Hg.): Miguel de Cervantes' Don Quijote. Explizite und implizite Diskurse im Don Quijote. Berlin 2005, S. 301–314.
Roloff, Volker: Mittelalterliche Farcenkomik bei Rabelais und im Lazarillo de Tormes. In: Zeitschrift für romanische Philologie 103 (1987), S. 49–67.
Schuhen, Gregor: Von der Generation zur De-Generation: Jugend zwischen Pathologisierung und Idealisierung. In: Romanistische Zeitschrift für Literaturgeschichte 35 (2009), S. 329–346.
Schuhen, Gregor: Bedrohte oder veredelte Männlichkeit? Phantasmagorien des Pathologischen bei Thomas Mann und André Gide. In: Fenske, Uta; Schuhen, Gregor (Hg.): Ambivalente Männlichkeit(en). Maskulinitätsdiskurse aus interdisziplinärer Perspektive. Opladen; Berlin; Toronto 2012, S. 213–232.
Schuhen, Gregor: Untergeordnet? Sublim? Entartet? Der Dandy aus Sicht der Men's Studies. In: Schoeps, Julius H. u. a. (Hg.): ‚Das Leben als Kunstwerk'. Der Dandy als kulturhistorisches Phänomen im 19. und frühen 20. Jahrhundert. Berlin; New York 2013, S. 29–42.
Schuhen, Gregor: Heldendämmerung: Männlichkeit und Impotenz im französischen und spanischen Fin de Siècle-Roman (Huysmans/Clarín). In: Brühne, Julia; Peters, Karin (Hg.): In (Ge)schlechter Gesellschaft? Politische Konstruktionen von Männlichkeit in Texten und Filmen der Romania. Bielefeld 2015, S. 57–86.
Schuhen, Gregor: Vir inversus. Männlichkeiten im spanischen Schelmenroman. Bielefeld 2018.
Schulte, Christoph: Psychopathologie des Fin de siècle. Der Kulturkritiker, Arzt und Zionist Max Nordau. Frankfurt/Main 1997.
Schwan, Tanja: „Don Juan caído", „dandy desengañado" – ruinöse Männlichkeiten im spanischen Roman des ausgehenden 19. Jahrhunderts. In: Schuhen, Gregor (Hg.): Der verfasste Mann. Männlichkeiten in der Literatur und Kultur um 1900. Bielefeld 2014, S. 275–296.
Stackelberg, Jürgen von: Molière. Eine Einführung. Stuttgart 2005.
Weich, Horst: Cervantes' Don Quijote. München; Zürich 2001.

‚Schöne Diebe' und ‚starke Mörder'

Fremde und eigene Männlichkeit(en) im Tagebuch des Nürnberger Gefangenenseelsorgers Johann Hagendorn (1605–1620)

Andrea Bendlage

Einführung

Als Bartholomäus Deigela im Dezember 1612 im Nürnberger Lochgefängnis auf den protestantischen Gefangenenseelsorger Johann Hagendorn (1563–1624) traf, war sein Schicksal bereits besiegelt. Als mehrfach verurteilter Dieb würde er durch die Hand des Nachrichters Maister Franntzn (1555–1634)[1] sterben. Der vom Rat bestellte lutherische Seelsorger hatte nun den Auftrag, ihn auf seinen baldigen Tod vorzubereiten. Nach seinen mehrfachen Besuchen im Lochgefängnis war der Geistliche mit dem Verurteilten zufrieden, denn der nun geläuterte Deigela hatte die für ihn vorgesehene Rolle des armen Sünders vollständig angenommen und nicht nur „*seinen cathechismum samt der auslegung perfect gekönt*", sondern „*darzu auch etliche psalmen*" und trostreiche Lieder. So ist es dem Tagebuch[2] zu entnehmen, das der Seelsorger während seines Dienstes zwischen den Jahren 1605 und 1620 im berüchtigten Gefängnis der Stadt verfasst hat. Der Geistliche hatte diesen Ort des Schreckens regelmäßig aufgesucht und sich bemüht, den von ihm besuchten 73 Männern und 16 Frauen in den letzten Stunden ihres Lebens Trost zu spenden. Über jeden Einzelnen hat er anschließend einen mehr oder weniger ausführlichen Bericht verfasst. Er nennt darin die strafrechtlich relevanten Informationen sowie die biographischen Daten der Verurteilten, beschreibt – nicht unähnlich einem Polizeibericht – deren Verhaftungen und referiert detailliert, soweit sie ihm bekannt waren, die Straftaten. Je gebildeter der Häftling oder spektakulä-

1 Der berühmte Nürnberger Nachrichter vollzog zwischen 1573 und 1617 die Leibes- und Todesstrafen in der Reichsstadt Nürnberg und hat darüber ein Tagebuch hinterlassen. Vgl. Keller (1979). Zum Leben des Henkers vgl. Harrington (2014). Die Schreibweise des Namens variiert sowohl in den Quellen als auch in der Literatur zwischen Franz Schmidt, Maister Franntzn und Maister Frantz. Im Text wird, sofern Hagendorn nicht davon abweicht, die Schreibweise von Keller (1979) verwendet.

2 Der Text wird in der Forschung wahlweise als ‚Memorial' oder als ‚Tagebuch' bezeichnet, eine Beschreibung, die wohl auf das 19. Jahrhundert zurückgeht. Hagendorn hat seine Berichte wahrscheinlich regelmäßig in die Ratskanzlei oder direkt dem Rat übergeben, wo sie kopiert und schließlich als Gesamtabschrift zusammengebunden wurden. Der Originaltext Hagendorns ist im Laufe des 19. Jahrhunderts verlorengegangen. Die heute erhaltene zeitgenössische Abschrift wird im Germanischen Nationalmuseum Nürnberg aufbewahrt: Bibliothek, Hs. 3857, S. 106–253. Der Text wird derzeit im Rahmen eines von der DFG geförderten Forschungsvorhabens unter der Leitung von Peter Schuster in Bielefeld von der Verfasserin für eine kommentierte Edition vorbereitet. Zu ersten Befunden vgl. Schuster (2016), S. 256–284.

rer der Kriminalfall war, desto ausführlicher sind seine Berichte. Wichtigste Aufgabe Hagendorns war es, – im Auftrag der Obrigkeit – die Verurteilten auf die Inszenierung öffentlichen Strafens vorzubereiten und Sorge zu tragen, dass sie sich bis zur Vollstreckung des Urteils fügten und aufrichtig ihre Taten bereuten, damit sie Gottes Gnade empfangen konnten und schließlich Vergebung ihrer Sünden erfuhren.

Die Grundlage für den Einsatz der Geistlichen im Rahmen des Strafvollzuges hatte der Nürnberger Theologe Veit Dietrich (1506–1549) in einem bereits kurz nach der Reformation im Jahre 1542 erstmals aufgelegten „Agendbüchlein“ ausformuliert, ein Handbuch für Geistliche, das sie auch auf die seelsorgerische Betreuung der zum Tode Verurteilten vorbereiten sollte. Ganz im Sinne Luthers sollten die Seelsorger den Verurteilten vor Augen halten, dass sie den Tod erleiden müssen, den sie wegen ihrer zahlreichen Sünden verdient hätten. Dem Delinquenten musste daher begreiflich gemacht werden, dass Gott erzürnt war und den Verwegenheiten und Sünden des Verurteilten nun nicht mehr länger zusehen mochte. Nach Dietrich sollten alle Handlungen vom Trost und von der Güte und Barmherzigkeit Gottes ausgehen, es sei denn, der Gefangene sei „*blöd und forchtig*“. War er „*verwegen, trotzig*“ oder meinte er „*unschuldig*“ zu sein, so sollte man ihm die Sünde wohl vorhalten („*einreiben*“) und ihn erschrecken, damit er sich seiner begangenen Misshandlungen, der Reue und des Leids bewusst wurde, das er verursacht hatte. Wie im Einzelnen vorzugehen sei, lag im Ermessen des Seelsorgers und würde sich im Fortlauf der Unterweisung zeigen, „*denn mit solchen leuten und an solchen ort, will sich scharpfe kunst und subtilikeit nit leide*[n]“. Bereute der Delinquent schließlich seine Sünden, dann hatte er Aussicht auf Gottes Vergebung und Barmherzigkeit. Dafür aber musste der Verurteilte erst durch den von der Obrigkeit verordneten irdischen Tod gehen.[3]

Der ‚Fahrplan‘ für die in der Regel drei Tage andauernde Seelsorge bis zur Vollstreckung des Urteils, dem auch Hagendorn folgte, bestand aus einem gestuften Programm, das zunächst mit dem Erschrecken der Inhaftierten seinen Anfang nahm. Das Erschrecken war darauf ausgerichtet, den Gefangenen aus der Bibel (in der Regel mit Zitaten aus dem Alten Testament) darzulegen, welche Strafe sie eigentlich verdient hätten. War der Delinquent schließlich zermürbt von der Aussicht auf den Zorn Gottes, folgten das Trösten mit der Hoffnung auf Gnade vor Gott und der Welt und schließlich das Verzeihen.[4] Deigela hatte sich diesem Programm offenkundig erfolgreich unterzogen: Hagendorn berichtet, dass sich der verurteilte Dieb gerne habe von ihm unterweisen lassen und dem Tod willig und unverzagt entgegengegangen sei und auf dem

3 Dietrich (1961), Kap. 17: „*Wie man gefangene und zum tod verurteilte unterrichten und trösten soll*“, S. 531–537, hier S. 531.

4 Im Zentrum der lutherischen Lehre standen Buße und Vergebung der Sünden. Geistliche mussten diese Kernpunkte, so Dietrich in seinen gesonderten Anweisungen für die Kirchendiener, ‚verstehen‘ lernen und sich die entsprechenden „*exempel der heiligen schrift, so auf diese zwei stuck sich reimen, mit fleiß merken und oft in den predigten füren*“. Dietrich (1961), S. 539f.

gesamten Weg zur Richtstatt gesungen und gebetet habe. Die Rolle des armen Sünders im öffentlichen Hinrichtungsspektakel hatte er zur Zufriedenheit aller erfüllt[5], weshalb er schließlich, da war sich Hagendorn ganz sicher, „*durch den zeitlichen todt hindurch gedrungen* [...] *zum ewigen leben*" und schließlich „*die unverwelckliche cron der ewigen freude und herrlichkeit erlanget*" hatte[6].

Doch nicht nur Deigelas beispielhaftes Verhalten während der Unterweisung und auf der Hinrichtungsstätte hatte die Aufmerksamkeit des Seelsorgers erregt, sondern er war in den Augen Hagendorns auch „*ein schöner Mann*".[7] Das ist, angesichts der Umstände der Begegnung, eine so überraschende wie irritierende Bemerkung aus der Feder des Geistlichen, umso mehr, als der Verurteilte vor seiner Hinrichtung bereits mehr als einen Monat im Lochgefängnis zugebracht und sich hatte „*hart martern lassen*" müssen, ehe er die ihm zur Last gelegten Taten bekannt hatte. Diese Tortur und der lange Aufenthalt in den dunklen und besonders im Winter wenig komfortablen Zellen des Nürnberger Lochs dürften nicht spurlos am Körper des Mannes vorbeigegangen sein[8], auch weil spätmittelalterliche und frühneuzeitliche Gefängnisse allgemein nicht in dem Ruf standen, Orte der Gesundheit und Achtsamkeit gegenüber dem (männlichen) Körper zu sein. Der Erhaltung der ‚Gesundheit' des Körpers der Delinquenten galt, wenn überhaupt, nur die Sorge, dass sie die Haft, die Folter und die schlechte Versorgung überlebten, damit die öffentliche Hinrichtung ihren erwünschten Gang nehmen konnte. Dass ein lutherischer Seelsorger an diesem durch Gewalt und Entbehrung gekennzeichneten Ort noch Augen für den „*schöne*[n] *Mann*" bzw. den Männerkörper hatte, ist daher bemerkenswert.

Nach Dinges sind Körpervorstellungen und -wahrnehmungen in der Frühen Neuzeit deshalb beachtenswert, weil sie für die Konstruktion von Männlichkeit eine wichtige Rolle gespielt haben. Mann*sein* und Männlichkeit werden dabei nicht als Folge einer biologisch bestimmbaren Geschlechtszugehörigkeit verstanden, zu der andere Verhaltensweisen hinzutreten können oder auch nicht, Mann*sein* wird vielmehr als ein ‚Habitus', als ein Bündel von erlernten und schließlich erwarteten Verhaltensweisen vorausgesetzt.[9] Körper-

5 Vgl. Schuster (2016), S. 256–284. Richard van Dülmens Studie über das ‚Theater des Schreckens' (1988) gilt noch immer als Standardwerk im deutschsprachigen Raum. Epochenübergreifend vgl. Evans (2001); zum Verhältnis von Gewalt, aufgeklärtem und kulturellem Selbstentwurf vgl. Martschukat (2000).

6 Hagendorn (1605–1620), S. 162 f.

7 Hagendorn (1605–1620), S. 162. Ganz störungsfrei ist das Spektakel doch nicht verlaufen, denn Hagendorn lässt in seinem Bericht nicht unerwähnt, dass dem Nachrichter die Hinrichtung ziemlich misslungen war. Wegen des großen Windes habe sich „*das schwerdt im hieb gewunden, daß der kopff an einen kleinen häutlein hangen blieben. Und nachdem er wol verblutet, hat ihn der nachrichter folgends mit dem schwerdt abgeschnitten.*" Hagendorn (1605–1620), S. 163 (17. Dezember 1612).

8 Hagendorn (1605–1620), S. 161 f. (17. Dezember 1612). Maister Franntzn hat sich in seinen Aufzeichnungen dagegen an keiner Stelle über die äußere Erscheinung der von ihm hingerichteten Straftäter geäußert.

9 Vgl. Dinges (2006), S. 71.

M. Johannes Hagendorn, Hirschbruccensis, A.C. CIƆIƆLXIII.
ipsis Kl. Octobr. natus, Alumnorum Noricorum Altdorffi per
quadriennium Inspector, dein per duodetriginta annos Dia-
conus, ac tandem Dispositor Eccl. Noriberg. ad B. Sebaldi,
beatè denatus, exeunte Aprili, A. CIƆIƆCXXIV.
Tali ex effigie sanctum modò nosco Parentem,
Vix posthumo felicior:
Sed ne sim minimus cultu natuq, figuram
Sisto videndam posteris,
Quæ non obscurè confirmat non morientem
Mystæ fidelis gloriam.
M. Joh. Ludovicus Hagendorn,
Ecclæ ad D. Ægidi Symmysta.

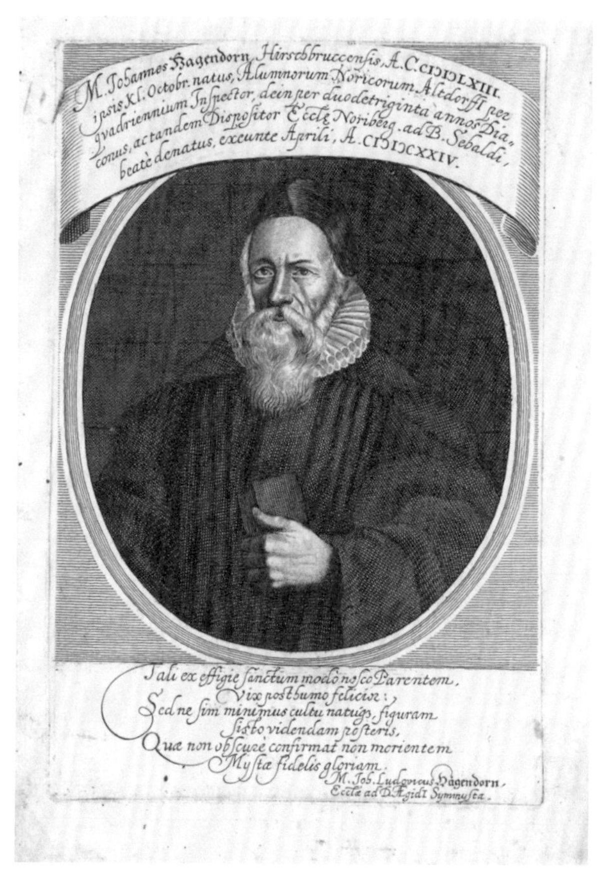

Abb. 1: Portrait Hagendorns[10]

wahrnehmungen und die Selbstsubjektivierung als Männer spielen daher in den Selbstzeugnissen von Männern eine große Rolle.

In der Fallstudie über den Nürnberger Seelsorger Johann Hagendorn soll im Folgenden der Versuch unternommen werden, eine (wenngleich ungewöhnliche Form) der Konstruktion von Männlichkeit zu analysieren, denn die Beobachtungen des Geistlichen richten sich in seinem Text gerade nicht auf den eigenen Körper (wie es von Autoren von Selbstzeugnissen bekannt ist), sondern auf ein Gegenüber, den zum Tode verurteilten ‚armen Sünder'.[11]

10 Der vorliegende Druck ist von einem Sohn Hagendorns, Johann Ludwig Hagendorn, vermutlich nach 1634 in Auftrag gegeben worden und einer früheren Abbildung nachempfunden. Die ältere Abbildung enthält neben Namen, Funktion und Sterbedatum allerdings keine weitere Widmung. Zahlreiche Diakone der Kirchen St. Sebald und St. Lorenz wurden seit dem 16. Jahrhundert nach ihrem Tod portraitiert. Replikationen der Drucke sind in unterschiedlichen Gelehrtenkalendern, Sammelwerken des 18. Jahrhunderts sowie als lose Blätter überliefert worden und noch heute zahlreich im Umlauf. Die hier vorliegende Abbildung befindet sich im Besitz der Autorin.

11 Vgl. Dinges (2006), S. 78 f.

Was macht den Mann im 17. Jahrhundert überhaupt zu einem ‚schönen' Mann und was genau findet in den Augen Hagendorns Wohlgefallen? War es der schöne Männerkörper oder eher die gelungene öffentliche Inszenierung des Mannes als armer und reuiger Sünder? Können Raubmörder und Diebe überhaupt schön sein? Die Beschreibung der verurteilten Frauen im Tagebuch soll zudem zeigen, ob sich Unterschiede aus Hagendorns Blick auf die Geschlechter feststellen lassen, die Aufschlüsse über seine Männlichkeits-Konstruktionen geben könnten. Und schließlich wird der Frage nachgegangen, was sich mit Blick auf die Biographie des lutherischen Seelsorgers für dessen eigene Männlichkeit aus dem Tagebuch herauslesen lässt.

Was ist ein ‚schöner Mann'?

Vorstellungen über die physische Schönheit des Menschen und über bestimmte geschlechtsspezifische Körpererscheinungen sind kulturell vermittelt und Ausdruck einer bestimmten Ordnung. Schönheit war und ist daher nichts Absolutes, sondern je nach historischer Epoche sehr unterschiedlich. Dass jedoch eine enge Verbindung zwischen dem Guten und dem Schönen bestand, davon war bereits Platon überzeugt. Für ihn galt, dass die Schönheit des Menschen sich in seiner Gestalt ausdrücke, die seine Güte erahnen lasse. Schönheit war demnach vor allem ein moralischer Wert: Was gut war, war auch schön, und was schön war, war auch gut.[12] Thomas von Aquin verstand unter Schönheit darüber hinaus das Vorhandensein nicht nur der notwendigen Proportionen, sondern auch deren Vollständigkeit. Das weitverbreitete mittelalterliche Ideal von Schönheit war demnach die körperliche Unversehrtheit, die auch mit einer reinen Seele einherging. Mittelalterliche Heilige waren daher natürlich auch schön.[13] Die Zeichenhaftigkeit von Körpern galt umgekehrt aber

12 „Was also, sprach sie, sollen wir erst glauben, wenn einer dazu gelangte, jenes Schöne selbst rein, lauter und unvermischt zu sehen, das nicht voll menschlichen Fleisches ist und Farben und anderen sterblichen Flitterkrames, sondern das göttlich Schöne selbst in seiner Einzigartigkeit zu schauen? Meinst du wohl, daß das ein schlechtes Leben sei, wenn einer dorthin sieht und jenes erblickt und damit umgeht? Oder glaubst du nicht, daß dort allein ihm begegnen kann, indem er schaut, womit man das Schöne schauen muß, nicht Abbilder der Tugend zu erzeugen, weil er nämlich auch nicht ein Abbild berührt, sondern Wahres, weil er das Wahre berührt? Wer aber wahre Tugend erzeugt und aufzieht, dem gebührt, von den Göttern geliebt zu werden, und wenn irgendeinem anderen Menschen, dann gewiß auch ihm, unsterblich zu sein." Platon, Symposion, 211e, zit. n. Eco (2004), S. 41.

13 „Denn zur Schönheit sind drei Dinge erforderlich. Und zwar erstens die Unversehrtheit oder Vollendung; Dinge nämlich, die verstümmelt sind, sind schon deshalb häßlich. Ferner das Maßverhältnis oder die Übereinstimmung der Teile. Und schließlich die Klarheit; deshalb werden Dinge, die eine strahlende Farbe haben, schön genannt." Thomas von Aquin, Summa Theologica I, 39, 8, zit. n. Eco (2004), S. 88. Zur Beschreibung von Heiligen in der spätantiken und frühmittelalterlichen Dichtung, die meistens auch schön waren, obschon sich die Heilige Schrift mit ausführlichen körperlichen Beschreibungen insbesondere von Männern auffallend zurückhält, vgl. Berschin (1988), S. 71 f.

auch dort, wo diese nicht positiv konnotiert waren. Der verstümmelte (und damit auch gefolterte) Körper galt folglich als hässlich und böse:

> Wenn etwa Missgeburten als Zeichen für die Sündhaftigkeit der Verbindung[,] aus der sie hervorgegangen sind, gedeutet werden, oder körperliche Deformationen als Zeichen für die Sündhaftigkeit der Betroffenen selbst, so ist darin der Gedanke erkennbar, dass sich Lasterhaftigkeit und innere Hässlichkeit in der Hässlichkeit des äußeren Körpers spiegelt.[14]

Diese Vorstellung hatte im Mittelalter und weit darüber hinaus allgemeine Gültigkeit, auch wenn sich viele Belege für Gegenentwürfe finden lassen und es ein Nebeneinander verschiedener Wahrnehmungs- und Erkenntnismodelle gab. Der Körper wurde nicht nur als Ab- und Ebenbild der Seele gedacht, und eine deformierte Seele wohnte nicht zwangsläufig auch in einem deformierten Körper. Das Körper-Seele-Problem und die Frage, ob die Seele eines Menschen aus seinem Körper gelesen werden kann und ob das physische Schöne oder Hässliche als ein unwiderrufliches Zeichen der Würdig- oder Unwürdigkeit seines Trägers gelten kann, beschäftigten die Zeitgenossen intensiv und wurden – kaum verwunderlich – nicht einvernehmlich beantwortet. Gerade die Bewertung des schönen Menschen blieb ambivalent, dennoch finden sich seit dem Mittelalter vermehrt Texte, die ihn thematisieren – sowohl Männer als auch Frauen –, was auf eine zunehmende Bedeutung der Kategorie ‚Schönheit' verweist.

Literaturwissenschaftliche Untersuchungen dieser Texte haben einen umfangreichen Katalog von Schönheitsmerkmalen zutage gefördert[15], der zwar mehrheitlich die schönen Frauen betrifft, aber auch Hinweise auf den idealen Mann enthält: Demnach galt ein Mann als schön, wenn er stark, groß und lang, aber mit Ebenmaß gebaut war und dessen Haupt auf breiten Schultern mit einem breiten Oberkörper ruhte. Die Haare sollten gepflegt und im besten Fall blond oder zumindest hell und, wenn möglich, gelockt sein, während rotes Haar als hässlich angesehen wurde. Auch ein Bart war für den ‚schönen' Mann erforderlich, er durfte aber nicht schwarz sein.[16] Auffällig ist jedoch, so Ruprecht Rohr, dass die literarischen Texte nur sehr selten eine größere Menge von Schönheitsattributen nennen und meist nur sehr allgemein auf die körperlichen Erscheinungen, insbesondere der männlichen Akteure, eingehen. Der schöne Mann bleibt in der mittelalterlichen Dichtung unspezifisch. Darüber hinaus spiegeln die Texte keine Alltagserfahrung, sondern einen eher

14 Antunes/Reich/Stange (2014), S. 16. Zur Ambivalenz körperlicher Deformation etwa bei Heiligen im Hinblick auf bestimmte Fertigkeiten vgl. auch Antunes (2014), S. 38. Sie verweist in diesem Beitrag auf Beispiele, die zeigen, dass es auch positivere Vorstellungen vom Wert des hässlichen und deformierten Körpers gegeben hat.

15 Vgl. die älteren Studien von Jean Loubier („Das Ideal der männlichen Schönheit bei den alt-französischen Dichtern des 12. und 13. Jahrhunderts", Diss. Halle/Saale 1890), Oskar Voigt („Das Ideal der Schönheit und Häßlichkeit in den altfranzösischen Chansons de Geste", Diss. Marburg 1891) sowie den neueren Sammelband von Theo Stemmler („Schöne Frauen – Schöne Männer. Literarische Schönheitsbeschreibungen. Vorträge eines interdisziplinären Kolloquiums", Tübingen 1988).

16 Vgl. Rohr (1988), S. 96 ff.

theoretischen Diskurs spätmittelalterlicher Dichter darüber, wie der schöne Mann und auch die schöne Frau gedacht wurden. Anders als etwa in der bildenden Kunst waren die Autoren auch nicht an der Richtigkeit der Darstellung menschlicher Körper interessiert. Ihren Texten liegt weniger eine ästhetische als eine anthropologische oder moralische Idee zugrunde. Unstrittig ist jedoch, dass spätestens seit der Renaissance die Last der Repräsentation vorwiegend bei den Frauen lag.[17] Ihre physische Schönheit ist in der bildenden Kunst und in der Literatur vor 1800 vergleichsweise leicht bestimmbar, die der Männer bleibt jedoch schwieriger zu entziffern. Nach Wilhelm Trapp definieren die wichtigsten Regeln des Schönheitsdiskurses das Schöne daher vornehmlich als weiblich, das Weibliche als das Begehrte. Dieser bis in die Gegenwart hineinwirkende Diskurs von Ästhetik und weiblichem Geschlecht festigte sich in der Renaissance. Der schöne Mann stellt hingegen eine Grenz- und Ausnahmefigur dar.[18]

Im 16. und frühen 17. Jahrhundert gab es jedoch noch keine so strikte Trennung in 'weiblich' oder 'männlich' hinsichtlich der Auffassung über die äußere Erscheinung der Geschlechter. In dieser Zeit wurden, so Wolfgang Schmale, beide Körper sogar im positiven Sinn erotisiert (abgesehen von den andeutungsweise pornographischen Landknechtsbildern oder offen pornographischen Hexenbildern). Körpergröße und -bau wurden bei der Darstellung beider Geschlechter stark angenähert, weibliche Körperattribute in männliche Körper eingefügt und umgekehrt. Die Normierung bestimmter Attribute als rein weiblich oder rein männlich war noch wesentlich weniger umfassend als in späteren Zeiten.[19] Kennzeichen der Debatte über die Schönheit insgesamt, den schönen Mann, die schöne Frau, ist allerdings, dass es Künstler, Dichter und (theologische) Schriftsteller waren, die beschrieben haben, was sie im Verlauf der Jahrhunderte als 'schön' angesehen haben und entsprechend idealisierten.

Was einfache Menschen als 'schön' empfunden haben und „wie der 'schöne Mann' im 17. Jahrhundert tatsächlich sozial wahrgenommen wurde, darüber kann man nur spekulieren", denn eine Kulturgeschichte der Schönheit steht noch aus.[20] Dass ein einfacher Seelsorger aber über andere Männer-

17 Nach Schmale (1998), S. 26, sind das gleiche Körpergröße, fast gleicher Körperbau, Einfließen weiblicher Körperattribute in den männlichen Körper und umgekehrt. „Jedenfalls ist auf weite Strecken eine eindeutige Normierung und Determinierung von Attributen als spezifisch weiblich bzw. spezifisch männlich nicht zu beweisen."

18 Vgl. Trapp (2003), S. 39–48.

19 Vgl. Schmale (2000), S. 34. Er betont jedoch, dass dies nur für nicht geschlechtlich determinierte (politische) Körpermetaphern gelte und nicht für den Diskurs der theologischen Dogmatik, der jedoch ein Minderheitendiskurs gewesen sei. Ihre Vertreter verfügten zwar über eine gewisse Autorität, ihr Einfluss auf die Menschen würde allgemein aber überschätzt; vgl. auch Henschel (1992), S. 88: „Der Sündenfall war, so das generelle Meinungsbild, das sich im 15./16. Jahrhundert durchsetzt, ein 'schwerer Fehler', den der Mensch eingesehen und an dessen Folgen er lange zu tragen hat. Aber dieser 'Fehler' hatte nicht das Wesen, die Natur des Menschen verändert – der Mensch bleibt *imago Dei.*" Hervorhebung im Original.

20 Trapp (2003), S. 31. Einen Eindruck, wie man sich – auch äußerlich – einen idealen Mann im 17. Jahrhundert vorstellte, gibt der berühmte Astronom Johannes Kepler im

körper berichtet, ist ungewöhnlich, denn in den überlieferten Selbstzeugnissen und Ego-Dokumenten des Spätmittelalters und der Frühen Neuzeit schreiben Männer in der Regel nur über ihren eigenen, zumeist kranken Körper, nicht aber über den Körper oder das Aussehen anderer Männer.[21] Wer war in den Augen eines (einfachen) lutherischen Geistlichen überhaupt schön? Was fand er am Männerkörper attraktiv und warum hat dieser überhaupt Erwähnung in seinem Text gefunden? Gibt es einen Zusammenhang von Schönheit und Mann*sein* im Denken des Seelsorgers oder war der ‚schöne' Mann vor dem Hintergrund von lutherischer Ehelehre und Heteronormativität sogar eher eine Herausforderung für vorherrschende Geschlechterarrangements im reformierten Nürnberg?

Die schönen Männer im Tagebuch Johann Hagendorns

Bereits mit Beginn seiner Tätigkeit hat der Seelsorger einen auffälligen Blick für den in seinen Augen ‚schönen' oder attraktiven männlichen Körper. Im Dezember 1606 fällt ihm ein „*junge*[r] *starcke*[r]" Bauer ins Auge, der erste Hinweis auf physische Besonderheiten eines Häftlings.[22] Wenige Jahre später hält er es für erwähnenswert, dass der verurteilte Hans Mayer „*ein schöner frischer jüngling*" gewesen sei, dessen äußerliche Reize auch den Mägden im Loch nicht verborgen geblieben waren, weswegen sie ihn „*eine lieber als die andere gehabt*" hätten, „*und wann man sie nicht davon abgehalten, hätten sie sich etwas unterstehen dörffen*". Vor dem Schwert konnte ihn seine Schönheit allerdings nicht retten.[23] Auch Hans Wunderer war in den Augen des Seelsorgers „*ein schöner frischer jung, im 22. oder 23. Jahr seines alters*"[24], und trotz seiner „*sauferei und völlerei*" sah der Geistliche auch in Sebastian Geßner einen schönen, langen Menschen, dem es aber während des ‚Unterrichts' – also der Gespräche mit dem Seelsorger – leider mehr „*um die bauch als*" um die „*seelen speiß*" gegangen sei[25]. Hans Bronauer, immerhin wegen Fälschung von Notariatssiegeln und Blutschande verurteilt – er hatte ein Verhältnis mit Mutter und Tochter –,

Jahre 1617, als er nach einem Ehemann für seine Stieftochter suchte. Die Eltern hielten demnach Ausschau nach einem protestantischen ruhigen Mann mit angenehmen Gesichtszügen und edler Erscheinung, „in seinem Ausdruck eher heiter und ‚militärisch' als melancholisch". Dieses männliche Ideal korrespondierte mit seinen idealisierten Vorstellungen des Soldatentums, denen Kepler aufgrund eigener körperlicher Gebrechlichkeit selbst kaum entsprach, und auch dem Beruf als Pfarrer konnte er nach Ansicht seiner Familie nicht gerecht werden, „da Pfarrer mit solider, bärtiger Männlichkeit und Autorität assoziiert wurden". Rublack (2018), S. 167, 189.

21 Eine Ausnahme sind die Beschreibungen von Krankheit und Gebrechlichkeit von Familienmitgliedern in den Aufzeichnungen des Kölner Ratsherrn Hermann von Weinsberg. Vgl. Jütte (2005).

22 Hagendorn (1605–1620), S. 121 f. (11.12.1606).

23 Hagendorn (1605–1620), S. 133 (15.3.1610).

24 Hagendorn (1605–1620), S. 145 (12.5.1611).

25 Hagendorn (1605–1620), S. 155 f. (23.6.1611).

habe sein Schreiberhandwerk wohl verstanden und gut reden können und sei auch *„sonsten kein unebens männlein gewesen"*. Er war demnach insgesamt eine angenehme und wohl auch gebildete Erscheinung, die den Seelsorger trotz der begangenen schweren Straftaten noch beeindruckte. Bronauers Freude darüber, dass ihm der Henkersstrick auf Befehl des Rates aus Gnade doch noch erspart wurde und er durch das Schwert gerichtet werden sollte, sei so groß gewesen, dass er sich auf dem Weg zur Hinrichtung *„verlauten lassen, es wäre ihm nicht anderst zu sinn und gemüth, als gienge er zum tanz"*.[26] Seine ebenmäßige äußere Gestalt hatte offenbar eine Entsprechung in der durch den Seelsorger herbeigeführten Bekehrung zu Gott und einer ausgeglichenen Gemütsverfassung gefunden.

Die von Hagendorn erkannte Schönheit des männlichen Körpers bleibt auch in seinen Texten (leider, möchte man sagen) unbestimmt und wird nicht mit besonderen Attributen oder einem Katalog von Schönheitsmerkmalen spezifiziert und noch weniger an einem attraktiven Gesicht festgemacht. Man könnte sagen, er hatte keine besondere Sprache für die von ihm erkannte männliche Schönheit. Auffallend ist jedoch der regelmäßig hergestellte Zusammenhang von Schönheit und Jugend. Die von Hagendorn als schön beschriebenen Männer sind *„frisch"* und jung oder werden als Jünglinge bezeichnet. Es sind überhaupt nur die jungen oder doch jüngeren Männer, bei denen sich Hagendorn in seinen Berichten überhaupt zum Alter äußert: Benedict Schiernbein etwa, der neben seinen zahlreichen Vergehen die Armen im Siechenhaus bestohlen und einer Frau die Backen aufgeschlitzt hatte, war in den Augen Hagendorns ein beherzter und frischer Junggeselle, der sich gut auf sein *„seliges Sterbstündlein"* vorbereitet habe und schließlich christlich gestorben sei.[27] Ähnliches berichtet er über den 20-jährigen Nicolaus Kilian; ein schöner, wohlberedter verschmitzter Jüngling, der auch ganz *„fröhlich"* und durch seinen Glauben gestärkt in den Tod gegangen sei.[28]

Neben Schönheit und Jugend vermerkt der Seelsorger auch die körperliche Stärke der Straftäter. Die männliche Stärke war im Gegensatz zur weiblichen Schwäche eine wesentliche Grundlage für die Hierarchisierung der Geschlechter und damit eine zentrale Leitdifferenz in der frühneuzeitlichen Gesellschaft, denn Söhne mussten, so Heide Wunder, zum starken Geschlecht werden. Nicht nur erwartete man von ihnen, dass sie körperlich von größerer Kraft waren, sondern sie mussten auch moralisch zu größerer Stärke erzogen werden, damit die Geschlechterhierarchie ihre Bestätigung fand.[29] Johann Hagendorns ‚Sehgewohnheiten' folgen diesem herrschenden Männlichkeitskonzept, denn er betont sowohl die physische als auch psychische Stärke der verurteilten Männer, und das teils mit kaum verborgener Bewunderung: Mat-

26 Hagendorn (1605–1620), S. 177 (28.6.1614).

27 Hagendorn (1605–1620), S. 216 ff. (9.7.1616). An dem *„verschmitzten"* Nicolaus Meichsner bewunderte Hagendorn, dass er zugleich reden und reiten konnte: Hagendorn (1605–1620), S. 221 (11.11.1617).

28 Hagendorn (1605–1620), S. 218 (26.6.1617).

29 Vgl. Wunder (1996), S. 125.

häus Werthfrizen, der 1612 unter die Hand des Nachrichters geraten war, sei zwar *„nicht groß*[30] *von person gewesen, seiner faust aber ein mann*“. Seine *„mannheit*“ (diesen Begriff verwendet der Seelsorger nur einmal im gesamten Text) zeigte sich aber nicht nur in seinen großen mannhaften Fäusten, sondern weil er sich *„biß in den todt, dem er unerschrocken unter die augen gegangen*“, als ein *„geistlicher ritter erzeiget*“ habe. Auch er hatte offenbar durch den im Gefängnis und damit von Hagendorn initiierten Läuterungsprozess die Transformation von äußerlicher männlicher Stärke und Physis zur ‚inneren‘ Stärke vollzogen und wurde am Ende seines Lebens durch den Geistlichen zum Ritter geadelt. Der psychischen Stärke hat er bei seiner Hinrichtung allerdings tatsächlich bedurft, denn er starb einen äußerst grausamen Tod auf dem Rad.[31]

Allen Männern ist gemeinsam, dass ihre körperliche Schönheit und Stärke mit einer vorbildlichen Haltung während der Hinrichtung korrespondierte. Sie verkörperten gewissermaßen Hagendorns Vorstellung von einer ‚idealen‘ Männlichkeit, die er auch noch unter verurteilten Straftätern zu finden vermochte: Sie waren schön, stark, jung und in religiösen Fragen gebildet, im besten Falle mit der lateinischen Sprache vertraut und schließlich gefestigt in ihrem Glauben demütig in den Tod gegangen.

Doch es gibt auch Gegenbeispiele, denn die vom Seelsorger bewunderte ideale Männlichkeit erfüllten nicht alle der von ihm als ‚schön‘ betrachteten Männer. In den Augen Hagendorns bedeutete dies, neben den zur Last gelegten Taten, nichts anderes als erhebliche Wissenslücken im Katechismus, ein miserables Betragen während der Unterweisung im Gefängnis und die missglückte Inszenierung des ‚armen Sünders‘ während der öffentlichen Hinrichtung. Der am 11. Februar 1619 exekutierte Peter Schneider, immerhin schon 39 Jahre alt, war in Hagendorns Augen zwar ein *„schöner*“ wie starker Mann, der allerdings beim Spielen einen Mitgesellen ohne Ursache erstochen und deswegen sein Leben verwirkt hatte.[32] Schneider hatte darauf vertraut, dass er wegen der großen Anzahl von Fürsprechern noch einmal mit dem Leben davonkommen werde. Hagendorn hatte ihm aber bereits während seiner Unterredungen deutlich gemacht, dass er sich keine *„sperant*“ machen sollte, es käme ihn nur umso saurer an. So kam es denn auch: Schneider erwies sich im Angesicht seines Todes als äußerst schwach und damit als wenig mannhaft, hatte *„einen traurigen, kläglichen und erbärmlichen gang gethan*“ und *„ist sehr kleinmüthig gewesen, also daß wir genug an ihm zu trösten gehabt* […]“.[33]

30 Die Bemerkung kann man auch als indirekten Hinweis darauf lesen, dass große Männer insgesamt als attraktiv angesehen wurden.

31 Hagendorn (1605–1620), S. 158 (4.8.1612). Nach Grimms Deutschem Wörterbuch bedeutete ‚Mann*sein*‘ insbesondere das biographische Alter nach der Jugend und vor dem Alter. ‚Männlich sein‘ betont dagegen eher die Tugenden, die dem Mann zugeschrieben wurden, d. h. seine Stärke, seinen Mut, seine Tapferkeit und seine Unerschrockenheit etc.

32 Hagendorn (1605–1620), S. 236 (4.2.1619).

33 Hagendorn (1605–1620), S. 237 f. (4.2.1619). Schneiders Frau war während des Verfahrens niedergekommen. Um ihren Mann vor einer Verurteilung zu bewahren, hatte sie sich bemüht, dem Richter von Wöhrd die Patenschaft für das neugeborene Kind anzutragen. Man hatte den Verurteilten jedoch frühmorgens aus der Stadt geschafft, *„damit aller-*

Der schöne Georg Merz gebärdete sich, je näher die Hinrichtung rückte, desto aufbrausender, so dass er am Tag seiner Exekution kaum mehr gebändigt werden konnte. Mannhaft und damit vorbildlich sterben ließ sich unter solchen Bedingungen nicht: Hagendorn hatte vergeblich gehofft, dass der tobende und schreiende Merz beim Anblick des Galgens doch noch mürbe und zerknirscht werden würde. Der aber machte sich in seiner Not über das Spektakel eher lustig und rief den Umstehenden „*am galgen zu: seyd getrost ihr brüder, ich komme auch* [...]", und anstatt das Vaterunser zu sprechen und sich in Demut und Reue von seinem diesseitigen Leben zu verabschieden, hatte er nur laut ins Publikum gelacht. Trotz ihrer Schönheit betrachtete Hagendorn solche Männer am Ende nur noch als Tiere, denn obwohl er bei Merz alles versucht habe, sowohl während der Gespräche im Loch als auch beim Hinausführen, habe dieser „*alle treuherzige vermahnungen im wind geschlagen und mehrenteils in gelächter gezogen*", weshalb er schließlich von ihm abgelassen hatte, „*in erwegung daß man das heiligthum nicht den hunden geben und die perlen nicht für die säue werffen solle* [...]".[34]

In den Augen Hagendorns konnten die Delinquenten offenbar ‚schön' sein, unabhängig davon, ob sie der gewünschten Inszenierung des reuigen Sünders folgten oder nicht – oder anders formuliert: Wenn Hagendorn die schönen Männer erwähnt, sind damit (zunächst) keine sittlichen oder moralischen Erwartungen verbunden. Die von ihm erkannte Schönheit war ganz physisch gemeint. Die Seele und der ‚schöne' Körper werden von Hagendorn nicht in einem Deutungszusammenhang oder in einer wie auch immer gearteten moralischen Zeichenhaftigkeit gesehen. Vor diesem Hintergrund ist es vielleicht nicht verwunderlich, dass sich auch keine abwertenden Kommentare über ein mangelndes körperliches Erscheinungsbild von Männern im Tagebuch finden. Diese äußerte er nur mit Blick auf die Straftaten und das unzureichende Verhalten der Delinquenten: In Conrad Krafft, einem ehemaligen Stadtschreiber, der wegen Betrugs und Urkundenfälschung 1614 verurteilt worden war, sieht er keinen ‚hässlichen' Mann, sondern einen alten durchtriebenen „*Schalck*", der während der Seelsorge überdies „*so hart gewesen*" sei, „*daß er die ganze zeit über, weil wir bey ihm ab= und zugegangen, nicht einen einigen zähren* [Tränen – A.B.] *vergossen*" habe. Es sind die Tränen der Reue, die Conrad Krafft nicht geweint hatte und die ihn auf seinem letzten Weg als abstoßend und wenig mannhaft erscheinen lassen.[35] Die Beispiele zeigen, dass Johann Hagendorn einen besonderen Blick für den Körper der Männer hatte und

hand fürbitten, dadurch abgeschnitten würden". Der Richter in Wöhrd, wo die Hinrichtung durchgeführt werden sollte, wurde zudem aufgefordert, „*die kindbetterin als seine gevatterin daselbst aufzuhalten, damit sie nicht, wie sie willens gewesen, neben ihren 6. kleinen unerzogenen kinderlein, den herrn einen dehmüthigen fußfall thäten*".

34 Hagendorn (1605–1620), S. 166f. (28.1.1613).

35 Hagendorn (1605–1620), S. 177, 180 (12.7.1614). Lorenz Denner, der zunächst nur eine „*schlechte reu*" gezeigt hatte, ist das Lachen schließlich doch vergangen. Er fing, je näher der Tag der Hinrichtung rückte, an, „*bitterlich zu weinen, welches nicht nur einmahl von ihm geschehen, sondern so offt ich nochmahls zu ihm kommen, hat er seine buß mit weinen bezeuget*". Hagendorn (1605–1620), S. 190f. (21.3.1615). Tränen als Ausdruck religiöser Empfind-

damit eine spezifische Männlichkeit assoziierte, doch wie hält er es mit den Frauen im Nürnberger Lochgefängnis? Hatte er auch besondere Vorstellungen von (idealer) Weiblichkeit und Anmut?

Die Frauen im Nürnberger Lochgefängnis

Da Frauen seltener hingerichtet wurden, waren sie in Hagendorns Aufzeichnungen im Vergleich zu den Männern folglich weniger repräsentiert. In den 15 Jahren seiner Tätigkeit als Seelsorger hat er lediglich 16 Frauen betreut. Die den Frauen zur Last gelegten Verbrechen bewegten sich im Spektrum von Ehebruch, Blutschande, d. h. dem zeitgleichen Verhältnis mit einem Vater und Sohn, Giftmord und nicht zuletzt Kindsmord, demnach Verbrechen, die den Zeitgenossen als besonders verabscheuungswürdig galten. Vor diesem Hintergrund ist es vielleicht kaum verwunderlich, dass er über die Frauen nur wenig berichtet und kaum etwas Positives. Äußerliche ‚Schönheit' vermochte er bei den verurteilten Frauen nicht zu sehen, geschweige denn zu beschreiben – eher das Gegenteil war der Fall. Weibliche Anmut (als Synonym für weibliche Schönheit[36]) erkennt er allenfalls in ihrem Verhalten während der Gespräche in der Zelle und auf dem Weg zur Hinrichtung, d. h. wenn sie echte Reue zeigten und sich demütig in ihr Schicksal fügten. Wenn er sich überhaupt zu einer Bemerkung über das Äußere einer Frau hinreißen lässt, so sind es eher allgemeine Beschreibungen, die mit Blick auf die Frauen jedoch keinen Zweifel an seiner Ablehnung erkennen lassen: Sie werden als alte „*Vettel*"[37] oder verlebtes Weib bezeichnet, um auf ihr Alter und die Verwerflichkeit ihrer begangenen Taten zu verweisen. Auch die nicht mehr ganz junge Giftmörderin Barbara Dallerin hat er so beschrieben, ebenso wie Kunigunda Köchin, die das Opfer von Benedict Schiernbein geworden und mit dem Messer im Gesicht schwer verletzt worden war.[38] Die verurteilte Kindsmörderin Anna Diepolts,

samkeit galten schon im Mittelalter als aufrichtiges Zeichen des Glaubens, mehr noch, als ‚Tummelplatz' der Engel, vgl. Grochowina (2005), S. 79; Lutz (1999), S. 48.

36 Vgl. Eco (2004), S. 216.

37 Hagendorn (1605–1620), S. 227 (13.8.1618). In Grimms Deutschem Wörterbuch findet man zur Wortherkunft von ‚Vettel': vetula/altes Weib; vetulus/ältlich; vetus/alt. Im 15. Jahrhundert entstand das Wort Vettel zunächst aus dem spätmittelhochdeutschen *vetel*, einem in studentischen Kreisen mit der Bedeutung ‚liederliches Frauenzimmer' verwendeten Begriff. Daraus ergab sich schließlich die Bedeutung im Sinne von ‚unzüchtige Frau mit hexenhaftem Aussehen'. Später verwendete man den Begriff allgemein abwertend für eine alte Frau mit verdorbenem Charakter oder unappetitlicher, hässlicher Erscheinung.

38 Hagendorn (1605–1620), S. 217 (20.3.1617) Dass er kaum Mitgefühl mit dem übel zugerichteten Opfer zeigte, lag in diesem Fall möglicherweise daran, dass Kunigunda mit Schiernbeins ‚Anhang' in Streit geraten war und Hagendorn sie wohl nicht für viel besser hielt als den Gewalttäter. Die abwertende Beschreibung straffälliger Frauen als ‚alte Vettel' oder ‚Landvettel' findet sich auch in den strafrechtlich relevanten Quellen und war mitnichten eine Eigentümlichkeit Hagendorns. Auch Barbara Zainerin, die man unter anderem wegen Gotteslästerung und Unzucht mit Ruten schlug und der Stadt verwies,

die 1619 mit dem Schwert gerichtet worden war, hat er gleichfalls als Vettel bezeichnet, obschon sie erst 20 Jahre alt war. Hagendorn brachte damit seinen ganzen Abscheu gegenüber dem Verbrechen zum Ausdruck, denn sie hatte ihr Kind unmittelbar nach der Geburt getötet. In der 41-jährigen Barbara Zeiler, verurteilt wegen Unzucht und Blutschande, sah er „*ein starckes feistes weib*", das sich während der Unterweisung zwar „*zimmlich wol gehalten*" hatte, allerdings „*nicht so starck im glauben*" war. Sie sei auch, bemerkte der Seelsorger durchaus kritisch, eher um ihren Hut besorgt gewesen, den sie auch nach ihrem Tod ordentlich verwahrt wissen wollte. Ihre Stärke manifestierte sich augenscheinlich nur in ihrer Körperfülle und der Sorge um ihren irdischen Besitz, nicht aber in ihrem Glauben, der bei den Frauen überhaupt häufig nur schwach ausgeprägt gewesen sei.[39] Während für Hagendorn die Verbrechen der verurteilten Männer kaum eine Rolle für den Erfolg seines Bekehrungswerkes spielten, bestimmten die Taten der Frauen deutlich die eher negative und abwertende Haltung des Seelsorgers gegenüber den armen Sünderinnen. Immerhin bereiteten die Frauen ihm weniger Schwierigkeiten auf dem Weg zur Hinrichtung als so mancher Mann. Sie fügten sich, wenn auch manches Mal zögerlich und weniger beherzt als die Männer, in ihr Schicksal. Die junge Elisabeth Mechtlin etwa zögerte den Ablauf der Hinrichtung durch ihr langwieriges Beten auf der Hinrichtungsstätte derart hinaus, dass der Nachrichter darüber die Geduld verlor und beim ersten Streich zunächst nur den Kopf an der Seite traf. Er musste erneut ansetzen, während die Verurteilte unablässig unter Schmerzen schrie. Elisabeth war „*also übel gerichtet worden, darzu sie zwar nicht wenig ursache gegeben hat. Sie hat ihr und uns den lezten tag sauer genug gemacht, doch will ich hoffen, sie seye wol und christlich gestorben.*"[40]

Die verurteilten Frauen im Nürnberger Loch waren in den Augen Hagendorns häufig ungebildet, schwach und kleinmütig, aber sie gingen immerhin in der Regel gutwillig und geduldig in den Tod. Schönheit, Jugend und damit einhergehend Stärke, so lässt sich zusammenfassen, sieht Hagendorn dagegen nur bei den Männern, und sie fielen ihm direkt ins Auge, denn die physischen Auffälligkeiten werden nicht etwa beiläufig, sondern als erster Eindruck am Anfang eines Eintrags erwähnt, sind also explizit auf die äußere Erscheinung des Männerkörpers und dessen Konstitution bezogen. Die Stärke als ein zentrales Attribut konnte und sollte sich aber – mit seiner Unterstützung – durchaus auch in einem gefestigten Glauben und Vertrauen auf Gott manifestieren. Diese Stärke im Angesicht des Todes war aber nicht zwingend geschlechtsspezifisch determiniert, denn auch Frauen haben sich in der Wahrnehmung Hagendorns in der Gefängniszelle und auf der Richtstätte durchaus als ‚stark' erwiesen. Das aber war nur die Ausnahme: Auf die ‚Krone' des ewigen Lebens

wird in den sog. Haderbüchern des Nürnberger Rates als „*ein gemeine Vettel*" und „*mainaydige Vettel*" bezeichnet. Vgl. StaatsAN, Bestand AstB 199, Haderbuch, Nr. 217 (25.1.1606).

39 Hagendorn begründet die geringe religiöse Bildung der Frauen damit, dass sie vom Lande und daher nicht häufig in der Kirche gewesen seien. Hagendorn (1605–1620), S. 109 (23.6.1605) und S. 236 (4.2.1619).

40 Hagendorn (1605–1620), S. 142 (28.2.1611).

konnte nur Barbara Dallerin, die Giftmörderin, zumindest hoffen, weil sie sich während der Seelsorge sehr „*thätig*“ gezeigt und viel gebetet hatte. Der ‚schöne‘ Raubmörder Sebastian Geßner hingegen wurde am Ende seines Lebens zum ‚geistlichen Ritter‘ geadelt, obwohl er in ihm zunächst nur einen Säufer und Vielfraß gesehen hatte.[41] Der Befund ist vor dem Hintergrund der eingangs skizzierten Geschlechterdifferenzierung und -hierarchisierung (mit lutherischer Einfärbung) in der Frühen Neuzeit wenig überraschend. Dass er sich über die körperlichen Attribute der von ihm betreuten Frauen nicht positiv äußert, ist sicher noch am schlüssigsten mit der sittenstrengen Haltung eines Geistlichen zu erklären, sein besonderer Blick auf die Männer dagegen nicht. Die ‚schönen‘ Männer wirken in dem Text eigentümlich fremd und irritierend, werden aber doch zu häufig erwähnt, als dass man sie als bedeutungslos abtun sollte. Woher kommt dieser spezifische Blick Hagendorns auf den männlichen Körper und was sagt er über die Männlichkeit des lutherischen Seelsorgers aus?

Ein Nürnberger Seelsorger im 17. Jahrhundert

Der Nürnberger Theologe Veit Dietrich war davon überzeugt, dass das Amt des Pfarrers besondere Voraussetzungen und Qualifikationen erfordere und nicht jeder Geistliche zum Seelsorger berufen sei. Denn „*wo ein Kirchendiener ambts halb hingehen, ein kindlein taufen, einen kranken mit dem hochwirdigen sacrament bewaren und mit Gottes wort trösten oder sonst jemand von sünden entbinden soll, da dienet er seinem nechsten mit dem höchsten und grösten dienst, der auf erden kann fürfallen*“.[42] Als Vorbild musste der Seelsorger einen exemplarischen Lebenswandel pflegen, und sein Handeln und Wirken sollte aus dem Amt heraus, das ihm von Gott aufgetragen worden war, bestimmt sein. Pfarrer*sein* war ein Lebensstil, der hohe Erwartungen an den Amtsträger stellte. Die Forschung[43] hat daher die besondere Modellhaftigkeit des Pfarrhauses und seine Vorbildfunktion für Ehe und Familie als patriarchale Einheit betont. Neuere Arbeiten über Selbstzeugnisse lutherischer und reformierter Geistlicher weisen jedoch vermehrt darauf hin, dass das Zusammenleben der Familien im Pfarrhaushalt sich bei genauerem Hinsehen nicht immer als harmonisches Familienidyll herausstellte. Männer, Geistliche zumal, wurden in der sog. Hausväterliteratur und in den Texten und Predigten lutherischer Geistlicher wie Veit Dietrich daher zu einem spezifischen Konzept von Männlichkeit angehalten, das nicht

41 Pillar (2007), S. 82, stellt allerdings fest, dass Frauen in der Regel auch in privaten Aufzeichnungen und Selbstzeugnissen gesichtslos und schemenhaft bleiben, man erfährt nichts über ihre äußere Erscheinung. Hagendorn (1605–1620), S. 158 (4.8.1612) und S. 228 (13.8.1618).

42 Dietrich (1961), S. 489.

43 Zu Selbstzeugnissen von protestantischen Geistlichen insbesondere des 17. Jahrhunderts, die zu den häufigsten Verfassern dieser Literaturgattung gehören, vgl. Heiligensetzer (2006); zur Diskussion von Selbstzeugnissen und Ego-Dokumenten den ausführlich referierten Forschungsstand bei Henny (2016), S. 29–47.

selten mit der von ihnen erwarteten Rolle des Herrschers über die Frau und über den Haushalt kollidierte.[44]

Ob Hagendorn mit den von ihm erwarteten Männlichkeitskonzepten und -erwartungen haderte, lässt sich nur schwer mit seinem hinterlassenen Text beantworten. Bei dem hier vorliegenden Tagebuch handelt es sich nicht um eine Form des autobiographischen Schreibens, denn persönliche Informationen aus dem Leben des Seelsorgers erscheinen nur spärlich, und auch sein privates Leben wird an keiner Stelle thematisiert.

Warum er seinen Bericht überhaupt verfasst hat, darüber schweigt sich Hagendorn aus. Er hat vermutlich keinen direkten Auftrag erhalten, seine Erfahrungen und Beobachtungen im Lochgefängnis schriftlich niederzulegen. Seine Amtsvorgänger und Nachfolger haben keine schriftlichen Berichte hinterlassen, sondern sind ihrer Auskunftspflicht mündlich nachgekommen. Darüber hinaus ist der Text keiner breiten Öffentlichkeit zugänglich gewesen, sondern stand, weil strafrechtlich relevante Gegenstände verhandelt wurden, wohl unter Geheimhaltungspflicht. So ist zu vermuten, dass Hagendorns Schrift aus persönlichem Antrieb entstanden ist, vielleicht motiviert aus dem Bedürfnis heraus, Rechenschaft über sein Tun vor Gott und der Obrigkeit abzulegen. Vielleicht waren ihm auch seine ‚Kollegen' Maister Franntzn, der seine Hinrichtungen genauestens bilanzierte, und Wolfgang Lüder (1562–1624) Inspiration. Letzterer war gemeinsam mit Hagendorn seit 1605 für die Seelsorge im Lochgefängnis zuständig und zugleich Diakon an der Kirche St. Sebald. Wolfgang Lüder war über seine seelsorgerische Tätigkeit hinaus Chronist der Nürnberger Geschichte, die er in mehreren Bänden mindestens bis zum Jahre 1618 verfasst hat, und auch einige geistliche Gedichte und Lieder stammen aus seiner Feder.[45] Vielleicht mochte Hagendorn ihm in dieser Hinsicht nicht nachstehen und sich als ‚schreibender' Theologe im Gedächtnis der Stadt verewigen.[46] Trotz der genannten Einschränkungen ermöglicht der Text jedoch Einblicke in die Gedankenwelt des Geistlichen und seinen Blick

44 Vgl. Heiligensetzer (2006), S. 25; Wahl (2000), S. 167–230. Dass auch katholische Seelsorger in der Frühen Neuzeit nicht vom gesellschaftlich geformten Männerbild ablassen konnten, zeigt Dürr (1998), S. 76. Priester handelten demnach wie andere Männer auch, was sich in den Visitationsakten des 16. und 17. Jahrhunderts gut nachvollziehen lässt. Zu den komplexen Rollenerwartungen protestantischer Theologen an (Ehe-)Männer in der Frühen Neuzeit vgl. Hendrix (1995), bes. S. 180.

45 Es handelt sich um eine achtbändige Chronik der Stadt von den Anfängen bis ins Jahr 1618. Heute sind zwei unterschiedlich gestaltete Abschriften bekannt, von der einen acht, von der anderen Ausgabe nur zwei Bände. Beide sind unvollständig, ergänzen sich jedoch. Mit Blick auf den Aufbewahrungsort wird zwischen der Nürnberger und der Weimarer Handschrift unterschieden. Die Nürnberger Handschriften (acht Bde.) sind zu finden im StaatsA Nürnberg, Bestand Rep. 52a, 46–53. Der zweite und der letzte Band werden in der Landesbibliothek Weimar verwahrt, Sign. Hss. Q 123 (1616) und Q 133 (1619). Diese Bände sind wohl von Lüders Hand, während es sich bei der Nürnberger Überlieferung um Kopien handelt.

46 Jürgens (1998), S. 434, bezeichnet Lüder und andere Geistliche der Zeit als Theologen ärmerer Herkunft, die im 17. Jahrhundert versuchten, sich als Schriftsteller einen Namen zu machen.

auf die Gefangenen und die Art und Weise, wie er mit ihnen umging. Er gibt Hinweise auf die Persönlichkeit Johann Hagendorns und nicht zuletzt vielleicht Antworten auf die Frage, warum er die ‚schönen' Männer sieht.

Über die persönlichen Lebensverhältnisse und Überzeugungen des Nürnberger Seelsorgers weiß man nur wenig. Geboren wurde er am 1. Oktober 1563 in Hersbruck[47], einer mittelfränkischen Kleinstadt im Landkreis Nürnberg. Neben seiner Tätigkeit als Gefangenenseelsorger war er seit 1596 Diakon an St. Sebald, einer der Hauptkirchen Nürnbergs in unmittelbarer Nähe zum Rathaus, wo in den Kellergewölben auch das Gefängnis lag. Der Geistliche war zweimal verheiratet. Seine erste Frau Magdalena Dürnhofer, eine Nürnberger Pfarrerstochter aus bescheidenen Verhältnissen, hatte er 1597, ein Jahr nach seiner Festanstellung, geheiratet. Sie ist vermutlich Anfang des Jahres 1615 verstorben. Aus dieser Ehe ging ein Sohn, Johann Joachim Hagendorn (1605–1681), hervor.[48] Am 6. März 1616 erfolgte die zweite Eheschließung mit Ursula Ludwig (geb. 1584), ebenfalls eine Pfarrerstochter aus Nürnberg. Drei Jahre später wurde der zweite Sohn Johann Ludwig (1619–1668) geboren.

Hagendorn war zwischen dem Tod der ersten und der Heirat mit der zweiten Ehefrau, folgt man den führenden protestantischen Theologen der Zeit, ein überaus verletzlicher und gefährdeter, weil unverheirateter Mann. Nach Veit Dietrich war gerade die Ehe eine ‚unverzichtbare Medizin', um insbesondere Männer vor der Krankheit des Verlangens zu schützen, denn sie seien, wie die meisten Menschen, nicht in der Lage, außerhalb der Ehe keusch zu leben.[49] Hagendorns Lebenssituation während seines Witwenstandes war vermutlich schwierig und hatte wenig gemein mit der vielfach hervorgehobenen und idealisierten patriarchalen Männlichkeit, die den protestantischen Pfarrhaushalt regieren sollte. Ob er seine Ehen und damit die Gründung eines Hausstandes als Last empfunden hat, auch weil die wirtschaftlichen Verhältnisse wohl schwierig waren, lässt sich aufgrund fehlender Quellen derzeit

47 Hersbruck gehört zum Landkreis Nürnberger Land. Die Stadt lag im Mittelalter an der ‚Goldenen Straße' von Nürnberg nach Prag, d.h. an einer der wichtigsten Handelsrouten. 1504 fiel die Stadt im Gefolge des Landshuter Erbfolgekriegs an die 30 km entfernte Reichsstadt Nürnberg.

48 Über weitere, frühzeitig verstorbene Kinder gibt es derzeit keine Hinweise. Im Familiengrab der Hagendorns werden keine weiteren im Kindesalter verstorbenen Nachkommen aufgeführt, vgl. Hirschen (1756), S. 50. Simon (1965), S. 84, nennt nur den erstgeborenen Sohn namentlich und zwei Töchter, die allerdings an keiner anderen Stelle belegt werden. Das auch bei Hagendorn festzustellende hohe Heiratsalter, das lange nach der juristisch festgelegten Rechtsmündigkeit lag, beruhte häufig, so Wunder, auf dem langen Prozess, den wirtschaftlichen und sozialen Anforderungen des Ehestandes auch finanziell überhaupt gerecht werden zu können. Auch der aus einfachen Verhältnissen stammende Hagendorn war erst mit der Übernahme des Amtes in St. Sebald überhaupt in der Lage, einigermaßen eine Familie zu versorgen. Das wohl besser vergütete Amt eines Kirchenverwalters in St. Sebald hatte er erst wenige Jahre vor seinem Tod übertragen bekommen. Vgl. Wunder (1996), S. 141.

49 Hendrix (1995), S. 182.

nicht beantworten.[50] Dass der Vater mitunter schwer an seiner Amtswürde getragen hat, lässt zumindest die Widmung erahnen, die Johann Ludwig Hagendorn, der zweite Sohn des Seelsorgers, vermutlich nach 1634 unter einem Kupferstich seines Vaters anbringen ließ: „Aus solchem Bild erkenne ich gleich den erwürdigen Vater, kaum glücklicher als sein Nachgeborener. Aber um nicht der Geringste an Bildung und Alter zu sein, stelle ich den Nachfahren seine Gestalt vor Augen, die ohne Zweifel den unvergänglichen Ruhm des frommen Gottesmannes befestigt."[51]

Johann Hagendorn war, so die Botschaft, kein ‚glücklicher' Mann, ein Schicksal, das offenbar auch der Sohn teilte. Woher dieses Unglück rührte und ob es seine Wahrnehmung des männlichen Körpers erklären könnte, ist aus der lückenhaften Biographie nur schwer zu schließen.

Dies gilt auch für die Frage, ob sich aus Hagendorns Blick auf die ‚schönen' Männer etwa homoerotische Neigungen herauslesen lassen könnten. Dafür sind die Informationen nicht nur zu spärlich, man wird sie in einem Text wie dem vorliegenden wohl auch kaum erwarten dürfen.[52] Feststellen lässt sich jedoch, dass Mann*sein* und Männlichkeit(en) der Inhaftierten im Nürnberger Lochgefängnis für Hagendorn in einer so unmittelbaren Körperlichkeit in der Enge der Gefängniszelle auch visuell erfahrbar wurden, wie sie ihm als einfacher Diakon vor seinem Dienst als Gefangenenseelsorger wohl unbekannt waren. Diese Eindrücke waren spektakulär, weil öffentliche Hinrichtungen auch in einem so strikt regierten Gemeinwesen wie dem der Reichsstadt Nürnberg nicht alltäglich waren. Spuren dieser ‚Körpererfahrung' haben dann, so eine mögliche Lesart, schließlich auch Eingang in seine Berichte gefunden.[53]

Hagendorn starb im Jahre 1624 im Alter von fast 61 Jahren. Mit Blick auf den alternden Körper des Seelsorgers lässt sich daher auch fragen, ob nicht

50 Hendrix (1995), S. 185f., belegt, dass einige Geistliche geschockt waren über die Last der Verantwortung, die die Gründung eines Hausstandes mit sich brachte. Auch der Theologe Veit Dietrich war überzeugt, dass sich in den meisten Ehen große Konflikte zeigten und es insbesondere den Ehemännern oblag, diese zu mindern. Eine derartige Skepsis war möglicherweise ein Grund, warum der Geistliche selbst erst spät geheiratet hat. Dietrich (1972), S. 129f.

51 Die Widmung auf Abb. 1 lautet: „*Tali ex effigie sanctum modo nosco parentum, vix post bumo felicior: Sed ne sim minimus cuitu natugs, figuram sisto videndam posteris, quae non obscure confirmat non morientem mystae fidelis gloriam. M.*[agister] *Joh.*[annes] *Ludovicus Hagendorn, Ecclae ad D. AEgidi Symmysta.*"

52 Nach Dinges beginnt die große Zeit einer sexualitätszentrierten Konstruktion männlicher Körperlichkeit und der Bekenntnisse hinsichtlich persönlicher Präferenzen und Orientierungen überhaupt erst mit dem massenwirksamen Onanie-Diskurs des ausgehenden 17. und insbesondere 18. Jahrhunderts. Vgl. Dinges (2006), S. 73; zum mann-männlichen Begehren in früheren Zeiten vgl. hingegen Hergemöller (1998).

53 Die ‚Körperlichkeit' und unmittelbare Nähe der Verurteilten, die zum Teil wochenlang in ihren Zellen dahinvegetieren mussten, war vermutlich nicht selten auch eine Zumutung. So berichtet der Seelsorger über Valentin Brummeyer, der an einer Hautinfektion (Erbgrind) gelitten hatte, er habe so sehr gestunken, dass niemand neben ihm bleiben wollte. Hagendorn (1605–1620), S. 202 (19.10.1615).

die Erfahrung von Schwäche und Krankheit als Krise der eigenen Männlichkeit den Blick auf den jungen und starken Männerkörper erklären könnte[54], weil Krankheit ein zentraler Bezugspunkt für die Subjektivierung als Mann ist[55]. Der Geistliche war bei seinem Dienstantritt mit 42 Jahren ganz offenkundig nicht mehr jung – darauf hatte er nachdrücklich bei seiner Einstellung hingewiesen, ebenso auf seine schwache körperliche Konstitution, als der Rat nachfragen ließ, ob er sich für die Seelsorge der Verurteilten im Loch in Dienst nehmen lassen wolle.[56] Als er schließlich doch einwilligte – aus ‚Gehorsam' gegenüber seiner Obrigkeit, wie er selbst betonte –, so tat er es doch mit erheblichen Zweifeln, weil ihm das Amt sehr schwer würde „*fürfallen*", weil er „*doch von den starcksten keiner wäre*". Er bat daher darum, dass der Rat ihm über „*sein vermögen nicht etwas auftrage*[n]" würde, was seine Kräfte übersteige. Seine körperliche Konstitution stand demnach im deutlichen Widerspruch zu den Herausforderungen, die das Amt eines Seelsorgers seiner Ansicht nach mit sich brachte.[57] Hagendorn war offenbar nur wenig begeistert von der Aussicht darauf, regelmäßig zu den Gefangenen ins Lochgefängnis hinabzusteigen, seinen Pflichten und seinem (von Gott aufgetragenen) Amt wollte er sich aber doch nicht entziehen. Dass das Amt zusätzlich Einnahmen zu seinem Einkommen als Diakon versprach, hat die Entscheidung möglicherweise befördert.

In den von ihm verfassten Berichten stellt Hagendorn keinen direkten Zusammenhang zwischen seinem körperlichen Zustand und den physischen Anstrengungen im Loch her. Er macht die seelsorgerische Tätigkeit an keiner Stelle explizit verantwortlich für seinen schlechten Gesundheitszustand, aber die wenigen Hinweise auf seine körperlichen Gebrechen sprechen dennoch deutlich für Hagendorns schwache Konstitution. Er erwähnt in seinen Aufzeichnungen bereits zu Beginn im Jahre 1605 einen Besuch im Bad, wo er sich habe schröpfen lassen müssen und sich daher bei der Betreuung von Nicolaus von Gülchen, einem der prominentesten Gefangenen während seiner Dienst-

54 In ihrer Untersuchung zu württembergischen Leichenpredigten stellt auch Talkenberger die besondere Bedeutung von Krankheiten für die männliche Lebensgestaltung heraus, denn eine Krankheit war eine Störung der Leistungsfähigkeit einer Person, die Einschränkungen bei der von ihr normalerweise erwarteten Erfüllung von Aufgaben und Rollen mit sich brachte. Eine Krankheit und damit einhergehend ein Karrierebruch konnten jedoch auch eine Befreiung von Rollen- und Aufgabenverpflichtungen sein. Entscheidend war allerdings, dass die Krankheit finanzierbar war. Vgl. Talkenberger (1998), S. 31, 60.

55 Vgl. Dinges (2006), S. 79.

56 Für das Amt des Seelsorgers hat man sich nicht im klassischen Sinne beworben, sondern der Rat, der seit Einführung der Reformation in Nürnberg alle Angelegenheiten der Kirchenverwaltung und der Ehegerichtsbarkeit kontrollierte, fragte beim Kirchenamt bzw. dem Kirchenpfleger nach, ob man einen geeigneten Kandidaten empfehlen könnte.

57 Hagendorn (1605–1620), S. 106 (21.7.1605). In Anbetracht der existentiellen Rolle, die der Körper als wichtiges ökonomisches Potential offensichtlich für die Lebensgestaltung der Menschen spielte, erstaunt es nicht, so Pillar, dass Überlegungen zur eigenen körperlichen Konstitution oder Beschreibungen körperlicher Ereignisse häufig in Lebensberichten Eingang fanden. Vgl. Pillar (2007), S. 37.

zeit, zunächst durch seinen Kollegen Wolfgang Lüder vertreten ließ.[58] Am 8. Juli 1613 schreibt er über den schwierigen Einsatz bei Georg Bruckner, der sich über Wochen „*wie ein böser Mensch gehalten, gewütet und getobet*“ hatte, „*als wann er unsinnig wäre, die ketten zerrissen*“ und den Ofen im Turm eingeworfen habe. Er selbst sei „*dazumahl am rothlauff*[59] *darnieder gelegen, sonsten hätte ich auch zu ihm hinab gehen müssen, da er sich abermahl wie ein böser mensch gehalten* […]“[60]. Man kann förmlich die Erleichterung Hagendorns herauslesen, dass ihn seine Krankheit gehindert hatte und ein anderer sich zunächst der kräftezehrenden Aufgabe stellen musste, den Verurteilten zu beruhigen.[61] Mit solchen gewalttätigen Ausbrüchen und Gefühlsschwankungen wurde ein Pfarrer in seiner Gemeinde in der Regel nicht behelligt, und die Konfrontationen mit den Gefangenen waren auch körperlich insbesondere dann eine Herausforderung, wenn sich die Verurteilten seinem Seelenrettungswerk einfach nicht fügen wollten.

Als besonders renitent und anstrengend erwiesen sich in den Augen Hagendorns häufig Katholiken wie Hans Schrenker, der in seiner Zelle wütete und sich „*auch übler als übel*“ verhalten habe. Obwohl der Verurteilte um einen Priester gebeten hatte und er „*fast 2 ganze stunden mit ihm zugebracht*“ und sich „*fast heischer geschrien*“ hatte, konnte er am Ende doch nur wenig ausrichten. Solche Niederlagen belasteten den Geistlichen so sehr, dass er schließlich resignierte und es ihm zuweilen die Sprache verschlug.[62] Die (schwache) körperliche Konstitution vermochte der Geistliche in seinen Dienstberichten jedoch für seine männliche Selbstkonstruktion zu instrumentalisieren, denn er konnte sie – bei aller körperlichen Beeinträchtigung im Alltag – für sein Seelenrettungswerk dienstbar machen: Auch wenn sein eigener Körper aufgrund seines Alters nicht (immer) funktionierte und gerade jene äußeren Zeichen vitaler Männlichkeit, die ihm bei den jugendlichen Delinquenten ins Auge fielen, im Schwinden begriffen waren, so tat er seinen Dienst im Auftrag der Obrigkeit und damit für Gott. Sein Schreiben lässt sich damit auch als ein Akt der Selbstvergewisserung der seelsorgerischen Position interpretieren, was gewissermaßen als Stabilisierungserfahrung (s)einer prekären Männlichkeit gedeutet wer-

58 Hagendorn (1605–1620), S. 109 (19.12.1605).

59 Vermutlich Ruhr oder Blutdurchfall, der häufig von Fieber und Schmerzen begleitet und zumeist über verseuchtes Trinkwasser oder Fliegen übertragen wurde, vgl. Jankrift (2013), S. 105–112.

60 Hagendorn (1605–1620), S. 167 f. (8.7.1613).

61 Das unberechenbare Verhalten Bruckners war ebenso Gesprächsthema im Rat, und man befragte auch den Nachrichter, „*wie er ime den Pruckner, wann er sich abermals ungestumb erzeigen sollte, hinaus zu bringen getraue* […]“. Diefenbacher (2010), S. 184, Ratsverlass vom 3.7.1613.

62 Es versteht sich von selbst, dass sich Hagendorn in solchen Fällen diese Mühe auch im Diesseits entsprechend entlohnen ließ: „*Auf unsere ansuchung bey Herrn Öhlhaffen, losungsschreiber, ist uns unsere verehrung in duplo gereichet worden, weil wir 11. ganzer tag bey ihnen ab= und zugegangen und grosse mühe und arbeit mit ihnen gehabt haben. Gott gebe, daß solche bey ihnen wohl angewendet worden seye.*“ Hagendorn (1605–1620), S. 128 (9.3.1609) und S. 187 (25.10.1614).

den kann, auch wenn Hagendorn auf den ersten Blick eher wenig über sich selbst und nahezu ausschließlich über sein Gegenüber schreibt.[63]

Die wenigen Einblicke, die Hagendorn in seine persönlichen Verhältnisse gibt, und auch das einzig erhaltene Portrait zeigen, dass der Seelsorger das physische Gegenbild zu jenen Männern war, die er in seinen Berichten als jung, stark und schön beschreibt: Er selbst war ein alternder und gebrechlicher Mann, der selbst den süßen Wein, den man ihm bei einem Gastmahl im Loch angeboten hatte, habe ablehnen ‚müssen', weil sein Körper diesen nicht gewohnt sei.[64] Vielleicht war es die eigene körperliche Schwäche, die ihn auf Männerkörper – obwohl von wochenlanger Haft, Folter und Entbehrungen gezeichnet – aufmerksam werden ließ. Die von ihm erkannte – wenngleich nicht näher bestimmte – Schönheit speiste sich offensichtlich nicht (oder nicht nur) aus religiösen Werten (Wissen) und der Bereitschaft, sich in die obrigkeitlich inszenierten Hinrichtungen zu fügen. Sie war durchaus auch physisch gemeint, eine nahbare Körperlichkeit überdies, der ein normaler Pfarrer während seiner Gemeindearbeit vermutlich selten begegnete.

Die ‚schönen' und zumindest jungen Männer aus einfachsten Verhältnissen stellten die Mehrzahl der verurteilten Straftäter und gehörten einer Bevölkerungsgruppe an, die vor der Hinrichtung überhaupt zum ersten Mal engeren Kontakt mit einem Geistlichen hatte. Doch auch wenn der Seelsorger die schönen, jungen und starken Männer zuweilen bewunderte, wirklich beeindrucken konnten ihn die ‚schönen' Männer nur, wenn sie den vom Seelsorger erwarteten Kanon religiöser Bildung kannten und sich in ihr von Gott bestimmtes Schicksal fügten, so wie der zunächst in seiner Zelle tobende Georg Bruckner, der schließlich den Seelsorger in den letzten Minuten seines Lebens doch noch rühren konnte. Denn

> wie er sich zu=vor als ein grimmiger und reissender wolff erzeiget, also ist er hernach als ein gedultiges lämblein an seine marter gangen. Fast den ganzen weg hinaus bitterlich geweinet und viel leut, sonderlich das weiber volck, zum mitleiden und weinen hier=durch beweget, daß ich auf die lezte nimmer unter das volck dörffen sehen, damit sie mich auch nicht mit ihnen weich machten.[65]

63 Auch deren kranke Körper thematisiert der Geistliche in seinen Berichten. So schreibt er über den verurteilten Lorenz Stadelmann, dass dieser sehr gern gestorben und selbst der Meinung gewesen sei, er habe wegen seiner unzähligen Sünden den Tod verdient. Der Seelsorger vermutete allerdings die Ursache für diese Einsicht weniger in dessen Gottesfurcht, sondern „*weil er die franzosen, schierkolben und allerley bettlers krankheiten am halß gehabt und mit sich in das loch=gefängnüß gebracht hat. Darum ist er desto williger gewesen zu sterben, damit er nur seiner marter abkäme.*" Hagendorn (1605–1620), S. 159f. (1.10.1612). Von dem viertägigen Fieber, das Nicolaus Meichsner im Lochgefängnis befallen hatte, wurde er durch den Nachrichter „*entlediget*", der ihm „*etwan dafür an hals gehencket*" hatte. Hagendorn (1605–1620), S. 222 (11.11.1619).

64 Die servierten Bratwürste und Eier hatte er bei aller Bescheidenheit dann aber doch gegessen. Hagendorn (1605–1620), S. 241 (17.4.1619).

65 Hagendorn (1605–1620), S. 168 (8.7.1613). Bruckner ist allerdings der einzige Verurteilte, der offenbar das Herz des Seelsorgers etwas erweichen konnte.

Hagendorns Berichte über die Begegnungen mit den zum Tode Verurteilten im Nürnberger Lochgefängnis ermöglichen Einblicke in Vorstellungen über idealisierte Männlichkeit und Mannsein unter den extremen Bedingungen der Strafverfolgungspraxis der Frühen Neuzeit, wie man sie für diese Zeit nur selten erfährt. Mann*sein* zeigte sich dabei sowohl physisch im Männerkörper als auch im Habitus der Verurteilten angesichts des Todes, wenn sie ihre Taten aufrichtig bereuten. Der schöne und junge Männerkörper wurde auf der Richtstatt vor aller Augen zerstört, doch die Schande der öffentlichen Hinrichtung war bald vergessen. Sie währte nur einen kurzen Augenblick, so das Versprechen des Theologen Veit Dietrich, denn „*wenn der Körper in Unehren da am Galgen hängt oder in der Erde liegt, werden die Engel Gottes* seine *Seele in allen Ehren Gott entgegen tragen.*"[66] War das erreicht, dann hatte Johann Hagendorn seine Aufgabe erfüllt und – so oder so – auch über seinen eigenen schwachen Körper triumphiert.

Bibliographie

Archivalien

Staatsarchiv Nürnberg (StaatsAN)
Bestand Amts- und Standbücher (AstB) 199, Haderbuch, Nr. 217
Bestand Rep. 52a, 46–53

Quellen

Diefenbacher, Michael (Hg.): Die Henker von Nürnberg und ihre Opfer. Folter und Hinrichtungen in den Nürnberger Ratsverlässen. Bearb. von Manfred H. Grieb. (= Quellen und Forschungen zur Geschichte und Kultur der Stadt Nürnberg 25). Nürnberg 2010.
Dietrich, Veit: Agendbüchlein für die Pfarrhern auff dem Land [1542/1545]. In: Sehling, Emil (Hg.): Die evangelischen Kirchenordnungen des XVI. Jahrhunderts. Bd. 11: Bayern, Teil 1: Franken. Tübingen 1961, S. 487–553.
Dietrich, Veit: Ein kurz vermanung an die Eheleut/wie sie sich im Ehestandt halten sollen. Nürnberg 1548. In: Reichmann, Oskar (Hg.): Etliche Schrifften für den gemeinen Man. (= Quellen und Forschungen zur Erbauungsliteratur des späten Mittelalters und der frühen Neuzeit 5) Assen 1972, S. 127–133.
Hagendorn, Johann: Tagebuch (1605–1620) [Germanisches Nationalmuseum Nürnberg: Bibliothek, Sign. Hs. 3857, S. 106–253].
Keller, Albrecht (Hg.): Maister Franntzn Schmidts Nachrichters inn Nürnberg all sein Richten. Nachdr. der Ausg. 1913. Mit einer Einleitung v. Wolfgang Leiser. Neustadt a. d. Aisch 1979.
Lüder, Wolfgang: Chronik der Reichsstadt Nürnberg bis 1618 (Bde. 2 und 8) [Landesbibliothek Weimar, Sign. Hss. Q 123 (1616) und Q 133 (1619)].

66 Dietrich (1961), S. 535.

Literatur

Antunes, Gabriela: Entstellte Schönheiten: Überlegungen zum mittelalterlichen Bezug zwischen Hässlichkeit des Körpers und Schönheit der Seele. In: Antunes, Gabriela; Reich, Björn; Stange, Carmen (Hg.): (De)formierte Körper. Die Wahrnehmung und das Andere im Mittelalter. Bd. 2. Göttingen 2014, S. 34–48.
Antunes, Gabriela; Reich, Björn; Stange, Carmen: Die Sicht des Hinkenden – zum Verhältnis von Wahrnehmung und Körperdeformation: Eine Einleitung. In: Antunes, Gabriela; Reich, Björn; Stange, Carmen (Hg.): (De)formierte Körper. Die Wahrnehmung und das Andere im Mittelalter. Bd. 2. Göttingen 2014, S. 9–33.
Berschin, Walter: Die Schönheit des Heiligen. In: Stemmler, Theo (Hg.): Schöne Frauen – Schöne Männer. Literarische Schönheitsbeschreibungen. Vorträge eines interdisziplinären Kolloquiums. Tübingen 1988, S. 69–75.
Dinges, Martin: Stand und Perspektiven der neuen Männergeschichte (Frühe Neuzeit). In: Bos, Marguérite; Vincenz, Bettina; Wirz, Tanja (Hg.): Erfahrung: Alles nur Diskurs? Zur Verwendung des Erfahrungsbegriffes in der Geschlechtergeschichte. Beiträge zur 11. Schweizerischen HistorikerInnentagung. Zürich 2006, S. 71–96.
Dürr, Renate: „... die Macht und Gewalt der Priestern aber ist ohne Schrancken ...". Zum Selbstverständnis katholischer Seelsorgegeistlicher in der zweiten Hälfte des 17. und 18. Jahrhunderts. In: Dinges, Martin (Hg.): Hausväter, Priester, Kastraten. Zur Konstruktion von Männlichkeit in Spätmittelalter und Früher Neuzeit. Göttingen 1998, S. 75–99.
Eco, Umberto: Die Geschichte der Schönheit. München; Wien 2004.
Evans, Richard J.: Rituale der Vergeltung. Die Todesstrafe in der deutschen Geschichte 1532–1987. Berlin 2001.
Grochowina, Nicole: Die Opfer des Herren. Das Ringen um Männlichkeiten in den täuferischen Martyrologien des 16. und 17. Jahrhunderts. In: Dinges, Martin (Hg.): Männer – Macht – Körper. Hegemoniale Männlichkeiten vom Mittelalter bis heute. Frankfurt/Main 2005, S. 69–85.
Harrington, Joel F.: Die Ehre des Scharfrichters. Meister Frantz oder ein Henkersleben. München 2014.
Heiligensetzer, Lorenz: Getreue Kirchendiener – gefährdete Pfarrherren. Deutschschweizer Prädikanten des 17. Jahrhunderts in ihren Lebensbeschreibungen. Köln 2006.
Hendrix, Scott: Masculinity and Patriarchy in Reformation Germany. In: Journal of the History of Ideas 56 (1995), S. 177–193.
Henny, Sundar: Vom Leib geschrieben. Der Mikrokosmos Zürich und seine Selbstzeugnisse im 17. Jahrhundert. (= Selbstzeugnisse der Neuzeit 25) Köln; Weimar; Wien 2016.
Henschel, Beate: Zur Genese einer optimistischen Anthropologie in der Renaissance oder die Wiederentdeckung des menschlichen Körpers. In: Schreiner, Klaus; Schnitzler, Norbert (Hg.): Gepeinigt, begehrt, vergessen. Symbolik und Sozialbezug des Körpers im späten Mittelalter und in der frühen Neuzeit. München 1992, S. 85–105.
Hergemöller, Bernd-Ulrich: Die Konstruktion des ‚Sodomita' in den venezianischen Quellen zur spätmittelalterlichen Homosexuellenverfolgung. In: Dinges, Martin (Hg.): Hausväter, Priester, Kastraten. Zur Konstruktion von Männlichkeit in Spätmittelalter und Früher Neuzeit. Göttingen 1998, S. 100–122.
Hirschen, Carl Christian: Lebensbeschreibungen aller Herren Geistlichen, welche in der Reichs-Stadt Nürnberg, seit der Reformation Lutheri, gedienet, benebst einer Beschreibung aller Kirchen und Capellen daselbst. Angefangen von C. Chr. Hirschen, auf dessen Absterben fortgesetzet und vollendet, durch A. Würfel. Nürnberg 1756.
Jankrift, Kay Peter: Krankheit und Heilkunde im Mittelalter. 2. Aufl. Darmstadt 2013.
Jürgens, Renate: Norimberga Literata. In: Garber, Klaus (Hg.): Stadt und Literatur im deutschen Sprachraum der Frühen Neuzeit. Bd. I. Tübingen 1998, S. 425–490.

Jütte, Robert: Krankheit und Gesundheit im Spiegel von Hermann Weinsbergs Aufzeichnungen. In: Groten, Manfred (Hg.): Hermann Weinsberg (1518–1597). Kölner Bürger und Ratsherr. Studien zu Leben und Werk. Köln 2005, S. 231–251.

Lutz, Tom: Tränen vergießen. Über die Kunst zu weinen. Hamburg; Wien 1999.

Martschukat, Jürgen: Inszeniertes Töten. Eine Geschichte der Todesstrafe vom 17. bis zum 19. Jahrhundert. Köln 2000.

Pillar, Gudrun: Privater Körper. Spuren des Leibes in Selbstzeugnissen des 18. Jahrhunderts. Köln; Weimar; Wien 2007.

Rohr, Ruprecht: Die Schönheit des Menschen in der mittelalterlichen Dichtung Frankreichs. In: Stemmler, Theo (Hg.): Schöne Frauen – Schöne Männer. Literarische Schönheitsbeschreibungen. Vorträge eines interdisziplinären Kolloquiums. Tübingen 1988, S. 89–107.

Rublack, Ulinka: Der Astronom und die Hexe. Johannes Kepler und seine Zeit. Stuttgart 2018.

Schmale, Wolfgang: Gender Studies, Männergeschichte, Körpergeschichte. In: Schmale, Wolfgang (Hg.): MannBilder. Ein Lese- und Quellenbuch zur historischen Männerforschung. Berlin 1998, S. 7–33.

Schmale, Wolfgang: Männergeschichte als Kulturgeschichte. In: Griesebner, Andrea; Lutter, Christina (Red.): Geschlecht und Kultur. (= Beiträge zur historischen Sozialkunde, Sondernr.) Wien 2000, S. 30–35.

Schuster, Peter: Verbrecher, Opfer, Heilige. Eine Geschichte des Tötens 1200–1700. Stuttgart 2016.

Simon, Matthias: Nürnbergisches Pfarrerbuch. Die evangelisch-lutherische Geistlichkeit der Reichsstadt Nürnberg und ihres Gebietes 1524–1806. Nürnberg 1965.

Talkenberger, Heike: Konstruktion von Männerrollen in württembergischen Leichenpredigten des 16.–18. Jahrhunderts. In: Dinges, Martin (Hg.): Hausväter, Priester, Kastraten. Zur Konstruktion von Männlichkeit in Spätmittelalter und Früher Neuzeit. Göttingen 1998, S. 29–74.

Trapp, Wilhelm: Der schöne Mann. Zur Ästhetik eines unmöglichen Körpers. Berlin 2003.

Wahl, Johannes: Lebensplanung und Alltagserfahrung. Württembergische Pfarrfamilien im 17. Jahrhundert. Mainz 2000.

Wunder, Heide: Wie wird man ein Mann? Befunde am Beginn der Neuzeit (15.–17. Jahrhundert). In: Eifert, Christiane u. a. (Hg.): Was sind Frauen? Was sind Männer? Geschlechterkonstruktionen im historischen Wandel. Frankfurt/Main 1996, S. 122–155.

Gesunde Männlichkeit und männliche Gesundheit

Perspektiven der Körperbildung im frühpädagogischen Diskurs der Spätaufklärung

Sylvia Wehren

Der Zusammenhang von Pädagogik, Gesundheit und Geschlecht

Die Schrift „Gymnastik für die Jugend" (1793), verfasst von Johann C. F. GutsMuths (1759–1839), gilt gemeinhin als Meilenstein in der Geschichte körperbezogener Pädagogik. Da sie bereits zeitgenössisch enorme Verbreitung fand, wird ihr aus bildungshistorischer Sicht zum einen die Popularisierung aufklärerischer Körpertheorie und philanthropischer Leibeserziehung zugeschrieben; zum anderen geht man davon aus, dass mit ihr der schulisch-institutionelle Diskurs zur Körperbildung begründet wurde.[1] Laut Titelzusatz konzipierte GutsMuths seinen Text über Gymnastik als „Ein Beytrag zur nöthigsten Verbesserung der körperlichen Erziehung". Mit dem Verweis auf die ‚körperliche Erziehung'[2], die zeitgenössisch die gesamten körperbezogenen Praxen der Erziehung, insbesondere für die Phasen früher Kindheit, zum Thema hatte, ist Gymnastik als Gegenstand der Behandlung in einen größeren körperpädagogischen Zusammenhang gestellt. Damit wird deutlich, dass GutsMuths die Gymnastik als notwendigen Bestandteil einer umfassenderen erzieherischen Entwicklung des Menschen verstand.

In dieser Hinsicht sind auch die weitere Gestaltung seiner Publikation sowie die gesundheitlichen Bezugnahmen zu verstehen. So findet sich in der Erstausgabe als Frontispiz ein Kupferstich.

Auf diesem ist Hygieia abgebildet, die griechische Göttin der Gesundheit. Dargestellt wird Hygieia stehend auf einem Sockel vor Bäumen, umringt wird sie von tanzenden Knaben. Ihre Insignien – Schale und Schlange – hält sie in den Händen, die Knaben tragen Pfeil und Bogen, daneben Wurfspieß und Diskus. Gewöhnlich wird Hygieia mit medizinischen und nicht mit pädagogischen Kontexten assoziiert, deshalb mag die Abbildung in einer pädagogischen Publikation zunächst verwundern. Doch vor dem Hintergrund der zeitgenössischen körperpädagogischen Diskurse werden die gewählten bildlichen

1 Vgl. Schmitt (2007), S. 216.

2 Die körperliche Erziehung, zeitgenössisch zumeist physische Erziehung, seltener auch physikalische Erziehung genannt, bildete im späten 18. und frühen 19. Jahrhundert ein eigenes Diskursfeld. Dies währte in seinen spezifischen Ausprägungen knapp 100 Jahre, von ca. 1750 bis 1850. Gerade am Ende des 18. Jahrhunderts wurde das Thema öffentlich sehr breit diskutiert, oftmals in medizinischen, aber auch in pädagogischen Kontexten. In Letzteren war die Debatte fest in erziehungstheoretischen Perspektiven verankert. Vgl. näher zu dem Diskurs der ‚physischen Erziehung' Stroß (2000), S. 30–39; Kunze (1971), S. 18–93, 108–179; Toppe (1993), S. 141–144.

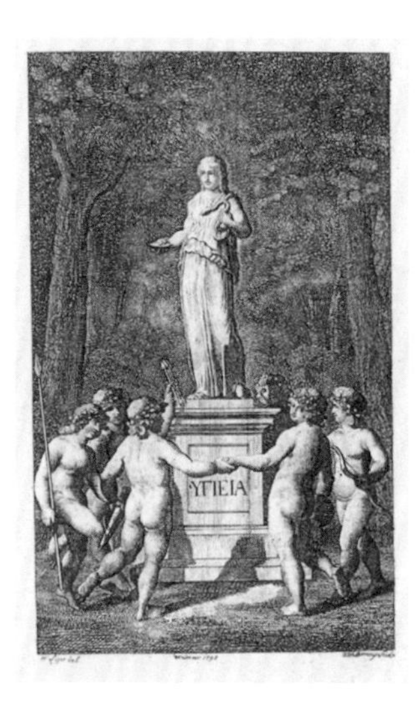

Abb. 1: Die Göttin der Gesundheit. Illustr.: Johann Heinrich Lips, Stecher: Henriette Westermayr. In: GutsMuths (1793), Frontispiz

Bezüge verständlich. GutsMuths entwickelte – ganz in Übereinstimmung mit dem Untertitel – seine Ausarbeitungen zur Gymnastik in Bezug auf die Grundfiguren der Debatten über die körperliche respektive die physische Erziehung. Dieser Diskurs zielte nicht nur auf die pädagogische Entwicklung des menschlichen Körpers, sondern ganz eigentlich auf eine allgemeine und umfassendere ‚Verbesserung des Menschengeschlechts', was im Rahmen der Rede über die körperliche Erziehung die Aufmerksamkeit nicht nur auf die leiblich-körperlichen, sondern auch auf die geistig-seelischen Entwicklungen des Individuums lenkte. Insbesondere stand daher die Debatte um die Wechselwirkung von beiden Sphären zur Diskussion. GutsMuths nimmt diese Gedanken affirmativ in Bezug auf den Zusammenhang von Pädagogik und Gesundheit auf; so sei die *„Hauptabsicht der Erziehung* [...] *schon seit Jahrhunderten, dass* [sich] *eine gesunde Seele im starken gesunden Körper"*[3] befände.

Körperlichkeit gilt der spätaufklärerischen Pädagogik in dieser Hinsicht als Medium und Mittler zu einer vollständigen Ausbildung des Menschen. Stete inhaltliche Rückbezüge zur Antike, wie an der Bildauswahl bei GutsMuths erkennbar, sind dabei als charakteristisch anzusehen. Es ist sogar zu konstatieren, dass die antik begründete Diätetik – Hygieia als Göttin der Gesundheit steht sinnbildlich für diese Verknüpfung – die theoretische Rahmung körperpädagogischen Denkens bildet.[4] Unter Bezugnahme auf diätetische Perspektiven werden, vor dem Horizont der zeitgenössischen naturwissenschaftlichen Anthropologie, die körperpädagogischen Konzepte und erzieherischen Zielvorstellungen entwickelt. Dabei ist eine salutogenetische Orientierung für die pädagogischen Diskussionen zentral. Diese basiert auf dem diäte-

3 GutsMuths (1793), S. XI.
4 Vgl. Kunze (1971), S. 108–115.

tischen Gedanken, dass auf Grundlage einer geregelten Lebensführung Menschen zu körperlicher und seelischer Gesundheit (erzieherisch) befähigt werden können. Im Rahmen diätetischer Kategorien und im Weiteren auf den Lehren der antiken Humoralpathologie fußend[5], diskutierten daher Pädagogen – ganz in der Tradition von z. B. Hippokrates oder Galen – über Licht und Luft, über Bewegung und Erholung, über Schlafen und Wachen, über Absonderungen und Ausscheidungen, über Gemütsbewegungen und Ernährung. Das pädagogische Ziel war eine harmonische und gesunde Ausbildung der Körpersäfte des kindlichen Körpers, um die erzieherischen Idealvorstellungen zur Verbesserung des Menschen und des gesamten Menschengeschlechts zu ermöglichen. Dabei wurden insbesondere die alltäglichen Verrichtungen des Lebens vor dem Hintergrund diätetischer Perspektiven pädagogisch durchdacht und reglementiert. Um ein Beispiel zu geben: Johann Stuve (1752–1793) plädierte in seinem Aufsatz zu den „Allgemeinen Grundsätzen der körperlichen Erziehung“ (1785), abgedruckt im ersten Band des ersten enzyklopädischen Sammelwerks der Pädagogik, der „Allgemeinen Revision des gesammten Schul- und Erziehungswesens“ (1785–1792), die unter philanthropischer Herausgeberschaft entstand, für Mäßigung bei der Speiseaufnahme:

> Die Unmäßigkeit füllet den Magen mit Speisen an, die unverdaut in ihm liegen bleiben, in schädliche Gährung, Säure und Fäulniß gerathen, und die gehörige Auflösung und Verdauung frischer Speisen hindern. Der Nahrungssaft, die daraus entstehende ganze Masse des Bluts und jeder Art der Säfte wird verdorben, die festen Theile werden geschwächt, die natürlichen Verrichtungen des Körpers gestört, und es entsteht ein Heer mannichfacher Beschwerden und Krankheiten, wenn auch nicht gleich, doch nach und nach. Vorzüglich leidet durch die Unmäßigkeit die Seele; ihre Kraft wird stumpf und schwach, sie verlieret ihre Heiterkeit und Besonnenheit.[6]

Der Anspruch auf ein gesundes Leben und die pädagogischen Ziele werden auf diese Weise verschränkt und zudem menschliches Sein im Hinblick auf die Einrichtungen der Seelentätigkeiten gedacht. Wenn die tägliche Nahrungsaufnahme nicht stetig in einem gesunden Maße gelinge, leide die Seele. Gerade unter Bezugnahme auf die Körperlichkeit des Kindes galt es jedoch, spätaufklärerisch eben jene eigentliche Sphäre des Menschen zu befördern – insbesondere in dessen jungen Jahren, wenn die menschliche ‚Maschine‘, so eine gängige Metapher für die Körperlichkeit des Menschen, zuallererst in Gang gesetzt werden müsse. Aus diesen Gründen orientierten sich Pädagogen häufig am medizinischen Diskurs.[7] Erklärt sich auf diese Weise die Darstellung von Hygieia bei GutsMuths sowie die zentrale Stellung von Gesundheit in den pädagogischen Texten der Spätaufklärung, so stehen doch noch die tanzenden

5 Die Humoralpathologie ist eine in der Antike ausgebildete Lehre von den vier Körpersäften des Menschen (Blut, Schleim, gelbe und schwarze Galle). Als anthropologisches Erklärungsmuster hielt sie sich im deutschen Sprachraum bis weit ins 19. Jahrhundert. Man nahm an, dass die Säfte eines Menschen im Gleichgewicht sein müssen, damit sich Gesundheit einstellt und hält. Zudem bildete die Säftelehre einen Ausgangspunkt, um die charakterlichen Ausprägungen des Menschen zu beschreiben.

6 Stuve: Allgemeine Grundsätze der körperlichen Erziehung (1785), S. 396 f.

7 Vgl. hierzu ausführlich Stroß (2000), S. 75–100.

Knaben zur Frage. Diese können sinnvoll in geschlechterhistorischer Perspektive interpretiert werden. Mit dieser wird sichtbar, dass, obwohl GutsMuths seinen Text laut seines ersten Titels ganz allgemein und geschlechtsindifferent der Jugend widmet, sich seine Darstellungen doch inhaltlich stark auf die Erfordernisse zur Erziehung von Jungen konzentrieren, wohingegen die Erziehung von Mädchen in der Schrift eher randständig behandelt wird. Gleich zu Beginn heißt es z. B. zur Begründung des allgemeinen Themas in der Vorrede:

> Dein Sohn erbe von dir nichts, bilde im schlimmen Falle sogar seinen Geist nur spärlich, aber verschaffe ihm einen gesunden, starken, behenden Körper: er wird dich einst segnen, wenn er, sey es auch am Pfluge oder Ambose, die Kraft seines Armes fühlt, und vom lustigen Gefühle der Gesundheit durchdrungen ist.[8]

Dass sich der Autor, abweichend vom Titel, im Weiteren auf den männlichen Zögling konzentriert, ist für die spätaufklärerische Diskussion zur körperlichen Erziehung, ebenso wie die Ausrichtung auf Gesundheit und Diätetik, als symptomatisch zu betrachten. In Bezug auf die geschlechtliche Ausrichtung ist diese daher in ihrer Gesamtheit als androzentrisch zu charakterisieren. Dabei gilt für den gesamten pädagogischen Diskurs, dass zum einen die Inhalte und Themen, zum anderen aber ebenso das Zitations- und Verweisungssystem sowie auch das Publikationswesen hinsichtlich der Schreibenden und der Adressierten stark männlich dominiert sind.[9] Insofern zeigen die tanzenden Knaben bei Hygieia eine generelle geschlechtliche Fokussierung an, weibliche Pädagogik wird in Sonderdiskursen abseits Allgemeiner Pädagogik gehandelt.[10]

Auch wenn diese geschlechtertheoretisch-wissenskritischen Perspektiven nicht überall in der bildungshistorischen Forschung ihren Einsatz finden, so sind sie doch mittlerweile weitläufig bekannt. Gerade vor dem Hintergrund der Entstehung der bürgerlichen Gesellschaft und ihrer Dispositive werden sie interpretiert und in ihrer Bedeutsamkeit ersichtlich. Für eine historische Rekonstruktion des Feldes der allgemeinen erziehungswissenschaftlichen Körperforschung und insbesondere für eine nähere Betrachtung frühpädagogischer geschichtlicher Verhältnisse stehen jedoch noch nähere Analysen aus, weshalb der folgende Beitrag in diesem Feld den Zuschreibungen von Männlichkeiten im diskursiven Zusammenhang von Pädagogik, Gesundheit und Geschlecht nachgehen wird. Die Konzentration liegt in den folgenden Ausführungen jedoch auf dem thematischen Zusammenhang von Gesundheit und Männlichkeit.

8 GutsMuths (1793), S. XII.

9 Vgl. hierzu Glaser/Andresen (2009); Mayer (2006); Strotmann (1999); Jacobi (1991).

10 Diese geschlechtliche Strukturierung des Wissens wurde bereits vielfach, auch für andere thematische Zusammenhänge, nachgewiesen und kritisch bearbeitet. Als klassisches Schlüsselwerk dieser Debatten kann sicherlich die Publikation von Claudia Honegger (1991) gelten, die für die aufklärerische Anthropologie die diskriminierende ‚Sonderstellung' der Frau herausgearbeitet hat. Für die hier erarbeiteten Zusammenhänge kann auch der Hinweis gegeben werden, dass die Bewegungsempfehlungen der ‚Medicinischen Policey' der Zeit gleichsam männlich ausgerichtet waren. Vgl. Dinges (2016).

Die Aufgabe von Gesundheit in der Erziehung

Die engen Verbindungen von Medizin und Pädagogik im Feld der ‚körperlichen Erziehung', die dem Diskurs inhärente Aufmerksamkeit bezüglich Gesundheit und Lebensführung sowie die androzentrische Ausrichtung der aufklärerisch-pädagogischen Wissenszusammenhänge zeigen sich insbesondere an John Locke (1632–1704), Mediziner, Philosoph und Verfasser eines zentralen Begründungstextes der modernen Pädagogik: „Some Thoughts Concerning Education" (1693). Die pädagogische Wirkmächtigkeit dieser Schrift – Gleiches gilt im Übrigen für Jean-Jacques Rousseau (1712–1778) und dessen Hauptwerk über die Erziehung „Émile ou de l'éducation" (1762) – ist schwerlich zu überschätzen.[11] Auch für das Feld der ‚körperlichen Erziehung' wird Locke, ebenfalls in Verbindung mit Rousseau, als wichtige Schlüsselfigur angesehen.[12] Bereits der Theologe und Pädagoge Friedrich H. C. Schwarz (1766–1837) schreibt 1829 im zweiten Teil seiner „Geschichte der Erziehung" diesen beiden Autoren zu, dass über deren Arbeiten jener *„hochwichtige Zweig der Erziehung"*[13] in Deutschland seine inhaltliche Ausgestaltung gefunden hätte. Locke soll jedoch hier nicht nur aus diesem Grund Erwähnung finden, sondern weil sich an seinem pädagogischen Wirken die spätaufklärerischen Debatten um Gesundheit weiter in ihren Charakteristika ausarbeiten lassen. Seine Gedanken über die Erziehung eines jungen Gentlemans lässt er wie folgt beginnen:

> Eine gesunde Seele in einem gesunden Leibe; – das ist eine, zwar kurze aber vollständige Beschreibung eines glücklichen Zustandes in dieser Welt. Wer dis beides hat, dem bleibe nicht viel zu wünschen weiter übrig; und wem eines von beiden mangelt, dem wird alles andere wenig helfen. Der Menschen Glückseligkeit oder Elend ist meist ihr eigen Werk.[14]

Der Ausspruch ‚Eine gesunde Seele in einem gesunden Leibe' ist bekanntlich eine verkürzte Adaption aus Juvenals „Satiren". Juvenals lateinischer Ausspruch *„mens sana in corpore sano"*[15] bezog sich im 2. Jahrhundert n. Chr. auf eine kritische Reflexion der Religionsausübung von Menschen. Seiner Auffassung nach würden sich diese oftmals törichten Wünschen – wie z. B. Reichtum, Schönheit oder Kriegsruhm – hingeben. Stattdessen, so Juvenal, solle man sich doch lieber ‚einen gesunden Verstand in einem gesunden Körper'

11 Bereits zeitgenössisch wird dies reflektiert. Campe (1785), S. XLVIII, schreibt: *„Locke und Rousseau sind bisher unter den neuern Erziehungsphilosophen diejenigen gewesen, deren pädagogische Lehrgebäude am weitesten bekannt und am meisten gelesen worden sind. Sie verdienen ohnstreitig auch noch jetzt von allen, denen die Erwerbung gründlicher Erziehungseinsichten am Herzen liegt, gelesen und studiert zu werden."*

12 Vgl. Kunze (1971), S. 40–44.

13 Schwarz (1829), S. 487 f.

14 Locke (1787), S. 5. Das Locke-Zitat ist hier in einer Übersetzung aus der „Allgemeinen Revision" von 1787 wiedergegeben, u. a. um die spätaufklärerischen Interpretationen, die auch über die Übersetzungen Einzug halten, aufzunehmen.

15 Ungekürzt heißt es in Satire 10, Vers 356: *„Orandum est ut sit mens sana in corpore sano"* – „Beten sollte man darum, dass ein gesunder Geist in einem gesunden Körper sei."

von den Göttern erbitten.[16] Locke nutzt die Redewendung jedoch anders. Er denkt mit dieser Wendung die leib-seelischen Verhältnisse des Gentlemans im Horizont von Gesundheit zusammen. Nach Lockes Auffassung – und dies wird auch die gängige Deutungsvariante im nachfolgenden pädagogischen Diskurs – ermöglicht nur ein gesunder Leib eine gesunde Seele. Beide menschlichen Sphären werden damit zentral in Bezug auf Gesundheit und in Abhängigkeit zueinander gedacht. Denn Leibgesundheit wird als Grundlage für Seelengesundheit verstanden, weil beide Sphären interagieren. Ebenfalls erkennbar ist in diesem Zusammenhang, dass Locke die Gesundheit als vom Menschen herstellbar versteht, denn diese wäre meist der Menschen „*eigen Werk*", weshalb auch der Körper des Kindes bereits in frühen Jahren der erzieherischen Aufmerksamkeit bedarf. Locke behandelt daher in den ersten 30 Paragraphen die Inhalte der *physical education*, denn die „*irdische Aussenseite*"[17] respektive der Körper des Kindes dürfe gegenüber der Seelenbildung nicht vernachlässigt werden. In dieser Hinsicht gelte es dem Weg der Natur zu folgen, damit die Erziehungskunst zu ihrer Wirksamkeit gelangen könne.[18]

Anders als bei Juvenal sind damit bei Locke nicht nur die Zusammenhänge und Zustände von Körper und Seele pädagogisch integriert, sondern beides ist zugleich in die Verantwortung von Menschen überführt. Es sind nicht die Götter, die man um Gesundheit bitten kann, sondern es gilt einen pädagogischen Auftrag zu erfüllen. Dieser theoretische Zusammenhang wird, das zeigen die pädagogischen Texte zur körperlichen Erziehung der Spätaufklärung, zu einer anthropologisch-pädagogischen Grundfigur im körperpädagogischen Diskurs[19], welche im Rahmen einer dualistischen Konzeption vom Menschen stets einen hierarchisch strukturierten Zusammenhang zwischen der Gesundheit des Körpers und der der Seele respektive des Geistes postuliert. Da Gesundheit zudem als menschengemacht verstanden wird, gilt es in verstärktem Maße, diese nicht als Schicksal, sondern als pädagogische Zielperspektive zu denken.

Bei Locke – auch das zeigen die ersten Sätze seiner Gedanken über Erziehung beispielhaft – ist in dieser Weise Gesundheit auf „*Glückseligkeit*" ausgerichtet,[20] die, so der argumentative Zusammenhang, über leib-seelische Gesundheit zu erreichen sei. Mit einer aufklärerisch noch ungebrochenen erziehungsoptimistischen Haltung hinsichtlich der Möglichkeiten zur Heranbildung des jungen Gentlemans ist damit pädagogisches Wirken als Arbeit an der Gesundheit des Menschen eröffnet und legitimiert. Gerade spätaufkläreri-

16 Vgl. zu dieser Interpretation auch Urech (1999), S. 164; Adamietz (1986), S. 275–277.

17 Locke (1787), S. 7.

18 Vgl. Locke (1787), S. 10.

19 Vgl. dazu auch Kunze (1971), S. 3, die diesem Zusammenhang in medizingeschichtlicher Perspektive nachgeht.

20 Die eudämonistische Ausrichtung von Pädagogik, insbesondere in der philanthropischen Strömung, hält sich bis zur transzendentalphilosophischen und idealistischen Wende in der Pädagogik. Neuhumanistische und späte kantische Pädagogik vertreten Glückseligkeit nicht mehr als Ziel pädagogischen Handelns. Die körpertheoretischen Grundlegungen und Ausrichtungen bleiben jedoch wie gehabt bestehen.

sche, insbesondere philanthropische Pädagogik, die intensiv auf Locke rekurriert, adaptiert diese körperpädagogische Figur, wie bereits mit GutsMuths – zur philanthropischen Strömung zugehörig – demonstriert. Philanthropische Pädagogik plädiert daher beständig für den Einbezug des Leibes in die pädagogische Theorie, wobei, insbesondere im Kontext bürgerlich-männlicher Erziehung, Körper und Geist streng hierarchisch gedacht werden. Denn abseits bäuerlicher Erziehung – die aufgrund der gesellschaftlichen Bestimmungen als zu stark körperorientiert verstanden wird – und abseits adeliger Erziehung, die bezogen auf Körpergesundheit als gesellschaftlich verkommen gilt, ist es Aufgabe des Pädagogen, zur Erziehung des Bürgers, der für Berufe bestimmt ist, die größere Geistestätigkeit verlangen, ebenjene besonders zu fördern. Körpergesundheit gilt dabei als Hilfsmittel gelingender Erziehung.[21] Daher heißt es z. B. bei Carl F. Bahrdt (1740–1792) zur Begründung des Einbezugs der körperlichen Erziehung in die pädagogische Theorie, ebenfalls in der „Allgemeinen Revision", dass auf der „*körperliche*[n] *Gesundheit* [...] *alle edlere Thätigkeiten des Menschen* [...] *dessen geistige Thätigkeiten – beruhen*"[22] würden, weshalb dieser besondere Aufmerksamkeit zukäme; und da die niederen Stände hauptsächlich körperliche Tätigkeiten verrichteten, könnten sie auch im Status der „*Versinnlichung des Menschen*"[23], wie Bahrdt es nennt, verbleiben, weshalb sie auch keine gesonderte körperliche Erziehung benötigten. Dass diese Auffassung, neben den Dimensionen sozialer Distinktion – die bürgerliche Pädagogik von der übrigen trennt –, auch körperdegradierende Tendenzen mit sich führt, zeigt sich an einem nachfolgenden Beitrag von Stuve, der Körper und Geist wie folgt zueinanderstellt: „*Daß Körpervollkommenheit an und für sich selbst wenig oder nichts werth ist ohne die Vollkommenheit des Geistes, der sie anschauet und zwekmäßig gebraucht und genießet, bedarf keines Beweises.*"[24] Aufgrund dieser Auffassung wird typischerweise in der spätaufklärerischen Pädagogik Körperbildung nicht um ihrer selbst willen gedacht, weshalb die Bedeutung der pädagogischen Arbeit am Körper des Kindes abseits von der Fokussierung auf Körperlichkeit entworfen ist. Bahrdt setzt vor diesem Hintergrund die körperliche Erziehung – neben dem Endzweck, den er wie Locke durch Glückseligkeit bestimmt – zwar als wichtigen Hauptzweck in der Erziehung des Kindes[25], spricht ihr jedoch nur in Bezug auf die Entwicklung von Vernunft Bedeutung zu. Dabei zeigt sich, dass das spätaufklärerische pädagogische Streben nach Gesundheit und Glückseligkeit nicht nur hinsichtlich der

21 Diese Haltung begründet sich auch theologisch, da die Pädagogik aus der (protestantischen) Theologie heraus entstand, die traditionsgemäß eine besondere Konzentration auf das Seelenheil und damit auch auf die geistigen Tätigkeiten des Menschen kennt. Vgl. dazu näher Sparn (2005); Oelkers/Osterwalder/Tenorth (2003); Osterwalder (1999).

22 Bahrdt (1785), S. 19.

23 Bahrdt (1792), S. 76. Vgl. dazu auch Garber (2008), S. 373, der diesen Umstand in Bahrdts Erziehungskonzeption ausführlicher reflektiert.

24 Stuve: Allgemeine Grundsätze der Erziehung (1785), S. 258.

25 Vgl. Bahrdt (1785), S. 102. Weitere Hauptzwecke wären für Bahrdt die Liebe, die Kunst und Veredelung durch Liebe, die Ausbildung zur Liebe, daneben die Anfangsgründe der Kunst, zu leiden; vgl. Bahrdt (1785), S. 50–52, 86, 94.

persönlichen Entwicklung des einzelnen Zöglings gedacht ist, sondern als gemeinschaftlich-gesellschaftliche Pflicht konzipiert wird. Es zeigen sich damit im Weiteren die Aspirationen der im Entstehen begriffenen bürgerlichen Gesellschaft, denn, so Stuve an anderer Stelle in seinem Aufsatz über die Bildung des Körpers: *„Der kranke und kränkliche Mensch kann weder durch den Gebrauch seiner Leibes- noch Geisteskräfte* [...] *seinen Mitmenschen so viel Vergnügen als Nutzen verschaffen, als er sonst – also in Gesundheit – würde thun können.“*[26]

Mit all den beschriebenen Facetten ist die Auffassung von Gesundheit – als Erfordernis zur Grundlegung geistig-seelischer Erziehung, als Aufgabe und Möglichkeit von pädagogischem Handeln sowie als Moment der bürgerlich-männlichen Vergesellschaftung – nicht nur ein wichtiger paradigmatischer Bezugspunkt aufklärerischen pädagogischen Denkens, sondern darüber hinaus ein zentrales Motiv der Theoretisierung von männlicher Erziehung in individueller und gemeinschaftlicher Perspektive.[27]

Frühpädagogik und Geschlecht – Gesunde Männlichkeit

Insbesondere vor dem Hintergrund, dass eine naturgemäße Bestimmung der Geschlechter, die einzig zweigeschlechtlich gedacht wurde, in pädagogisch-programmatischer Hinsicht für Jungen die Teilhabe an Öffentlichkeit und staatsbürgerlicher Gemeinschaft vorsah, hingegen für Mädchen auf ein Leben in häuslichen Wirkungssphären vorbereiten wollte, zeigen sich die Spezifika der Debatte über Gesundheit auch als Bedingung der Leistungserwartungen an den bürgerlichen Zögling. Einer der bekanntesten Philanthropen, der Pädagoge Johann B. Basedow (1724–1790), formuliert daher mit pädagogischem Antrieb bereits im Jahr 1775: *„Ich bin nicht zum Manne gebildet worden, aber wünsche, daß die Nachwelt wieder Männer erhalte, die im Krieg wie im täglichen Leben ihren Mann stehen.“*[28] Betrachtet man seine erzieherische Praxis, so steht diese ganz im Zeichen männlicher Erziehung. Das Dessauer Philanthropin, welches unter seiner Führung 1774 gegründet wurde und über eine Dekade lang einen wichtigen „Orientierungspunkt“[29] der öffentlich-pädagogischen Debatte stellte, war als Erziehungsanstalt für Söhne des Adels und wohlhabender Bürger konzipiert.[30] Gerade auch hinsichtlich der Körpererziehung trat die Einrichtung mit Neuerungen hervor. Zu nennen wären zum einen die Abschaffung körperlicher Strafen, zum anderen die Integration von Leibeserziehung, Gymnastik und handwerklichen Arbeiten in den Unterrichtsalltag.[31] Basedows Vorstellungen von Männlichkeit übersetzen sich in dieser Beziehung auf bestimmte Weise in pädagogische Praxis. Er und Joachim H. Campe (1746–

26 Stuve: Allgemeine Grundsätze der körperlichen Erziehung (1785), S. 387.
27 Vgl. hierzu auch Kersting (1992), S. 132.
28 Basedow (1775), S. 11.
29 Schmitt (2007), S. 263.
30 Vgl. Schmitt (2005), S. 265.
31 Vgl. Schmitt (2007), S. 212 f.

1818), der zeitweise selbst Lehrer und Direktor am Philanthropin war,[32] berichteten in einem Aufsatz „Von der eigentlichen Absicht eines Philanthropins“ (1777) über Praxen körperlicher Erziehung an der Einrichtung. Sie stellen zunächst fest, dass es ihrer Wahrnehmung nach für die pädagogische Handhabung des „*physischen Theil*[s] *der Erziehung* […] *keiner vielfältigen Versuche*“ bedürfe, um zu wissen, dass es besser sei, die Jungen zu hart als zu zärtlich an die Verhältnisse zu gewöhnen. Besser für die Zöglinge wären daher Matratzen statt Federbetten, einfache und gesunde Kost statt vielfach erkünstelter Gerichte, der Aufenthalt im Freien, statt sich in „*dumpfigen Zimmern*“ aufzuhalten, und nicht zuletzt die Abhärtung vor Wetter sowie die Gewöhnung an zeitweises Fasten.[33] Die Art der körperlichen Erziehung am Philanthropin, so beide Autoren im Weiteren, würde zudem zeigen, dass es besser sei, die „*jungen Leiber* [der Zöglinge] *gesund, stark, biegsam und zu jeder Bewegung geschickt, als kränklich, schwach, steif und unbehülflich zu machen*“.[34] Misslingende Körper- und damit misslingende Gesundheitserziehung würden nur zu Verweichlichung und Verweiblichung führen; pädagogisches Handeln wäre daher aufgefordert, diesen gesellschaftlichen Gefahren zu begegnen.

Bereits im Wunsch Basedows im vorangegangenen Zitat sind in Bezug auf die zukünftigen Generationen von Männern Krieg und Alltag assoziativ verwoben.[35] Doch auch der gemeinsame Aufsatz mit Campe zu den Erziehungspraxen am Philanthropin zielt auf eine Vorstellung von einem wehrhaften männlichen Körper, der sich gegen Natur, Witterung und Hunger unempfindlich zeigt. In Bezug auf die bürgerlich-meritokratischen Entwürfe der spätaufklärerischen Pädagogik, die abseits geburtsständischer Bezugssysteme auf Leistung und Bildung setzen, lanciert dies ein Ideal von Männlichkeit, das männliche Individuen nicht nur als stark, unabhängig und kämpferisch inszeniert, sondern sie auch implizit in Konkurrenz zueinander setzt, und das in Abgrenzung zur Weiblichkeit, die in körperlicher Hinsicht mit Weichheit und Schwäche assoziiert ist.

Der Theologe August H. Niemeyer (1754–1828), später einer der bekanntesten pädagogischen Lehrbuchautoren des 19. Jahrhunderts und in körperpädagogischer Hinsicht in der Tradition der philanthropischen Aufklärungspädagogik stehend, postulierte 1797 in ebendieser Absicht, dass der Erzieher bei der Erziehung stets an den zukünftigen Mann im Knaben zu denken habe, da die gesellschaftliche „*Bestimmung des Knabens* […] *eine andere, als die Bestimmung des Mädchens*“[36] sei. Darauf – so Niemeyer – deuteten naturgemäß zunächst die körperlichen und geistigen Anlagen der Kinder hin. Gerade in der körperlichen Erziehung müsse in dieser Hinsicht „*Rücksicht auf das Geschlecht*“ genom-

32 Vgl. Niedermeier (1996).
33 Campe/Basedow (1777/78), S. 32.
34 Campe/Basedow (1777/78), S. 32 f.
35 Obwohl Basedow hier explizit Bezug auf Krieg nimmt, sind in der körperpädagogischen Debatte erst im Kontext des Diskurses über nationalstaatliche Erziehung ab ca. 1810 Anzeichen für eine Militarisierung größerer Teile der Körperpädagogik zu erkennen.
36 Niemeyer (1797), S. 302.

men werden. In der Körperpädagogik der Knaben käme es daher auf *„Abhärten, Ausdauern* [und] *Anstrengen der Kräfte"* an. Auf diese Art und Weise wäre die *„Brauchbarkeit zu allerley Geschäften und Berufsarten"* anzulegen. Für das weibliche Geschlecht hingegen gelte es, *„sorgfältiger zu verhüten, was die Reizbarkeit vermehren, was den ohnehin schwächeren Körperbau noch mehr schwächen"* könnte. Die Knaben hätten, so seine Begründung, später einen viel größeren Wirkungskreis als Mädchen, ihre Beschäftigungen wären *„höchst mannigfaltig"*, die der Mädchen hingegen *„einförmiger, einfacher"*; von daher wäre auch die körperliche Erziehung entsprechend dem Geschlecht auszurichten.[37] Denn *„wo es umgekehrt ist, entsteht etwas Unnatürliches und Mißfallendes"*. Gerade für Knaben bedeutet dies, so Niemeyer im Weiteren, dass sich *„nichts Weibisches, nichts Empfindelndes, zu Reizbares fest setze"*, weshalb *„schon im Knabenalter zu viel Umgang mit Kindern und Personen des andern Geschlechts"* verhütet werden müsse.[38] Neben das pädagogische Streben nach männlicher Härte und öffentlicher Leistung tritt damit der Wunsch nach geschlechtergetrennter Vergesellschaftung. Diese Art der männerbündischen Sozialisierung, in der jeder die gleiche Härte aufweist, die auch im Hinblick auf das gesellschaftliche Miteinander gegeneinanderlaufen kann, ist damit in der Debatte über körperliche Erziehung implizit angelegt. Mit ihr werden auch geschlechtliche Normative im Gesundheitsdenken verankert. Der abgehärtete männliche Körper gilt als gesunder Körper, der Körper, der Ausdauer und Anstrengung aushält, zeigt die richtige gesundheitliche Fassung. Dabei schafft interessanterweise gerade der pädagogische Gesundheitsdiskurs Begrenzungen für das Ideal des abgehärteten Mannes. Denn, dies ist wichtig zu betonen, die pädagogische Diskussion ging im Hinblick auf das Streben nach starker Männlichkeit gerade nicht mit einer absoluten Befürwortung der Praktiken von körperlicher Züchtigung einher. Zum Beispiel plädierte man im Dessauer Umfeld für eine Abschaffung körperlicher Strafen, eher galt es – so auch der allgemeine pädagogische Tenor in der Diskussion – diese Mittel nur im Ausnahmefall anzuwenden, da sonst – so die Begründung – die Gesundheit des Zöglings Schaden nehmen könne. Die Gesundheit des Zöglings respektive dessen körperliche Unversehrtheit gelten in dieser Beziehung als erste erzieherische Bezugsgröße, der sich auch die Strafpraxen unterordneten.[39] In allgemeinpädagogischer Hinsicht, insbesondere im Hinblick auf die erziehungstheoretische Grundlegung der Pädagogik, galt es damit, stets die Gesundheit des Zöglings zu befördern.

37 Niemeyer (1797), S. 302.
38 Niemeyer (1797), S. 302.
39 Außer Kraft gesetzt wurde diese paradigmatische Bezugnahme z. B. im Rahmen der damals omnipräsenten Anti-Onanie-Debatte. In dieser galten wissentlich auch gesundheitsschädliche Praxen der Bestrafung als legitim, zum Beispiel im Notfall auch die Techniken der Infibulation. Der Unterschied zu den allgemeinen pädagogischen Auffassungen war, dass die Praktiken der Selbstbefriedigung und deren Folgen als Teil von Krankheit definiert wurden, die nach damaligem Verständnis auch zum Tod des Kindes führen konnten. Vgl. die Zusammenschau von verschiedenen zeitgenössischen Quellen zu diesem Thema bei Rutschky (1993), S. 299–375.

Frühpädagogik und Geschlecht – Männliche Gesundheit

Die pädagogischen Möglichkeiten der Herstellung und Erhaltung von Gesundheit werden – auch in dieser Hinsicht ist ein starker Bezug auf Locke zu erkennen – unter Maßgabe sensualistischer Erkenntnistheorie konzeptualisiert.[40] So wird angenommen, dass wiederholte und geordnete sinnliche Tätigkeiten und Praxen, im Sinne wiederholt gemachter Erfahrungen, welche dann zu Gewohnheiten werden, die Gesundheit des Kindes einrichten und fördern. Die Aufgabe, ebenjene Erfahrungen zu machen, übernehmen anfänglich die Erziehenden in Regie für das Kind. Es gehört zu ihren erzieherischen Aufgaben, für den Zögling die richtigen Erfahrungen zu ermöglichen, etwa durch die Gestaltung einer geeigneten Lebensumwelt. Wie am Beispiel des Dessauer Philanthropin gezeigt, geschieht dies z. B. durch die Wahl der Schlafstätte, durch die Art der Ernährung oder auch durch eine pädagogisch geplante Konfrontation des Kindes mit Natur und Witterung. Da davon ausgegangen wird, dass die Erfahrungen die Konstitution bzw. die Entwicklung der Physiologie des Kindes stark beeinflussen, wird auch diese geschlechtersegregierend gedacht, so dass die Entwicklung von Gesundheit jeweils geschlechtliche Konnotationen aufweist. Die Verbindung von Erziehung, Gewöhnung und Gewohnheit wird in einem Exempel zum Spiel des Knaben im Freien aus Lockes „Handbuch der Erziehung“ deutlich, wieder in der Übersetzung aus der „Allgemeinen Revision“: „*Und wenn er während dieser ersten Jahre mit der strengsten Sorgfalt davor verwahrt wird, daß er sich auf die Erde setze oder einen kalten Tunk thue, so lange er erhitzt ist: so wird diese Enthaltsamkeit ihm zur Gewohnheit werden*[.]“[41]

In diesem Beispiel zielt die Gewöhnung auf männliche Enthaltsamkeit. Diese wird über stete Sorgfalt, das Ordnen von Erfahrung und damit schlussendlich durch die auf diese Weise eingeübte Gewohnheit als charakterliche Facette des Zöglings in Gang gesetzt. Mit der Zeit entstünde damit im Zögling selbst die Kraft – als individuell ausgeprägte Vernunft –, die Vorgänge zur Gesunderhaltung steuern zu können. Erst die Vernunft befähigt den Zögling, sich gesundes Leben selbstbestimmt zu ermöglichen, und dazu bedarf es der Pädagogisierung bzw. der Gewöhnung an bestimmte körperliche Lebenspraxen. Daher empfiehlt z. B. Stuve in der „Allgemeinen Revision“ nicht nur die stete Mäßigung bei der Speisenaufnahme, sondern auch die größte Aufmerksamkeit hinsichtlich des richtigen Gebrauchs der Nahrungsmittel. Zu achten wäre unter anderem auf die Einrichtung der „*Gewohnheit langsam zu käuen*“; diese ermögliche es, „*gute Zähne*“ zu erhalten. Um „*die gehörige Verdauung der Speisen*

40 Sensualismus als Begriff wurde zuerst von Joseph Marie Degérando (1772–1842) in seiner mehrbändigen Geschichte der Philosophie von 1804 gebraucht. Im späten 18. Jahrhundert ist damit eine erkenntnistheoretische Perspektive gemeint, die davon ausgeht, dass das Denken bzw. die Entwicklung von Gedanken einzig auf Sinneserfahrungen gründet. Die deutsche Pädagogik bezog sich insbesondere auf den französischen und englischen Sensualismus. Vgl. grundlegend zur Locke-Rezeption in der Pädagogik Kersting (1992), S. 142–149.

41 Locke (1787), S. 31.

im Magen und in den Gedärmen zu befördern", sei es daher „*sehr wesentlich nöthig, daß die Zermalmung oder erste Auflösung derselben im Munde auf die rechte Art geschehe*". So solle man sich hüten, „*zu heiße oder zu kalte Speisen*" an die Zähne zu bringen, „*wodurch ihre Glasur abspringt und ihre Fäulnis verursacht wird*". Zudem wäre ein „*häufiges Ausspülen des Mundes, insonderheit des Morgens und nach dem Essen*", zu empfehlen; auch sollten „*metallene* […] *Zahnstecher*" vermieden werden.[42] Die körperbezogene Gewöhnung des Zöglings an die Praxen der Gesundheit wäre, so Stuve im Weiteren, die wichtigste

> Quelle des körperlichen Wohlbefindens, die wesentliche Bedingung des reinen, freien und frohen Genusses jeder Art des Vergnügens und der ganzen körperlichen, großenteils auch der geistigen Thätigkeit. Sobald der Körper krank, seine Kraft merklich geschwächt oder zerrüttet ist, so hat die Seele ein sehr unangenehmes schmerzhaftes Bewußtsein davon. *[…]* Dieses Leiden stört ihre natürliche Zufriedenheit und Ruhe, vergällt ihr alle Freuden und hindert und schwächt jeden frohen Genuß. Ja noch mehr, ihre ganze eigenthümliche Thätigkeit wird dadurch gehemmt, geschwächt und unregelmäßig. Das gilt von äußeren und inneren Empfindungen, Erinnerungen, allgemeinen Begriffen, reinen Vernunftvorstellungen, vom Denken, Begehren, Wollen und Handeln.[43]

Gesundheit, und damit eine spezifische Einrichtung des Körpers, dient also der Ermöglichung gesellschaftlichen Denkens und Handelns. Sie zielt damit auf die Befähigung zur Verrichtung der späteren Geschäfte des Zöglings. In dieser Hinsicht ist Gesundheit für die männlich-körperliche Erziehung nicht nur auf Vernunft und Seelenheil, sondern auch auf individuelle Eigenständigkeit bezogen. Zudem sind die Körperpraxen permanent und performativ an die seelisch-geistigen Vorgänge des Lebens gebunden. Daher begründen Johann Stuve und Philipp Lieberkühn (1754–1788) in ihrer „Zweiten Nachricht von dem Zustande der Neu-Ruppinschen Schule" (1778) den Einbezug des Körpers in die Erziehung:

> Und weil denn nun die Gesundheit des Geistes und des Herzens, unsre gesamte Tugend und Glückseligkeit so sehr von der Gesundheit unsers Körpers abhängt; weil denn doch am Ende alle Wirkungen unsrer Seele viel leichter, schneller, besser und lebhafter von statten gehen, wenn der Leib gesund, kräftig und thätig ist: so hat uns die Sorge immer sehr am Herzen gelegen, auch über die körperliche Gesundheit unsrer Lieblinge zu wachen, nie durch Ueberspannung ihre aufblühende Jugendkraft zu schwächen, durch liebevollen Rath und Warnung auch hier sie zu leiten[.][44]

Auf diese Weise mündeten die Auffassungen von Gesundheit im Rahmen von Erziehung in die Vorstellung von individualisierten, tätigen und alltäglichen Praxen der Gesundheitsfürsorge. Gewöhnung führt in dieser Hinsicht zu selbständiger und autonomer Gesundheitsfürsorge des männlichen Zöglings. Dies steht im unbedingten Wechselspiel zwischen Gesundheit und Tätigkeit, denn, wie Bahrdt formuliert: „*Thätigkeit erfordert Kräfte und folglich – Gesundheit. Und das ist ja der alte Zweck, der die allgemeine Regel erheischt: Sorge für die Gesundheit des Zöglings.*"[45] Das tätige Leben des männlichen Zöglings ist wiederum Ziel

42 Stuve: Allgemeine Grundsätze der körperlichen Erziehung (1785), S. 397.
43 Stuve: Allgemeine Grundsätze der körperlichen Erziehung (1785), S. 386.
44 Stuve/Lieberkühn (1778), zit. n. Gedike (1791), S. 18.
45 Bahrdt (1785), S. 102.

pädagogischen Handelns, weshalb Bahrdt seine Erziehungskonzeption auf die Entwicklung der Tätigkeitsbereiche hin konzipiert.[46] Nach der erzieherischen Behandlung der „*Thätigkeiten ohne Denken*“, die er in vegetative (z. B. das Verarbeiten von Nahrungsmitteln, Ruhe und Schlaf) und animalische Tätigkeiten (z. B. Empfindungen, Schmecken, Sehen) unterteilt,[47] müsse sich der Erziehende auf die „*Thätigkeiten, welche den Geist beschäftigen*“[48], die halbkörperlichen und körperlichen Tätigkeiten konzentrieren, zuletzt dann die „*geistigen Thätigkeiten*“ entwickeln. Darunter versteht Bahrdt solche, die von „*den Berührungen des Körpers ganz unabhängig sind, und blos in dem Menschen vor sich gehen*“.[49] Die geistigen Tätigkeiten werden auf diese Weise erzieherisch durch die Einhegung der körperlichen Natur des Menschen angestrebt. Wenn also die Tätigkeiten ohne Denken in geordneter Weise erfolgen, dann entsteht die Unabhängigkeit des Zöglings von seinen körperlichen Bedingungen, die ihm das Nachdenken und damit Vernunft ermöglicht. In dieser Hinsicht werden Gesundheit und Tätigkeit miteinander in Beziehung gesetzt und beides im Zusammenhang männlich codiert. So werden Jungen zur selbständigen Gesundheitsfürsorge und zu einem tätigen Dasein erzogen, daher brauchen sie spezifische Gesundheitsbedingungen, die sie im Hinblick auf ihre zukünftige Bestimmung selbst herstellen sollen. Damit orientierten sich die pädagogischen Vorstellungen im Konnex von Männlichkeit und Gesundheit im Feld der frühen körperlichen Erziehung an Leistung und Tätigkeit, an Stärke und Abhärtung, an hohem kognitivem Vermögen und an Autonomie. Mit diesen Implikationen wird die pädagogische Debatte, die damit auch auf Natur- respektive Körperbeherrschung zielt, im Hinblick auf das Gesundheitsdenken männlich dimensioniert. Die Hervorbringung von vernunftmäßiger Beherrschung als Maßgabe gesunden Daseins, die Übervorteilung von Seele und Vernunft zeitigen Gesundheitserwartungen, die auf männliches Gesundheitserleben zielen. Bemerkenswert ist dabei nicht zuletzt, dass sich die Instandsetzung von tätigmännlicher Gesundheit nicht auf die künftige Virilität des Zöglings bezieht. Prinzipielle Zeugungsfähigkeit wird für den Jungen stets vorausgesetzt.[50] Gerade im Hinblick auf die pädagogischen Bestrebungen zur körperlichen Erziehung der Mädchen ist dies besonders hervorzuheben. Für diese gilt es zuallererst Gebärfähigkeit zu erzeugen. Für Jungen war eher von Bedeutung, verhindernde Zeugungskräfte zu vermeiden, z. B. indem man gegen normabweichendes Sexualverhalten argumentierte. Im Prinzip war damit jede sexuelle Regung abseits der Ehe verboten, auch die Praxen der Selbstbefriedigung sah

46 Auf diesen Zusammenhang ist auch das pädagogisch-eudämonistische Denken abgestellt: Glückseligkeit wird als *praemium virtutis* verstanden, als Lohn für tugendhafte Tüchtigkeit, die an das menschliche Tätigsein gebunden ist und als Glücksempfinden gewährt wird. Dieser Vorstellung nach ist das Individuum – eben durch sein Tätigsein – an der Entstehung des Glücksempfindens entscheidend mitbeteiligt. Tätigsein und Glückseligkeit gehen auf diese Weise miteinander einher. Vgl. Zwierlein (2006), S. 89.

47 Bahrdt (1785), S. 18.

48 Bahrdt (1785), S. 21.

49 Bahrdt (1785), S. 25.

50 Vgl. dazu auch Benninghaus (2007), S. 139f.

man als abweichend und damit als zerstörerisch für Gesundheit an. In dieser Hinsicht galt das Bemühen um Gesundheit also einzig dem Ziel, die Zerstörung natürlich vorhandener Zeugungskraft und Virilität zu verhindern. Jede weitere gesellschaftliche Körperkraft – die Sinne, die Ausbildung der Körperglieder – wurde in Bezug auf ihre pädagogische Herstellbarkeit gedacht.

Schlussbetrachtung

Wie sich in verschiedenen Dimensionen gezeigt hat, ist der spätaufklärerische pädagogische Diskurs über Gesundheit kein geschlechtsloser Raum. Skizziert wurden androzentrische Wissenszusammenhänge, die sich zum einen auf den bürgerlichen Zögling konzentrieren, zum anderen in Bezug auf Autorenschaft männlich geprägt sind. Dies führt dazu, dass sich in den pädagogischen Texten über Gesundheit die gesellschaftlichen Aspirationen für den männlichen Zögling zeigen. Gesundheit und Erziehung sind daher, so die These, auch geschlechtlich aufeinander bezogen. Im Hinblick auf die Ausarbeitung von ‚gesunder Männlichkeit' zeigt sich ein Bild von Männlichkeit, das zumindest im Rahmen von idealen Entwürfen auf Abhärtung und Verschließung hinsichtlich körperlicher (Miss-)Empfindungen zielt. Damit verwoben ist die geschlechtliche Ausarbeitung von gesellschaftlichen Gesundheitsvorstellungen, welche für den männlichen Zögling auf Tätigkeit, Tätigsein und Selbstbestimmung setzten. Auf diese Weise sind im spätaufklärerischen Diskurs nicht nur Vorstellungen von gesunder Männlichkeit präsent, sondern Gesundheit als Konzept erweist sich auch als geschlechtlich dimensioniert. Übergreifend betrachtet zielt die frühpädagogische körperorientierte Debatte auf Instandsetzung und Modellierung von männlicher Bürgerlichkeit – dies in androzentrischen Wissenshorizonten, die in männlich-subjektivierten Praxen der Herstellung von Wissen und der Verteilung von Deutungshoheiten und Expertentum nach einer judiziösen (Kant) Einfassung von erzogener Gesundheit streben. Es ist der männlich codierte gesunde Menschenverstand, der am männlichen Körpergrundmodell ausgearbeitet wird. Damit ist der geschlechtlichen Dimensionierung von Gesundheit im pädagogischen Diskurs eine bestimmte Form von bürgerlicher Männlichkeit zugeordnet, die Konzeptionen von Männlichkeit und Gesundheit sind in dieser Hinsicht diskursiv miteinander verschränkt. Die Vorstellung einer Herstellbarkeit von Gesundheit und Männlichkeit durchzieht dabei die Debatten, die auf Popularisierung der gesundheitsbezogenen Erziehungspraxen setzen.

Um nun, wie angefangen, mit einer bildlichen Darstellung zu enden: Im „Neuesten Sitten- und Beyspielbuch für den Bürger und Landmann" (1815), welches von Franz X. Geiger (1749–1841), einem Volksschriftsteller, geschrieben wurde, befindet sich ein Holzschnitt mit dem Titel: „Wie man die Kinder erziehen muß, wenn sie einmal laufen können."[51]

51 Geiger (1815), S. 159.

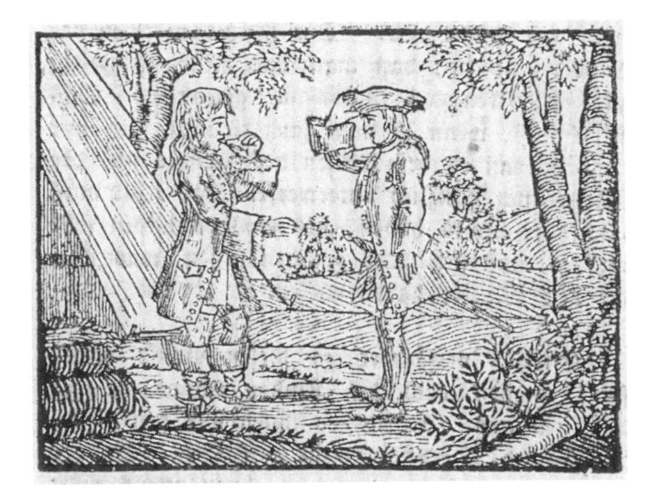

Abb. 2: Wie man die Kinder erziehen muß, wenn sie einmal laufen können.
In: Geiger (1815), S. 159

Das Bild ist mit folgendem Text versehen:

> Karl XII., König in Schweden, ist ganz anders erzogen worden, als manches gemeine Bürgerskind. Von Jugend auf hat er nichts anders als klares Wasser zu trinken bekommen; seine Mahlzeit war sparsam und seine Liegerstatt rauh. Das ist aber auch ein Mann geworden, wie Stahl und Eisen. Er hatte die Strapazen des Kriegs, Wind und Kälte, Hunger und Durst weit besser aushalten können, als ein gemeiner Mann. Ihm hat auch der strengste Winter nichts anhaben können, und er ist über Eis und Schnee so munter wegmarschiert, wie ein Anderer über blumige Wiesen. Er kam manchmal einen ganzen Monat nicht aus seinem Gewande, und oft hat er ganze Wochen auf bloßer Erde unter freyem Himmel geschlafen. Einsmals zeigte ihm ein gemeiner Soldat ein Stück Haberbrod[52], welches zugleich schon schimmlicht war, und beklagte sich über diese schlechte Kost. Da nahm der König das Brod ihm aus der Hand, aß das ganze Stück vor seinen Augen, und nachdem ers aufgegessen hatte, sagte er zum Soldaten: Gut ist das Brod freylich nicht; es ist aber doch zu essen. Und damit war der Mann abgefertigt.[53]

Der historische Karl XII. (1682–1718), der von 1697 bis 1718 in Schweden regierte und weitläufig bekannt ist für seine außergewöhnlichen Körper- und Lebenspraxen,[54] stellt im Zitat eine von Geiger initiierte erstrebenswerte Folie bürgerlicher Erziehung dar. Diese lässt den richtig erzogenen Mann zum Herrscher über alle qua seiner herausragenden Körperlichkeit werden – eine Körperlichkeit, die sich abgehärtet zeigt und dadurch auch im täglichen Leben unbeachtet bleibt. Hunger, Kälte, Schimmel, Winter, Krieg – all dies kann Karl nichts anhaben. Körperliche Entbehrungen schon in früher Kindheit, Kriegserfahrung und spartanisches Leben ermöglichen ihm dies. Männliche Gesundheit und gesunde Männlichkeit zielen damit im pädagogischen Dis-

52 „*Haberbrod*" meint Haferbrot. Vgl. Strelin (1788), S. 388.
53 Geiger (1815), S. 158f.
54 Vgl. Findeisen (1992), S. 18–32.

kurs nicht auf eine Körperlichkeit, die fühlbar und spürbar ist, sondern ihre Aufgabe ist es, nicht zu stören, um den gesunden männlichen Zögling stark und mächtig werden zu lassen.

Bibliographie

Quellen

Bahrdt, Carl Friedrich: Über den Zweck der Erziehung. In: Campe, Joachim Heinrich (Hg.): Allgemeine Revision des gesammten Schul- und Erziehungswesens von einer Gesellschaft praktischer Erzieher. Bd. 1. Hamburg 1785, S. 1–126.

Bahrdt, Carl Friedrich: Handbuch der Moral für den Bürgerstand. 2., verbesserte Aufl. Halle/Saale 1792.

Basedow, Johann Bernhard: Für Cosmopoliten etwas zu lesen, zu denken und zu thun: In Ansehung eines in Anhalt-Dessau errichteten Philanthropins oder Paedagogischen Seminars von ganz neuer Art, die schon alt seyn sollte. Leipzig 1775.

Campe, Joachim Heinrich: Vorrede. In: Campe, Joachim Heinrich (Hg.): Allgemeine Revision des gesammten Schul- und Erziehungswesens von einer Gesellschaft praktischer Erzieher. Bd. 1. Hamburg 1785, S. V–LVI.

Campe, Johann Heinrich; Basedow, Johann Bernhard: Von der eigentlichen Absicht eines Philanthropins. In: Pädagogische Unterhandlungen 1 (1777/78), 1. Stück, S. 14–59.

Gedike, Ludwig Friedrich Gottlob Ernst (Hg.): Philipp Julius Lieberkühns, gewesenen Rektors am Elisabethanischen Gymnasium zu Breslau, Kleine Schriften nebst dessen Lebensbeschreibung und einigen charakteristischen Briefen an Hrn. Professor Stuve. Züllichau; Freystadt 1791.

Geiger, Franz Xaver: Neuestes Sitten- und Beyspielbuch für den Bürger und Landmann. München 1815.

GutsMuths, Johann Christoph Friedrich: Gymnastik für die Jugend. Enthaltend eine praktische Anweisung zu Leibesübungen. Ein Beytrag zur nöthigsten Verbesserung der körperlichen Erziehung. Schnepfenthal 1793.

Locke, John: Handbuch der Erziehung [1693]. Aus dem Englischen des John Locke, übersetzt von Rudolphi. In: Campe, Joachim Heinrich (Hg.): Allgemeine Revision des gesammten Schul- und Erziehungswesens von einer Gesellschaft praktischer Erzieher. Bd. 9. Hamburg 1787, S. 1–612.

Niemeyer, August Hermann: Grundsätze der Erziehung und des Unterrichts für Eltern, Hauslehrer und Schulmänner. Halle/Saale 1797.

Schwarz, Friedrich Heinrich Christian: Geschichte der Erziehung. Bd. 1, 2. Abtheilung. 2. Aufl. Leipzig 1829.

Strelin, Georg Gottfried: Georg Gottfried Strelins Realwörterbuch für Kameralisten und Oekonomen. Bd. 4: Von Flußarbeit bis Juwelen. Nördlingen 1788.

Stuve, Johann: Allgemeine Grundsätze der Erziehung, hergeleitet aus einer richtigen Kenntniß des Menschen in Rüksicht auf seine Bestimmung, seine körperliche und geistige Natur und deren innigste Verbindung, seine Fähigkeit zur Glükseligkeit und seine Bestimmung für die Gesellschaft. In: Campe, Joachim Heinrich (Hg.): Allgemeine Revision des gesammten Schul- und Erziehungswesens von einer Gesellschaft praktischer Erzieher. Bd. 1. Hamburg 1785, S. 233–382.

Stuve, Johann: Allgemeine Grundsätze der körperlichen Erziehung. In: Campe, Joachim Heinrich (Hg.): Allgemeine Revision des gesammten Schul- und Erziehungswesens von einer Gesellschaft praktischer Erzieher. Bd. 1. Hamburg 1785, S. 383–462.

Stuve, Johann; Lieberkühn, Philipp Julius: Zweite Nachricht von dem Zustande der Neu-Ruppinschen Schule. Berlin 1778.

Literatur

Adamietz, Joachim: Juvenal. In: Adamietz, Joachim (Hg.): Die römische Satire. (= Grundriß der Literaturgeschichten nach Gattungen) Darmstadt 1986, S. 231–307.

Benninghaus, Christina: „Leider hat der Beteiligte fast niemals eine Ahnung davon …" – Männliche Unfruchtbarkeit, 1870–1900. In: Dinges, Martin (Hg.): Männlichkeit und Gesundheit im historischen Wandel 1850–2000. Stuttgart 2007, S. 139–155.

Dinges, Martin: Exercise, Health and Gender: Normative Discourses and Practices in Eighteenth- and Nineteenth-Century German-Speaking Countries. In: Mallinckrodt, Rebekka von; Schattner, Angela (Hg.): Sports and Physical Exercise in Early Modern Culture. New Perspectives on the History of Sports and Motion. London 2016, S. 189–206.

Findeisen, Jörg-Peter: Karl XII. von Schweden. Ein König, der zum Mythos wurde. Berlin 1992.

Garber, Jörn: „Die Bildung des bürgerlichen Karakters" im Spannungsfeld von Sozial- und Selbstdisziplinierung. In: Garber, Jörn (Hg.): „Die Stammmutter aller guten Schulen". Das Dessauer Philanthropinum und der deutsche Philanthropismus 1774–1793. (= Hallesche Beiträge zur Europäischen Aufklärung 35) Tübingen 2008, S. 357–374.

Glaser, Edith; Andresen, Sabine: Zur Einführung. Disziplingeschichte der Erziehungswissenschaft als Geschlechtergeschichte. In: Glaser, Edith; Andresen, Sabine (Hg.): Disziplingeschichte der Erziehungswissenschaft als Geschlechtergeschichte. (=Jahrbuch Frauen- und Geschlechterforschung in der Erziehungswissenschaft 5) Opladen 2009, S. 7–11.

Honegger, Claudia: Die Ordnung der Geschlechter. Die Wissenschaften vom Menschen und das Weib. 1750–1850. 2. Aufl. Frankfurt/Main; New York 1991.

Jacobi, Juliane: Wie allgemein ist die Allgemeine Pädagogik? Zum Geschlechterverhältnis in der wissenschaftlichen Pädagogik. In: Herzog, Walter (Hg.): Unbeschreiblich weiblich. Aspekte feministischer Wissenschaft und Wissenschaftskritik. Chur 1991, S. 193–206.

Kersting, Christa: Die Genese der Pädagogik im 18. Jahrhundert. Campes „Allgemeine Revision" im Kontext der neuzeitlichen Wissenschaft. Weinheim 1992.

Kunze, Lydia: *„Die physische Erziehung der Kinder": Populäre Schriften zur Gesundheitserziehung in der Medizin der Aufklärung*. Diss. med. Univ. Marburg 1971.

Mayer, Christine: Geschlechteranthropologie und die Genese der modernen Pädagogik im 18. und frühen 19. Jahrhundert. In: Baader, Meike Sophia; Kelle, Helga; Kleinau, Elke: Bildungsgeschichten. Geschlecht, Religion und Pädagogik in der Moderne. (= Beiträge zur Historischen Bildungsforschung 32) Köln; Weimar; Wien 2006, S. 119–139.

Niedermeier, Michael: Campe als Direktor des Dessauer Philanthropins. In: Schmitt, Hanno (Hg.): Visionäre Lebensklugheit: Joachim Heinrich Campe in seiner Zeit (1746–1818). Ausstellung des Braunschweigischen Landesmuseums und der Herzog-August-Bibliothek Wolfenbüttel vom 29. Juni bis 13. Oktober 1996. (= Ausstellungskataloge der Herzog-August-Bibliothek 74) Wiesbaden 1996, S. 45–66.

Oelkers, Jürgen; Osterwalder, Fritz; Tenorth, Heinz-Elmar (Hg.): Das verdrängte Erbe. Pädagogik im Kontext von Religion und Theologie. Weinheim; Basel 2003.

Osterwalder, Fritz: Pädagogik im Umfeld moderner Naturwissenschaften im 17. Jahrhundert. In Oelkers, Jürgen; Tröhler, Daniel (Hg.): Die Leidenschaft der Aufklärung: Studien über Zusammenhänge von bürgerlicher Gesellschaft und Bildung. Weinheim; München 1999, S. 31–52.

Rutschky, Katharina: Schwarze Pädagogik. Quellen zur Naturgeschichte der bürgerlichen Erziehung. 6. Aufl. Frankfurt/Main; Berlin; Wien 1993.

Schmitt, Hanno: Die Philanthropine – Musterschulen der pädagogischen Aufklärung. In: Hammerstein, Notker; Herrmann, Ulrich (Hg.): Handbuch der deutschen Bildungsgeschichte. Bd. II: 18. Jahrhundert. Vom späten 17. Jahrhundert bis zur Neuordnung Deutschlands um 1800. München 2005, S. 262–277.

Schmitt, Hanno: Vernunft und Menschlichkeit. Studien zur philanthropischen Erziehungsbewegung. Bad Heilbrunn 2007.

Sparn, Walter: Religiöse und theologische Aspekte der Bildungsgeschichte im Zeitalter der Aufklärung. In: Hammerstein, Notker; Herrmann, Ulrich (Hg.): Handbuch der deutschen Bildungsgeschichte. Bd. II: 18. Jahrhundert. Vom späten 17. Jahrhundert bis zur Neuordnung Deutschlands um 1800. München 2005, S. 134–168.
Stroß, Annette Miriam: Pädagogik und Medizin. Ihre Beziehungen in „Gesundheitserziehung" und wissenschaftlicher Pädagogik 1779–1933. Weinheim 2000.
Strotmann, Rainer: Zur Konzeption und Tradierung von Geschlechterrollen in ausgewählten Schriften pädagogischer Klassiker. In: Rendtorff, Barbara; Moser, Vera (Hg.): Geschlecht und Geschlechterverhältnisse in der Erziehungswissenschaft. Eine Einführung. Opladen 1999, S. 117–134.
Toppe, Sabine: Die Erziehung zur guten Mutter: medizinisch-pädagogische Anleitungen zur Mutterschaft im 18. Jahrhundert. (= Beiträge zur Sozialgeschichte der Erziehung 1) Oldenburg 1993.
Urech, Hans Jakob: Hoher und niederer Stil in den Satiren Juvenals: Untersuchung zur Stilhöhe von Wörtern und Wendungen und inhaltlichen Interpretationen von Passagen mit auffälligen Stilwechseln. (= Europäische Hochschulschriften 15) Bern u. a. 1999.
Zwierlein, Cornel: Das Glück des Bürgers. Der aufklärerische Eudämonismus als Formationselement von Bürgerlichkeit und seine Charakteristika. In: Friedrich, Hans E.; Jannidis, Fotis; Willems, Marianne (Hg.): Bürgerlichkeit im 18. Jahrhundert. (= Studien und Texte zur Sozialgeschichte der Literatur 105) Tübingen 2006, S. 71–114.

Impotente Männer im frühneuzeitlichen Spanien

Tabu, Geheimhaltung oder offene Kommunikation?

Carolin Schmitz

Einführung

Im medizinischen Pluralismus der europäischen Frühen Neuzeit standen einem impotenten Mann mehrere therapeutische Angebote zur Verfügung: Je nach Interpretation der Krankheitsursache – natürlich oder übernatürlich – konnten diese vom Aufheben des sogenannten Nestelknüpfens (span. *desligar*) bis hin zum Auftragen „chymischer" Präparate reichen. Doch damit es überhaupt zum Beginn einer Therapie kam, waren das Sprechen und der Austausch über die intimen Beschwerden notwendige Schritte. Basierend auf Fallbeispielen aus Patientenbriefen und gerichtlichen Verhörprotokollen des spanischen 17. und frühen 18. Jahrhunderts, gehe ich in diesem Aufsatz der Frage nach, welche kommunikativen Strategien Männer verfolgten, um die gewünschte Heilung oder Besserung ihrer sexuellen Aktivität zu erzielen. Das Verständnis von Impotenz, ob als Folge von natürlichen oder übernatürlichen Kräften, konnte dabei einen nicht geringen Einfluss auf das Kommunikationsverhalten ausüben. Es gilt daher zu untersuchen, in welchem Ausmaß sich bei Männern eine unterschiedliche Interpretation der Ursache auf den kommunikativen Umgang mit ihren Potenzproblemen auswirkte. Hierbei soll sich der Fokus nicht nur auf die Kommunikation an sich begrenzen, sondern auch die mit der Verbalisierung im engen Zusammenhang stehenden Praktiken einschließen.

In Bezug auf kommunikative Strategien wäre zu fragen: Wie ließ sich, im Falle der erwartbaren Präferenz für Anonymität, diese beibehalten und beispielsweise der öffentliche Akt des Apothekenbesuchs umgehen? Oder aber: War gar das Sprechen über Impotenz zum Beispiel in spanischen ländlichen Gemeinden sehr viel weniger tabuisiert als gemeinhin angenommen? Und wenn ja, welche Umstände begünstigten eine offene Kommunikation und welche Vorteile ergaben sich dadurch?

In der Frühen Neuzeit wurde Impotenz als Teil der mannigfaltigen Ursachen von Unfruchtbarkeit gesehen, eine Zuordnung, die so auch die Historiographie aufgriff. Die Untersuchung von Männern und deren Beteiligung an missglückter Fortpflanzung hat seit Pierre Darmons „Le tribunal de l'impuissance" (1979) Eingang in die Geschichtswissenschaft gefunden. Innerhalb dieses Themengebietes hat es sich insbesondere die jüngere medizingeschichtliche Forschung zur Aufgabe gemacht, die weitverbreitete Annahme zu hinterfragen, Unfruchtbarkeit sei hauptsächlich als ein von dem weiblichen Körper ausgehendes Problem definiert worden.[1] Eine Reihe von neueren

1 Vgl. Oren-Magidor/Rider (2016); Berry/Foyster (2007); Evans (2011); Evans (2016).

Studien, die über die Theorien hinaus den Fokus verstärkt auf Praktiken gelegt haben, konnten zeigen, dass Männer sich durchaus in der Verantwortung gesehen und entsprechende Wege eingeleitet bzw. auf bestehende Angebote zurückgegriffen haben, um den männlichen Körper fit für die Fortpflanzungsfähigkeit zu machen.[2] Impotenz war wohl die prominenteste Form, die eindeutig auf einen Beitrag von männlicher Seite verwies. In diesem Kontext soll hier untersucht werden, wie Männer bei der Suche nach einer Lösung zur Wiederherstellung ihrer Potenz aktiv wurden. Anhand der beobachteten Praktiken gilt es zudem zu zeigen, dass es für Männer nicht nur einen Handlungsraum gab, sondern, mehr noch, gesellschaftliche Erwartungen bestanden, in diesem aktiv zu werden.

Ein anderes geläufiges Argument in der historischen Forschung zu Unfruchtbarkeit im weiteren Sinne ist, dass der übliche Fokus auf Erfahrungen elitärer Gruppen in dem Fehlen schriftlicher Aufzeichnungen der normalen Bevölkerungsgruppen begründet liegt.[3] Um diesem Missverhältnis in der Repräsentation des „einfachen Volkes“ zu begegnen, wird hier auf indirekte schriftliche Aufzeichnungen zurückgegriffen – nämlich durch die Nutzung von Gerichtsprozessen und der darin enthaltenen Zeugenaussagen von einer Reihe an Individuen, die unter anderen Umständen ihre Erfahrungen mit Impotenz nicht zu Text gebracht hätten. Auch wenn der erste zu behandelnde Impotenzfall aus einem gebildeten und privilegierten sozialen Milieu stammt, wird den Praktiken von Männern, die aus gewöhnlichen Arbeiterfamilien stammen, verhältnismäßig mehr Raum gewährt.

In Zusammenhang mit grundsätzlichen Annahmen zu den Funktionen von Männern in einer frühneuzeitlichen Gesellschaft – Ehemann und Familienoberhaupt – stellten die Erfahrung von Impotenz und die damit verbundene Kinderlosigkeit eine besondere Form von Bedrohung dar, diesen Erwartungen nicht begegnen zu können.[4] Eine ausbleibende Performanz der Virilität nagte am Selbstverständnis des Mannes. Zur Wiederherstellung des eigenen und äußeren Bildes von Männlichkeit fanden Männer unterschiedliche Formen und Wege, die von einer Vielzahl von Faktoren geprägt sein konnten, wie etwa persönlichen Vorstellungen und/oder Überzeugungen, sozialen und finanziellen Möglichkeiten, familiären und lokalen Bräuchen, temporären Umständen etc.

Anhand eines zugleich mikrohistorischen und praxeologischen Ansatzes werden die kommunikations- und handlungspraktischen „Bewältigungsstrategien von Akteuren“ analysiert.[5] Um auf diese Weise auch der Pluralität in der (Re-)Konstruktion von Männlichkeiten gerecht zu werden, sollen im Folgenden anhand von diversen Fallbeispielen Männer und deren Verhalten portraitiert sowie die verschiedenen Umgangsweisen mit Impotenz aus Sicht der Betroffenen untersucht werden.

2 Vgl. Rider (2006); Rider (2016); Behrend-Martínez (2007); Ründal (2011); Evans (2016); Oren-Magidor (2017).

3 Vgl. Oren-Magidor/Rider (2016), S. 222.

4 Vgl. Berry/Foyster (2007); Evans (2016).

5 Freist (2015), S. 30.

Impotenz anonym im Brief

Unter den Patientenbriefen, die der königliche Hofarzt Juan Muñoz y Peralta (1668–1746) im frühen 18. Jahrhundert in seiner Zeit in Madrid erhielt (von 1709 bis 1721), befand sich ein anonym gehaltener Brief.[6] Bei dem Schreiber handelte es sich um einen an Impotenz leidenden Mann von 38 Jahren, gerade verheiratet und wohnhaft im südlichen Cádiz, der sich mit seiner Sorge in diesem Fall nicht direkt an den Arzt Peralta wandte, sondern an einen engen Vertrauten in Sevilla. Etwas zögernd schildert der Mann aus Cádiz sein Problem der Impotenz, offenbart aber sogleich den Grund seines Schreibens, indem er seinen Freund bittet, für ihn in Sevilla ein Medikament nach Rezeptur des Arztes Muñoz y Peralta zu besorgen.

Als Gründungsmitglied und erster Präsident der Königlichen Gesellschaft für Medizin und andere Wissenschaften in Sevilla (*Regia Sociedad de Medicina y otras Ciencias de Sevilla*) – Spaniens früheste medizinische und wissenschaftliche Akademie – hatte sich Peralta über die Grenzen Kastiliens hinaus Ruhm und Anerkennung in der Befürwortung von Ansätzen der modernen Medizin, insbesondere der Iatrochemie, der Anwendung chemischer Medikamente in der Therapie, verschafft.[7] Der Einsatz hierfür erfolgte nicht nur in seinen wissenschaftlichen Publikationen, sondern auch durch Entwicklung und Verkauf eigener Arzneimittel auf „chymischer“ Basis.

Der anonyme Brief des impotenten Mannes ging schließlich bei Peralta ein und stellte damit eine der vielen Anfragen zur käuflichen Erwerbung seiner „chymischen“ Präparate dar, die von Patienten direkt an Peralta gestellt wurden und etwa ein Drittel der überlieferten 67 Patientenbriefe ausmachen.[8] In vielen Fällen, wie hier, wussten die Bittsteller um die Wirkstoffe und Anwendungsgebiete jener bekanntgewordenen Mittelchen Bescheid und konnten sich daher unmittelbar, ohne die Konsultation eines weiteren Arztes, an Peralta wenden, um das gewünschte Mittel bzw. das hierzu erforderliche Rezept zu erwerben.

Der Schreiber wählte also den virtuellen Raum des Briefes, um sich einem Vertrauten mitzuteilen und mit dessen Hilfe zur erhofften Linderung seiner

6 AHN, INQUISICIÓN, Leg. 4208, Brief ohne Angabe von Verfasser, Ort oder Jahr, beginnend mit dem Titel „*Copia de Capítulo de una carta de Cádiz a un sujeto de esta Ciudad*“. Mit dem gegen den Hofarzt Peralta eingeleiteten Inquisitionsprozess wegen Judaisierung (1721) ging die Konfiszierung seiner gesamten Unterlagen einher – so auch der bis dahin an ihn gerichteten Patientenbriefe. Jene Unregelmäßigkeit im Verwaltungsablauf hat dazu geführt, dass die Patientenbriefe bis heute in der Abteilung der Inquisition im Historischen Nationalarchiv in Madrid erhalten geblieben sind. Vgl. hierzu Pardo Tomás / Martínez Vidal (2008).

7 Für einen Überblick über die spanischen Modernisierungsbestrebungen im Bereich der Medizin und der Wissenschaften und Peraltas Beitrag hierzu vgl. Pardo Tomás / Martínez Vidal (2007).

8 Für eine detaillierte Untersuchung der briefeschreibenden Patientenschaft Peraltas vgl. Pardo Tomás / Martínez Vidal (2008); Schmitz (2018), Kap. 4.

Potenzprobleme zu gelangen. Die ersten Zeilen des Briefes geben einen Einblick in die Gefühlswelt des Mannes, wobei insbesondere die Schwierigkeit, die er empfindet, sich überhaupt mitzuteilen, als auch der Grad der erlebten Verzweiflung deutlich werden:

> Mein lieber Freund,
> einzig durch das Vertrauen in unsere Freundschaft wage ich es, Dir mitzuteilen, in welcher Verwirrung ich mich befinde, die so trostlos ist, dass ich Dir versichern kann, dass, wenn ich kein Heilmittel finde, ich mich dorthin begebe, wo niemand von mir jemals wieder erfahren wird.
> Du weißt, ich habe geheiratet [...] und mir ist das Unsägliche passiert, die Ehe nicht vollziehen zu können.[9]

Er fährt fort mit der Beschreibung des Zustands, wonach die Substanz (d.h. des Samens) mehr als ausreichend sei, die Ursache nur am Glied selbst liegen könne und er sich ansonsten seit jeher in bester Gesundheit befände: „[...] und der einzige Fehler liegt am Glied, denn was die Substanz angeht, ist es mehr als genug. Ich vermute stark, dass die Ursache in jenem Teil begründet liegt, denn in meinem ganzen Leben habe ich bisher an keiner Krankheit gelitten, nicht mal eine Purgation hatte ich.“[10]

Um die Verknüpfung der Beschaffenheit des Samens mit der allgemeinen Gesundheit des männlichen Körpers und der Fähigkeit zur Performanz des sexuellen Akts nachvollziehen zu können, bedarf es folgender Erläuterung.

Die zeitgenössischen Erklärungsmodelle zur Impotenz im Sinne der Unfruchtbarkeit weisen darauf hin, dass ein Ungleichgewicht der Säfte, insbesondere eine zu kalte und zu feuchte Komplexion im männlichen Körper, und/oder eine inadäquate Ernährung dafür verantwortlich sein können, dass der Samen unzureichender Natur ist. Ein mangelhafter Samen konnte sich durch folgende Eigenschaften auszeichnen: mangelnde Quantität, Konsistenz (zu dünn- bzw. zu dickflüssig), humorale Komplexion (zu kalt) und ohne *„spirit“* bzw. Geister.[11]

Wenn hingegen der Schreiber von einer ausreichenden Substanz im Zusammenhang mit stetiger Gesundheit berichtet, was wiederum einem Gleich-

9 *„Amigo y querido mío, sólo con la confianza de nuestra amistad me atreuiera a declararme en la confuzion que me allo tan fuera de consuelo quanto te aseguro que si no allo remedio me Yré donde jamás sepan de mi en la vida. Ya sabes que me casé* [...] *y e llegado a la desdicha de no poder cumplir con el matrimonio* [...].“ AHN, INQUISICIÓN, Leg. 4208.

10 „[...] *y sólo el defecto es en el miembro, pues en quanto a substancia es con exceso, mucho discurro que será bassada la naturalesa en aquella Parte pues en toda mi vida no e tenido mal alguno ni siquiera una Purgazión* [...]“. AHN, INQUISICIÓN, Leg. 4208.

11 Evans (2016), S. 320. Über die unterschiedlichen Ursachen von männlicher Impotenz lässt sich auch der Königsberger Arzt Johann Jacob Woyts in seiner „Abhandlung aller innerlichen Kranckheiten“ (1740) aus: *„Die näheste Ursach ist der versagte oder gehemmte Einfluss der Geister in die Musculos erectores penis. Die Neben-Ursachen beziehen sich alle, entweder auf die übel bestellten Werckzeuge, oder auf die übel beschaffenen Säffte; dahero entstehet dasselbe öffters von Paralysi des männlichen Gliedes, von gedruckten und zerrissenen Nerven, vom rücklings-Fallen, vom Reiten, vom Erkälten oder Eintuncken der Genitalium ins kalte Wasser; so gehöret auch hieher die unzeitige Scham oder Kleinmüthigkeit, wenn man sich nicht trauet sufficient zu seyn, item die Bezauberung.“* Woyts (1740), S. 693.

gewicht der Säfte entspricht, so ist davon auszugehen, dass er sich nicht um eine eventuelle Zeugungsunfähigkeit sorgte. Vielmehr schließt er dies anhand jener Angaben aus, da sein Körper mittleren Alters an sich gesund sei, um einen qualitativ hochwertigen Samen zu produzieren. Stattdessen macht der Schreiber deutlich, dass sein Problem einzig in der Erektionsperformanz des Gliedes liegt. Auch wenn eng miteinander verflochten, wird hier also unterschieden zwischen einer *impotentia generandi*, also einer Zeugungsunfähigkeit, und einer Erektionsstörung des Glieds (*impotentia coeundi*).

Diese Logik entspricht frühneuzeitlichen medizinischen Abhandlungen, in denen Impotenz zwar als ein weitgefasster Begriff behandelt wurde, zugleich jedoch feine Differenzierungen vorgenommen wurden.[12] So unterschied der spanische Arzt Juan Fragoso (ca. 1530–1597) neben den eben genannten Modi außerdem noch eine Unfähigkeit zur Ejakulation („*impotencia para echar la simiente*“).[13]

Gleich nach der knappen Ausführung seines Problems kommt der Schreiber zu seiner konkreten Bitte:

> Bitte gehe zu Don Alonso de los Reyes, dem die Apotheke San Nicolas gehört. Mir wurde gesagt, dass es dort ein Medikament gibt, welches, wenn man es auf das genannte Teil aufträgt, dieses kräftigt und verstärkt, damit man den Zweck der Ehe zustande bringen kann.
> Ich habe gehört, dass es das Rezept von Dr. Don Juan de Peralta ist, der zurzeit in Madrid lebt.[14]

Die Tatsache, dass sich der Brief innerhalb der Patientenbriefsammlung des Arztes befand, bedeutet, dass der adressierte Freund oder aber der genannte Apotheker in Sevilla die offiziellen Wege zur Beschaffung des Medikaments eingehalten hatte. Um die Arznei in der Apotheke kaufen zu können, so sahen es die Regelungen vor, war es zunächst erforderlich, eine Anfrage zur Ausstellung des Rezeptes an Peralta zu richten. Der nach Madrid gesandte Brief ist als Teil solch einer Anfrage zu bewerten. Im nächsten Schritt würde der Arzt das entsprechende Rezept entweder an den Antragsteller selbst oder direkt an den Apotheker senden und somit das Recht zur Herstellung und zum Verkauf des Medikaments erteilen. Dieses System sollte verhindern, dass Arzt oder Apotheker das Mittel direkt und ohne die erforderliche Expertise des anderen veräußerten.

Zum Abschluss des Briefes vermittelt der Schreiber in aller Deutlichkeit, wie dringend die Sache und wie wichtig es ihm ist, in seiner Anonymität zu bleiben:

> Behandle dies bitte mit aller Ernsthaftigkeit und Verschwiegenheit. […] Und ich bitte Dich, mir schnellstmöglich das Medikament zu schicken, denn hier hat mir jemand ein

12 Zur Begriffsgeschichte von „Impotenz“ vgl. Ründal (2011), S. 54f.

13 Fragoso (1666), S. 412.

14 „*Veas al Señor Don Alonso de los Reyes cuya es la Botica de San Nicolás que me an dicho tiene medicamento que untando la Parte que* [digo] *se Vigore y fortalesca para conseguir el fin del matrimonio y me dizen es rezeta del Dr Don Juan de Peralta que se alla oy en Madrid.*“ AHN, INQUISICIÓN, Leg. 4208.

> Getränk gegeben, und ich traue mich nicht, es zu trinken, aus Angst, es könnte die Lage noch verschlimmern. Ich hoffe, mit Deiner Hilfe Trost zu finden.[15]

In diesem Ausschnitt kommen zwei zentrale Aspekte von Impotenz als gesellschaftlichem Problem zum Ausdruck. Zum einen sind die empfundene Verzweiflung und/wie auch die Dringlichkeit [...] hervorzuheben. Beides liegt in der Bedrängnis begründet, in der sich der frisch vermählte Mann befand. Denn nach kanonischem Recht war nur dann eine Ehe gültig, wenn es im Anschluss an das kirchliche Ritual auch zur körperlichen Vereinigung, der *Copula*, kam. Solange der körperliche Vollzug der Ehe ausblieb, wie hier aufgrund der Impotenz des Mannes, „galt die Ehe als nicht geschlossen".[16] Die enge Verflechtung von Impotenz und dem Problem der Eheschließung spiegelt sich in diesen und anderen spanischen Quellen in folgenden üblichen Formulierungen, wonach „nicht den ehelichen Pflichten nachkommen können"[17] oder „nicht die Ehe vollziehen können"[18] als Synonyme für Potenzprobleme im jungen Ehebett verwendet wurden.

Auf der anderen Seite, und eng mit dem Vorherigen verbunden, steht der Wunsch nach Verschwiegenheit und Verbleiben in der Anonymität. Dem Schreiber scheint es nicht leichtzufallen, sein Problem einer weiteren Person mitzuteilen, auch wenn im Vorfeld bereits andere Formen des Austauschs stattgefunden hatten. Dies liegt zumindest nahe, denn der Schreiber erwähnt, dass ihm das Mittel Peraltas empfohlen wurde. Auch ist im letzten Absatz mit dem Satz „denn hier hat mir jemand ein Getränk gegeben, und ich traue mich nicht, es zu trinken, aus Angst, es könnte die Lage noch verschlimmern" zu erkennen, dass auch andere Empfehlungen zur Verbesserung seines Zustands an ihn herangetragen wurden. Mit wem und auf welche Weise diese Kommunikation stattgefunden hat, lässt sich jedoch nicht rekonstruieren. Jedenfalls barg die anschließende Entscheidung, sich per Brief an einen Freund in einer anderen Stadt zu wenden, einen gewissen Vorteil hinsichtlich der erwünschten Diskretion. Der Brief als Kommunikationsform ermöglichte es dem Mann, das Wissen um seine Impotenz in einem geschützten Raum der Intimität zwischen ihm und einem vertrauenswürdigen Freund zu bewahren, und er war nicht gezwungen, sich seinem näheren Umfeld oder gar einem Arzt direkt mitzuteilen. Um an das in einem vorherigen Austausch empfohlene Medikament zu gelangen, konnte er auf diese Weise den öffentlichen Gang zur Apotheke vermeiden und für den gesamten Ablauf, von Anfrage bis Erhalten des gesendeten Medikaments, seine Anonymität größtenteils bewahren und damit das öffentliche Ansehen seiner Person. Im Ganzen betrachtet schien Letzteres der Hauptgrund für die Wahl der Korrespondenz gewesen zu sein. Dies ist nur verständlich vor dem Hintergrund, dass impotente Männer in der eu-

15 „*Toma esto con todo empeño y sixilo* [...] *Y te suplico la Breuedad en remitirme medicamentos pues aqui Vn sujeto me daba una bebida y yo no me e atreuido a tomarla no me suseda peor espero por su Dirección conseguir todo consuelo.*" AHN, INQUISICIÓN, Leg. 4208.

16 Ründal (2011), S. 57.

17 „*no poder cumplir con el matrimonio*".

18 „*no poder consumar el matrimonio*".

ropäischen Gesellschaft nicht nur im Gespräch Opfer der Lächerlichkeit werden konnten, sondern ihre männliche Schwäche auch teilweise in Form von Ritualen der Öffentlichkeit zur Schau gestellt wurde.[19] Hinzu kam die breite Verwendung der ridikulisierten Figur des impotenten Mannes in Theaterstücken und populärer Literatur, welche die Angst, einem ähnlichen Schicksal zu verfallen, nicht gerade schmälerte.[20]

Zur abschließenden Kontextualisierung dieses Falls ist darauf hinzuweisen, dass der hier dargestellte Umgang mit Impotenz eindeutig in den Bereich der gelehrten Medizin einzuordnen ist. Nicht nur die Vermutung, dass es bei bester Gesundheit wohl nur an der Standfähigkeit (Erektion) des Glieds selbst liegen könne, auch die Kontaktaufnahme mit einem der führenden Vertreter der „iatrochymischen" Medizin legt nahe, dass der betroffene Mann von einer natürlichen Krankheitsursache ausging.

Schadenzauber – eine alternative Ätiologie der Impotenz

Neben dieser geläufigen Interpretation gab es in der spanischen Gedanken- und Vorstellungswelt des langen 17. Jahrhunderts Raum für eine weitere Ursache für Impotenz: *Malefactio* oder Schadenzauber. Dass Schadenzauber auch Eingang erhielten in ätiologische Diskussionen innerhalb medizinischer Abhandlungen, zeigt der Arzt und Chirurg Juan Fragoso, der mit seiner „Cirugía Universal" (1580) bzw. mit dem darin enthaltenen „Tratado de las declaraciones que han de hacer los cirujanos acerca de muchas enfermedades y muchas maneras de muertes que suceden" als Begründer der spanischen Rechtsmedizin betrachtet wird.[21] Es handelt sich um einen Text, in dem Fragoso das Wissen zusammenstellte, über das Chirurgen bei der Bewertung oder Untersuchung von Krankheits- und Todesfällen im juristischen Zusammenhang verfügen sollten. In gewisser Hinsicht ähnelt dies dem Katalog zur Forensik, zusammengestellt von Paolo Zacchia (1584–1659) in seinen „Quaestiones medicolegales", weshalb Fragoso nicht selten als spanische Variante des berühmten italienischen Mediziners bezeichnet wird.

In seinem einflussreichen Werk beschäftigte sich Fragoso mit unterschiedlichen Formen von Impotenz und behandelte eingehend die Ursachen derselben. Denn wie für andere Mediziner, Heilkundige und Patienten galt auch für

19 Daphna Oren-Magidor verweist auf die in Teilen des europäischen Festlands verbreitete Tradition des Charivari, eine Art ritualisierte öffentliche Demütigung, bei der der impotente oder auch gehörnte Mann, oft auf einem Esel durch die Straßen reitend, paradehaft der Ortsgemeinschaft vorgeführt wurde, die auf ihn mit lauter Musik und Beleidigungen reagierte, vgl. Oren-Magidor (2017), S. 130. Als weitere Maßnahme der gesellschaftlichen Stigmatisierung wurden im Falle von Ehegerichtsprozessen die Namen der impotenten Männer auf Gemeindeplakaten öffentlich gemacht, vgl. Behrend-Martínez (2007), S. 138 f.

20 Vgl. McLaren (2007), Kap. 3.

21 Für mittelalterliche Vorläufer medizinischer und theologischer Schriften zu übernatürlichen Ursachen von Impotenz vgl. Rider (2006).

Fragoso: Wesentlich für Folgeentscheidungen im Umgang mit und für Therapieansätze von Impotenz war die Interpretation der Krankheitsursache. Von der Erstveröffentlichung an und durch alle Folgeeditionen hindurch bis einschließlich zur Ausgabe Madrid 1666 wird in Fragosos Text unverändert auf die Möglichkeit sowohl einer natürlichen als auch einer übernatürlichen Ursache durch Schadenzauber verwiesen.

> Laut Ärzten, Juristen und Theologen entsteht die Unfähigkeit oder Impotenz zur Kopulation aus zwei Gründen: aus natürlicher Ursache, was mit folgendem Wort bezeichnet wird: Frigidatio [also eine zu kalte Komplexion der humoralen Säfte – C. S.];
>
> und aus ‚zufälligem/nicht natürlichem Grund' [Übersetzung des Terminus ‚*accidente*' – C. S.], was unter folgendem Wort verstanden wird: Malefactio.[22]

Während Fragoso in vorangegangenen Abschnitten sich mit Impotenz im Sinne von Zeugungsunfähigkeit auseinandersetzt, geht er hier und auf den folgenden Seiten dezidiert auf das Unvermögen zur Kopulation ein („*impedimento o impotencia para tener copula, privación del coito*"). Dabei nimmt er verschiedene Unterscheidungen hinsichtlich dieses Unvermögens vor, so zum Beispiel bei Männern und Frauen. Sich berufend auf Guido Parato oder Guy Parat, Autor eines der Regimina Sanitatis, „Libellus de sanitate conservanda" (1459)[23], schreibt Fragoso zunächst, dass, während mehrheitlich Frauen von der Unfruchtbarkeit betroffen seien, sich das Problem des Unvermögens beim sexuellen Akt typischerweise eher bei Männern einstelle. Jedoch schließt er die Impotenz bei Frauen nicht aus – verstanden als körperliche Anomalien der äußeren Geschlechtsorgane, von Geburt an oder entstanden durch Krankheit, die den Zugang versperren konnte, und bezeichnet mit dem Terminus „*mujeres cerradas*" –, sondern geht auch darauf umfassend in folgenden Absätzen ein.[24]

Was nun die Unfähigkeit zum Sexualakt bei Männern angeht, so kommt Fragoso mehrmals auf die Unterscheidung von natürlichen und übernatürlichen Ursachen zurück. Bei den natürlichen Ursachen könnten Erektionsprobleme sowohl durch eine unverhältnismäßig kalte Komplexion innerhalb der Hoden und des Samenstrangs entstehen als auch durch eine Erschlaffung der Nerven, die sich durch das männliche Glied ziehen.[25] Liegen die Probleme zur Vollziehung des Koitus allerdings in einer übernatürlichen Ursache wie dem Schadenzauber begründet, so schreibt Fragoso, dass dem theoretisch Männer *und* Frauen zum Opfer fallen konnten. Allerdings hielten einige Theo-

22 „*Según Médicos, Iuristas, y Teólogos, de dos causas nace el impedimento, o impotencia para tener cópula: de causa natural, que se significa por aquesta palabra: Frigidatio; y de causa accidental, que se entiende por aquesta palabra: Malefactio*". Fragoso (1666), S. 412.

23 Es handelt sich hierbei um eine sehr textnahe Variante von Arnau de Vilanovas Klassiker „Regimen sanitatis ad regem Aragonum", vgl. Garcia-Ballester/Paniagua/McVaugh (1996), S. 94f. Guy Parat war Leibarzt des Herzogs von Mailand, Francesco I. Sforza (1401–1466).

24 Zur weiblichen Impotenz vgl. Behrend-Martínez (2007), Kap. 3; Moral de Calatrava (2013).

25 „*la frialdad de los testículos y de los vasos de la simiente; y relaxación del nervio fistuloso que se destribuye por el miembro viril, que son las dos causas potíssimas de la impotencia, y falta de erección*". Fragoso (1666), S. 413.

logen wie Gaspar Navarro in seinem Traktat „Tribunal de superstición ladina" (1631) dem entgegen, dass der Zauber mehrheitlich auf Männer zielte, da es nach frühneuzeitlicher theologischer Auffassung mehr Frauen als Männer gab, die Schadenzauber verübten, welche es wiederum auf das gegenteilige, also männliche Geschlecht abgesehen hätten.[26]

In jedem Fall gebe es gewisse Zeichen, an denen sich erkennen lasse, dass die vorliegende Impotenz Resultat eines bösen Zaubers sei: Wenn keine äußerlichen Defekte der Genitalien vorliegen, die Proportionen gut und die Säfte im Einklang sind und dennoch, insbesondere mit der eigenen Frau, es nicht möglich ist, den Geschlechtsakt zu vollziehen (wohl aber mit anderen Frauen), dann sei dies nach Fragoso übernatürlichen Kräften zuzuschreiben. Der Verdacht auf Schadenzauber bestätige sich vor allem dann, wenn die Impotenz allein mit Gebeten geheilt werden könne.[27]

Die jeweilige Interpretation der Krankheitsursache – natürlich oder übernatürlich – brachte verschiedene Konsequenzen mit sich. Auf juristischer Ebene war diese Unterscheidung von besonderer Relevanz in Ehegerichtsprozessen, in denen Impotenz als Grund zur Auflösung der Ehe angegeben wurde. Konnte eine temporäre Impotenz mittels einer verbindlichen, drei Jahre dauernden Beobachtungsfrist hinsichtlich der sexuellen (In-)Aktivität des Paares ausgeschlossen werden, so wurde die Ehe aufgelöst. Lag das Problem, wie in der Mehrheit der Fälle, bei dem Mann vor, so hatte dies für ihn zur Folge, dass ihm verboten wurde, erneut zu heiraten.[28] War die Impotenz jedoch vorübergehender Natur und eindeutig auf einen Zauber zurückzuführen, so wurde die Ehe entweder nicht aufgelöst oder aber dem verhexten Mann wurde es erlaubt, eine neue eheliche Bindung einzugehen, da angenommen wurde, dass der Zauber ausschließlich auf die Ehefrau bezogen wirkte.[29]

Auch wirkte sich die Entscheidung für die eine oder andere ätiologische Kategorie auf die Wahl des therapeutischen Ansatzes aus: Bei all den oben geschilderten Ambiguitäten, die eine klare Definition des Krankheitsbildes „Impotenz" erschwerten, herrschte doch Klarheit darüber, dass die Gelehrtenmedizin nur wenig weiterhelfen konnte, wenn die Ursache als übernatürlich identifiziert wurde. Stattdessen wurde Betroffenen geraten, auf spirituelle Heilmethoden der Kirche zurückzugreifen. Die kirchliche Medizin gegen Impotenz konnte Gebete und Kreuzzeichen, Fasten, Pilgern bis hin zum Exorzismus umfassen.[30]

26 Vgl. Navarro (1631), fol. 58, zit. n. Tausiet (2004), S. 312.
27 Vgl. Fragoso (1666), S. 412.
28 Vgl. Behrend-Martínez (2007). Bei einer weiblichen Impotenz, wonach es Frauen physiologisch nicht möglich war, sexuell aktiv zu sein, schien es zumindest im Hohen Mittelalter nur zwei Möglichkeiten gegeben zu haben: Entweder sie stimmten einer chirurgischen Behandlung zu, mittels derer die „geschlossenen" Zonen operativ geöffnet wurden, so dass sie nach einer gewissen Zeit die Ehe vollziehen konnten, oder aber die Ehe wurde gelöst und die Frauen, unverheiratbar, begaben sich in ein Leben im Kloster, vgl. Moral de Calatrava (2013).
29 Vgl. Moral de Calatrava (2013), S. 462 f.
30 Vgl. Moral de Calatrava (2012), S. 357.

Abseits des offiziellen Diskurses wurde zudem empfohlen, Heiler zu konsultieren, die als Experten in der Auflösung von Schadenzaubern bekannt waren.

Wer als Experte definiert wurde, konnte in unterschiedliche Kategorien fallen: Gemeinhin wird in Studien zu Magie und Hexenwesen – auch spezifisch auf Impotenzfälle bezogenen – die Ansicht vertreten, dass diejenigen, die mit übernatürlichen Mitteln Schaden zufügen, auch heilen können, und daher galt oft die Autorin bzw. der Autor des Zaubers als bestgeeigneter Experte in der Auflösung desselben.[31] Willem de Blécourt weist in seinem programmatischen Aufsatz zu einem differenzierteren Umgang mit der weitgefassten Kategorie von *„cunning folk"* allerdings darauf hin, dass es außerhalb der verursachenden Hexe auch eine Reihe von *„unwitchment specialists"* gab, die unabhängig von einer Beteiligung am Zauber über bestimmte Rituale und Heilwissen verfügten, um ihn aufzulösen oder rückgängig zu machen.[32] Solch eine Unterscheidung ist auch für den spanischen Kontext von Relevanz. Wie neuere Arbeiten zum medizinischen Pluralismus gezeigt haben, konnte das Wissen um *„deshacer hechizos"* eine von mehreren kurativen Fähigkeiten sein, für die ausgewiesene Personen, weiblich und männlich, lokal und regional bekannt waren.[33] Auch die folgenden Fälle zeigen, dass die oben skizzierte enge personelle Assoziation im Verursachen und Auflösen von Zauber in der Praxis bei weitem nicht der einzige Weg zur Heilung war, und verweisen vielmehr auf die Pluralität von Expertentypen, die aufgesucht wurden, um Potenzschwierigkeiten zu heilen.

Im Brief und vor Gericht: Formen der Überlieferung

Während der erste behandelte Fall des briefschreibenden Mannes aus Cádiz eine Art und Weise darstellt, wie von Impotenz betroffene Männer über ihr Problem mit anderen kommunizierten, um zur erhofften Heilung zu gelangen, soll im Folgenden eine Reihe von Fällen aus einem in vielerlei Hinsicht ganz anderen Kontext vorgestellt und analysiert werden, nämlich auf der Grundlage von Zeugenaussagen aus Inquisitionsprozessen aus der Region von Cuenca, Kastilien.

Sowohl der Patientenbrief als auch die Inquisitionsakten sind außerordentliche Quellen, da sie einen seltenen Zugang dazu gewähren, wie betroffene Männer selbst kommunikativ aktiv geworden sind, um ihre Virilität wiederherzustellen. Wie bereits angedeutet, könnte der Entstehungskontext beider Quellen jedoch unterschiedlicher nicht sein: Der erste Fall spielte sich in einem dezidiert urbanen Kontext ab, und zwar in der Stadt Cádiz, die mit Beginn des 18. Jahrhunderts ihre Blütezeit in Handel, Kommerz und Bevölke-

31 Für die Behandlung von Impotenz durch die für den Zauber verantwortliche Person vgl. u.a. Tausiet (2004), S. 314f.; Moral de Calatrava (2012).

32 Blécourt (1994).

33 Vgl. Gentilcore (1998); Whaley (2011), Kap. 9; Ramsey (2013); Morales Sarabia (2014); López Terrada/Schmitz (2018); Schmitz (2018).

rungszuwachs erlebte.[34] Zudem stellte dies die Herangehensweise eines an Impotenz leidenden Mannes dar, der nicht nur alphabetisiert war, sondern auch über ein soziales Netzwerk verfügte, das es ihm ermöglichte, den Kontakt mit einem königlichen Hofarzt herzustellen. Dem stehen eine Reihe von Impotenzfällen gegenüber, die sich in kleineren Städten und Dörfern in den stark ländlich geprägten Regionen von Cuenca und Guadalajara abspielten. Die drei Orte Valdeolivas, Gascueña und La Peraleja, auf denen der Fokus der nachfolgenden Untersuchung liegt, befinden sich auf dem abwechselnd flachen und hügeligen und teils kargen Gebiet der Mancha, gelegen zwischen Madrid und der Bischofsstadt Cuenca. Charakteristisch für das Kastilien des 17. Jahrhunderts waren auch diese Orte von einer schwankenden Bevölkerungsanzahl gekennzeichnet, was es erschwert, ihre genaue Größe zu den jeweiligen Zeitpunkten zu ermitteln.[35] Es lässt sich aber festhalten, dass es sich zumindest im Fall von Valdeolivas um eine größere Kleinstadt handelte, während Gascueña ein kleinerer Ort war, aber von lokaler wirtschaftlicher Bedeutung. La Peraleja hingegen war bezüglich der Einwohnerzahl die kleinste der drei Ortschaften und befand sich abseits des regionalen Wegenetzes.

Es ist zwar ein schwieriges Unterfangen, die Alphabetisierungsrate auf dem Land einzuschätzen, dennoch sollte zumindest erwähnt werden, dass die Mehrheit der Zeugen, die in den Prozessen aussagten, des Schreibens nicht mächtig waren, auch wenn es unter ihnen einige wenige geübte Schreiber gab.

Angesichts der großen Unterschiede zwischen beiden Quellentypen lässt sich ein direkter Vergleich kaum anvisieren. Doch dies ist auch nicht das Ziel. Die Heranziehung beider Texte dient vielmehr dazu, zu untersuchen, wie sich ein unterschiedliches Verständnis über die Ursache einer Krankheit auf den kommunikativen Umgang mit derselben auswirken kann. Was in dieser Hinsicht beide Quellen für die Analyse besonders interessant macht, ist, dass die Unterschiede neben den sozio-ökonomischen und geographischen (Stadt – Land) Faktoren vor allem darin liegen, dass Impotenz als gesundheitliches

34 Zur Stadtgröße und zum Bevölkerungszuwachs in der Blütezeit von Cádiz vgl. Bustos Rodríguez (2005), S. 73. Ab 1715, nach Ende des Erbfolgekrieges, zählte Cádiz 40.000 Einwohner, bis 1786 wuchs diese Zahl bis auf ca. 72.000 Einwohner an.

35 Valdeolivas, zu der Region Guadalajara gehörend, erfuhr einen drastischen Bevölkerungsrückgang im Laufe des 17. Jahrhunderts. Während der Zensus von 1587 noch 800 „*vecinos*", also etwa 3.200 Seelen zählte, war die Zahl im Jahr 1712 auf 284 „*vecinos*" (1.100 Seelen) gesunken, vgl. Censo de los Obispos von 1587 in González (1829) und Censo de Campoflorido von 1712 in Instituto Nacional de Estadística (1996). Da der Inquisitionsprozess von 1624 datiert, ist davon auszugehen, dass die Stadt zu jener Zeit noch dichter besiedelt war. Demgegenüber schien sich die Bevölkerungszahl des Ortes Gascueña (Inquisitionsprozess von 1648) auch über die Frühe Neuzeit hinaus recht stabil gehalten zu haben, welche zwischen ca. 260 und 350 „*vecinos*" (ca. 1.000–1.400 Einwohner) oszillierte, vgl. Censo de Campoflorido von 1712 (Instituto Nacional de Estadística (1996) und Miñano (1826)). Für den kleineren Ort La Peraleja (Inquisitionsprozess von 1684), für den weniger Daten vorliegen, gibt der Censo de Campoflorido eine Zahl von 149 „*vecinos*" (ca. 600 Einwohner) an, welche im Laufe des 18. Jahrhunderts auf 225 „*vecinos*" (900 Einwohner) stieg, vgl. Archivo General de Simancas, Catastro de Ensenada, Respuestas Generales, Libro 108, fol. 66r–122r (1751).

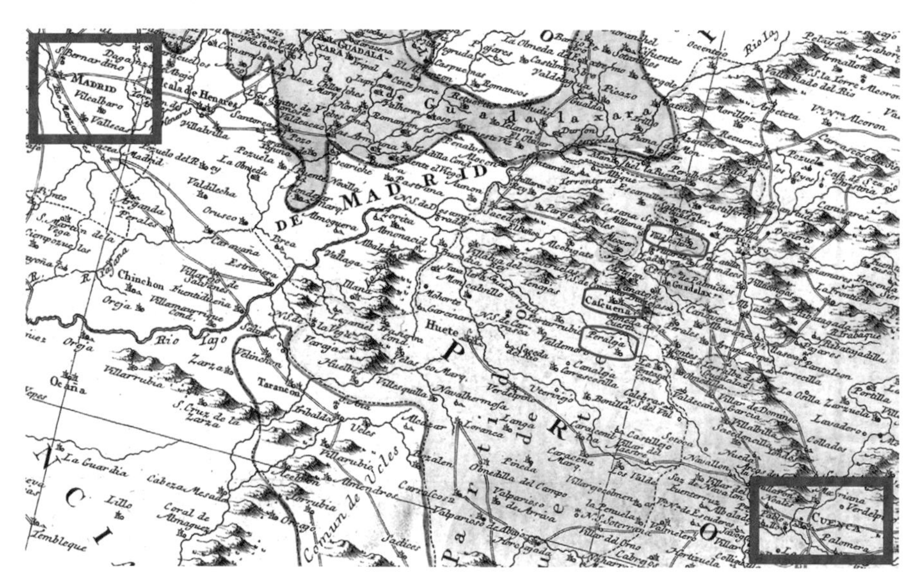

Abb. 1: Kartenausschnitt aus „Castiliae Novae Pars Orientalis: Provincias Cuenca et Guadalaxara“, „Dom T. Lopez mappis colligavit F. L. Güssefeld“ (1781) (Bestand des Instituto Geográfico Nacional (Spanien), CC BY 4.0 ign.es)

Problem des männlichen Körpers von den Betroffenen und deren Gesprächspartnern in unterschiedliche ätiologische Kategorien eingeordnet wurde. Während für den ersten Impotenzfall aus Cádiz eine humoralpathologische Erklärung zugrunde gelegt wurde, griffen die Beteiligten in den Inquisitionsprozessen auf übernatürliche Erklärungsmodelle wie Schadenzauber zurück, in denen sie die Ursache für ihre jeweils erlebten Potenzprobleme sahen.

Dieser Umstand erlaubt es, einen Einblick zu gewinnen, wie unterschiedlich der kommunikative Umgang mit Impotenz in der Frühen Neuzeit aussehen konnte, wenn neben einer natürlichen Krankheitsinterpretation von einer übernatürlichen Ursache ausgegangen wurde.

Impotenz und Inquisition

Im weiteren Verlauf des Aufsatzes wird der Fokus auf Impotenzfällen liegen, die alle in der Kategorie „übernatürliche Ursache“ einzuordnen sind. In den Inquisitionsprozessen war Impotenz nicht zwingend der Hauptanklagepunkt, sondern tritt erst anhand einer Analyse der Verhörprotokolle als Problem in Erscheinung. Wenn ich von Verhörprotokollen spreche, sind also nicht jene aus Ehegerichtsprozessen gemeint, in denen Impotenz als Grund zur Auflösung der Ehe angeführt wurde und welche von der Forschung in den letzten Jahren vermehrt in Betracht gezogen wurden.[36] Stattdessen liegen dieser Un-

36 So etwa examplarisch behandelt von Behrend-Martínez (2007) und Ründal (2011).

tersuchung Prozesse aus lokalen Inquisitionstribunalen zugrunde, in denen Männer und Frauen angeklagt wurden, entweder Schadenzauber selbst verübt oder aber mit unorthodoxen Heilmethoden diesen aufgelöst zu haben. Nicht selten konnte dies auch bei ein und derselben Person geschehen. Die Gruppe der Angeklagten konnte sich daher sowohl aus heilkundigen Männern und Frauen zusammensetzen, die u. a. magische Rituale in ihr Therapieprogramm aufgenommen hatten, als auch aus – mehrheitlich weiblichen – Individuen, die des Verübens schwarzer Magie oder Hexerei beschuldigt wurden. Impotenz stellte hierbei eine von vielen möglichen Folgen des Schadenzaubers dar (Liebeszauber, allgemeine Krankheiten, Sterben von Tieren, Ernteausfälle etc.) oder war eines von mehreren Anwendungsgebieten, auf das sich unautorisierte Heiler spezialisiert hatten („böser Blick" oder *mal de ojo*, Auflösung von Zauber allgemein, Fieberkrankheiten etc.).

Die in den Prozessen enthaltenen Zeugenaussagen stammen von einer Vielzahl von Anwohnern, die auf direkte oder indirekte Weise von den Impotenzfällen betroffen waren oder aber über Dritte durch Hörensagen Kenntnis von den entsprechenden Vorwürfen oder Praktiken hatten. Die unterschiedlich gearteten Aussagen von den betroffenen Männern selbst, deren Frauen, Verwandten, Freunden, Nachbarn oder Pfarrern stellen ein Quellenmaterial dar, welches es ermöglicht, mit der gebotenen Vorsicht zu rekonstruieren, wie über Impotenz innerhalb der Familie, Nachbarschaft und Dorfgemeinschaft kommuniziert wurde.

Wenn Männer gesund und jung waren und auch sonst keine Anzeichen für eine unübliche Verteilung der Säfte vorherrschten, dann wurde im frühneuzeitlichen Spanien nicht selten zu einer Erklärung gegriffen, die auf übernatürliche Kräfte verwies.

Was im Deutschen als Nestelknüpfen – „*einem jungen ehemann die nestel knüpfen, durch böse künste ihn zum beischlaff untüchtig machen*"[37] – bezeichnet wurde, versteht sich im Spanischen als *ligar*, der Akt des Knüpfens, oder *estar ligado*, das Resultat des gebundenen Knotens. Als ein europaweites Phänomen (ital. *ligato*; engl. *knitting knottes*)[38] wurde damit sinnbildlich auf die Idee des Unterbindens oder Verhinderns angespielt, welches (meistens) den Mann unfähig zur sexuellen Aktivität machen sollte[39]. In solchen Fällen wurde Rat bei jenen Personen gesucht, die die Fähigkeit besaßen, den Knoten zu lösen, im Spanischen *desligar*.[40]

37 Zit. n. Grimm (1889), Sp. 627, Eintrag „Nestel", 1f), Ludwig 1321. Vgl. hierzu auch Ründal (2011), S. 53.
38 Vgl. Ruggiero (2001), S. 1147; King James (1597), S. 12.
39 Vgl. Tausiet (2004), S. 311 f.
40 Vgl. Tausiet (2004), S. 314 f.

Fall I – Therapeutische Praktiken gegen Impotenzzauber

Eine solche Expertin in der Auflösung von Zaubern war María Gaspar aus dem Ort Valdeolivas im Jahr 1624. Mehrere Männer, die unter Impotenz litten, hatten sich entschlossen, sich von ihr heilen zu lassen, darunter auch Gonzalo Duro und Alonso Duque, die sich beide jeweils engen Freunden mit ihrem Problem und der Therapiewahl anvertrauten. Als Alonso Duque nach Ende der Behandlung froh war, seinem Freund Alonso Casero von dem erfolgreichen Ausgang berichten zu können, reagierte dieser allerdings mit Argwohn und mahnte ihn, sich in Acht zu nehmen, denn nach verbreiteter Ansicht galt: Wer heilen kann, kann auch Schaden zufügen.[41] Neben dem Austausch unter Freunden über die Wahl und Beurteilung der Heilerin geben die Verhörprotokolle auch Einblick in die spezifische Behandlungsmethode Marías zur Auflösung des Impotenzzaubers. Hierzu ist etwa die Aussage einer Zeugin aufschlussreich, in der sie das Rezept wiedergab, welches María üblicherweise in Fällen von Impotenz verschrieb: „Man nehme aus Rosen die darin heranwachsenden Würmer, diese werden zermahlen und in ein Glas Wein gegeben. Gibt man dieses einem Mann zu trinken, wird dieser eine ganze Nacht lang auf einer Frau sein können."[42]

Zur Kontextualisierung sei angemerkt, dass diese Art von Rezept, in der Insekten mit alkoholischen oder öligen Substanzen kombiniert werden, nicht ungewöhnlich war, sondern sowohl in den innerspanischen christlichen und jüdischen Traditionen als auch in anderen europäischen Regionen verschiedene Vorgänger und Varianten besaß. So zum Beispiel sieht ein spanisches Rezept jüdischen Ursprungs aus der Mitte des 13. Jahrhunderts zur Stärkung des männlichen Gliedes eine Mischung aus Ameisen und verschiedenen Ölen tierischen Ursprungs vor.[43] Dieses Rezept, aus einem Ratgeber für Frauen stammend, wurde nachfolgend in einen medizinischen Text des späten 15. Jahrhunderts aufgenommen, in welchem jedoch die jüdische Tradition unerwähnt blieb und stattdessen die Urheberschaft Hippokrates zugeschrieben wurde.[44] In ganz ähnlicher Weise erscheint es später in einem englischen Al-

41 Vgl. Tausiet (2004), S. 314f.; Moral de Calatrava (2012).

42 „*Cogiendo rosas y quitando unos gusanillos que se crían dentro y moliéndolos y echándolos en vino y dándolos a beber a un hombre, estará sobre una muger toda una noche*". Zeugenaussage von Ana Vizcaino, Frau des Bartholome de Alcoçer. Inquisitionsprozess gegen María Gaspar, Valdeolivas, 1624. ADC, Leg. 411, exp. 5770.

43 „*Para fortalecer el coito y copular bien, con ardor: toma la cantidad de cuatro onzas de hormigas grandes que tienen alas y deposítalas en un recipiente de cristal claro y limpio. Después, añade unas ocho onzas de* [...]. *Cierra la vasija inmediatamente y ponla al sol y, cuando mueran las hormigas agrega cinco onzas de aceite de musco o aceite de castor. Manténlo treinta días al sol en verano, y en invierno hierve el recipiente en una olla llena de agua hasta que mengue la cuarta parte. Después de esto, unta el resultado sobre los riñones, o aplica al miembro viril y obrara grandes prodigios*". Caballero Navas (2003), S. 32, 42, zit. n. Moral de Calatrava (2012), S. 363f.

44 Hierbei handelt es sich um ein Manuskript mit dem Titel „El Libro de los olios", zugeschrieben dem Professor der Medizin Gómez García von der Universität Salamanca, vgl. Moral de Calatrava (2012), S. 364.

manach von 1664. Darin empfiehlt die Astrologin Sarah Jinner: „Für solche, die denken, dass sie verzaubert wurden und daher nicht den Geschlechtsakt ausüben können: Nimm fliegende Ameisen, gemischt mit Öl aus Apfelwein, und trage dies auf das defekte Instrument auf.“[45] Hierbei ist anzumerken, dass die Rezepturen in all den genannten Varianten keine magischen Formeln enthalten, sondern sich aus den für Heilpräparate üblichen pflanzlichen und tierischen Elementen zusammensetzen.

Fall II – Gespräche unter Freunden und Nachbarn: Orientierung, Heilung und Prävention

Die Bezauberung der Neuverheirateten, die auch in deutschsprachigen Quellen mit „*ligatura neonymphorum*“ bezeichnet wird[46], entspricht der Vorstellung im frühneuzeitlichen Spanien, dass besonders jungvermählte Paare von Schadenzaubern betroffen waren[47].

Um die Auswirkungen dieses Phänomens auf die Betroffenen zu schildern und näher auf die damit verbundenen Kommunikationsformen einzugehen, soll der Fall des Heilers Rafael de la Cuesta herangezogen werden. Dieser war um 1648 über die Grenzen seiner Heimatstadt Gascueña hinaus bekannt für das erfolgreiche Heilen verschiedener Krankheiten, verursacht durch natürliche, aber auch übernatürliche Kräfte, wie den „bösen Blick“ oder den Schadenzauber. Einer seiner Patienten, die vor dem Inquisitionsgericht als Zeugen erschienen, war Mateo Bela, 20 Jahre alt und seit sieben Monaten unfähig, den Akt der Ehe zu vollziehen. Mateo wandte sich mit seinem Problem zunächst an seinen Freund Francisco Moreno, der ihm nahelegte, den Heiler Rafael de la Cuesta zu konsultieren, da dieser auch ihn und seine Frau erfolgreich von dem gleichen Problem des „*estar ligado*“ befreit hatte.[48]

Der Empfehlung seines Freundes folgend, begab sich Mateo bei Rafael de la Cuesta in Behandlung. Nach Aussage seiner Frau Isabel de Viñuelas konnte ihm dieser zwar bestätigen, dass vermutlich ein Zauber vorliege, da er, obwohl er sich in bester Gesundheit befand, nicht imstande war, zu kopulieren.[49] Jedoch zeigte dessen Therapie, hauptsächlich basierend auf Heilgebeten und anderen Ritualen[50], kaum Resultate, weshalb Mateo seine Suche nach

45 „*For such as think themselves bewitched, that they cannot do the act of Venery. Take flying ants, mixed with the oil of cider, and anoint the defective instrument*“, zit. n. Gowing (2012), S. 105 f.

46 Grimm (1889), Sp. 627.

47 Vgl. Tausiet (2004), S. 313 f.

48 Zeugenaussage von Mateo Bela. Inquisitionsprozess gegen Rafael de la Cuesta, Gascueña, 1648. ADC, Leg. 472, exp. 6453, fol. 69v.

49 „*porque sin tener calentura y Buena gana de comer no podía tener cópula*“. Zeugenaussage von Isabel de Viñuelas, 19 Jahre alt. ADC, Leg. 472, exp. 6453, fol. 81v–82v, hier fol. 82r.

50 Im Gespräch mit Isabel, der Frau Mateos, empfahl der Heiler ihr, zu Hause folgendes Ritual durchzuführen: „*Que metiera debajo de la cama entre los colchones al lado de su marido el çapato del pie derecho que se puso el día de la voda*“ [„Sie solle unter das Bett zwischen die Matratzen auf der Bettseite ihres Mannes den rechten Schuh legen, den sie am Tag der

weiterhelfenden Informationen fortsetzte. So nutzte er zum Beispiel die Gelegenheit eines geselligen Abends, an dem er mit anderen Gästen, die alle im gleichen Alter von Anfang 20 waren, im Haus eines Nachbarn zusammenkam. Als über bekannte Fälle von schwarzer Magie gesprochen wurde, teilte Mateo sein Impotenzproblem mit dem Rest der Versammelten, woraufhin die anwesenden vier Männer und zwei Frauen bekanntgaben, dass sie ähnliche Erfahrungen gemacht hatten.

So erzählten der Gastgeber Esteban García und seine Frau, dass sie für 15 Tage nach der Hochzeit nicht fähig gewesen waren, miteinander zu schlafen. Juan de Sepúlveda gab an, dass er über vier Monate lang seine Ehe nicht hatte vollziehen konnte. Francisco del Rincón und seine Frau Ana offenbarten, dass sie sogar für fünf Jahre nach der Hochzeit an Impotenz gelitten hatten.[51] Diese Unterhaltung wurde von allen Gästen in ihren Zeugenaussagen bestätigt.

Der Schritt von der Konsultation eines Heilers zu dem offenen Gespräch über sein Problem unter Nachbarn barg nicht nur für Mateo einen gewissen Vorteil: Die Anwesenden nutzten den kollektiven Moment und begannen bald, sich darüber auszutauschen, wen sie für die vielen Fälle von Impotenz unter neuvermählten Paaren verantwortlich machten und welche Maßnahmen sie getroffen hatten, um die Virilität wiederherzustellen.

Als sich alle einig waren, dass die Witwe Catalina de Ocaña womöglich die Autorin des kollektiven Schadenzaubers war, kommentierte Juan de Sepúlveda, dass er geheilt wurde, indem er eine freundliche Unterhaltung mit ihr geführt hatte, welche Catalina mit den Worten beendete: „*Hoy te irá mejor*" – „Von heute an wird's dir besser gehen". Ihre Worte sollten sich bewahrheiten. Zu Hause angekommen, „hatte er Geschlechtsverkehr mit seiner Frau, wozu er in den vier Monaten seit der Hochzeit nicht fähig gewesen war".[52]

Andere aus der Gruppe erwähnten, wie einige Dorfbewohner dazu übergegangen waren, präventive Maßnahmen zu ergreifen, um insbesondere die jungen Hochzeitspaare vor Impotenzproblemen zu schützen. Um Catalina de Ocaña gutmütig zu stimmen und ihre bösen Absichten zu unterlaufen, hatten daher mehrere Leute angefangen, ihr etwas vom Hochzeitsmahl oder eines der Hochzeitsgeschenke zukommen zu lassen. Jenes inkludierende Verhalten gegenüber oftmals exkludierten Individuen der Dorfgemeinschaft hatte sich hier und andernorts – wie im Folgenden gezeigt wird – als wirksam in der

Hochzeit trug"]. Zeugenaussage von Isabel de Viñuelas. ADC, Leg. 472, exp. 6453, fol. 82r. Sie folgte der Anweisung und wiederholte jenes Ritual in vier oder fünf aufeinanderfolgenden Nächten. Auch als Rafael ihnen anschließend ein paar Kräuter brachte, um sich damit einzuräuchern, war keine Besserung bei Mateo zu sehen.

51 Die Identifizierung der Ehefrau mit Impotenz ist in diesem Fall wohl nicht so sehr als Unfähigkeit zum körperlichen Akt seitens der Frau zu verstehen, wie oben angesprochen, sondern eher so zu interpretieren, dass beide Ehepartner von dem Nichtzustandekommen des Ehevollzugs, zumindest emotional, gleichsam betroffen waren.

52 „*y luego tubo cópula consumada con su muger, lo que hasta entonces no abía podido tener en los quatro meses de cómo se casó*". Zeugenaussage von Juan de Sepúlveda, Arbeiter und Schmied, 25 Jahre alt. ADC, Leg. 472, exp. 6453, fol. 81r.

Auflösung und Prävention von durch Schadenzauber verursachter Impotenz erwiesen.

Eine offene Kommunikation unter Betroffenen, deren Angehörigen und Nachbarn, wie im Fall von Mateo Bela, begünstigte zudem, dass sich ähnliche Präventionspraktiken regional verbreiteten und zu festen Bestandteilen von Hochzeitsritualen wurden: In den drei nah beieinander liegenden Ortschaften Gascueña, La Peraleja und Olmeda de la Cuesta war es im Laufe des 17. Jahrhunderts zum Brauch geworden, zum Schutz gegen Impotenz die vermutete Dorfhexe auf die Hochzeit einzuladen.[53]

Fall III – Kommunikation und Handeln in Familie und Dorföffentlichkeit

In Peraleja, einem weiteren Ort in nächster Nähe, jedoch nahezu 40 Jahre später, war die Kunde weit verbreitet, dass eine Frau namens Catalina de Aguilar mit ihrem Zauber viel Schaden anrichtete, der hauptsächlich die jungvermählten Paare traf. Dies führte zu großer Besorgnis unter den Anwohnern und mündete 1684 in einen Inquisitionsprozess gegen Catalina, in dem 28 Zeugen aussagten, darunter sieben Männer, die Catalina beschuldigten, an ihrer Unfähigkeit schuld zu sein, den Akt der Ehe körperlich vollziehen zu können.[54]

Die Verhörprotokolle dieser Männer als auch die ihrer Frauen, Verwandten und Bekannten sind reich an Details und erlauben einen seltenen Einblick in die verschiedenen Etappen der Kommunikation über Impotenz, nämlich wie und mit wem die Betroffenen über ihr Leiden sprachen, wer aktiv auf der Suche nach einer Lösung war und in welcher Form die Dorfgemeinschaft als sozialer und öffentlicher Raum genutzt wurde, innerhalb derer Impotenz geheilt werden konnte.

Wie schon im vorherigen Fall von Mateo Bela lässt auch die Analyse dieser Verhörprotokolle erkennen, dass das Wissen darüber, wer im Ort an Impotenz litt, besonders leicht unter jungen Männern im heiratsfähigen Alter zirkulierte. Abgesehen von einer allgemeinen und für frühneuzeitliche Gesellschaften charakteristischen Sichtbarkeit von innerhäuslichen Angelegenheiten, die nach Eibach bedingt war durch die „kommunikativen Verhältnisse des offenen Hauses“, welche es erschwerten, „Konflikte vor dem ‚Dorfauge‘ zu verbergen“[55], konnte ein weiterer Faktor zu einem aktiven und bewussten Teilen der persönlichen Erfahrungen mit den Nachbarn führen. Die Möglichkeit, am Hochzeitstag Opfer eines Schadenzaubers zu werden, stellte nämlich eine Bedrohung dar, die theoretisch jeden von ihnen treffen konnte. Dieser

53 Gascueña, 1648. ADC, Leg. 472, exp. 6453; Villa de la Peraleja, 1684. ADC, Leg. 546, exp. 6870; Olmeda de la Cuesta, 1699. ADC, Leg. 560, exp. 6968.

54 Inquisitionsprozess gegen Catalina de Aguilar, Villa de la Peraleja. ADC, Leg. 546, exp. 6870.

55 Eibach (2011), S. 634.

Umstand erklärt vielleicht, weshalb Männer dieser Altersklasse sich verhältnismäßig aktiv in den Austausch über Impotenzleiden einbrachten.

Eine weitere wichtige Gruppe, in der Impotenz zum offenen Thema gemacht wurde, war die Familie, inklusive der Schwiegereltern. In den Prozessunterlagen gegen Catalina de Aguilar ist erwähnenswert, dass drei von den sieben impotenten Männern angaben, dass sie sich mit dem Problem im Ehebett an ihren Schwiegervater oder ihre Schwiegermutter gewandt hatten. So berichtete Juan González, Verwalter der Bruderschaft *„Santissimo Sacramento"*, dass er von der Impotenz seines Schwiegersohns Gervas Vicente durch ihn direkt erfahren hatte; auch Pedro Parrilla wandte sich mit seinem Problem an den Vater der Braut, Miguel Jaravo; und im Fall von Asensio Parrilla García wurde seine Schwiegermutter gleich am Tag nach der missglückten Hochzeitsnacht informiert.[56]

Die Tatsache, dass in mehreren Fällen die Brauteltern als erste, unmittelbare Adressaten erscheinen, wirft Fragen auf. Ein Grund hierfür kann möglicherweise eine aus der Annahme der Mitgift resultierende Mitteilungspflicht des Gatten gegenüber den Brauteltern sein, für den Fall, dass die Ehe durch das Ausbleiben der körperlichen Vereinigung bisher nicht rechtmäßig geschlossen werden konnte. Oder aber die Besorgnis einer damit zusammenhängenden Kinderlosigkeit wurde als ein Problem verstanden, das das Ansehen und die Reputation beider Familien, aber insbesondere die der Braut, beschädigen konnte.[57] Wie zumindest englische Quellen bezeugen, bestand gegenüber jungvermählten Paaren die Erwartungshaltung, dass sie innerhalb von zwei Jahren Kinder hervorbringen.[58] In jedem Fall war die Einbindung der Eltern und Schwiegereltern, wie auch die der Geschwister sowie der Schwägerinnen und Schwager, in die Kommunikation über Impotenz, wie sie in diesem und anderen Prozessen zutage tritt, nicht unüblich. Jener Sprach- und Handlungsbedarf im weiteren familiären Bereich weist auf die immense soziale Bedeutung von Impotenz hin, die eben nicht nur das Paar betraf, sondern in legaler, finanzieller und gesellschaftlicher Hinsicht mindestens die eigene und die angeheiratete Familie miteinschloss.

Das Wissen über die Probleme im Ehebett gab den Schwiegereltern und Eltern darüber hinaus die Möglichkeit, sich in die Suche nach Heilung einzubringen und zu handeln. Im Fall des impotenten Asensio Parrilla war es seine Schwiegermutter, die, als sie am Tag nach der Hochzeitsnacht von den Potenzschwierigkeiten erfuhr, sich zu Catalinas Haus aufmachte, um ihr ein gebratenes Ziegenbein, eine große Torte und andere Geschenke zu bringen. Um die Nichteinladung zur Hochzeit wiedergutzumachen, lud die Schwiegermutter Catalina zusätzlich zu einem Tanz nach Hause ein. Erst nach diesem Fest wa-

56 ADC, Leg. 546, exp. 6870, fol. 29v, 37r, 39r.

57 Wie das Buchprojekt „Breeding Women and Lusty Infants in Early Modern England" (Kap. 1) von Leah Astbury bereits zeigen konnte, waren Eltern und Schwiegereltern auch im Zusammenhang mit Fruchtbarkeit/Unfruchtbarkeit aktiv am Prozess der Problemlösung beteiligt.

58 Vgl. Oren-Magidor (2017).

ren Asensio und seine Frau fähig, ihre Ehe zu beschließen. Unter einer Vielzahl von Zeugen, die in ähnlichen Versionen von dieser Episode berichteten, war auch der Bruder der Braut, welcher direkt vom Paar erfuhr, dass „in jener Nacht Asensio Parrilla Zugang zu seiner Frau hatte, so wie er es anschließend ohne Probleme tun konnte".[59]

Auch andere frisch vermählte Paare griffen zu Methoden, die die verdächtigte Schuldige gesellschaftlich miteinbezogen. Dazu dienten gemeinsame Abendessen, Unterhaltungen oder Geschenke von Nahrungsmitteln.

So gaben beispielsweise Pedro Parrilla Palenciano und Beatriz Jaravo an, dass sie vier Monate lang nach der Hochzeit nicht fähig waren, miteinander zu schlafen. Bedingt durch die Gerüchte, die über Catalina im Ort zirkulierten, fiel der Verdacht schnell auf sie. Das Paar folgte daher willig einer Einladung Catalinas zum Abendessen, bei dem es zu einem unterhaltsamen Umtrunk und Tanz kam. In derselben Nacht konnten sie nach mehreren Monaten schließlich erstmalig den Akt der Ehe vollziehen und, in den Worten der Ehefrau, „das eheliche Leben fortsetzen ohne jegliche Beeinträchtigung, sondern mit viel Frieden und Ruhe".[60]

Auch als Gervas Vicente in der Hochzeitsnacht nicht fähig war, mit seiner Frau intim zu werden, fiel die Schuldzuweisung auf Catalina, da er sich mit ihr kürzlich zerstritten hatte. Ein paar Tage nach der Hochzeit traf er während der Weinernte auf Catalina. Als er sich mit ihr unterhielt, zitterte er am ganzen Körper und bot ihr etwas von seinem Proviant an. In der nächsten Nacht konnte er den bisher ausgebliebenen Geschlechtsakt verüben.[61]

Diese recht friedliche Abmachung, mit der am Ende die eine Seite sicher war vor Impotenz und die andere zufrieden gestimmt werden konnte, wurde allerdings nicht von allen toleriert. Dadurch, dass der Schadenzauber sich in Peraleja scheinbar nicht nur auf die frisch vermählten Paare begrenzte, wuchs zudem die Besorgnis, an verzauberter Impotenz zu leiden, auch unter Paaren, die schon für viele Jahre verheiratet waren.

Dies war der Fall bei Miguel Jaravo. Im Bilde über die Impotenz, unter der sein zuvor erwähnter Schwiegersohn Pedro Parrilla für vier Monate litt, befürchtete er auch selbst impotent zu werden und und beschloss, die verdächtigte Hexe Catalina direkt und in aller Öffentlichkeit zu konfrontieren. Auf offener Straße, gleich neben der Kirche, beschuldigte Miguel sie lauthals als „*pícara hechicera*", eine verschelmte Hexe, und drohte ihr, „dass, falls sie plane, auch seine natürliche Kraft zu nehmen, so wie sie es zuvor bei anderen getan hatte, er sie mit Schlägen ins Gesicht bestrafen würde".[62]

59 „*y aquella noche le ha oído decir este testigo que el dicho Asensio Parrilla tubo accesso con su mujer como después lo ha tenido sin embaraço*". Zeugenaussage von Thomas González. ADC, Leg. 546, exp. 6870, fol. 20r.

60 „*aquella noche consumaron el matrimonio sin embaraço alguno y después lo han continuado sin impedimento y con mucha paz y quietud*". Zeugenaussage von Beatriz Jaravo, 23 Jahre alt. ADC, Leg. 546, exp. 6870, fol. 28r.

61 Zeugenaussage von Gervas Vicente, 23 Jahre alt. ADC, Leg. 546, exp. 6870, fol. 40r–v.

62 „*Habrá quince días que este declarante riñó con ella en la calle pública y le dijo que era una pícara echicera y que si pensaba quitarle a este su trasto natural como se lo havía quitado a otros y le*

Während sich diese Szene inmitten von Zuschauern abspielte, meldete sich einer von ihnen zu Wort: Es handelte sich um den ebenfalls oben genannten Gervas Vicente, der den kollektiven Moment nutzte, um die Anschuldigung mit eigenen persönlichen Erfahrungen zu bekräftigen. Er sagte in die Runde: „Also, mir hat sie meine Kraft auch genommen, denn in der ersten Nacht war ich nicht in der Lage, die Ehe zu vollziehen, und erst als ich ihr später eine Kleinigkeit zu essen gab, war ich in der darauffolgenden Nacht fähig, dies zu tun."[63]

Hinsichtlich der Wahrscheinlichkeit dieser Dialoge sollte angemerkt werden, dass sie von einer Vielzahl der Zuschauer in ihren Zeugenaussagen nahezu identisch wiedergegeben wurden.

Die Zusammenstellung der Zeugenaussagen lässt einen, in Bezug auf die Kommunikationssituation, zentralen Wandel beobachten: Bei der Szene auf offener Straße wird das zuvor persönlich Erlebte auf eine andere Ebene, die der gesamten Dorföffentlichkeit, gebracht, wodurch der soziale Kontext der Kommunikation eine kollektive Dimension einnimmt. Denn einerseits ermunterte die Konfrontation auf öffentlicher Straße auch andere, ebenso ihre Unfähigkeit im sexuellen Akt zu offenbaren; andererseits hatte der Umstand, dass die Szene von mehreren Bewohnern beobachtet wurde, den Effekt, dass sich das Wissen über Impotenzfälle noch weiter innerhalb der Dorfgemeinschaft verbreitete.

Darüber hinaus barg der Akt der Schuldzuschreibung in der Öffentlichkeit und das in diesem Fall einhergehende Zusammentragen von ähnlichen Leiden das Potential, Impotenz als ein kollektives und nicht nur individuelles Gesundheitsproblem zu definieren. Indem eine bestimmte Person, in vielen Fällen weiblich, einstimmig für die vielen Impotenzfälle im Ort verantwortlich gemacht wurde, ließen sich die intimen, oft tabuisierten Potenzprobleme in eine Angelegenheit wandeln, die eben nicht als Ergebnis des eigenen Versagens verstanden wurde, sondern von außen verschuldet eine Gefahr darstellte, die die Dorfgemeinschaft als Ganzes betraf.

Exkulpation durch Schadenzauber ist ein Phänomen, das auch andernorts schon erforscht wurde.[64] Für den Fall von Impotenz wirkt sich die Möglichkeit, andere für das körperliche Fehlverhalten haftbar zu machen, entscheidend auf das spezifische Kommunikationsverhalten von betroffenen Männern, ihren Angehörigen und Nachbarn aus. Wie in den behandelten drei Fällen zu sehen war, erleichterte die Schuldzuschreibung – weg vom betroffenen Mann hin zu einer Person, die bekannt war, Schadenzauber auszuführen – den Kommunikationsprozess und gewährte unter dieser Prämisse eine Offenheit und Direktheit, die mit Impotenz selten in Zusammenhang gebracht wird.

amenaçó diciéndola que la daría de Bofetadas y por raçón". Zeugenaussage von Miguel Jaravo, 54 Jahre alt. ADC, Leg. 546, exp. 6870, fol. 29r.

63 „*y en esta ocassión dijo este declarante: Pues a mí me lo quitó también, porque la primera noche no pude consumar el matrimonio y luego le di un poco de colación y la noche siguiente pude consumarlo*". Zeugenaussage von Gervas Vicente, 23 Jahre alt. ADC, Leg. 546, exp. 6870, fol. 40v.

64 Vgl. Briggs (1996), S. 61; Tausiet (2004), S. 253–258; Broedel (2003), S. 70.

Schlussbetrachtung

Impotenz ist ein Gesundheitsproblem, das in der Frühen Neuzeit auf unterschiedliche Erklärungsmodelle stieß. Für Mediziner, Theologen und Patienten bestand die Möglichkeit, in der Interpretation der Ursache auf eine natürliche oder eine übernatürliche Erklärung zurückzugreifen. Wie die Einordnung in die eine oder andere Kategorie vollzogen wurde, war abhängig von sowohl körperlichen als auch sozialen Umständen.

Die hier behandelten Fälle, der Patientenbrief eines impotenten Mannes aus Cádiz an einen königlichen Hofarzt einerseits und die Verhörprotokolle aus Inquisitionsprozessen einer ländlichen Region andererseits, spielten sich in äußerst verschiedenen sozialen, geographischen und kulturellen Kontexten ab. Sie gaben Einblick in die Art und Weise, wie von Impotenz betroffene Männer über ihr Leiden kommunizierten und handelten. Statt einen direkten Vergleich anzustreben, sollte die Zusammenstellung beider Quellentypen verdeutlichen, wie unterschiedlich die Kommunikationsformen und -prozesse aussehen konnten, je nachdem, zu welchem Modell zur Erklärung der Ursache gegriffen wurde.

Betrachtet man den eingangs geschilderten Brief des anonymen Patienten aus Cádiz, so zeigte sich dort ein kommunikatives Verhalten, das vielleicht eher unserer heutigen Vorstellung vom Umgang mit einem peinlich berührenden Gesundheitsproblem entspricht. Ausgehend von einer natürlichen Krankheitsursache, hoffte er, über einen Freund ein potenzstärkendes pharmazeutisches Präparat zu erhalten. Der Schreiber wandte diverse Strategien an, um zu vermeiden, dass sein Fall an die Öffentlichkeit gelangte. Die Verzweiflung, mit der er seinen Freund um Verschwiegenheit bat, weist auf bestehende Ängste hin, aufgrund des eigenen körperlichen Versagens die Ehe nicht rechtmäßig vollziehen zu können und damit nicht den gesellschaftlichen Erwartungen an seine Rolle als Mann zu entsprechen und leichthin als Opfer der Lächerlichkeit preisgegeben zu werden. Die weitgehende Anonymität, die im Medium des Briefes geschützt werden kann, war für ihn ein kommunikativer Weg, die Integrität seiner Männlichkeit, zumindest nach außen hin, zu bewahren.

Die Inquisitionsprozesse, in denen es sich um eine verzauberte Form der Impotenz handelte, basierten auf einem besonderen Erklärungsmodell, das wiederum spezifisches Handeln erforderte und veranlasste. Die Möglichkeit, die Potenzprobleme auf übernatürliche Kräfte zurückzuführen, und die damit einhergehende Identifikation eines für den Schadenzauber verantwortlichen – oft weiblichen – Individuums übten gleichsam die Funktion einer Exkulpierung des eigenen Versagens aus. Die Loslösung der eigenen Person aus der Verantwortlichkeit in Bezug auf das körperliche Fehlverhalten verletzte die Männlichkeit und das gesellschaftliche Ansehen nicht in dem Maße, wie es bei einer natürlichen Ursache der Fall gewesen wäre. Dieser Umstand wirkte sich insbesondere auf das kommunikative Verhalten aus, da die Hemmung, über Impotenz zu sprechen, sank und somit die Kommunikation mit Familienmitgliedern und Nachbarn erleichterte und das Reden zu keiner Seltenheit machte. Darüber hinaus scheint die Präsenz einer Gefahr, die theoretisch jeden bedrohte, dazu geführt zu haben, dass Männer eher bereit waren, ihre

Erfahrungen mit anderen zu teilen, in der Absicht, kollektiv eine Lösung für die Wiederherstellung ihrer Potenz zu finden. Dank der sich daraus ergebenden offenen Kommunikation über das Problem von Impotenz entstand ein kollektives Wissen, welches der Dorfgemeinschaft eine wichtige Orientierung bot. Diese verwies darauf, wer über die entsprechenden Heilfähigkeiten verfügte, wer verantwortlich für den Schadenzauber war und welche Heilungs- und Präventionsstrategien sich als hilfreich erwiesen hatten. Diese Form der Kommunikationspraxis war eng verbunden mit einer konkreten Handlungspraxis der Betroffenen. Wie hier gezeigt werden konnte, ist in der frühneuzeitlichen Gesellschaft unter den Betroffenen nicht nur das Ehepaar an sich zu verstehen, sondern dies schloss auch die eigene und angeheiratete Familie mit ein. Die sozialen, legalen und finanziellen Implikationen von Impotenz veranlassten in nicht seltenen Fällen Eltern und Schwiegereltern dazu, Präventionspraktiken, Rituale oder auch direkte Konfrontationen zu initiieren.

Ein praxeologischer Blick auf die erlebten Erfahrungen mit Impotenz lässt in besonders deutlicher Form erkennen, wie die Sorge um die Wiederherstellung der Integrität, insbesondere die der gesellschaftlichen Stellung, mittels spezifischer Bewältigungsstrategien in aktives Handeln umgesetzt wurde. Impotenz, so ließe sich zusammenfassen, ist ein Feld, das mehrere Wege zur Rekonstruktion von Männlichkeiten zuließ, von Naturphilosophie bis zur Magie, ohne in Widerspruch zum eigenen oder äußeren Bild von maskulinem Verhalten zu stehen.

Bibliographie

Archivalien

Archivo Diocesano de Cuenca (ADC)
Leg. 411, exp. 5770
Leg. 472, exp. 6453
Leg. 546, exp. 6870
Leg. 560, exp. 6968

Archivo Histórico Nacional, Madrid (AHN)
INQUISICIÓN, Leg. 4208

Archivo General de Simancas
Catastro de Ensenada, Respuestas Generales, Libro 108

Quellen

Fragoso, Juan: Tratado de las declaraciones que han de hacer los cirujanos acerca de muchas enfermedades y muchas maneras de muertes que suceden. In: Fragoso, Juan: Cirugía Universal, ahora nuevamente añadida, con todas las dificultades y cuestiones pertenecientes a las materias de que trata [...]. Madrid 1666, S. 394–423.
González, Tomás: Censo de Población de las provincias y partidos de la Corona de Castilla en el siglo XVI. Madrid 1829.

Grimm, Jacob; Grimm, Wilhelm (Hg.): Deutsches Wörterbuch. Bd. 13. Leipzig 1889, online unter http://woerterbuchnetz.de/cgi-bin/WBNetz/wbgui_py?sigle=DWB (letzter Zugriff: 30.10.2019).

King James VI of Scotland: Daemonologie, in forme of a dialogue, divided into three books. Edinburgh 1597.

Miñano, Sebastián: Diccionario geográfico-estadístico de España y Portugal. Bd. IV. Madrid 1826.

Navarro, Gaspar: Tribunal de superstición ladina. Huesca 1631.

Woyts, Johann Jacob: Abhandlung aller innerlichen Kranckheiten, in welcher jedwede Kranckheit deutlich beschrieben, und zur Cur die bewährten Artzney-Mittel aus denen Schrifften derer berühmtesten Practicorum an die Hand gegeben werden [...]. 2. Aufl. Leipzig 1740.

Literatur

Astbury, Leah: Breeding Women and Lusty Infants in Early Modern England [unveröffentl. Manuskript].

Behrend-Martínez, Edward: Unfit for Marriage: Impotent Spouses on Trial in the Basque Region of Spain 1650–1750. Reno/NV 2007.

Berry, Helen; Foyster, Elizabeth: Childless Men in Early Modern England. In: Berry, Helen; Foyster, Elizabeth (Hg.): The Family in Early Modern England. Cambridge 2007, S. 158–183.

Blécourt, Willem de: Witch doctors, soothsayers and priests. On cunning folk in European historiography and tradition. In: Social History 19 (1994), H. 3, S. 285–303.

Briggs, Robin: ‚Many reasons why': witchcraft and the problem of multiple explanation. In: Barry, Jonathan; Hester, Marianne; Roberts, Gareth (Hg.): Witchcraft in early modern Europe. Studies in culture and belief. Cambridge 1996, S. 40–63.

Broedel, Hans Peter: The Malleus Maleficarum and the construction of witchcraft. Theology and popular belief. Manchester 2003.

Bustos Rodríguez, Manuel: Cádiz en el sistema atlántico. La ciudad, sus comerciantes y la actividad mercantil (1650–1830). Madrid 2005.

Caballero Navas, Carmen (Hg.): El Libro de Amor de las Mujeres. Una compilación hebrea de saberes sobre el cuidado de la salud y la belleza del cuerpo femenino. Granada 2003 [englische Übersetzung: The Book of women's love and Jewish medieval medical literature on women. Sefer ahavat nashim. London 2004].

Darmon, Pierre: Le tribunal de l'impuissance. Virilité et défaillances conjugales dans l'Ancienne France. Paris 1979.

Eibach, Joachim: Das offene Haus. Kommunikative Praxis im sozialen Nahraum der europäischen Frühen Neuzeit. In: Zeitschrift für Historische Forschung 38 (2011), H. 4, S. 621–664.

Evans, Jennifer: ‚It is caused of the Womans Part or of the Mans Part': The Role of Gender in the Diagnosis and Treatment of Sexual Dysfunction in Early Modern England. In: Women's History Review 20 (2011), S. 439–457.

Evans, Jennifer: ‚They are called Imperfect men': Male Infertility and Sexual Health in Early Modern England. In: Social History of Medicine 29 (2016), H. 2, S. 311–332.

Freist, Dagmar: Diskurse – Körper – Artefakte. Historische Praxeologie in der Frühneuzeitforschung – eine Annäherung. In: Freist, Dagmar (Hg.): Diskurse – Körper – Artefakte. Historische Praxeologie in der Frühneuzeitforschung. Bielefeld 2015, S. 9–30.

García-Ballester, Luis; Paniagua, Juan Antonio; McVaugh, Michael Rogers (Hg.): Arnaldi de Villanova: Opera medica omnia. Bd. X,1: Regimen sanitatis ad regem Aragonum. Barcelona 1996.

Gentilcore, David: Healers and Healing in Early Modern Italy. Manchester; New York 1998.

Gowing, Laura: Gender Relations in Early Modern England. Harlow 2012.
Instituto Nacional de Estadística (Hg.): Censo de Campoflorido: Vecindario General de España. 2 Bde. Madrid 1996.
López Terrada, María Luz; Schmitz, Carolin: Licencias sociales para sanar: La construcción como expertos de salud de curanderas y curanderos en la Castilla del Barroco. In: Studia Historica. Historia Moderna 40 (2018), H. 2, S. 143–175.
McLaren, Angus: Impotence: A Cultural History. Chicago; London 2007.
Moral de Calatrava, Paloma: Frígidos y maleficiados. Las mujeres y los remedios contra la impotencia en la Edad Media. In: Asclepio. Revista de Historia de la Medicina y de la Ciencia 64 (2012), H. 2, S. 353–372.
Moral de Calatrava, Paloma: La „mujer cerrada“: La impotencia femenina en la Edad Media y el peritaje médico-legal de las parteras. In: Dynamis 33 (2013), H. 2, S. 461–483.
Morales Sarabia, Angélica: The Culture of Peyote: Between Divination and Disease in Early Modern New Spain. In: Slater, John; López-Terrada, Maríaluz; Pardo-Tomás, José (Hg.): Medical Cultures of the Early Modern Spanish Empire. London; New York 2014, S. 21–40.
Oren-Magidor, Daphna: Infertility in early modern England. Basingstoke 2017.
Oren-Magidor, Daphna; Rider, Catherine: Introduction: Infertility in Medieval and Early Modern Medicine. In: Social History of Medicine 29 (2016), H. 2, S. 211–223.
Pardo Tomás, José; Martínez Vidal, Àlvar: Medicine and the Spanish Novator Movement: Ancients vs. Moderns, and Beyond. In: Navarro Brotóns, Victor; Eamon, William (Hg.): Más allá de la Leyenda Negra: España y la Revolución Científica. Beyond the Black Legend: Spain and the Scientific Revolution. Valencia 2007, S. 323–344.
Pardo Tomás, José; Martínez Vidal, Àlvar: Stories of Disease Written by Patients and Lay Mediators in the Spanish Republic of Letters (1680–1720). In: Journal of Medieval and Early Modern Studies 38 (2008), H. 3, S. 467–491.
Ramsey, Matthew: Medical Pluralism in Early Modern France. In: Jütte, Robert (Hg.): Medical Pluralism. Past – Present – Future. Stuttgart 2013, S. 57–80.
Rider, Catherine: Magic and Impotence in the Middle Ages. Oxford 2006.
Rider, Catherine: Men and Infertility in Late Medieval English Medicine. In: Social History of Medicine 29 (2016), H. 2, S. 245–266.
Ründal, Erik O.: ‚daß seine Mannschaft gantz unvollkommen sey‘. Impotenz in der Frühen Neuzeit – Diskurse und Praktiken in Deutschland. In: Österreichische Zeitschrift für Geschichtswissenschaften 22 (2011), S. 50–74.
Ruggiero, Guido: The Strange Death of Margarita Marcellini: Male, Signs, and the Everyday World of Pre-modern Medicine. In: The American Historical Review 106 (2001), H. 4, S. 1141–1158.
Schmitz, Carolin: Los enfermos en la España barroca y el pluralismo médico. Espacios, estrategias y actitudes. Madrid 2018.
Tausiet, María: Ponzoña en los ojos. Brujería y superstición en Aragón en el siglo XVI. Madrid 2004.
Whaley, Leigh: Women and the Practice of Medical Care in Early Modern Europe, 1400–1800. London 2011.

„Montag in einer Frau“[1]

Sexualität und Krankheit im Tagebuch des Johann Friedrich Carl Paris (1788–1836)

Kim Kristin Breitmoser

Einführung

Das Militär gilt seit der Antike als Paradebeispiel für ein Umfeld hegemonialer Männlichkeit[2] und patriarchalischer Strukturen[3]. Besonders in Bezug auf die preußischen Truppen des 18. und 19. Jahrhunderts sind beide Begriffe untrennbar miteinander verbunden. Zeitgenössische Vorstellungen von Männlichkeit stehen fast immer, und so auch hier, in direktem Zusammenhang mit der aktuellen Situation und der politischen Orientierung der Gesellschaft.[4]

Inwiefern dieses Empfinden von Männlichkeit durch äußere Faktoren wie Sexualität und, nicht selten daraus folgend, Krankheit modifiziert wurde, soll im Folgenden am Beispiel der Selbstzeugnisse des Offiziers Johann Friedrich Carl Paris (1788–1836) verdeutlicht werden. Seine Aufzeichnungen erstrecken sich über den Zeitraum von 1805 bis 1827. Die besonders privaten und intimen Erlebnisse wurden nur verschlüsselt notiert, und aus den restlichen Einträgen ist zu schließen, dass sie durchaus mit dem Gedanken an eine spätere Veröffentlichung verfasst worden sind. Der Detailreichtum dieser Quelle, besonders in Bezug auf sexuelle Begegnungen, ist außergewöhnlich und macht das Tagebuch zu einem einzigartigen Selbstzeugnis. Der Großteil der darin thematisierten Sexualität findet im Rahmen von Prostitution statt. Hier variiert das Spektrum vom klassischen Austausch Geschlechtsverkehr gegen Bezahlung über Entlohnung durch Lebensmittel und Kleidung bis hin zu kleineren Gefälligkeiten.

Zuerst muss also verdeutlicht werden, welche Art von hegemonialer Männlichkeit zu Beginn des 19. Jahrhunderts im Mittelpunkt stand. Die Geschlechterexklusivität von Berufen und Aufgaben und die damit verbundene klare Abgrenzung von Weiblichkeit waren hier genauso ausschlaggebend wie die Stilisierung des Heldentums durch vorhergegangene Kriege und die Ehe als Rahmen für männliche Sexualität.[5] Nach 1815 werden diese Aspekte zusätzlich um eine Orientierung an der französischen und englischen Konsumgesellschaft ergänzt.[6]

1 Paris (2011), S. 116 (11. Juli 1814).
2 Vgl. Dudink/Hagemann (2004); Haberling (1914), S. 11 f.
3 Vgl. Connell (2009), S. 140.
4 Vgl. Dinges (2005), S. 13.
5 Vgl. Dinges (2005), S. 15.
6 Vgl. Schmale (2003), S. 214 f.

Das Militär scheint spätestens seit dem Mittelalter untrennbar mit dem Berufsfeld der Prostitution verwoben gewesen zu sein.[7] Das frühe 19. Jahrhundert stellt in diesem Zusammenhang jedoch eine Phase dar, die in der Forschung zur Verbindung zwischen Prostitution und Militär wenig beachtet wurde, obwohl die Quellenlage hier besonders umfangreich ist.[8] Betrachtet man die Militärgeschichte losgelöst vom Aspekt der Prostitution und vor allem von den Orten, an denen Prostitution ausgeübt wurde, geht ein wichtiger Aspekt der Kriegserfahrungen der einzelnen Soldaten verloren.

Das große Themengebiet der Militärgeschichte muss hier also im Zusammenhang mit Prostitution und Sexualität, anders als zuvor, differenziert beleuchtet werden, da die „Verwobenheit von Männlichkeit, Politik, Macht und Gewalt“[9] im militärischen Umfeld zu einem Sonderfall von Männlichkeit außerhalb des Gefüges der zivilen Gesellschaft führt.

Der vorliegende Text soll bestehende Männlichkeitsbilder und zeitgenössische Diskurse mit persönlichen Quellen zur Prostitution im Umfeld des Militärs in Form eines Tagebuchs miteinander in Beziehung setzen. Er wird zeigen, wie Fragen nach der Perspektive, sowohl normativ als auch akteurszentriert, nach Textgattung, genrespezifischer Form und nach dem sozialen Kontext des Schreibenden völlig unterschiedliche Sichtweisen auf Prostituierte und ihre Freier ergeben.

Im Mittelpunkt der Auswertung seiner privaten Notizen sollen hier nun einerseits die Erlebnisse Paris' in Bezug auf sexuelle Dienstleistungen und andererseits die Veränderung eines zuvor gefestigten Männlichkeitsbildes durch äußere Einflüsse wie Misserfolge und schwere venerische Krankheiten stehen. Ausgehend von Paris' Biographie und den Beweggründen des Schreibens soll das soziale Gefüge innerhalb des Militärs beleuchtet und die Umsetzung von Anordnungen und allgemeingültigen Normen in Bezug auf Prostituierte analysiert werden. Im Anschluss daran werden, mit Hilfe von Paris' Aufzeichnungen während der Zeit seiner Erkrankungen, Symptome und Behandlungsmethoden venerischer Krankheiten in den Mittelpunkt gerückt und abschließend die aus der Quelle gewonnenen Erkenntnisse in Zusammenhang mit zeitgenössischen Männlichkeitskonzepten gebracht.

Johann Friedrich Carl Paris, geboren am 28. Februar 1788 in Oranienburg an der Havel, lebte bis zu seinem Tod am 6. Februar 1836 ein typisches preu-

7 Vgl. Prutz (1883), S. 118; Arnold von Lübeck (1869), S. 171; Wilhelmi Parvi de Newburgh (1869), S. 171; Hammer-Purgstall (2011), S. 218. Hammer-Purgstall schreibt 1813 in der „Continuation des extraits historiques relatifs aux temps des croisades de l'histoire de Jerusalem et d'Hébron“: „*Trois cent jolies femmes franques, ramassées dans les îles, arrivèrent dans un vaisseau, pour le soulagement des soldats francs, auxquels elles se dévouèrent entièrement, car les soldats francs ne vont point au combat, s'ils sont privés des femmes.*“ („300 hübsche fränkische Frauen, die von den Inseln abgeholt worden waren, kamen mit einem Schiff zur Erleichterung der französischen Soldaten, denen sie sich ganz gewidmet haben, denn fränkische Soldaten gehen nicht in den Kampf, wenn sie der Frauen entbehren.“)

8 Vgl. die folgenden Memoiren: Itinéraire d'un Brigadier (1813); Longin (1906); Uxkull (1965); Friese (1906).

9 Hämmerle (2005), S. 104.

ßisches Soldatenleben. 1805 in die Armee eingetreten, arbeitete er sich in den folgenden Jahren vom einfachen Soldaten zum Premierleutnant hoch. Sein Lebensweg wie seine Schreibpraxis sind untrennbar mit dem Aufstieg und Fall Napoleons verbunden. Obwohl er 1806 bei der Schlacht von Jena und Auerstädt eine große Niederlage gegen Napoleon erlebte, zog er sechs Jahre später an dessen Seite gemeinsam mit den verbündeten Truppen in den Russlandfeldzug.

Während Paris zwischen 1805 und 1810 nur sporadisch Tagebuch führte, wurden seine Notizen ab 1811 sehr detailliert; fast täglich hielt er nun seine Gedanken fest. Die Einführung der Wehrpflicht in den Jahren nach der Französischen Revolution brachte auch in Preußen die von Wolfgang Schmale definierte „Militarisierung des Mannes als Kernelement der Hegemonialisierung des in der Aufklärung entstandenen Männlichkeitsmodells“ mit sich.[10] Im Vergleich zur von Christa Hämmerle beschriebenen Heterogenität und den ethnischen Unterschieden innerhalb der habsburgischen Armee ist Preußen zu dieser Zeit sehr homogen. Daher lässt sich ein allgemeingültiges Männlichkeitsmodell hier leichter annehmen.[11]

Ergänzend dazu eröffnet das hier behandelte, ungewöhnlich umfangreiche Tagebuch von Johann Friedrich Carl Paris ebenfalls zwischen den Zeilen einen Blick auf die Lebenswelt der Prostituierten. Es zeigt auch das Distanzverhältnis des Autors zwischen Sexualität einer- und Emotionalität und Körperlichkeit andererseits. An dieser Stelle werden auch die entstehenden Probleme auf dem Weg vom Jungen zum Mann infolge der klassischen, zeitgenössischen Sozialisation thematisiert, die oft mit einer Entfremdung vom eigenen Körper und den Gefühlen der jungen Männer einhergehen.[12]

Paris' Aufzeichnungen konzentrieren sich ebenso auf Prostitution wie auf gesellschaftlich anerkanntere Sexualbeziehungen. Sex trat vor allem in Listenform in Erscheinung und verband sich kaum mit der Darstellung des eigenen Körpers, obwohl dieser immer wieder durch die detaillierten Erwähnungen von Symptomen venerischer Krankheiten thematisiert wurde.

Mit Eintritt in die Armee änderte sich das Leben der Soldaten grundlegend. Sie befanden sich nun im Übergang zum Leben eines erwachsenen Mannes, bedingt durch die Entwicklung einer nationalen Identität.[13] Plötzlich trugen sie eine Uniform und fanden sich in einer Umgebung wieder, in der, im Gegensatz zu ihrem vorherigen Leben, die offene Kommunikation über Frauen und Sexualität alltäglich wurde.[14] Kriegsführung galt, auch zu Beginn des 19. Jahrhunderts, als eine der am meisten männlich konnotierten Erfahrungen dieser Zeit. Das offizielle, repräsentative Männlichkeitsbild steht hier allerdings oft im Widerspruch zu den tatsächlichen Alltagserfahrungen der Männer.[15] Diese

10 Schmale (2003), S. 195f.
11 Vgl. Hämmerle (2005), S. 106.
12 Vgl. Böhnisch (2000), S. 106–125.
13 Vgl. Connell (2009), S. 123.
14 Vgl. Makepeace (2012), S. 67.
15 Vgl. Dinges (2005), S. 14.

Zweischneidigkeit zwischen emotionalen Bedürfnissen und der Erziehung zu Gewaltbereitschaft stellte die neuen Soldaten oft vor große Herausforderungen. Die Veränderung des alltäglichen Lebens durch die Tatsache, dass die jungen Männer, aus den Sozialgefügen ihrer Heimat losgelöst, eine neue Identität entwickeln müssen, findet sich auch bei Paris wieder – ebenso wie die grundsätzliche Frage, ob erst die Militärerfahrung einen Mann zum Mann macht. Manche Situationen wie die Erledigung der täglichen Haushaltspflichten in den Lagern und Kasernen führten zu komplexen Mischungen aus weiblichem und männlichem Rollenverständnis.[16] Oft entwickelte sich in diesem Umfeld auch eine übermäßig zelebrierte Sexualität als Ausgleich zu den weiblich konnotierten Aufgaben wie Putzen, Flicken der Uniform oder Bettenmachen im Lager.[17] Das Formen und Vereinheitlichen des Soldatenkörpers stellte ebenfalls eine Art Schutz vor „Verweiblichung" und die Wahrung der Männlichkeit dar.[18] Zusätzlich wurde die Fähigkeit zur Gewalt und ihre allgemeine Akzeptanz zu einer wichtigen sozialen Ressource.[19]

Norm und Praxis der Prostitution im Umfeld der Heere

Zur Regulierung des Alltags der Truppen im Wartezustand, die versuchten, die langen Tage in den Kasernen mit Glücksspiel, Frauen und Alkohol zu verkürzen, existierte eine Reihe von Anordnungen, die sich auf die Gesundheitspflege, den Unterricht und die Disziplin der Soldaten bezogen, aber auch den Umgang mit den allgegenwärtigen Prostituierten klar reglementierten. Beispielhaft können hier die Erlasse des französischen Generals Friant betrachtet werden, der als Kommandeur der ersten Division der Armée d'Allemagne einige der wichtigsten Verordnungen zur juristischen Normierung der Prostitution in den Feldzügen Napoleons erließ.[20] Da dieses ursprünglich für die französischen Truppen entwickelte Regelwerk einzigartig für seine Zeit war – sowohl hinsichtlich seines Umfanges als auch seiner Detailfülle zu normierenden Verhaltensweisen –, wurde es in seinen Kernaussagen durch die Einführung des napoleonischen Systems auch auf die Gesamtheit der Frankreich unterstellten preußischen Truppen übertragen und blieb auch nach dem Ende der napoleonischen Ära und des Wiener Kongresses innerhalb der preußischen Truppen in Kraft. Es betraf so auch den Großteil der Militärlaufbahn des Johann Friedrich Carl Paris. In Frankreich blieben die Grundpfeiler dieses Kontrollsystems bis in die Zeit nach dem Zweiten Weltkrieg ebenfalls bestehen.

16 Vgl. Frank (1997).
17 Vgl. Hämmerle (2005), S. 116.
18 Vgl. Kimmel (1994).
19 Vgl. Connell (2009), S. 4.
20 Da von diesem Text keine originalen Kopien aus dem Entstehungsjahr erhalten blieben, gilt die Übersetzung des Oberstabsarztes Dr. Wilhelm Haberling aus dem Jahre 1914 als autoritative Fassung, auf die auch vorliegender Aufsatz zurückgreift. Vgl. Haberling (1914).

Als Resultat verstärkter Rekrutierung und der sich ausdehnenden Militärmacht zwischen 1790 und 1815 entwickelte auch die Prostitution im Umfeld des Militärs eine neue, ungekannte Größenordnung. Die zu Beginn des 19. Jahrhunderts bestehenden Gesetze verboten es den Prostituierten offiziell, sich in der Nähe der vorbeiziehenden oder stationierten Truppen aufzuhalten. Daher kampierten sie vor den Stadtmauern, in sicherem Abstand zum Lager oder reisten dem Tross jenseits des geforderten Sicherheitsabstands nach. Die Bezeichnung „Prostituierte“ meint in diesem Zusammenhang in den zeitgenössischen Aufzeichnungen und normativen Quellen eine fluide Gruppe von Frauen. Es wird wiederholt deutlich, dass nicht nur die konkrete Berufsbezeichnung „Dirne“ typische Stigmatisierungen mit sich brachte. Auch Kellnerinnen, Schauspielerinnen und die wiederholt erwähnten Dienstmädchen standen unter ständigem Verdacht, Geschlechtsverkehr gegen Geld anzubieten.[21] Dieser Umstand wird auch in Johann Friedrich Carl Paris' Tagebuch mehrfach erwähnt. Es finden sich mehrere Stellen, an denen er vom Geschlechtsverkehr mit Köchinnen berichtet[22], die anstrebten, ihren niedrigen Lohn aufzustocken. Ähnliches schildert er von Schauspielerinnen, die nach der Vorstellung von den vermögenderen Zuschauern gebucht werden konnten. In einem Eintrag vom 30. Juni 1815 notiert Paris, dass er sich im Voraus durch eine Art Bestellcoupon eine der Schauspielerinnen beim Theater für die Zeit nach der Vorstellung geordert habe. Dieses exklusive Vergnügen soll ihn laut seiner Notizen 15 Reichstaler, mehr als die Hälfte seines monatlichen Soldes, gekostet haben und veranlasste ihn, direkt erneut seine Schulden aufzulisten.[23]

Die strengen Beschlüsse in Bezug auf Prostitution, Alkoholkonsum und Kontakt mit Frauen, die an verschiedenen Stellen der Reglementierungen wiederholt erwähnt werden, stehen in direktem Widerspruch zu der in Tagebüchern und Briefen festgehaltenen Realität der Soldaten.

Aus ihnen geht hervor, dass in den Städten, in denen die Soldaten stationiert waren, in regelmäßigen Abständen Tanzveranstaltungen und Abendgesellschaften stattfanden, gerade um die Militärangehörigen von ihrem eintönigen Alltag innerhalb der Lager abzulenken. Vor allem wenn die Soldaten auf der Durchreise in privaten Quartieren untergebracht waren, folgten Einladungen zu den sogenannten „Tanzvergnügen“.[24] Paris beispielsweise nutzte diese Tanzveranstaltungen und Abendgesellschaften häufig dazu, neue Bekanntschaften mit Frauen zu schließen. Dabei machte er keinen prinzipiellen Unterschied zwischen käuflichen Damen und den Töchtern seiner Gastgeber.[25] Veranstaltungen dieser Art fungierten nicht nur als reine Ablenkungen, sondern

21 Vgl. Hinz (2014).
22 Vgl. Paris (2011), S. 110, 181.
23 Vgl. Paris (2011), S. 139.
24 Vgl. hierzu zum Beispiel die Tagebücher von Otto Gotthard Ernst von Raven, Boris Uxkull oder eine Sammlung von Memoiren lippischer Soldaten: Raven (1998); Uxkull (1965); Kleßmann (1991).
25 Vgl. Tagebucheintrag vom 24. Mai 1812: „*bei älteren Leuten untergekommen. Zwei Mädchen hier. Sehr armlich doch etwas zurückhaltend, weil die ältere Schwester von ein Soldat 1807 beschwängert und fatiguée war.*“ Paris (2011), S. 57; vgl. auch S. 133 ff.

wurden von den Soldaten auch als Möglichkeit zum Abschied gesehen. Besonders wenn eine wichtige Schlacht bevorstand, wurden Begegnungen mit Frauen als eine letzte Freude, bevor man tags darauf in eine ungewisse Zukunft zog, betrachtet.[26]

Historiker, die von Paris' Tagebuch gleichermaßen detaillierte Beschreibungen seiner Kriegserfahrungen erwarten, enttäuscht er. Stattdessen steht Körperlichkeit, wenn auch entkoppelt von jeglicher emotionalen Bewertung, als reine Beschreibung des Akts und der Form seiner Sexualkontakte im Zentrum. Es ist ein Alleinstellungsmerkmal seines Tagebuchs, dass er die militärischen Geschehnisse, wenn überhaupt, dann eher am Rand beschreibt. Er erwähnt beispielsweise seinen gegenwärtigen Aufenthaltsort, legt dann aber den Fokus eindeutig auf sein bewegtes Privatleben. Neben seinen Stelldicheins mit verschiedensten Prostituierten erwähnt er auch den Briefwechsel mit seiner Verlobten und den mit seiner späteren Ehefrau sowie die Affären mit Damen aus gutem Hause, die während der 22 Jahre andauernden Feldzüge seinen Weg kreuzten. Er führte akribisch Buch darüber, wann und wo er sich zu einer Prostituierten begab, wie viel er für die sexuellen Handlungen mit ihr bezahlte, in manchen Fällen auch, welche Leistungen er für sein Geld erhielt und über welche sonstigen Qualitäten die von ihm aufgesuchten Frauen verfügten.

Sexualität stellt Paris – ähnlich den Stationen einer Marschroute – im Stakkato-Ton eines Diariums vor. Das erste Mal etwa erwähnt er die Dienste einer Prostituierten am 14. Mai 1812. Er schreibt unter anderem: „*4 Meilen hinter Königsberg. Ziemlich gut gelebt. Hübsches* [Mädchen] *im Quartier. Bis zum 24. Ruh.*“[27] Derartige Nüchternheit prägte auch Paris' andere Aufzeichnungen. Wertende Kommentare, die beispielsweise Ekel oder Begeisterung ausdrückten, wie ein in Thirgarten verfasster Eintrag vom 6. Februar 1813: „*ich hatte immer noch Läuse gehabt. Mädchen hier alle heßlich*“[28] oder die Anmerkung „*traf ein hübsches Mädchen* [...] *deren Oeffnung am kleinsten von allen die ich bisher gehabt habe*“[29], sind im gesamten Tagebuch eine große Ausnahme. Frauen bleiben hauptsächlich anonym und austauschbar. Ihnen werden, im Gegensatz zu den Männern, die ihn während seiner militärischen Laufbahn begleiteten, keine besonderen Attribute oder Charaktereigenschaften zugeschrieben. Abgesehen von den länger währenden Affären scheint Paris auch keine Notwendigkeit darin gesehen zu haben, ihre Namen zu erwähnen, was erneut zeigt, dass es ihm um die Befriedigung rein körperlicher Bedürfnisse anstatt um Nähe und soziale Interaktion ging. Eine große Rolle spielten hier sicherlich auch der Aspekt des „Wütens“ in besetzten Gebieten als Verstärkung des eigenen Männlichkeitsempfindens[30] und die Nutzung von Sexualität als Ausgleich zu militärischen Niederlagen.

26 Vgl. Makepeace (2012), S. 69.
27 Paris (2011), S. 57.
28 Paris (2011), S. 76.
29 Paris (2011), S. 256.
30 Vgl. Dinges (2005), S. 15.

Der Verkehr mit Prostituierten und das „Buchführen“ standen für Paris offenbar nicht im Widerspruch zu seiner, zugegeben begrenzten, Existenz fern der Armee. Während der ersten zehn Jahre seiner Militärlaufbahn war er mit einer jungen Frau in Detmold verlobt, der er mehrmals wöchentlich Briefe schrieb und deren Antworten er oft so schilderte, als erwarte er sie sehnsüchtig. Briefe der Verlobten und Erlebnisse mit Prostituierten koexistierten aber so reibungslos, dass sich die Frage stellt, ob nicht sowohl die emotionslos gelisteten sexuellen Umtriebe als auch seine emotionalen Ergüsse einen Versuch darstellen, einer erlernten Konvention zu genügen. Obwohl die limitierte Sexualität im Rahmen der Ehe in Bezug auf den reinen Nutzen des Geschlechtsverkehrs, Kinder zu zeugen[31], nach der Ehelehre Martin Luthers[32] immer mehr zum Standard wurde, betrachtete man Prostitution oft noch als natürliche Ergänzung zum ehelichen Sexleben oder als Weg zur Einführung in die Sexualität vor der Schließung einer Ehe[33]. Verstärkend hinzu kamen die weitverbreitete Ansicht, dass Frauen im Allgemeinen über keinen sehr ausgeprägten Sexualtrieb verfügten und dieses Bedürfnis den Männern vorbehalten war[34], und die auch in zeitgenössischer Ratgeberliteratur auftauchende Sichtweise, dass Frauen so selten wie möglich Geschlechtsverkehr haben sollten, da dieser vor einer Schwangerschaft, wenn übermäßig durchgeführt, zu Fehlgeburten führe[35]. Die bewusste oder unbewusste Abspaltung von unterschiedlichen Registern jedenfalls ist überraschend. Selbst Notizen wie *„Liebe muss mir den Kopf verdreht haben“* erscheinen so, durch das Wissen um seine regelmäßigen sexuellen Eskapaden, in anderem Licht.[36]

Die Spannung zwischen Tabuisierung und Sagbarmachung verdeutlicht sich in ähnlicher Weise auch jenseits der Front. Die ersten zwei Wochen des Januars 1816 verbrachte Paris bei seiner Verlobten in Detmold. Mit einiger Akribie, aber wenig emotionaler Beteiligung, die durch das Stakkatohafte seiner Aufzeichnungen und die Fokussierung auf einzelne Etappen während des Geschlechtsverkehrs, die er wie eine Liste abzuarbeiten scheint, deutlich wird, schilderte Paris auch hier den vorehelichen Geschlechtsverkehr und arbeitete sich textuell an der Tabuisierung bestimmter sexueller Praktiken zwischen Privatpersonen ab. Er vermerkt in diesen zwei Wochen detailliert, wann und wie oft er mit seiner Verlobten Geschlechtsverkehr hatte. Auch notierte er, ob sie dabei ihr Kleid anbehielt oder nicht und welche Stellen ihres Körpers er küssen durfte. Auch die durch ihre Menstruation entstehenden Problematiken lässt er nicht unerwähnt.[37] Dieser Faktor ist besonders interessant, da zu Beginn des 19. Jahrhunderts Geschlechtsverkehr während der Menstruation weiterhin von Moralisten und Ärzten, die sich auf Venerologie und Hygiene spezialisiert hat-

31 Vgl. Rieckmann (2009), S. 139.
32 Vgl. Dinges (2005), S. 14.
33 Vgl. Herzog (2011), S. 6f.
34 Vgl. Herzog (2011), S. 11.
35 Vgl. Becker (1977), S. 32.
36 Paris (2011), S. 81.
37 Vgl. Paris (2011), S. 170f.

ten, als gesundheitsschädigend beschrieben wurde und Menstruationsblut als unrein und Auslöser verschiedener Krankheiten galt. Da zu dieser Zeit die Zeugung von Kindern als einziger Beweggrund für Geschlechtsverkehr im Mittelpunkt stand und weiterhin der Irrglauben kursierte, dass Frauen während ihrer Periode nicht schwanger werden konnten, galt Beischlaf während der Menstruation außerdem als Verschwendung von gesundem Samen.[38]

Zurück im Dienst und mit wachsendem Schuldenstand changierte der Text mehr und mehr zwischen Rechnungs- und Rechenschaftsbuch. Wie aus einigen Stellen des Tagebuchs hervorgeht, half dies Paris einerseits dabei, Ausgaben zu kontrollieren, andererseits aber auch sein Gewissen zu entlasten. Mit dem Vermerk seiner Ausgaben hinter den täglichen Einträgen begann er im August 1813. Daraus geht über die nächsten Monate hervor, dass er den Großteil seines monatlichen Solds für Frauen ausgab, um damit Geschenke, abendliches Ausgehen und Geschlechtsverkehr zu finanzieren.[39] Paris stellte einerseits das moralisch tadelnde Zitat „*Lass dich nicht verleiten eine Sache ganz mit fremdem Gelde anzufangen, besonders hüte dich, dazu Geld von einem Freunde oder Verwandten zu borgen*“[40] dem Tagebuch voran, andererseits lieh er sich in den folgenden Jahren regelmäßig größere Geldbeträge von seinen Kameraden.

Im Laufe des Jahres 1814 und einhergehend mit einer stetigen Abnahme seiner tatsächlichen Fronteinsätze nimmt die Häufigkeit seiner Besuche bei Prostituierten deutlich zu. Während er im Jahr 1813 nur fünf Treffen notiert, sind es im folgenden schon 16. Am 5. August 1814 vermerkt Paris: „*Freitag bei Schwatzer, zu Splittberger Quartier. Abends 10 Uhr gingen wir nach Hause. Ich traf ein Mädchen, welches ich zu mir* [in die] *Feste Glatz bestellte, a.8: (ggr.)* [Gute Groschen]“.[41] Am nächsten Tag und am 8. August gibt er ebenfalls acht Groschen für eine Frau aus. Einträge wie diese tauchen häufiger auf und legen den Schluss nahe, dass Paris, obwohl Frauen für ihn meistens austauschbar erscheinen, in seltenen Fällen einzelne Prostituierte wiederholt aufsuchte. Ob dies aufgrund besonderer Zuneigung oder aus Mangel an Alternativen geschah, wird durch die Notizen nicht deutlich.

Die Kehrseite der Medaille – Umgang mit Geschlechtskrankheiten und deren Behandlung

Medizinische Risiken, die Paris offenbar zu ignorieren bereit war, schlugen sich bald als medizinische Selbstdiagnosen und -beobachtungen nieder. Das Jahr 1817 zeichnete sich nicht nur durch die üblichen Besuche bei Prostituierten und eine, für Paris' Verhältnisse, langwierige regelmäßige Affäre mit einer

38 Vgl. Becker (1977), S. 34.
39 Vgl. Paris (2011), S. 92f.
40 Paris (2011), S. 38. Zitat aus Heinrich Claurens „Goldenen Regeln“. Laut Paris' Aufzeichnungen erschienen im Werk „Der Wanderer im Sande“; kein Veröffentlichungsdatum bekannt.
41 Paris (2011), S. 117.

höhergestellten Frau aus. Am 28. Januar folgt ein Eintrag, der von nun an sein zukünftiges Leben bestimmen soll; er vermerkt ohne weitere Ausführungen den Dienst einer Prostituierten für acht Groschen[42] und ergänzt am 4. Februar 1817: „*Gemerkt, dass ich vom 28 ten her Triper habe, bis heute noch keine Schmerzen.*“[43] Lässt man die zuvor beschriebenen fünf Jahre im Leben des Johann Friedrich Carl Paris, die sich durch ungeschützten Geschlechtsverkehr mit wechselnden Prostituierten auszeichneten, Revue passieren, ist es verwunderlich, dass es doch diesen langen Zeitraum gedauert hat, bis er sich mit einer Geschlechtskrankheit infizierte. Die Symptome dieser zu seiner Zeit unheilbaren Krankheit prägten seine gesamten verbleibenden Lebensjahre, führten sie doch zu einer Stagnation seiner militärischen Laufbahn, langwierigen Episoden von Niedergeschlagenheit und schließlich zu schwerwiegenden Erkrankungen seiner Frau und der neugeborenen Kinder.

Genauso wie er seine „Frauengeschichten“ akribisch notierte, führt er nun auch detailliert darüber Buch, wie sich seine Krankheit äußerte und wie sie behandelt wurde. Die Einträge in der Woche nach der Diagnose stehen beispielhaft für die Leiden, die er in den folgenden Monaten und Jahren regelmäßig beschreiben wird. Einmal schilderte Paris, er habe sich „*Krank melden lassen*“, jedoch „*heute bei Urin lassen nicht die mindesten Schmerzen gehabt, die Vordere Haut zum Glied sehr geschwollen* [...]“. An einem anderen Tag stellte sich sein Zustand schlimmer dar. Paris beschrieb, seine Drüsen seien geschwollen, er habe „*schon einige Schmerzen zwischen den Schenkeln und Glied empfunden*“ und deshalb abends im Theater das Stehen nicht aushalten können.[44]

Im Mittelpunkt soll hier die Frage stehen, inwieweit sich Krankheit und damit verbundene Unfähigkeit zu Sexualität auf ein allgemeingültiges Männlichkeitsbild bzw. ein männliches Selbstbild auswirken. Denn das bei Christa Hämmerle beschriebene Idealbild eines wehrhaften und starken Mannes stand auch in Preußen im Zentrum der Erziehung junger Männer.[45]

Marginalisierung im Umfeld des Militärs fand nicht nur in Bezug auf religiöse oder soziale Randgruppen statt, sondern umfasste oft auch Versehrte, die den herrschenden Männlichkeitsvorstellungen nicht mehr entsprachen.[46] Die unterschwellige Angst, als Mann und Soldat nicht mehr zu genügen, findet sich auch wiederholt in Paris' Aufzeichnungen.

Wenn im 18. und zu Beginn des 19. Jahrhunderts von Geschlechtskrankheiten die Rede ist, handelt es sich meistens um Syphilis. Dass Syphilis und Gonorrhoe zwei unterschiedliche Krankheiten sind, wurde erstmals im Jahr 1838 durch den französischen Arzt Philippe Ricord (1800–1889) geäußert.[47] Bis dahin wurden alle Krankheiten dieser Art einfach unter dem Oberbegriff „*morbus venerus*“, der Lustseuche, zusammengefasst. Abschließend bewies erst

42 Vgl. Paris (2011), S. 231.
43 Paris (2011), S. 232.
44 Paris (2011), S. 232 f.
45 Vgl. Hämmerle (2005), S. 108.
46 Vgl. Dinges (2005), S. 13.
47 Vgl. Eckart (2006).

der Arzt Albert Neisser (1855–1916) im Jahr 1879 Ricords Hypothese, indem er die Erreger der Gonorrhoe mikroskopisch nachweisen konnte.[48]

Das Auftreten der Syphilis kann unterschiedliche Ausprägungen haben. In den meisten Fällen beginnt es mit schmerzlosen Schleimhautgeschwüren an den Genitalien, gefolgt von angeschwollenen Lymphknoten und schmerzhaften Entzündungen. Bei einem Teil der Infizierten erfolgt nach der akuten Phase ein chronischer Befall von Haut und Organen, der im schlimmsten Krankheitsverlauf mit der Zerstörung des zentralen Nervensystems endet.[49]

Da man von der Entdeckung des Penicillins noch weit entfernt war, standen als Behandlungsmöglichkeiten der Wahl entweder Quecksilberkuren oder bestimmte Speiseverordnungen zur Verfügung – beides mit mäßigem Erfolg.

Das am weitesten verbreitete Mittel zu dieser Zeit waren Salben und Tinkturen aus Quecksilber.[50] Da Paris allerdings nie die Verwendung einer Creme erwähnte, sondern nur Pulver und Kapseln, die er mit Milch eingenommen hat, ist davon auszugehen, dass man ihn mit einem ebenfalls auf Quecksilber basierenden Medikament behandelte, das vom 17. bis zum 19. Jahrhundert, neben der Anwendung in Salben und Lösungen, hauptsächlich in Pillenform verabreicht wurde.[51]

Medizinische Speiseverordnungen hatten zu diesem Zeitpunkt schon eine lange Tradition. Erste Berichte über diese Behandlungsmethode finden sich schon in der Antike.[52] Vor allem im 16. Jahrhundert waren die medizinischen Diäten genauestens durchgeplant.[53] An Syphilis Erkrankte sollten sich dafür über mehrere Tage in ein Bett aus besonders angekochtem Guajakholz legen und währenddessen ihren Genesungsprozess durch kräftige Nahrung unterstützen.[54] Für den Erfolg der Behandlung wurde Wert auf eine genaue Einhaltung des Speiseplans gelegt. Morgens gab es zum Beispiel eine Suppe aus Fleisch und Kraut, abends eine Gerstensuppe und Fleisch. Zusätzlich gab es jeden Tag eine Maß Bier und wöchentlich einen Laib Brot. In der Fastenzeit wurden die Mahlzeiten mit Fleisch jeweils durch vier Heringe ersetzt, an besonderen Festtagen wie zum Beispiel dem Martinstag gab es Gänsefleisch. Der verantwortlichen Krankenpflegerin standen außerdem täglich vier Maß warme Milch zu.

Dabei waren die medizinischen Diäten für Frauen sehr viel weniger nahrhaft als die der Männer. Ammen und schwangere Frauen erhielten an Tagen mit Fleisch täglich 250 g, Prostituierte nur 190 g. Außerdem standen ihnen täglich 200 ml Wein zu, der als Tonikum eingesetzt wurde und so zur Eindämmung der Krankheit beitragen sollte. Von diesen Speiseplänen gibt es einige Variationen.[55]

48 Vgl. Gerabek (2005).
49 Vgl. Winkle (2005), S. 516–518.
50 Vgl. Caspary (1887).
51 Vgl. Stein (2003), S. 88.
52 Vgl. Stein (2003), S. 216.
53 Vgl. Stein (2003), S. 223 f.
54 Vgl. Stein (2003), S. 29, 87.
55 Vgl. Sattler (1994), S. 21 f.

In den Monaten nach Ausbruch der Krankheit beschreibt Paris ein stetiges Abebben und Wiederaufflammen der Symptome. Während er am 25. Februar 1817 noch optimistisch festhält, dass er heute das letzte Mal Medizin benötigt hat[56], um die Krankheit gänzlich zu beheben, folgen am 16., 17. und 18. März[57] Einträge, die zeigen, dass er erneut starke Schmerzen in den Hoden bekommen hat, die dazu führten, dass er für mehrere Tage ins Lazarett musste. Mitte April 1817 notiert er, dass die Blutungen aus der Harnröhre massiv zugenommen haben und er nur noch schlafen kann, wenn er die Harnröhre mit einem Pflaster verschließt.[58] Außerdem wird hier das erste Mal konkret die verpflichtende Einnahme von Quecksilber erwähnt, gefolgt von einem Eintrag über nächtliches starkes Zittern der Beine.[59] Außerdem schildert er im Zuge dieses Krankheitsschubes am 13. April das erste Mal die Angst vor gesellschaftlicher Verurteilung und Folgen für seine Karriere.[60]

Hier wird nun auch die Anwendung von alternativen Behandlungsmethoden abseits von Quecksilber in Form von Kataplasmen beschrieben. Dabei handelt es sich um medizinische Wickel mit einem Brei aus pflanzlichen Bestandteilen, der äußerlich auf die Haut aufgelegt wird. Als Einsatzgebiete gelten neben der Schmerzlinderung und Entzündungstherapie noch Gelenkbeschwerden, Hauterkrankungen und Juckreiz. Die Masse besteht häufig aus einem Kartoffel- oder Leinsamenbrei, kann aber auch andere zerstoßene Gemüse, Kräuter und Heilpflanzen enthalten. Neben den Pflanzenwirkstoffen kommt dabei die physikalische Eigenschaft zum Tragen, Wärme oder Kälte langanhaltend zu speichern. Rezepte für Kataplasmen finden durch alle Jahrhunderte hindurch Anwendung und zählen in vielen Kulturen zu den traditionellen Naturheilmitteln.[61]

In den folgenden Monaten verstärken sich die Symptome seiner Erkrankung weiter, Paris verbrachte immer wieder mehrere Tage im Lazarett, und obwohl er am 2. Juni 1817 noch vermerkte, dass er weiterhin Blut im Urin vorfinde, hielt ihn dies nicht davon ab, nach Monaten gezwungener Enthaltsamkeit den 6. Juni für zwölf Groschen mit einem „*hübschen Mädchen*“ zu verbringen.[62] Dieser verfrühte Geschlechtsverkehr, der, den Symptomen nach zu urteilen, unter großen Schmerzen stattfand, kann als Versicherung der eigenen Männlichkeit gesehen werden, da die Bildung von natürlichen Hierarchien innerhalb einer homogenen Gruppe nach Connell häufig auch auf dem Ausleben der eigenen Sexualität aufbaut. Diese natürlichen Strategien werden durch gemeinsame sexuelle Erlebnisse, wie sie auch in Paris’ Tagebuch beschrieben werden[63], und die Zelebrierung der Männlichkeit in den Garni-

56 Vgl. Paris (2011), S. 236.
57 Vgl. Paris (2011), S. 243.
58 Vgl. Paris (2011), S. 248f.
59 Vgl. Paris (2011), S. 248.
60 Vgl. Paris (2011), S. 249.
61 Vgl. Ebstein (1926).
62 Vgl. Paris (2011), S. 256.
63 Vgl. Paris (2011), S. 113.

sonsstädten und Gaststätten untermauert[64]. Ausschlaggebend sind hier zum Beispiel die Reihenfolge der Männer während eines Bordellbesuchs oder die Frage, wer mit der Tochter des Gastwirts die Nacht verbringen darf. Als weitere Rechtfertigung kann außerdem der Umstand gesehen werden, dass zu Beginn des 19. Jahrhunderts Tripperinfektionen nachgesagt wurde, dass sie zu der Gruppe von Krankheiten gehörten, „wo die Neigung zum Beischlaf vorzüglich stark ist".[65]

Sexuell übertragbare Krankheiten stellten ein Problem dar, das aber ausschließlich aus einer auf den Mann zentrierten Perspektive verstanden wurde. Es war den meisten Männern bewusst, dass gewisse Krankheiten durch Geschlechtsverkehr übertragen wurden und die Gefahr bestand, sich bei Prostituierten anzustecken. Sie hatten jedoch keine Vorstellung davon, dass auch sie selbst diese Krankheiten weitergeben und so weitere Frauen und indirekt Männer anstecken konnten – zumindest zeigten sie keine Änderung ihrer Verhaltensweise.[66] Obwohl Mediziner zu dieser Zeit wussten, dass sich venerische Krankheiten hauptsächlich durch Geschlechtsverkehr verbreiteten und von Männern und Frauen gleichermaßen übertragen wurden, kursierten in der Bevölkerung immer noch zahlreiche Gerüchte über die Verbreitung dieser Krankheiten, die ihren Ursprung im 16. Jahrhundert hatten. Dazu gehörte zum Beispiel der Irrglaube, dass Syphilis hauptsächlich über Menstruationsblut und Muttermilch übertragen würde.[67] Auch Paris war sich seiner Verantwortung nicht bewusst. So etwa heiratete er 1819, nachdem er seine erste Verlobung gelöst hatte, infizierte seine Frau[68], und auch ihr zweites gemeinsames Kind steckte sich bei der Geburt mit einer schweren Gonorrhoe-Infektion des Auges an – Umstände, die Paris bemerkte, für die er sich selbst aber nicht verantwortlich sah[69]. Die Ansteckung von Ehefrauen mit Geschlechtskrankheiten durch ihre Männer war ein weitverbreitetes Phänomen, das durch absichtlich falsche Diagnosen von männlichen Ärzten verstärkt wurde.[70] Problematisch war ebenfalls der Umstand, dass bei einer Prostituierten mit entsprechenden Symptomen häufig eindeutig eine Tripperinfektion diagnostiziert wurde, bei verheirateten Frauen mit den gleichen Symptomen, noch in der ersten Hälfte des 19. Jahrhunderts, allerdings meistens nur ein nicht übertragbarer Katarrh der Harnwege.[71]

Diese zum Teil bewussten Fehleinschätzungen waren gegen Ende des 18. und zu Beginn des 19. Jahrhunderts weit verbreitet und das Ergebnis einer

64 Vgl. Hämmerle (2005), S. 116.
65 Becker (1977), S. 50.
66 Vgl. Ringdal (2006), S. 209.
67 Vgl. Ringdal (2006), S. 209.
68 Da es sich vor allem im frühen 19. Jahrhundert nicht schickte, vor der Eheschließung nach der Gesundheit des Mannes zu fragen, waren Ansteckungen der Ehefrau unmittelbar nach der Hochzeit keine Seltenheit. Vgl. Winkle (2005), S. 585.
69 Vgl. Paris (2011), S. 390.
70 Vgl. Knibiehler (1994), S. 384, und für die Wendezeit vom 19. zum 20. Jahrhundert Herzog (2011), S. 9.
71 Vgl. Drigalski (1948), S. 360f.

jahrhundertelangen patriarchalischen Sicht auf die weibliche Sexualität, die ausschließlich dazu gedacht war, Fortpflanzung zu sichern, und die, wie auch in Hinsicht auf ungewollte Kinderlosigkeit, den Mann von jeglicher Verantwortung freisprach.[72] Verbreitete Ratschläge, wie der Umstand, dass verheiratete Frauen nur einmal pro Monat mit ihrem Mann schlafen sollten, Männern aber mindestens alle vier Tage Geschlechtsverkehr empfohlen wurde, da dieser als lebenswichtige Notwendigkeit für sie betrachtet wurde[73], erhöhten zusätzlich die Gefahr für außereheliche Ansteckungen mit Geschlechtskrankheiten[74].

In den nächsten Jahren nahm die Anzahl von Paris' Tagebucheinträgen kontinuierlich ab. Besuche bei Prostituierten, so sie stattfanden, erwähnte er nicht mehr. Ob dieser Umstand darauf zurückzuführen ist, dass er sich nun kaum mehr auf Feldzügen befand und bei seiner Familie lebte, oder ob er durch die Symptome seiner Krankheit nicht mehr in der Lage war, Geschlechtsverkehr zu vollziehen, wird hier nicht klar. Die abschließenden Einträge seiner Aufzeichnungen vom 3. August 1827 setzen sich jedenfalls mit seiner Erkrankung auseinander. Paris vermerkt kurz und knapp: „*kein Ausfluss, viel Wein getrunken. Abends.*“ Am folgenden Tag: „*dito. Immer kalt vorn (an der Eichel), Wenig brennen.*“ Am 5. August notiert Paris abschließend: „*Sontag, nach Königsberg gefahren, Besorgnisse für Schmertzen!*“[75] Knapp zehn Jahre nach diesen letzten Zeilen starb Paris in Königsberg.

Geht man nun davon aus, dass das Leben vieler Militärangehöriger zu dieser Zeit ähnlich aussah, wird deutlich, dass die Prostitution im Umfeld der Truppen ein omnipräsentes Phänomen darstellte, das auch durch Anordnungen und Gesetze nur minimal eingedämmt werden konnte.[76] Kommandeure führten seit Beginn des 19. Jahrhunderts flächendeckend neue, auch die Soldaten in den Kasernen betreffende Kontrollsysteme ein[77], deren Umsetzung nur selten konsequent durchgeführt wurde. Die Kontrolle schloss medizinische Diagnostik mit ein. Die sich verbreitenden Untersuchungen der Soldaten während der Zeit der Napoleonischen Kriege fanden laut Vorgaben in einem großen Raum mit zehn bis 30 Mann gleichzeitig statt. Natürlich versuchten alle Erkrankten, der Demütigung zu entgehen, sich vor ihren Kameraden entkleiden und Genitalien sowie Anus begutachten lassen zu müssen. So begaben sich oft nur die Soldaten zu den Untersuchungen, die grundsätzlich nichts zu befürchten hatten.[78] Diese regelmäßigen Kontrollen und als verpflichtend geplanten Untersuchungen erwähnt Paris in seinem Tagebuch jedoch an keiner Stelle.

72 Viele zeitgenössische Beispiele für diese Denkweise finden sich in Becker (1977).
73 Vgl. Makepeace (2012), S. 68.
74 Vgl. Ringdal (2006), S. 286.
75 Paris (2011), S. 471.
76 Vgl. Zemanek (1887).
77 Weitere Informationen zur Umsetzung des französischen Systems bei Aisenberg (2011).
78 Vgl. Fournier (1888), S. 58. In darauffolgenden Kriegen, nach der Erfindung des Penicillins, änderte sich diese Mentalität teilweise. Nun bezahlten Soldaten wissentlich infizierten Prostituierten mehr Geld, um ins Spital gesendet zu werden und den Schrecken des Krieges und dem Tod zu entgehen. Vgl. dazu Makepeace (2012), S. 69.

Die medizinische Versorgung der venerischen Krankheiten gestaltete sich schwierig, und Historiker haben ein Anwachsen dieser Erkrankungen nach den Napoleonischen Kriegen nachgewiesen.[79] In den Militärspitälern der Städte, durch die die Truppen zogen oder in deren Nähe Kasernen angesiedelt waren, konnte eine kontinuierliche Therapie nicht gewährleistet werden. Untersuchungen waren auf die oft kurz andauernden Aufenthalte begrenzt, was etwa die nötige Nachsorge unmöglich machte. Ergänzend dazu entließen die Militärärzte, stets bedacht auf schnelle Wiederherstellung der Einsatzfähigkeit, die behandelten Soldaten viel zu oft zu früh zu ihren Truppen, wie es auch in Paris' Fall geschah. Ärzte erklärten Syphilitiker, die sich noch im dritten, weiterhin ansteckenden Stadium der Krankheit befanden, für geheilt, so dass sie weiter indirekt ihre Truppenkameraden infizierten.[80] Paris erwähnte ebenfalls gleich mehrere Spitalaufenthalte, aus denen er entlassen wurde, obwohl die dargestellten Symptome weiter akut und behandlungsbedürftig waren. Beispielhaft dafür, wie leicht eine Weiterverbreitung damals hätte möglich sein können, ist ein Eintrag vom 8. Juni 1814, in dem Paris beschreibt, dass ein Bediensteter eines höhergestellten Militärangehörigen einige Mädchen organisierte. Mit ihnen zogen sich Paris und drei weitere Kameraden eines anderen Regiments in ein kleines Haus zurück, um mit den Prostituierten Geschlechtsverkehr zu haben.[81] Diese Begebenheit kann stellvertretend für die Festigung einer instabilen Hierarchie innerhalb der Kameraden durch das gemeinsame Ausüben von sexuellen Aktivitäten gesehen werden.

Die zur Verfügung stehenden Quellen zum Thema Militär und Prostitution machen es schwierig, ein umfassendes Bild zu zeichnen. Heterogene Blickwinkel müssten beachtet und zudem der Hintergrund der untersuchten Ego-Dokumente detailliert einbezogen werden. Das Bild der Prostituierten in zeitgenössischen normativen Dokumenten fokussiert auf deren Dienstleistungen, wobei die Betrachtungen zur Militärprostitution noch eindimensionaler ausfallen. In Selbstzeugnissen treten sie zwar in Erscheinung, jedoch lediglich in Form nüchtern geschilderter Transaktionen.

Zwar steht mit dem Tagebuch des Leutnants Johann Friedrich Carl Paris eine Quelle zur Verfügung, die in ihrem Detailreichtum und ihrer Unverblümtheit einzigartig ist, wir müssen uns aber fragen, was wir von Ego-Dokumenten erwarten und wie viel davon unsere Projektion ist, wie Innerlichkeit und Erfahrung dargestellt sein sollten. In den meisten Tagebüchern wird das Thema Prostitution nämlich noch diskreter und kodierter beschrieben. Dort ist von „Frauenzimmern", „Marketenderinnen" und „jungen Damen" die Rede.[82] Bei Paris immerhin werden einige soziale Realitäten jenseits der Verharmlosung sichtbar.

Sex als konkrete und teils gewaltvolle Demonstration von Macht gegenüber Frauen in besetzten Gebieten und als Werkzeug, um Konflikte zwischen

79 Vgl. Sauerteig (1999), S. 58.
80 Vgl. Fournier (1888), S. 59.
81 Vgl. Paris (2011), S. 113.
82 Vgl. Uxkull (1965), S. 227, 305; Raven (1998), S. 74.

zwei oder mehreren Nationen zu unterstreichen, wie zum Beispiel von Mary Louise Roberts in „What soldiers do“[83] beschrieben, findet hier nicht statt. Präsent ist allerdings trotzdem die in den Mittelpunkt gestellte konkrete Sexualisierung von französischen Prostituierten, die in den Fokus der Fantasien der dort stationierten Soldaten gerückt werden. Der Kontakt von Soldaten zu einheimischen Prostituierten war weitaus höher als der Kontakt zur normalen zivilen Bevölkerung und daher auch von politischer Bedeutung.[84]

Das Tagebuch von Paris, zwar begrenzt durch die genrespezifischen Formen, zeichnet sich durch seine akribische „Buchführung“, die genauen Auflistungen von Preisen, Leistungen und der Häufigkeit seiner Besuche bei Prostituierten, aus. Außerdem strebt sein Ton sichtbar danach, das Thema durch Sachlichkeit zu neutralisieren. Emotionalität und Sexualität treten hier – wie in Paris' partnerschaftlicher Sexualität auch – auseinander.

Da seine Aufzeichnungen Paris auch als Instrument der Buchführung dienten, ist ihnen aus heutiger Sicht ein hoher Wahrheitsgehalt beizumessen. Seine Vita spiegelt in vielerlei Hinsicht den klassischen Verlauf eines preußischen Soldatenlebens wider. Wegen seines finanziellen und sozialen Status können Paris' Erfahrungen in eingeschränktem Maße als repräsentativ für das Agieren anderer Militärangehöriger vergleichbaren Rangs gesehen werden. Auch wenn davon auszugehen ist, dass es Prostituierte jeder Preisklasse gab und einige der Frauen auch für eine warme Mahlzeit oder ein Stück Brot ihre Dienste anboten, können Paris' Lebenswandel und seine Memoiren jedoch nicht vorbehaltlos auf die einfachen Soldaten übertragen werden, deren soziale Kontexte oft drastisch von denen der Offiziere abwichen.

Trotzdem lassen sich einige Aspekte in Bezug auf das Männlichkeitsempfinden allgemeingültig zusammenfassen. In den Jahren nach der Französischen Revolution entwickelte sich eine verstärkte Identifikation des einzelnen Soldaten mit seinem Land und seiner Armee.[85] Männlichkeit in Tat und Sprache waren besonders im Zuge der Befreiungskriege von großer Bedeutung.[86] Diese spezifische Männlichkeit setzte sich hauptsächlich aus den Bausteinen Liebe zur Freiheit, Ehre, Brüderlichkeit, Stärke, Mut, Loyalität, Patriotismus und der Bereitschaft, Opfer zu bringen, zusammen.[87]

Der Großteil der Männer sah den Wehrdienst als Möglichkeit, ihre Männlichkeit auf die Probe zu stellen und ihren Wert für das Vaterland zu beweisen. Dieser Beweggrund findet sich auch in den Aufzeichnungen des Johann Friedrich Carl Paris wieder, der seine Militärlaufbahn als Chance sah, seine bescheidene Herkunft hinter sich zu lassen und aus einem Zusammenspiel von militärischer Beförderung und strategisch klugen Verbindungen die Gelegenheit zum gesellschaftlichen Aufstieg zu nutzen.

83 Vgl. Roberts (2013).
84 Vgl. Roberts (2013), S. 115.
85 Vgl. Dudink/Hagemann (2004), S. 11.
86 Vgl. Dudink/Hagemann (2004), S. 5.
87 Vgl. Hagemann (1997).

Die Krisenanfälligkeit dieser konstruierten Männlichkeit in bestimmten Ausnahmesituationen findet sich auch in Paris' Aufzeichnungen im Subtext wieder. Die Symptome seiner Krankheit bedrohten durch die schmerzbedingten Einschränkungen im Sexualleben das Selbstbild seiner Männlichkeit. Hinzu kam, dass die hohe Rate an Krankentagen im Lazarett und damit verbunden die Schwächung der Truppe für ihn einen Verrat an Brüderlichkeit und Kameradschaft darstellte. Seine Krankheit bedrohte also auch indirekt seine hart erarbeitete Position in der Hierarchie seiner Garnison.

Die Stellung innerhalb der eigenen Truppen und der Respekt der Kameraden waren nie sicher, da militärische Männlichkeit immer wieder erneuert und stabilisiert werden musste. Auch bei Paris fanden sich in den Aufzeichnungen mit dem langwierigen Verlauf seiner Erkrankung starke Selbstzweifel. Die Angst, seine erarbeitete Stellung und das damit verbundene Ansehen zu verlieren, war allgegenwärtig und resultierte in langen Phasen der Niedergeschlagenheit und einer massiven Mut- und Hoffnungslosigkeit gen Ende seiner Tagebucheinträge.

Da die in diesem Rahmen konstruierte Männlichkeit auch immer auf einer sozialen Ungleichheit, auch unter Männern, aufbaute, war Mann nicht gleich Mann, und auch zwei Offiziere des gleichen Rangs genossen häufig nicht den gleichen Grad an Ansehen und Respekt. Dieser musste sich fortwährend verdient werden. Störfaktoren wie Krankheit und mentale Schwäche bedrohten also die mühsam konzipierte eigene Männlichkeit. Dieser stetige Druck, die eigene Rolle wiederholt zu festigen, schlägt sich auf Paris' gesamte Memoiren nieder. Der Verlust seiner Gesundheit und die damit verbundene Angst vor militärischer und gesellschaftlicher Unzulänglichkeit stürzten ihn in den letzten Jahren seines Lebens in eine tiefe Krise, aus der auch das Vorhandensein einer intakten Familienstruktur kein Ausweg zu sein schien.

Bibliographie

Quellen

Arnold von Lübeck: Chronica Slavorum. In: Pertz, Georg Heinrich (Hg.): Monumenta Germaniae Historica. Scriptores (in folio). Bd. XXI. Hannover 1869, S. 100–250.

Becker, Gottfried Wilhelm: Der Rathgeber vor, bei und nach dem Beischlaf. Oder faßliche Anweisung den Beischlaf so auszuüben, daß der Gesundheit kein Nachteil zugefügt, und die Vermehrung des Geschlechts durch schöne, gesunde und starke Kinder befördert wird [1809]. Vaduz 1977.

Caspary, J.: Ueber chronische Quecksilberbehandlung der Syphilis. In: Vierteljahresschrift für Dermatologie und Syphilis 19 (1887), S. 3–35.

Fournier, Alfred: Die öffentliche Prophylaxe der Syphilis. Leipzig 1888.

Friese, Friedrich Gotthilf: Breslau in der Franzosenzeit (1806–1810). Hg. von Franz Wiedemann. (= Mitteilungen aus dem Stadtarchiv und der Stadtbibliothek zu Breslau 8) Breslau 1906.

Haberling, Wilhelm: Das Dirnenwesen in den Heeren und seine Bekämpfung. Eine geschichtliche Studie. Leipzig 1914.

Hammer-Purgstall, Joseph von: Erinnerungen und Briefe. Hg. von Walter Höflechner und Alexandra Walter. Bd. 3. Graz 2011.
Itinéraire d'un Brigadier [Eintrag vom 16. September 1813]. In: Carnet de la Sabretache (3e série) 7 (1924), Nr. 287, S. 38.
Kleßmann, Eckart (Hg.): Unter Napoleons Fahnen. Erinnerungen lippischer Soldaten aus den Feldzügen 1809–1814. Bielefeld 1991.
Longin, Emil (Hg.): Feldzugs-Journal des Baron Percy, Chef-Chirurg der Großen Armee (1754–1825). Leipzig 1906.
Paris, Volkhard (Hg.): Das Tagebuch des J. Friedrich Carl Paris. 1805–1827. Ein preußisches Soldatenleben. Norderstedt 2011.
Raven, Otto Gotthard Ernst von: Tagebuch des Feldzugs in Russland im Jahr 1812. Hg. von Klaus-Ulrich Kleubke. (= Quellen und Studien aus den Landesarchiven Mecklenburg-Vorpommerns 2) Rostock 1998.
Uxkull, Boris: Armeen und Amouren. Ein Tagebuch aus napoleonischer Zeit. Reinbek bei Hamburg 1965.
Wilhelmi Parvi de Newburgh: Historia Rerum Anglicarum. Hg. von H. C. Hamilton. London 1869.
Zemanek, A.: Syphilis in ihrer Rückwirkung auf die Berufsarmeen. Wien 1887.

Literatur

Aisenberg, Andrew: Syphilis and prostitution: a regulatory couplet in nineteenth-century France. In: Davidson, Roger; Hall, Lesley A. (Hg.): Sex, Sin and Suffering. Venereal disease and European society since 1870. London 2011, S. 15–28.
Böhnisch, Lothar: Körperlichkeit und Hegemonialität. Zur Neuverordnung des Mannseins in der segmentierten Arbeitsgesellschaft. In: Janshen, Doris (Hg.): Blickwechsel. Der neue Dialog zwischen Frauen- und Männerforschung. Frankfurt/Main 2000, S. 106–128.
Connell, Raewyn: Gender in World Perspective. Cambridge 2009.
Dinges, Martin: „Hegemoniale Männlichkeit“ – ein Konzept auf dem Prüfstand. In: Dinges, Martin (Hg.): Männer – Macht – Körper. Hegemoniale Männlichkeit vom Mittelalter bis heute. (= Geschichte und Geschlechter 49) Frankfurt/Main 2005, S. 7–36.
Drigalski, Wilhelm von: Im Wirkungsfelde Robert Kochs. Hamburg 1948.
Dudink, Stefan; Hagemann, Karen: Masculinities in Politics and War in the Age of Democratic Revolutions. In: Dudink, Stefan; Hagemann, Karen; Tosh, John (Hg.): Masculinities in Politics and War. Gendering Modern History. Manchester 2004, S. 3–21.
Ebstein, Erich: Zur Geschichte der Kataplasmen. In: Zeitschrift für medizinische Chemie 4 (1926), H. 2, S. 12f.
Eckart, Wolfgang U.: Philippe Ricord. In: Eckart, Wolfgang U.; Gradmann, Christoph (Hg.): Ärzte-Lexikon. Von der Antike bis zur Gegenwart. 3., vollst. überarb. Aufl. Heidelberg 2006, S. 277.
Frank, Blye: Masculinity meets Postmodernism. Theorizing the „Man-Made“ Man. In: Canadian Folklore 19 (1997), H. 1, S. 15–33.
Gerabek, Werner E.: Neißer, Albert. In: Gerabek, Werner E. u. a. (Hg.): Enzyklopädie Medizingeschichte. Berlin; New York 2005, S. 1029f.
Hämmerle, Christa: Zur Relevanz des Connell'schen Konzepts hegemonialer Männlichkeit für Militär und Männlichkeit/en in der Habsburgermonarchie (1868–1914/18). In: Dinges, Martin (Hg.): Männer – Macht – Körper. Hegemoniale Männlichkeit vom Mittelalter bis heute. (= Geschichte und Geschlechter 49) Frankfurt/Main 2005, S. 103–121.
Hagemann, Karen: Of „Manly Honour and German Honour“: Nation, War and Masculinity in the Age of the Prussian Uprising against Napoleon. In: Central European History 30 (1997), S. 187–220.

Herzog, Dagmar: Sexuality in Europe. A Twentieth Century History. Cambridge 2011.
Hinz, Melanie: Das Theater der Prostitution. Über die Ökonomie des Begehrens im Theater um 1900 und der Gegenwart. Bielefeld 2014.
Kimmel, Michael S.: Masculinity as Homophobia: Fear, Shame and Silence in the Construction of Gender Identity. In: Brod, Harry; Kaufman, Michael (Hg.): Theorizing Masculinities. Thousand Oaks, CA; London; New Delhi 1994, S. 119–141.
Knibiehler, Yvonne: Leib und Seele. In: Duby, Georges; Perrot, Michelle (Hg.): Geschichte der Frauen. Bd. 4. Frankfurt/Main 1994, S. 373–416.
Makepeace, Clare: Male Heterosexuality and Prostitution During the Great War. In: Cultural and Social History. The Journal of the Social History Society 9 (2012), S. 65–83.
Prutz, Hans: Kulturgeschichte der Kreuzzüge. Berlin 1883.
Rieckmann, Meike: „Die hochzeit ist des haußhaltens anfang". Das Zusammenleben von Mann und Frau nach Luthers Schriften. Bonn 2009.
Ringdal, Nils Johan: Die neue Weltgeschichte der Prostitution. München 2006.
Roberts, Mary Louise: What soldiers do: sex and the American GI in World War II France. Chicago 2013.
Sattler, Claudia: Zur Seuchengeschichte Ambergs im Zeitraum vom 14. bis 19. Jahrhundert. Würzburg 1994.
Sauerteig, Lutz: Krankheit, Sexualität, Gesellschaft. Geschlechtskrankheiten und Gesundheitspolitik in Deutschland im 19. und frühen 20. Jahrhundert. (= Medizin, Gesellschaft und Geschichte, Beiheft 12) Stuttgart 1999.
Schmale, Wolfgang: Geschichte der Männlichkeit in Europa (1450–2000). Wien 2003.
Stein, Claudia: Die Behandlung der Franzosenkrankheit in der Frühen Neuzeit am Beispiel Augsburgs. (= Medizin, Gesellschaft und Geschichte, Beiheft 19) Stuttgart 2003.
Winkle, Stefan: Geißeln der Menschheit. Düsseldorf 2005.

Bauern und Handwerker

„Handthierungen“ in der Frühen Neuzeit

Last, Lust oder Weg zum Heil?

Paul Münch

Gesundheit und Krankheit

Wer in der Vormoderne seinen Unterhalt mit Handarbeiten verdienen musste, führte ein riskantes Leben.[1] Dies betraf am meisten Bauern und Handwerker, die den größten Teil der frühneuzeitlichen Bevölkerung ausmachten. Es spricht einiges dafür, diese während der Frühen Neuzeit vielfach differenzierten Schichten unter dem Namen „Handthierer“[2] zusammenzufassen, obwohl Tätigkeiten, für die man Muskelkraft benötigte, auch den Arbeitsalltag vieler Menschen über diese ständischen Gruppen hinaus prägten. Die mit Handarbeiten verbundenen Belastungen können wir uns angesichts unserer hochtechnisierten Arbeitswelt kaum mehr vorstellen. Wir wissen nur in Einzelfällen, wie die „Handthierer“ mit den alltäglichen physischen Gefährdungen und psychischen Problemen ihrer Tätigkeiten umgegangen sind. Obwohl beide Geschlechter unter den pathogenen frühneuzeitlichen Lebensverhältnissen litten, scheinen Männer bei den bäuerlichen und handwerklichen Arbeiten generell größeren Risiken ausgesetzt gewesen zu sein. Dies gilt für die besondere Muskelkraft erfordernden Arbeiten in den Werkstätten, während Frauen im Haushalt und überwiegend in den aus den hausfraulichen Arbeiten erwachsenen Berufsfeldern tätig waren. Auch in den bäuerlichen Wirtschaften bildeten die schweren Feld- und Waldarbeiten und der Umgang mit Ochsen oder Pferden in der Regel eine spezifisch männliche Domäne, während Frauen sich um Haus, Hof und das Kleinvieh kümmerten. Bei ihren vielfältigen Tätigkeitsfeldern, insbesondere bei Arbeiten mit Milchvieh, konnten aber auch Frauen gesundheitlich riskanten Situationen ausgesetzt sein.[3]

Was bedeutete den „Handthierern“ Gesundheit, was Krankheit? Wen machten sie für ihre Beschwerden verantwortlich? Wo suchten sie Hilfe, wenn es ihnen schlechtging? Wem trauten sie therapeutische Kompetenzen

1 Vgl. Münch (1998), insbesondere die Kapitel „Riskierte Zeiten“ (S. 13–22) und „Krankheit, Alter, Tod“ (S. 386–414).

2 Unter „Handthierung“ verstand man „Handarbeit verrichten, körperliche Bewegungen machen“, aber auch alle „äußere[n] Handlungen zur Erwerbung seines Unterhaltes“. Vgl. die Artikel „Hanthieren“ und „Hanthierung“ bei Krünitz (1773–1858), Bd. 22, S. 21f. (Zitate S. 22).

3 Vgl. für die frühneuzeitlichen Geschlechterverhältnisse Wunder (2002) und für spezifisch weibliche Berufskrankheiten Merkert (1984). Vgl. Dinges (2004) und Dinges (2007) zu den Schwierigkeiten, eine Fragestellung, die einige frühneuzeitliche Wurzeln hat, aber erst in den Genderdebatten der letzten Jahrzehnte zum Thema geworden ist, für die Frühe Neuzeit zu erproben.

zu? Was verstanden sie unter „guten“ oder „bösen“ Tagen? Welche Rolle spielten körperliche Beschwerden, Schmerzen und Leiden in ihrer Lebensphilosophie?[4] Solche Fragen lassen sich für Menschen jener sozialen Schichten, deren Beschäftigungen nicht in gleicher Weise schwere körperliche Anstrengungen erforderten, leichter beantworten. Bürger und Adelige, die im Krankheitsfall gewöhnlich „auch Zeit und Muße hatten, sich ins Bett zu legen“[5], haben über Gesundheit und Krankheit in Briefen, Tagebüchern und „Selberlebensbeschreibungen“ (Jean Paul) wortreich nachgedacht und ihre Befindlichkeiten in Portraits, familialen Genreszenen und Bildern ihrer beruflichen Tätigkeiten für die Nachwelt festhalten lassen[6]. Handwerkern und Bauern fehlte hingegen in der Regel die mentale Disposition zu bourgeoiser Selbstbespiegelung. Sie waren aufgrund ihrer im besten Falle elementaren Bildung oftmals kaum in der Lage, sich schriftlich zu äußern.[7] Das blieb nicht ohne Folgen für ihren Platz in der Geschichte, wie er sich in der Historiographie spiegelt. „Wer schreibt, bleibt!“ – diese Redensart entlarvt die kaum reflektierte Überrepräsentanz der schreibfähigen Mittel- und Oberschichten in unserer überwiegend auf schriftlichen Zeugnissen basierenden öffentlichen Erinnerung.[8] Was sollen wir angesichts dieses Ungleichgewichts tun? Wir können die spärlichen bäuerlichen und die etwas zahlreicheren Selbstzeugnisse aus Handwerkerhand durchmustern, um individuellen Lagen auf die Spur zu kommen.[9] Wir können aber auch Quellen befragen, welche das Wohl und Wehe der „Handthierer“ von außen, aus verschiedenen

4 Umfassende Fragen nach dem „Sinn“ des Lebens werden für die Unterschichten kaum gestellt. Vgl. Thomas (2009) für England. Vgl. auch Stolberg (2003), S. 49–65.

5 Foisil (1991), S. 357.

6 Vgl. hierzu schon Zeeden (1968) auf der Basis von Selbstzeugnissen, Kap. „Gesundheit und Krankheit“ (S. 282–307); Lahnstein (1983), Kap. „Leib und Leben“ (S. 107–148).

7 Eine Ausnahme bilden „philosophische“ und dichtende Bauern, etwa der „Kleinjogg“ genannte Jakob Gujer (1716–1785), der Toggenburger Bauer und Kleinunternehmer Ulrich Bräker (1735–1798) oder der Badenheimer Bauersmann Isaak Maus (1748–1833). Vgl. hierzu Hirzel (1761); Hoffmann (2005); Auernheimer/Siegert (1998). Eine Diskussion ihrer partiell einschlägigen, aber literarisch überformten Ansichten muss hier ebenso unterbleiben wie die Auswertung spezifisch pietistischer Handwerkerautobiographien. Vgl. hierzu etwa Lächele (1997). In den letzten Jahrzehnten hat man darüber hinaus weitere „Ego-Dokumente“ von Bauern und Handwerkern entdeckt, die aber ebenfalls eher individuelle als schichtenspezifisch valide Aussagen ermöglichen. Vgl. etwa Peters/Harnisch/Enders (1989), Peters (1996), Peters (2003) sowie die mustergültige Edition von Güntzer (2002) durch Fabian Brändle. Vgl. auch die Analyse von Amelang (1998).

8 Diese Einschätzung mache ich auch aus eigenen Erfahrungen. Mein Vater war Landwirt, mein Großvater Küfermeister in Bichishausen, einem kleinen Dorf auf der Schwäbischen Alb. Bauern und Handwerkern dieser Region ist es gewöhnlich nicht in den Sinn gekommen, sich autobiographisch zu betätigen. Die mir bekannten bäuerlichen Selbstzeugnisse, die bezeichnenderweise modernen Ursprungs sind, zeigen, welch geringen Raum in diesen Erinnerungen die üblichen Themen bürgerlicher Autobiographik einnehmen. Vgl. Treß (2007) aus Bichishausen und Eberhardt (2017) aus Mehrstetten.

9 Vgl. etwa die Beiträge von Stanislaw-Kemenah und Brändle in diesem Band sowie Güntzer (2002).

Perspektiven beschreiben.[10] Beide Wege haben ihre spezifischen methodischen Probleme. Wir wissen, wie schwierig es ist, Rekonstruktionen des eigenen Lebens zu interpretieren[11], doch die Sichten von außen können die Bedingungen bäuerlichen und handwerklichen Lebens ebenfalls nicht „objektiv“ spiegeln. Es gibt keinen Königsweg zu historischer Erkenntnis. Allenthalben sind Rahmenbedingungen und Interessen im Spiel, die es schwermachen, der Vergangenheit „gerecht“ zu werden. Dennoch kann der Zugang über Außenperspektiven, der hier versucht wird, übergreifende Antworten auf schichtenspezifische Fragen eröffnen, die von Selbstzeugnissen per se nicht zu erwarten sind. Quellen dafür stehen in großer Zahl zur Verfügung, werden aber bislang lediglich partiell, vergleichend nur wenig genutzt. Im Folgenden sollen medizinische Traktate über Berufskrankheiten, literarische Texte zum Lob der Handarbeit und theologische Deutungen der oftmals beschwerlichen Conditio humana miteinander verglichen werden, um den frühneuzeitlichen Einschätzungen von Gesundheit und Krankheit in den handarbeitenden Schichten auf die Spur zu kommen. Ein abschließendes Fazit verweist auf weiterführende Frageperspektiven.[12]

„Handthierung“ macht krank

Die wichtigsten Quellen zu den Risiken frühneuzeitlicher „Handthierungen“ bilden medizinhistorische Traktate über Berufskrankheiten. Sie sind von der allgemeinen Geschichtsschreibung vergleichsweise wenig beachtet worden, weil man professionelle Gesundheitsgefährdungen meist erst mit der industriellen Fabrikarbeit seit dem 19. Jahrhundert verbunden hat. Gleichwohl hat man auch schon lange vor der Industrialisierungsepoche die spezifischen

10 Stolberg (2003), S. 26: „Über die Wahrnehmungen und Erfahrungen der großen Masse insbesondere der ländlichen Bevölkerung können nur andere Quellen Aufschluß geben, und das oft nur mittelbar, mit den Augen von gebildeten Zeitgenossen.“

11 Vgl. zu den methodischen Problemen von „Ego-Dokumenten“ und Selbstzeugnissen aus der Fülle der Literatur nur Schulze (1996); Arnold/Smolinsky/Martin (1999); Greyerz/Medick/Veit (2001). Vgl. zur methodischen Problematik bäuerlicher Selbstzeugnisse die differenzierten Überlegungen von Peters/Harnisch/Enders (1989) und Peters (1996). Vgl. zur schwierigen Deutung von Autobiographien bereits Lessing (1928), S. 117 f.: „Jede Spiegelung des Lebens verbirgt schon eine *Deutung*. […] Es ist klar: wir können Erlebnisse nicht niederschreiben, ohne zu gestalten. Greifbar und begreiflich, erzählbar und zählbar wird des Lebens Bildertanz nur gerade so weit, als unsre gestaltende, oder soll ich sagen, unsre lügende Kraft über ihn herkommt, denn schon die Gliederung nach Beziehungspunkten, ja schon jede Einteilung nach Jahren und Lebensaltern ist zartes Fälschertum. Wir erzählen nicht die Entwicklung der Natur, sondern die Geschichte des uns eigentümlichen Willens.“ Hervorhebung im Original. Vgl. zur philosophischen Grundlegung dieser skeptischen Sicht generell Lessing (1983). Vgl. zur Problematik der Quellenkategorie „Ego-Dokumente“ Münch (2000).

12 Ich argumentiere im Folgenden allgemein kulturgeschichtlich und quellenorientiert. Meiner Frau Gisela Münch und unserem Sohn Matti Münch danke ich herzlich für existentielle Hilfen.

„Handthierungs"-Risiken vieler Berufsfelder registriert und beschrieben.[13] Die pathogenen Konditionen des Bergbaus und der Metallverarbeitung waren seit der Antike bekannt, kaum weniger die alltäglichen Gefährdungen auf mittelalterlichen Bauhütten. Dies zeigen Schutzmaßnahmen vor möglichen Unfällen sowie die Empfehlung von Augen- und Gesichtsmasken gegen Staub und giftige Dämpfe.[14] In ähnlicher Weise wussten die Pestärzte seit dem 14. Jahrhundert um ihr Berufsrisiko, das sie mit Schutzkleidern, Masken, Brillen und Stelzen zu mindern suchten.[15] Sicherheitsvorkehrungen gegen Vergiftungen, Verätzungen und Entzündungen traf man seit dem Mittelalter auch in Apotheken, im Gerberhandwerk und bei den metallverarbeitenden Gewerben. Aus den gesetzlichen Bestimmungen und den Ordnungen, die sich in Handwerk und Lohnarbeit um „Unterstützung und Absicherung im Krankheitsfall" bemühten, lassen sich ebenfalls Rückschlüsse auf beruflich bedingte Krankheiten und Gefährdungen ziehen.[16] Diese Tradition setzte sich zu Beginn der Neuzeit fort. Nun erschienen neben den aus der Antike überlieferten Schriften einschlägige Traktate über spezifische Berufskrankheiten, insbesondere über die Gefährdungen im Bergbau.[17] Wenig bekannt ist, dass auch Johann Amos Comenius in seinem utopischen Theatrum mundi „Das Labyrinth der Welt und das Paradies des Herzens" (1623) bereits ein beklemmendes Bild der gewerblichen Handarbeitswelt entfaltete. Er registrierte die Gefahren, welche jenen drohten, die unter der Erde, auf dem Wasser oder mit Feuer arbeiten mussten, vergaß aber auch nicht die Gefährdungen, die mit der Verarbeitung von Holz, Stein oder anderen Materialien verbunden waren. In den großen Hallen, Werkstätten, Essen, Kramläden und Buden der verschiedenen Gewerbe beobachtete er bereits ein *„gewaltiges Getöse, Pochen und Hämmern, Rollen und Rasseln, Knarren und Scharren, Pfeifen, Sausen und Zischen"*, das beständig die Luft erfüllte.[18]

Epoche auf dem Feld der systematischen Beobachtung von Berufskrankheiten machte allerdings erst Bernardino Ramazzini (1633–1714), ein Arzt aus Modena.[19] Sein viele Gewerke umfassendes lateinisches Traktat „De morbis artificum diatriba" aus dem Jahre 1700[20] wurde schon 1705 ins Deutsche übertragen[21] und bald in weitere europäische Sprachen übersetzt. Ramazzini bot zum ersten Mal eine Enzyklopädie der auch mit den gewöhnlichen „Handthie-

13 Vgl. Gadebusch Bondio (2005).
14 Vgl. Zimmermann (1986).
15 Vgl. aus der Fülle der Literatur Bergdolt (1994); Ulbricht (2004); Meier (2005).
16 Vgl. Schulz (1985), S. 196–208.
17 Vgl. Paracelsus: „Von der Bergsucht und anderen Krankheiten" (1533/34); Georg Agricola: „De re metallica libri XII" (1556); Martin Pansa: „Über Berg- und Lungensucht" (1614); Samuel Stockhausen: „Über Berg- und Hüttenkatze" (1656).
18 Comenius (1970), S. 63. Soweit ich sehe, ist Johann Amos Comenius von der einschlägigen Forschung bislang nicht berücksichtigt worden, obwohl das 9. Kapitel (S. 63–78) bereits viele Gefährdungen des Gewerbestandes thematisiert; vgl. auch Kap. 14, „Der Pilger unter den Ärzten" (S. 118f.).
19 Vgl. Koelsch (1912); Eckart (1991).
20 Ramazzini (1700).
21 Ramazzini (1977) enthält die erste deutsche Übersetzung aus dem Jahre 1705.

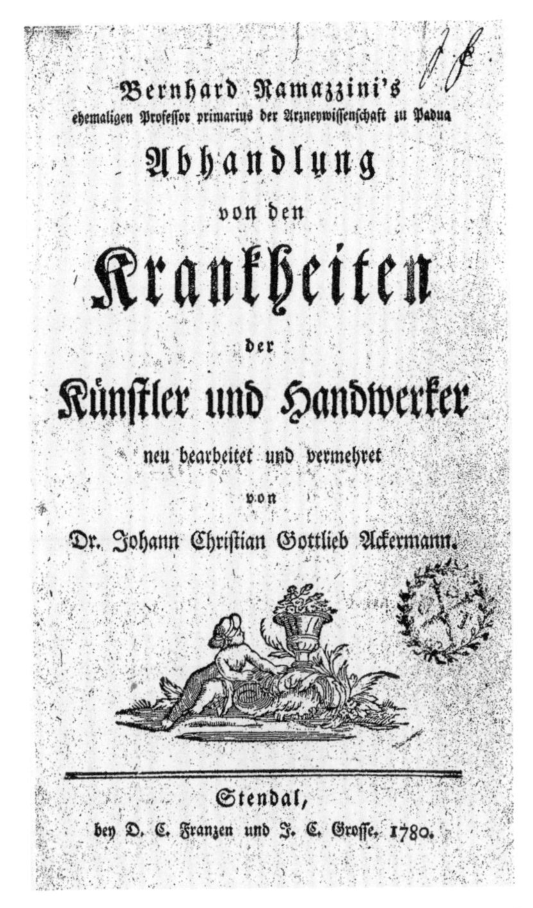
Bernhard Ramazzini's
ehemaligen Professor primarius der Arzneywissenschaft zu Padua
Abhandlung
von den
Krankheiten
der
Künstler und Handwerker
neu bearbeitet und vermehret
von
Dr. Johann Christian Gottlieb Ackermann.

Stendal,
bey D. C. Franzen und J. C. Grosse, 1780.

Abb. 1: Titelblatt von Ackermann (1780/1783), Bd. 1. Exemplar der Universitätsbibliothek Tübingen

rungen“ verbundenen Berufskrankheiten. Sein Traktat wurde vielfach umgearbeitet und zum Teil beträchtlich erweitert, etwa im Werk des Arztes Dr. Johann Christian Ackermann (1780/1783) aus Zeulenroda im Vogtland.[22]

Ackermann ergänzte die Darstellung Ramazzinis durch eigene Beobachtungen, schrieb manche Kapitel auch völlig neu, gestützt auf umfangreiche Forschungen vor Ort, die ihn mit Zeugwebern und Strumpfwirkern zusammengebracht hatten:

> Ich bin selbst von meiner ersten Jugend an häufig in der Gesellschaft der Handwerker und Künstler gewesen; ich bin mit mehreren derselben aufgewachsen, bin häufig in die Arbeitshäuser gegangen, habe die Arbeiter in ihren meisten Arbeiten beobachtet, mich mit ihnen von der Handthierung, die sie trieben, unterredt, sie oft über die Beschwerlichkeiten, die mit denselben verbunden wären, klagen gehört, und auf diese Art eine zwar

22 Ackermann (1780/1783).

unvollständige, aber gewiß mannichfaltige Kenntniß von den Handwerkern und den verschiedenen mit denselben verbundenen Umständen erlangt.[23]

Ackermanns Ausgangspunkt war die Erkenntnis, dass Erkrankungen nicht allein von der Säfteverteilung im Körper abhängig waren, sondern auch von den sozialen Bedingungen und Lebensformen, mithin durch die unterschiedlichen Rahmenbedingungen beruflicher Arbeit konditioniert sein konnten: *„Die Krankheiten müssen daher nicht blos und einzig nach der Beschaffenheit des Körpers betrachtet werden, sondern man muß auch zugleich mit auf die Lebensart der Kranken und auf die Handthierung, die sie treiben, mit Rücksicht nehmen.“*[24] Johann Peter Frank (1745–1821), der Leibarzt des Speyrer Fürstbischofs, der mit seinem siebenbändigen Entwurf „System einer Medizinischen Polizei“ zu gleicher Zeit die staatlich gelenkte Sozialmedizin begründete, vertrat eine ähnliche Sicht.[25] In seiner 1790 in Pavia gehaltenen akademischen Rede „Vom Volkselend als der Mutter der Krankheiten“ konnte man lesen, dass *„der größte Teil der Leiden* [...] *vom Menschen selbst“* komme.[26] Die Literatur seit Ramazzini entfaltete ein vielfältiges Panorama beruflich bedingter Beschwerden und Gebrechen. In der ersten Hälfte des 19. Jahrhunderts folgten sozialmedizinische Abhandlungen, etwa von Franz Anton May (1742–1814), Georg Adelmann (1777–1865) und A. C. L. Halfort, die regionale Schwerpunkte aufwiesen, partiell aber auch schon die englische und französische Literatur mitverwerteten und den Wandel zur Industriegesellschaft spiegelten.[27]

Ackermanns Werk entwickelte auf der Basis der Ramazzinischen „Diatriba“ eine hochdifferenzierte Ursachenphänomenologie.[28] Alle Handwerke sah er von berufsspezifischen Krankheiten betroffen. An erster Stelle standen die *„unreinen Handwerke“*.[29] Zu ihnen zählten die von Männern ausgeübten Professionen der Gerber, Kürschner, Ölbereiter, Kleidersäuberer, Käsemacher, Seifensieder, Lichtzieher, Fleischer, Leichenwärter, Totengräber, Kloakfeger, Fischhändler und Abdecker.[30] Während Totengräber sowie Kloakfeger nur sich selbst schädigten, stellten die übrigen Gewerbe eine Gefahr für die öffentliche Gesundheit dar, weswegen Gerbereien fast überall an die Stadtränder gedrängt wurden. Der ständige Umgang mit fauligen Substanzen und frischem Kalk sowie das Reinigen und Einweichen der frischen Häute in einer Mistlauge aus Tauben- und Hühnerkot führten zu Lungenschäden, Geschwüren an den Händen und nicht selten zu Rheumatismus und Gicht. Doch im Vergleich mit den Weißgerbern, die bei der Bearbeitung der Häute mineralisches Kalialaun benutzten, erschien die Lohgerberei als das weniger gefährli-

23 Ackermann (1780/1783), Bd. 1, Vorrede.
24 Ackermann (1780/1783), Bd. 1, S. 308.
25 Seidler (1991).
26 Frank (1975), S. 149.
27 Vgl. Adelmann (1803); May (1803); Halfort (1845).
28 Die Darstellung der Berufskrankheiten kann hier nur an wenigen Beispielen erfolgen. Ihre eingehende Interpretation muss medizinhistorischer Kompetenz vorbehalten bleiben.
29 Ackermann (1780/1783), Bd. 1, S. 9–119.
30 Vgl. zur Darstellung spezifisch weiblicher Gewerbepathologien Merkert (1984).

che Gewerbe. Die aus Eichen- oder Fichtenrinde bereitete Gerberlohe wies antiseptische Eigenschaften auf, die man zur Heilung vieler Gebrechen nutzte. Auch andere „unreine Handwerke" litten unter Symptomen, die sich unmittelbar aus ihren Arbeitsbedingungen herleiteten. Kürschner zogen sich wegen Staub Lungenbeschwerden zu, Fleischer litten an Rheumatismus, Gicht, Wassersucht und steifen Gelenken. Stets drohten außerdem Zoonosen, also die Gefahr, sich durch krankes Vieh anzustecken. Die Gesundheit der Totengräber und Abdecker glaubte man durch den Umgang mit verwesenden Leichen schwer beeinträchtigt. Milzbrand und Rotzgiftansteckung durch Verletzungen bei der Sektion galten als typische Krankheiten dieser Berufsgruppen. Leichenwärter und Totengräber waren bei Seuchen die Ersten, die sich infizierten und starben. Abdecker litten an giftigen Fiebern, Wassersucht, Steckfluss und allgemeinem Kräfteverfall (Kachexie). Bei Kloakreinigern galt das Augenlicht durch aufsteigende scharfe und beißende Dämpfe als extrem gefährdet, zumal wenn sie sich lange in Abortgruben aufhielten. Zur Vorbeugung und zum Schutz empfahl man, durchsichtige Blasen vor die Augen zu binden, Waschungen mit warmem Wasser, bei anhaltenden Beschwerden einen Wechsel des Gewerbes.

Die „*Krankheiten der staubigen Handwerker*"[31], der Müller, Bäcker, Stärke- und Perückenmacher, der Steinmetze und Maurer, der Hanf-, Flachs- und Seidenhechler sowie der Schlotfeger, schädigten die Augen, die Lunge und erzeugten vielfach Engbrüstigkeit, Husten, Asthma und Schwindsucht. Gehörschäden waren bei Müllern nicht selten:

> Der Mehlstaub, welcher sich gern in ihre Ohren legt, das Geräusch der Mühlräder, das Klappern der Mühlen selbst, und der helle Laut, den der Abfall des Wassers macht, giebt bey Müllern Anlaß zu häufigen Krankheiten der Ohren, besonders aber zu einem schweren Gehör und zur Taubheit, weil die Werkzeuge des Ohres durch den zu heftigen Schall, dem sie beständig ausgesetzt sind, endlich nothwendig einen Theil ihrer Würksamkeit verlieren müssen[.][32]

Anders geartet waren die „*Krankheiten der stehenden, sitzenden und herumgehenden Künstler und Handwerker*"[33], denen Ackermann neben Webern, Strumpfwirkern, Tuchscherern, Schustern und Schneidern auch Läufer, Reiter, Träger, Fechter und Juden zurechnete[34]. Die Beschwerden dieser Berufe resultierten

31 Ackermann (1780/1783), Bd. 1, S. 120–179.
32 Ackermann (1780/1783), Bd. 1, S. 131.
33 Ackermann (1780/1783), Bd. 1, S. 179–238.
34 Ackermann (1780/1783), Bd. 1, S. 179. Die Beschreibung der „*Krankheiten der Juden*" (S. 232–238, nachfolgende Zitate S. 232, 233, 234, 236) verdient Beachtung, weil Ackermann auch hier im Wesentlichen sozialgeschichtlich argumentiert. Arme Juden seien „*gröstentheils von dem Feldbau und den allermeisten Handwerkern* [sic!] *ausgeschlossen*" und deswegen zu den „*schmutzigsten sitzenden und stehenden Handthierungen*" gezwungen. Die Verwertung alter, unsauberer und von Krankheitskeimen belasteter Matratzen und das Sammeln schmutziger Lumpen zur Papierherstellung führten zu „*Kopf= Ohren= und Zahnschmerzen, Schnupfen, Heiserkeit, triefenden Augen*" sowie zu „*Husten, Keichen, Ekel und Schwindel*". Juden erscheinen insgesamt als „*kachektisch, schwarz=gallicht, heßlich von Angesicht*" und von Krätze befallen. Ackermann beschreibt in der Tradition Ramazzinis auch einen

aus den verschiedenen, widernatürlichen Körperlagen, zu denen sie bei ihren Beschäftigungen gezwungen waren.

Weber, die ihre Arbeit im Sitzen, die Brust an den Brustbaum des Webstuhls fest angestemmt, verrichten mussten, wurden von vielen Beschwerden geplagt: Verstopfungen, Engbrüstigkeit, Husten, Auszehrung und Hämorrhoiden. Die anhaltende Tätigkeit in einer unnatürlichen Haltung bewirkte zudem schwer entstellende körperliche Verkrümmungen und Skelettdeformationen.

Wir kennen die prächtigen Aufzüge, welche die Zünfte an ihren Festen veranstalteten und mitunter auch bildlich festhielten, oft zitierte Zeugnisse handwerklichen Wohlstands und Wohllebens, repräsentative Dokumente eines gesunden „Handwerks mit goldenem Boden". Den verklärenden Charakter solcher Prunkprozessionen entlarvt der nüchterne Blick des Arztes, dessen unsentimental ironischer Kommentar einen grellen Kontrapunkt zu solchen idyllischen Szenen bildet:

> Würklich ist es recht lächerlich, die Versammlung der Schuster und Schneider zu sehen, wenn sie bey ihren Handwerksfesten Paar und Paar stattlich durch die Stadt, hinkend, zusammengewachsen, hockerigt, mit vorschiessenden Knien, und mit einem blassen, von Elend und Kränklichkeit zeigenden Gesicht, ziehen, oder wenn sie eine Leiche aus ihrer Zunft zum Grab geleiten. Es ist lustig, eine Gesellschaft von dergleichen krummen, hockerigten, hinkenden, und bald auf diese, bald auf jene Seite wankenden Leute zu sehen, von denen man glauben sollte, als wären sie insgesammt zu einem solchen Aufzug mit Fleiß erlesen worden.[35]

Zur Gruppe der Wasserarbeiter[36], „*die zu ihrer Handthierung des Wassers unumgänglich benöthiget sind*", zählt Ackermann Bader, Schiffer, Fischer, Salzbereiter, Winzer und Bierbrauer. In unserem Zusammenhang sollen nur die Bader Beachtung finden. Man sucht sie zum Barbieren, Schröpfen und Haareschneiden auf. Zu ihren Kunden zählen aber auch Menschen, die an Krätze, Aussatz und „*geiler Seuche*" (Syphilis) leiden und sich waschen und schröpfen lassen möchten. Laut Ackermann läuft der „*gemeine Mann*" bei jeder Krankheit zum Bader, um das seiner Meinung nach schlechte, „*zwischen der Haut und dem Fell* [...] *stockende Blut*" abführen zu lassen. Der „*Pöbel*" halte dieses Blut für „*weniger edel*" als dasjenige, „*welches aus den größern Pulsadern abgezapft*" werde. In Wirklichkeit verschlimmere diese Prozedur aber die Krankheiten. Die meisten würden „*durch die vielen und zu oft wieder angesetzten Schröpfköpfe fast getödtet, weil sie bisweilen durch sie drey oder vier Pfund, und oft noch mehr Blut*" verlören. Laut

den armen Juden angeblich anhaftenden Gestank, der allerdings bei „*vornehmern und reichern bloß bei denen verspürt*" werde, „*die vielen Knoblauch und viele Zwiebeln essen*". In der ersten deutschen Übersetzung Ramazzinis hatte man noch lesen können: Der „*den Jüden gleichsam angebohrne und bey allen befindliche Gestanck wird ihnen fälschlich beygemessen: sintemahl der gestanck bey dem gemeinen Juden=Pöfel entstehet theils von der engen Wohnung/theils aber auch von ihrem Armuth; denn als sie in der königlichen Stadt Jerusalem lebeten/waren sie gar schöne/und war kein solch abscheulicher Gestanck bey ihnen zu verspüren.*" Ramazzini (1977), S. 307. Vgl. zu der den Juden zugeschriebenen Krätze auch Jütte (2016), S. 290f.

35 Ackermann (1780/1783), Bd. 1, S. 201.

36 Ackermann (1780/1783), Bd. 1, S. 239–271 (nachfolgende Zitate S. 239, 243f., 244).

Ackermann, der die zeitgenössische ärztliche Kritik am Aderlass teilt, infizieren sich Bader bei ihren blutigen Geschäften häufig selbst mit den Krankheiten ihrer Patienten und geben sie an andere Kunden weiter.[37]

Von erheblicher Bedeutung für unser Thema ist die Darstellung der *„Krankheiten der Bauren“*.[38] Das Leben des *„Landmannes“* wird kaum weniger pathogen gezeichnet als die Tätigkeiten der Handwerker, doch längst nicht mit derselben Ausführlichkeit und Differenzierung. Während Ramazzini und seine Übersetzer die Handarbeiten der *„Künstler und Handwercker“* geradezu enzyklopädisch in ihrer ganzen Vielfalt darstellen, handeln sie die Krankheiten der Bauern vergleichsweise pauschal ab. Die unterschiedlichen ständischen und sozialen Positionen in der ländlichen Gesellschaft – frei oder leibeigen, Pferde- oder Kuhbauer, Knecht, landarmer oder besitzloser Hilfsarbeiter[39] – bleiben ausgeklammert. Damit fehlen die Voraussetzungen für eine schärfere sozialgeschichtliche Interpretation bäuerlicher Krankheiten. Obgleich die *„Gesundheit des Landmannes“* im 18. Jahrhundert bereits Thema geworden war, wollte sich Ackermann auf dieses weitläufige Feld nicht einlassen.[40] 1845 rechtfertigte der Würzburger Arzt A. C. L. Halfort die Vernachlässigung bäuerlicher und landwirtschaftlicher Krankheiten damit, dass Bauern *„in der Regel die gesundeste Menschenklasse“*[41] seien, ein Urteil, zu dem ihn der Nachklang rousseauistischer Ideen[42], aber auch die als prekärer eingeschätzten Arbeitsverhältnisse der beginnenden Industrialisierung verführt haben mögen. Diese Missachtung der pathogenen Gefahren ländlicher Tätigkeiten durch die Arbeitsmedizin setzte sich fort. Noch vor kurzem konnte man konstatieren, dass bis in die Gegenwart „landwirtschaftliche Probleme von der Gewerbemedizin nur mäßig ernst genommen“ würden[43], obgleich aus der „Vielseitigkeit bäuerlicher Haupt- und Nebentätigkeit und bäuerlichen Le-

37 Die Krankheiten der *„Fabrikarbeiter“* müssen hier ebenso vernachlässigt werden wie die Krankheiten der Goldschmiede, Miniaturmaler, Schreiber, Redner, Sänger und Pfeifer. Vgl. Ackermann (1780/1783), Bd. 1, S. 272–297.

38 Ackermann (1780/1783), Bd. 1, S. 298–311; Ramazzini (1977), Kap. 40: *„Von den Kranckheiten der Acker=Leute“* (S. 360–377). Vgl. auch May (1803), S. 53–96 (*„Von den Vorurtheilen, Mißbrauchen und Gesundheits=Gefahren der Ackersleute“*).

39 Vgl. Münch (1998), S. 77–86.

40 Ackermann (1780/1783), Bd. 1, S. 299: *„Auch die Gesundheit des Landmannes ist besonders in unserm Jahrhundert das Augenmerk eines großen Theils der besten Köpfe unter den Aerzten gewesen. Sie haben unter dem Landmann gesundere Regeln einer guten Diät, und bessere Vorschläge zur Wartung und Heilung der Kranken ausgebreitet. Es würde wider den Endzweck dieser Schrift, und ein zu weitläuftiges Feld seyn, wenn ich nach der Anleitung dieser Gelehrten, diese Gegenstände verfolgen, und von allen weitläuftig reden wollte. Hier muß ich nur die Krankheiten, von denen der Bauersmann häufig befallen wird, erzählen, und die Ursachen derselben aus Grundsätzen der Arzneywissenschaft herleiten.“*

41 Halfort (1845), Teil 1, S. 558. Sozialgeschichtlich bemerkenswert ist allerdings seine Einschränkung, *„wenn sie bemittelt genug sind, die Arbeit nicht bis zum Exzeß treiben zu müssen“*.

42 Vgl. das folgende Kapitel: „‚Handthierung‘ als Gesundbrunnen“.

43 Larsen (1983), S. 53.

bens“ eine auffällige, bis heute allerdings unterbelichtete[44] „Risiko-Vielfalt dieser Lebensform“ resultiere[45].

Obgleich auch Ackermann im Banne Rousseaus von einem eher romantischen Bild des „Landmanns“ ausgeht[46], verzeichnet er im Gefolge Ramazzinis doch eine beträchtliche Liste spezifischer Bauernkrankheiten. Insbesondere sieht er Bauern mehr oder weniger schutzlos den ständig wechselnden Launen des Klimas ausgesetzt. Die relative Ruhe im Winter bei überheizten, feuchten Stuben sowie grober und kräftiger Kost führe zu einer Verdickung und Stockung des Bluts, weil dem Körper die im Sommer geforderte starke Anstrengung fehle. Im Frühjahr leiden die Bauern an Brustkrankheiten, Augen- und Halsentzündungen, in der Sommerhitze würden sie von Sonnenstichen, gefährlichen Fiebern und Kopfschmerzen befallen: *„Es sammeln sich bey ihnen, indem sie bald schwitzen, bald sich wieder abkühlen, und noch dazu ungesunde Speisen essen, dicke und zähe Säfte, welche viele und mannigfaltige Krankheiten bey ihnen verursachen.“*[47] Mögen Bauern auch von chronischen Krankheiten eher verschont bleiben, so führe ihre diätetische Sorglosigkeit umso häufiger zu epidemischen Leiden, etwa der Ruhr[48], die meist auf den Dörfern ihren Anfang nehme[49]. Ackermann diagnostiziert bei Bauern neben vielen anderen, regional typischen Beschwerden auch Lungenentzündungen, Gicht, Rheumatismen, Wechselfieber und Koliken. Der Gesundheit nachteilig könnten sogar die Wohnungen werden, in denen im Winter das Federvieh untergebracht sei. Nicht weniger schädlich sei es, wenn der Bauer aus Sorge um sein Vieh sogar im Stall schlafe. Zoonosen gelten deswegen als typische bäuerliche Leiden.[50]

Das reiche Panorama frühneuzeitlicher „Handthierungs“-Welt, das Ackermann im Gefolge Ramazzinis entfaltet, stellt weit mehr als eine Enzyklopädie spezifischer Berufskrankheiten dar. Nebenbei erfahren wir viel über die sozialen Rahmenbedingungen, über den frühneuzeitlichen Alltag, über Wohnverhältnisse, Nahrungsgewohnheiten, Arbeitsstätten und Therapievorschläge unterschiedlichster Art. Die frühen Werke der Gewerbemedizin, in welche die praktischen Erfahrungen der Ärzte eingeflossen sind, zeigen, dass der vorin-

44 Larsen (1983) hat zu Recht darauf hingewiesen, dass sich die Arbeitsmedizin mit bäuerlichen Krankheiten erst zu beschäftigen begann, als die landwirtschaftliche Arbeit an Bedeutung verlor (S. 61).

45 Larsen (1983), S. 57.

46 Ackermann (1780/1783), Bd. 1, S. 298: *„Vielleicht ist noch jetzt kein Theil der Bewohner von Europa weniger von den Lastern, die bey uns ihren Wohnplatz aufgeschlagen haben, von dem die Güter des Körpers und der Seele verzehrenden Luxus, und den schrecklichen Folgen der Geilheit und der Ausschweifungen jeder Art weniger angesteckt als dieser, der in seiner Niedrigkeit, zufrieden mit seinem Gott, und seiner mütterlichen Erde, ohne fremde Begierden, blos auf sein, und seines Nächsten Wohl denkt, und höhere Neigungen denen überläßt, die sich über die Erde, und über ihre Mitmenschen erheben wollen.“*

47 Ackermann (1780/1783), Bd. 1, S. 300f.

48 Halfort (1845), Teil I, S. 558.

49 Ackermann (1780/1783), Bd. 1, S. 304.

50 Larsen (1983), S. 59, nennt für seine Zeit 80 verschiedene Zoonosen.

dustrielle Handwerker- und Bauernalltag von vielen Gefährdungen bedroht gewesen ist, die man gemeinhin erst mit der Industrialisierungsepoche verbindet.

„Handthierung“ als Gesundbrunnen

Parallel zur Entdeckung und Schilderung handwerklicher und bäuerlicher Krankheiten entfaltete sich während der Frühen Neuzeit eine Sichtweise, die den Zusammenhang von Handarbeit und Krankheit völlig anders darstellte. Im Gegensatz zu der von der Gewerbemedizin in wachsendem Maße wahrgenommenen Krankheitsanfälligkeit der alltäglichen Handarbeitswelt relativierte oder leugnete diese Literatur die pathogenen Seiten der Handarbeit. Sie behauptete, Handwerker und insbesondere Bauern seien gerade wegen ihrer „Handthierungen“ besonders gesunde Menschen gewesen. Diese literarischen Idyllen und bildlichen Zeugnisse des vormodernen Handarbeitslebens, die den Zusammenhang von Arbeit und Krankheit nicht wahrnehmen oder doch herunterspielen, malen eine heile Welt bäuerlicher und handwerklicher Tätigkeiten, die geradezu als Voraussetzung körperlicher Gesundheit firmieren. Müßiggang ist in diesen Idyllen nicht nur „aller Laster Anfang“, Faulheit ruiniert auch die Gesundheit: so wie uns umgekehrt Arbeit *„Vmb vnsers Leibes vnd Lebens nutzes vnd gesundheit willen“* auferlegt ist.[51] Diese Sicht hatte sich im bukolischen Schrifttum der Antike, etwa bei Cato dem Älteren, vorbereitet und war in der humanistischen und reformatorischen Literatur wieder aufgegriffen worden.[52] Verstärkt wurde sie durch Rousseau und seine Naturauffassung, die selbst in die Beschreibung der Berufskrankheiten einfloss[53], noch mehr durch die verklärende Sicht der Vergangenheit, die seit dem 19. Jahrhundert das heraufziehende industrielle Zeitalter nostalgisch konterkarierte. Die nun entstehende romantische Meistererzählung der „guten, alten Zeit“ war in vielen literarischen Gattungen und Bildern präsent und wurde von führenden Vertretern des Zeitgeistes proklamiert. Sie stand hinter Ludwig Richters (1803–1884) idealisierenden Darstellungen des trauten Familien-, Gemeinschafts- und Arbeitslebens, grundierte Wilhelm Heinrich Riehls (1823–1897) nostalgische Panoramen der untergehenden ständischen Gesellschaft und klang noch nach in der sozialromantischen Chimäre der „Gemeinschaft“, die Ferdinand Tönnies (1855–1936) als organisch gewachsene, zweckfreie Verbindung der mechanisch konstruierten Gesellschaft seiner Zeit gegenüberstellte. Bis heute klebt am bäuerlichen Wirtschaften, obwohl es längst auch Züge industrieller Produktion zeigt, der nostalgisch-romantische Schimmer naturnaher Tätigkeit,

51 Münch (1984), S. 104.
52 Vgl. Schönbeck (1962); Garber (1974); Lohmeier (1981); Krautter (1983); Binder/Effe (1989).
53 Ackermann (1780/1783), Bd. 1, S. 1, schrieb in diesem Sinne, *„daß der Mensch, je weiter er sich von dem einfachen und heilsamen Pfad der Natur entfernte, auch desto mehrern, größern und verderblichern Krankheiten ausgesetzt worden sey“*.

die in ihrer biologisch-dynamischen Variante unter dem Einfluss anthroposophischer Ideen sogar als „priesterliches Arbeiten innerhalb der Erdenentwicklung" gedeutet wird.[54]

In den romantisierenden Traditionen, wie sie in der Landloblliteratur zu fassen sind, erscheint Handarbeit generell als Voraussetzung körperlichen Wohlergehens. Der protestantische Prediger Johann Mathesius (1504–1565) formulierte bereits im 16. Jahrhundert: „*Denn die so da arbeiten/vnd etwas gewisses fürzunehmen vnd zuthun haben/bleiben desto lenger bey jhres Leibes vnd Lebens stercke vnnd gesundheit/schmeckt vnd bekömpt jhnen nicht allein essen vnd trincken/sondern auch der schlaff besser denn den müssiggängern vnd faulentzern.*"[55] So kann man es sinngemäß auch bei den Theologen anderer Bekenntnisse lesen. Im reichen Sprichwortschatz der Frühen Neuzeit gilt stete, fleißige und ordentliche Arbeit, die im Sinne der Bibel meist als schweißtreibende „Handthierung" gedeutet wird, ebenfalls als sicherer Garant beständiger Gesundheit.[56] Ärzte sind eigentlich erst notwendig, wenn das Arbeitsgebot nicht eingehalten wird: „*Intemperantia est medicorum nutrix. Der Leute unordentlich Leben ist der Aerzte Wolleben.*"[57] Selbst Hans Jakob Christoffel von Grimmelshausen (1622–1676), der in seinem „Simplicius Simplicissimus" die Lage des „*verachteten Bauernstandes*" vielfältig beklagt, konnotierte Krankheit betont mit Reichtum und ständisch exklusivem Wohlleben, nicht mit Armut und ländlichen „Handthierungen":

> Vom bitterbösen Podagram
> Hört man nicht, daß es an Bauren kam,
> Das doch den Adel bringt in Not,
> Und manchen Reichen gar den Tod.[58]

Humanistische Quellen sahen im Landbau gar den letzten Widerschein des verlorenen Paradieses, eine Art Erquickung und Trost, die Gott den Menschen trotz des Sündenfalls noch gelassen habe. So konnte der schlesische Arzt Melchior Sebizius (1539–1625) in seinen „Siben Büchern von dem Feldbau" (1579) behaupten, die „Lust" bei der Feldarbeit sei beinahe größer als die Mühe, zumindest herrsche „*gleichsam eyne Temperatur der lustigen arbeytsamkeyt/vnd des arbeytsamen lustes*".[59] Körperliche Arbeit erscheint in solchen Szenarios geradezu als Voraussetzung menschlichen Wohlergehens, das Land als Hort der Gesundheit und Tugend, Städte und Höfe hingegen als Heimstätten vieler Krankheiten und Brutstätten des Lasters.[60]

Auf die Spitze trieben es die Lieder für Landleute des ausgehenden 18. Jahrhunderts, wie sie Rudolph Zacharias Beckers (1752–1822) „Mildheimisches

54 Treß (2007), S. 83.
55 Münch (1984), S. 104.
56 Vgl. Münch (1998), Kap. „Arbeit und Fleiß" (S. 304–353), insbesondere S. 327 f.
57 Dieses Sprichwort ist seit der Antike vielerorts belegt, hier zit. n. Seybold (1677), S. 251.
58 Grimmelshausen (1964), S. 12.
59 Münch (1984), S. 101. Melchior Sebizius begegnet uns auch unter dem deutschen Namen Sebisch.
60 Vgl. Kiesel (1979).

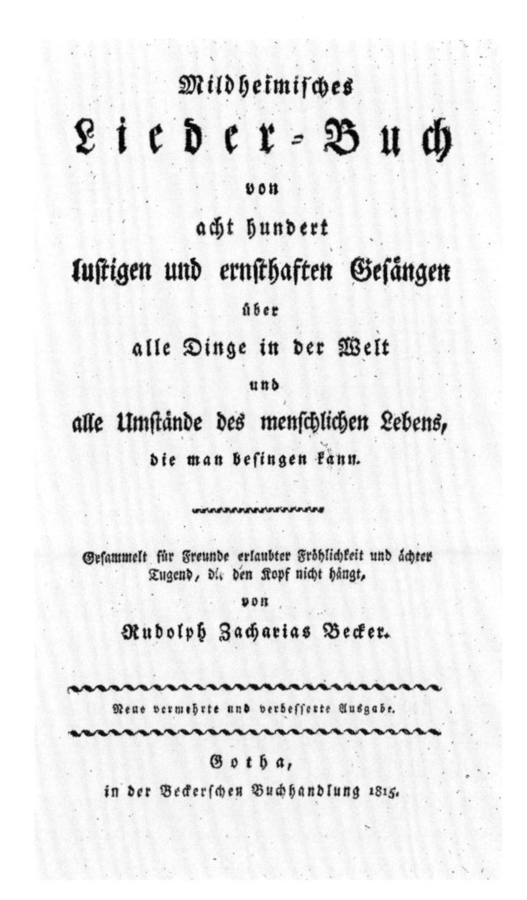

Mildheimisches
Lieder-Buch
von
acht hundert
lustigen und ernsthaften Gesängen
über
alle Dinge in der Welt
und
alle Umstände des menschlichen Lebens,
die man besingen kann.

Gesammelt für Freunde erlaubter Fröhlichkeit und ächter Tugend, die den Kopf nicht hängt,
von
Rudolph Zacharias Becker.

Neue vermehrte und verbesserte Ausgabe.

Gotha,
in der Beckerschen Buchhandlung 1815.

Abb. 2: Titelblatt von Becker (1971)

Liederbuch“ versammelt hat. Unisono rühmen die Lieder „*Für Landleute überhaupt*“ und „*bey ländlichen Geschäften*“ die gesundheitlichen Vorzüge bäuerlicher Feld- und Hausarbeit.[61]

Wer auf dem Lande wohnt und arbeitet, ist kerngesund, bleibt von alltäglichen Beschwerden verschont und scheint kaum zu altern.[62] Ländliche Arbeit wirkt wie ein Jungbrunnen. Bei Johann Heinrich Voß (1751–1826) „*strotzen*“ die Burschen „*von Jugendreitz und Mark; ja selbst die Greise trotzen dem Alter frisch und stark.*“ Wer nicht auf dem Land wohnt und arbeitet, ist weit schlechter dran: „*Ihr armen Städter trauert und kränkelt in der Stadt, die euch wie eingemauert in dumpfe Kerker hat.*“[63]

Einem Verseschmied namens Köster gilt der an Leib und Seele gleichermaßen gesunde Landmann geradezu als Ideal:

61 Becker (1971), S. 365–402.

62 Vgl. hierzu als einschlägige Quelle auch Hufeland (1797), S. 566 ff. (Kap. IX: „*Das Land- und Gartenleben*“).

63 Becker (1971), S. 366.

Ich bin ein Mann, da bleib' ich bey, den unser Hergott liebt:
Denn, wahrlich! Kann's nit zählen schier, was er mir alles gibt.
Denn, erstlich bin ich g'sünder noch, als wie ein Fisch im Teich.
Und ohne G'sundheit freut uns nichts, wär's auch ein Himmelreich.
Ich hab' auch g'nug und g'nug zu thun, arbeit' den ganzen Tag;
Das, meint wohl mancher, wär' nicht gut, eh' wär' es eine Plag?
Doch wahrlich nit: denn seht mir nur, seht nur die müß'gen Leut!
Sie martern sich ja immerfort, und finden nirgends Freud'.
Sie wissen weder aus noch ein, sind immer übel g'stellt;
Sie laufen vor sich selbst davon, und sind ein Spott der Welt.
Drum lob' ich mir die Arbeit sehr; sie macht mir frohen Muth,
und hinterher schmeckt Speis' und Trank noch zehenmal so gut.[64]

Unisono rühmen auch andere Lieder die gesundheitlichen Vorzüge bäuerlicher Arbeiten. Allenthalben stehen ländliche Mäßigkeit und Armut gegen städtische und höfische Völlerei und Verschwendung. Bernhard Christoph Fausts (1755–1842) „Gesundheitskatechismus" verkündet in diesem Sinne: *„Es ist besser, einer sey arm und dabei frisch und gesund, dann reich und ungesund. Gesund und Frischseyn ist besser denn Gold; und ein gesunder Leib ist besser denn groß Gut.*"[65] Ein Poet namens „Enyrim" bejubelt den fleißigen Drescher: *„Sein mäßiges Gut genießt er gesunder; die Seele bleibt munter, und leichter das Blut.*"[66] Laut Adam Andreas Senffts (1740–1795) „Gesundheitskatechismus" bestehen die positiven Folgen der mit vielen Bewegungen verbundenen Handarbeit überhaupt darin, dass *„Landleute immer besseres Blut als die arme vielsitzende Stadtleute*" haben.[67] Gute Ernährung, Bewegung und kräftige Verdauung *„machen vieles und gutes Geblüt*", während schlechte Nahrung, verbunden mit einer sitzenden Lebensart, *„träges, schleimichtes Geblüt*" erzeuge.[68] Wer diesem Übelstand abhelfen will, muss Bauer werden: *„das ist, wenn man arbeitet, gehet, das Geblüt in Bewegung setzet. Deßwegen ist der Bauer immer gesünder als der Städter.*"[69]

Auch Knechte und Mägde haben Anteil am gesundheitsförderlichen Klima des ländlichen Paradieses. In einem der verbreitetsten katholischen Gebetbücher der Zeit jubelt der *„getreue und fromme Knecht*": *„Hinaus in Wald, hinaus ins Feld! Ich bin gesund und stark an Kräften: / Und lobe Gott, der mich erhält, Und ruft zu meinen Standsgeschäften.*"[70] Ein Schäfer singt: *„Ein König auf dem Throne lebt nicht so sorgenfrey. Bey meinem kleinen Lohne hab' ich Vergnügen mancherley, und bin gesund und froh dabey.*"[71]

Manches Preislied setzt den aus der ländlichen Handarbeit fließenden Segen gar über die Freuden des Paradieses, eine Ansicht, die einem christlichen Theologen bedenklich vorkommen könnte:

64 Becker (1971), S. 369 f. Das Lied soll angeblich in schwäbischer Mundart abgefasst sein.
65 Faust (1794), S. 11.
66 Becker (1971), S. 385.
67 Senfft (1781), S. 48, Anmerkung.
68 Senfft (1781), S. 49. Vgl. zum Zusammenhang von Ernährung und Blut auch Stolberg (2003), S. 121 ff.
69 Senfft (1781), S. 56.
70 Jais (1821), S. 285.
71 Becker (1971), S. 393 f.

> Ich bin vergnügt und tausche nicht, was man davon gewöhnlich spricht, mit Adams Paradiese: Er wußte nicht, was Arbeit war, und lag das liebe lange Jahr auf seiner grünen Wiese. Und war ihm, wenn er müßig lag, wie mir an einem Feyertag; so hab' ich nichts dagegen, und denke mir: du lieber Gott! Mit deinem Fluch hat's keine Noth, mir ist er lauter Segen![72]

Ideal ist der kräftige, kerngesunde Landmann, dessen Tage mit Handarbeit gefüllt sind. Er akzeptiert sie als Bußleistung für den Sündenfall, doch sie ist auch Voraussetzung seiner physischen und psychischen Gesundheit. Den schärfsten Gegensatz zu diesem „handthierenden“ Kraftprotz bildet der eingebildete Kranke, der nur auf *„unmännliche, marzipanene Stutzer“* Eindruck macht.[73]

Der behauptete Zusammenhang von Arbeit und Gesundheit blieb nicht auf bäuerliche Tätigkeiten beschränkt. Handwerkliche „Handthierungen“ besang man mit ähnlichen Topoi, obwohl man im Vergleich mit den gesundheitlichen *„Vorzügen des Landlebens“* die sitzende und unangenehme Arbeitsweise in übelriechenden Werkstätten durchaus registrierte. Ein *„Bürger“* antwortet einem ländlichen *„Hauswirth“*, der von der Abhärtung bei den Arbeiten im Freien selbst bei widriger Witterung schwärmt: *„Wir Bürger arbeiten auch.“* Der *„Hauswirth“* erwidert: *„Ja, lieber Herr, und eure Arbeiten sind auch sehr nützlich. Aber unsere sind überdem auch noch lustig. Wenn euch eine Lerche singen soll, so müßt ihr sie füttern; uns singen viele hundert umsonst.“*[74] Zur ländlichen Idylle trägt auch bei, dass Werkzeuge keine Gefahrenquellen bilden, ganz im Gegenteil. Ein Säger preist sein Arbeitsinstrument geradezu als Garanten dauernder physischer und psychischer Gesundheit, mit bemerkenswerten tiefenpsychologischen Implikationen:

> Ich bin der lustige Säger, bey Jungen und Alten bekannt.
> Ich kenne nicht Sorgen und Grillen;
> ich brauche nicht Pulver und Pillen;
> ich nehme die Säge zur Hand.[75]

Wie auf den Bauernhöfen geht es auch in den Werkstätten zu. Bäuerliche und handwerkliche Tätigkeiten halten Leib und Seele gesund. Das Arbeitsleben läuft fröhlich dahin, fast wie ein Fest. Stets ist Musik dabei. Melodien aus der Natur begleiten die Aktivitäten, doch man jauchzt und jubelt auch selbst:

> Die Lerche singt aus blauer Luft,
> die Grasmück' im Klee
> und dumpf dazu, als Brumbaß ruft,
> Rohrdommel fern am See.
> Wir Mäher, dalderaldei!
> Wir mähen in Schwaden das Heu! Juchey![76]

72 Becker (1971), S. 569.

73 Knigge (1975), S. 241. Vgl. zum Ideal des „bäuerlichen“ Körpermodells im Vergleich mit dem neuen bürgerlichen Habitus Stolberg (2003), S. 284.

74 Rochow (1979), S. 93.

75 Becker (1971), S. 461.

76 Becker (1971), S. 376 (anonym).

Aus Feldern, Tennen, Mühlen und Werkstätten tönen die geräuschvollen Metren gesunder Arbeit und künden vom geschäftigen Treiben in Kultur und Natur: Das „*Tick tick tack tack tack*" der Drescher im Fünfermetrum, das „*Klipp klapp*" der Mühlen im Polkaschritt und das „*Pinkepank*" der Schmiede im Walzertakt geben den rhythmischen Kontrapunkt zum Gesang der Vögel, wetteifern mit dem Lied der Lerche, dem Gezwitscher der Grasmücke und dem dunklen Glockenton der Rohrdommel.[77]

Als Zwischenfazit lässt sich nur eine höchst widersprüchliche Quellenlage konstatieren: auf der einen Seite die erfahrungsgesättigte ätiologische Sicht der Ärzte, die Handarbeit überwiegend als pathogen einstuft, auf der anderen die nostalgisch rückwärtsgewandte Verklärung des handwerklichen und bäuerlichen Lebens, die keinen Zusammenhang von Arbeit und Krankheit sieht.

„Handthierung" als Weg zum Heil?

Den antagonistischen Blicken von außen, denen weitere Perspektiven zur Seite gestellt werden könnten, stand der Arbeitsalltag der Betroffenen gegenüber, in dem sich negative und positive Erfahrungen kreuzen mochten. Die „Handthierer" konnten mit den Gewerbemedizinern über die Belastungen ihrer Arbeit klagen, mit bukolischem Zungenschlag ihre gesunde Arbeitswelt besingen oder über die kontingente Abfolge ihrer „guten" und „bösen Tage" philosophieren.[78] Doch im Unterschied zu den externen Beobachtern, von denen sie bedauert oder beneidet wurden[79], mussten Handwerker und Bauern in praxi mit ihrem meist schweren und eher prosaischen als poetischen Berufsleben zurechtkommen. Sie besaßen hierzu einen reichen Vorrat an Sprichwörtern[80],

77 Becker (1971), S. 385, 419, 448.

78 Vgl. Peters (2003), S. 326: „Das Arbeitsverständnis in der Gesellschaft oszillierte in der Frühneuzeit zwischen Mühsal und Buße, Erziehung und Heiterkeit, Eintrag in die Natur und Unlust am Entzug von Ergebnissen, je nachdem, ob Theologen oder Humanisten sich stritten, ob Staatsbeamte ihre Mandate verfaßten, ob Philosophen philosophierten oder – das eben bliebe festzustellen – ob Bauern am Krugtisch debattierten oder dann auch über ihre Arbeit Texte verfaßten."

79 Vgl. etwa Hufeland (1797), der aus rousseauistischer Perspektive die Vorzüge des Landlebens durchweg in den höchsten Tönen preist: „*In der That, wenn man das Ideal eines zur Gesundheit und Longävität führenden Lebens nach theoretischen Grundsätzen entwerfen wollte, man würde auf das nehmliche zurückkommen, was uns das Bild des Landlebens darstellt.*" (S. 569) Leider würde, so klagt Hufeland, „*diese Lebensart, die ursprünglichste und natürlichste des Menschen*", jetzt von so vielen geringgeschätzt, „*so dass selbst der glückliche Landmann es kaum erwarten kann, bis sein Sohn ein studirter Taugenichts ist*" (S. 571).

80 Vgl. die bei Sailer (1987), S. 7, genannte Auswahl frühneuzeitlicher Sprichwörtersammlungen von Sebastian Frank, Johannes Agricola, Christophorus Lehmann, Georg Schottelius, Wilhelm Zinkgräf, Leonhard Weidner, Friedrich Koeber und Johannes Buchler. Sprichwörter galten laut Sailer (1987), S. 237, als „*gute Ärzte, denn sie verschreiben lauter geprüfte Rezepte*". Vgl. generell auch die populäre Sammlung medizinischer Sprichwörter von Seidl (2010).

überlieferten Segenssprüchen[81] und volksmedizinischen Ratschlägen, auf die sie in schwierigen Lebenssituationen zurückgreifen konnten[82].

Im Folgenden sollen am Beispiel von Gebetbüchern, Predigten und einschlägigen Sprichwörtern religiöse Erklärungsangebote vorgestellt werden, welche die christliche Lehre für ihre Gläubigen bei Krankheit, Trübsal und Not bereithielt.[83] Man konnte sie im sonntäglichen Gemeindegottesdienst hören[84], auch in Gebet-, Andachts- und Erbauungsbüchern für den täglichen Gebrauch lesen. Gebetbücher gehörten zu den verbreitetsten Druckwerken der Frühen Neuzeit.[85] In katholischen Familien war ein Gebet- oder Gesangbuch *„oft das einzige Buch, das man bey einem Christen findet“*[86], während sich evangelische Christen zusätzlich Rat und Hilfe aus Bibeln und Katechismen holen konnten[87]. Gebetbücher besitzen als vermutlich letzte Zeugnisse „intensiver Lektüre“[88] für Gläubige aller christlichen Konfessionen bis heute eine wichtige, aber kaum beachtete Rolle[89]. Wie stark diese Literatur früher nachgefragt wurde, belegen die 1690 erschienene „Handpostille“ des Prämonstratensers

81 Vgl. z. B. Buck (1979). In der Schublade, in welcher mein Großvater (vgl. oben, Anm. 8) die wenigen für sein Küferhandwerk notwendigen schriftlichen Unterlagen (Kontobuch, Rechnungen, Merkzettel) aufbewahrte, fand sich nach seinem Tod ein undatiertes handgeschriebenes „*Artzneybichle*[in]“ von Andtreas Mayer aus Bichishausen (17./18. Jahrhundert?) mit verschiedenen Segenssprüchen bei Krankheiten von Mensch und Tier.

82 Die vielfach dargestellten populären Spezialrollen von Heiligen als Helfer in Trübsal, Krankheit und Not und die Wunderheilungen, wie sie sich insbesondere in den Votivbildern an Wallfahrtsorten spiegeln, können in diesem begrenzten Kontext nicht diskutiert werden. Sie gehören zu den traditionellen Themen der Volkskunde, werden partiell aber auch von der modernen Medizingeschichte aufgegriffen. Vgl. etwa Wolff (1998), S. 241–246, Jütte (1996), S. 47–76, und Stolberg (2003), S. 49–59. Auch die Auswertung pastoralmedizinischer Schriften und der für das Thema wichtigen medizinischen Topographien, die Ärzte seit dem 19. Jahrhundert in staatlichem Auftrag für bestimmte Orte und Regionen erstellten, muss ausgeklammert bleiben.

83 Meine Argumentation kann in diesem Rahmen nur an wenigen Beispielen erfolgen. Vgl. als Überblick Kostka (2006).

84 Holtz (2011).

85 Hoffman u. a. (1984).

86 Jais (1821), Vorrede.

87 Vgl. zum Unterschied der christlichen Konfessionskulturen Münch (1999), S. 109–125, und Maurer (2019), S. 113–232.

88 Vgl. Kiesel/Münch (1977), S. 170f.

89 Die Säkularisierungsthese, die eine generelle Entchristlichung seit der Aufklärung behauptet, kann bis zum Beweis des Gegenteils nur für die meinungsbildenden Schichten, nicht aber für die nach wie vor kirchentreuen Christinnen und Christen der Mittel- und Unterschicht eine gewisse Gültigkeit beanspruchen. Anhängerinnen und Anhänger aufklärerischen rationalen Denkens haben sich, nach allem, was wir wissen, zu großen Teilen von konfessionalistischen Gesundheits- und Krankheitsvorstellungen verabschiedet, obgleich sich Reste alter Frömmigkeit immer wieder auch in diesen Kreisen finden. Vgl. hierzu etwa Dinges (2018), S. 60f., 90, 106, 127ff. Die Säkularisierungsthese kann weder das Weiterleben christlicher Anschauungen und Bräuche noch die Fluchten in esoterische Heilslehren erfassen. Vgl. hierzu Münch (1988), S. 64. Vgl. aus der mittlerweile kaum mehr überschaubaren Literatur zum Säkularisierungsproblem nur Blaschke (2000), der das 19. Jahrhundert sogar als „Zweites Konfessionelles Zeitalter“ bezeichnet.

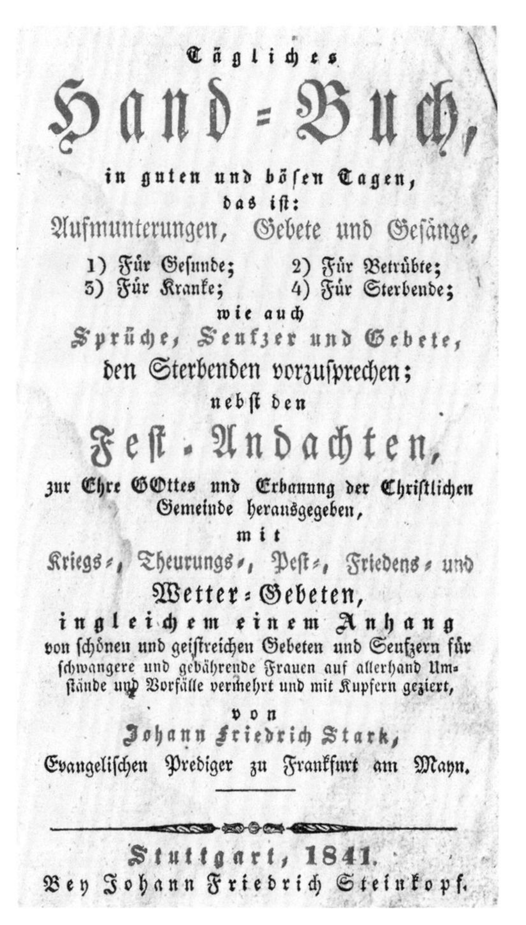

Tägliches
Hand-Buch,
in guten und bösen Tagen,
das ist:
Aufmunterungen, Gebete und Gesänge,
1) Für Gesunde; 2) Für Betrübte;
3) Für Kranke; 4) Für Sterbende;
wie auch
Sprüche, Seufzer und Gebete,
den Sterbenden vorzusprechen;
nebst den
Fest-Andachten,
zur Ehre GOttes und Erbauung der Christlichen
Gemeinde herausgegeben,
mit
Kriegs-, Theurungs-, Pest-, Friedens- und
Wetter-Gebeten,
ingleichem einem Anhang
von schönen und geistreichen Gebeten und Seufzern für
schwangere und gebährende Frauen auf allerhand Umstände
und Vorfälle vermehrt und mit Kupfern geziert,
von
Johann Friedrich Stark,
Evangelischen Prediger zu Frankfurt am Mayn.

Stuttgart, 1841.
Bey Johann Friedrich Steinkopf.

Abb. 3: Titelblatt von Stark (1841). Bibliothek Paul Münch

Leonard Goffiné (1648–1719) sowie das 1691 zum ersten Mal publizierte Gebetbuch „Guldener Himmelsschlüssel" des Kapuziners Martin von Cochem (1634–1712), die vom 17. bis ins 20. Jahrhundert in vielen Auflagen und unzähligen Exemplaren immer wieder neu erschienen sind.

Zu den verbreiteten katholischen Büchern dieser Art zählte auch das Lehr- und Gebetbuch des Benediktiners Aegidius Jais (1750–1822), dessen metaphorischer Titel „Guter Samen auf ein gutes Erdreich" das „*liebe Landvolk*" unmittelbar ansprechen sollte.[90] Wohl noch erfolgreicher war Johann Friedrich Starks (1680–1756) protestantisches Gebetbuch, das von 1727 bis ins vorige Jahrhundert in vielen Auflagen und Versionen erschien und als „Tägliches

90 Das von mir benutzte Exemplar, ein wohlerhaltenes, in grünes Leder mit Goldprägungen gebundenes Büchlein samt Lederschuber, fand sich ebenfalls in der Schublade meines Großvaters (vgl. oben, Anm. 81). Es stammt (laut handschriftlichem Eintrag) aus dem Besitz meiner Ururgroßmutter Franziska Vogelsang.

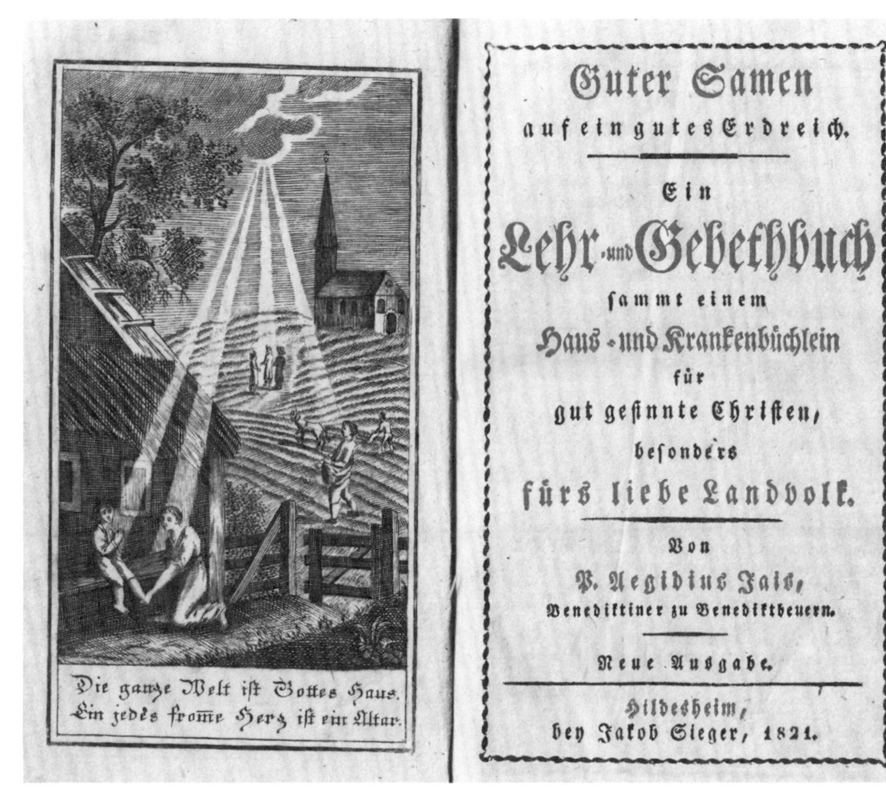
Die ganze Welt ist Gottes Haus.
Ein jedes fromme Herz ist ein Altar.

Guter Samen
auf ein gutes Erdreich.

Ein
Lehr- und Gebethbuch
sammt einem
Haus- und Krankenbüchlein
für
gut gesinnte Christen,
besonders
fürs liebe Landvolk.

Von
P. Aegidius Jais,
Benediktiner zu Benediktbeuern.

Neue Ausgabe.

Hildesheim,
bey Jakob Sieger, 1821.

Abb. 4: Titelblatt von Jais (1821). Bibliothek Paul Münch

Hand=Buch in guten und bösen Tagen“ konzipiert war.[91] Es erhob, wie bereits das Titelblatt zeigt, den Anspruch eines Gesundheits- und Krankheitsratgebers par excellence. Gebetbücher dieser Art stellen mit ihren das menschliche Leben Tag für Tag begleitenden Aufmunterungen, Gebeten, Gesängen, Sprüchen und Seufzern bei Gesundheit, Betrübnis, Krankheit und Sterben ohne Frage veritable Quellen für eine Medizingeschichte dar, die sich nicht bloß als Ärzte- und Krankheitengeschichte verstehen will. Doch selbst dafür sind sie ergiebig, weil an Gebetbücher mitunter noch spezielle Kapitel mit expliziten medizinischen Ratschlägen angehängt waren. Solche „*Gesundheitslehren*“[92], auch „*Hausbüchlein*“ oder „*Krankenbüchlein*“ genannt, enthalten bisweilen sogar modische Ratschläge über „*Die Kunst lang zu leben*“[93].

Was wollen uns diese Zeugnisse sagen? Die christliche Lehre, deren konfessionalistische Abgrenzungen sich während der Aufklärungsepoche abschliffen[94], präsentierte in diesen Werken eine Interpretation, welche die Gegen-

91 Stark (1841).
92 Vgl. etwa Dereser (1810), S. 285–292.
93 Jais (1821), S. 315–344.
94 Vgl. als Beispiel etwa Dereser (1810). Vgl. generell auch Böning (1990) und Becker (1980), insbesondere das Nachwort von Reinhart Siegert (S. 474–477).

sätze zwischen medizinisch negativer und bukolisch positiver Perspektive zu überwinden suchte. Man kann sie als heilsgeschichtliche Synthese antagonistischer Positionen deuten. Gesundheit gilt allenthalben als höchster Wert.[95] Sprichwörter rühmen sie als größten Reichtum[96], die Landlobliteratur besingt sie als „*höchstes Glück der Erden*“[97], die pädagogischen Medizintraktate stehen nicht zurück[98]. Auch protestantische und katholische Theologen preisen den Wert der Gesundheit[99], weisen aber darüber hinaus dem Wohlbefinden und den Krankheiten des Menschen eine heilsgeschichtliche Rolle zu. Der theologische Ansatz, Angst, Elend, Kreuz, Not, Pein, Trübsal und Krankheit als von Gott verhängte Sündenstrafen zu interpretieren[100], wirft natürlich die Theodizee-Frage auf, warum ein allmächtiger und guter Gott den aus dem Paradies vertriebenen Menschen nicht nur „gute“, sondern auch „böse Tage“ beschert, sie gar zu lebenslanger, mühseliger Arbeit verdammt. Die „Lösung“ des Problems besteht darin, dass Menschen wohl die Folgen der Erbsünde zu tragen hätten, aber gerade mit der Bewältigung dieser Last das ewige Heil erlangen könnten. Obwohl ihnen mit „*Arbeit vnd schmertzen* [...] *zwey höltzer des kreützes aufgelegt*“ seien, Männer zeitlebens im Schweiße ihres Angesichts arbeiten und Frauen während Schwangerschaft und Geburt Schmerzen erdulden müssten[101], sollten Christen die aus dem Sündenfall resultierenden Bußen nicht als Plage, sondern als Wohltat Gottes akzeptieren[102]. Die aus der Erbschuld erwachsene Arbeit diene letztlich der Wiedererlangung des ewigen Heils, könne aber bereits im irdischen Leben die Gesundheit des Menschen garantieren: „*Die beste Gesundheitsregel ist die, welche der höchste Arzt selber ausgesprochen: im Schweiße deines Angesichts sollst du dein Brod essen.*“[103]

Religiöse Virtuosen gaben sich damit nicht zufrieden, sie gingen nach der Devise „Je schlimmer die Not, desto besser“ wesentlich weiter. Sie bitten mit der Nachahmung des Leidens Christi geradezu um Schmerzen und Krankhei-

95 Vgl. als knappen historischen Überblick Engelhardt (2004).

96 [Simrock] (1978), S. 163: „*Gesundheit ist der größte Reichthum*“; Lehmann (1637), S. 301: „*Ein Gesunder Bawer ist ein grosser Herr/sagt Kayser Friederich der III.* [...] *Wer Gesund ist/der weiß nicht wie reich er ist.*“

97 Becker (1971), S. 104: „*O Gesundheit, Glück, höchstes Glück der Erden; durch dich muß die Welt erst recht reitzend werden. Du bist mehr als Gold, mehr als Kronen werth: du vergoldest uns unsre Lebenstage, würzest unsre Lust, minderst uns're Plage machst die Last uns leicht, die uns oft beschwert.*“

98 Etwa Faust (1794), S. 11: „*Ja, die Gesundheit ist das kostbarste Gut und das wichtigste Mittel zum Genusse aller Güter und Freuden des Lebens.*“

99 Vgl. z. B. Dereser (1810), S. 80 f.: „*Gesundheit ist besser, als Reichthum*“; Jais (1821), S. 331: Gesundheit ist das „*Kostbarste*“.

100 Vgl. Schreiner (1992).

101 Münch (1998), S. 305 f.

102 Gretsch (1829), S. 108: „*Wir wissen, daß denen, die Gott lieben, alles zum Guten mitwirket. Glück und Unglück, Ehre und Schande, Armuth und Reichthum, Gesundheit und Krankheit, alles wirket den Auserwählten zum Guten mit.*“ S. 109: „*Alle zeitlichen Uebel, die uns treffen, sind im Grunde keine Uebel, sie sind immer neue Wohlthaten des Allgütigen, sie zielen nur auf unser Bestes hin.*“

103 Sailer (1987), S. 279.

ten. Franz von Assisi (1181/82–1226): *„O Herr und Vater im Himmel! Ich danke dir für alle bittern Schmerzen, die ich leide, und ich bitte deine Güte, solche zu vermehren, nicht zu vermindern; denn sie sind ja zu meinem Heile.*"[104] Die großen Figuren der Gegenreformation stehen nicht nach. Der heilige Franz Xaver (1506–1552) fürchtet die *„Ungnade Gottes* [...], *wenn er nicht oft mit irgend einem Kreuze wäre heimgesucht worden. Wenn es ihm nun widerfuhr, etwas zu leiden, so pflegte er auszurufen: ‚Noch mehr, Herr! Noch mehr!'*"[105] Ignatius von Loyola (1491–1556) mahnt: *„Wenn der Herr uns große Trübsale zusendet, so ist dieß ein Zeichen, daß er große Absicht mit uns habe, und wolle, daß wir große Heilige werden. Ist es dir also Ernst, ein großer Heiliger zu werden, so bitte ihn, daß er dich durch große Leiden führe.*"[106] Noch weiter gehen mystische Vergegenwärtigungen der vielen Tausend Schmerzensschritte Christi, seiner 2.060 Tränen und 5.475 Wunden auf dem Kreuzweg, welche eigene Leiden, Schmerzen und Krankheiten als gering erscheinen lassen.[107]

Der christliche „Handthierungs"-Alltag verlangte diese heiligmäßige Leidensbereitschaft nicht, doch noch zu Beginn des 19. Jahrhunderts dankt ein rechtschaffener Christ Gott, wenn er ihn in die *„Schule des Kreuzes wenigst*[ens] *als einen Lehrjünger*" aufnimmt, um ein großer Riese im Leiden zu werden.[108] Verspätete Spuren ungewöhnlicher, geradezu heroischer Leidensbereitschaft zeigt im Jahre 1834 auch noch ein Dorfpfarrer, der die beschwerlichen Arbeitsbedingungen auf dem Land preist, damit sich seine Bauern in der Nachfolge Christi heldenhaft bewähren können: *„Drum Dank Dir, guter Gott, daß der Acker wild und rauh und unfruchtbar ist, und wir Alle zum Arbeiten verurtheilt sind.*"[109] Joseph Halder, ein glaubensstrenger Prediger im oberschwäbischen Unteressendorf, der später Karriere als Direktor des katholischen Wilhelmsstifts in Tübingen machte[110], ist überzeugt, dass Arbeit besonders schwer sein müsse, um vor Lastern zu bewahren, eine gläubige und unterwürfige Haltung gegen Gott zu erzeugen, zu allem Guten zu nötigen und Sehnsucht nach dem Himmel zu wecken. Psychologisch geschickt spricht er die groben Werkzeuge und die rauen Arbeitsorte an, um seine Botschaft so nahe und so drastisch wie möglich an die alltägliche Handarbeitswelt seiner dörflichen Zuhörer heranzurücken: *„Der Dreschflegel, der Holzschlägel, die Axt, der Hammer, die Säge, die Werkstätte, der verwilderte Acker, der Steinbruch, die Kiesgrube sind da, um dir die Langweile zu vertreiben, deine Leidenschaften niederzuhalten, und dich an bösen Thaten zu verhindern.*"[111]

104 Schmid (1852), S. 333.
105 Schmid (1852), S. 333 f.
106 Schmid (1852), S. 333 ff.
107 Vgl. Merkle (1975), S. 57 ff.
108 Merkle (1975), S. 107, zit. n. Berchtold, Joseph Anton: Der rechtschaffene Christ in seinen täglichen Verrichtungen; oder auserlesenes Lehr- und Gebetbuch zum täglichen Gebrauche eines Christen. 10. Aufl. Augsburg 1808.
109 Halder (1842), S. 163.
110 Vgl. https://de.wikipedia.org/wiki/Wilhelmsstift (letzter Zugriff: 13.11.2019).
111 Halder (1842), S. 163. Es ist bemerkenswert, dass vor einem bäuerlichen und handwerklichen Publikum u. a. die „*Langweile*" oder, wie bei Hermann (1813), S. 171, gar die „*mar-*

Ohne Sündenfall keine Not, keine mühselige Handarbeit, keine Krankheit? So weit gingen die christlichen Theologen nicht. Sie leugneten nicht, dass Krankheiten auch natürlich erklärt werden könnten und seit jeher auch natürlich erklärt worden seien, auch wenn ihnen transzendente Erklärungen wohl näherlagen.[112] Gegen diese regte sich schon früh Widerstand, bezeichnenderweise in einer Sentenzensammlung, die noch nicht, wie die Sprichwörterlexika seit dem 19. Jahrhundert, von theologisch und politisch abweichenden Meinungen gereinigt war. Als ein Pfarrer lehrte, Krankheiten seien von Gott geschickt und man müsse sie „*willig dulden*", widersprach ein Zuhörer: „*Herr wenn mich hungert/so muß ich essen/wenn ich Kranck bin/so muß ich zur gesundheit Artzney brauchen/so hats Gott befohlen/vnd nicht was euch bedünckt.*"[113] Eine andere Redeweise gab dem Pfarrer recht: „*Artzney hilfft wenn gott will/wo nicht/so ists deß lebens ziel.*"[114] Festgehalten zu werden verdient, dass man kirchlicherseits neben der heilsgeschichtlichen Bedeutung stets auch den gesundheitsfördernden und wohlstandsvermehrenden Nutzen menschlicher Arbeit würdigte, wie man umgekehrt Müßiggang nicht nur als Sünde und „aller Laster Anfang", sondern auch als umfassende Zerstörung der „*Geistes= und Körperkräfte*" definierte.[115]

Gleichfalls respektiert und empfohlen wurden die alten, seit der Antike bekannten diätetischen Regeln zur Erhaltung der Gesundheit. Der aus einer armen Schusterfamilie stammende Regensburger Bischof Johann Michael Sailer (1751–1832) schrieb in diesem Sinne:

> Essen und Trinken hält Leib und Seel' zusammen.
> Früh nieder und früh auf
> Verlängert den Lebenslauf.[116]

Populär und in vielen Varianten verbreitet waren während der gesamten Frühen Neuzeit auch Verse folgender Machart: „*Gesundheit kann man ohne Arzney erhalten/halt dich warm/Füll nicht den Darm/Mach dich der Greten nicht zu nah/wenn du wilt werden alt vnnd graw.*"[117]

ternde Langeweile" angesprochen wird. Langeweile, die gewöhnlich als Oberschichtenproblem gilt, besaß in der „Handthierungs"-Welt offensichtlich andere Inhalte und Bedeutungen als im bürgerlichen Kontext. Vgl. hierzu Stolberg (2003), S. 256–260 („Ennui und Narzißmus").

112 Vgl. Schreiner (1992), S. 41 und S. 70, Anm. 4.

113 Lehmann (1637), S. 431.

114 Lehmann (1637), S. 50.

115 Vgl. Hermann (1813), S. 171.

116 Sailer (1987), S. 320. An anderer Stelle seines Werks mit dem sprechenden Titel „Die Weisheit auf der Gasse" empfiehlt Sailer eine ganze Liste diätetischer Regeln für eine gute Lebensführung (S. 237–239). Schon zuvor finden sich drastische „natürliche" Krankheitserklärungen, etwa bei Lehmann (1637), S. 432: „*Es ist sich nicht zuverwundern/daß Menschen oft kranck werden/bald sterben vnd faulen/weil jhr Leib ein grab ist aller Thier/die in der Lufft/im Wasser/vnnd auffm Erdboden leben/dazu allerley Obs/Kräuter/vnd Gewechs/so alles sein begrebd* [Grab] *im Menschlichen Leib hat/vnd darin verfault. Alimenta varia sanitatem destruunt.*"

117 Lehmann (1637), S. 51. Ähnliche Sentenzen auch bei Lehmann (1637), S. 301 f.; vgl. Münch (1998), S. 386.

Schwerer zu beantworten war die Frage, ob ein Christ angesichts der heilsnotwendigen Funktion von Trübsal, Leid, Schmerz und Krankheit Ärzte überhaupt noch zu Hilfe rufen sollte.[118] Das Image der gelehrten Ärzte war prekär.[119] Musste man die „Medicos“ zu Rate ziehen, die ja bestenfalls als „*vnsers Herrn Gotts Menschenflicker*“[120] galten, oder sollte man sich nicht besser nach dem Sprichwort „*Mit Gott ist gut arzneyen*“ ganz dem „Arzt der Ärzte“ anvertrauen[121]? Doch selbst wer Ärzten generell misstraute und meinte, sie heilten nur Krankheiten, die sie selbst verursacht hätten, oder mit Rousseau auf die Kräfte der Natur setzte[122], riet im Krankheitsfall von ärztlicher Hilfe nicht ab. So auch die protestantischen und katholischen Theologen, die mit Jesus Sirach den Arztberuf schätzten: „*Lass den Arzt zu dir. Der Herr lässt die Arzneyen aus der Erde wachsen, und ein Vernünftiger verachtet sie nicht.*“[123]

Auch aufklärerische Theologen empfahlen Arztbesuche, warnten aber dringend vor nicht studierten Heilern, vor Badern, Schmieden, Abdeckern, Marktschreiern, Leutebetrügern, Hexenmeistern oder alten Weibern.[124] Ein großes Problem blieb allerdings das traditionelle Misstrauen des Landvolks gegenüber Ärzten und Arzneien. Darauf hatte bereits der Bevölkerungsstatistiker Johann Peter Süßmilch (1707–1767) hingewiesen: „*Der Bauer und der Arme sterben ohne den geringsten Gebrauch einiger Arzney dahin. An den Arzt wird wohl gar nicht einmal gedacht, theils, weil er zu weit, theils weil er dem gemeinen Mann zu kostbar scheinet*[.]“[125] Dass Landleute Ärzte selten zu Rate ziehen, wusste auch Ackermann, ohne deren angeblich zu hohe Honorare als Ursache zu nennen.[126] Die Vorbehalte der Bauern richten sich seiner Erfahrung nach insbesondere gegen Krankenhäuser wegen der dort von jungen Ärzten bevorzugt eingesetzten starken, ja todbringenden Purgiermittel. Daher bleiben „*viele Kranke lieber während ihrer Krankheit auf dem Land, sich selbst überlassen*“.[127] Angesichts dieser Verhältnisse zeigt sich Ackermann sehr verwundert, dass viele kranke Menschen auf den Dörfern dennoch genesen. Er erklärt die Heilungen mit der sozialen Unterstützung durch Nachbarn. Sie besuchen die Kranken und bringen zur Stärkung „*Eyer, junge Hüner, und andere gutnährende Speisen*“

118 Zumal sogar der Teufel bei Krankheit sein Heil in einer geistlichen Laufbahn sucht. Lehmann (1637), S. 432: „*Wenn der Teuffel kranck wird/so will er ein Münch werden.*“
119 Lehmann (1637), S. 48: „*Einer der kranck/ward gefragt/warumb er sich der Medicorum hülff nicht gebrauch/antwortet: er woll noch nit sterben.*“ Dort auch ein anderes, nicht weniger drastisches Beispiel: Papst Alexander VI. soll die Duldung von Ärzten mit der sarkastischen Begründung empfohlen haben: „*Wenn man sie wollte abschaffen/würde in wenig Jahren die Welt zu eng werden.*“ Vgl. zum Verhältnis der „Landleute“ zu den Ärzten auch Stolberg (2003), S. 105f.
120 Lehmann (1637), S. 48.
121 Sailer (1987), S. 239.
122 Richter (1977), S. 166–179 („*Ueber Apotheken*“).
123 Zitiert bei Dereser (1810), S. 292.
124 Vgl. neben vielen ähnlichen Beispielen in den medizinischen Schriften der Volksaufklärung Senfft (1781), Vorwort; Dereser (1820), S. 292.
125 Süßmilch (1761), S. 521.
126 Ackermann (1780/1783), Bd. 1, S. 307.
127 Ackermann (1780/1783), Bd. 1, S. 308.

mit. Selbst wenn diese bewährten Hausmittel nicht anschlagen, so Ackermann sarkastisch, sterben Bauern im Unterschied zu den in Krankenhäusern ausgehungerten Stadtleuten wenigstens rasch und „*wohlgemästet*".[128] Bei Koliken gebrauchen Landleute zerstoßenen gelben Günsel („*Chamäpythis*"), als Allheilmittel nutzen sie Knoblauch, den seit Galen bekannten „*Theriak der Bauern*".[129] Angesichts solcher Hausmittel solle man Landleuten keine Diätregeln vorschreiben, rät Ackermann mit Berufung auf Plato.[130]

Fazit?

Krankheit und Gesundheit gehören zu den existentiellen Themen jeden Menschenlebens, für handarbeitende Männer in „riskierten Zeiten" vermutlich in besonderem Maße. Während Fragen nach physischen und psychischen Befindlichkeiten bei den situierten und gebildeten Ständen, die eine Fülle von Selbstzeugnissen hinterlassen haben, schichtenspezifisch beantwortet werden können, ließen sich für die großen „Handthierer"-Gruppen, hinter deren Namen sich ganz verschiedene Berufe und soziale Gruppen verbergen, nur über Außenquellen, welche die Sicht gebildeter Beobachter spiegeln, schichtenspezifische, wenngleich widersprüchliche Befunde gewinnen.[131] Die Auswertung berufsmedizinischer Traktate förderte eine Fülle pathogener Begleiterscheinungen bäuerlicher und handwerklicher Handarbeit zutage, während im Gegensatz dazu die Landlobliteratur „Handthierungen" romantisierend als gesundheitsfördernde Arbeitsidyllen darstellte. Theologische Quellen (Gebetbücher, Predigten) boten mit der Interpretation des biblischen Arbeitsgebots darüber hinaus Perspektiven, die den „guten" und „bösen" Tagen des menschlichen Lebens einen heilsstiftenden Sinn zu geben vermochten.

Gleichwohl wissen wir immer noch wenig darüber, welche Bedeutung Krankheiten im Alltag der „Handthierer" gehabt haben, zumal etwa Bauern mit der ihnen jahrhundertelang zugeschriebenen Dummheit, Grobheit und Tölpelhaftigkeit oft nur das passende Gegenbeispiel zum aufgeklärten und sensiblen Bürger abgeben durften.[132] Dieser herablassende Blick schrieb ihnen, selbst wenn man sie als „von guter Art" einschätzte, noch im 19. Jahrhundert Ansichten zu, die sie als lächerliche Idioten erscheinen ließen: „*Der Bauer hält Kopfweh für die leichteste Krankheit, weil ihm die Arbeit mit dem Kopfe die leichteste und entbehrlichste Art dünkt.*"[133]

128 Ackermann (1780/1783), Bd. 1, S. 309.
129 Ackermann (1780/1783), Bd. 1, S. 310.
130 Ackermann (1780/1783), Bd. 1, S. 311.
131 Neben den wenigen dichtenden Bauern und schreibenden Handwerkern, deren Reflexionen immerhin individuellen Wert besitzen, könnten vielleicht weitere Quellenfunde (vgl. Anm. 7) eine differenziertere Sichtweise ermöglichen.
132 Vgl. Münch (1998), S. 84f.
133 Riehl (1976), S. 69.

Wie sind die „Handthierer“ mit ihren gesunden oder kranken Körpern im Alltag umgegangen? War ihr Schmerzempfinden tatsächlich geringer oder jammerten sie über ihre alltäglichen Leiden und Beschwerden nur weniger als die empfindlicheren Mittel- und Oberschichten, zu denen schon Zeitgenossen *„unmännliche, marzipanene Stutzer“* zählten?[134] Auch die tatsächlich geübte Praxis medizinischer Hilfen, die den handarbeitenden Schichten bei Krankheiten zur Verfügung standen, kennen wir noch kaum. Welche Rolle spielten überlieferte Rezepte der „Volksmedizin“? Wurden Heilerinnen und Heiler konsultiert? Wie stand es um die Versorgung mit traditionellen Heilmitteln oder Arzneien aus Apotheken? Konnte man Ärzte zu Hilfe rufen oder Krankenhäuser aufsuchen? Gab es im Krankheitsfall weitere medizinische Institutionen?[135]

Es fehlt neben den hier behandelten Quellen eine vergleichende Zusammenschau und Auswertung aller einschlägigen „Handthierer“-Quellen, von Selbstzeugnissen, „volksmedizinischen“ Schriften über medizinische Topographien und pastoralmedizinische Traktate bis zu bildlichen, musikalischen[136] und musealen Zeugnissen und Überresten, um die hier ausgeklammerten „subjektiven“ Innensichten mit den „objektiven“ Beurteilungen von außen vergleichen zu können. Dann ließe sich möglicherweise die Bedeutung von Gesundheit und Krankheit für die handarbeitenden Klassen ebenso eingehend und aspektreich darstellen, wie das für die gebildeten Schichten der Fall ist.[137]

134 Knigge (1975), S. 241. Vgl. auch Stolberg (2003), S. 234. Meine Kindheitserinnerungen (vgl. Anm. 8) deuten darauf hin, dass die alltäglichen oder jahreszeitlichen Beschwerden (Schnupfen, Erkältungen, kleinere Verletzungen), aber auch ernstere körperliche Schäden in einem Bauern- und Handwerkerhaushalt wenig beachtet wurden, ja kaum „der Rede wert“ waren. Vielleicht haben ländliche Mentalitäten auf der Schwäbischen Alb ja bis in die Mitte des 20. Jahrhunderts überlebt. Als mein Großvater sich mit der Kreissäge in seiner Küferwerkstatt am Daumen der rechten Hand schwer verletzt hatte, wurde die Wunde vom herbeigerufenen Landarzt genäht. Dies geschah ohne Narkose oder örtliche Betäubung, die der Verletzte fast ärgerlich zurückwies. Hatte der arme Mann tatsächlich ein reduziertes Schmerzempfinden oder wollte er seine Schmerzen nur nicht zeigen, zumal vor Kindern?

135 Etwa Niederlassungen katholischer Ordensschwestern. Vgl. Treß (2007), S. 9.

136 Hier wäre insbesondere an Lieder, auch an Kinderlieder zu denken.

137 Manche Ansätze finden sich in Beiträgen der dritten Konferenz der Arbeitsgemeinschaft Frühe Neuzeit, die sich in drei Sektionen den Themen „Körpererfahrungen“ (Robert Jütte, Otto Ulbricht) und „Arbeit und Arbeitserfahrung in der ländlichen Gesellschaft“ (Jan Peters) gewidmet haben. Vgl. Münch (2001), S. 31–191, insbesondere Stolberg (2001) sowie die Artikel von Iris Ritzmann, Silke Götsch, Renate Blickle, Palle Ove Christiansen und Axel Lubinski.

Bibliographie

Quellen

Ackermann, Johann Christian: Bernhard Ramazzini's [...] Abhandlung von den Krankheiten der Künstler und Handwerker neu bearbeitet und vermehret. 2 Bde. Stendal 1780/1783.

Adelmann, Georg: Über die Krankheiten der Künstler und Handwerker nach den Tabellen des Instituts für kranke Gesellen der Künstler und Handwerker in Würzburg von den Jahren 1786 bis 1802. Würzburg 1803.

Becker, Rudolph Zacharias: Mildheimisches Liederbuch. Faksimiledruck nach der Ausgabe 1815. Stuttgart 1971.

Becker, Rudolph Zacharias: Noth- und Hülfsbüchlein für Bauersleute. Nachdruck der Erstausg. von 1788. Hg. und mit einem Nachwort von Reinhart Siegert. Dortmund 1980.

Cochem, Martin von: Guldener Himmels=Schlüssel Oder: Sehr kräfftiges, nutzliches und tröstliches Gebet=Buch, Zu Erlösung der lieben Seelen des Fegfeuers. München; Mindelheim 1763.

Comenius, Johann Amos: Das Labyrinth der Welt und das Paradies des Herzens [1623]. Mit einem Vorwort von Pavel Kohut. Luzern; Frankfurt/Main 1970.

Dereser, Thaddäus Antonius: Friederich Ludwig Wagner's [...] Neues Handbuch der Jugend. Für katholische Bürgerschulen umgearbeitet von Dr. Thaddäus Antonius Dereser. 1. Hälfte. Frankfurt/Main 1810.

Eberhardt, Hermann: Erlebte Zeit in der Landwirtschaft. 3. Aufl. Mehrstetten 2017 [Privatdruck].

Faust, Bernhard Christoph: Gesundheits=Katechismus zum Gebrauche in den Schulen und beym häuslichen Unterrichte. Leipzig 1794.

Frank, Johann Peter: Akademische Rede vom Volkselend als der Mutter der Krankheiten, Pavia 1790. Nachdruck nach der Ausgabe und Übersetzung von Erna Lesky (Leipzig 1960). In: Deppe, Hans-Ulrich; Regus, Michael (Hg.): Seminar: Medizin, Gesellschaft, Geschichte. Beiträge zur Entwicklungsgeschichte der Medizinsoziologie. Frankfurt/Main 1975, S. 149–162.

Goffine, Leonhard: Christkatholische Handpostille oder Unterrichts= und Erbauungsbuch [...]. Mit Meß-Erklärung, Gebeten, einer Beschreibung von Jerusalem und Anhang von Alban Stolz. 8. Auflage. Illustrierte Volksausgabe. Freiburg im Breisgau 1884.

Gretsch, Adrian: Daß den Gerechten immer Alles zum Beßten gereiche. In: Dr. Räß; Dr. Weiß (Hg.): Bibliothek der katholischen Kanzelberedsamkeit. Bd. 4. Frankfurt/Main 1829, S. 102–117.

Grimmelshausen, Hans Jakob Christoffel von: Der abenteuerliche Simplicissimus teutsch. Bd. 1. Berlin; Weimar 1964.

Güntzer, Augustin: Kleines Biechlin von meinem gantzen Leben. Die Autobiographie eines Elsässer Kannengießers aus dem 17. Jahrhundert. Ediert und kommentiert von Fabian Brändle und Dominik Sieber. Unter Mitarbeit von Roland E. Hofer und Monika Landert-Scheuber. Köln; Weimar; Wien 2002.

Halder, Joseph: Neue Predigten auf alle Sonntage und Feste des katholischen Kirchenjahres. 2. Theil. Tübingen 1842.

Halfort, A. C. L.: Entstehung, Verlauf und Behandlung der Krankheiten der Künstler und Gewerbetreibenden. 3 Teile. Berlin 1845.

Hermann, Michael Kajetan: Kurze Volkspredigten auf alle Sonn= und Festtage des ganzen Jahres. Dritten Jahrgangs Erster Theil. Prag 1813.

Hirzel, Hans Caspar: Die Wirthschaft eines philosophischen Bauers. Zürich 1761.

Hufeland, Christoph Wilhelm: Die Kunst das menschliche Leben zu verlängern. Jena 1797.

Jais, Aegidius: Guter Samen auf ein gutes Erdreich. Ein Lehr= und Gebethbuch sammt einem Haus= und Krankenbüchlein für gut gesinnte Christen, besonders fürs liebe Landvolk. Hildesheim 1821.

Knigge, Adoph Freiherr von: Ueber den Umgang mit Menschen. Nach der Ausg. von 1788. München 1975.

Krünitz, Johann Georg: Oeconomische Encyclopädie oder allgemeines System der Land-, Haus- und Staatswirtschaft [...]. 242 Bde. Berlin 1773–1858.

Lächele, Rainer (Hg.): Hans Ludwig Nehrlich. Erlebnisse eines frommen Handwerkers im späten 17. Jahrhundert. Tübingen 1997.

Lehmann, Christophorus: Florilegium Politicum: Politischer BlumenGarten / Darinn Außerlesene Sententz / Lehren / Regulen vnd Sprichwörter [...]. In locos communes zusammen getragen. [o. O.] 1637.

May, Franz: Die Kunst die Gesundheit der Handwerkern gegen die Gefahren ihres Handwerks zu verwahren. Mannheim 1803.

Mayer, Andtreas: Arzneybichle[in] [handschriftlich, undatiert (17./18. Jahrhundert?); im Besitz des Autors].

Merkle, Ludwig: Himmlisches Blumengärtlein. Erbauliches aus alten Andachts- und Gebetbüchern. München 1975.

Münch, Paul (Hg.): Ordnung, Fleiß und Sparsamkeit. Texte und Dokumente zur Entstehung „bürgerlicher Tugenden“. München 1984.

Ramazzini, Bernardino: De morbis artificum diatriba. Modena 1700.

Ramazzini, Bernardino: Untersuchung von denen Kranckheiten der Künstler und Handwerker, Leipzig 1718. Nachdruck der 1. deutschen Ausg. v. 1705. Leipzig 1977.

[Richter, Joseph]: Bildergalerie weltlicher Misbräuche ein Gegenstück zur Bildergalerie katholischer und klösterlicher Misbräuche von Pater Hilarion, Erzkapuzinern. Frankfurt/Main; Leipzig 1785. Reprint Dortmund 1977.

Riehl, Wilhelm Heinrich: Die bürgerliche Gesellschaft. Hg. von Peter Steinbach. Frankfurt/Main 1976.

Rochow, Friedrich Eberhard von: Der Kinderfreund. Ein Lesebuch zum Gebrauch in Landschulen. Nachdruck der Ausg. von 1776. Hg. von Hubert Göbels. Dortmund 1979.

Sailer, Johann Michael: Die Weisheit auf der Gasse oder Sinn und Geist deutscher Sprichwörter. Nachdruck der Ausg. von 1810. Nördlingen 1987.

Schmid, Johann Ev.: Historischer Katechismus oder Der ganze Katechismus in historisch=wahren Exempeln für Kirche, Schule und Haus. Bd. 1. Schaffhausen 1852.

Seidl, Helmut A.: Medizinische Sprichwörter. Das große Lexikon deutscher Gesundheitsregeln. Darmstadt 2010.

Senfft, A[dam] A[ndreas]: Gesundheitskatechismus für das Landvolk und den gemeinen Mann. Berlin; Stettin 1781.

Seybold, Johann Georg: Viridarium selectissimis paroemiarum & sententiarum [...] Lust-Garten / von auserlesenen Sprüchwörtern / auch schöner und denckwürdiger Sitten- und Lehrsprüchen / etc. [...]. Nürnberg 1677.

[Simrock, Karl]: Die Deutschen Sprichwörter. Frankfurt/Main 1846. Nachdruck Dortmund 1978.

Stark, Johann Friedrich: Tägliches Hand=Buch in guten und bösen Tagen [...]. Stuttgart 1841.

Süßmilch, Johann Peter: Die Göttliche Ordnung in den Veränderungen des menschlichen Geschlechts. Berlin 1761.

Treß, Karl: Mein Leben mit der biologisch-dynamischen Landwirtschaft. Münsingen-Rietheim 2007.

Literatur

Amelang, James S.: The flight of Icarus. Artisan Autobiography in Early Modern Europe. Stanford 1998.

Arnold, Klaus; Smolinsky, Sabine; Martin, Urs (Hg.): Das dargestellte Ich. Studien zu Selbstzeugnissen des späteren Mittelalters und der frühen Neuzeit. Bochum 1999.

Auernheimer, Richard; Siegert, Reinhart: Isaak Maus und sein Badenheim. Festschrift zu seinem 250. Geburtstag und zugleich ein Beitrag zur Ortsgeschichte von Badenheim. Alzey 1998.
Bergdolt, Klaus: Der Schwarze Tod in Europa. Die Große Pest und das Ende des Mittelalters. München 1994.
Binder, Gerhard; Effe, Bernd: Die antike Bukolik. Eine Einführung. München; Zürich 1989.
Blaschke, Olaf: Das 19. Jahrhundert: Ein Zweites Konfessionelles Zeitalter? In: Geschichte und Gesellschaft 26 (2000), S. 38–75.
Böning, Holger: Medizinische Volksaufklärung und Öffentlichkeit. Ein Beitrag zur Popularisierung aufklärerischen Gedankengutes und zur Entstehung einer Öffentlichkeit über Gesundheitsfragen. Mit einer Bibliographie medizinischer Volksschriften. In: Internationales Archiv für Sozialgeschichte der deutschen Literatur 15 (1990), S. 1–92.
Buck, Dr. M. R.: Medicinischer Volksglauben u. Volksaberglauben aus Schwaben. Eine kulturgeschichtliche Skizze. Nachdruck der Ausg. Ravensburg 1865. Biberach 1979.
Dinges, Martin: Stand und Perspektiven der „neuen Männergeschichte“ (Frühe Neuzeit). In: Bos, Marguérite; Vincenz, Bettina; Wirz, Tanja (Hg.): Erfahrung: alles nur Diskurs? Zur Verwendung des Erfahrungsbegriffs in der Geschlechtergeschichte. Zürich 2004, S. 71–96.
Dinges, Martin (Hg.): Männlichkeit und Gesundheit im historischen Wandel ca. 1800 – ca 2000. Stuttgart 2007.
Dinges, Martin: Bettine von Arnim und die Gesundheit. Medizin, Krankheit und Familie im 19. Jahrhundert. Stuttgart 2018.
Eckart, Wolfgang U.: Bernardino Ramazzini (1633–1714). In: Engelhardt, Dietrich von; Hartmann, Fritz (Hg.): Klassiker der Medizin I. Von Hippokrates bis Christoph Wilhelm Hufeland. München 1991, S. 173–189.
Engelhardt, Dietrich von: Der Gesundheitsbegriff im Wandel der Geschichte. In: Widerspruch 42 (2004), S. 25–36.
Foisil, Madeleine: Die Sprache der Dokumente und die Wahrnehmung des privaten Lebens. In: Ariès, Philippe; Duby, Georges (Hg.): Geschichte des privaten Lebens. Bd. 3: Von der Renaissance zur Aufklärung. Frankfurt/Main 1991, S. 333–370.
Gadebusch Bondio, Mariacarla: Berufskrankheiten. In: Jaeger, Friedrich (Hg.): Enzyklopädie der Neuzeit (1450–1850). Bd. 2: Beobachtung – Dürre. Stuttgart 2005, S. 61–64.
Garber, Klaus: Der locus amoenus und der locus terribilis. Köln; Wien 1974.
Greyerz, Kaspar von; Medick, Hans; Veit, Patrice (Hg.): Von der dargestellten Person zum erinnerten Ich. Europäische Selbstzeugnisse als historische Quellen (1500–1850). Köln u. a. 2001.
Hoffman, Lawrence A. u. a.: Gebetbücher. In: Müller, Gerhard; Krause, Gerhard (Hg.): Theologische Realenzyklopädie. Bd. 12: Gabler – Gesellschaft / Gesellschaft und Christentum V. Berlin; New York 1984, S. 103–124.
Hoffmann, Susanne: Gesundheit und Krankheit bei Ulrich Bräker (1735–1798). Dietikon 2005.
Holtz, Sabine: Predigt: Religiöser Transfer über Postillen (2011), URL: http://ieg-ego.eu/de/threads/europaeische-medien/medien-des-religioesen-transfers/sabine-holtz-predigt (letzter Zugriff: 13.11.2019).
Jütte, Robert: Wege der Alternativen Medizin. Ein Lesebuch. München 1996.
Jütte, Robert: Leib und Leben im Judentum. Berlin 2016.
Kiesel, Helmuth: „Bei Hof, bei Höll“. Untersuchungen zur literarischen Hofkritik von Sebastian Brant bis Friedrich Schiller. Tübingen 1979.
Kiesel, Helmuth; Münch, Paul: Gesellschaft und Literatur im 18. Jahrhundert. Voraussetzungen und Entstehung des literarischen Markts in Deutschland. München 1977.
Koelsch, Franz: Bernardino Ramazzini. Der Vater der Gewerbehygiene (1633–1714). Stuttgart 1912.
Kostka, Ulrike: Krankheit und Heilung. Zum theologischen Verständnis von Gesundheit und Krankheit und zur therapeutischen Kompetenz der Theologie. In: Jahrbuch für christliche Sozialwissenschaften 47 (2006), S. 51–76.

Krautter, Konrad: Die Renaissance der Bukolik in der lateinischen Literatur des XIV. Jahrhunderts: Von Dante bis Petrarca. München 1983.
Lahnstein, Peter: Schwäbisches Leben in alter Zeit. Ein Kapitel deutscher Kulturgeschichte. München 1983.
Larsen, Øivind: Leben auf dem Lande: dem Körper nicht nur förderlich. In: Imhof, Arthur E. (Hg.): Leib und Leben in der Geschichte der Neuzeit. Berlin 1983, S. 53–62.
Lessing, Theodor: Einmal und nie wieder. Lebenserinnerungen. Gütersloh 1928.
Lessing, Theodor: Geschichte als Sinngebung des Sinnlosen (1919). Neudruck München 1983.
Lohmeier, Anke-Marie: Beatus ille. Studien zum „Lob des Landlebens“ in der Literatur des absolutistischen Zeitalters. Tübingen 1981.
Maurer, Michael: Konfessionskulturen. Die Europäer als Protestanten und Katholiken. Paderborn 2019.
Meier, Mischa: Pest – Die Geschichte eines Menschheitstraumas. Stuttgart 2005.
Merkert, Brigitte: Berufskrankheiten von Frauen als Problem der Medizin von Bernardino Ramazzini (1718) bis Ludwig Hirt (1873). Diss. med. Mainz 1984.
Münch, Paul: Grundwerte der frühneuzeitlichen Ständegesellschaft? Aufriß einer vernachlässigten Thematik. In: Schulze, Winfried (Hg.): Ständische Gesellschaft und soziale Mobilität. München 1988, S. 53–72.
Münch, Paul: Lebensformen in der Frühen Neuzeit 1500–1800. Berlin 1998.
Münch, Paul: Das Jahrhundert des Zwiespalts. Deutschland 1600–1700. Stuttgart 1999.
Münch, Paul: Rezension von Schulze, Winfried (Hg.): Ego-Dokumente. Annäherung an den Menschen in der Geschichte. Berlin 1996. In: Zeitschrift für historische Forschung 27 (2000), S. 289–292.
Münch, Paul (Hg.): „Erfahrung“ als Kategorie der Frühneuzeitgeschichte. München 2001.
Peters, Jan: Zur Auskunftsfähigkeit von Selbstzeugnissen schreibender Bauern. In: Schulze, Winfried (Hg.): Ego-Dokumente. Annäherung an den Menschen in der Geschichte. Berlin 1996, S. 175–190.
Peters, Jan: Mit Pflug und Gänsekiel. Selbstzeugnisse schreibender Bauern. Eine Anthologie. Köln; Weimar; Wien 2003.
Peters, Jan; Harnisch, Hartmut; Enders, Lieselott: Märkische Bauerntagebücher des 18. und 19. Jahrhunderts. Selbstzeugnisse von Milchviehbauern aus Neuholland. Weimar 1989.
Richter, Ludwig: Ludwig Richter's Familienhausbuch. 471 Holzschnitte nach Originalzeichnungen von Ludwig Richter. Hünstetten 1978.
Schönbeck, Gerhard: Der Locus amoenus von Homer bis Horaz. Heidelberg 1962.
Schreiner, Klaus: *Si homo non pecasset* ... Der Sündenfall Adams und Evas in seiner Bedeutung für die soziale, seelische und körperliche Verfaßtheit des Menschen. In: Schreiner, Klaus; Schnitzler, Norbert (Hg.): Gepeinigt, begehrt, vergessen. Symbolik und Sozialbezug des Körpers im späten Mittelalter und in der frühen Neuzeit. München 1992, S. 41–84.
Schulz, Knut: Handwerksgesellen und Lohnarbeiter. Untersuchungen zur oberrheinischen und oberdeutschen Stadtgeschichte des 14. bis 17. Jahrhunderts. Sigmaringen 1985.
Schulze, Winfried (Hg.): Ego-Dokumente. Annäherung an den Menschen in der Geschichte. Berlin 1996.
Seidler, Eduard: Johann Peter Frank (1745–1821). In: Engelhardt, Dietrich von; Hartmann, Fritz (Hg.): Klassiker der Medizin I. Von Hippokrates bis Christoph Wilhelm Hufeland. München 1991, S. 291–308.
Stolberg, Michael: Der gesunde Leib. Zur Geschichtlichkeit frühneuzeitlicher Körpererfahrung. In: Münch, Paul (Hg.): „Erfahrung“ als Kategorie der Frühneuzeitgeschichte. München 2001, S. 35–57.
Stolberg, Michael: Homo patiens. Krankheits- und Körpererfahrung in der Frühen Neuzeit. Köln; Weimar; Wien 2003.
Thomas, Keith: The Ends of Life. Roads to Fulfilment in Early Modern England. Oxford; New York 2009.

Tönnies, Ferdinand: Gemeinschaft und Gesellschaft. Abhandlung des Communismus und des Socialismus als empirischer Culturformen. Berlin 1887.

Ulbricht, Otto (Hg.): Die leidige Seuche. Pest-Fälle in der Frühen Neuzeit. Köln; Weimar; Wien 2004.

Wolff, Eberhard: Einschneidende Maßnahmen. Pockenschutzimpfung und traditionale Gesellschaft im Württemberg des frühen 19. Jahrhundert. Stuttgart 1998.

Wunder, Heide: „Er ist die Sonn', sie ist der Mond". Frauen in der Frühen Neuzeit. München 1992.

Zeeden, Ernst Walter: Deutsche Kultur in der Frühen Neuzeit. Frankfurt/Main 1968.

Zimmermann, Volker: Ansätze zu einer Sozial- und Arbeitsmedizin am mittelalterlichen Arbeitsplatz. In: Herrmann, Bernd (Hg.): Mensch und Umwelt im Mittelalter. Stuttgart 1986, S. 140–149.

Die verlorene Ehre des Augustin Güntzer (1596–1657?)

Männlichkeit, Krankheit und Handwerkerehre bei einem elsässischen Kannengießer des 17. Jahrhunderts

Fabian Brändle

Einleitung

In diesem Aufsatz mache ich den Versuch, anhand eines Selbstzeugnisses aus dem 17. Jahrhundert die mannigfachen Zusammenhänge zwischen Männlichkeit, Krankheit und (männlicher) Ehre offenzulegen.

Meine Quelle ist die in der Forschung breit rezipierte Autobiographie des Elsässer Kannengießers Augustin Güntzer (1596–1657?)[1], die natürlich nicht repräsentativ für einen ganzen Berufsstand ist. Güntzer war mit Sicherheit besonders intelligent, sensibel und in jedem Fall außergewöhnlich. Er emigrierte beispielsweise als einer der wenigen Handwerker nach Straßburg, nachdem Colmar von kaiserlichen Truppen im Jahre 1628 eingenommen worden war.[2] Als strenggläubiger Calvinist widersetzte er sich, nach Colmar zurückgekehrt, auch der schwedischen Lutheranisierung der Stadt nach 1632.[3] Augustin Güntzer war also in vielem ein Sonderfall.

Die hochinteressanten Arbeiten des amerikanischen Historikers James Amelang haben gezeigt, dass bedeutend mehr Handwerker (und Bauern) intensiv über ihr Leben reflektierten und schrieben, als wir bisher angenommen haben. Der „gemeine Mann" und noch mehr die „gemeine Frau" der Frühen Neuzeit galten nämlich in der Forschung lange Zeit als schriftfern. Erst die Volksaufklärung habe ansatzweise eine Alphabetisierung mit sich gebracht.[4] Das autobiographische populare Schreiben war nun im 17. und im 18. Jahrhundert sicher nicht die Regel, aber auch nicht die absolute Ausnahme, wie lange Zeit angenommen. Zu dieser These passen die jüngeren Forschungen Sigrid Wadauers zu den Gesellenwanderungen des 18. und 19. Jahrhunderts im autobiographischen Kontext. Wie die österreichische Historikerin gezeigt hat, war das Wanderbüchlein der Gesellen sozusagen das Eintrittsticket ins autobiographische Schreiben.[5]

Ehre war in der Vormoderne ein zentraler Bestandteil von Männlichkeit.[6] Sie wurde in männlich konnotierten Orten wie dem Wirtshaus ausge-

1 Güntzer (2002).
2 Vgl. Fehr (1999).
3 Zur Colmarer Stadtgeschichte im 17. Jahrhundert vgl. Wallace (1995).
4 Vgl. Amelang (1998).
5 Vgl. Wadauer (2005).
6 Vgl. Roper (1995).

handelt und verteidigt.[7] Wer seine Ehre verlor, musste mit einem Stigma[8] leben. Ein solches bitteres Schicksal widerfuhr Augustin Güntzer. Doch wurde ihm die Ehre nicht von der Obrigkeit in einem Strafverfahren abgesprochen, wurde er nicht zum „infamen Menschen“, sondern von der städtischen Gesellschaft Colmars in einer Art kollektiver Bestrafung zum Marginalisierten abgestempelt.

Wir können nur darüber spekulieren, welche Auswirkungen diese Sanktionen auf das Innenleben Güntzers hatten. Tatsache ist, dass der Kannengießer sein Leben lang oft krank war und auch unter seelischen Anfechtungen und Krankheiten der Seele litt, die wir in der Moderne wohl als „psychisch“ bezeichnen würden.

Im vorliegenden Aufsatz gehe ich nun den Fragen nach, wie die Entehrung Augustin Güntzers ganz praktisch vor sich ging, welche Strategien er entwarf, um seine Ehre wiederzugewinnen, und wie sich die verlorene Ehre auf die Männlichkeit und die Gesundheit des Kannengießers auswirkte.

An den Anfang meiner Ausführungen stelle ich eine kurze Vita Augustin Güntzers, wie sie aus der Autobiographie und aus archivalischen Quellen heraus zu rekonstruieren ist.[9]

Skizze des Lebens von Augustin Güntzer

Augustin Güntzer wurde als Sohn eines gleichnamigen zünftischen Kannengießers im Jahre 1596 in der kleinen elsässischen Reichsstadt Obernai/Oberehnheim geboren. Vater Augustin Güntzer (1554–1629) war strenggläubiger Calvinist und ein Mitglied der noch mehr oder weniger geduldeten Gemeinde der Stadt, die von Habsburger Seite aus verstärkt unter Druck geriet. Der Vater entschloss sich denn auch in den 1620er Jahren zur Emigration ins straßburgische, lutherische Mittelbergheim. Auch der Sohn war gemäß der Autobiographie schon früh Opfer von Anfeindungen geworden, wurde er doch bedrängt von katholischen Pfarrern sowie von Jesuiten und einmal nach eigenen Angaben von einem Oberehnheimer Katholiken gar beinahe ertränkt, was er auch zeichnerisch eindrücklich festhielt. Diese negativen Erfahrungen sollten prägend sein. Im „konfessionellen Zeitalter“ war das Papsttum für Güntzer wie für Luther der Antichrist. Solche Vorurteile wurden auf seiner Gesellenwalz namentlich durch Italien und andere katholische Länder bestätigt.

Augustin Güntzer lernte beim Vater als Lehrling ein Handwerk, das mit verschiedenen Berufskrankheiten (giftige Dämpfe, Hitze) verbunden war. Auf seinen beiden Gesellenreisen erkundete er phasenweise als früher Tourist weite Teile Europas und gelangte auch in nicht deutschsprachige Gebiete wie nach Italien, Frankreich, in das Baltikum oder nach England.

7 Vgl. Brändle (1997); Tlusty (2005).
8 Vgl. Goffman (2016).
9 Vgl. Güntzer (2002); Brändle (2002); Brändle (2010).

Am 1. Juni 1623 heiratete der Jungmeister die vermögende Colmarer Meisterwitwe Anna Goeckel und ließ sich in der noch wohlhabenden Reichsstadt nieder, trat der Zunft „Zum Holderbaum" bei und übte sein Handwerk mehr oder weniger erfolgreich aus. Er erlangte auch einige untergeordnete Zunftämter. Im gemischtkonfessionellen, mehrheitlich protestantischen Colmar[10] waren die Calvinisten noch eine geduldete Minderheit. Dies sollte sich 1628 ändern, als kaiserliche Truppen Colmar umstellten und ein Ultimatum verhängten. Der Stadt wurde generell das „ius reformandi" abgesprochen. Wer nicht zum Katholizismus konvertierte, hatte die Stadt umgehend zu verlassen. Güntzer entschied sich gemeinsam mit nur wenigen Handwerkern zur Emigration ins lutherische Straßburg. Er hatte infolge der Emigration empfindliche finanzielle Verluste zu erdulden und litt in Straßburg in einer schlechten Wohnung an Kälte und Feuchtigkeit. Darüber hinaus hatte er aufreibende nächtliche Wachdienste zu absolvieren. Im schlechten, ungesunden Milieu verstarben sowohl Ehefrau Anna Goeckel als auch der einzige Sohn des Ehepaars, das Kleinkind Augustin.

Nachdem sich das Kriegsglück gewendet hatte und die Schweden Colmar 1632 besetzt hatten, kehrte Güntzer zurück, war jedoch nur noch ein Außenseiter in der nun bikonfessionellen Stadt, über die französische Truppen 1635 die Herrschaft erlangten. Die Calvinisten konnten sich nur in den Wäldern außerhalb der Stadt treffen. Güntzer wurde verspottet, verlacht, als Grübler gebrandmarkt und an der Ehre genommen. Dies veranlasste ihn schließlich zur erneuten religiös motivierten Emigration, dieses Mal ins schweizerische Basel, wo er sich indessen den teuren Einkauf ins Bürgerrecht nicht mehr leisten konnte. Fortan bot er Zuckerbäckerwaren feil, die sein Schwiegersohn Abraham Haenel – Güntzer hatte zwei Töchter – hergestellt hatte. Doch setzten ihm die nächsten Verwandten zu, er habe das Familienerbe nicht bewahren können. Die letzten Seiten der Autobiographie sind geprägt von verzweifelten Stoßgebeten. Wo und wann Augustin Güntzer genau starb, ist unklar. Zu vermuten ist ein Todesjahr um 1657 und ein Ort in der Umgebung Basels.

Handwerkliche, zünftige Männlichkeit und Ehre

Das Handwerk der Vormoderne war geprägt von vielschichtigen Ehrvorstellungen.[11] Die Ehre einer Zunft konstituierte sich durch ihre von den Obrigkeiten abgesegnete Qualitätsarbeit und die Unbescholtenheit ihrer meist männlichen Mitglieder. Nur wenn die Produkte der Handwerker den strengen Qualitätsanforderungen der Zunft entsprachen und sich somit von der Arbeit ländlicher „Pfuscher" und „Bönhasen" (keiner Zunft angehörender Handwerker) abgrenzten, hatte die Zunftehre in den Augen anderer Städte, die die Zünfte für unehrlich erklären konnten, Bestand.

10 Vgl. Wallace (1995).
11 Vgl. Farr (1988).

Die Zunft regulierte auch die Anzahl ihrer Mitglieder und sorgte somit für deren (bescheidenes) Auskommen. Im Laufe der Frühen Neuzeit wurde es für Gesellen immer schwieriger, in den Meisterstand aufzurücken. Die Gesellen ihrerseits waren auch organisiert in sogenannten Gesellenbünden[12], die auf das Spätmittelalter zurückgingen, eigene Ehrvorstellungen und Rituale entwickelten und sich stark für die Solidarität unter den Mitgliedern einsetzten.

In der Regel einmal wöchentlich trafen sich die Zunftgenossen im Zunftlokal zu einer Sitzung, bei der interne Streitigkeiten schiedlich gelöst wurden. Wer einen Zunftgenossen beleidigt hatte, wurde öffentlich zur Rede gestellt. Unter ihnen sollten Harmonie und Eintracht herrschen. Die leidige Angelegenheit wurde mit einer von den Zunftoberen verhängten Buße oder mit einem „fairen" Faustkampf geregelt. Diese Praxis entsprach frühneuzeitlichen Ehrenhändeln[13]: Einer Beleidigung folgte in der Regel die Entgegnung mittels einer Handgreiflichkeit. Ehrenhändel folgten somit einer Art Drehbuch.

Meister wie Gesellen reagierten äußerst empfindlich auf Ehrverletzungen. Davon zeugen nicht zuletzt zahllose Einträge in frühneuzeitlichen Gerichtsprotokollen. Ein Scheltwort gab das andere, ehe eine Konfliktpartei die Fäuste sprechen ließ. Vielleicht zückte die andere Seite eine Stichwaffe und stach zu. Selten waren die direkten Verletzungen tödlich, doch entzündeten sich die Wunden, so dass viele harmlos beginnende Ehrenhändel dennoch tödlich ausgingen.

Der gemeinsame Alkoholkonsum und Trinkrituale („Zutrinken") sowie das Singen von Liedern zementierten und demonstrierten den inneren Zusammenhalt der Zunftgenossen gegen außen. Die Lieder waren nämlich zunftspezifisch und sorgten für eine gewisse Abgrenzung gegen andere Zünfte.

Augustin Güntzer hatte auf seinen beiden Walzreisen die intensive Gesellensolidarität des Öfteren erlebt. Ohne eine solche Solidarität wäre das Überleben in der Fremde kaum möglich gewesen. Mit diesem mentalen Rucksack versehen, heiratete der Kannengießer die wohlhabende Colmarer Meisterswitwe Anna Goeckel. Diese war in der Tat eine gute Partie, besaß sie doch ein Haus, eine Werkstatt und etwas Land mit Reben außerhalb Colmars. Güntzer wurde Bürger der Reichsstadt und stieg auch in niedere Ämter der Zunft „Zum Holderbaum" auf. Er geriet aber dort prompt in gravierende Schwierigkeiten und musste erste Anfeindungen erleben. Geschah dies, weil er in Colmar ein Fremder war? Das ist gut möglich. Ich würde aber eher davon ausgehen, dass er mit den alkoholaffinen Zunftriten nicht zurechtkam.

Güntzer war strenggläubiger Calvinist: Die Welt der Zunftlokale, Zunftmähler, Wirtshäuser und Trinkrituale musste ihm zutiefst zuwider sein. Johannes Calvin hatte als Reformator Genfs einst kurzfristig sämtliche Wirtshäuser schließen lassen, er war ein Mann der Temperenz, des rechten Maßes.

Für Augustin Güntzer war in der Rechtfertigung seiner zweiten Walz klar, dass er den „deutschen Trinksitten"[14] entkommen wollte: *„Ich befinde es fihr*

12 Vgl. Schulz (2010), S. 233–248.
13 Vgl. zusammenfassend Dinges (1997); Dinges (1994).
14 Spode (1993), S. 70–72.

besser, als dass ich in meinem Vatterlandt im Luder lebe mit Fressen und Sauffen und andern schwehren Sinden.“[15] Bereits in der „*Vohrrett*“ seiner Autobiographie betonte Augustin Güntzer seinen nach calvinistischer Lehre angemessenen Lebensstil: „*Mancherley Streitt und Zanck zu vermeiden, habe ich mihr vorgenommen, nicht vil zu Gastereyen zu komen, ich woehre denn bey gudten Frinden.*“[16]

Für den „robusteren“ Teil der städtischen Gesellschaft wurde Güntzer seiner Trinksitten und seines asketischen Lebensstils halber zum Außenseiter. So hielt der Kannengießer in einem Eintrag für das Jahr 1650 fest:

> Bin schon zum zweitten Mall von Hab undt Gudt der Riligion halben vertripen worden. Man hasset mich auss Froeffel, wirdte als ein Ketzer von ihnen gescholten der Lehre halben, auch siindt dero eine grosse Zahl, die sich lauderischer Lehre nenen, evanielischer Religion sein wollen undt doch mihr findt undt gram siindt, darum dass ich der reffrumierter Convesion zugethan bin. Auch siindt derer vill Menschen, welche mir spoettische Nachnahmen geben, noeben welchen sie sagen, ich seye ein Minch, ein Einsidler, ein Proffed, darum dass ich zu keinen Gastreyen undt Sauffheissern kome, sonder mich in meinem Hausse behelffe. Ich bin in disser Welt veracht, verlacht. Verspott, verlassen und einsam, pringe mein Leben mit Angst und Nodt zu.[17]

Sein Meiden von Zunftgastereien und der populären Öffentlichkeit der Wirtshäuser[18] isolierte Güntzer von seinen Zunftgenossen und Nachbarn, die ihn dafür mit Beleidigungen eindeckten. Die Beschimpfung „Mönch“ hatte dabei einen eindeutig antiklerikalen Unterton: Güntzer wurde in die Nähe des ihm so verhassten Katholizismus gerückt, was ihn besonders empfindlich treffen musste.

Doch ging die öffentliche Schmach, der Leidensweg des frommen calvinistischen Kannengießers noch weiter. Anlässlich der aufwendigen Hochzeit des zukünftigen „*Stettmeisters*“ (Bürgermeisters) Daniel Birr im Jahre 1646 folgte die öffentliche Entehrung innerhalb der Bürgerschaft Colmars:

> In dissem Jahr hielt Her Daniel Birr, mein Vettter in Collmarr, Hochzeitt, darbey ich auch erschienen wahr. Nach Verrichtung der Malzeitt kam zu mir ein unverstendiger, unweisser Radtsherr, ein Weissgerber mit Namen Sanuwel Gesell, im Beysein andern Herrn des Radts. Disser grobe Gesell sagt zu mihr in grossem Zorn, ich seye ein Calvinist, darumb ich seye ein leichtfertiger Man. Ich diffentierte mich dessem, sagte zu ihme, ich seye ein Christ undt kein leichtfertiger Man der Religion halben.[19]

Anlässlich der Hochzeit des zukünftigen Bürgermeisters von Colmar hatte sich die gesamte protestantische Stadtelite versammelt. Der lutheranische Weißgerber und Rat Samuel Gsell hatte sich in Begleitung einiger Räte zu Güntzer begeben und diesen einen „Calvinisten“ sowie einen „leichtfertigen Mann“ gescholten. Der Kannengießer entgegnete, er sei ein Christ, versuchte sich zu verteidigen, so gut es eben ging. Doch stand ihm niemand bei. Einige Tage später verklagte er Gsell vor der Obrigkeit und erreichte dessen Absetzung aus dem Rat. Das war jedoch nur eine kleine Genugtuung. Denn die

15 Güntzer (2002), S. 155.
16 Güntzer (2002), S. 81.
17 Güntzer (2002), S. 282.
18 Vgl. Scribner (1992).
19 Güntzer (2002), S. 244.

Demütigung und öffentliche Entehrung taten mit Sicherheit ihre Wirkung. Güntzer konnte sich auch nicht ausreichend verteidigen. Mehr noch: Mit dem amerikanischen Soziologen Harold Garfinkel würde ich bei der Tat des Rates Samuel Gsell von einer „status degradation ceremony“ sprechen[20], von einer Zeremonie also, die den sozialen Status des Angegriffenen zerstörte. Diese Ehrverletzung kam einer Stigmatisierung gleich, einer „Entmannung“ im öffentlichen Raum. Der Lutheraner Gsell trat als Vollstrecker der öffentlichen Meinung auf, indem er die gemeinsamen, gruppenspezifischen Anschauungen und Werte der mittlerweile mehrheitlich lutheranischen Bürgerschaft Colmars ins Feld führte. An der Stigmatisierung Güntzers konnte auch die spätere Absetzung Gsells durch den Rat nichts ändern.

Nun war seine soziale Isolation innerhalb Colmars so gut wie abgeschlossen, sein Weg in die nochmalige Emigration nach Basel vorgezeichnet. Er hatte keine Wurzeln mehr in der Stadt, das hoch gehandelte Gut der Handwerkerehre hatte entscheidend gelitten. Güntzer besaß weder Freunde noch reiche Patrone, die ihn im Elsass hätten unterstützen oder finanziell unter die Arme greifen können. Die calvinistischen, wohlhabenden Colmarer Kaufleute waren nämlich längst nach Basel ausgewandert. So ging wohl auch mit der Zeit seine Kundschaft verloren, sein ökonomischer Kredit war verspielt: „*Mihr verging das Lachen, dan ich hatte gantz kein Geldt, wusste weder auss noch an, keinen Frindt wusste ich in der Nodt, so mih etwass fihrsteckte, auch am der Herbst herbey.*“[21]

Wie in der Einleitung angedeutet, konstituierte sich die Handwerkermännlichkeit nicht zuletzt durch die Ehre. Nur wer in Wirtshäusern verkehrte und dort auch in geselliger Runde Alkohol trank, galt als rechter, wehrhafter Mann.[22] Ebenso wichtig in der Welt der Meister und Gesellen waren die Zunftmähler, von Johannes Calvin und Augustin Güntzer pejorativ als „*Gastereyen*“ bezeichnet. Diese konstituierten ebenfalls Männlichkeit in einem maskulin konnotierten Raum. Güntzer blieb auch ihnen fern, so oft es eben ging. Er galt deswegen, wie bereits erwähnt, bei seinen Zunftgenossen als „Einsiedler“, als unerwünschter (Glaubens-)Asket und Sonderling also.

Das Außenseitertum hatte fatale Wirkungen, nämlich den Verlust der sozial verhandelten, männlichen Ehre. Es ist schwer zu sagen, wie sich dieser folgenreiche Wegfall auf die Gesundheit des Kannengießers auswirkte. Jedenfalls war er sein Lebtag lang oft krank, tat aber auch überraschend viel für seine Gesundheit (Kuren im aargauischen Baden).

Augustin Güntzer entwickelte im Laufe seines Lebens alternative Männlichkeitsmodelle (oder Rollenmodelle). Dies hat eindrücklich der Basler Historiker Dominik Sieber, Mitherausgeber der Edition von Güntzers Autobiographie, aufgezeigt.[23] Wie Sieber nach sorgfältiger Recherche feststellte, setzen sich recht große Teile des Texts aus Kirchenliedern, Bibelstellen und Gebetbüchern wie dem „Habemännlein“, Antijesuitica, Sprichwörtern und Lutherzita-

20 Garfinkel (1955/56).
21 Güntzer (2002), S. 274.
22 Vgl. Brändle (1997).
23 Vgl. Sieber (2002).

ten zusammen, so dass wir etwas überspitzt behaupten können, dass die Autobiographie ein Kompendium religiösen Schreibens und Denkens der Epoche darstellt. Tatsächlich ist Güntzers Sprache oft Bibeldeutsch, die Bibel ist das Referenzwerk des überzeugten Calvinisten. Er orientierte seine Männlichkeit an biblischen Vorbildern, an Hiob etwa oder an Jesus selbst. Diese Vorbilder waren Außenseiter und Leidende wie Güntzer, der sich somit von der die Körperlichkeit betonenden Handwerker-Männlichkeit abwandte und alternative Männlichkeitsmodelle entwarf.

Die Bibel bietet bekanntlich viele Kapitel, die persönliches und kollektives Leid abbilden, angefangen bei der Passionsgeschichte im Neuen Testament. Güntzer fand also für fast jede traurige Episode seines schattenreichen Lebens einen passenden Referenzrahmen im „Buch der Bücher“. So ist Siebers treffender Vorworttitel „Erlesenes Leid“ durchaus zweideutig zu verstehen: Leid als Ausdruck einer Erwählung durch Gott, Leid als Folge einer religiösen Lektüre. Die vielleicht wichtigste Selbststilisierung in der Autobiographie war jene als „neuer Hiob“[24], der sogar mehr litt als der biblische Hiob.

Wie Dominik Sieber richtig beobachtet hat, beginnt das „Kleine Biechlin von meinem gantzen Leben“ mit der Illustration eines Kreuzes des zeichnerisch begabten Güntzer. Jeder Christ habe sein Kreuz auf sich zu nehmen, so schrieb er einleitend in Paarversen. Die Kreuzestheologie war bei allen nachreformatorischen Konfessionen verbreitet, die Kreuzverehrung in Gestalt der Passionsfrömmigkeit gemäß Ernst Walter Zeeden gar ein „Signum der Epoche“.[25] Johannes Calvin, die religiöse Richtschnur Güntzers, hat in seinem Hauptwerk, der „Institutio Christianae Religionis“ von 1540, dem Kreuz ebenfalls einen wichtigen Platz eingeräumt. Noch mit 60 Jahren bezeichnete sich Güntzer als „Kreuzschüler“ und gab auf diese Art und Weise seinem Leiden einen gewissen Sinn. Auch diese Selbststilisierung ist eine alternative Form der Handwerker-Männlichkeit.

Nicht alle Selbststilisierungen Güntzers waren indessen stark von Demut geprägt. Ein Beispiel hierfür ist die Inszenierung als christlicher Ritter, als *miles christianus*.[26] Im 16. und 17. Jahrhundert war die Standhaftigkeit des „geistlichen Ritters“ ein weitverbreitetes Ideal, im Protestantismus wie im Katholizismus. Güntzer schrieb, so Dominik Sieber, häufig vom „geistlichen Ritter“, immer dann, wenn er die eigenen Laster und den Teufel überwinden wollte.[27] Er war aber nicht nur ein „geistlicher Ritter“, zumindest nicht in seinen Plänen. So wollte er sich im Jahre 1632 als Soldat einschreiben, um das Elsass für den Protestantismus zurückzugewinnen.

Der Erzfeind Güntzers war tatsächlich der gegenreformatorische Katholizismus. An diesem ließ der Kannengießer in der Regel kein gutes Haar. Beeinflusst in seinem Denken war Güntzer mit Sicherheit von der antikatholischen Flugblattliteratur, namentlich den Antijesuitica, und der Pamphletik. Er ver-

24 Schreiner (1994), S. 95f.
25 Zeeden (1985), S. 326.
26 Wang (1975).
27 Vgl. Sieber (2002), S. 32–35.

spottete den herausragenden Orden der katholischen Reform, die Jesuiten, als *„Jesuwider"* oder als *„Jesuzuwider"*. Solche Verballhornungen finden sich auch in protestantischen Flugblättern, den bekannten Antijesuitica, wieder.

Krankheit und Gesundheit

Wie schon weiter oben angedeutet, war Augustin Güntzer in seinem Leben oft mehr oder weniger schwer krank. Er litt beispielsweise an einem Geburtsfehler (Hodenbruch), an verschiedenen Ausschlägen, Hautkrankheiten, offenen Schenkeln, Löchern in den Füßen oder an Furunkeln, an Berufskrankheiten (giftige Dämpfe) sowie an gravierenden seelischen Anfechtungen. Krankheiten durchziehen die Autobiographie des selbsternannten „Kreuzschülers" wie ein roter Faden.

Die ihn sein ganzes Leben lang begleitende Melancholie schrieb Güntzer klassisch seiner astrologischen Geburtskonstellation zu. Deshalb waren ja auch unter anderem gedruckte Kalender in der Frühen Neuzeit so populär.

Wie Dominik Sieber richtig anmerkt, bedeutet diese lediglich scheinbar fatalistische Haltung nicht, dass der Kannengießer sämtliche Krankheiten und Schicksalsschläge ergeben hinnahm, ganz im Gegenteil: Er besuchte vielmehr einen elsässischen jüdischen Arzt, nahm regelmäßig Medikamente von Abdeckern ein, kaufte sich für drei Batzen eine Brille, ging zu recht kostspieligen Badekuren nach Sulzbach (Elsass) oder nach Baden in der eidgenössischen Gemeinen Herrschaft Aargau, um seine notorisch angeschlagene Gesundheit wiederherzustellen.[28] Einmal half eine Badekur in Baden gegen Löcher in den Füßen. Im Jahre 1654, bereits verarmt und als Hausierer tätig, half ein unerwarteter Geldsegen, erneut eine Badekur im Aargau anzutreten:

> Herr, ich hab in deinem Namen vohr einem Jahrr eine Badenkurr in Oberbaden. Dem Schweitzerlandt gepraucht und disses Jahr eine Saurprunenchurr zu Soltzbach in dem Gregorgentall, beynoeben andrer Artziney, welches du ales dem Menschen geordnet hast zurr Gesundtheidt seines Leibs. Aber ich spihr keine Boesserung, dass ist miner Siindten Schult, dass du, Herr, dein Gedeyen und Segen bishero darzu nicht geben hat.[29]

Für Augustin Güntzer ist Gott der beste Arzt. Er hat den Menschen heiße Quellen und vieles andere geschenkt, um wieder zu genesen. Wenn solche Heilstätten ihre Wirkung versagen, ist dies die Schuld des Sünders Güntzer, der sich somit einmal mehr schuldig fühlt. Die letzten Seiten der Autobiographie sind ohnehin voll von Stoßgebeten, Wehklagen und Schreien nach Vergebung. Güntzer flehte, auf dass ihm seine Sünden vergeben würden. Er fürchtete die völlige Verarmung, ja den Hungertod. Tatsächlich wissen wir nicht, wie und wo Güntzer gestorben ist. Es kann gut sein, dass dies irgendwo um Basel geschah, auf der Straße, wo er zum Schluss seines Lebens als Hausierer Backwaren seines Schwiegersohns verkaufte.

28 Vgl. Sieber (2002), S. 40–45.
29 Güntzer (2002), S. 295.

Schlussbetrachtungen

Ich habe in meinem Aufsatz den Versuch unternommen, anhand der zeitlich gesehen frühen Autobiographie des Elsässer Handwerkers Augustin Güntzer Zusammenhänge zwischen verlorener Handwerker-Ehre, verlorener traditioneller Männlichkeit, alternativen Männlichkeitsvorstellungen und Krankheiten sowie Gesundheit aufzuzeigen.

Güntzer widmete seiner Walz einen großen Teil seiner Autobiographie. Zwar lehnte er rückblickend die Exzesse des Gesellenlebens ab, doch ist nicht zu verkennen, dass er sich in der Rolle des angehenden Meisters wohl fühlte und die mannigfachen Solidaritäten unter den Gesellen sichtlich genoss. In Colmar durch Heirat zum Meister aufgestiegen, besetzte Güntzer verschiedene untergeordnete Ämter der Zunft „Zum Holderbaum", geriet aber in Konflikt mit seinen Zunftgenossen. Wie Johannes Calvin lehnte der strenggläubige Calvinist Güntzer „*Gastereyen*" und übermäßigen Alkoholkonsum in den „*Sauffhäusern*" ab.[30] Just dort aber wurden Handwerkerehre und Handwerkermännlichkeit ausgehandelt und, wenn nötig, gewaltsam verteidigt. Güntzer geriet mehr und mehr zum sozialen Außenseiter, namentlich nach der Lutheranisierung Colmars im Jahr 1632. Die Mitbürger verspotteten ihn mutwillig als „Mönch" und „Einsiedler", schließlich wurde er anlässlich der Hochzeit eines einflussreichen Bürgers öffentlich gedemütigt und entehrt. Dem Kannengießer blieb nur noch die Emigration nach Basel, wo er als „Schutzbefohlener" (Hintersasse) sein Leben in prekären Umständen fristete.

In seiner Autobiographie inszenierte sich Güntzer bei allem Leid selbstbewusst als „neuer Hiob", als „Kreuzschüler", als *miles christianus.* Er erfand gleichsam alternative Männlichkeitsmodelle zum herrschenden Handwerker- und Reichsbürgermodell. Vielleicht gehört zu dieser mehr oder weniger individualistischen Inszenierung auch seine frühe Hinwendung zur Schriftstellerei.

Bibliographie

Quelle

Güntzer, Augustin: Kleines Biechlin von meinem gantzen Leben. Die Autobiographie eines Elsässer Kannengießers aus dem 17. Jahrhundert. Ediert und kommentiert von Fabian Brändle und Dominik Sieber. Unter Mitarbeit von Roland E. Hofer und Monika Landert-Scheuber. (= Selbstzeugnisse der Neuzeit 8) Köln; Weimar; Wien 2002.

Literatur

Amelang, James S.: The Flight of Icarus. Artisan Autobiography in Early Modern Europe. Stanford, CA 1998.

Blanke, Friederich: Reformation und Alkoholismus. In: Zwingliana 9 (1953), S. 75–89.

30 Blanke (1953).

Brändle, Fabian: Zwischen Volkskultur und Herrschaft. Wirtshäuser und Wirte in der Fürstabtei St. Gallen 1550–1798. Unveröffentlichte Lizentiatsarbeit Univ. Zürich 1997.
Brändle, Fabian: Gemeiner Mann, was nun? Autobiographie und Lebenswelt des Augustin Güntzer. In: Güntzer, Augustin: Kleines Biechlin von meinem gantzen Leben. Die Autobiographie eines Elsässer Kannengießers aus dem 17. Jahrhundert. Ediert und kommentiert von Fabian Brändle und Dominik Sieber. Unter Mitarbeit von Roland E. Hofer und Monika Landert-Scheuber. (= Selbstzeugnisse der Neuzeit 8) Köln; Weimar; Wien 2002, S. 3–26.
Brändle, Fabian: Augustin Güntzers Irrungen und Wirrungen. Ein schweres Elsässer Handwerkerleben im 17. Jahrhundert. In: Zeitschrift für die Geschichte des Oberrheins 158 (2010), S. 241–257.
Dinges, Martin: Der Maurermeister und der Finanzrichter. Ehre, Geld und soziale Kontrolle im Paris des 18. Jahrhunderts. Göttingen 1994.
Dinges, Martin: Geschlecht und Ehre in der frühen Neuzeit. Französische und deutsche Beispiele. In: Volkskundig bulletin 23 (1997), H. 3, S. 171–196.
Farr, James R.: Hands of Honor. Artisans and their World in Dijon, 1550–1650. New York 1988.
Fehr, Nora: Gegenreformation und Migration im 17. Jahrhundert. Colmarer Protestanten im 17. Jahrhundert. Unveröffentlichte Lizentiatsarbeit Univ. Basel 1999.
Garfinkel, Harold: Conditions of Successful Degradation Ceremonies. In: The American Journal of Sociology 61 (1955/56), S. 420–424.
Goffman, Erving: Stigma. Über Techniken der Bewältigung beschädigter Identität. (= Suhrkamp Taschenbuch Wissenschaft 140) Frankfurt/Main 2016.
Roper, Lyndal: Blut und Latze. Männlichkeit in der Stadt der Frühen Neuzeit. In: Roper, Lyndal: Ödipus und der Teufel. Männlichkeit in der Stadt der Frühen Neuzeit. Frankfurt/Main 1995, S. 109–126.
Schulz, Knut: Handwerk, Zünfte und Gewerbe. Mittelalter und Renaissance. Darmstadt 2010.
Schreiner, Susan Elizabeth: Where Shall Wisdom be Found? Calvin's Exegesis of Job from Medieval and Modern Perspectives. Chicago 1994.
Scribner, Bob: Mündliche Kommunikation und Strategien der Macht in Deutschland im 16. Jahrhundert. In: Hundsbichler, Helmut (Red.): Kommunikation und Alltag in Spätmittelalter und früher Neuzeit. Internationaler Kongreß Krems an der Donau 9. bis 12. Oktober 1990. Wien 1992, S. 183–198.
Sieber, Dominik: Erlesenes Leid und selbstbewusste Gesten. Die religiösen Leitbilder Augustin Güntzers. In: Güntzer, Augustin: Kleines Biechlin von meinem gantzen Leben. Die Autobiographie eines Elsässer Kannengießers aus dem 17. Jahrhundert. Ediert und kommentiert von Fabian Brändle und Dominik Sieber. Unter Mitarbeit von Roland E. Hofer und Monika Landert-Scheuber. (= Selbstzeugnisse der Neuzeit 8) Köln; Weimar; Wien 2002, S. 28–58.
Spode, Hasso: Die Macht der Trunkenheit. Kultur- und Sozialgeschichte des Alkohols in Deutschland. Opladen 1993.
Tlusty, B. Ann: Bacchus und die bürgerliche Ordnung. Die Kultur des Trinkens im frühneuzeitlichen Augsburg. (= Studien zur Geschichte des Bayerischen Schwabens 34) Augsburg 2005.
Wadauer, Sigrid: Die Tour der Gesellen. Mobilität und Biographie im Handwerk vom 18. bis zum 20. Jahrhundert. (= Serie zur historischen Sozialwissenschaft 30) Wien 2005.
Wallace, Peter G.: Communities and Conflict in Early Modern Colmar, 1575–1730. Atlantic Highlands, NJ 1995.
Wang, Andreas: Der „miles christianus" im 16. und 17. Jahrhundert und seine mittelalterliche Tradition. Ein Beitrag zum Verständnis von sprachlicher und graphischer Bildlichkeit. Frankfurt/Main; Bern 1975.
Zeeden, Ernst Walter: Konfessionsbildung. Studien zur Reformation, Gegenreformation und katholischen Reform. Stuttgart 1985.

„Ich armer schwacher vndt vormatteter Man“[1]

Zum Krankheitsverständnis in frühneuzeitlichen Bittgesuchen zur Aufnahme in das Dresdner Jakobsspital

Alexandra-Kathrin Stanislaw-Kemenah

Einleitende Bemerkungen

Um das Jahr 1590 richtete Blasius Burckhardt an den kursächsischen Landesherrn zu Dresden folgenden Brief:

> Durchlauchtigster hochgeborner Gnedigster Churfurst vnndtt herr *[...]* Gnedigster Churfurst vnndtt herr, Demnach ich bey E. Churf. G. herrnn vatternn *[...]* in die 15 Jhar, Ein vndertheniger fuhr knecht gewesenn, do ich die kuchenn vnndtt kellerwagenn fuhrenn helffen, solchs Auch Ider Zeitt mitt Treuem vleiß, vorrichtett vnndtt daruber meines gesichts, mehrenn theills beraubtt wordenn, das ich Also hinfurtt das Liebe tegliche brodtt *[...]* nichtt mehr Erwerben kann, Gelangett derwegenn An E. Churf. G. mein vndertheniges vnndtt demuttiges bittenn, E. Churf. G. wollenn mitt Gnedigster betrachtungk meines verlohrnenn gesichts, mich gnedigst in bedenckenn Nehmenn, vnndtt die gnedigste vorschaffung Thun Lassenn, das ich in E. Churf. G. hospiettall zu S. Jacob meinen vnterhaltt bekohmmenn mochtte *[...]* Solchs vmb E. Churf. G. *[...]* Langes bestendiges vnndtt gesundes Lebenn, Glucksehliger vnndtt Friedtsamer Regierungk vnndtt samptt Zeittlicher vnndt Ewiger wolfartt zu Gott dem Almechttigen zuuorbittenn, Erkenne ich mich Inn vnderthenigkeitt, schuldigk vnndt gehorsamb E. Churf. G. vnterthenigster Armer vnndtt gehorsamer Blasius Burgkardtt vom Sinitz bey Wilßdorff.[2]

Ein nach eigenem Bekenntnis erkrankter Untertan wendet sich an seinen Landesherrn mit der Bitte um einen Hospitalplatz – gängige Praxis oder Ausnahmeregelung? Was sagt der Inhalt des Schreibens über die Gründe für die Bitte aus, und warum wurden gerade die genannten Lebensstationen ausgewählt und besonders betont? Zeigen andere Bittgesuche ähnliche Inhalte auf, welches (männliche) Krankheitsverständnis und welchen Umgang mit Krankheit vermitteln sie?

Diese Fragen stehen im Fokus der folgenden Ausführungen. Ihnen wird exemplarisch anhand des Quellentypus Supplikation nachgegangen, der besonders für solche Untersuchungszeiträume attraktiv ist, welche im Allgemeinen wenig individuelle Schriftzeugnisse aufweisen. Supplikationen, die als Forschungsthema diverse Anknüpfungspunkte nicht nur für die Medizingeschichte, sondern darüber hinaus auch beispielsweise für den Bereich der Sozial-, Alltags-, Literatur- und Sprachgeschichte bieten, stellen oft die einzigen

1 SächsHStA, Geheimes Konzilium, Litt. B. No 30, Loc. 5961, Jacob Welcke (4. Februar 1598).

2 SächsHStA, Geheimes Konzilium, Litt. B. No 30, Loc. 5961, Blasius Burckhardt (ohne Datum).

Lebenszeugnisse von Menschen dar. Sie eröffnen Zugänge zur (Ab-)Sicht einer einzelnen Person in einer bestimmten Kontextualisierung.

Die nachstehenden Überlegungen nutzen die Supplikation als aussagefähige Quelle zur Analyse einer „Kommunikationsstrategie"[3] mit dem Ziel der Aufnahme eines aus eigener Sicht bedürftigen Menschen in eine Dresdner Fürsorgeanstalt. Dabei werden Einblicke in (individuelle) Aussagen zu Krankheit, Alter und Armut gewährt, die auch in einem geschlechtsspezifischen Kontext stehen.

Die Supplikation als Praxis und Quelle

Neben seinen inhaltlichen Aussagen über die Lebensumstände des Bittstellers enthüllt das Schreiben Burckhardts eine bereits seit Jahrhunderten bestehende Praxis hilfsbedürftiger Personen, ihre Obrigkeit um Unterstützung zu bitten – die Möglichkeit der Supplikation, welche vom lateinischen *supplicare* abgeleitet mit „bitten", „anflehen", auch „sich demütigen" und „vor jemandem auf die Knie fallen" übersetzt werden kann.[4] Im christlichen Mittelalter galt der Bittende nicht als recht- oder würdelos, sondern sein Gesuch stand in der Tradition der durch die Taufe zugesagten göttlichen Hilfe. Gleichzeitig verwies es die geistliche und weltliche Obrigkeit (allerdings ohne Rechtsanspruch) auf die von ihnen auszuübende Barmherzigkeit, da die Verantwortung für das Schicksal der Hilflosen (vor allem von Witwen und Waisen) zu den Aufgaben der Regierenden gehörte und somit zumindest ein moralischer Anspruch auf die Gewährung einer Bitte bestand.[5] Die Bittschrift erlaubte dem Einzelnen – im Prinzip jedweden sozialen Standes[6] – den direkten Zugang zum Herrscher oder zu einer entsprechenden Behörde.

Bereits seit dem Spätmittelalter im Zusammenhang mit der Kurie als Vorgang des auf obrigkeitliche Gnade oder entsprechenden Gunsterweis zielen-

3 Hinsichtlich der Kommunikationsstrategie zwischen Obrigkeit und Untertan in frühneuzeitlichen Beschwerdeschriften Jütte (1992).

4 Neuhaus (1977) zu Herkunft und inhaltlicher Veränderung des Begriffs (S. 74–87) sowie zu einem der Supplikation innewohnenden, aber nicht ausdrücklich formulierten Rechtsverhältnis zwischen Obrigkeit und Untertan (S. 97); vgl. ähnlich Fuhrmann/Kümin/Würgler (1998), S. 267, mit ihrer Charakterisierung der Supplikation als rege Kommunikationsform zwischen Obrigkeit und Untertanen, welche in nahezu sämtlichen Kulturen und Epochen eingesetzt wurde. Vgl. dazu Neuhaus (1977), S. 297, dortige Anmerkung 8 mit der Feststellung, dass eine separate Quellengattung Supplikation noch zu klären sei; dazu auch Kumpf (1984). Zur Definition Supplic (1962).

5 Hattendorf (1988), S. 158, zur Schutzpflicht des Landesherrn gegenüber seinen „Landeskindern"; vgl. ebenso Hülle (1973), S. 198, mit Bezug auf Rechtssupplikationen: Keinem durfte die Bittschrift verweigert werden, wenn der Rechtsschutz nicht auf anderem Wege erreicht werden konnte.

6 Ulbricht (1996), S. 153; Holenstein (1998), S. 346; Blickle (1998), S. 256; Fuhrmann/Kümin/Würgler (1998), S. 302.

den Bittens greifbarer geworden[7], findet sich die Supplikation im laikalen Umfeld in Ansätzen zur Ausbildung eines verwaltungstechnischen Verfahrens ebenfalls im 13. Jahrhundert in der sizilianischen Kanzleiordnung Kaiser Friedrichs II. (1194–1250)[8]. Seit dem 16. Jahrhundert breitete sich das Supplikationswesen im Heiligen Römischen Reich aus.[9] Die für den Bittsteller übliche Bezeichnung „Supplikant“ meinte denjenigen, der „in Form einer Bitte ‚dem absoluten Fürsten in eigener Sache ein dringendes Anliegen vorträgt‘, das ‚ursprünglich stets im Zusammenhang mit gerichtlichen Verfahren und Rechtsstreitigkeiten‘ stand“.[10] Der Kaiser blieb höchster Adressat von Bittschriften, aber Gnaden-Bitten wurden auch direkt an Kurfürsten, Fürsten oder Stände auf Reichstagen gerichtet, welche wiederum ihre Antworten durch einen Supplikationsausschuss vorberaten und -bereiten ließen.[11] Der festumrissene Bedeutungsgehalt des Begriffes begann sich infolge der Durchsetzung des Französischen und unter dem Wandel der Rechtsauffassung durch Übernahme der französischen Form des Absolutismus im 17. und 18. Jahrhundert aufzulösen. Die Supplikation als persönliche, schriftliche, aber formlose Bitte an den absoluten Herrscher wurde nun zum „einzigen Mittel rechtlicher Selbsthilfe der Untertanen“.[12] Dem Inhalt nach ging es in Gnaden- wie Justizsupplikationen[13] um private Belange. Aus der Perspektive des Bittstellers konnte es sich um für sein Leben zentrale Fragestellungen handeln, um Bitten, deren Gewährung oder Ablehnung sein Dasein veränderte oder seine Einstellung gegenüber der Obrigkeit im Extremfall umkehrte.

Die Bitte wurde – dem eigentlichen Sinn des Verbs *supplicare* entsprechend – devot und servil vorgebracht. Um den Gesuchen eine möglichst erfolgversprechende Aussicht zu verleihen, stellten die Bittenden ihr Anliegen

7 Vgl. dazu Neuhaus (1977), S. 79, mit Verweis auf Wieacker (1964), S. 135. Die ältesten Verfügungen über den Umgang mit und die Erledigung von Bittschriften stammen aus dem Pontifikat (1191–1198) Coelestins III. (um 1106–1198).

8 Entgegen dem geistlichen Oberhaupt, das aufgrund des Charakters seines Amts über eine Dispensgewalt verfügte, waren laikale Obrigkeiten bei der Entscheidung über ein Bittgesuch an das „alte Recht“ gebunden. Zum Verfahren vgl. Neuhaus (1977), S. 85. Nach Verlesung der Bittschriften zu bestimmten Terminen in der Kanzlei wurden die Bescheide summarisch zusammengefasst und dieses Resümee auf der Rückseite der Supplikation vermerkt, bevor man anschließend die Urkunden ausstellte.

9 Vgl. Fuhrmann/Kümin/Würgler (1998), S. 287 f., mit dem Hinweis, dass die Reformation mit der Beendigung der Schirmherrschaft des römischen Königs über Kirche und Christentum dem vom Supplikationsbegriff transportierten Herrschaftskonzept des Paternalismus Vorschub geleistet hätte.

10 Neuhaus (1977), S. 87, mit Verweis auf Deutsches Wörterbuch (1942), Sp. 1250.

11 Neuhaus (1977), S. 88; zur „untertänigen“ Vorbringung der Bitte vgl. kritisch Holenstein (1998), S. 349 und dortige Anm. 88, welcher gemäß Badenweiler Supplikationsverzeichnis für Anliegen des 18. Jahrhunderts lediglich einen Teil der Quellentexte als der allgemeinen Vorstellung von Supplikationen als Gnadengesuche Untergebener an den gewährenden oder verweigernden Souverän entsprechend identifiziert.

12 Neuhaus (1977), S. 88.

13 Zu den verschiedenen Supplikationstypen sowie deren inhaltlicher Vielfalt vgl. Neuhaus (1977), S. 114–147.

im günstigsten Licht dar. Aus diesem Grund enthalten Supplikationen Übertreibungen und oft auch Unwahrheiten, welche – wenn sie nicht rein rationales Kalkül sind – ebenso Aussagen über die Wahrnehmung, Wünsche und Hoffnungen des Einzelnen zulassen.[14] Aber auch die Übertragung des mündlich vorgebrachten Anliegens in eine vorgeschriebene schriftliche Form (unter Einschluss von Anrede- und Devotionsformeln) durch professionelle Schreiber konnte den Gehalt der ursprünglichen Bitte verändern.[15]

Die syntaktische Strukturierung von Bittbriefen weist einige grundlegende satzsemantische Spezifika auf, die mit der unmittelbaren Intention des Bittens zusammenhängen. Innerhalb dieses (in Teilen) vorgegebenen sprachlichen Rahmens mit Einleitung (*Intitulatio*), Darstellung des Gesuchshintergrunds (*Narratio*), eigentlicher Bitte (*Petitio*) und abschließender „Grußformel" (*Conclusio/Subscriptio*) mit Angaben zu Ort und Zeit der Ausstellung des Gesuchs sowie der Namensnennung des Supplikanten[16] vermitteln die Bittgesuche nicht nur Informationen über Alter, Herkunft, Familienstand und -verhältnisse des Bittenden.

Einblicke in das Dresdner Fürsorgewesen im 16. und 17. Jahrhundert

Das in der Supplikation Burckhardts genannte „*hospiettall zu S. Jacob*" war Bestandteil des in Dresden vorhandenen öffentlichen „sozialen Institutionenapparates" zur Unterbringung Bedürftiger.[17] Es wurde 1536 vom letzten katholischen Landesvater, dem Wettiner Herzog Georg (1471–1539)[18], quasi „auf den Ruinen" einer 1455 seitens eines Geistlichen gestifteten Pilger- und Elendenherberge errichtet. Dieses „zweite" Jakobsspital war ursprünglich für alte und arbeitsunfähige Personen gestiftet worden, nahm aber bereits zwei Jahre nach seiner Gründung gemäß der frühesten überlieferten Hospitalrechnung nur noch männliche Bewerber aus Dresden und unmittelbarer Umgebung auf. Gegen Ende des 16. Jahrhunderts waren dort überwiegend frühere Hofdiener sowie verarmte Handwerker untergebracht; im 17. Jahrhundert verschob sich diese Klientel zugunsten der vermehrten Aufnahme von ehemals im Militärdienst befindlichen Personen. Daneben bestanden in Dresden seit dem 13. bzw. frühen 14. Jahrhundert ein Leprosenhaus sowie das Maternihospital, beide in der Verwaltungshoheit des Rates. Seit dem letzten Drittel des 14. Jahrhunderts war es zumindest für Dresdner Einwohnerinnen und Einwohner

14 Ulbricht (1996), S. 154.

15 Ulbricht (1996), S. 153. Dabei konnte der Einfluss der Schreiber auf den Text von der rein technischen Übertragung des mündlichen Anliegens in eine schriftliche Form und der Modulation des Stils gemäß den Kanzleivorschriften bis hin zur regelrechten Umformung der Argumente und Ziele des Bittstellers nach den Interessen des Schreibers reichen; vgl. Walther (1994), S. 255 und S. 270.

16 Zur Struktur des Bittbriefes Walther (1994), S. 238; Stanislaw-Kemenah (2010).

17 Für das Folgende Stanislaw-Kemenah (2008), passim, sowie Stanislaw-Kemenah: Kirche (2005), S. 207–214.

18 Hasse (2005), S. 469–471.

möglich geworden, sich durch Einkauf in das Maternihospital eine lebenslange Unterbringung und Versorgung zu sichern. Die zu dieser Zeit bereits vorhandene soziale Differenzierung in zahlungsfähige Personen und solche, die ohne Geld aufgenommen wurden, verdeutlicht, dass das Spital im Spätmittelalter zu einer Versorgungseinrichtung geworden war, welche den heutigen Vorstellungen von einem Altersheim nahekommt. Während im Maternihospital seit dem Ende des 16. Jahrhunderts überwiegend Bürgerwitwen aufgenommen wurden, diente das Bartholomäispital ursprünglich der Versorgung von Leprakranken, nach Abebben der Seuche noch der Unterbringung solcher Personen, die langwierige und/oder ansteckende Krankheiten hatten. Auch hier überwog seit dem 16. Jahrhundert der Frauenanteil. In diesem Jahrhundert entstanden zudem das Brückenhofhospital für Syphiliskranke (1519) und das 1568 vom sächsischen Kurfürsten gegründete Lazarett, ursprünglich zur Aufnahme von Pestkranken bestimmt, im folgenden Jahrhundert dann auch beispielsweise für unehelich Schwangere oder aufgegriffene Bettler offen.[19]

Die Fürsorge für Arme und Kranke blieb im Mittelalter im Wesentlichen dem Verantwortungsbereich kirchlicher Einrichtungen überlassen.[20] Sozialleistungen im engeren Sinn wie Altersfürsorge und gesundheitspolitische Aufgaben blieben zumindest bis zum Ende des 16. Jahrhunderts für die städtischen Haushalte ohne Belang. Die Versorgung für Alter und Begräbnis war auch in Dresden im Wesentlichen individuell, fiel der Familie, den Bruderschaften oder den Zünften, die sich um verarmte Vertreter ihres Handwerks kümmerten, anheim. Mit dem Jahrhundert der Reformation begann man, vereinzelten Bedürftigen auf längere Zeit hin regelmäßig wöchentliche Unterstützungen nebst kleinen Beihilfen zu Sonderausgaben zukommen zu lassen. Die Dresdner Hospitäler beteiligten sich an der Armenversorgung, indem sie den „Hausarmen“ oder „verschämten Armen“, mithin solchen städtischen Bedürftigen, die „unverschuldet“ in Not geraten waren und aus Scham und Ehrgefühl nicht dem Bettel zugerechnet werden wollten, Unterstützung boten.[21] Erst mit der Einführung der Reformation (in Dresden erfolgte sie offiziell am 6. Juli 1539) erhielt die geordnete gemeindliche Armenpflege ihren Grundstein in Form der Errichtung einer Almosenkasse, dem „gemeinen Kasten“.[22]

19 Zum Pestlazarett vgl. Schlenkrich (2002), S. 29f.

20 Vgl. Dinges (1995), S. 77; er betont die enge zeitliche Verbindung zwischen dem Beginn der städtischen Armenfürsorge per Gesetzgebung und den durch die Pest gemachten Erfahrungen. Das „Aussondern“ und „Versorgen“ haben – so die mittlerweile überwiegende Meinung der Forschung – ihre Wurzeln in der Pestbekämpfung; vgl. Kinzelbach: „Böse Blattern“ (1995), S. 67, mit der zusammenfassenden Bemerkung, dass Krankenfürsorge in der Frühen Neuzeit immer auch Armenfürsorge bedeutete. Zur Fürsorge sei unbedingt das kontrollierende und erzieherische Element hinzuzurechnen.

21 So führt beispielsweise die Rechnung des Jakobsspitals Hausarme und deren Zuweisungen an: Stadtarchiv Dresden, Ratsarchiv, A XV b. 32, Rechnung 1538/39, fol. 175r–v. Zu den Begrifflichkeiten Stanislaw-Kemenah: Armen- und Bettelwesen (2005).

22 Richter (1891), S. 160f., als Überblick des Weiteren Ehrenpreis/Lotz-Heumann (2002); Mörke (2005).

Der Dresdner Armenkasse wurden seit dem Jahr 1540 unter anderem die Einkünfte der älteren Almosenstiftungen und Teile der Klingelbeutelgelder aus den Kirchen zugewiesen, auch flossen ihr mancherlei kleine Vermächtnisse und Geschenke zu. Die Einkünfte der Hospitäler blieben allerdings wie in vorreformatorischer Zeit dem städtischen Magistrat als separater Haushaltsposten unterstellt bzw. wurden im Falle des landesherrlichen Jakobsspitals von der kurfürstlichen Rentkammer gesondert verwaltet. Die im „gemeinen Kasten" gesammelten Gelder verteilte man regelmäßig am Almosenhaus an der Kreuzkirche, nachdem Erkundigungen über die Familienverhältnisse der Betroffenen eingezogen worden waren.[23] Die Almosen der im Laufe eines Jahres hinzukommenden Armen wurden seitens des Rats je nach den beigebrachten Zeugnissen bemessen, um die „würdigen", unterstützungsberechtigten Armen von den „unwürdigen", hauptsächlich fremden und arbeitsfähigen, Bettlern unterscheiden zu können. Dies ist nur vor dem Hintergrund der Sorge um den „gemeinen Nutzen"[24] zu verstehen, in Verantwortung gegenüber den städtischen und vorstädtischen Gemeinden, Missstände zu beseitigen und Unterstützung denjenigen zukommen zu lassen, die nach Ansicht der Obrigkeit wirklich in Not geraten waren. Die für Dresden wiederholt erlassenen Almosen- und Bettlerordnungen erfüllten den Zweck – das (fremde) Bettelwesen einzuschränken oder nur die „heimischen" Armen zu unterstützen – gewöhnlich allerdings nur vorübergehend oder gar nicht.[25] Auch die Ressourcen des Almosenkastens reichten bei weitem nicht aus, um entscheidende Hilfe bei der Lösung der in der kursächsischen Residenz bestehenden gravierenden sozialen Probleme zu leisten.

Zum Krankheitsverständnis in den Supplikationen

Vor diesem Hintergrund gewinnen das Bittgesuch Blasius Burckhardts und die Gründe, aus denen heraus er sich über sein Leben äußerte, klarere Konturen. Auf den Punkt gebracht, legt Burckhardt – neben der Erfüllung formaler Kriterien – im Bittgesuch folgende Aspekte seines Lebens dar: den Arbeiterstatus, die Erkrankung (hier: infolge seines langwierigen Arbeitseinsatzes) mit einhergehender Erwerbslosigkeit sowie ein fehlendes soziales Netz, was ihn hätte auffangen können.

Für die Aufnahme in das Dresdner Jakobsspital sind insgesamt 77 vollständige Supplikationsvorgänge vom Ende des 16. und beginnenden 17. Jahr-

23 Richter (1891), S. 163, und Bräuer (2001), S. 77.

24 Vgl. Hibst (1991), S. 110–119, hinsichtlich der Forschungserkenntnis, dass der gemeine Nutzen die „Qualität eines optimalen irdischen Zustandes der menschlichen Gesellschaft" besessen, diese religiös-transzendente Orientierung seit dem 16. Jahrhundert unter dem Einfluss von Säkularisierungstendenzen jedoch langsam verloren habe (Zitat S. 119). Über den Topos vom Zusammenhang zwischen „guter Policey" und Ordnung im 16. Jahrhundert vgl. Simon (2004).

25 Stanislaw-Kemenah: Armen- und Bettelwesen (2005); allgemein zur Thematik Ulbricht (1997), S. 25.

hunderts überliefert.[26] 28 davon liefern dezidiert Aussagen zu Krankheit oder Unfall, durch die sich die Bittsteller genötigt sahen, um einen Spitalplatz nachzusuchen.

So erlitt der Dresdner Bürger Abraham Ditterich in Ausübung seiner Dienste einen Schuss hinterm Ohr, „*das man mir die Kugel außm Schlunge hat schneiden müssen, davon ich am Gehör und Gesichte vorderbet worden wie leider zu sehen*“.[27] Salomon Gerlich, dessen Vater als Münzer in kurfürstlichen Diensten stand, war als Lakai seinem Dienstherrn auf einen Kriegszug nach Polen gefolgt und wurde dort dermaßen an den Beinen verletzt, dass er sich „*beide Beine an den Waden habe abschneiden lassen müssen*“.[28] Der aus der Nähe von Dresden stammende Schneider Hans Rößler wurde durch einen „*harten Fluss*“ in den Augen an der Ausübung seiner Tätigkeit behindert; die Ärzte hätten seiner Aussage nach das Leiden derartig verschlimmert, „*das ich um das rechte Auge gar kommen, vnd mit dem andern nur den Schein erkennen kann*“.[29] Laux Jost schildert sich als einen armen, alten, schwachen Mann, der seit vielen Jahren als kurfürstlicher Fuhrknecht durch „*das liebe Hauskreutz*“ geplagt würde und nun arbeitsunfähig sei.[30] In seiner Supplikation legt Matz Heill dar, dass ihm in Ausübung seiner Tätigkeit als Wildbote für das Haus Wettin „*manch sauer Windt unter Augen gangen*“ sei, dieser seine Glieder beschädigt und „*die Schenkel erkaltet habe*“, worüber er insgesamt krank, krumm und lahm wurde.[31]

Bereits diese wenigen Beispiele lassen einige Gemeinsamkeiten in den Supplikationen deutlich zutage treten. In ihnen werden lediglich diejenigen Lebensumstände dargelegt, die das unmittelbare Anliegen der Bittsteller entsprechend beleuchten und sie (ihrer Meinung nach) zum Einzug in das Spital berechtigten oder zumindest ihre Aufnahmechancen erhöhen sollten. Dazu gehörten im Allgemeinen der Verweis auf den Bürgerstatus oder einen langen Aufenthalt in der Residenz, der Nachweis einer ehrlichen Tätigkeit, die möglichst für den kurfürstlichen Hof ausgeübt wurde, eine redliche und christliche Lebensführung sowie die – hier besonders interessierende – Unfähigkeit der

26 SächsHStA, Geheimes Konzilium, Litt. B. No 30, Loc. 5961: „*Befehle wegen eingenohmener hospitalbruder 1560–1607*“. Es handelt sich um Bögen in Folioformat, deren Blattränder freigehalten wurden. Hinsichtlich der Gestaltung der Schrift und in Bezug auf Freiräume sind optisch deutlich abgehoben die Anrede und die Devotionsformel nebst Unterschrift (Namensnennung) des Bittstellers. Teilweise finden sich Bearbeitungsvermerke und inhaltliche Zusammenfassungen der jeweiligen Supplikation im 45-Grad-Winkel dorsal, bei der Angabe der Adresse. Es handelt sich durchweg um Reinschriften. In dem Konvolut selbst sind datierte Vorgänge aus dem Zeitraum zwischen 1588 und 1633 vorhanden, wobei solche aus dem beginnenden 17. Jahrhundert sehr spärlich vertreten sind. Die Berichte liegen ungeordnet, in loser Reihenfolge vor und sind unfoliiert.

27 SächsHStA, Geheimes Konzilium, Litt. B. No 30, Loc. 5961, Abraham Ditterich (ohne Datum).

28 SächsHStA, Geheimes Konzilium, Litt. B. No 30, Loc. 5961, Salomon Gerlich (ohne Datum).

29 SächsHStA, Geheimes Konzilium, Litt. B. No 30, Loc. 5961, Hans Rößler (ohne Datum).

30 SächsHStA, Geheimes Konzilium, Litt. B. No 30, Loc. 5961, Laux Jost (3. November 1590).

31 SächsHStA, Geheimes Konzilium, Litt. B. No 30, Loc. 5961, Matz Heill (26. Juni 1625).

Sicherung des eigenen Lebensunterhalts aufgrund von Krankheit, Alter und daraus resultierender Armut.

Die Gesundheit selbst und die Sorge um ihren Erhalt galten auch im 16. Jahrhundert als einer der höchsten Werte.[32] Krankheit, zumal wenn sie langwierig oder lebensbedrohend war, markiert(e) einen Lebenseinschnitt, eine Abgrenzung zu einem sonst eher unreflektierten leiblichen Selbst. Diese Zäsur wird in den Bittgesuchen deutlich sprachlich gekennzeichnet, sei es durch Begriffe wie ‚nun', ‚plötzlich', ‚unlängst' oder durch zeitliche Angaben wie ‚vor drei Jahren', ‚im verflossenen Winter' und ‚die Woche vor Pfingsten'. Unfälle, Krankheiten und der – aufgrund der harten Arbeitsbedingungen sicher beschleunigte – körperliche Verfall erschwerten die Ausübung einer Tätigkeit respektive machten sie völlig unmöglich und bestimmten auf diese Weise den weiteren Lebensweg. Krankheit bzw. aus einem Unfall herrührende Verletzungen vermitteln in den angeführten Beispielen den Eindruck, als würden sie als „autonomes Wesen" aufgefasst, das als Feind von außen in den Körper eindringt.[33] Die Supplikanten bekamen sie ohne eigenes Zutun und erlitten sie, wie das jeweils im Passiv stehende Subjekt der entsprechenden Sätze anzeigt: Man wurde ‚beladen' und ‚heimgesucht'; das Reißen, Ziehen und Stechen ‚überkam' einen. Allerdings findet sich in den Supplikationen mit einer Ausnahme – der Podagra oder Gicht[34] – keine Zuordnung der Beschwerden zu einem bestimmten Krankheitsbegriff. Die in der Frühen Neuzeit zu den wichtigsten Krankheitskonzepten zählende Vorstellung einer flüssigen, beweglichen Krankheitsmaterie[35] wird dagegen in denjenigen Schilderungen deutlich, die sich auf Erkrankungen des Sehvermögens beziehen, wie aus dem Bittgesuch Hans Rößlers ersichtlich. Hier trübten Flüsse, die auf die Augen fielen, den klaren Blick.

Beschädigte, deformierte, zerstörte, also nicht mehr vorhandene oder in ihrer Funktionsfähigkeit beeinträchtigte Gliedmaßen verweisen auf einen versehrten Leib, dessen Krankheitsgrad daran bemessen wird, ob überhaupt noch eine Arbeit auszuführen respektive der Lebensalltag zu bewältigen war.[36] Dabei unterscheiden die Bittsteller zum einen hinsichtlich diverser Partien des Leibes – Arme, Beine, Rücken, Sinnesorgane –, zum anderen in Bezug auf die Art der Beeinträchtigung. Sie nennen Verwundungen, Erfrierungen, Amputationen, angeborene oder plötzlich aufgetretene Verkrümmungen, Schwellungen, Altersversteifungen, Lähmungen sowie Quetschungen oder Zerstörungen durch Arbeits- bzw. sonstige Unfälle. Mitunter zeigen die Supplikanten auch den Grad der Beeinträchtigung an, wie beispielsweise anhand der genauen Schilderung der Verletzung und anschließenden Lähmung an

32 Zur Beziehung zwischen Gesundheit als relativem Begriff und der Funktionsfähigkeit des menschlichen Körpers vgl. Jütte (1991), S. 55; Stolberg (2003), S. 36.

33 Jütte (1991), S. 124; Stolberg (2003), S. 38.

34 Jütte (1991), S. 132.

35 Jütte (1991), S. 129–131.

36 Stolberg (2003), S. 37–39, zu ähnlichen Ergebnissen in Bezug auf die Beurteilung von Krankheit und Schmerzen; Kinzelbach: Gesundbleiben (1995), S. 282.

Gehör und Gesicht bei Ditterich, der Wadenamputation Gerlichs sowie der Blindheit des rechten und Beeinträchtigung des linken Auges von Rößler deutlich wird.

In einigen Bittgesuchen deuten die Antragsteller ihre Gebrechen in erster Linie als Konsequenz sündigen Verhaltens, dem eine gerechte, göttliche Strafe ohne Wenn und Aber folgen müsse. So schildert beispielsweise Hans Bernhardt, dass er *„aus vorsehunge Gottes des Allmechtigenn Zweifels ohne auch vorursachunge meines sundtlichen lebenns“* im Alter gebrechlich geworden sei.[37] Eine ähnliche Formulierung ist in der Supplikation von Andreas Porisch zu finden, den Gott, Porischs Äußerungen nach, durch seinen gerechten Zorn mit Leibesgebrechen dermaßen gestraft hätte, dass er seinem Handwerk nicht mehr nachgehen könne.[38] Georg Richter wurde *„mit einem Kreutz vnd vorletzung meines leibes vnd der klieder“* durch Gott gestraft und *„anheim gesucht“*.[39] Den Aussagen George Wincklers zufolge wurde über ihn vom *„liebe*[n] *Gott nach seinem gnedigenn gefallenn Vber mich armes Elendt Vorhengtt“*, da er mehrere Verletzungen erlitt.[40] Krankheitserfahrungen als „verdichtetes Erleben“[41], welche als Krisensituationen von zentraler Bedeutung im Leben sind, spiegeln darüber hinaus soziokulturelle, wirtschaftliche und politische Faktoren in der Bewertung und Reaktion des Betroffenen auf seine Krankheit wider. In Bezug auf den Zusammenhang zwischen erlittener Krankheit als Ausfluss sündigen Verhaltens und somit göttlicher Strafe wird in den Supplikationen jedoch deutlich, dass diese Kausalität im Vergleich zur Gesamtzahl der Supplikationen und den darin geschilderten respektive gedeuteten Krankheitsumständen lediglich in geringem Maße verwendet wird. Ähnliches gilt für eine positive Bewertung des Einschreitens Gottes in akuter Notlage: den Lebenserhalt nach schwerer Krankheit und die zumindest zeitweise Möglichkeit zur Arbeit und Ernährung der Familie durch göttliche Hilfe.[42] Somit scheint in den Äußerungen über das Eingreifen Gottes in den Lebensverlauf nur zu einem geringeren Teil die protestantische Vorstellung des in erster Linie strafenden, aber

37 SächsHStA, Geheimes Konzilium, Litt. B. No 30, Loc. 5961, Hans Bernhardt (14. Januar 1596). Zum Bewusstsein der Sündhaftigkeit, welches erst aus der Reflexion über das eigene Leben hervorgeht und somit einen entsprechenden Denkprozess voraussetzt, vgl. Schlögl (1998), S. 203; vgl. dort auch S. 205 mit der Bemerkung, dass Sündenbewusstsein am Ende des 16. Jahrhunderts noch vorrangig hieß, im Einzelfall zu unterscheiden, was Sünde sei und was nicht, um den entsprechenden Strafen entgehen zu können. Vgl. dazu auch Stanislaw-Kemenah (2009).

38 SächsHStA, Geheimes Konzilium, Litt. B. No 30, Loc. 5961, Andreas Porisch (29. November 1600).

39 SächsHStA, Geheimes Konzilium, Litt. B. No 30, Loc. 5961, Georg Richter (27. Juni 1603); ähnliche Formulierungen finden sich noch in den Bittgesuchen von Greger Melden (ohne Datum), George Winckler (Juni 1589), Joseph Hennigk (6. Mai 1594), Hans Simon (12. August 1594), Paul Klotz (18. Mai 1600) und Martin Reiche (27. Juni 1633).

40 SächsHStA, Geheimes Konzilium, Litt. B. No 30, Loc. 5961, George Winckler (Juni 1589).

41 Jung/Ulbricht (2001), S. 139.

42 Es handelt sich um neun (Sünde und göttliche Strafe) respektive vier (göttliche Hilfe) Supplikationen aus insgesamt 77 vollständig überlieferten Supplikationsvorgängen.

auch tröstenden und barmherzigen Gottes auf, wie sie beispielsweise ebenso in Visitationsvorschriften und landesherrlichen Mandaten Kursachsens aus dem 16. Jahrhundert zu ersehen ist.[43]

Auf die Gesamtzahl der in den Supplikationen ausgemachten Krankheitsfälle und Unfälle bezogen interpretiert nur ein Drittel aller Bittsteller die Ursache ihrer Beschwerden als durch den Einfluss Gottes verhängtes Schicksal. In der Mehrzahl der Fälle hingegen führten die Supplikanten ihre Gebrechen eher „nüchtern/rational" auf konkrete Ursachen wie Unfälle, durch Arbeitsumstände bedingte Krankheiten und auf Behinderungen von Geburt an zurück.[44] Neben den durch Kriegseinflüsse (also politische Umstände) erlittenen Schäden bestanden diese Unfälle aus Stürzen (von der Leiter, vom Dach, vom Gerüst), aus Verletzungen durch herabstürzende Bauteile, Verätzungen, aus Zusammenstößen mit Tieren und aufgrund von wetterbedingten Einflüssen. Bis auf die zwei letztgenannten, eher zufallsbedingten Formen lassen die anderen (auch) auf unzureichende Arbeitsschutzmaßnahmen schließen. Dazu treten die anscheinend mehr schlecht als recht interpretierten Heilversuche durch Ärzte. Mehrfach ging laut Aussagen in den Supplikationen eine solche Behandlung mit (zusätzlichen) körperlichen Funktionsausfällen einher; Hans Rößler verlor die Sehkraft eines Auges, bei Michel Schreger und George Winckler blieb jeweils ein Bein verkrüppelt, Balthasar Runtzler beklagte Lähmungserscheinungen im Gesicht.[45] Wincklers Aussage, dass er in Ermangelung eines geschickten Arztes „*uff ein Dorf geheilet, vnd mit rechter Cura verseumet*", wirft darüber hinaus ein entsprechendes Licht auf die mangelhafte medizinische Versorgung außerhalb der Städte. Zu diesen Schäden und Belastun-

43 Sehling (1902), beispielsweise in der „*Kirchenordnunge zum anfang, für die pfarherrn in herzog Heinrichs zu Sachsen u. g. h. fürstenthum 1539*" (S. 268–270), in den „Cellischen Ordnungen" von 1545 („*von tröstung der kranken*", S. 299) oder in der sogenannten „Kirchenordnung" Kurfürst Augusts (1526–1586) des Jahres 1580 (S. 437); Schlögl (1998), S. 205, führt eine Leichenpredigt aus dem Jahr 1599 zur Verdeutlichung menschlicher Strafbereitschaft an, aus welcher „der Gott des universellen Heilsversprechens seine disziplinierende Kraft am Ende des 16. Jahrhunderts gewann". Zu ähnlichen Bemerkungen vgl. Stolberg (2003), S. 49f., in seiner Untersuchung von Patientenbriefen; demzufolge deutete eine Vielzahl von Menschen den „göttlichen Willen" als Ursache ihrer Krankheit. Für die Beziehung zwischen Gott und Krankheit vgl. Jütte (1991), S. 47, der jedoch das genaue Gegenteil feststellt; seinen Forschungen zufolge führten viele Kranke ihre Heilung auf Gottes Hilfe zurück, wohingegen wenige den göttlichen Ursprung ihrer Krankheiten angaben. Jütte erklärt dies mit der mangelnden Bereitschaft der Menschen, die eigenen Sünden im Zentrum von göttlicher Strafe zu sehen; die Variante, an einen mit magischen Kräften ausgestatteten Feind zu glauben, sei einfach bequemer gewesen. Zur entlastenden Funktion von Religion für ein mögliches Scheitern im irdischen Leben vgl. auch Fuchs (2002), S. 115f.

44 SächsHStA, Geheimes Konzilium, Litt. B. No 30, Loc. 5961; lediglich zwei der Supplikationen sprechen allgemein von Krankheit, ohne nähere Beschwerden oder Ursachen anzugeben: Hans Meltzer (ohne Datum) und Hans Blansdorff/Bastian Kers (27. September 1593).

45 SächsHStA, Geheimes Konzilium, Litt. B. No 30, Loc. 5961, Hans Rößler (ohne Datum), Michel Schreger (ohne Datum), George Winckler (Juni 1589), Balthasar Runtzler (24. Januar 1590).

gen trat der durch die Behandlungskosten verursachte finanzielle Verlust, den zumindest Schreger und Klotz in ihren Supplikationen hervorheben.[46] Die indirekte Erschließung von Kosten betrifft jedoch auch diejenigen Supplikanten, welche zwar ärztliche Hilfe in Anspruch nahmen, über deren finanzielle Konsequenzen jedoch kein Wort verloren, mithin die vergeblichen Heilungsversuche lediglich im Hinblick auf die Hoffnungslosigkeit ihrer gesundheitlichen, nicht aber materiellen Lage beurteilt werden. Im Gegensatz zu den Ärzten wird die Heilkunst der Barbiere zumindest als „fleißig“ bezeichnet, obwohl auch sie allgemein wenig zur vollständigen Genesung beisteuern konnten.[47]

Neben dem Krankheitsaspekt ist in den Supplikationen als zweite, annähernd gleichwertige Kategorie diejenige der Altersschwachheit zu nennen.[48] Die Supplikanten führen ihr jeweils hohes Alter, die davon herrührende Leibesschwachheit und eine wiederum daraus resultierende Arbeitsunfähigkeit als Aufnahmebegründung für einen Platz im Jakobsspital an. Als Auslöser des Verschleißes gilt die schwere, körperliche ‚saure Handarbeit‘. Hinsichtlich des in den Supplikationen angegebenen Alters weist die fast durchgängige Bezugnahme auf ‚runde Zahlen‘ vordergründig auf ein unbestimmtes Verhältnis zum Alter hin.[49] Sie lässt sich allerdings vor allem damit erklären, dass die Vorstellung von Alter in einer Lebensphase, die durch körperliche Schwäche

46 SächsHStA, Geheimes Konzilium, Litt. B. No 30, Loc. 5961, Michel Schreger (ohne Datum), Paul Klotz (18. Mai 1600).

47 SächsHStA, Geheimes Konzilium, Litt. B. No 30, Loc. 5961, George Winckler (Juni 1589): „[...] *das die röre herfurgestochenn wie Meister Rudolff Barbirer, so mich hatt gebuntten wissendt Vnd der warheidt nachbe Zeigen kann. Ob ich nun wol ermelttes Barbirers Vleiß Ruhmen muss, so ist mier doch der Schenckel gar Vbel gewordenn* [...]“; Greger Tzschische (10. April 1594): „[...] *vndt ob wol vf gnedigsten beuehl vnd bezahlung Churfusten Christiani* [...] *vor den Balbirern viel vleis vnd Trew zu heylung deß mein empfangenen schadens angewendet worden Werde Ich doch wol den selben mit in die grube nehmen mussen*“. Dass die Behandlung Tzschisches der Kurfürst bezahlte, kann die Beurteilung des Barbiers natürlich entsprechend beeinflusst haben. Ein solches Eingreifen des Landesherrn in die Heilung eines Untertanen zeigt sich lediglich noch bei Georg Richter (27. Juni 1603), der auf kurfürstliche Anordnung hin *„durch den Palbier edlichermaßen zu heilung kommen“*. Zur Heilkunst der Barbiere, die bis weit in das 19. Jahrhundert hinein für die medizinische Versorgung der großen Mehrheit der Bevölkerung vor allem auch in finanzieller Hinsicht wichtiger als die Behandlung durch Ärzte war, vgl. Stolberg (2003), S. 87.

48 In dem Supplikationskonvolut sind nur wenige Personen überliefert, welche noch nicht zumindest das 50. Lebensjahr erreicht hatten. Dabei handelt es sich zum Teil um Bittgesuche der Mutter oder eines Vormundes, die für ihre Angehörigen bzw. Anvertrauten (einen Sohn *„schlecht Einfelttig vnd wenig verstandts“* im Fall der Anna Roßkopff, einen verwaisten „armen Knaben“ oder einen „gebrechlichen Neffen“) um einen Spitalplatz nachsuchten: SächsHStA, Geheimes Konzilium, Litt. B. No 30, Loc. 5961, Anna Roßkopff (8. Oktober 1589); Aufnahmebefehl Kurfürst Augusts für einen Waisenjungen vom 21. April 1572; Aufnahmebefehl Kurfürst Augusts für den Neffen Melchior Hauffes vom 31. Januar 1575.

49 Am häufigsten wird in den Supplikationen auf das 70. und 80. Lebensjahr Bezug genommen, indem das eigene Alter entweder direkt mit dieser Zahl oder mit „über 70“ bzw. „fast 80“ angegeben wird. Solche unbestimmten Angaben können jedoch ebenso als stilistische Variante des Schreibers der Bittgesuche gedeutet werden. Zu den Altersangaben vgl. auch Chvojka (1997), S. 48, der die Zeit zwischen 50 und 60 Jahren als im Bewusst-

und Arbeitsunfähigkeit gekennzeichnet ist, gegenüber dem „messbaren“ Alter überwiegt. Diese Lebensphase liegt bei den meisten Supplikanten im Bereich des 70. bis 80. Lebensjahres. Der körperliche Alterungsprozess wird des Weiteren als Teil eines quasi „natürlichen“, aber nicht von vornherein krankheitsbedingten Verfallsprozesses begriffen. Ein alter, kränklicher Mensch ist aus dieser Sicht nicht „eigentlich“ krank, sondern „lediglich“ alt und demzufolge automatisch „schwach“.[50] Dazu treten Veränderungen im sozialen Umfeld der betreffenden Personen wie beispielsweise die ausbleibende familiäre oder nachbarliche Hilfe, die diese Lebensphase der Supplikanten zusätzlich kennzeichnen.

In der Forschung hat sich die Erkenntnis gefestigt, dass Alter und Altern in vorindustrieller Zeit überaus „relativ“, also nicht an eine feste Grenze gebunden waren.[51] Es gab in der Regel keinen Lebensabend im Sinne von „Arbeits- und Verantwortungsruhe“. Zwar mussten Aufgabenbereiche infolge sinkender individueller körperlicher und geistiger Leistungsfähigkeit oder im Zusammenhang mit Krankheit und Gebrechen reduziert und die entsprechenden Verpflichtungen nebst Einrichtungen wie einem Handwerksbetrieb schließlich an die nachfolgende Generation abgetreten werden. Im Prinzip aber „war man tätig“ und „stand vor“ bis zum Lebensende oder bis zum völligen Kräfteverfall.[52] Dies spiegelt sich auch in den Supplikationen wider; zum einen wird die Annahme jedweder noch möglichen Arbeit betont, zum anderen im Falle des Unvermögens resigniert, was die Einbußen an sozialer Rollenkompetenz verdeutlichende Formulierung ‚zu nichts mehr nutze sein‘ aufzeigt.[53] Krankheit und Altersschwachheit hatten dann die Pflichterfüllung als manuell-körperliche Arbeitskraft, über die rund um die Uhr von anderen verfügt wurde („habe mich Tag und Nacht gebrauchen lassen“), unmöglich gemacht. Der Gedanke der Nutzlosigkeit spiegelt sich darüber hinaus in den Verweisen der Supplikanten auf die verbleibende Lebenszeit, die nun im protestantischen Verständnis noch sinnvoll hauptsächlich durch das Gebet im Spital zugebracht werden soll. Hinter diesem Gedanken verbirgt sich auch die Gefahr der Vergeudung von Zeit, welche den Bittsteller schnell in die Nähe des sündhaften Müßiggangs rücken konnte.[54] Diesen Aspekt des fleißigen und treuen Untertans stellt auch der eingangs zitierte Burckhardt heraus, indem er zum einen gehorsam, untertänig und demütig bittet, jedoch zum ande-

sein verankerten, beginnenden Altersprozess der städtischen Mittel- und Oberschicht kennzeichnet.

50 Chvojka (1997), S. 48.

51 In diesem Zusammenhang von Bedeutung Mitterauer (1984); Mitterauer: Funktionsverlust (1991).

52 Bräuer (1996), S. 96; Mitterauer: Familienwirtschaft (1991), S. 189; Bräuer (1995).

53 SächsHStA, Geheimes Konzilium, Litt. B. No 30, Loc. 5961, Hans Meltzer (ohne Datum); ähnlich Hans Hene (22. August 1600): „[…] *Ich* […] *nuhn hinfort niemandes nichts mehr Nutze bihn* […]“.

54 Zum Zusammenhang zwischen Sündhaftigkeit und Zeitvergeudung vgl. Kreiker (1997), S. 109, sowie Schubert (1988), S. 150, hinsichtlich der Verbindung von Müßiggang und Kriminalität im 16. Jahrhundert.

ren für die Erfüllung seiner Aufgabe, der bis an die körperlichen Grenzen reichenden Arbeitsbereitschaft, auch eine „Gegenleistung“ seitens des Landesherrn in Form eines Spitalplatzes erwartet. In der Formulierung „*mitt Gnedigster betrachtungk meines verlohrnenn gesichts, mich gnedigst in bedenckenn Nehmenn, vnndtt die gnedigste vorschaffung Thun Lassenn* [zur Aufnahme ins Hospital – A.-K. S.-K.] […] *zu Gott dem Almechttigen zuuorbittenn, Erkenne ich mich Inn vnderthenigkeitt, schuldigk vnndt gehorsamb*“[55] wird die Beziehung zwischen Obrigkeit und Untertan nun auf einer anderen Ebene, im Sinne eines (auch vor Gott) gleichwertigen Gabe-Gegengabe-Prinzips, angesiedelt.

Altern und Verarmung

Altern führte zur Verarmung. Bei einem Teil der Gesellschaft, der bereits am Rande der Armut oder unterhalb der Armutsgrenze lebte, musste Altwerden besonders dramatisch ins Gewicht fallen, da der Weg in die völlige Verarmung infolge des Mangels an materiellen Rücklagen nur sehr kurz war. Wenn das einzige „Kapital“ in der individuellen Arbeitskraft und -fähigkeit bestand, blieben auf dem Arbeitsmarkt nur wenig Spielräume: Jeder Käufer von Arbeitskraft hatte ein begreifliches Interesse daran, sich nur höchste Leistungsfähigkeit mit voller Einsetzbarkeit anzueignen. Daraus ergaben sich Auswahlprinzipien, die leicht zu überschauen waren. Zugleich erwuchs aber aus dieser Situation eine scharfe Konkurrenz unter den Arbeitskräften auf dem Markt, die sich hauptsächlich zwischen Älteren und Jüngeren zuspitzte und „alte Leute“ schließlich abdrängte, wie beispielsweise aus dem Bittgesuch Hans Schlegels (1590) zu ersehen ist.[56] Schlegel war im Jahr 1585 am Dresdner Salomonistor bei Dacharbeiten von der Leiter gefallen. Da er aufgrund des Unfalls zu einer weiteren, ähnlichen Arbeit nicht mehr zu gebrauchen war, versuchte er, am kurfürstlichen neuen Stall und am Bau für das Proviant-Haus mitzuwirken, was ihm nur sehr mühselig gelang. Er wurde bald darauf durch einen jüngeren, gesünderen Arbeiter ersetzt.

Wenn durch Unfälle, Krankheiten und Altersschwachheit die eigentliche Berufsausübung unmöglich wurde, konnte mit deren Verlust auch ein gewisser sozialer Abstieg einhergehen. So war es beispielsweise dem Bäcker Nickell Blume „*gebrechliches leibes halben*“ nicht mehr möglich, in seinem Handwerk den Meistergrad zu erwerben, und er musste deswegen viele Jahre als Geselle arbeiten. Als auch dies aus gesundheitlichen Gründen unmöglich wurde, verlegte er sich auf das „*bottschafft lauffen*“ und ging seiner Ehefrau beim Waschen und Bleichen zur Hand, bis auch dies nicht mehr funktionierte und er um ei-

55 SächsHStA, Geheimes Konzilium, Litt. B. No 30, Loc. 5961, Blasius Burckhardt (ohne Datum).

56 SächsHStA, Geheimes Konzilium, Litt. B. No 30, Loc. 5961, Hans Schlegel (1590): „*Aber wan Ich ahm besten, daran Arbeithen sollen, habe Ich dauon gehen, Vnd Einen Andern, Ahnn meiner Arbeith vnd stelle, vor mich Ahn nehmen. Vnd Ich dauon abstehen müßen*“.

nen Spitalplatz nachsuchen musste.[57] Greger Melden arbeitete laut eigener Aussage über 30 Jahre lang in Dresden als Kürschner. Als er krank wurde und sein Handwerk nicht mehr ausüben konnte, erhielt er eine Stelle in städtischen Diensten als Schreiber am Ziegeltor. Nach Schließung dieses Tores fand er keine Arbeitsstelle mehr und bat schließlich um Aufnahme in das Jakobsspital.[58]

Dass der krankheitsbedingte soziale Abstieg von den Supplikanten auch als solcher empfunden wurde, ist aus den Formulierungen in den Texten nicht unbedingt zu ersehen; es scheint eher, dass die Bittsteller froh waren, sich überhaupt noch in irgendeiner Weise am Arbeitsprozess beteiligen zu können. Dieser Aspekt überlagerte somit zumindest sprachlich denjenigen des Bewusstseins der Ausübung einer minderqualifizierten Tätigkeit. Bewertende, emotionale Beziehungen herausstellende Modalwörter wie beispielsweise ‚leider' sind in den Supplikationen nur sehr selten vorhanden. Auch hier wird man allerdings den Zweck der Bittschrift, die Aufnahme in das Jakobsspital nach Erfüllung festgelegter Bedingungen, welche die restlose Ausschöpfung von Arbeitsmöglichkeiten einschließen, als entscheidendes Kriterium ansehen müssen.

Was bedeutet „arm"?

Die Supplikanten bezeichnen sich in ihren Bittgesuchen durchweg als „arm". Es stellt sich somit die Frage nach der Funktionalität einer solchen Selbstbezeichnung. Diese ist, aufgrund der geschilderten Umstände und der Absicht, einen Platz im Jakobsspital mit lebenslanger Versorgung zu erhalten, in erster Linie mit der finanziellen Unfähigkeit zur Selbstversorgung zu beantworten. Bei denjenigen Bittstellern, die sich einen Spitalplatz erkaufen konnten, überwog im Vergleich zur eigenen Rücklagen-Bildung die Hilfe Dritter. Diese bestand einerseits in finanziellen Hinterlassenschaften aus der Familie, andererseits in Geld-Sammlungen von Freunden. Da sich dennoch sämtliche Supplikanten als „arm" präsentierten, kann keine objektive, materielle Messeinheit zugrunde gelegt werden, sondern diese Selbstdarstellung erklärt sich aus der jeweiligen allgemeinen Einschätzung des Supplikanten von seinem eigenen Leben. Dies lässt auf eine zweite Kategorie, nämlich die soziale Komponente von Armut schließen, welche demzufolge auch den temporären Charakter von Armut mit umfasst. Erst in dem Moment, wo neben finanziellem Ruin soziale Netze, die Unterstützung durch Familie, Nachbarn, Freunde, Hauswirte oder allgemein „christliche und fromme Leute", nicht mehr greifen, versteht sich der Supplikant als „arm" in dem Sinne, dass sein weiteres Leben von der Hilfe durch obrigkeitliche Strukturen abhängt. Die Übergänge zwischen

57 SächsHStA, Geheimes Konzilium, Litt. B. No 30, Loc. 5961, Nickell Blume (27. September 1594).

58 SächsHStA, Geheimes Konzilium, Litt. B. No 30, Loc. 5961, Greger Melden (ohne Datum).

„von Armut gefährdet sein“ und „Armut an sich“ waren fließend, da diese jeden ereilen konnte.[59]

Auf die Gesamtzahl der Supplikationen bezogen suchte im Vergleich zu den Hofbediensteten ein geringerer Prozentsatz von Handwerkern um einen Spitalplatz nach[60], was die Bedeutung der Unterstützung durch den zünftigen Verband unterstreicht. Demgegenüber bestand auf Seiten der „Hofangestellten“ kein vergleichbares tradiertes Ordnungsprinzip, welches Hilfe für Kranke oder Arbeitsunfähige hätte leisten können. Für sie lagen die sozialen Auffangmöglichkeiten entweder in einer partiellen Unterstützung durch den Rat und der Versorgung aus dem „gemeinen Kasten“ oder in der eher punktuellen Hilfeleistung durch Dritte. Zugereiste und mobile Diener mussten sich eben erst in der Stadt assimilieren und etablieren, konnten demzufolge bedeutend weniger stabile und dauerhafte soziale Netze ausbilden.

Ein Vergleich der Geschlechter

Abschließend sei noch ein kurzer Blick auf weibliche Bittgesuche zur Aufnahme in ein Dresdner Hospital geworfen – finden sich Unterschiede in männlichen und weiblichen Krankheitsauffassungen? Bezüglich der Aufnahmegesuche von Frauen in das Bartholomäispital fällt zunächst die Quellenlage deutlich schmaler aus, und zeitlich muss auch das 18. Jahrhundert zumindest anteilig mit einbezogen werden.[61] Ein Vergleich der Texte dieses Quellenkonvolutes untereinander verdeutlicht, dass auch in ihnen – dem Zweck des Bittgesuchs gemäß – grundsätzlich solche Lebensumstände dargelegt werden, die das unmittelbare Anliegen der Bittstellerinnen entsprechend beleuchten und sie, ihrer Meinung nach, zur Aufnahme in das Spital berechtigten. Dabei beziehen

59 Dazu Dinges in der Schlussdiskussion zur Reichenauer Tagung „Armut im Mittelalter“: Konstanzer Arbeitskreis (1998), S. 101 f.: „Und deshalb ist die Kultur der Armut so wichtig, weil es darum geht, gewissermaßen nachzuvollziehen, wie man unter diesen [...] schwierigen Bedingungen eben doch dazukommen kann, daß man es gerade eben noch schafft, nicht von fremder Hilfe abhängig zu werden, denn es gibt natürlich auch bei den Armen ein hohes Autonomiebedürfnis.“ Vgl. Konstanzer Arbeitskreis (1998), S. 101 f., zum Thema, dass das französische Konzept des *pauperisable* für denjenigen, der Gefahr liefe, unter anderem durch Krankheit, Arbeitsunfähigkeit arm zu werden, eine sehr gelungene Begrifflichkeit darstelle, weil sie Beweglichkeit bedeute und zu vermeiden helfe, allzu statische Vorstellungen von der Armut zu entwickeln. Eine qualifikatorische Bestimmung von Armut, welche über die rein wirtschaftlichen Kriterien hinausreichen und die soziale Komponente mit einbeziehen sollte, postulierte Schuster in der Schlussdiskussion nach Feltens Zusammenfassung der Tagung, vgl. Konstanzer Arbeitskreis (1998), S. 92.

60 Prozentual umgerechnet auf die Gesamtzahl der 77 Supplikationen liegt der Anteil der Lohnarbeiter bei gut 44 Prozent (34 Personen), während er bei den Handwerkern knapp 30 Prozent (23 Personen) ausmacht.

61 Stadtarchiv Dresden, Ratsarchiv, J V 30: *„Fascicul alte, die Aufnahme ins Bartholomäi Hospital betr. Bittschreiben 1688–1745“*, ohne Foliierung. Für die Aufnahme in das Dresdner Bartholomäispital sind im untersuchten Quellenkonvolut insgesamt 25 Bittbriefe aus dem 17. und 18. Jahrhundert überliefert.

sich diese Frauen in erster Linie auf den ehrvollen Beruf ihrer Ehemänner, die Bürger der Stadt Dresden und zumeist Handwerker waren oder in Diensten des Landesherrn standen; sich selbst bezeichnen die Bittstellerinnen als ‚in der Stadt wohlbekannt', ‚hiesiges Stadtkind' oder lange dort ansässig mit einer redlichen und christlichen Lebensführung, für die auch Zeugen angeführt werden.[62] Die Schilderungen von Krankheiten mit einhergehender Arbeitsunfähigkeit, die in den männlichen Bittgesuchen im Zentrum der Texte stehen, weichen in den weiblichen Pendants jedoch der Präsentation des Witwenstandes[63], welcher mit Vereinsamung und Hilflosigkeit zumindest sprachlich korreliert. „Arm", „elend" und „erbarmungswürdig" beziehen sich hier auf einen Gesamtzustand, der infolge der jeweiligen Lebensereignisse (neben der Verwitwung noch die geringe bis nicht mehr vorhandene Unterstützung durch Dritte, der Eintritt sonstiger Schicksalsschläge wie Hausbrand oder Schulden und nicht zuletzt ein meist altersbedingter gesundheitlicher Mangel) eintrat.[64]

Fazit

Die im Fokus des Interesses stehenden Supplikationen bieten in ihrer jeweiligen Kontextualisierung ausschnitthafte Einblicke in Lebensläufe potentieller Spitalinsassen, über die sonst der „Atem der Geschichte" hinweggeweht wäre. Art und Weise der Abfassung dieser Supplikationen verdeutlichen darüber hinaus, dass die Bittsteller respektive die deren Anliegen verfassenden Schreiber eine offensichtlich zur Verfügung stehende Bandbreite innerhalb des vorgeschriebenen sprachlichen Rahmens nutzten, um dem verfolgten Anliegen Nachdruck zu verleihen. Des Weiteren vermitteln die Bittgesuche soziokulturelle (Wert-)Vorstellungen von und Auffassungen zu Heilung im mechanisch-technischen wie spirituellen Sinne. Den „Wendepunkt" im Leben bildete bei den Supplizierenden männlichen Geschlechts grundsätzlich die Erwerbsunfähigkeit mit all ihren Folgen. Dies umfasst nicht nur die Bedrohung oder gar

62 Vgl. dazu Stanislaw-Kemenah (2016).

63 Stadtarchiv Dresden, Ratsarchiv, J V 30. In den untersuchten Supplikationen von Frauen sind Aussagen zu Beruf und Status des Ehemannes, noch dazu überwiegend unter dessen Namensnennung, wesentlich. In keinem der überlieferten Texte fehlen diesbezügliche Angaben. Die Witwen respektive Schreiber der Supplikationen führten dies, so lässt sich schlussfolgern, als Argument für die eigene soziale Stellung bzw. Legitimation zum Erhalt eines Spitalplatzes an, projizierten somit die männlichem Status und Beruf zugeschriebenen moralischen Eigenschaften und gesellschaftlichen Normen auf sich; vgl. Stanislaw-Kemenah (2016), S. 150. Zur Mitarbeit der Frau nicht nur im Gewerbe- oder Handelsbetrieb, sondern auch im Haus oder in außerhäuslicher Lohnarbeit vgl. Wunder (1993).

64 Stadtarchiv Dresden, Ratsarchiv, J V 30; so verwies beispielsweise Margaretha Heubelin (24. November 1688) auf einen „*aufgebrochenen schenkel*", Justina Schulzin (9. September 1690) war „*mit Leibes unpäßligkeit befället*", Magdalena Hestin (20. Oktober 1710) besaß „*abnehmende Leibeskräffte*", Anna Maria Riedelin (29. April 1712) war „*das gesichte und gehöre dergestalt ableget, auch der Athem keines weges mehr zu länglich*". Schulden und dadurch bedingten Hausverkauf führte Margaretha Heckeln an (6. März 1715), Anna Catharina Morbitzin (14. Juli 1716) nannte den Verlust ihrer Habe infolge eines Brandes in Altendresden.

den Wegfall der materiellen Existenzbasis, sondern bedeutet darüber hinaus die Einbuße der eigenen sozialen Rollenkompetenz. Die im Vergleich dazu herangezogenen Supplikationen weiblicher Bedürftiger zur Aufnahme in ein anderes Dresdner Spital verweisen ihrerseits auf den Wegfall des männlichen Ernährers und die entsprechenden Konsequenzen, somit auf ein „fremdes Ich“ als Bezugspunkt. Mit der Untersuchung geschlechtsspezifischen Rollenverhaltens bietet sich ein weiterer Ansatz im weiten Forschungsfeld Supplikation, der sicherlich spannende Erkenntnisse (auch) für den Bereich der Geschlechterforschung bereithält.

Für beide Geschlechter jedoch gilt: Sicherlich wurde wohl an der einen oder anderen Stelle in der Ereignisschilderung übertrieben, um dem eigenen Bittgesuch Nachdruck zu verleihen. Aber im Allgemeinen zeigt die Einstellung der Supplizierenden zu und ihr Umgang mit Krankheit, Alter und Armut, dass diese sich so lange ertragen ließen, wie man noch seine Rolle in der Gesellschaft irgendwie ausfüllen konnte. Dabei spielte das soziale Netz durch Freunde und Verwandte eine wesentliche Rolle. Erst wenn dies nicht mehr greifen konnte, wurde die Aufnahme in ein Spital zur letztmöglichen Lebenssicherung.

Bibliographie

Archivalien

Sächsisches Staatsarchiv – Hauptstaatsarchiv Dresden (SächsHStA)
Geheimes Konzilium, Litt. B. No 30, Loc. 5961

Stadtarchiv Dresden
Ratsarchiv, A XV b. 32
Ratsarchiv, J V 30

Quelle

Sehling, Emil (Hg.): Die evangelischen Kirchenordnungen des XVI. Jahrhunderts. Abteilung 1: Sachsen und Thüringen nebst angrenzenden Gebieten. Leipzig 1902.

Literatur

Blickle, Renate: Laufen gen Hof. Die Beschwerden der Untertanen und die Entstehung des Hofrats in Bayern. Ein Beitrag zu den Varianten rechtlicher Verfahren im späten Mittelalter und in der frühen Neuzeit. In: Blickle, Peter (Hg.): Gemeinde und Staat im Alten Europa. (= Historische Zeitschrift, Beiheft N. F. 25) München 1998, S. 241–266.

Bräuer, Helmut: Zur Arbeitsauffassung am Beginn der frühen Neuzeit – Beobachtungen aus dem obersächsischen Raum. In: Jaritz, Gerhard; Sonnleitner, Käthe (Hg.): Wert und Bewertung von Arbeit im Mittelalter und in der frühen Neuzeit. Ergebnisse des internationalen Arbeitsgesprächs Lindabrunn, 17.–19. September 1993. Herwig Ebner zum 65. Geburtstag. Graz 1995, S. 9–28.

Bräuer, Helmut: „… und hat seithero gebetlet“. Bettler und Bettelwesen in Wien und Niederösterreich während der Zeit Kaiser Leopolds I. Wien; Köln; Weimar 1996.

Bräuer, Helmut: Almosenausteilungsplätze – Orte der Barmherzigkeit und Selbstdarstellung, des Gesprächs und der Disziplinierung. In: Bräuer, Helmut; Schlenkrich, Elke (Hg.): Die Stadt als Kommunikationsraum. Beiträge zur Stadtgeschichte vom Mittelalter bis ins 20. Jahrhundert. Karl Czok zum 75. Geburtstag. Leipzig 2001, S. 57–100.

Chvojka, Ernst: „Was für Schmerzen in den Gebeinen …“. Die Körperwahrnehmung als Maßstab der Altersempfindung im Lauf der Neuzeit. In: Historische Anthropologie 5 (1997), H. 1, S. 36–61.

Deutsches Wörterbuch. Bd. 10, Abt. IV: Strom – Szische. Leipzig 1942.

Dinges, Martin: Pest und Staat: Von der Institutionengeschichte zur sozialen Konstruktion. In: Dinges, Martin; Schlich, Thomas (Hg.): Neue Wege in der Seuchengeschichte. (= Medizin, Gesellschaft und Geschichte, Beiheft 6) Stuttgart 1995, S. 71–103.

Ehrenpreis, Stefan; Lotz-Heumann, Ute: Reformation und konfessionelles Zeitalter. (= Kontroversen um die Geschichte) Darmstadt 2002.

Fuchs, Ralf-Peter: Erinnerungsschichten: Zur Bedeutung der Vergangenheit für den „gemeinen“ Mann der Frühen Neuzeit. In: Fuchs, Ralf-Peter; Schulze, Winfried (Hg.): Wahrheit, Wissen, Erinnerung. Zeugenverhörprotokolle für soziale Wissensbestände in der Frühen Neuzeit. (= Wirklichkeit und Wahrnehmung in der Frühen Neuzeit 1) Münster 2002, S. 89–154.

Fuhrmann, Rosi; Kümin, Beat; Würgler, Andreas: Supplizierende Gemeinden. Aspekte einer vergleichenden Quellenbetrachtung. In: Blickle, Peter (Hg.): Gemeinde und Staat im Alten Europa. (= Historische Zeitschrift, Beiheft N. F. 25) München 1998, S. 267–323.

Hasse, Hans-Peter: Kirche und Frömmigkeit im 16. und frühen 17. Jahrhundert. In: Blaschke, Karlheinz (Hg.): Geschichte der Stadt Dresden. Bd. 1: Von den Anfängen bis zum Ende des Dreißigjährigen Krieges. Stuttgart 2005, S. 459–523 und S. 693–699.

Hattendorf, Mathias: Begegnung und Konfrontation der bäuerlichen Bevölkerung mit Herrschaftsrepräsentanten im Spiegel von Bittschriften (am Beispiel des holsteinischen Amtes Rendsburg zwischen 1660 und 1720). In: Lange, Ulrich (Hg.): Landgemeinde und frühmoderner Staat. Beiträge zum Problem der gemeindlichen Selbstverwaltung in Dänemark, Schleswig-Holstein und Niedersachsen in der frühen Neuzeit. (= Kieler historische Studien 32) Sigmaringen 1988, S. 149–163.

Hibst, Peter: Utilitas publica – gemeiner Nutz – Gemeinwohl. Untersuchungen zur Idee eines politischen Leitbegriffs von der Antike bis zum späten Mittelalter. (= Europäische Hochschulschriften 3; Geschichte und ihre Hilfswissenschaften 497) Frankfurt/Main u. a. 1991.

Holenstein, André: Bittgesuche, Gesetze und Verwaltung. Zur Praxis „guter Policey“ in Gemeinde und Staat des Ancien Régime am Beispiel der Markgrafschaft Baden(-Durlach). In: Blickle, Peter (Hg.): Gemeinde und Staat im Alten Europa. (= Historische Zeitschrift, Beiheft N. F. 25) München 1998, S. 325–357.

Hülle, Werner: Das Supplikenwesen in Rechtssachen. Anlageplan für eine Dissertation. In: Zeitschrift der Savigny-Stiftung für Rechtsgeschichte, Germanistische Abteilung 90 (1973), S. 194–212.

Jütte, Robert: Ärzte, Heiler und Patienten. Medizinischer Alltag in der frühen Neuzeit. München; Zürich 1991.

Jütte, Robert: Sprachliches Handeln und kommunikative Situation. Der Diskurs zwischen Obrigkeit und Untertanen am Beginn der Neuzeit. In: Hundsbichler, Helmut (Red.): Kommunikation und Alltag in Spätmittelalter und Früher Neuzeit. Internationaler Kongress Krems an der Donau, 9. bis 12. Oktober 1990. (= Veröffentlichungen des Instituts für Realienkunde des Mittelalters und der Frühen Neuzeit 15) Wien 1992, S. 159–181.

Jung, Vera; Ulbricht, Otto: Krank sein. Krankheitserfahrung im Spiegel von Selbstzeugnissen von 1500 bis heute. Ein Tagungsbericht. In: Historische Anthropologie 9 (2001), H. 1, S. 137–148.

Kinzelbach, Annemarie: Gesundbleiben, Krankwerden, Armsein in der frühneuzeitlichen Gesellschaft. Gesunde und Kranke in den Reichsstädten Überlingen und Ulm, 1500–1700. (= Medizin, Gesellschaft und Geschichte, Beiheft 8) Stuttgart 1995.

Kinzelbach, Annemarie: „Böse Blattern“ oder „Franzosenkrankheit“: Syphiliskonzept, Kranke und die Genese des Krankenhauses in oberdeutschen Reichsstädten der frühen Neuzeit. In: Dinges, Martin; Schlich, Thomas (Hg.): Neue Wege in der Seuchengeschichte. (= Medizin, Gesellschaft und Geschichte, Beiheft 6) Stuttgart 1995, S. 42–69.

Konstanzer Arbeitskreis für Mittelalterliche Geschichte e.V. (Hg.): Armut im Mittelalter. Protokoll Nr. 366 über die Arbeitstagung des Kreises auf der Insel Reichenau vom 31. März – 3. April 1998. Konstanz 1998.

Kreiker, Sebastian: Armut, Schule, Obrigkeit. Armenversorgung und Schulwesen in den evangelischen Kirchenordnungen des 16. Jahrhunderts. Bielefeld 1997.

Kumpf, Johann Heinrich: Petition. In: Erler, Adalbert; Kaufmann, Ekkehard (Hg.): Handwörterbuch zur deutschen Rechtsgeschichte. Bd. 3: List – Protonotar. Berlin 1984, Sp. 1639–1646.

Mitterauer, Michael: Familie und Arbeitsorganisation in städtischen Gesellschaften des späten Mittelalters und der frühen Neuzeit. In: Haverkamp, Alfred (Hg.): Haus und Familie in der spätmittelalterlichen Stadt. (= Städteforschung A, Darstellungen 18) Köln; Wien 1984, S. 1–36.

Mitterauer, Michael: Familienwirtschaft und Altenversorgung. In: Mitterauer, Michael; Sieder, Reinhard (Hg.): Vom Patriarchat zur Partnerschaft. Zum Strukturwandel der Familie. 4. Aufl. München 1991, S. 187–210.

Mitterauer, Michael: Funktionsverlust der Familie? In: Mitterauer, Michael; Sieder, Reinhard (Hg.): Vom Patriarchat zur Partnerschaft. Zum Strukturwandel der Familie. 4. Aufl. München 1991, S. 100–125.

Mörke, Olaf: Die Reformation. Voraussetzungen und Durchsetzung. (= Enzyklopädie Deutsche Geschichte 74) München 2005.

Neuhaus, Helmut: Reichstag und Supplikationsausschuß. Ein Beitrag zur Reichsverfassungsgeschichte der ersten Hälfte des 16. Jahrhunderts. (= Schriften zur Verfassungsgeschichte 24) Berlin 1977.

Richter, Otto: Verfassungs- und Verwaltungsgeschichte Dresdens. Bd. 3. Dresden 1891.

Schlenkrich, Elke: Von Leuten auf dem Sterbestroh. Sozialgeschichte obersächsischer Lazarette in der frühen Neuzeit. (= Schriften der Rudolf-Kötzschke-Gesellschaft 8) Beucha 2002.

Schlögl, Rudolf: Öffentliche Gottesverehrung und privater Glaube in der Frühen Neuzeit. Beobachtungen zur Bedeutung von Kirchenzucht und Frömmigkeit für die Abgrenzung privater Sozialräume. In: Melville, Gert; Moos, Peter von (Hg.): Das Öffentliche und Private in der Vormoderne. (= Norm und Struktur 10) Köln; Weimar; Wien 1998, S. 165–209.

Schubert, Ernst: Mobilität ohne Chance: Die Ausgrenzung des fahrenden Volkes. In: Schulze, Winfried (Hg.): Ständische Gesellschaft und soziale Mobilität. München 1988, S. 113–164.

Simon, Thomas: „Gute Policey“. Ordnungsleitbilder und Zielvorstellungen politischen Handelns in der Frühen Neuzeit. (= Studien zur europäischen Rechtsgeschichte 170) Frankfurt/Main 2004.

Stanislaw-Kemenah, Alexandra-Kathrin: Armen- und Bettelwesen im 16. Jahrhundert. In: Blaschke, Karlheinz (Hg.): Geschichte der Stadt Dresden. Bd. 1: Von den Anfängen bis zum Ende des Dreißigjährigen Krieges. Stuttgart 2005, S. 607–620 und S. 705–707.

Stanislaw-Kemenah, Alexandra-Kathrin: Kirche, geistliches Leben und Schulwesen im Spätmittelalter. In: Blaschke, Karlheinz (Hg.): Geschichte der Stadt Dresden. Bd. 1: Von den Anfängen bis zum Ende des Dreißigjährigen Krieges. Stuttgart 2005, S. 198–246 und S. 662–673.

Stanislaw-Kemenah, Alexandra-Kathrin: Spitäler in Dresden. Vom Wandel einer Institution (13. bis 16. Jahrhundert). (= Schriften zur sächsischen Geschichte und Volkskunde 24) Leipzig 2008.

Stanislaw-Kemenah, Alexandra-Kathrin: Von der Hand Gottes berührt?! Krankheit, Alter und Armut im Spiegel von Bittgesuchen zur Aufnahme in Dresdner Hospitäler. In: Nolte, Cordula (Hg.): Homo debilis. Behinderte – Kranke – Versehrte in der Gesellschaft des Mittelalters. (= Studien und Texte zur Geistes- und Sozialgeschichte des Mittelalters 3) Korb 2009, S. 225–244.

Stanislaw-Kemenah, Alexandra-Kathrin: Zwischen Anspruch und Wirklichkeit. Supplikationen zur Aufnahme in Dresdner Fürsorgeeinrichtungen des 16. bis 18. Jahrhunderts – eine linguistische Analyse. In: Osten, Philipp (Hg.): Patientendokumente. Krankheit in Selbstzeugnissen. (= Medizin, Gesellschaft und Geschichte, Beiheft 35) Stuttgart 2010, S. 81–95.

Stanislaw-Kemenah, Alexandra-Kathrin: „Mich dorinnen gnedigst zuerhaltten." Frauen und Männer in Dresdner Fürsorgeeinrichtungen der Frühen Neuzeit. In: Häusl, Maria u. a. (Hg.): Armut. Gender-Perspektiven ihrer Bewältigung in Geschichte und Gegenwart. (= Dresdner Beiträge zur Geschlechterforschung in Geschichte, Kultur und Literatur 10) Leipzig 2016, S. 137–158.

Stolberg, Michael: Homo patiens. Krankheits- und Körpererfahrung in der Frühen Neuzeit. Köln; Weimar; Wien 2003.

Supplic. In: [Zedlers] Großes vollständiges Universal-Lexicon [...]. Bd. 41: Suin – Tarn. [Erstausgabe Leipzig; Halle/Saale 1744] Graz 1962, Sp. 364.

Ulbricht, Otto: Supplikationen als Ego-Dokumente. Bittschriften von Leibeigenen aus der ersten Hälfte des 17. Jahrhunderts als Beispiel. In: Schulze, Winfried (Hg.): Ego-Dokumente. Annäherung an den Menschen in der Geschichte. (= Selbstzeugnisse der Neuzeit 2) Berlin 1996, S. 149–174.

Ulbricht, Otto: Aus Marionetten werden Menschen. Die Rückkehr der unbekannten historischen Individuen in die Geschichte der Frühen Neuzeit. In: Dülmen, Richard van; Chvojka, Erhard; Jung, Vera (Hg.): Neue Blicke. Historische Anthropologie in der Praxis. Wien; Köln; Weimar 1997, S. 13–32.

Walther, Cornelia: Literatursprachliches Verhalten von Plebejern, Bauern, Bürgern, Intellektuellen und soziale Stile im 17. Jahrhundert. In: Brandt, Gisela (Hg.): Sprachgebrauch in varianten sozio-kommunikativen Bezügen. Soziolinguistische Studien zur Geschichte des Neuhochdeutschen. (= Stuttgarter Arbeiten zur Germanistik 293) Stuttgart 1994, S. 219–300.

Wieacker, Franz: Recht und Gesellschaft in der Spätantike. Stuttgart 1964.

Wunder, Heide: ‚Jede Arbeit ist ihres Lohnes wert'. Zur geschlechtsspezifischen Teilung von Bewertung von Arbeit in der Frühen Neuzeit. In: Hausen, Karin (Hg.): Geschlechterhierarchie und Arbeitsteilung. Zur Geschichte ungleicher Erwerbschancen von Männern und Frauen. Göttingen 1993, S. 19–39.

Gebildete Oberschicht

Gesunde und versehrte Körper im Dreißigjährigen Krieg

Praktiken und Diskurse von Gesundheit und Krankheit
in ausgewählten Selbstzeugnissen

Sandra Müller

Einleitung

„*Viel und große Kranckheiten habe ich von meiner Kindheit auf ausgestanden, viel Unglück, Gefahr, Wiederwärtigkeit, Feindseeligkeit, Angst und Noth erlitten.*“[1] Dieses Zitat aus den Aufzeichnungen des Hofrates Volkmar Happe verdeutlicht, dass der Dreißigjährige Krieg die Intaktheit und Gesundheit der Körper von Menschen des 17. Jahrhunderts auf vielfältige Weise bedrohte. Gewalt, Hunger und Krankheit als Folgen des Krieges wurden von einigen Schreibern in Selbstzeugnissen festgehalten, welche hier in den Blick genommen werden sollen. Dabei wird nach Praktiken und Diskursen von Gesundheit und Krankheit gefragt. Was taten die Menschen im Krankheitsfall, welcher Praktiken bedienten sie sich, um gesund zu bleiben? Und wie versprachlichten die Schreiber ihre Krankheit und die von anderen Menschen? Was schrieb man in Bezug auf Körperlichkeit und Krankheiten auf, was nicht? Inwiefern manifestieren sich in den Aussagen über Körperlichkeit, Gesundheit und Krankheit geschlechtliche Vorstellungen von Männlichkeit und Weiblichkeit? Um diese Fragen zu beantworten, wird zunächst ein Blick darauf geworfen, wie die Schreiber Verletzungen oder Krankheiten, aber auch die Ernährung ihrer eigenen Körper schildern. Anschließend wird in einem zweiten Schritt dargestellt, wie man sich zu Krankheiten von Angehörigen, allen voran Ehefrauen und Kindern, aber auch zu größeren Epidemien äußerte. In einem letzten Schritt sollen diese Ergebnisse mit dem Aspekt der „body-reflexive practices“[2] aus der Theorie der hegemonialen Männlichkeit nach Raewyn Connell in Verbindung gebracht werden.

Der eigentlichen Analyse seien aber zunächst noch einige kurze einordnende Bemerkungen zu den ausgewählten Quellen vorangestellt.

Quellenauswahl

Selbstzeugnisse können sowohl für die diskursive als auch die praktische Ebene in der Frage nach Gesundheit, Krankheit und Geschlecht als besonders aussagekräftige Quelle gelten. Laut Benigna von Krusenstjern ist das konstitutive Moment der Gattung „Selbstzeugnisse“ dabei die Selbstoffenbarung des

1 Medick/Winnige (2008), Happe, Teil I, fol. 11v.
2 Connell (2010), S. 46–52, 59–64.

schreibenden Subjekts, welche sie in vier Typen graduell unterscheidet – von „‚egozentrischen‘ Zeugnisse[n]“[3] bis hin zu „‚allein Zeitzeugnisse[n]‘, in denen fast nur noch ein implizites Selbst ausgemacht werden kann“[4]. In der Betrachtung der Quellen muss dabei beachtet werden, dass die Zeugnisse vor dem Hintergrund „unterschiedliche[r] ‚Selbstdarstellungs‘-Intentionen und Motivationen“[5] der Schreiber entstanden sind. Selbstzeugnisse sind immer geprägt von einem Spannungsfeld aus zeitgenössischen Diskurskonventionen und subjektiver Erfahrung, das hinsichtlich der Aussagekraft eines jeden einzelnen Zeugnisses für die Fragestellung in Betracht gezogen werden muss.[6]

Die hier ausgewählten Quellen decken alle Grade der Selbstoffenbarung nach Krusenstjern ab, was es bei der nachfolgenden Analyse zu berücksichtigen gilt. Bei den Selbstzeugnissen handelt es sich um das oft zitierte Tagebuch des Söldners Peter Hagendorf (um 1605-nach 1649)[7] sowie um vier in der Online-Edition „Mitteldeutsche Selbstzeugnisse der Zeit des Dreißigjährigen Krieges“[8] versammelte Aufzeichnungen von Volkmar Happe (1587–1647/59)[9], Caspar Heinrich Marx (1600–1635)[10], Hans Krafft (1589–1665)[11] und Michael Heubel (1605–1684)[12]. Die vier letztgenannten Schreiber stammen aus dem mitteldeutschen Raum, Marx und Krafft aus Erfurt, Happe und Heubel aus den Grafschaf-

3 Krusenstjern (1994), S. 464.

4 Krusenstjern (1994), S. 465.

5 Rutz (2002).

6 Die vom *linguistic turn* beeinflusste Frage, ob Selbstzeugnisse tatsächliche Erfahrungen transportieren oder eine rein diskursiv bedingte Reflexion seien, hat die Forschung zu ihnen intensiv beschäftigt, vgl. dazu Piller (2015). Hier wird die Position vertreten, dass die Art und Weise, wie geschrieben wird, zwar diskursiv bedingt ist, die Kernelemente, über die geschrieben wird, jedoch persönliche Erfahrungen sind, die als solche über die Selbstzeugnisse greifbar werden.

7 Vgl. Peters (2012). Diese Quelle kann als eines der meistzitierten Selbstzeugnisse aus der Zeit des Dreißigjährigen Krieges gelten. Neben den Betrachtungen von Jan Peters im Rahmen der Edition wurden Hagendorfs Niederschriften in vielfältigen Forschungen herangezogen. Für die hier gewählte Perspektive vgl. besonders Dinges (1996); Pröve (1999); Kroener (1998); Burschel (2001). Zur Erkenntnisentwicklung über die Quelle selbst vgl. Peters (2012), S. 11–29 und 185–190. Obwohl dieses Selbstzeugnis nunmehr seit seiner ersten Veröffentlichung 1993 rezipiert und analysiert wird, bringt die Forschung immer noch neue Erkenntnisse zu Peter Hagendorf, seinem Tagebuch und seinem Leben hervor; so beispielsweise Hans Medick mit neuen Spuren zu Hagendorfs Leben nach dem Ende des Dreißigjährigen Krieges, vgl. Medick (2018), S. 113–122.

8 Vgl. Medick/Winnige (2008).

9 Vgl. Medick/Winnige (2008), Happe. Zur weiteren Erläuterung vgl. Medick (2007); Bähr (2008); Ott (2008). Happes Zeugnis wurde weiterhin in verschiedenen aktuellen Publikationen zum Dreißigjährigen Krieg herangezogen, beispielsweise in den Monographien von Hans Medick und Andreas Bähr sowie im Aufsatz von Frauke Adrians, vgl. Medick (2018); Bähr (2017), S. 12–17, 88–93; Adrians (2018), S. 14 und S. 16.

10 Vgl. Medick/Winnige (2008), Marx. Zur weiteren Erläuterung vgl. Berg (2008).

11 Vgl. Medick/Winnige (2008), Krafft. Zur weiteren Erläuterung und der Beschreibung der Handschrift vgl. Medick: Beschreibung (2008) und Medick: Inhaltliche Erläuterungen (2008).

12 Vgl. Medick/Winnige (2008), Heubel. Zur weiteren Erläuterung vgl. Warlich (2008).

ten Schwarzburg-Sondershausen und Schwarzburg-Rudolstadt.[13] Die Autorschaft des erstgenannten Zeugnisses war lange umstritten, heute gilt jedoch als gesichert, dass der von Jan Peters in der Staatsbibliothek Preußischer Kulturbesitz entdeckte Text aus der Hand des Söldners Peter Hagendorf stammt.[14] Dieser wurde mit großer Wahrscheinlichkeit in Zerbst geboren, legte in seinem Leben als Söldner jedoch rund 25.000 km zurück und bereiste so weite Teile des Reiches.[15] Die Zeugnisse stammen überwiegend von weltlichen Schreibern, lediglich dasjenige von Caspar Heinrich Marx nimmt eine Sonderstellung ein, da Marx als promovierter Theologe und katholischer Priester im überwiegend lutherischen Erfurt aus der Perspektive eines Geistlichen berichtet, jedoch als Professor an der Erfurter Universität ausreichend Bezug zum weltlichen Leben hatte, um seine Niederschriften als vergleichbar mit den übrigen betrachten zu können.[16] An einigen Stellen soll außerdem das Selbstzeugnis einer weiblichen Schreibenden, der Priorin Klara Staiger (1588–1656) aus dem Kloster Mariastein bei Eichstätt[17], herangezogen werden. Den Zeugnissen männlicher Autoren wird damit der Text einer Schreiberin entgegengestellt, um so die spezifisch männlichen Deutungsmuster deutlicher herausarbeiten zu können. Da es sich bei dieser Schreiberin jedoch um eine Nonne in einem Kloster handelt, während die übrigen Selbstzeugnisse von überwiegend weltlichen Verfassern stammen, ist bereits im Vorhinein festzustellen, dass dieser Vergleich asymmetrisch ist. Zudem ist die Aussagekraft eines einzelnen Zeugnisses zweifelsfrei beschränkt. Dennoch kann das Hinzuziehen eines weiblich geprägten Textes als Korrektiv dienen, um Aussagen nicht fälschlicherweise als geschlechtlich markiert zu interpretieren, wenn diese eigentlich stärker von anderen Diskursen geprägt sind und sich in Texten weiblicher wie männlicher Zeitgenossen finden.

Tab. 1: Übersicht über ausgewählte Selbstzeugnisse

Schreibende/r	Beruf	Berichtszeitraum	Umfang
Peter Hagendorf	Söldner	1625–1649	192 Blatt
Volkmar Happe	Gräfl. Hofrat	1601–1641	923 Blatt
Caspar Heinrich Marx	Theologe	1631–1635	110 Blatt
Michael Heubel	Landrichter	1620–1640	376 Seiten
Hans Krafft	Blaufärber	1604–1662	236 Blatt
Klara Staiger	Priorin	1631–1651	544 Blatt

13 Das thüringische Territorium der Schwarzburger Grafen war seit dem ausgehenden 16. Jahrhundert in zwei Grafschaften aufgeteilt.

14 Vgl. Peters (2012), S. 25–29.

15 Vgl. zu den genauen Wegen Peters (2012), S. 36, 39, 46f., 56f., 64f., 71, 75, 81f., 86, 92f., 96.

16 Vgl. dazu Berg (2008). Zur Wahrnehmung von Soldaten im Dreißigjährigen Krieg aus dem klösterlich-klerikalen Kontext heraus vgl. Scheutz (2001).

17 Vgl. Fina (1981).

Die ausgewählten Zeugnisse decken verschiedene Schreibintentionen und unterschiedliche Grade der Selbstoffenbarung ab. Die Texte von Happe und Hagendorf geben über vielfältige Erfahrungsbereiche aus dem Leben der Schreiber Auskunft, von familiären Entwicklungen über Alltagsgeschichtliches bis hin zu Beschreibungen von Erkrankungen; gleichzeitig berichten sie aber auch über Entwicklungen im Kontext des Dreißigjährigen Krieges. Bei den Texten von Marx und Krafft stehen vor allem die Auswirkungen des Krieges in Erfurt im Vordergrund, ebenso beim Text von Heubel in Bezug auf die Grafschaft Schwarzburg-Rudolstadt. Das Zeugnis von Klara Staiger bildet vor allem ihre Tätigkeit als Priorin und den Zustand des Klosters ab, welches im Dreißigjährigen Krieg zerstört und wiederaufgebaut wurde, aber auch viele alltagsgeschichtliche Elemente fanden Eingang in ihre Aufzeichnungen. Die unterschiedlichen inhaltlichen Fokussierungen und verschiedenen Schreibanlässe führen dazu, dass die Schreibenden nicht alle in gleicher Intensität über Krankheit, Gesundheit und Männlichkeiten berichten, was in der folgenden Analyse der Texte berücksichtigt werden muss.

Der eigene Körper

Körperlichkeit spielte insbesondere für Söldner und Soldaten eine herausgehobene Rolle, denn „[d]ie militärisch verwertbare körperliche Kraft bildete das Kapital, mit dem sich der Soldat verdingte".[18] Körperliche Versehrung, langwierige Krankheiten, Verstümmelungen und Verletzungen konnten dagegen das Ende der Versorgung des Söldners und damit auch seiner Familie bedeuten.[19] Darüber hinaus konnten sie auch auf andere Art zur Gefahr werden, denn es war im Dreißigjährigen Krieg durchaus gängig, dass kranke oder verletzte Soldaten von anderen Soldaten oder Bauern verfolgt und umgebracht wurden, um sie ausrauben zu können und so ihrer Kriegsbeute habhaft zu werden. Über diese Praxis berichtet beispielsweise der Theologe Caspar Heinrich Marx in seinem Diarium an mehreren Stellen.[20] Gegen Ende des Krieges war der Söldner Peter Hagendorf mehrmals für die Versorgung der Kranken und Verletzten seines Regiments zuständig, worüber er allerdings nur wenig berichtet. Ob er in diesem Kontext auch für den Schutz der Genesenden sorgen musste, ist also nicht überliefert.

Die ultimative Folge der kriegerischen Gewalt, nämlich der Tod auf dem Schlachtfeld oder in Lazaretten, wird weder von Hagendorf noch von den

18 Kroener (1998), S. 290.

19 Vgl. Kroener (1998), S. 290.

20 „*Alß unterschiedlige Verwun*[de]*te, auch krancke undt geschlagene Soldaten keiserische Soldaten in hiesigen ohrten ankommen, daß Landt Volck auf sie verbittert gewesen, undt als* [sie] *ihnen ziemblich zuegesetzt*" und fünf Tage später: „*Unter dessen logiren sich für* [vor] *alle euserliche Thor etliche von den Schwedischen undt Confœderirten Soldaten, suchen auch hin undt wieder auf allen ohrten undt strassen die flüchtige keiserlichen Soldaten undt was sie antreffen, hauen sie meistentheils darnieder oder nehmens gefangen, wie dan*[n] *Capitain Jagenern etliche krancke Soldaten bei Daferstedt lies erschiessen undt niederhauen.*" Medick/Winnige (2008), Marx, fol. 8r–8v.

übrigen Schreibern explizit thematisiert.[21] Der ‚böse Tod', wie Krusenstjern ihn bezeichnet[22], also der Tod durch die mittelbaren oder unmittelbaren Folgen des Krieges – Schlachten, aber auch Hunger, Pest und Kälte[23] –, wird zwar erwähnt, aber nicht beschrieben, wie dies beispielsweise für den Tod von Familienangehörigen in ausführlicherer Form getan wurde.[24] Das mag auch damit zusammenhängen, dass Hagendorf die Ausübung von Gewalt im Kontext von Schlachten und Belagerungen kaum, allenfalls oberflächlich thematisiert. Die übrigen Verfasser beschreiben dagegen Gewalt seitens durchziehender oder einquartierter Soldaten ausführlicher und häufiger, erwähnen den ‚bösen Tod' jedoch ebenfalls kaum.

Hinsichtlich der Körper von Soldaten ist besonders das von Martin Dinges herausgearbeitete Spannungsfeld von „verletzende[n] und verletzte[n] Körper[n]"[25] zu berücksichtigen. Dass dieses Spannungsfeld, in dem sich die Zuordnung der Subjekte schnell ändern konnte, wechselseitig war, lässt sich beispielsweise an einer markanten Passage aus dem Tagebuch des Söldners Peter Hagendorf zeigen:

> Aber in die stadt am neistadter thor bin Ich 2 Mal durch den leieb geschossen worden das Ist meine beute gewesen
>
> dieses Ist gesehen den 20 Meige dessen 1631 gars fruhmorgens vmb .9. vhr
>
> Nachher bin Ich In das leger gefuhret worden, ver//bunden, den einmal, bin Ich durch den bauch, forne durch *[durch]* geschossen, zum andern durch beide agslen, das die Kugel, Ist In das hembte gelehgen, Also hat mir der feldtscher, die hende auff den Rugken gebunden, das er hat können Meissel, einbringen, Also bin Ich In meiner hudten gebracht worden, halb todt.[26]

Hagendorf beschreibt hier seine Verwundung bei der Erstürmung der Stadt Magdeburg. War er im einen Moment noch verletzend, wurde er im nächsten zum verletzten Körper, der der Behandlung durch einen Feldscher bedurfte. Im Hinblick auf seine Heilung nach der Verwundung bei Magdeburg nennt Hagendorf zwei Praktiken: den gerade zitierten Besuch beim Feldscher und gutes Essen während seiner Einquartierung.[27] Die von Robert Jütte skizzierten Wege, auf denen Patienten zu ihren Ärzten kamen, wurden dabei im unmittelbaren Kriegsgeschehen außer Kraft gesetzt und durch Logiken von Nähe und das Bedürfnis nach sofortiger Versorgung ersetzt.[28] Ernährung als körperliche und in diesem Fall gesundheitsfördernde Praktik spielte für Hagendorf offen-

21 Mortimer Geoff kann jedoch nachweisen, dass andere schreibende Söldner aus dem Dreißigjährigen Krieg die Gewalt in Schlachten, das Töten und das Sterben expliziter thematisieren, vgl. Geoff (2002), S. 40f.

22 Vgl. Krusenstjern: Seliges Sterben (2001), S. 475–479.

23 Vgl. Krusenstjern: Seliges Sterben (2001), S. 475.

24 Vgl. dazu auch der Abschnitt „Die Krankheiten und Körper der anderen".

25 Dinges (1996), S. 73.

26 Peters (2012), S. 41. Vgl. auch Medick (2001).

27 *„Alhir habe Ich einen gar gudten Wirdt bekommen, hat mir kein Rindtfleichs gegeben, sondern lauter kalbfleichs Iunge taube, hunder, vndt vögel, Also bin Ich In 7 Wochen wieder frichs vndt gesundt gewessen."* Peters (2012), S. 44.

28 Vgl. Jütte (1991), S. 89–100.

bar eine große Rolle, denn in seinem Selbstzeugnis notiert er häufig, in welchen Regionen es welche Nahrung gab und ob er während der Einquartierung gutes oder schlechtes Essen erhalten habe.[29] Umgekehrt schreibt er auch über unzureichende Ernährung, Versorgungsnotstand und wie er versuchte, seine eigene Versorgungslage zu verbessern:

> Ist es bei vns schlegt hergangen *[...]* Ich. fur meine person, vndt mein weieb, haben brodt gnug gehabt, haben noch verkaufft, den wir haben vns eine mule gemacht, von 2 schleiffsteine, yndt haben In der erde, einen bagoffen gegraben, vndt brodt gebagken.[30]

An anderer Stelle beschreibt er, nicht ohne einen ablehnenden Unterton, wie auch andere Soldaten ihre Versorgung zu verbessern versuchten:

> Ist eine sölche hungersnot, bei der armee gewessen, das kein pferdt, In stal, Ist fur den Knechten, *[Ist]* gewessen sicher, haben dem pferdt das messer, In die brust gestoghen, vndt sindt davon gegangen, Also hat sich das pferdt must zu todt bluten, darnach haben sie es gefressen.[31]

Diese Textpassage gibt zugleich auch einen Einblick in die Vorstellungen des Schreibers von moralischen Grenzen. An solchen Beispielen zeigt sich, dass bei Hagendorf im Hinblick auf den eigenen Körper auf diskursiver Ebene vor allem die Beschreibung von Ausnahmezuständen, d. h. Krankheit oder Hunger, aber auch Kälte[32], sowie seine Ernährung eine Rolle spielten. Im Hinblick auf andere Praktiken zur Vermeidung von Krankheit oder zur Heilung des eigenen Körpers finden sich – abgesehen von der oben zitierten Stelle zur Verwundung bei Magdeburg – kaum Hinweise. Während Hagendorf häufig die jeweils regionalen Nahrungsmittel, allen voran Wein, Bier und Brot, beschreibt und bewertet sowie Auskunft über gute oder schlechte Versorgung seines Regiments gibt, finden sich Begriffe aus dem semantischen Feld der Ernährung in den übrigen Selbstzeugnissen der männlichen Schreiber fast ausschließlich im Zuge der Schilderungen der Versorgung von einquartierten oder durchziehenden Soldaten: Formulierungen wie „*ist dis Volck nach Greußen kommen, haben ihme Essen und Trincken geben müssen*“[33] gibt es in den Zeugnissen von Happe, Marx, Heubel und Krafft gleichermaßen. Dass sich sonst kaum etwas zu diätischen Aspekten findet, heißt natürlich nicht, dass die Menschen nicht gegessen haben oder dass Ernährung keine wichtige Rolle spielte – es bedeutet lediglich, dass die Schreiber es nicht für erwähnenswert hielten oder es im Allgemeinen nicht den diskursiven Konventionen entsprach, Angaben über Ernährung und Ver-

29 Zum Beispiel: „*Am, carfreitag, haben wir brodt, fleichs gnug gehabt, vndt am heiliegen ostertag haben wir kein mundt fol brodt haben können.*“ Peters (2012), S. 38; „*Alhir* [im Schwarzwald – S. M.] *Ist ein wildes landt, lauter bergk vndt tall, vndt wald, die leute nehren sich meisten teils mit viehzucht, vndt schöne frisse wasser, giebet gute förrellen darin.*“ Peters (2012), S. 54.

30 Peters (2012), S. 73.

31 Peters (2012), S. 56.

32 Zum Beispiel: „*Weil es so kalt wahr haben sich edtliche In die dörffer auffgehalten, vndt dem Regemendter, nicht gefolget, wehgen der kelte.*“ Peters (2012), S. 48; „*den es schneigt vndt regeteet, vndt war hubs kalt darzu*“. Peters (2012), S. 62.

33 Medick/Winnige (2008), Happe, Teil I, fol. 270v.

sorgung zu verschriftlichen.[34] Anders verhält es sich dagegen mit dem Selbstzeugnis von Klara Staiger, die durchaus ausführlicher Auskunft über die Zubereitung oder Herstellung von Nahrungsmitteln gibt, beispielsweise: „*Montag den 29 haben mir unser mangelt* [Mangold-] *krauth eingesotten und die gantze wochen krauthacker gehabt*“[35]. Dies steht in Zusammenhang mit Staigers Aufzeichnungsgewohnheiten, die – anders als die diskursiven Strukturen der Zeugnisse männlicher Schreiber – stark auf Praktiken ausgerichtet sind. In dieser Notiz über „*krauthacker*“ steht weniger im Vordergrund, was und wie viel es zu essen gab, sondern vielmehr die Praktik des Haltbarmachens von Lebensmitteln.

Der mit Krankheit und Verwundung zusammenhängende Aspekt des Schmerzes wird in den Selbstzeugnissen nur selten erwähnt. Der Begriff „Schmerz“ und entsprechende Schreibvarianten finden sich in den vorliegenden Quellen nur achtmal, die Begriffe „Krankheit“ bzw. „krank“ dagegen insgesamt 27- bzw. 66-mal.[36] Ebenso wie bei fehlenden Aufzeichnungen über Ernährungsgewohnheiten bedeutet auch die Tatsache, dass der Begriff „Schmerz“ in den Zeugnissen kaum auftaucht, nicht, dass die Schreiber keine Schmerzen empfanden, sondern lediglich, dass es nicht den Diskurskonventionen entsprach, dies schriftlich festzuhalten.

Über die eigenen Krankheiten geben die Schreiber in unterschiedlicher Intensität Auskunft, was sich vor allem mit verschiedenen Schreibabsichten und unterschiedlichen Graden der Selbstauskunft erklären lässt. Am ausführlichsten schildert Volkmar Happe seine Krankheiten. Er beginnt seine Niederschrift mit einem genealogischen Bericht über das Leben seiner Vorfahren und sein eigenes bis zum Beginn der anschließend folgenden chronologischen Aufzeichnungen. Im Teil zu seinem eigenen Leben schreibt er:

> In meiner Jugend wie meine liebe Eltern *[…]* berichtet, bin ich ziemlichen mit vielen Kranckheiten geplaget gewesen. Gott sey Danck, der mich annoch bey Leben und leidlicher Gesundheit erhalten hat. Anno 1597 habe ich den ganzen Sommer durch am hitzigen Fieber laboriret.[37]

Zu diesem Zeitpunkt war Volkmar Happe zehn Jahre alt. Auch im weiteren Verlauf seines Selbstzeugnisses beschreibt er gelegentlich seine eigenen Krankheiten, beispielsweise in dieser Form: „*Den 18. Juli bin ich ziemlich kranck worden, habe einen sehr dicken Backen bekommmen. Doch hat mir der liebe Gott bald wiederumb genädig geholfen.*“[38]

34 Die These über diskursive Konventionen hinsichtlich der Thematisierung von Ernährung und Versorgung müsste anhand einer breiteren Diskursanalyse überprüft werden.

35 Fina (1981), S. 188.

36 Vgl. Medick/Winnige (2008) und Peters (2012), S. 38, 63, 78, 97. Die Erhebung basiert für die mitteldeutschen Selbstzeugnisse auf der Suchfunktion der Online-Edition, für das Tagebuch Peter Hagendorfs auf einer analogen Zählung. Bei der digital gestützten Suche wurden Mehrfachnennungen auf derselben Seite durch die Suchfunktion nicht erkannt, aber manuell ergänzt. Die Suchfunktion erfasste weiterhin auch Nennungen im Anmerkungsapparat, die manuell abgezogen wurden, so dass die genannte Zahl die absoluten Nennungen im Quellentext abbildet.

37 Medick/Winnige (2008), Happe, Teil I, fol. 5r.

38 Medick/Winnige (2008), Happe, Teil I, fol. 89r.

Die Bezugnahme auf Gott im Kontext von Krankheit findet sich nicht nur bei Happe, sondern auch bei Hagendorf: „*Alhir* [im Rheinland – S. M.] *hatt mich gott noch weiter heimgesucht, mit lauter geschwer am leibe*".[39] Während Happe Gott jedoch als Erklärung für seine Genesung anführt, versteht Hagendorf ihn als Grund für seine Erkrankung. Das diskursive Element des Gottesbezugs deckt hier also auch unterschiedliche religiöse Grundvorstellungen der Schreiber auf, die sich möglicherweise durch die Konfessionszugehörigkeit erklären lassen.

Abgesehen von der bereits zitierten Stelle über die Verwundung Hagendorfs bei Magdeburg gibt dieser kaum ausführlich Auskunft über seine Krankheiten, notiert aber immerhin an einigen Stellen Aussagen wie „*Alhir bin Ich krang worden*".[40] Auch Volkmar Happe schrieb abseits der oben zitierten Stelle kaum über seine eigenen Krankheiten, dafür aber ausführlich über die seiner Angehörigen. Die Priorin Klara Staiger hielt in ihren Aufzeichnungen lediglich an einer Stelle etwas umfänglicher zu ihrem eigenen Befinden fest, dass sie im Jahr 1645 lange an einer schweren Krankheit mit verkrampften Gliedern litt, weshalb sie nicht schreiben konnte:

> Anno 1645 bin ich erkranck Das ich nichts mehr auffschreiben künden Dan ich aller Contractirt *[ganz steif]* worden aber Gott lob guete Mittel und Hilff meiner Schwestern Hat es sich in der noch wehrenten HolczChur *[Badekur mit Holzrinden-Aufguß]* algemach widerumb zur besserung geschickt ist mir Von ir Gn.H.Praelaten vil gnad und guets erwisen worden biß ich widerumb zu krefften khomen Und gehen künden.[41]

Die übrigen Schreiber notieren nichts zu eigenen Krankheiten, nur zu denen anderer.

Die Krankheiten und Körper der anderen

Neben solchen Beschreibungen zum eigenen Körper und den eigenen Krankheiten finden sich im Hinblick auf die Körper anderer Personen vorrangig Erwähnungen zu Erkrankungen und Todesfällen von Angehörigen, allen voran der engsten Angehörigen, sprich der Ehefrauen und Kinder der Schreiber. Ob dabei über weibliche oder männliche Personen geschrieben wird, scheint keine Rolle zu spielen, da sich in der Beschreibung von Männern und Frauen keine erkennbaren Unterschiede feststellen lassen. Nur selten liefern die Schreiber dabei Erklärungsversuche für die Erkrankung im Sinne einer ätiologischen Annäherung.[42] Eine Ausnahme bildet hier eine interessante Passage im Selbstzeugnis von Volkmar Happe. Nach dem Tod seines ältesten Sohnes Johannes Andreas beschreibt Happe ausführlich auf zehn Seiten dessen Leben.[43] Diese Lebensbeschreibung kommt einer zeitgenössischen Leichenpre-

39 Peters (2012), S. 81.
40 Peters (2012), S. 38.
41 Fina (1981), S. 309.
42 Vgl. zur Ätiologie in der Frühen Neuzeit Jütte (2013), S. 13–16.
43 Vgl. Medick/Winnige (2008), Happe, Teil II, fol. 170r–178v.

digt nahe, ist jedoch deutlich persönlicher, da Happe explizit seine Rolle als Vater einnimmt und schildert. Darin weist er häufig auf den kränklichen Zustand seines Sohnes hin[44], den man mit „*nothwndige*[n] *medicamenta*"[45] zu behandeln versucht habe. Happe beschreibt unter anderem, wie sich sein Sohn bei einem Sturz im Alter von zwei Jahren schwere Verletzungen zugezogen habe[46] und dass er aufgrund seiner kränklichen Konstitution keine Schule habe besuchen können, sondern stattdessen zu Hause unterrichtet worden sei[47]. Bemerkenswert ist dann nicht zuletzt die weitere Ausbildung des Sohnes: Da er aufgrund seines Gesundheitszustandes „*zum Studiren oder Hofleben nicht würde zu gebrauchen sein*"[48], so Happe, habe er entschieden, ihn stattdessen zu seinem Bruder nach Frankenhausen in die Ausbildung als Apotheker zu geben, „*in Hoffnung, er solte dadurch der Medicin so viel kundig* […] *bekant werden, dass mit der Zeit Gott der Allmechtige ihme etwan Mittel zeigen möchte, wodurch ihm geholfen werden könte*"[49]. Dieser Gedankengang, den Happe hier in väterlichem Leid über den Tod des Sohnes formuliert, ist in zweifacher Hinsicht auffällig, verdeutlicht er doch erstens, dass durch die Krankheit des Sohnes eine offensichtliche Einschränkung, eine *disability*, entstanden war, die sein Vater als solche wahrnahm, er zweitens jedoch einen Weg ersann, um dem Sohn zu einem Berufsstand und gleichzeitig zu Linderung seiner Beschwerden zu verhelfen, indem er ihn in die Apothekerausbildung gab. Diese Ausbildung wurde allerdings durch den Krieg unterbrochen, denn als 1636 eine Epidemie in Frankenhausen ausgebrochen war, die Happe als „*Pest*"[50] bezeichnet, holte er seinen Sohn zurück nach Ebeleben. Die sich nach Frankenhausen zurückziehenden kaiserlichen Truppen verhinderten anschließend die Rückkehr des Sohnes in die Ausbildung. Als die schwedischen Truppen Ebeleben erreichten, wurde der Sohn nach Happes Niederschrift „*auf dem Schlosse Ebeleben ertappet, ausgezogen und mit Pistohlen also tractiret, dass kein Wunder wäre, er were vor Angst gestorben*"[51]. Diesen Angriff überlebte er jedoch. Happe wollte ihn zurück nach Frankenhausen schicken, doch auf dem Weg dorthin wurde er „*von etzlichen Raubvögeln angefallen, mit Gewalt vom Pferde geworfen und ihme alles wieder genommen*"[52]. Diese beiden Ereignisse – also die Tortur durch die Soldaten im

44 Vgl. Medick/Winnige (2008), Happe, Teil II, fol. 170r, 170v, 171r, 171v, 173r. An anderer Stelle in Happes Aufzeichnungen wird die Geburt des Sohnes am 12. Juli 1618 vermerkt, und in diesem Zusammenhang schreibt er bezüglich der Krankheit des Kindes: „*Ach, Gott erbarme es, es ist ein sehr armes Kindt, hat den Blasenstein mit von Mutterleibe bracht, daran es unaussprechliche Schmertzen und wir, seine Eltern, übergroßes Hertzeleidt erleiden müssen.*" Medick/Winnige (2008), Happe, Teil I, fol. 24r. Auf derselben Seite wird in einer nachträglich hinzugefügten, lateinischen Randnotiz der Tod des Sohnes im Jahr 1637 vermerkt.

45 Medick/Winnige (2008), Happe, Teil II, fol. 170r.

46 Vgl. Medick/Winnige (2008), Happe, Teil II, fol. 171r.

47 Vgl. Medick/Winnige (2008), Happe, Teil II, fol. 171v–172r.

48 Medick/Winnige (2008), Happe, Teil II, fol. 173v.

49 Medick/Winnige (2008), Happe, Teil II, fol. 173v–174r.

50 Vgl. Medick/Winnige (2008), Happe, Teil II, fol. 175v.

51 Medick/Winnige (2008), Happe, Teil II, fol. 175r.

52 Medick/Winnige (2008), Happe, Teil II, fol. 175v–176r.

Schloss Ebeleben und der Angriff auf dem Weg nach Frankenhausen – haben laut Happe dazu geführt, dass

> er also erschrecket worden, dass zu seiner Leibes Beschwehrung die Wasser- und Schwindsucht geschlagen, also dass er von selbiger Zeit an nicht eine eintzige Stunde gesund gewesen und sind diese Unthaten nicht die geringste Uhrsachen seines frühzeitigen Todes.[53]

So wird der Schreck als Ursache für die Krankheit verstanden, die schließlich zum Tod des Sohnes am 22. November 1637 geführt habe.[54] Ein ähnlicher Zusammenhang von Erschrecken und letztlich todbringender, in diesem Fall nicht näher spezifizierter Krankheit findet sich auch im Tagebuch der Klara Staiger:

> Uber diese betrüebte zeittung *[Nachricht] [von der Plünderung eines klösterlichen Bauernhofes – S.M.]* erschrickt unser liebe W.mutter so hart *[sehr]* das ir der schreckhen durch alle glider gangen. zu abents umb 7 uhr clagt sy *[über]* ein grosse keltin und ist durch die nacht gar kranckh wirt gegen tags aller quelmisch *[ohnmächtig]* und treibts bis am pfincztag früe kombt gar fein *[allmählich zu]* ir selbs beicht Und Communicirt zwischen 4 und 5 uhr haben guete hoffnung ihrer besserung Nach einer halben stundt hebts an raßeln *[zu röcheln]* und starck schnauffen so baldt der beichtvatter mit der H.Olung kombt und sy noch gar verstendig und willig solche entpfangen endets ihr leben in seiner gegenWirttigkait gantz senfftigklich.[55]

Auffällig an dieser Beschreibung sind vor allem die detaillierten Zeitangaben, die auf eine Anwesenheit der Schreiberin am Kranken- und Sterbebett der alten Priorin schließen lassen.

Die Krankheit von Familienangehörigen wird insbesondere bei Happe häufig mit den Emotionen des schreibenden Ichs verknüpft, eine besondere Rolle nimmt dabei die eben zitierte Lebensbeschreibung seines Sohnes ein, die im Vergleich zu den übrigen Aufzeichnungen zu Todesfällen von Kindern und weiteren Angehörigen besonders ausführlich ist. Die emotionale Komponente in diesen Passagen wird meist durch das Adjektiv „betrübt" ausgedrückt:[56]

> Den 30. Dezember *[1623]* mein allerliebstes jüngstes Söhnlein Christoph Friedrich, nachdeme er bis an den zehenden Tag an den Blattern[57] schmertzlichen darnieder gelegen, auf den Abend umb 8 Uhr von dieser mühseligen Welt in meinem Abwesen zu Greußen durch den zeitlichen Todt abgeschieden, wodurch wir, seine Eltern, sehr höchlichen und schmertzlichen betrübet. Dieses Jahr haben die Blattern zu Greußen sehr starck regieret, daran viel Kinder gestorbe.[58]

53 Medick/Winnige (2008), Happe, Teil II, fol. 176r–176v.

54 Vgl. Medick/Winnige (2008), Happe, Teil II, fol. 177r–178v.

55 Fina (1981), S. 49.

56 Vgl. zur Emotionalität in Selbstzeugnissen Krusenstjern: Tränen (2001), im Zusammenhang mit Todesfällen besonders S. 165–167.

57 Ob damit die „Syphilis" im frühneuzeitlichen Sinne oder aber die häufig Kinder betreffenden Pocken gemeint waren, geht aus der Quelle nicht hervor, wobei Letzteres wahrscheinlicher ist. Laut Robert Jütte wurde der Begriff „Blattern" in der Frühen Neuzeit für beide Krankheiten gebraucht, vgl. Jütte (2013), S. 42–48, 51–53.

58 Medick/Winnige (2008), Happe, Teil I, fol. 47r.

Das Diminutiv „*Söhnlein*" und die Attribute „*allerliebstes jüngstes*" verstärken die emotionale Ebene dieser Aufzeichnungen. Während Happe die Krankheiten seiner Kinder meist nicht nur benennt, sondern oft, wie im gerade zitierten Beispiel, auch den Verlauf bis zur Genesung oder zum Tod detaillierter über mehrere Tage hin beschreibt, werden die Krankheiten und körperlichen Befindlichkeiten von Angehörigen in den übrigen Selbstzeugnissen deutlich knapper gefasst – falls sie überhaupt geschildert werden. Hagendorf vermerkt meist nur, seine Frau oder eines seiner Kinder sei krank. Hans Krafft dagegen widmet in seinen Aufzeichnungen jedem seiner Kinder eine separate Seite, auf der er neben der Geburt später Erkrankungen, aber beispielsweise bei seinen Töchtern auch Eheschließungen vermerkte, was den ersten Seiten seines Selbstzeugnisses den Charakter einer Familienchronik verleiht. Besonders bemerkenswert ist die folgende Angabe auf der Seite zu seinem Sohn Jeremias: „*Den 26. Oktober* [1628] *so hat ihn seine Mutter gewöhnet, hat getrunken Anno 1628 44 Wochen und 1 Tag*".[59] Auf den Tag genau vermerkt er die Stillzeit seines Sohnes – eine Notiz, die durchaus als besonderes Interesse Kraffts an seinen Kindern, aber auch als Bewusstsein dieses Mannes für die Relevanz des Stillens und somit für die Gesundheit und die Überlebenschancen des Kindes gewertet werden kann. Weiterhin notierte Krafft dann Krankheiten wie Blattern und Masern, an anderer Stelle aber auch rote Ruhr und Pest. Zu seinen anderen zwölf Kindern schrieb er die Stillzeiten im Übrigen nicht auf, so dass das schriftliche Festhalten an dieser Stelle eher zufällig und willkürlich erscheint.

Neben den Begriffen Blattern, Masern, Ruhr und Pest[60], die insbesondere im Kontext von Notizen über die Erkrankungen der eigenen Kinder oder über Todesfälle innerhalb der Familie immer wieder auftauchen, berichten die Schreiber der mitteldeutschen Selbstzeugnisse auch von Krankheiten, für die sie keinen Namen hatten. Im Januar 1628 schildert Volkmar Happe eine ihm unbekannte Krankheit, die im thüringischen Ebeleben um sich griff:

> In diesem Monath Januar *[1628]* hat sich eine fremde böse ansteckende Kranckheit alhier in Ebeleben ereignet, daran sich in 5 oder 6 Tagen 26 Personen geleget. Kommet die Leuthe mit Frost an und folget darauf eine starcke Hitze und ein Reißen in allen Gliedern, auch irren die Patienten gar sehr, als wie an der Hauptkranckheit. Diese Kranckheit hat sich den 11. Januar gar starck vernehmen lassen.[61]

Entgegen anderen Beschreibungen von Erkrankungen, bei denen Happe einfach nur den Namen der Krankheit, beispielsweise Blattern oder Pest, nennt, scheint sie ihm hier unbekannt zu sein, weshalb er die Symptome näher schil-

59 Medick/Winnige (2008), Krafft, fol. 7v.

60 Bei diesem Begriff ist sich die medizinhistorische Forschung heute weitestgehend einig, dass er nicht nur die durch den Erreger *Yersinia pestis* verursachte Erkrankung meint, sondern auch für andere Ursachen verwendet wurde, beispielsweise für Flecktyphus oder Typhus, vgl. Jütte (2013), S. 24; Hatje (1992), S. 17f.; Ulbricht (2004), S. 17. Allein in den vier mitteldeutschen Selbstzeugnissen findet sich der Begriff „Pest" mit entsprechenden Schreibvarianten („Pestilenz") 80-mal.

61 Medick/Winnige (2008), Happe, Teil I, fol. 126r.

dert. Dass ein Bewusstsein für Ansteckungsgefahr vorhanden war[62], zeigt sich besonders an Happes Beschreibungen dieser „Ungarischen Krankheit". So erzählt er nicht nur für das Jahr 1628, dass sein Dienstherr vor dieser Krankheit geflohen sei[63], sondern auch für den 24. August 1640 über die Erkrankung von dessen Haushälterin, sie sei „*vom Schlosse geschaffet worden*"[64]. Diese etwas harsche Formulierung im Hinblick auf die Haushälterin kann möglicherweise auf die in zeitgenössischen Pesttraktaten verbreiteten Warnungen vor Mägden als Verbreiterinnen der Pest zurückgeführt werden.[65] Gleichzeitig verdeutlicht sie das Bewusstsein der Zeitgenossen für die Wirkung ansteckender Krankheiten.

Die mit dem Dreißigjährigen Krieg verstärkt einhergehenden Pestepidemien[66] finden sich in den hier betrachteten Selbstzeugnissen an vielen Stellen und in unterschiedlich ausgeprägter diskursiver Verarbeitung. Während der Erfurter Theologe Caspar Heinrich Marx lediglich schreibt, dass „*Umb diese Zeit* […] *auf etlichen dorffern ziemblig contagiosische, auch pestilentzialische Kranckheiten* [grassierten], *welche sich auch in etlichen heusern der Stadt regeten*"[67], notieren andere Schreiber Pestausbrüche deutlich ausführlicher und bilden damit den ubiquitären Status der Seuche in der Frühen Neuzeit ab[68]. Auf diskursiver Ebene sind die Beschreibungen an den bisherigen Stand der historischen Forschung anschlussfähig.[69] Bei Volkmar Happe wird eine Pestepidemie im thüringischen Greußen im Sommer und Herbst 1625 ausführlich geschildert. Für denselben Zeitraum erwähnt auch der Landrichter Michael Heubel aus der Grafschaft Schwarzburg-Rudolstadt eine Pestepidemie im von Greußen etwa 70 km entfernten Illmen (heute: Stadtilm).[70]

Happe selbst weilte nicht im pestinfizierten Greußen, sondern im etwas über 20 km entfernten Ebeleben, berichtete aber als gräflicher Hofrat über die Entwicklung in Greußen. In diesem Zusammenhang schreibt er über den Ausbruch der Pest Folgendes:

> Den 15. Juli hat zu Greußen leider die abscheuliche Seuche der Pestilentz zu regieren angefangen, sind selbigen Freitags daran gestorben 2 Menschen, den Sonnabend 3 Menschen, den Sonntag 4, Montag auch 4, Dienstag 5, Mittwochen 6 und Donnerstag auch 6

62 Vgl. zum epidemischen Bewusstsein Jütte (2013), S. 21, 26–28. Ein frühes Bewusstsein für Ansteckungsgefahr zeigt sich besonders eindrücklich auch im Umgang mit Leprakranken, vgl. Jütte (2013), S. 35–41.

63 „*Eodem* [die], *den 21. Januar, ist Mein Gnädiger Herr Graf Christian Günther zu Schwartzburg und Hohenstein mit der jungen Herrschaft* [Christian Günther II. von Schwarzburg-Sondershausen-Arnstadt, Anton Günther I. von Schwarzburg-Sondershausen, Ludwig Günther II., Graf von Schwarzburg-Sondershausen-Ebeleben] *und dero gantzen Hofstadt des vielen Krancken und Sterbens halber nach Keula gezogen, ich aber habe hier bleiben müssen.*" Medick/Winnige (2008), Happe, Teil I, fol. 127r.

64 Medick/Winnige (2008), Happe, Teil II, fol. 351r.

65 Vgl. Härtel (2004), S. 88.

66 Vgl. Ulbricht (2004), S. 19.

67 Medick/Winnige (2008), Marx, fol. 90v.

68 Vgl. zur Allgegenwärtigkeit der Pest Ulbricht (2004).

69 Vgl. Ulbricht (2004), S. 19–22.

70 Vgl. Medick/Winnige (2008), Heubel, S. 41.

> Menschen daran gestorben und begraben worden. Den Freitag, als den 22. Juli, sind zu Greußen wiederum 6 Personen begraben worden.[71]

Zu Beginn der Epidemie sterben innerhalb einer Woche hier also 30 Menschen. Während ihm unbekannte Verstorbene nur als „*Menschen*" oder „*Personen*" ohne nähere Auskunft beispielsweise zu Geschlecht[72] oder Berufsstand bezeichnet werden, beschreibt er den Pesttod von Angehörigen oder ihm bekannten Personen ausführlicher.[73] Zwei seiner Brüder erkranken im August 1625 an der Pest, genesen aber wieder, seine Mutter, sein Schwiegervater und einige engere und weitere Verwandte sterben daran.[74] Während Happe anfangs noch die Todeszahlen für einzelne Tage angibt, beschränkt er sich später auf monatliche Zusammenfassungen: „*Diesen Monath über sind zu Greußen an der Pest gestorben 87 Personen.*"[75] Resümierend schreibt er schließlich am Ende des Jahres 1625:

> Zu Greußen sind dis Jahr an der Pest gestorben 843 Personen *[...]* Kein trauriger Jahr habe ich noch nicht erlebet; denn über das grausame Krieges=Wesen mir in diesem Jahre in Greußen meine liebe Mutter, meinen lieben getreuen Schwervatter und eine große Anzahl meiner nechsten Anverwanten und lieben Freunde hinweg genommen.[76]

Wenn man diese Quellen miteinander vergleicht, zeigt sich: Die Schilderungen von Pestepidemien schwanken auf diskursiver Ebene zwischen einer depersonalisierten, emotionslos anmutenden und zugleich akribischen Verzeichnung von Todeszahlen einerseits und Trauer und Emotionen widerspiegelnden Bemerkungen zum Tod von Verwandten und Freunden andererseits.[77] Auf der Ebene der Praktiken ist besonders das Fernbleiben aus dem von der Pest betroffenen Ort zum eigenen Schutz hervorzuheben. Diese Praktik spiegelt ein Bewusstsein für die Ansteckungsgefahr im Sinne der zeitgenössischen Miasma- und Kontagionslehre wider.[78]

Auch in Klara Staigers Aufzeichnungen finden sich sporadische Notizen über die Krankheiten anderer, allen voran ihrer Mitschwestern, gelegentlich auch über die Krankheiten von Männern in ihrem Umfeld, beispielsweise des Beichtvaters. Das Selbstzeugnis von Klara Staiger unterscheidet sich von denen der männlichen Schreiber insofern, als es sich stärker auf Praktiken ausrichtet. Während die männlichen Schreiber überwiegend lediglich das Krankwerden, den Namen der Krankheit, gelegentlich den Verlauf und schließlich

71 Medick/Winnige (2008), Happe, Teil I, fol. 57r.
72 Zum Zusammenhang von Pest und Geschlecht vgl. ausführlich Härtel (2004).
73 Beispielsweise den Tod seiner Schwägerin: „*Den 12. August meines hertzlieben Bruders Andersen getreue gottsfürchtige, keusche, wohlgerathene Braut Frau Sybilla Döblerin, nachdeme sie mit meinem lieben Bruder ein Jahr weniger 9 Wochen in hertzlicher Liebe im Ehestande gelebt, von dieser Welt an der abscheulichen Pest des Morgens umb 6 Uhr abgeschieden.*" Medick/Winnige (2008), Happe, Teil I, fol. 58r.
74 Vgl. Medick/Winnige (2008), Happe, Teil I, fol. 58 ff.
75 Medick/Winnige (2008), Happe, Teil I, fol. 64r.
76 Medick/Winnige (2008), Happe, Teil I, fol. 65v.
77 Ähnliche Befunde bei Krusenstjern: Seliges Sterben (2001), S. 471–473.
78 Vgl. Hatje (1992), S. 31–35; Jütte (2013), S. 26 f.

Gesundung oder Todesfall notierten, finden sich bei Klara Staiger konkretere Anmerkungen zu Praktiken der Heilung, beispielsweise:

> Anno 1632 den 20. Julii. An einem Erchtag ist gestorben unser liebe mit Convent schwester Eugenia Lengin. Haben sie vor 12 tagen zuvor kranck auß dem Thombropst Hoff in unser liebs closter lassen füeren Hat die pedechin *[Flecktyphus]* so dißer zeit umbgangen gehabt daran man ihr Schwiczen AderLassen guete warth gerathen Hett in der statt nit gelegenhait gehabt.[79]

Hier stehen die Verlegung aus der Stadt zurück in das Kloster, Schwitzen und Aderlass als – in diesem Fall vergebliche – Behandlungspraktiken im Vordergrund der Aufzeichnungen. Dass Klara Staiger in ihrem Selbstzeugnis zu Krankheit und Gesundheit die Praktiken mehr in den Vordergrund rückt als die männlichen Schreiber, kann auf ihre stärkere Involvierung in die Durchführung dieser Praktiken zurückgeführt werden, was wiederum auch eine geschlechtliche Komponente hat. Als Frau und Priorin war sie direkt an der Pflege der kranken Mitschwester beteiligt, während die männlichen Schreiber ihre Kinder und Angehörigen in der Regel nicht selbst pflegten und betreuten, sondern dies durch Frauen übernehmen ließen. So berichtet beispielsweise Peter Hagendorf, dass er seine kranke Frau samt Kind gegen Geld zur Pflege beim Henker von Ingolstadt und dessen Frau zurückließ. Zur Krankheit und zum Genesungsprozess schreibt er:

> Also hat er sie angenommen, da hat es gelt gebrauchet, den sie Ist gewessen wie ein Krubpel, Ist auff 2 krugken gegangen 7 wochen lang. Abe des hengkers weieb, hatt sie mit baden, In .7. wochen wieder zu Rechte gebracht.[80]

An Hagendorfs Formulierungen wird deutlich, dass er zwar mit dem Henker darüber verhandelte, ob er seine Frau zur Pflege dortlassen könne, die eigentliche Behandlung und Betreuung – in diesem Fall in Form von Bädern – dann aber von der Frau des Henkers durchgeführt wurde.

Weiterhin unterscheidet sich der Umgang mit Krankheit und Gesundheit in diesem Selbstzeugnis einer Schreiberin von den übrigen Selbstzeugnissen männlicher Autoren dadurch, dass bei Klara Staiger Krankheiten anderer in der Regel nur erwähnt werden, wenn sie zu Todesfällen von Schwestern oder dem Kloster in anderweitiger Art und Weise verbundenen Personen führten. So wird zum Beispiel vom Tod des Beichtvaters berichtet und dies unmittelbar mit der Bitte verknüpft: „*Gott troste sein liebe Seel und verleiche uns widerumb So guetten SeelSorger*“[81] – also verbindet Staiger den Todesfall mit der praktischen Lebensrealität des Konventes. Ein Gesundungsprozess wird dagegen nur für Klara Staigers eigene Erkrankung beschrieben.

79 Fina (1981), S. 59.
80 Peters (2012), S. 78.
81 Fina (1981), S. 310.

Diskurse und Praktiken von Krankheit und Gesundheit als „body-reflexive practices“

Nach diesen Bemerkungen zu den Körpern der anderen, allen voran der Angehörigen der Schreiber, sollen die Ergebnisse hinsichtlich der Praktiken und Diskurse nun mit dem Konzept der hegemonialen Männlichkeit und dem Teilaspekt der „body-reflexive practices“[82] in Verbindung gebracht werden. Connells Theorie muss an dieser Stelle nicht ausführlich dargelegt werden, die Stärken und Schwächen des Konzeptes sind hinlänglich bekannt.[83] Connell betont die Bedeutung des Körpers als „inescapable in the construction of masculinity“[84], widmet den am Rande aufgeworfenen „body-reflexive practices“ dann aber kaum Raum und nennt lediglich sexuelle Erregung und Sport als Beispiele. Körper seien dabei „both objects and agents of practice“[85], wobei die „body-reflexive practices“ in einem wechselseitigen Verhältnis zu sozialen Prozessen stünden. Körperliche Praktiken sind also sozial bedingt, gleichzeitig beeinflussen körperliche Gegebenheiten soziale Praktiken. Dies wiederum hat eine geschlechtliche Komponente, da körperliche Praktiken in ihrer sozialen Dimension Männlichkeiten konstruieren und abbilden. Dieser Ansatz, der bei Connell für die Entwicklung der Theorie hegemonialer Männlichkeit keine weitere Rolle spielt, kann aufgegriffen und erweitert werden. So können die gerade ausführlicher erläuterten Praktiken von Ernährung, dem Aufsuchen heilkundiger Personen, aber allen voran auch das Aufschreiben von körper- und krankheitsbezogenen Erfahrungen selbst als „body-reflexive practices“ verstanden werden, die ihrerseits Ausdruck der Männlichkeiten der Schreiber sind. Im Niederschreiben von Bemerkungen zum eigenen Körper, vor allem im Kontext von Ausnahmezuständen, aber auch in Vermerken über die Krankheiten der eigenen Familie manifestieren sich die Männlichkeiten der Schreiber im Sinne von Doing Gender – wenn man das Schreiben selbst als Praktik begreift. Daraus ergibt sich ein Bild von Praktiken differenzierter Männlichkeiten, die bei Hagendorf beispielsweise einerseits auf den Erhalt der körperlichen Kraft, andererseits aber auch auf die Rolle des Mannes als Versorger der Familie ausgerichtet sind, bei Happe dagegen auf ein Selbstverständnis als besorgter und emotional in die Krankheiten seiner Kinder involvierter Vater, der in seinen Aufzeichnungen Emotionen wie Sorge und Trauer ausführlich festhält. Bemerkenswert ist in diesem Kontext auch die oben zitierte Stelle aus dem Zeugnis des Erfurter Handwerkers Hans Krafft über die Stillzeit seines Sohnes, die von einem Bewusstsein Kraffts für die dem weibli-

82 Connell (2010), S. 59.

83 Vgl. Dinges (2005); Meuser/Scholz (2005); Martschukat/Stieglitz (2008), S. 43. Vgl. außerdem den Vortrag von Martin Dinges mit dem Titel „‚Hegemoniale Männlichkeit‘ – Nutzen und Grenzen eines Konzepts“ am 29. Januar 2019 an der Universität Bonn im Rahmen der Ringvorlesung „Geschlechterdimensionen von Macht und Herrschaft“ des SFB 1167.

84 Connell (2010), S. 56.

85 Connell (2010), S. 61. Vgl. zum folgenden Connell (2010), S. 61–66.

chen Geschlecht zugeschriebene Versorgung von Kleinkindern zeugt. Ein weibliches Doing Gender in der Praktik des Schreibens über Krankheit und Gesundheit ist im Hinblick auf die Aufzeichnungen von Klara Staiger insofern zu konstatieren, als dass sich ihr Selbstzeugnis von denen der männlichen Schreiber durch ihre stärkere Ausrichtung auf Praktiken unterscheidet. Die männlichen Zugänge zu Krankheit von Angehörigen zeichnen sich durch Besorgtsein und Sorgen in einem übergeordneten Sinne, nicht aber durch tatsächlich praktisches Pflegen und Umsorgen aus; Happe versprachlicht und verschriftlicht die Sorge um seine Kinder, Hagendorf sorgt dafür, dass seine kranke Frau gepflegt wird – sie pflegen aber nicht selbst.

Fazit

Hinsichtlich der eingangs aufgeworfenen Fragen nach diskursiven Strukturen, Praktiken und geschlechtlicher Markierung lassen sich folgende Ergebnisse zusammenfassen:

Auf diskursiver Ebene spielen die Krankheiten anderer eine größere Rolle als die eigenen Krankheiten. Dies steht in Zusammenhang mit dem Grad der Selbstoffenbarung und den Intentionen hinter dem Niederschreiben des Textes. War er als Vermächtnis oder mit legitimierender Absicht geplant, so spielten die Krankheiten und Befindlichkeiten des Schreibers für diesen Zweck schlichtweg keine Rolle, wie in den Selbstzeugnissen von Heubel und Marx. Sollte ein Text dagegen den Charakter einer Familienchronik haben, so waren Aspekte von Krankheit und Gesundheit der Familie und des Schreibers es durchaus wert, niedergeschrieben zu werden, wie im Fall von Happes Zeugnis. Im Hinblick auf Praktiken werden vor allem Unregelmäßigkeiten festgehalten, keine alltäglichen Dinge wie Ernährung oder Hygiene. Grund dafür sind die Diskurskonventionen der Zeit. Daraus ergibt sich auch die Erklärung dafür, dass sich bei Klara Staiger und Peter Hagendorf durchaus Bemerkungen zur Ernährung finden – für sie waren ausreichende oder gute, aber auch schlechte oder keine Nahrung und Versorgung jeweils Ausnahmesituationen; für Staiger, weil sie mit ihrem Konvent aus dem Kloster hatte fliehen müssen und so die Versorgungsstrukturen des Konventes aufgebrochen wurden, für Hagendorf, weil er als Landsknecht im Krieg nicht immer ausreichend Nahrung hatte und weiterhin im Tross auch noch für die Versorgung seiner Frau und seiner Kinder zuständig war. In der Art und Weise, wie Krankheits- und Genesungsprozesse verschriftlicht werden, zeigen sich geschlechtliche Unterschiede: In Klara Staigers Text stehen Praktiken im Vordergrund; wenn Krankheit erwähnt wird, erfolgt eine Beschreibung der Behandlungspraktiken. In den männlichen Zeugnissen finden sich dagegen selten Aussagen darüber, was unternommen wurde, um die Genesung der Angehörigen zu fördern. Eine Ausnahme bildet hier Hagendorfs Beschreibung des Krankheits- und Genesungsprozesses seiner Frau. Daran wird allerdings deutlich, dass die Durchführung der Behandlungspraktiken ihrerseits geschlechtlich markiert ist: Es war nicht Hagendorf selbst, der seine Frau pflegte, sondern die Frau eines Henkers. Pflege und Behandlung von Krankheit erscheint also als weiblich, Sorge dagegen durchaus als männlich, nicht nur in Happes deutlichen Äußerungen in dieser Hinsicht, sondern auch im Niederschreiben von Aussagen zu Krankheit und Gesundung selbst. Das Aufschreiben krankheits- und gesundheitsbezogener Bemerkungen kann selbst als Praktik verstanden werden, welche insbesondere im Umgang mit Krankheits- und auch Todesfällen von Angehörigen eine ganz eigene Funktion als emotionales Ventil hat, wie es im Falle von Volkmar Happes Aufzeichnungen besonders deutlich hervortritt. Im Vergleich der diskursiven Manifestation von Krankheit und Gesundheit in den einzelnen Selbstzeugnissen tritt der Einfluss des Grades an Selbstoffenbarung als konstitutiv für die Gattung deutlich zutage. Ein geringer Grad an Selbstoffenbarung führt zu allenfalls allgemeinen, unspezifischen Aussagen über die Krankheiten anderer, wie beispielsweise die zitierte Äußerung des Erfurter Theologen Marx über grassierende Pestepidemien. In Zeugnissen mit einem höheren Grad der Selbstoffenbarung, wie beispielsweise bei Peter Hagendorf oder Volkmar Happe, finden sich dagegen häufigere und differenziertere Aussagen über das eigene körperliche Befinden, aber insbesondere auch über Erkrankungen und Krankheitsverläufe von Angehörigen, allen voran der Kinder der Schreiber. Einen Zwischenstatus nimmt das Selbstzeugnis des Blaufärbers Hans Krafft ein, der kaum über sich selbst und nichts über seine eigenen Krankheiten schreibt, dafür aber über die Krankheiten seiner zwölf Kinder berichtet. Im Hinblick auf Männlichkeiten bedeutet das, dass sich diese in den schriftlichen Selbstzeugnissen unterschiedlich manifestieren und dabei auf vielfältige Weise von diskursiven Strukturen, Schreibanlässen und Selbstoffenbarungsgraden abhängig sind. Das heißt nicht, dass beispielsweise Marx und Happe zwangsläufig unterschiedliche Vorstellungen von Männlichkeit, Krankheit und Gesundheit hatten – sondern nur, dass sich diese in den von ihnen hinterlassenen Texten anders darstellen.

Bibliographie

Quellen

Fina, Ortrun (Hg.): Klara Staigers Tagebuch. Aufzeichnungen während der Zeit des Dreißigjährigen Krieges im Kloster Mariastein bei Eichstätt. Regensburg 1981.

Medick, Hans; Winnige, Norbert (Hg.): Mitteldeutsche Selbstzeugnisse der Zeit des Dreißigjährigen Krieges. Jena 2008, online unter http://www.mdsz.thulb.uni-jena.de/sz/index.php (letzter Zugriff: 27.11.2019).

Peters, Jan (Hg.): Peter Hagendorf – Tagebuch eines Söldners aus dem Dreißigjährigen Krieg. (= Herrschaft und soziale Systeme in der frühen Neuzeit 14) 2. Aufl. Göttingen 2012.

Literatur

Adrians, Frauke: „Das sich einem Stein solt erbarmet haben". Der Dreißigjährige Krieg im Erleben der Zivilbevölkerung. In: Aus Politik und Zeitgeschichte 68 (2018), H. 30–31, S. 11–16.

Bähr, Andreas: Inhaltliche Erläuterungen zu Volkmar Happes Chronik aus dem Dreißigjährigen Krieg. In: Medick, Hans; Winnige, Norbert (Hg.): Mitteldeutsche Selbstzeugnisse der Zeit des Dreißigjährigen Krieges. Jena 2008, online unter http://www.mdsz.thulb.uni-jena.de/sz/index.php (letzter Zugriff: 27.11.2019).

Bähr, Andreas: Der grausame Komet. Himmelszeichen und Weltgeschehen im Dreißigjährigen Krieg. Reinbek bei Hamburg 2017.

Berg, Holger: Das „Diarium Actorum" des Caspar Heinrich Marx. In: Medick, Hans; Winnige, Norbert (Hg.): Mitteldeutsche Selbstzeugnisse der Zeit des Dreißigjährigen Krieges. Jena 2008, online unter http://www.mdsz.thulb.uni-jena.de/sz/index.php (letzter Zugriff: 27.11.2019).

Burschel, Peter: Himmelreich und Hölle. Ein Söldner, sein Tagebuch und die Ordnungen des Krieges. In: Krusenstjern, Benigna von; Medick, Hans (Hg.): Zwischen Alltag und Katastrophe. Der Dreißigjährige Krieg aus der Nähe. (= Veröffentlichungen des Max-Planck-Instituts für Geschichte 148) 2. Aufl. Göttingen 2001, S. 181–194.

Connell, Raewyn: Masculinities. 2. Aufl. Cambridge 2010.

Dinges, Martin: Soldatenkörper in der Frühen Neuzeit. Erfahrungen mit einem unzureichend geschützten, formierten und verletzten Körper in Selbstzeugnissen. In: Dülmen, Richard von (Hg.): Körper-Geschichten. (= Studien zur historischen Kulturforschung 5) Frankfurt/Main 1996, S. 71–98.

Dinges, Martin: ‚Hegemoniale Männlichkeit' – Ein Konzept auf dem Prüfstand. In: Dinges, Martin (Hg.): Männer – Macht – Körper. Hegemoniale Männlichkeiten vom Mittelalter bis heute. (= Geschichte und Geschlechter 49) Frankfurt/Main; New York 2005, S. 7–33.

Geoff, Mortimer: Eyewitness Accounts of the Thirty Years War 1618–48. Basingstoke 2002.

Härtel, Esther: Frauen und Männer in den Pestwellen der Frühen Neuzeit. Demographische Auswirkungen der Seuche auf die Geschlechter. In: Ulbricht, Otto (Hg.): Die leidige Seuche. Pest-Fälle in der Frühen Neuzeit. Köln; Weimar; Wien 2004, S. 54–95.

Hatje, Frank: Leben und Sterben im Zeitalter der Pest. Basel im 15. bis 17. Jahrhundert. Basel; Frankfurt/Main 1992.

Jütte, Robert: Ärzte, Heiler und Patienten. Medizinischer Alltag in der Frühen Neuzeit. München 1991.

Jütte, Robert: Krankheit und Gesundheit in der Frühen Neuzeit. Stuttgart 2013.

Kroener, Bernhard R.: „... und ist der jammer nicht zu beschreiben". Geschlechterbeziehungen und Überlebensstrategien in der Lagergesellschaft des Dreißigjährigen Krieges. In: Pröve, Ralf; Hagemann, Karen (Hg.): Landsknechte, Soldatenfrauen und Nationalkrieger. Militär, Krieg und Geschlechterordnung im historischen Wandel. (= Geschichte und Geschlechter 26) Frankfurt/Main; New York 1998, S. 279–296.

Krusenstjern, Benigna von: Was sind Selbstzeugnisse? In: Historische Anthropologie 2 (1994), H. 3, S. 462–471.

Krusenstjern, Benigna von: Seliges Sterben und böser Tod. Tod und Sterben in der Zeit des Dreißigjährigen Krieges. In: Krusenstjern, Benigna von; Medick, Hans (Hg.): Zwischen Alltag und Katastrophe. Der Dreißigjährige Krieg aus der Nähe. (= Veröffentlichungen des Max-Planck-Instituts für Geschichte 148) 2. Aufl. Göttingen 2001, S. 469–496.

Krusenstjern, Benigna von: Die Tränen des Jungen über ein vertrunkenes Pferd. Ausdrucksformen von Emotionalität in Selbstzeugnissen des späten 16. und des 17. Jahrhunderts. In: Greyerz, Kaspar von; Medick, Hans; Veit, Patricia (Hg.): Von der dargestellten Person zum erinnerten Ich. Europäische Selbstzeugnisse als historische Quellen (1500–1850). (= Selbstzeugnisse der Neuzeit 9) Köln; Weimar; Wien 2001, S. 157–168.

Martschukat, Jürgen; Stieglitz, Olaf: Geschichte der Männlichkeiten. (= Historische Einführungen 5) Frankfurt/Main 2008.

Medick, Hans: Historisches Ereignis und zeitgenössische Erfahrung: Die Eroberung und Zerstörung Magdeburgs. In: Krusenstjern, Benigna von; Medick, Hans (Hg.): Zwischen Alltag und Katastrophe. Der Dreißigjährige Krieg aus der Nähe. (= Veröffentlichungen des Max-Planck-Instituts für Geschichte 148) 2. Aufl. Göttingen 2001, S. 377–408.

Medick, Hans: Sondershausen als „Schindershausen". Selbstverortung und Wahrnehmungshorizonte der Gewalt in Volkmar Happes *Chronicon Thuringiae* aus der Zeit des Dreißigjährigen Krieges. In: Bähr, Andreas; Burschel, Peter; Jancke, Gabriele (Hg.): Räume des Selbst. Selbstzeugnisforschung transkulturell. (= Selbstzeugnisse der Neuzeit 19) Köln; Weimar; Wien 2007, S. 173–186.

Medick, Hans: Beschreibung der Handschrift. In: Medick, Hans; Winnige, Norbert (Hg.): Mitteldeutsche Selbstzeugnisse der Zeit des Dreißigjährigen Krieges. Jena 2008, online unter http://www.mdsz.thulb.uni-jena.de/sz/index.php (letzter Zugriff: 27.11.2019).

Medick, Hans: Inhaltliche Erläuterungen zur Chronik des Hans Krafft. In: Medick, Hans; Winnige, Norbert (Hg.): Mitteldeutsche Selbstzeugnisse der Zeit des Dreißigjährigen Krieges. Jena 2008, online unter http://www.mdsz.thulb.uni-jena.de/sz/index.php (letzter Zugriff: 27.11.2019).

Medick, Hans: Der Dreißigjährige Krieg. Zeugnisse vom Leben mit Gewalt. Göttingen 2018.

Meuser, Michael; Scholz, Sylka: Hegemoniale Männlichkeit. Versuch einer Begriffserklärung aus soziologischer Perspektive. In: Dinges, Martin (Hg.): Männer – Macht – Körper. Hegemoniale Männlichkeiten vom Mittelalter bis heute. (= Geschichte und Geschlechter 49) Frankfurt/Main; New York 2005, S. 211–228.

Ott, Joachim: Zur Text- und Manuskriptgestaltung von Volkmar Happes Chronicon Thuringiae. In: Medick, Hans; Winnige, Norbert (Hg.): Mitteldeutsche Selbstzeugnisse der Zeit des Dreißigjährigen Krieges. Jena 2008, online unter http://www.mdsz.thulb.uni-jena.de/sz/index.php (letzter Zugriff: 27.11.2019).

Piller, Gudrun: Private Body – What Do Self-Narratives Bring to the History of the Body? In: Ulbrich, Claudia; Greyerz, Kaspar von; Heiligensetzer, Lorenz (Hg.): Mapping the ‚I'. Research on self-narratives in Germany and Switzerland. (= Egodocuments and history 8) Leiden; Boston 2015, S. 76–96.

Pröve, Ralf: Gewalt und Herrschaft in der Frühen Neuzeit. Formen und Formenwandel von Gewalt. In: Zeitschrift für Geschichtswissenschaft 47 (1999), S. 792–806.

Rutz, Andreas: Ego-Dokument oder Ich-Konstruktion? Selbstzeugnisse als Quellen zur Erforschung des frühneuzeitlichen Menschen. In: zeitenblicke 1 (2002), H. 2, online unter: http://www.zeitenblicke.historicum.net/2002/02/rutz/index.html (letzter Zugriff: 27.11.2019).

Scheutz, Martin: „... im Rauben und Saufen als zu gierig". Soldatenbilder in ausgewählten Selbstzeugnissen katholischer Geistlicher aus der Zeit des 30-jährigen Krieges. In: L'Homme. Zeitschrift für feministische Geschichtswissenschaft 12 (2001), H. 1, S. 51–72.

Ulbricht, Otto: Einleitung. Die Allgegenwärtigkeit der Pest in der Frühen Neuzeit und ihre Vernachlässigung in der Geschichtswissenschaft. In: Ulbricht, Otto (Hg.): Die leidige Seuche. Pest-Fälle in der Frühen Neuzeit. Köln; Weimar; Wien 2004, S. 1–63.

Warlich, Bernd: Zwischen Faktizität und Subjektivität, Chronik und Memoiren. Die „Begebenheiten" des Gräflich Schwarzburg-Rudolstädtischen Kriegskommissars, Steuereinnehmers und Landrichters Michael Heubel. In: Medick, Hans; Winnige, Norbert (Hg.): Mitteldeutsche Selbstzeugnisse der Zeit des Dreißigjährigen Krieges. Jena 2008, online unter http://www.mdsz.thulb.uni-jena.de/sz/index.php (letzter Zugriff: 27.11.2019).

Der „verwundete“ Soldat, der sorgende Familienvater und der „nervöse“ Kulturmensch

Der Umgang mit Krankheit in Tagebüchern aus der gebildeten Oberschicht (ca. 1770–1830)

Andreas Weigl

Krankheit in Selbstzeugnissen von Männern ca. 1770–1830

Bei der Frage nach der Krankheitserfahrung von Männern in der „Sattelzeit“ um 1800 sind offensichtlich jene Selbstzeugnisse, die als private Notiz-Tagebücher (Notatenjournale) einzustufen sind, von besonderem Interesse. Im Gegensatz zu Reflexions-Tagebüchern kann aufgrund der zeitlichen Nähe zum schriftlich mitgeteilten Ereignis bei diesem Quellentyp ein besonders aussagekräftiger Zugang zur individuellen Leidenserfahrung vorausgesetzt werden.[1] Im Sinn der Definition von Benigna von Krusenstjern als „selbst verfaßt“, „selbst geschrieben“ und „von sich aus“ entstandene Quellen[2] vermitteln sie einen unmittelbaren Zugang zur Krankheitserfahrung, zumindest soweit sich diese in Worte fassen und schriftlich mitteilen ließ. Natürlich reflektieren auch diese Tagebücher zeitgenössische Diskurse, in ihnen werden „Leidenswege“ konstruiert und der soziale und kulturelle Hintergrund der Autoren ist in seiner Zeitgebundenheit zu beachten.[3] Und doch stellt die humanbiologische Konstanz der geschilderten Krankheitsverläufe ein gewisses Korrektiv dar, welches den kritischen Umgang mit der Quelle erleichtert.[4] Im Gegensatz zu Patientenbriefen[5], Briefwechseln mit Familienmitgliedern und Freunden[6] oder tagebuchartigen Aufzeichnungen von Ärzten, in denen immer auch die Linse des „Außenstehenden“ zu berücksichtigen ist, sowie Autobiographien[7], in denen die Stilisierung des Autors eine wichtige Rolle spielt, rücken diese Perspektiven in den privaten Tagebüchern doch in den Hintergrund, obwohl innerfamiliale Tradierung bei der Niederschrift mitgedacht sein konnte und wohl auch wurde. Selbstverständlich sind auch diese ununterbrochenen inneren Monologe von stilisierten Selbstbildern nicht frei.[8] Aber gerade diese Stilisierung kann ja im Zusammenhang mit dem Umgang mit Krankheit durchaus erhellende Einblicke für den späteren Betrachter liefern. Wie ergiebig diese

1 In der Praxis können zwischen den genannten Tagebuchformen allerdings fließende Übergänge bestehen. Vgl. dazu Henning (2012), S. 30, 39.
2 Krusenstjern (1994), S. 470.
3 Vgl. Eckart/Jütte (2007), S. 208; Chvojka (1997).
4 Vgl. Ritzmann (2001).
5 Vgl. z. B. Stolberg (2003).
6 Vgl. z. B. Dinges (2018).
7 Vgl. z. B. Lachmund/Stollberg (1987).
8 Vgl. Trepp (1996), S. 37.

Quellen für die Körper-, Geschlechter- und Medizingeschichte sein können, hat etwa Gudrun Piller in einer einschlägigen Monographie, in der sie 50, größtenteils unpublizierte Selbstzeugnisse untersucht hat, eindrucksvoll gezeigt. Allerdings scheint die Aussagekraft dieser Quellen mit Bezug auf in der Sozialisation erworbene geschlechts- und standesspezifische Verhaltensmuster, die man mit Pierre Bourdieu als Gesundheitshabitus bezeichnen könnte[9], vor Mitte des 18. Jahrhunderts ziemlich begrenzt. Nicht von ungefähr stammt auch von den von Gudrun Piller ausgewählten Texten nur ein Viertel aus der ersten Hälfte des 18. Jahrhunderts.[10] Obwohl gerade die gegenwärtige Forschung mittlerweile eine Fülle von frühneuzeitlichen Selbstzeugnissen zutage befördert hat, charakterisierte viele dieser Aufzeichnungen doch eine gewisse „Sprachlosigkeit", was die Schilderung des eigenen Leides, aber auch des Leides anderer Personen anbelangt. Für Militärs dürfte diesbezüglich erst seit den napoleonischen Kriegen eine entscheidende Wende eingetreten sein.[11] Abseits der Ebene der Militärs gibt es allerdings, wenn man etwa an die Reisetagebücher Michel de Montaignes oder an zahlreichere englische Beispiele denkt, durchaus bereits im 16. und 17. Jahrhundert aussagekräftige Quellen zum Thema. Schilderungen von längeren Krankheitsverläufen oder chronischen Erkrankungen sind jedoch eher selten.[12] Das lag auch am demographischen Regime. Sehr überspitzt formuliert könnte man sagen: Im frühneuzeitlichen Europa wurden Krankheiten häufig entweder rasch überwunden oder endeten mit dem Tod.[13] Erst an der Wende vom 17. zum 18. Jahrhundert kündigte sich diesbezüglich ein allmählicher Wandel an.[14]

Ab der zweiten Hälfte des 18. Jahrhunderts zeigt sich nunmehr in zahlreichen Selbstzeugnissen der gebildeten Schichten eine Hinwendung zum Selbst und damit auch zum eigenen Körper. Besonders deutlich wird diese neue „Selbstverliebtheit" bei Anhängern der Aufklärung. Deren strikte Ablehnung metaphysischen Denkens führte geradezu zu einer Suprematie des Körpers in der Selbstreflexion.[15] Der in der „Medicinischen Policey" operationalisierte Fortschrittsoptimismus der Aufklärung tat ein Übriges, um den Körperdiskurs gleichsam zu einer gesellschaftspolitischen Aufgabe werden zu lassen. Gesundheit und ein langes Leben wurden zur Verpflichtung des Einzelnen gegenüber dem Staat.[16]

Was die angesprochenen Selbstzeugnisse anbelangt, hatte dies bedeutsame Konsequenzen. Wenn zuvor Gott und die „Natur", gesehen als göttliche Kraft im Körper, die die Krankheit beseitigt[17], fast ausschließlich für die Genesung verantwortlich gemacht wurden, erlangten nun das eigenverantwortli-

9 Vgl. Martschukat/Stieglitz (2008), S. 44.
10 Vgl. Piller (2007), S. 17.
11 Vgl. Dinges (1996), S. 98.
12 Vgl. Montaigne (o.J.); Newton (2018).
13 Vgl. Riley (1989), S. xi; dazu relativierend Jütte (2013), S. 12.
14 Vgl. Greyerz (1996), S. 143.
15 Vgl. Behrens/Galle (1998), S. 7.
16 Vgl. Göckenjan (1985), S. 94f.; Wimmer (1991), S. 14.
17 Vgl. Newton (2018), S. 9f.

che Handeln der Kranken und ein Fortschrittsoptimismus mit Bezug auf die Erkenntnisse der akademischen Medizin größere Bedeutung. Vor dem Hintergrund der erfolgreichen Beseitigung der Pestgefahr in weiten Teilen Europas und ersten Impfversuchen im Zusammenhang mit der Bekämpfung der Pocken (Blattern) wuchs das Vertrauen in „Gesundheitstechnologien“. Kein Zweifel: Aus der hochgradig unsicheren wurde langsam eine planbarere Lebenszeit.[18] Mit diesen demographischen Veränderungen verbunden war eine beachtliche Säkularisierung des Denkens, eine eigenständige Anthropologie der Aufklärung, losgelöst von religiösen Motiven der Selbstanalyse, die freilich noch weiter in den Aufzeichnungen mitschwangen.[19]

Die Autoren und die Quellen

Im Folgenden sollen nun Krankheitsepisoden aus dem „Journal“ eines hessischen Landadeligen[20], dem Hausbuch eines Wiener Hofagenten und dem Tagebuch eines gräflich-esterházyschen Sekretärs[21] verglichen werden. In ihren sich gleichwohl zeitlich überlappenden Lebensläufen stehen die drei Autoren in gewisser Weise stellvertretend für die friderizianische, josephinische und franziszeisch-metternichsche Epoche, eine „Sattelzeit“, in der das Ancien Régime allmählich aufbrach und Ideen der Aufklärung mächtigen Einfluss gewannen, denen freilich eine Phase der Reaktion folgte. Was die drei Selbstzeugnisse verbindet, ist die ausführliche Thematisierung von Krankheit, seien es eigene Krankheitsepisoden oder jene von Familienangehörigen. Diese Thematisierung spiegelt auch immer wieder zeitgenössische Konzeptionen von Männlichkeit, aber ebenso deren Brüchigkeit. Die im Jahr 1795 verfasste und Jahr für Jahr ergänzte „Autobiographie“[22] des Hofagenten fällt allerdings nur bedingt in die erwähnte Quellenkategorie, denn es handelt sich eigentlich um ein Hausbuch, welches tagebuchähnliche Eintragungen im Nachhinein jährlich zusammenfasst. Dieses Buch enthält allerdings immer wieder Passagen, die eine situative Betroffenheit vermitteln, was den Übertrag aus einem nicht erhalten gebliebenen Tagebuch wahrscheinlich macht.

Der erste Protagonist, Georg Ernst von und zu Gilsa (1740–1798), stammte aus einer altadeligen Familie Hessens. Sein Vater Eitel Philipp Ludwig von und zu Gilsa (1700–1765) war hessen-kasselischer Generalleutnant, seine Mutter Anna Juliane Sabine Sophie eine geborene von Scholley (1702–1765).[23] Gilsa schlug wie sein Vater im Jahr 1754 eine Militärkarriere ein. Sie führte ihn zunächst nach Südengland, ehe er im Verlauf des Siebenjährigen Krieges im

18 Vgl. Imhof (1988), S. 54–92.
19 Vgl. Brändle u. a. (2001), S. 21.
20 Gräf/Haunert/Kampmann (2010).
21 Prokop (2018).
22 Vgl. Tersch (2013).
23 Hessische Biographie Nr. 6262: https://www.lagis-hessen.de/pnd/141177764 (letzter Zugriff: 27.11.2019).

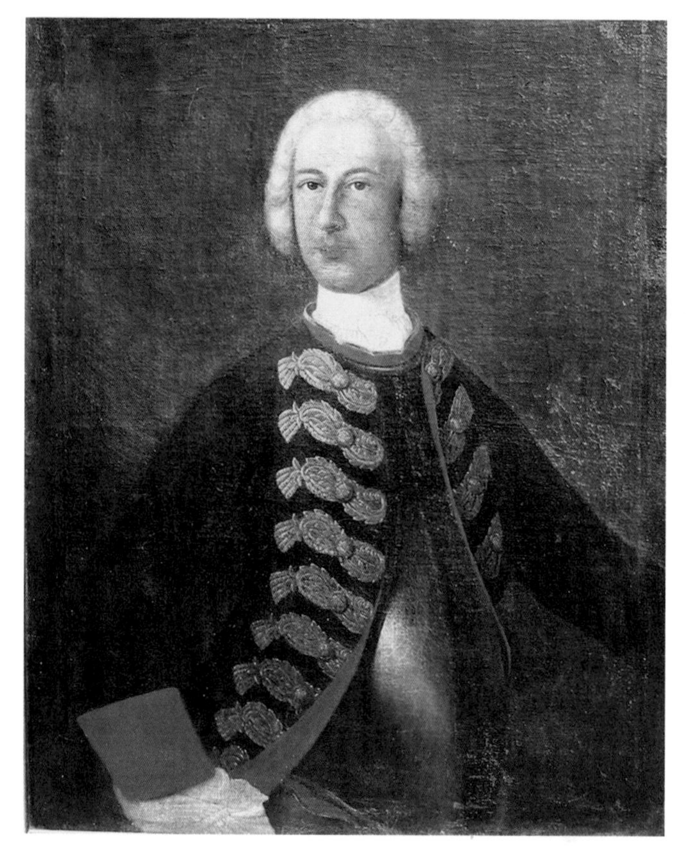

Abb. 1: Portrait Georg Ernst von und zu Gilsas, um 1775 (Privatbesitz Friedrike von und zu Gilsa)

Regiment seines Vaters diente. Doch seine militärische Laufbahn endete abrupt in der Schlacht von Vellinghausen im Jahr 1761, in der er seinen linken Arm verlor.[24] Im Jahr 1762 begann er in Herborn zu studieren und setzte das Studium in Marburg fort. 1766 heiratete er Henriette Luise Charlotte von der Malsburg, die Tochter des Kommandanten der Festung Marburg, die jedoch im Jahr darauf im Kindbett starb. Im Februar 1767 wurde er hessischer Kriegsrat und 1768 ritterschaftlicher Obereinnehmer in Treysa und pendelte zunächst zwischen Gilsa und Treysa. Ab 1772 lebte er mit seiner unverheirateten Schwester in Treysa im gemeinsamen Haushalt. Er nahm an den hessen-kasselischen Landtagen und anderen landständischen Versammlungen teil und hielt sich daher immer wieder in Kassel auf. Dort oder in Marburg trat er auch in eine Freimaurerloge ein und nahm am Logenleben intensiven Anteil. Sein aufklärerisches Denken wird auch durch die große Bibliothek fassbar. Knapp vor seinem Tod wurde er 1794 noch einmal Befehlshaber eines Landregiments

24 Zur Schlacht vgl. Großer Generalstab (1937), S. 735–756.

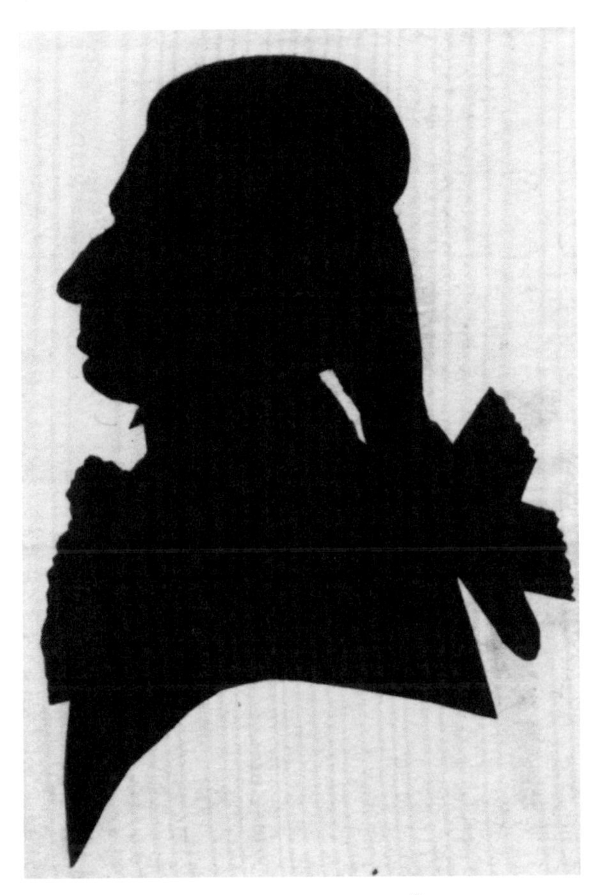

Abb. 2: Schattenriss von Stephan Andreas von Haslinger (Österreichische Nationalbibliothek, Cod.ser.n. 4832, fol. 45r)

im ersten Koalitionskrieg, an dem er aber aktiv nicht mehr teilnahm. Im Jahr 1798 verstarb er in Treysa und wurde in Gilsa beerdigt.[25]

Stephan Andreas (von) Haslinger wurde am 10. Juli 1740 in Wien als Sohn des Schneidermeisters Leopold Haßlinger und seiner Frau Eva geboren. Nach dem Studium der Rechte trat er in die Dienste des Grafen Georg Csáky in Preßburg (heute: Bratislava), dann in jene des Grafen Ladislaus Erdödy in Varasdin (Varaždin). Dort wurde er 1776 Mitglied in der Freimaurerloge „Zur Freundschaft“. Nach seiner Rückkehr nach Wien im Jahr 1784 pflegte Haslinger weiterhin vielfache Kontakte zu Wiener Logenmitgliedern. 1786 wurde er als böhmisch-österreichischer und ungarisch-siebenbürgischer Hofagent vereidigt. 1790 erfolgte seine Erhebung in den ungarischen Adelsstand in Preßburg und er wurde bestellter Hofagent des ungarischen Palatins. Im Jahr 1799 er-

25 Vgl. Gräf/Haunert/Kampmann (2010), S. x–xvii.

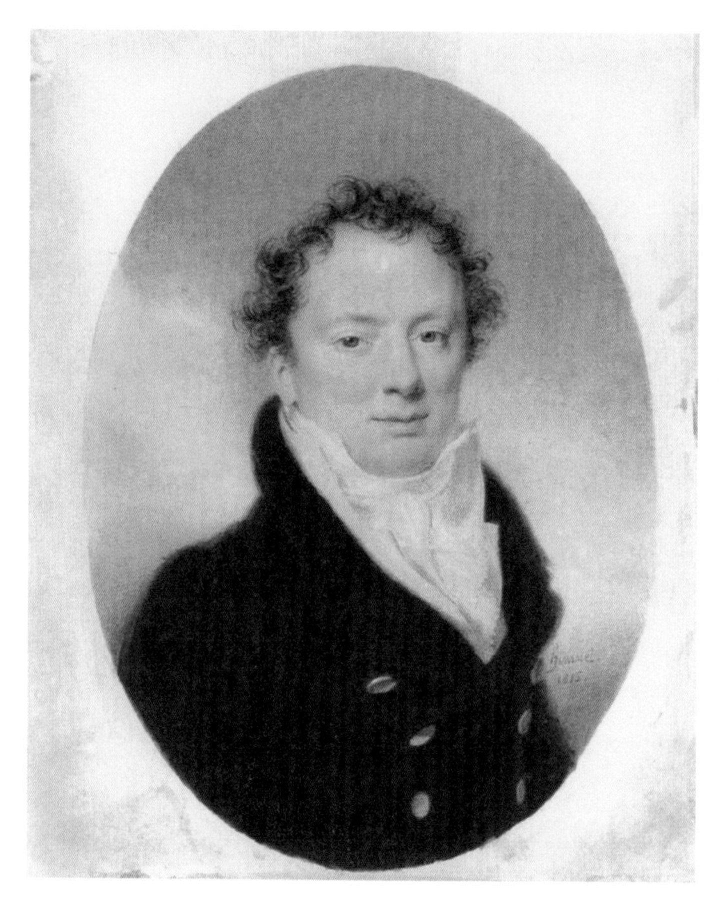

Abb. 3: Joseph Carl Rosenbaum, Portrait von Carl Hummel (ca. 1769–1840), um 1815. Aus: Wien Museum Inv. Nr. 61.100

hielt er Güter im Banat, und schließlich wurde ihm am 21. Februar 1806 das ungarische Indigenat verliehen. Haslinger starb 1807 in Wien.[26]

Ebenfalls aus der Hauptstadt der Habsburgermonarchie stammte Joseph Carl Rosenbaum (1770–1829), und wie Haslinger war sein Lebensweg mit den Angehörigen der ungarischen Hocharistokratie eng verknüpft. Als Sohn eines fürstlich-esterházyschen Oberpflegers entstammte er gehobenen bürgerlichen Verhältnissen. Ebenso wie Gilsa trat er zunächst in die Fußstapfen seines Vaters. Schon im Alter von 15 Jahren nahm er Dienst bei dem ungarischen Hochadeligen Fürst Niklas II. Esterházy (1765–1833) in Eisenstadt[27], zuerst als Praktikant in der Hauptbuchhaltung, 1793 als Kanzlist und 1795 als Stallrechnungsführer. In dieser Funktion übersiedelte er 1797 nach Wien, doch musste er aufgrund seiner Heirat mit der Sängerin Therese Gassmann auf Drängen

26 Vgl. Tersch (2013), S. 20, 81–84; Kodek (2011); *Wiener Zeitung* vom 4. Februar 1807, S. 490.

27 Vgl. Czeike (2004), S. 694.

des Fürsten im Jahr 1800 den Dienst quittieren. De facto blieb er jedoch dem Haus Esterházy als „Mittelding zwischen Faktotum und Lakai“[28] des Grafen Karl Esterházy beruflich verbunden. Für diesen wickelte er bis zu seinem Lebensende zahlreiche Geschäfte ab, erhielt dafür auch ein entsprechendes Gehalt und kämpfte schließlich um eine Pension. Aufgrund seiner Geschäftstüchtigkeit dürfte er allerdings rasch über ein beträchtliches Vermögen verfügt haben, was ihm erlaubte, einen bis zu einem gewissen Grad adeligen Lebensstil zu imitieren. Er widmete sich der Gartenkunst, besuchte sehr häufig Theater- und Opernaufführungen und verkehrte in Wiener Künstlerkreisen.[29] Seine Ehefrau war eine bekannte Sängerin, die bei der Uraufführung von Mozarts „Zauberflöte“ als „Königin der Nacht“ auftrat.[30] Rosenbaum war mit zahlreichen prominenten Künstlern und Intellektuellen wie Joseph Haydn (1732–1809), Antonio Salieri (1750–1825) und dem Architekten Joseph Georg Kornhäusel (1782–1860) befreundet.[31] Ab 1816 ließ er die zu seiner Zeit berühmteste bürgerliche Gartenanlage Wiens in der Vorstadt Wieden nicht weit vom Belvedere anlegen und ausbauen.[32] Rosenbaum starb 1829 in Wien.[33]

Die drei Tagebuchschreiber gehörten der gebildeten Oberschicht an; der eine entstammte dem alten Landadel, der andere wurde nobilitiert, der dritte stand lebenslang in engem Kontakt mit einem bedeutenden Adelshaus. Ihre Sterbealter unterschieden sich nicht wesentlich. Zwei starben knapp vor ihrem 60. Lebensjahr, einer wurde 66 Jahre alt. Das entsprach den damaligen Überlebensverhältnissen für Angehörige der adeligen oder bürgerlichen Oberschicht. Alle drei starben wahrscheinlich nicht an einer epidemischen Infektionskrankheit. Bei Gilsa ist die Todesursache nicht belegt, doch ist aufgrund der Vorgeschichte ein chronischer Krankheitsverlauf wahrscheinlich; Haslinger starb an einer „*Lungenentzündung*“[34] und Rosenbaum an „*wiederkehrendem Bluthusten*“[35]. Alle drei Autoren verfügten über ausreichende finanzielle Mittel, was ihnen den Zugriff auf medikale Netzwerke wesentlich erleichterte. Gilsa, Haslinger und Rosenbaum verband mit einigen behandelnden Ärzten in der Regel eine enge „Freundschaft“, was allerdings nur im Fall von Haslinger als enge persönliche Beziehung gedeutet werden kann, während es bei den beiden anderen möglicherweise mehr einer Konvention entsprach.[36] Immerhin deuten einige Fakten auch bei Gilsa und Rosenbaum auf eine doch etwas engere Beziehung zum Hausarzt hin. So erwarb Gilsas Schwester durch Vermittlung des „Familienarztes“ Dr. Christian Philipp Goldmann[37] im Jahr

28 Zweig (1920), S. 29.
29 Vgl. Reitterer (1988).
30 Vgl. Höslinger (1988), S. 250.
31 Vgl. Kralik (1914/15).
32 Vgl. Zweig (1920), S. 29–33; Kaut (1964), S. 36.
33 Vgl. Pemmer (1969), S. 262; Hlavac/Göttche (2016), S. 23 f., 26.
34 Wiener Stadt- und Landesarchiv, Totenbeschreibamt, B1: Band 122, fol. 8v.
35 Wiener Stadt- und Landesarchiv, Totenbeschreibamt, B1: Band 165, Buchstabe R, fol. 46r.
36 Vgl. Stolberg (2003), S. 93.
37 Geburts- und Sterbedatum nicht bekannt.

1772 das Haus in Treysa, welches sie mit ihrem Bruder bewohnte[38]. Auf ein ähnlich vertrautes Verhältnis deutet die Beziehung von Rosenbaum zu seinem damaligen Hausarzt Dr. Eckhart hin.[39] Als Rosenbaum am 25. Juni 1806 beim Erwachen Blut hustete, suchte seine Ehefrau sofort Dr. Eckhart auf und kehrte mit diesem nach Hause zurück. Am nächsten Tag morgens besuchte der Arzt den Patienten erneut und war am selben Tag zu Mittag Gast der Familie. Auch am folgenden Tag blieb Eckhart als Gast zum Mittagessen.[40] Im Oktober 1806 wiederholt sich der Ablauf. Eckhart blieb nach Hausbesuchen erneut mehrmals mittags zu Gast.[41]

Es bestehen aber noch weitere biographische Parallelen: Die Familienverhältnisse der drei Männer entsprachen nicht unbedingt der zeitgenössischen Norm. Gilsa und Haslinger heirateten nach dem frühen Tod der Ehefrauen, die jeweils im Kindbett verstarben, nicht wieder. Sie waren einige Jahre „alleinerziehende" Väter, allerdings übernahmen Schwestern der beiden Männer die Betreuung der Kinder, wobei Gilsas einzige Tochter jedoch schon im Alter von fünf Jahren starb. Rosenbaum hatte zwei uneheliche Töchter, die er zu verheimlichen suchte. Zwar vererbte er ihnen sein Vermögen, doch gab er ursprünglich bei der Taufe als Vater einen nicht existierenden „Oberstleutnant Leitner" an, was nach seinem Tod zu Verwicklungen führte.[42] Diese geschilderten Familienverhältnisse sind für den Quellenwert der Selbstzeugnisse insofern von Bedeutung, als es im Fall von Gilsa und Rosenbaum unwahrscheinlich ist, dass die Niederschrift der Tagebücher besonders dem Familiengedächtnis geschuldet war. Hingegen hatte Haslingers „Autobiographie" explizit die Funktion eines „Hausbuchs", doch auch in seinem Fall haben die Eintragungen der späteren Lebensjahre häufig einen situativen Charakter, auch wenn sie im Nachhinein jährlich in die „Autobiographie" nachgetragen wurden. Von besonderem Quellenwert ist der außerordentlich lange Zeitraum der Tagebucheintragungen. Sie erstrecken sich jeweils über etwa vier Jahrzehnte. Lediglich die Eintragungen zu den Jugend- und frühen Erwachsenenjahren fallen bei Rosenbaum eher kursorisch aus.[43] Vor allem aber ist den drei Zeugnissen die ausführliche Beschreibung von Krankheitszuständen und Therapien, die ein nicht unbeträchtliches Laienwissen zum Stand der zeitgenössischen Medizin erkennen lassen, und die häufige Inanspruchnahme von Ärzten gemeinsam – und das soll in dieser Analyse im Mittelpunkt stehen. Gilsa beschreibt im Tagebuch vorrangig militärische Ereignisse und Alltagserlebnisse im Zivilleben, doch gibt es für die Jahre 1777 und 1778 sogar einen eigenen Einschub mit dem Vermerk „*Journal meiner abermahligen harten Krankheit*", der sich im Original über mehrere Seiten erstreckt.[44] Im Fall des Tagebuchs

38 Gräf/Haunert/Kampmann (2010), Tagebuch Tl. 1, S. 196.
39 Geburts- und Sterbedatum nicht bekannt.
40 ÖNB, Rosenbaum Bd. 6 (1806–1809), fol. 3v.
41 ÖNB, Rosenbaum Bd. 6 (1806–1809), fol. 15r, 16r.
42 Vgl. Pemmer (1969), S. 262.
43 Prokop (2018).
44 Gräf/Haunert/Kampmann (2010), Tagebuch Tl. 1, S. 263–275.

von Rosenbaum dominieren neben Beruflichem Berichte aus der Theaterwelt, doch finden sich 1799, 1806, 1826 und 1829 auch ausführliche Schilderungen längerer Krankheitsverläufe. Haslinger hingegen blieb nach eigenen Angaben lange Zeit von schwereren Krankheiten verschont – man könnte also vom abwesenden Körper des Schreibers sprechen –, doch widmete er den Krankheiten von Familienangehörigen, besonders seiner Kinder, ausführliche Passagen seiner „Autobiographie".

Für das medizinische Verständnis Rosenbaums von Interesse ist seine prominente Rolle beim Raub des Schädels von Joseph Haydn im Jahr 1809, die seinem Glauben an die Gallsche Schädellehre geschuldet war.[45] Der aus dem schwäbischen Tiefenbrunn stammende Mediziner Franz Joseph Gall (1758–1828) teilte das lokalistische Korrelationsbedürfnis der Ersten Wiener Medizinischen Schule und suchte durch serielle Untersuchungen an Schädeln Charakterdiagnosen abzuleiten. Seine intime Kenntnis der Schädel machte ihn zum Begründer der Phrenologie. Galls um 1800 gehaltene Privatvorlesungen waren von Schriftstellern, Künstlern und Beamten – unter ihnen der junge Klemens Wenzel Lothar von Metternich (1773–1859) – gut besucht.[46]

Gilsas Tagebücher und Haslingers Selbstzeugnis sind in wissenschaftlichen Editionen vollständig erschlossen. Rosenbaums Tagebücher erschienen im Jahr 1968 in einer kleineren Teiledition.[47] Seit 2018 liegt nunmehr eine vollständige „Arbeitstranskription" vor, die zwar geringfügig orthographisch und sprachlich „modernisiert" wurde, was aber für unsere Fragestellung kaum ein Problem ist. Eine vollständige Digitalisierung der Tagebücher, die in der Österreichischen Nationalbibliothek verwahrt werden, befindet sich in Vorbereitung.[48]

Gesundheitliche Krisen

Mit Bezug auf das Verhältnis zum eigenen Körper kann wohl davon ausgegangen werden, dass die hier zur Diskussion stehenden drei Selbstzeugnisse ein bestimmtes Männlichkeitsnarrativ vermitteln, welches jedoch im Lebenslauf durchaus in Frage stehen konnte. Besonders längere Krankheiten bedeuteten eine Herausforderung für einen standesbezogenen männlichen Gesundheitshabitus, die es zu beachten gilt. Individuelle Gesundheitskrisen, so die These, waren auch oft Krisen der Männlichkeit. Sie erlauben Aussagen darüber, inwieweit sich Norm und Praxis unterschieden und Männlichkeitsdispositive, im Sinn von Denk- und Wahrnehmungsweisen, die Handlungsweisen ermöglichen[49], aufbrachen. Auch wenn man für Männer der Oberschicht im „empfindsamen Zeitalter" keine hegemoniale Männlichkeit im Sinn von R. W. Con-

45 Vgl. Pemmer (1969), S. 261 f.
46 Vgl. Lesky (1965), S. 18–22.
47 Radant (1968).
48 Vgl. Prokop (2018).
49 Vgl. Martschukat/Stieglitz (2008), S. 60.

nell[50] annehmen will, so beruhten doch ihre gesellschaftliche und familiäre Stellung und deren Bewahrung bis zu einem gewissen Grad auf der „Funktionsfähigkeit“ ihres Körpers. Männlicher Selbstsorge musste damit Bedeutung zukommen, Bedeutung, der in den gebildeten Schichten auch in Selbstzeugnissen Ausdruck verliehen wurde. Dabei spielte auch der Prozess der Medikalisierung im Sinn der Durchdringung außermedizinischer Diskurse mit medizinischen Theorien und medizinischem Wissen eine wichtige Rolle. Die Bedeutung von Krankheit veränderte sich[51], allerdings nicht so radikal, dass nicht ein Nebeneinander von religiösen Deutungen und Ansprüchen an ein medizinisches Heilsversprechen bestehen blieb[52].

Die Tagebuchaufzeichnungen Georg Ernst von und zu Gilsas sind zunächst rein seiner mit 14 Jahren einsetzenden militärischen Karriere gewidmet. Auch die Schilderung der schweren Verwundung am 16. Juli 1761 entspricht noch ganz dem Männlichkeitsdispositiv des hohen Militärs im friderizianischen Zeitalter, wie es etwa am Beispiel von Selbstzeugnissen Schweizer Söldneroffiziere herausgearbeitet wurde.[53] Gilsas Regiment war in der Fellinghauser Heide in schwere Kämpfe mit dem Feind verwickelt, als ihm *„durch eine Canonkugel der lincke Unterarm solcher Gestalt zerschmettert, daß sogleich die Amputation dreyhundert Schritt ohngefehr hinter denen Regimentern durch den hannoverischen Artilleriechirurgius und hessischen Regimentsfeldscheer Schwartz vorgenommen wurde*“. Der Feldscher führte daraufhin den operierten Soldaten eine halbe Stunde lang zu Fuß vom Schlachtfeld weg, wo er sich in einem Bauernhaus wiederum für eine halbe Stunde ausruhen konnte. Von dort ritt der Verwundete noch eine halbe Stunde Richtung Hamm, den Rest der Strecke wurde er auf einem Bauernwagen transportiert. In der Nähe von Hamm kam er in das Haus des Kaufmanns von der Marck. Am 19. Juli nahm der Feldchirurg den ersten Verband ab. In den folgenden Tagen bis zum 10. August wurde mehrmals unter starken Schmerzen der Verband gewechselt. Aber schon am 12. August verließ Gilsa mit verwundeten Kameraden Hamm Richtung Warendorf. Anfang September 1761 konstatierte er, seine Wunde sei ziemlich nahe an der Verheilung.[54] Damit schloss der Autor vorerst die Schilderung seines Leidensweges. Erst zehn Jahre später sollte er in seinen Tagebüchern wieder auf eine ihn betreffende Krankheit eingehen. Die Schilderung der schweren Verwundung Gilsas erinnert in ihrer Nüchternheit etwa an jene des russischen Obristensohnes Bolotow, der als Schreiber am russischen Preußenfeldzug im Rahmen des Siebenjährigen Krieges teilgenommen hatte. In seinem späteren Zivilleben, mit dem Eingang „empfindsamer“ Tendenzen als literarisches Modell in dessen Schreiben, änderte sich das im Fall von Bolotow allerdings.[55] Von einer besonderen Intensität und Vielfalt der Schmerzbe-

50 Vgl. Connell (2005), S. 76–78.
51 Vgl. Schreiner (2003), S. 118.
52 Vgl. Brockmeyer (2009), S. 252.
53 Vgl. Höchner (2015), S. 112–114.
54 Gräf/Haunert/Kampmann (2010), Tagebuch Tl. 1, S. 164–166, Zitat S. 164.
55 Vgl. Dinges (1997).

schreibungen und -deutungen, wie sie ab dem späten 18. Jahrhundert in lebensweltlichen Zeugnissen hervortritt, ist bei Gilsa 1761 noch kaum etwas zu spüren.[56]

Ganz anders verhält es sich mit dem unsoldatischen Bürgerlichen Joseph Carl Rosenbaum, in dessen Tagebüchern sich nicht weniger als 220 Einträge auf Ärzte beziehen. Schon der erste lässt erkennen, dass Rosenbaum bereits in jungen Jahren gezielt auf ärztliche Hilfe zurückgriff. Beim Besuch eines Bekannten lernte er am 23. Dezember 1797 den Arzt Fikulka[57] kennen[58]. Schon wenige Monate später, als er für einige Tage erkrankte, bezeichnete er Fikulka als seinen Arzt. Und die Schilderung dieser ersten Krankheitsepisode, die in seinem Tagebuch vermerkt wurde, unterscheidet sich doch erheblich von jener des hessischen Offiziers: „*Ich lag elend im Bette; Fikulka ist mein Arzt, ich nahm zum Abführen ein. Habe anhaltenden Durst, Ekel vor allem und unerträgliche Halsschmerzen.* [...] *Die Nacht war fürchterlich, denn sie war schlaflos und voll Schmerzen.*“[59]

Im August 1798 litt Rosenbaum am „*bösen Auge*“. Nun wurden auf Anweisung eines anderen Arztes und Freundes, Dr. Röckl[60], zwei „*Vesikatoren*“ zwischen die Ohren gesetzt, was zu einem großen Wasserentzug führte[61]. Etwa ein Jahr später litt Rosenbaum an der „*Goldenen Ader*“, und wieder ging er in seinen Tagebüchern ausführlich auf die Erkrankung ein, wobei er sich als chronisch Leidender stilisierte. Am 10. September heißt es: „*Die Schmerzen an der Goldenen Ader wurden so heftig, dass ich die ganze Nacht unglaublich litt und schlaflos zubrachte; bei mir verdrängt ein Leiden das andere.*“[62] Die Schmerzen setzten sich fort, Rosenbaum klagte über Schlaf- und Appetitlosigkeit. Am 18. September notierte er: „*Ganz entkräftet und elend über so lange Dauer meiner Krankheit, und weil ich fühle, dass ich täglich an Kräften abnehme, stand ich auf.* [...] *Ich bin beinahe für nichts empfänglich und habe solches Plageleben in höchstem Grade satt.*“ Röckl verordnete Umschläge, Pulver und Dekokt.[63]

Im Vergleich zu Rosenbaum, der als gräflicher Sekretär einen ähnlich physisch wenig fordernden Beruf wie der Hofagent Stephan Andreas Haslinger ausübte, ging dieser in seinem Selbstzeugnis erst im Jahr 1788, also etwa zwei Lebensjahrzehnte später als Rosenbaum, auf eine Erkrankung ein. In diesem Jahr litt er an einer „*Brustkrankheit, die man Influenza nannte*“ und die er einige Monate „*herumschleppte*“. Auch Haslinger zog einen Arzt heran, und zwar Thomas Franz Closset (1754–1813)[64], der ihn „*gründlich kurirte*“[65]. Nun finden

56 Vgl. Engelhardt (2000), S. 112.
57 Geburts- und Sterbedatum unbekannt.
58 ÖNB, Rosenbaum Bd. 1 (1789–1798), fol. 13r.
59 ÖNB, Rosenbaum Bd. 1 (1789–1798), fol. 33r.
60 Geburts- und Sterbedatum unbekannt.
61 ÖNB, Rosenbaum Bd. 1 (1789–1798), fol. 48r–v.
62 ÖNB, Rosenbaum Bd. 2 (1799/1800), fol. 41r.
63 ÖNB, Rosenbaum Bd. 2 (1799/1800), fol. 41r–v.
64 Closset war auch der Hausarzt von Wolfgang Amadeus Mozart (1756–1791). Vgl. dazu Braunbehrens (1986), S. 427.
65 Tersch (2013), S. 45.

sich die knappen Einträge zu dieser Krankheit bei Haslinger in einer „Autobiographie“, in der Tagebucheinträge jeweils jährlich zusammengefasst wurden. Das Situative wie bei den Eintragungen Rosenbaums fehlt daher. Dennoch verweist die Knappheit der Krankheitsschilderung bei Haslinger auf einen weniger problembehafteten Zugang zum eigenen Körper, was freilich, wie Haslinger selbst einmal bemerkt, auch am lange Zeit ungewöhnlich guten Gesundheitszustand des Hofagenten gelegen haben mag.[66] Mangelnde Sensibilität, was gesundheitliche Belange betrifft, wird man Haslinger hingegen nicht unterstellen dürfen, denn dieser ging im selben Jahr, in dem er seine Grippeerkrankung erwähnte, in seinen Aufzeichnungen auf den Blutsturz seiner Frau Pauline nach einer Frühgeburt sehr wohl mit Besorgnis ein.[67] Die Sorge um andere Familienmitglieder, wie auch aus weiteren Eintragungen hervorgeht, war also sicherlich vorhanden.[68]

Aus den Erwähnungen von in vergleichsweise jungen Jahren erlittenen Verletzungen und Erkrankungen der drei Männer lassen sich demnach bereits recht deutlich unterschiedliche Zugänge zu körperlichen Gebrechen feststellen, die sich in der Folge im Fall von Gilsa und Rosenbaum nach dem Eintritt schwerer chronischer Erkrankungen vertiefen.

Im Jahr 1771, in dem der nunmehr geraume Zeit im zivilen Leben tätige Gilsa in seinen Tagebüchern über Politik und Krieg räsonierte, kam er im Sommer erstmals nach seiner schweren Verwundung auf eine eigene Erkrankung zu sprechen. Gilsa spezifizierte sie freilich nicht, sprach nur von heftiger Krankheit und erwähnte die Konsultation des bereits erwähnten Landphysikus Dr. Christian Philipp Goldmann.[69] Dabei blieb es jedoch nicht, denn die Erkrankung erwies sich offensichtlich als langwierig. Ein Hofrat Ferrie verordnete eine Kur in Pyrmont südwestlich von Hannover. Doch die gesundheitlichen Probleme dieses Jahres waren noch nicht ausgestanden. Am 20. Dezember gegen 9 Uhr morgens, gerade vor dem Aufbruch zu einer Reise von Treysa nach Gilsa, erlitt der Adelige – auch wenn man mit retrospektiven Diagnosen vorsichtig sein sollte – vermutlich einen Schlaganfall oder jedenfalls einen Anfall, der ähnliche Beschwerden verursachte. Dieser fiel wohl leichter aus, denn bereits am Nachmittag desselben Tages fuhr Gilsa mit dem beigezogenen Dr. Goldmann nach Gilsa. Doch am 21. Januar 1772 und 11. Februar kehrten die Anfälle zurück, so dass Gilsa mehrmals Dr. Goldmann zu sich rufen ließ. Dieser wunderte sich in einem Brief zwar über die wiederkehrenden Anfälle, zumal der Patient, wie er konstatierte, sonst in guter körperlicher Verfassung war, doch führte der Arzt die „*Reitzbarkeit der Nerven*“ als Grund für die Anfälle an.[70] Damit erklärte er zwar die Krankheit nicht zu einem rein psychischen Problem, denn die zeitgenössische Medizin ging von massiven psy-

66 Tersch (2013), S. 59.
67 Tersch (2013), S. 45.
68 Dazu ausführlich Weigl (2020).
69 *Hochfürstl.-Hessen-Casselischer Staats- und Adreß-Calender* (1781), S. 116.
70 Gräf/Haunert/Kampmann (2010), Tagebuch Tl. 1, S. 195–198, Zitat S. 197.

chophysischen Wechselwirkungen aus[71], doch beruhigte er Gilsa mit den Worten, dass er *„bey den übrigen guten Umständen und guten Naturkräften keine bedenkliche Suiten* [Folgen]" fürchten müsse[72].

Die wiederkehrenden Anfälle machten Gilsa jedoch mittlerweile so zu schaffen, dass er sie detailliert im Tagebuch schilderte:

> Die Nacht vom 27. zum 28. Februar 1772 war meine Kranckheit so starck, als sie in den 10 Wochen noch nie geweßen war. Ich that die gantze Nacht kein Auge zu. Alle 2 Stunde mußte wegen das Schwitzen mir Hemder wechßell. Den 29ten wurde die auf den Fuß verordnete Aderlaß vorgenommen a 10 Unzen Blut. Die Schweiße dauerten bis in den 2ten Merz des Morgens noch immer fort. Auch hatte sich am ganzen Leib ein Ausschlag – ganz rothe, kleine Stubercher, welche mit Stechen herauskamm – eingefunden.[73]

Die Anfälle hielten bis zum Sommer 1772 an. Am 2. August dieses Jahres zwang eine *„starcke Restriction des Blutes in den oberen Theilen des Cörpers"* Gilsa zum Verlassen der Kirche während des Kirchgangs. Er notierte: *„Dieser Anfall kamm mir um soviel befremder vor, da erst den 30ten zu Ader gelaßen hat. Die Kopfschmerzen besonders auf den Wirbell waren unbeschreiblich."*[74] Nach dieser letzten schweren Attacke trat eine Pause von etwa fünf Jahren ein.

Anzeichen einer schwereren Erkrankung zeigten sich bei Joseph Carl Rosenbaum erstmals am 25. Juni 1800. Nach einem mit Spaziergängen an der Seite seiner Frau verbrachten Tag legte er sich um 9 Uhr abends schlafen. Doch dabei wurde er unangenehm überrascht. *„Ich lag kaum, so warf ich Blut aus; wie erschraken wir!"*, schrieb er in sein Tagebuch. Der herbeigerufene Dr. Eckhart verschrieb Arzneien, aber das Bluthusten dauerte die ganze Nacht und die nächsten Tage über an. Am 28. Juni kam kein Blut mehr, doch Rosenbaum blieb matt.[75]

Die Erkrankung von Gilsa machte sich am 21. Dezember 1777 wieder bemerkbar. Er erlitt einen schweren Anfall, den er mit jenem von 1771 verglich. Am 20. Januar 1778 geschah ein weiterer, dem am 26. nach einem Einlauf, *„obgleich dieses alle erwünschte Würkung that"*, ein noch nie gehabter heftiger Anfall folgte. Am 4. Februar setzten starke Kopfschmerzen ein. Erst am 15. März konnte Gilsa das Krankenbett verlassen. Heftige Leibschmerzen plagten ihn in der Nacht vom 22. auf den 23. März. Am 30. März zeigte sich Besserung. Brust- und Kopfschmerzen blieben, aber am 12. April konnte Gilsa die Kirche besuchen und am folgenden Tag einen Ausritt wagen. Doch dieser bekam ihm keineswegs gut. Am 22. April 1778 klagte er über starke Wallungen und Leibschmerzen. Am 17. Mai musste er nach einem erneuten Anfall den Kirchbesuch abbrechen. Die Nächte vom 23. bis 25. Mai beschrieb er als schaudervoll. Am 1. Juni litt er unter starkem Schwindel. Die Beschwerden setzten sich im Sommer fort. Erst im Oktober 1778 schien sich langsam eine gesundheitliche Besserung einzustellen, doch selbst am 13. Oktober vermerkte Gilsa noch, dass es um

71 Schreiner (2003), S. 57.
72 Der Brief an Gilsa in Gräf/Haunert/Kampmann (2010), Tagebuch Tl. 1, S. 197 f.
73 Gräf/Haunert/Kampmann (2010), Tagebuch Tl. 1, S. 199 f.
74 Gräf/Haunert/Kampmann (2010), Tagebuch Tl. 1, S. 202.
75 ÖNB, Rosenbaum Bd. 2 (1799/1800), fol. 89v–90r.

seine Gesundheit „*zweideutig stand*".[76] Erst im Dezember klangen die Beschwerden langsam ab. Gilsa ging seinen Geschäften in Kassel nach, doch nach der „Session" der Ritterschaft am 9. Dezember musste er sich zu Bett legen. „*Herr Doctor Hubert ordinirte mir 4 Pulver, welche* [ich – A. W.] *in zwey Tage nehmen sollte und den 10ten des Morgens auf den Fus ein Aderlas von 8 bis 9 Unzen Blut. Ich muste zu Hause bleiben. Den 11ten bin – gotlob – wieder ausgegangen.*"[77] Damit endet die Krankengeschichte des Adeligen abrupt. In seinem Tagebuch kam er bis zu seinem Tod zwei Jahrzehnte danach nie mehr auf eine Erkrankung zu sprechen.

Rosenbaums Bluthusten kehrte im September und Oktober 1826 zurück.[78] Die eigentliche, tödliche Krise stellte sich jedoch drei Jahre später ein. Im Oktober 1829 setzte der Bluthusten wieder ein.[79] Am 6. November 1829 fühlte Rosenbaum starke Schmerzen in Händen und Beinen. Ein behandelnder Arzt empfahl ihm einen Spaziergang an der freien Luft.[80] Nach einem Stechen in der Lunge am 16. Dezember 1829 hütete er meist bis Mittag das Bett.[81] Am 26. Dezember 1829 erlag er seinem Leiden.[82]

Eine derartige Leidensbiographie hatte Stephan Andreas von Haslinger nicht zu bieten. Erst gegen Ende seines Lebens deutete er in seinen Aufzeichnungen eine Verschlechterung des Gesundheitszustands an. Im Jahr 1804 musste er „*öfters Arzney gebrauchen, eine Folge der vorjährigen Krankheit und der zunehmenden Jahre*".[83] Über das letzte Lebensjahr Haslingers fehlen jegliche Eintragungen. Das mag mit einer schwereren Erkrankung in Verbindung gestanden haben, könnte aber auch lediglich damit zu erklären sein, dass Haslinger bald nach der Jahreswende 1806/07 starb und ihm eine Übertragung seiner Notizen in die „Autobiographie" nicht mehr möglich war. Nach dem Totenbeschauprotokoll verstarb Haslinger am 30. Januar 1807 an einer Lungenentzündung.[84]

Patienten und Ärzte

Für alle drei Tagebuch- bzw. Autobiographieschreiber war es selbstverständlich, im Erkrankungsfall auf die Hilfe einer Heilperson zurückzugreifen. Wie andere Zeitgenossen waren sie offensichtlich überzeugt, dass menschliche Eingriffe zur Heilung führen können.[85] Mit Ausnahme einer noch zu schildernden Episode im Fall von Rosenbaum handelte es sich dabei ausschließlich um

76 Gräf/Haunert/Kampmann (2010), Tagebuch Tl. 1, S. 263–272, Zitat S. 272.
77 Gräf/Haunert/Kampmann (2010), Tagebuch Tl. 1, S. 275.
78 ÖNB, Rosenbaum Bd. 11 (1826–1829), fol. 27r–28v.
79 ÖNB, Rosenbaum Bd. 11 (1826–1829), fol. 132r–v.
80 ÖNB, Rosenbaum Bd. 11 (1826–1829), fol. 134v.
81 ÖNB, Rosenbaum Bd. 11 (1826–1829), fol. 136v–137r.
82 Wiener Stadt- und Landesarchiv, Totenbeschreibamt, B1: Band 165, Buchstabe R, fol. 46r.
83 Tersch (2013), S. 60.
84 Wiener Stadt- und Landesarchiv, Totenbeschreibamt, B1: Band 122, fol. 8v.
85 Vgl. Stolberg (2003), S. 35f.

akademisch gebildete Mediziner. Besonders deutlich wird das im Fall von Stephan Andreas Haslinger. Seine Wertschätzung der zugezogenen prominenten Ärzte drückte sich etwa in Formulierungen wie „[der] *rechschafene* [rechtschaffene] *und geschikte Professor Prohaska*“[86] aus. Die Überwindung des Keuchhustens der Kinder in den Jahren 1801/02 schrieb er der „*Sorgfalt meines Freundes Dr. Closset*“ zu. Auch in jenen Fällen, als alle ärztliche Kunst versagte, wie beim Tod seiner Ehefrau, äußerte Haslinger niemals Kritik an den ärztlichen Verordnungen und ließ niemals Zweifel an deren Kompetenz erkennen.[87]

Aufgrund des offensichtlich großen Vertrauens in die ärztliche Kunst waren Gilsa, Haslinger und Rosenbaum auch vielfach bereit, lästige und schmerzhafte Behandlungen über sich ergehen zu lassen.[88] So war nach kurzfristiger Besserung des Gesundheitszustands um den 15. März 1778 Gilsa von den Methoden der heroischen Medizin so überzeugt, dass er kurze Zeit danach, unter starken, krampfartigen Kopfschmerzen leidend, die verordneten zwei Löffel der Sulphur-Antimon-Mixtur einnahm, was ihm daraufhin sechsmaligen Stuhlgang bescherte. Das veranlasste ihn zu der Bemerkung: „*Ein Beweiß, wie sehr sich der Spectacul wieder gesammlet hatte.*“[89] Aus diesen Anmerkungen Gilsas wird deutlich, dass er Krankheiten als im Körper „von Organ zu Organ wandernd“ betrachtete.[90] Ähnlich geartete Zustimmung zur Therapie belegt etwa auch folgende Bemerkung Gilsas vom März 1778: „*N.B.: Ein geschehene Aderlaß auf dem Arm, desgleichen einmahl am beeyden Beinen geschroepft, ist in dem Lauf dieser Krankheit anzuwenden vergeßen worden.*“[91]

Auch Rosenbaum verliert in seinem Tagebuch kein kritisches Wort, als er, dem Tod nahe, dem Standardprogramm der zeitgenössischen Medizin unterzogen wurde. Das Vertrauen in die ärztliche Kompetenz schloss allerdings die ganz selbstverständliche Konsultation mehrerer Ärzte keineswegs aus. Nachdem Rosenbaum am 15. Dezember 1829 heftiges Drücken an der letzten Rippe rechts verspürt hatte, folgte am Tag darauf ein Stechen in der Lunge. Dr. Gottfried Ubald Fechner (1765–1831)[92] wurde gerufen. Abends besuchte ihn der bürgerliche Wundarzt Carl Hanl.[93] Rosenbaum erhielt Arznei zum Abführen und Umschläge.[94] Einen ähnlichen Zugang zur Zuhilfenahme von mehreren Experten hatte auch Gilsa. Am 22. Januar 1772 deutete Dr. Gold-

86 Georg Prochaska (Prohaska) (1749–1820), seit 1791 Professor der Anatomie, Physiologie und Augenheilkunde an der Universität Wien. Er zählte zu den Hauptvertretern der naturphilosophischen, gleichwohl empirisch orientierten Richtung der Ersten Wiener Medizinischen Schule. Vgl. dazu Lesky (1965), S. 17, 57, 91–94.

87 Tersch (2013), S. 51 f., 55, 58.

88 Vgl. Stolberg (2003), S. 101.

89 Gräf/Haunert/Kampmann (2010), Tagebuch Tl. 1, S. 266.

90 Kresse (2012), S. 14–16; Newton (2018), S. 63.

91 Gräf/Haunert/Kampmann (2010), Tagebuch Tl. 1, S. 265.

92 Fechner war 1809–1811 Direktor des Militär-Thierspitals in Wien, danach praktizierte er dort als Arzt. Vgl. dazu Stagl/Sattmann (2013), S. 169 f.

93 Carl Hanl war ein in der Inneren Stadt, Wipplingerstraße 368, ansässiger bürgerlicher Wundarzt. Vgl. dazu Schimmer (1837), S. 88.

94 ÖNB, Rosenbaum Bd. 11 (1826–1829), fol. 137v.

mann in einem Brief an, dass er sich die wiederkehrenden Anfälle Gilsas nicht ganz erklären konnte. Dort hieß es:

> Mein Gott, welches Verhängniß! Wollen sich dann diese fatale, krampfhafte Bewegungen gar nicht bändigen laßen? Die aller bewehrtesten Hülfsmittel, die die Kunst nur so erfunden und erdacht hat, sind alle angewendet worden und dennoch will es noch nicht gehen. Aber ein Beweiß wie gar sehr der gantze Cörper – vorzüglich aber die Nerven – geschwächet und verdorben geweßen.[95]

Da sich der Gesundheitszustand Gilsas nicht besserte, schickte Dr. Goldmann auf Ersuchen seines Patienten die Krankengeschichte an Herrn Hofrat Hubert nach Kassel. Dieser stimmte mit Goldmann überein, dass mit den vielen Medikamenten nichts auszurichten wäre, und empfahl nur von Zeit zu Zeit Aderlass und Abführmittel. Den geschwächten Nerven sollte Zeit zur Wiederherstellung gegeben werden.[96] Als sich Jahre später während der Krankheitsperiode 1777/78 auch nach einer Pillenkur keine entscheidende Besserung einstellte, wurde ganz selbstverständlich ein weiterer Experte um Rat befragt:

> „Den 19ten Julii wurde ich mit meinen Pillen fertig. Ich wartete 8 Tag ab, um auf meine Empfindungen Acht zu geben. Selbige waren aber noch critisch und bedenklich, derowegen ich an meinem Freund Busch schriebe und den 2ten August auch wieder etwas neue Medicin erhielte."[97]

Auch bei Rosenbaum war der Ablauf ähnlich. Im Zuge der Erkrankung im September und Oktober 1826 konsultierte er die Ärzte Gottfried Fechner und Ludwig Stessel.[98] Da das Blutauswerfen nicht endete, schlug Fechner am 3. Oktober *„pro consilio"* den Kollegen Staudenheim vor.[99] Am 5. Oktober 1826 machten die Ärzte Staudenheim, Fechner und Stessel bei Rosenbaum eine Visite, die sie zu einem *„consilium"* nutzten, wobei Stessel die Krankheitsgeschichte verlas.[100]

Zwar nicht im Fall einer eigenen Erkrankung, sondern in jenem seiner Frau Pauline verhielt sich Stephan Andreas von Haslinger ganz ähnlich. Sein Freund Closset erkannte im November 1795, dass diese an Kindbettfieber erkrankt war. Nun wurde auch der Arzt Joseph von Quarin (1733–1814) *„zum consilio"* herangezogen.[101]

Wenn auch Patienten und Heiler grundsätzlich der Glaube an die Wirksamkeit der verschriebenen Therapien einte, so bedeutete das allerdings nicht notwendigerweise, dass die Erkrankten manchmal nicht auch Skepsis beschlich. So riet am 21. Dezember 1777 nach einer neuerlichen Herzattacke Gil-

95 Gräf/Haunert/Kampmann (2010), Tagebuch Tl. 1, S. 198f.
96 Gräf/Haunert/Kampmann (2010), Tagebuch Tl. 1, S. 200.
97 Gräf/Haunert/Kampmann (2010), Tagebuch Tl. 1, S. 271.
98 Ludwig Stessel war Mitglied der Wiener medizinischen Fakultät. Vgl. dazu *Hof- und Staats-Handbuch des Kaiserthumes Österreich* (1844), Tl. 2, S. 96.
99 Staudenheim zählte zu den befugten Ärzten, die aber nicht der medizinischen Fakultät angehörten. Freundliche Mitteilung von Markus Oppenauer, Medizinische Universität Wien.
100 ÖNB, Rosenbaum Bd. 11 (1826–1829), fol. 27r.
101 Tersch (2013), S. 51f. Zu Quarin, dem früheren Direktor des Allgemeinen Krankenhauses in Wien, vgl. Wurzbach (1872), S. 136–139.

sas der zur Hilfe gerufene Apotheker Rink, den Patienten am Arm stark zur Ader zu lassen. Nach einer kurzen Besserung wurde am 25. des Monats der nunmehr wieder zur Verfügung stehende Dr. Goldmann gerufen, der *„nötige Medicin“* verschrieb und acht Schröpfköpfe auf den Rücken setzen ließ, eine Therapie, die laut Gilsa der Doktor *„vor gut fand“*, was möglicherweise eine gewisse Distanzierung von der ärztlichen Meinung durch den Tagebuchschreiber erkennen lässt.[102]

Ein wenig Patienteneigensinn klingt auch bei folgender Episode durch: Am 14. Juni 1778 erhielt Gilsa von Professor Busch Pillen aus einem Extrakt aus Chinarinde oder Chinawurzel verordnet. Nachdem er einige Tage die Pillen eingenommen hatte, spürte Gilsa *„stärkere wiedrige Empfindungen, die sich nur fühlen, aber nicht beschreiben laßen.“* Daraufhin setzte er die Einnahme der Pillen aus. Erst als ihm Professor Busch schriftlich versicherte, dass seine Zustände mit der Einnahme der Pillen nichts zu tun hätten, sondern dass er diese Zustände so lange haben würde, bis seine Nervengefäße und -fasern wieder genug Kraft erhielten, setzte er die Pillenkur am 20. Juni fort.[103]

Das generelle Vertrauen in die Expertise von Professor Busch war dennoch ungebrochen. Ebendieser versicherte Gilsa wenig später bei einem persönlichen Gespräch, dass alle seine Beschwerden *„hypochondrisch“* wären. Darauf schrieb Gilsa in sein Tagebuch: *„Des Abends kamm ich vergnügt wieder nach Hauß.“*[104]

Ein wenig Patienteneigensinn zeigte sich auch bei Rosenbaum in der Nichtbefolgung ärztlicher Anweisungen. Er vermerkte am 14. Oktober 1806: *„Es kam Eckhart, der mir auszugehen riet. Ich blieb aber dennoch zu Haus, las und blieb so ruhig sitzen.“*[105]

Die Allgegenwart der „heroischen Medizin“ und ihre Alternativen

In den bisherigen Tagebuchzitaten ist bereits angeklungen, dass zumindest im Fall von Gilsa und Rosenbaum die erkrankten Männer eine Fülle von Therapien über sich ergehen lassen mussten, die einem humoralpathologischen Verständnis geschuldet waren. Allen voran genoss der Aderlass bei Ärzten und Patienten große Wertschätzung.[106] So verordnete auch Dr. Goldmann, der, wie wir gesehen haben, für vergleichsweise moderaten Einsatz von brachialen Methoden der „heroischen Medizin“ plädierte, anlässlich des Anfalls von Gilsa im Dezember 1771 den Aderlass am Arm, in den folgenden Wochen dann am Fuß.[107] Das entsprach gleichsam einer „schulmedizinischen“ Therapie bei „Schlagfluss“. Das in den Hirngefäßen und auch im übrigen Körper

102 Gräf/Haunert/Kampmann (2010), Tagebuch Tl. 1, S. 263.
103 Gräf/Haunert/Kampmann (2010), Tagebuch Tl. 1, S. 269.
104 Gräf/Haunert/Kampmann (2010), Tagebuch Tl. 1, S. 269.
105 ÖNB, Rosenbaum Bd. 6 (1806–1809), fol. 15r.
106 Vgl. Stolberg (2003), S. 35.
107 Gräf/Haunert/Kampmann (2010), Tagebuch Tl. 1, S. 263f.

dickflüssige, gestaute Blut sollte abgeleitet werden.[108] Was bei Gilsa der Aderlass war, waren bei Rosenbaum Abführmittel. Als er im Oktober 1826 an „*Bluthusten*" litt, ein Symptom, welches nach modernem Verständnis wohl kaum mit den Verdauungsorganen in Verbindung zu bringen ist, bestand die Therapie in erheblichem Maße aus der Verordnung von Abführmitteln. Er notierte in sein Tagebuch: „*Den ganzen Tag abführen, im Bett um 10 h wieder Blut.*" Es folgte „*zum Teil wegen Abführen*" eine schlaflose Nacht.[109] Im Dezember 1829, in der Endphase seines Leidens, vermerkt Rosenbaum mehrmals, „*wegen Abführen*" den Tag bis Mittag im Bett verbracht zu haben.[110] Am 20. Dezember wurde er sogar noch etwas spezifischer: „*Ich bin sehr matt, um 10 Uhr große Öffnung mit Anstrengung.*"[111] Auch eine Kombination von Abführmitteln und Aderlass war nicht ungewöhnlich. Nach dem medizinischen Verständnis der Zeit bot die „Abführung" allerdings keine Garantie zur Überwindung der Krankheit. „Nevertheless an evacuation of humours did not guarantee recovery. The outcome of disease hinged on whether Nature was able to bring about a ‚perfect crisis' […]."[112] Den Durchfall zu stoppen oder zu wenig Blut abzuzapfen, führte nach dieser Logik zu einer „unvollständigen Krise", und Teile der Krankheitsmaterie blieben im Körper[113], was die Gesamtsituation nur noch verschlimmerte.

Einiger Beliebtheit erfreuten sich auch blasenziehende Mittel. Am 7. Januar 1778 erhielt Gilsa auf die Waden Senfpflaster (Sinapismos) gelegt. Dabei handelte es sich um ein aus Senf und in Wasser zerriebenen Feigen hergestelltes Pflaster, welches bei chronischen Krankheiten zur Anwendung kam, wenn alle anderen Mittel versagten.[114] Bei Rosenbaum kamen ein „*Rücken-Vesicator*", eine Brennsalbe (*lapis infernalis*), die am Rücken eingerieben wurde, und eine Fontanelle zur Anwendung, welche vom 5. bis 13. Oktober 1826 belassen wurden, was ihm beim Liegen starke Schmerzen verursachte.[115] Am 20. Oktober wurde die Prozedur wiederholt: „*Hanl muss mich abends wieder am Rücken mit Lapis infernalis brennen; die Martern haben kein Ende*"[116], notierte er in sein Tagebuch.

Wenn die purgierenden Kuren nicht halfen, wurde die Polypragmasie durch Polypharmazie gesteigert.[117] Am 4. März 1778 nahm Gilsa Moschus ein, der offensichtlich seine Wirkung im Sinn des „Im-Zaum-Halten" des Blutes nicht erzielte, worauf er am 8. März ein nicht näher bezeichnetes anderes Medikament zu diesem Zweck erhielt. Nach blasenziehenden Mitteln auf den Waden und Abführmitteln bekam Gilsa eine Sulphur-Mixtur, am 25. des Mo-

108 Vgl. Stolberg (2003), S. 125 f., 128 f.
109 ÖNB, Rosenbaum Bd. 11 (1826–1829), fol. 27r.
110 ÖNB, Rosenbaum Bd. 11 (1826–1829), fol. 136v.
111 ÖNB, Rosenbaum Bd. 11 (1826–1829), fol. 137v.
112 Newton (2018), S. 52.
113 Vgl. Newton (2018), S. 52–54.
114 Vgl. Zeber (2001), S. 45 f.
115 ÖNB, Rosenbaum Bd. 11 (1826–1829), fol. 27r–28v.
116 ÖNB, Rosenbaum Bd. 11 (1826–1829), fol. 28v.
117 Piller (2007), S. 263.

nats ein stärkendes „*Elixier*“, am 30. März kam Molke zur Anwendung. Am 29. Mai nahm er ein Extrakt des krampfstillenden Bilsenkrauts in Form von Pillen ein, doch schon am 1. Juni musste diese Therapie abgebrochen werden, weil sie starken Schwindel verursachte.[118] Die erwähnte Sulphur-Antimon-Mixtur gehörte zu den populären „Spezifika“, die sich im 18. Jahrhundert großer Beliebtheit erfreuten. Sie verursachten häufig Brechreiz. Was bei Gilsa Sulphur-Antimon war, das war bei Rosenbaum „*scharfe Arznei*“ in Form von Phosphorsäure (*acidum phosphoricum*), aber offensichtlich nicht in homöopathischen Dosen, denn sie wurde mit einem Federrohr eingenommen.[119] Man kann sich die Leiden des Patienten vorstellen. An diesem Beispiel wird verständlich, warum gerade in den 1820er Jahren die scharfe Kritik Samuel Hahnemanns an derartigen Brachialmethoden und die von ihm propagierte Homöopathie auf immer größere Akzeptanz in den gebildeten Schichten stießen. Die Kritik wurde im Übrigen von dem zu dieser Zeit in Wien praktizierenden ehemaligen österreichischen Militärarzt Matthias Marenzeller, der mit Hahnemann in Kontakt stand, geteilt.[120]

Marenzeller zählte allerdings nicht zu den von Rosenbaum kontaktierten Ärzten. Im Gegensatz zu Gilsa und Rosenbaum finden sich detaillierte Schilderungen ausufernder Therapien bei Haslinger, was seine eigene Person anbelangt, zwar nicht, doch liefern die Ausführungen zur Behandlung einer hartnäckigen Augenerkrankung seines Sohnes ein ähnliches Bild von der damaligen ärztlichen Praxis. Haslinger vermerkte in seiner „Autobiographie“: „*Der arme Knab wurde mit Einnehmen, Blutigel, Vesikatorien, Umschlägen entsezlich geplaget, welches alles Er jedoch mit größter Gelassenheit ertruge*[.]“[121]

Nicht immer verordneten die herbeigerufenen Ärzte purgierende Mittel der „heroischen Medizin“. So riet Dr. Goldmann seinem Patienten teilweise von der Einnahme vieler Arzneien ab und empfahl Diät. Eine Tinktur und Kräuteraufgüsse in den oberen Teilen des Körpers sollten helfen, ebenso Rautenessig zum Riechen und „*Anstreichen*“ sowie die morgendliche Abreibung der Füße mit Flanelltüchern bis zur Röte. Auch sollte der Kranke allmählich wieder zwei bis drei Gläser Wein zu den Mahlzeiten einnehmen.[122]

Trotz allen Respekts vor der ärztlichen Kunst sorgten längere Krankheitsepisoden dafür, dass Gilsa und Rosenbaum auch in der Alternativmedizin oder in abergläubischen Praktiken ihr Heil suchten. Religiös oder abergläubisch motivierte Praktiken konnten durchaus mit traditionellen Methoden der zeitgenössischen akademischen Medizin konkurrieren.[123] Einen Hinweis auf den Glauben an die Wirkung einer apotropäischen Deponierung gibt ein Fund aus einem mit Lehm verschmierten Balkenloch, welcher im Zuge von Sanierungsarbeiten am ehemaligen Wohnhaus von Gilsa in Treysa im Jahr

118 Gräf/Haunert/Kampmann (2010), Tagebuch Tl. 1, S. 266–269.
119 ÖNB, Rosenbaum Bd. 11 (1826–1829), fol. 27v.
120 Vgl. Jütte (2005), S. 16, 228 f.
121 Tersch (2013), S. 55.
122 Gräf/Haunert/Kampmann (2010), Tagebuch Tl. 1, S. 198.
123 Vgl. Beutelspacher (1986), S. 77 f.

2010 gemacht wurde. Dort fand man zwei kleine Schlüssel, eine Murmel und ein von Gilsa geschriebenes Textfragment mit einer zeitgenössischen Beschreibung der rechten Kopfschlagader (*carotis dextra*). Offensichtlich versprach sich Gilsa von dieser Deponierung eine Linderung oder Heilung von den Folgen seines „Schlaganfalls" von Ende 1771.[124]

Auch Rosenbaum war bereit, auf nichtakademische Heilmethoden zu setzen, wenn die verordneten Therapien keine Wirkung zeigten. Am 11. Dezember 1806, anlässlich eines heftigen Schnupfens, brachte Therese Menischer, eine Freundin der Familie, „*Brustzetteln*" vom Orden der Salesianerinnen[125], die offensichtlich auf magisch-religiöse Weise die Krankheit lindern oder beseitigen sollten. Zu wesentlich rabiaterer Selbstmedikation schritt Rosenbaum anlässlich seiner Bluthustenattacken im Oktober 1826. Am 22. dieses Monats, nach heftigen Blutauswürfen, verlor Rosenbaum laut eigener Aussage die Geduld und griff zur Einnahme von Rötelfarbe zur Blutstillung. Außerdem überbrachte man ihm einen speziellen Tee, der eigens von einem Gastwirt aus einer Wiener Vorstadt herbeigeschafft wurde.[126]

Mit vielen seiner Zeitgenossen teilte übrigens auch Joseph Carl Rosenbaum die Überzeugung, dass Ärger eine Unordnung der Körpersäfte und damit Krankheit auslösen könne, wie eine Episode aus seinem letzten Lebensjahr belegt: „*Durch Nachlässigkeit und durch zu heißes Wasser fiel der Boden des Topfes im Nachtstuhl heraus; dies, Theresens und der Dienstboten Entschuldigungen ärgerten mich so sehr, dass ich in Fechners und Stessels Gegenwart Blut auswarf; viermal binnen 24 Stunden.*"[127]

Erodierende Männlichkeit?

Auf den ersten Blick scheint es, als ob die „Männlichkeiten" der behandelten Autoren nicht unterschiedlicher sein könnten: auf der einen Seite der soldatisch sozialisierte Landadelige, der die Amputation seines Unterarms mit wenig Emotion schildert und schon wenige Wochen danach „zur Tagesordnung übergeht", auf der anderen der unmännliche „*marzipanene*" Bürgerliche[128], der vergleichsweise geringfügige Beschwerden wie Mattigkeit und Kopfschmerzen für wert befindet, in seine Tagebucheintragungen aufgenommen zu werden. Und schließlich der aufgeklärte Hofagent, der in seiner Autobiographie kaum auf persönliche körperliche Beschwerden einging, jedoch Krankheiten seiner Familienmitglieder ausführlich beschrieb und mit „sanfter Männlichkeit", wie sie seiner bürgerlichen Herkunft entsprach[129], seiner Familiensorge

124 Vgl. Gräf (2014), S. 58f.
125 ÖNB, Rosenbaum Bd. 6 (1806–1809), fol. 22r.
126 ÖNB, Rosenbaum Bd. 11 (1826–1829), fol. 28v.
127 ÖNB, Rosenbaum Bd. 11 (1826–1829), fol. 28v.
128 Knigge (1991), S. 261.
129 Vgl. Trepp (1996).

Ausdruck verlieh. Doch wie sind nun die Männlichkeiten der drei Protagonisten nach längeren Krankheitsperioden zu charakterisieren?

Es gibt einige Hinweise in den Tagebüchern Joseph Carl Rosenbaums, die ihn als „hypochondrisch“ in seiner zeitgenössischen Bedeutung erscheinen lassen. Hypochondrie in diesem Sinn war eine durchaus mit körperlichen Beschwerden verbundene Krankheit, die nicht bloß auf Einbildung beruhte.[130] Sie trat nach Auffassung der Ärzte in erster Linie bei in Städten lebenden Männern mit sitzendem Beruf auf, die in der sozialen Rangordnung nach oben gestiegen und dem „Luxus“ ergeben waren.[131] All das traf auf Rosenbaum zu. In diesem Sinne passte der in mehreren Lebensphasen ihn quälende „*Bluthusten*“ in das zeitgenössisch-medizinische Bild. Glaubt man einer im Jahr 1810 erschienenen medizinischen Topographie, zählte der „*Bluthusten*“ zu den häufigsten von Medizinern beobachteten „*Blutflüssen*“ im damaligen Wien. Zacharias Wertheim (1780–1852), dort praktizierender Arzt und ab 1816 Leiter des Israelitenspitals[132], führte ihn auf „*unordentliches Leben*“, „*übertriebene Leibesbewegungen*“, „*heftige Gemüthserschütterungen*“ und „*Ausschweifungen aller Art*“ zurück, konzedierte aber, dass er auch im Gefolge von Lungenentzündungen oder schlecht behandelten Katarrhen auftreten oder ein Vorbote der „*Lungensucht*“ sein konnte[133]. Jedenfalls erhielten auch als „Hypochonder“ von den behandelnden Ärzten klassifizierte Kranke das Standardprogramm der „heroischen Medizin“ verabreicht: Aderlass, Klistiere und Brechmittel[134], denn auch diese Krankheit wurde nach zeitgenössischen Vorstellungen durch eine Unordnung der Körpersäfte verursacht und musste daher „weggeschafft“ werden[135]. Diese Theorie der *humores* entsprach bis in das 19. Jahrhundert hinein einem auch unter Laien weitverbreiteten Körperverständnis.[136] Ähnliche Beschwerden wie Rosenbaum schilderte etwa auch der Jurist, Schriftsteller und spätere braunschweig-lüneburgische Geheime Justizrat Johann Anton Leisewitz (1752–1806)[137] in seinem Tagebuch aus den Jahren 1779 bis 1781. Leisewitz brachte seine Beschwerden mit Einsamkeit und Überarbeitung in Verbindung.[138] Als Anfälle von Bluthusten im Juni und Oktober 1806 wiederkehrten, gestaltete auch Joseph Carl Rosenbaum die Schilderung seiner Erkrankung psychologisierend. Der Eintrag vom 27. Juni lautete: „*Ich bin zu Hause so düster, es ist mir alles so ängstlich, so einförmig. Ich fühle mich schon besser, wenn ich Hoffnung habe, wieder auszugehen.*“[139]

130 Vgl. Schreiner (2003), S. 196.
131 Vgl. Böhme/Böhme (2016), S. 410–416.
132 Vgl. Dunky/Knaus (1999).
133 Wertheim (1810), S. 250.
134 Vgl. Schreiner (2003), S. 73.
135 Vgl. Frey (1997), S. 65–69.
136 Vgl. Taylor (2018), S. 340.
137 Vgl. Elschenbroich (1985).
138 Vgl. Leisewitz (1916/1920), Bd. 1, S. 8.
139 ÖNB, Rosenbaum Bd. 6 (1806–1809), fol. 3v.

Es gibt allerdings in den Tagebüchern des gräflichen Sekretärs Passagen, die auch dem modernen Verständnis von Hypochondrie entsprechen. Dazu zählt der exzeptionell häufige Besuch von Ärzten in Rosenbaums Haushalt, aber auch die Schilderung von Gemütslagen bei vergleichsweise geringen Beschwerden. So vermerkt er am 27. März 1806: „*Ich befinde mich vor Ärger und Strapaze gar nicht wohl, bin so matt, habe keine Esslust und Kopfschmerzen.*" Eine ähnliche Klage über harmlose Beschwerden wiederholt sich zwei Tage später.[140] Auch am 5. September 1806 fühlt er sich bemüßigt, Mattigkeit und Müdigkeit in sein Tagebuch einzutragen.[141] Längere Leidensperioden findet Rosenbaum unerträglich. Am 21. Oktober 1826 notiert er in sein Tagebuch: „*Nun dulde ich 2 Monate Leiden aller Art.*"[142]

Doch auch der soldatisch sozialisierte Georg Ernst von und zu Gilsa zeigte, als im Dezember 1777 die Anfälle wiederkehrten, angesichts der zermürbenden Beschwerden Nerven. In sein Tagebuch notierte er nicht ohne Beängstigung: „*Bei dem erstaunensten Hertzklopfen und Beän*[g]*stigungen schien das Blut alle im Kopf zu sitzen.*"[143] Am 26. Januar 1778 wurde er in seiner Schilderung noch drastischer: „*Das Hertz schien gleichsam aus seiner Wohnung herausspringen zu wollen, die Augen waren vor den Kopf getrieben und in den Beinen spürte* [ich – A. W.] *würklich convulvische Bewegungen.*"[144] Als er am 27. März endlich in den Garten gehen konnte, veranlasste ihn das zu der Bemerkung: „*ich zittere, wenn an mein schwankendes, unartiges Herz denken* [denke]."[145]

Nur der Wiener Hofagent Haslinger blieb scheinbar gelassen, freilich auch, weil eine im Jahr 1803 einsetzende Periode einer etwas angegriffenen Gesundheit, nach anderthalb Jahrzehnten ohne entsprechende Tagebucheinträge, keine vergleichbaren Beschwerden verursachte. Nachdem er den Tod seines an „*Brustwassersucht*" und „*Auszehrung*" leidenden Bruders in diesem Jahr vermerkt hatte, brachte er seine eigene Erkrankung mit dem Klima in Verbindung:

> am 18ten July aber wurde ich selbst, nachdeme mir Gott seit mehr als 15 Jahren eine unwandelbare Gesundheit geschenkt hatte, von einem hitzigen Katthar-Fieber ganz gähe befallen, wurde aber durch die Sorgfalt meines Freundes Closset und gute Wartung nach ungefehr 3 Wochen wieder hergestellet, empfande aber davon gegen 2 Monate die Folgen einer grossen Mattigkeit, wozu auch die diesen ganzen Sommer hindurch herrschende ungünstige Witterung vieles beygetragen haben mag, dann der ganze Sommer ware kalt und regnerisch ohne Beyspiel*[.]*[146]

Der Vergleich des soldatisch geprägten Georg Ernst von und zu Gilsa mit dem nobilitierten, sorgenden Familienvater Stephan Andreas Haslinger und dem kauzig-nervösen gräflichen Sekretär Joseph Carl Rosenbaum macht deutlich, dass es selbst bei Personen gleichen oder ähnlichen Standes so etwas wie gene-

140 ÖNB, Rosenbaum Bd. 5 (1803–1806), fol. 118v, 119r.
141 ÖNB, Rosenbaum Bd. 6 (1806–1809), fol. 3v, 11v.
142 ÖNB, Rosenbaum Bd. 11 (1826–1829), fol. 28v.
143 Gräf/Haunert/Kampmann (2010), Tagebuch Tl. 1, S. 263.
144 Gräf/Haunert/Kampmann (2010), Tagebuch Tl. 1, S. 264.
145 Gräf/Haunert/Kampmann (2010), Tagebuch Tl. 1, S. 267.
146 Tersch (2013), S. 59.

relle Männlichkeit in der Frühen Neuzeit und natürlich auch im frühen 19. Jahrhundert nicht gab.[147] Und doch führen chronische Beschwerden zu einem iterativen Prozess der Annäherung. In der Praxis reduzierte sich das typisch Männliche im Fall längerer Krankheit, aber auch bei schweren familiären Schicksalsschlägen. So weicht Haslinger bei der Schilderung des Todeskampfes seiner Frau Pauline vom sonst in seiner Autobiographie gepflegten Kanzleistil völlig ab. Er schreibt poetisch von Paulines Träne, die ihm ewig auf dem Herzen brennen werde. Der Todeskampf der Ehefrau überwältigt ihn so, dass er es nicht über das Herz bringt, in ihren letzten Stunden bei ihr zu sein. Nach ihrem Tod ist seine „*ganze irdische Glückseeligkeit dahin*“, und im folgenden Jahr sorgte lediglich der Besuch seines Bruders Joseph dafür, dass sein „*heftiger Schmerz etwas erträglich gemacht wurde*“.[148] Auch der nüchterne Hofagent und Aufklärer zeigte also Anzeichen eines erodierenden Männlichkeitshabitus. Ähnliches lässt sich bei Gilsa beobachten. Dieser widmet sein „*Journal meiner abermahligen harten Krankheit*“ von 1777/78[149] ganz überwiegend der Schilderung des Krankheitsverlaufs, ein Effekt, der sich annähernd bei Rosenbaum im September und Oktober 1826 und dann vollends im Herbst und Winter 1829 in seinem Sterbejahr einstellt[150]. Während der Krankheitsperioden 1771/72 und 1777/78 beginnt das Bild des harten Soldatenkörpers bei Gilsa zunehmend zu erodieren. Er zeigt Emotionen, fleht Gott an, fühlt sich von Krankheit und Therapien zermürbt. Am 12. April 1778 schreibt er in sein Tagebuch: „*O Gott, was wird aus mir werden. Mein zweideutiges böses Herz! Wie oft führet mich das unrichtig. Erbarmung, Erbarmung, ewige Liebe.*“[151] Im Jahr 1826, als das Blutauswerfen nicht endete, glich der seelische Zustand Rosenbaums jenem von Gilsa. Er notierte: „*in Gottes Namen, nur ein Ende!*“[152] Auch Rosenbaum jammert, fleht Gott an, doch sind für ihn Krankheiten, wie aus seinen Tagebucheintragungen hervorgeht, kein Schicksal oder Gottesstrafe, weder Katalyse noch Katharsis – eine Einstellung, die sich schon beim bürgerlichen „lauwarmen Anglikaner“[153] Samuel Pepys in dessen Aufzeichnungen aus den 1660er Jahren findet[154]. Insofern lässt sich in diesem Punkt eine recht ausgeprägte Differenz zwischen dem gläubigen hessischen Adeligen und seinen bürgerlichen Zeitgenossen feststellen.

Es muss allerdings berücksichtigt werden, dass das autobiographische Medium generell melancholisch-hypochondrische Selbstinspektion förderte.[155] Insofern sollte der Einfluss männlicher „Hypochondrie“ nicht überbetont werden. Rosenbaums „hypochondrische“ Männlichkeit hatte etwa dort ihre Gren-

147 Vgl. Clementi (2017), S. 138.
148 Tersch (2013), S. 52f.
149 Gräf/Haunert/Kampmann (2010), Tagebuch Tl. 1, S. 263–269.
150 ÖNB, Rosenbaum Bd. 11 (1826–1829), fol. 132r–137r.
151 Gräf/Haunert/Kampmann (2010), Tagebuch Tl. 1, S. 267.
152 ÖNB, Rosenbaum Bd. 11 (1826–1829), fol. 27r.
153 Vgl. Greyerz (1996), S. 142.
154 Vgl. Schmale (2003), S. 116.
155 Vgl. Schreiner (2003), S. 187.

zen, wo es um seine unumstrittene Position als Hausherr und Familienvater ging. Im Angesicht des Todes ordnete er am 21. Dezember 1829 sein Erbe:

> Um 11 h große Unterredung mit Jean, 1 ¼ Stunden, welche nur Fechner unterbrach. Cserny wird Vormund, gelobte mit Handschlag, sich nach meinem Tode ihrer [*der Töchter Rosenbaums – A. W.*] anzunehmen, für die Erhaltung ihres Vermögens und für rechtliche Männer zu sorgen, beider Beistand zu sein. Fanny [*die ledige Mutter der Töchter – A. W.*] darf sie allein nie sehen, keinen Schritt mit ihnen gehen. Alle Onkeln und Tanten hören auf. [...] Tränen der Fanny änderten nichts. Mittags mit Therese allein [...].[156]

Abseits standesspezifischer Formen männlicher Krankheitsbewältigung bewegten sich die Autoren offensichtlich in einer sehr ähnlichen medikalen Kultur der Oberschicht. Zu dieser gehörte auch und im Besonderen eine zeitgenössische Theorie von Nervosität. So führt Dr. Goldmann die Herz-/Kreislaufattacken bei Gilsa auf „*nervöse Reizungen*“ zurück und folgt dabei einer sich ankündigenden „Sexuierung“ des Körpers, wie sie in der bürgerlichen Medizin des 19. Jahrhunderts ihre Hochblüte erlebte.[157] Aber schon dem „armen Mann aus dem Toggenburg“, Ulrich Bräker, war diese Diagnose vertraut.[158] Ein wenig Rousseau klingt bei Gilsa an, wenn vom 12. bis 15. Februar 1778 die Therapien ausgesetzt werden, „*um die Würkungen der Natur außzuspehen*“.[159] Haslinger wiederum erwirbt auf Anraten seines Arztes Closset ein Haus mit Garten, um seinen Kindern Bewegung in der Natur zu ermöglichen.[160] Letztlich herrscht bei Gilsa stärker als beim jüngeren Rosenbaum eine „ontologische Krankheitsauffassung“ vor. Krankheit wird als etwas dem Körper Fremdes aufgefasst, das es abzuschütteln gilt[161], für das es aber letztlich keine vollständige Erklärung gibt[162]. Haslinger wiederum vermittelt am stärksten ein großes Vertrauen in die Fortschritte der Medizin, was etwa durch die Blatterninokulation seiner Kinder zum Ausdruck kommt.[163] Von den positiven Wirkungen einer Lebensweise im Sinn der Diätetik waren offensichtlich Gilsa, Haslinger und Rosenbaum überzeugt, denn Ausritte, Spaziergänge und ähnliche Aktivitäten in der freien Natur zum Zweck der Genesung oder der Krankheitsprävention finden in den Selbstzeugnissen immer wieder Erwähnung.

Langwierige Krankheiten sowie Schicksalsschläge sorgten bei allen drei Verfassern der Selbstzeugnisse für individuelle Krisen der Männlichkeit. Am Habitus änderte das mittelfristig jedoch kaum etwas. Nach Überwindung der Krankheiten war die Männerwelt anscheinend wieder in Ordnung. Nach dem von Krankheit geprägten Jahr 1778 führte Gilsa sein Tagebuch bis 1798 fort, ohne jemals wieder auf eine Erkrankung seiner Person zu sprechen zu kommen. Haslinger blieb fürsorglicher Familienvater, aber seine depressive Stimmung nach dem Tod seiner geliebten Frau erwähnte er nach wenigen Mona-

156 ÖNB, Rosenbaum Bd. 11 (1826–1829), fol. 138r.
157 Vgl. Sarasin (2001), S. 89–94.
158 Vgl. Hoffmann (2009), S. 11.
159 Gräf/Haunert/Kampmann (2010), Tagebuch Tl. 1, S. 265.
160 Tersch (2013), S. 114.
161 Vgl. Stolberg (2003), S. 38.
162 Vgl. Beutelspacher (1986), S. 77.
163 Tersch (2013), S. 112.

ten nicht mehr. Und der hypochondrische Rosenbaum zeigte trotz des herannahenden Todes und seiner miserablen gesundheitlichen Verfassung gegenüber der Mutter seiner Töchter Härte. Es war also sicherlich nicht „Altersweichheit“, die die Krankheitsbiographien der drei Autoren prägte.

Bibliographie

Archivalien und handschriftliche Quellen

Wiener Stadt- und Landesarchiv
Totenbeschreibamt, B1: Bände 122, 165

Österreichische Nationalbibliothek Wien, Handschriftensammlung, Series Nova 194–204 (ÖNB)
Rosenbaum, Joseph Carl: Tagebücher. Bd. 1–11 [1789–1829]: Bd. 1 (30.9.1789–31.12.1798), Bd. 2 (1.1.1799–30.6.1800), Bd. 5 (1.12.1803–31.5.1806), Bd. 6 (1.6.1806–31.12.1809), Bd. 11 (1.1.1826–25.12.1829)

Gedruckte Quellen

Gräf, Holger; Haunert, Lena; Kampmann, Christoph (unter Mitarbeit von Patrick Sturm) (Hg.): Adeliges Leben am Ausgang des Ancien Régime. Die Tagebuchaufzeichnungen (1754–1798) des Georg Ernst von und zu Gilsa. (= Untersuchungen und Materialien zur Verfassungs- und Landesgeschichte 26) Marburg 2010.
Hochfürstl.-Hessen-Casselischer Staats- und Adreß-Calender (1781).
Hof- und Staats-Handbuch des Kaiserthumes Österreich (1844).
Knigge, Adolph Freiherr von: Über den Umgang mit Menschen. Hg. v. Karl-Heinz Göttert. Stuttgart 1991.
Leisewitz, Johann Anton: Tagebücher. Nach den Handschriften hg. v. Heinrich Mack u. Johannes Lochner. 2 Bde. Weimar 1916/1920.
Montaigne, Michel de: Tagebuch einer Reise nach Italien über die Schweiz und Deutschland. Mit einem Vorwort von Wilhelm Weigand. Zürich o. J.
Prokop, Peter: Die Tagebücher (1789–1829) des Joseph Carl Rosenbaum. Eine Arbeitstranskription (Korrekturstand Juli 2018). CD-ROM. o. O. [2018].
Radant, E[lse] (Hg.): Die Tagebücher von Josef Karl Rosenbaum 1770–1829. (= Das Haydn Jahrbuch 5) Wien 1968.
Schimmer, Carl August: Neuestes Gemälde von Wien in topographischer, statistischer, commerzieller, industriöser und artificieller Beziehung. Nach eigenen Forschungen und den bewährtesten Quellen. Wien 1837.
Tersch, Harald: Die Autobiographie von Stephan Andreas Haslinger (1740–1807). Violinist, Freimaurer und Hofagent im josephinischen Wien. (= Quelleneditionen des Instituts für Österreichische Geschichtsforschung 10) Wien; München 2013.
Wertheim, Z[acharias]: Versuch einer medicinischen Topographie von Wien. Wien 1810.

Literatur

Behrens, Rudolf; Galle, Roland: Vorwort. In: Behrens, Rudolf; Galle, Roland (Hg.): Leib-Zeichen. Körperbilder, Rhetorik und Anthropologie im 18. Jahrhundert. Würzburg 1998, S. 7–9.

Beutelspacher, Martin: Kultivierung bei lebendigem Leib. Alltägliche Körpererfahrungen in der Aufklärung. Weingarten 1986.

Böhme, Hartmut; Böhme, Gernot: Das Andere der Vernunft. Zur Entwicklung von Rationalitätsstrukturen am Beispiel Kants. 7. Aufl. Frankfurt/Main 2016.

Brändle, Fabian u. a.: Texte zwischen Erfahrung und Diskurs. Probleme der Selbstzeugnisforschung. In: Greyerz, Kaspar von; Medick, Hans; Veit, Patrice (Hg.): Von der dargestellten Person zum erinnerten Ich. Europäische Selbstzeugnisse als historische Quellen (1500–1850). (= Selbstzeugnisse der Neuzeit 9) Köln; Weimar; Wien 2001, S. 3–31.

Braunbehrens, Volkmar: Mozart in Wien. München; Zürich 1986.

Brockmeyer, Bettina: Selbstverständnisse. Dialoge über Körper und Gemüt im frühen 19. Jahrhundert. Göttingen 2009.

Chvojka, Erhard: „Was für Schmerzen in den Gebeinen …“. Die Körperwahrnehmung als Maßstab der Altersempfindung im Lauf der Neuzeit. In: Historische Anthropologie 5 (1997), S. 36–61.

Clementi, Siglinde: Körper, Selbst und Melancholie. Die Selbstzeugnisse des Landadeligen Osvaldo Ercole Trapp (1634–1710). (= Selbstzeugnisse der Neuzeit 26) Köln; Weimar; Wien 2017.

Connell, R. W.: Masculinities. 2. Aufl. Cambridge 2005.

Czeike, Felix: Historisches Lexikon Wien in 6 Bänden. Bd. 4. Wien 2004.

Dinges, Martin: Soldatenkörper in der Frühen Neuzeit. Erfahrungen mit einem unzureichend geschützten, formierten und verletzten Körper in Selbstzeugnissen. In: Dülmen, Richard van (Hg.): Körper-Geschichten. (= Studien zur historischen Kulturforschung 5) Frankfurt/Main 1996, S. 71–98.

Dinges, Martin: Schmerzerfahrung und Männlichkeit – Der russische Gutsbesitzer und Offizier Andrej Bolotow (1738–1795). In: Medizin, Gesellschaft und Geschichte 15 (1997), S. 55–78.

Dinges, Martin: Bettine von Arnim und die Gesundheit. Medizin, Krankheit und Familie im 19. Jahrhundert. Stuttgart 2018.

Dunky, Attila; Knaus, Herwig: Vorbemerkung. In: Wertheim, Zacharias: Medicinische Topographie von Wien. Leben und Überleben im Biedermeier. Hg. v. Attila Dunky u. Herwig Knaus. Wien 1999, S. 9 f.

Eckart, Wolfgang U.; Jütte, Robert: Medizingeschichte. Eine Einführung. (= UTB 2903) Köln; Weimar; Wien 2007.

Elschenbroich, Adalbert: Leisewitz, Johann Anton. In: Neue Deutsche Biographie. Bd. 14: Laverrenz – Locher-Freuler. Berlin 1985, S. 157 f.

Engelhardt, Dietrich von: Der Schmerz in medizinhistorischer Sicht – empirische Dimensionen und kulturelle Zusammenhänge. In: Bergdolt, Klaus; Engelhardt, Dietrich von (Hg.): Schmerz in Wissenschaft, Kunst und Literatur. Il dolore nella scienza, arte e letteratura. Stuttgart 2000, S. 103–122.

Frey, Manuel: Der reinliche Bürger. Entstehung und Verbreitung bürgerlicher Tugenden in Deutschland, 1760–1860. (= Kritische Studien zur Geschichtswissenschaft 119) Göttingen 1997.

Göckenjan, Gerd: Kurieren und Staat machen. Gesundheit und Medizin in der bürgerlichen Welt. Frankfurt/Main 1985.

Gräf, Holger Th.: „Briefe aus America“ und das Tagebuch des Georg Ernst von Gilsa (1740–1798): Zimelien aus einem kleinen hessischen Adelsarchiv oder zu erwartender Regelbefund? – Ein Erfahrungsbericht. In: Franke, Christoph (Hg.): Adelsarchive in der historischen Forschung. (= Schriften des Hessischen Staatsarchivs Marburg 26) Marburg 2014, S. 45–61.

Greyerz, Kaspar von: Spuren eines vormodernen Individualismus in englischen Selbstzeugnissen des 16. und 17. Jahrhunderts. In: Schulze, Winfried (Hg.): Ego-Dokumente. Annäherung an den Menschen in der Geschichte. Berlin 1996, S. 131–145.

Großer Generalstab (Hg.): Geschichte des siebenjährigen Krieges in einer Reihe von Vorlesungen, mit Benutzung authentischer Quellen, bearbeitet von den Offizieren des Großen Generalstabs. Bd. 5. Berlin 1937.

Henning, Eckart: Selbstzeugnisse. Quellenwert und Quellenkritik. Berlin 2012.

Hlavac, Christian; Göttche, Astrid: Die Gartenmanie der Habsburger. Die kaiserliche Familie und ihre Gärten 1792–1848. Wien 2016.

Höchner, Marc: Selbstzeugnisse von Schweizer Söldneroffizieren im 18. Jahrhundert. (= Herrschaft und Systeme in der Frühen Neuzeit 18) Göttingen 2015.

Höslinger, Clemens: Therese Rosenbaum. In: Österreichisches Biographisches Lexikon. Bd. 9: Rážus Martin – Savić Žarko. Wien 1988, S. 250 f.

Hoffmann, Susanne: Heilen und Doktern im Toggenburg: Gesundheit und Krankheit in den Schriften Ulrich Bräkers (1735–1798). (= Toggenburgerblätter für Heimatkunde 43) Wattwil 2009.

Imhof, Arthur E.: Die Lebenszeit. Vom aufgeschobenen Tod und von der Kunst des Lebens. München 1988.

Jütte, Robert: Samuel Hahnemann. Begründer der Homöopathie. München 2005.

Jütte, Robert: Krankheit und Gesundheit in der Frühen Neuzeit. Stuttgart 2013.

Kaut, Hubert: Wiener Gärten. Vier Jahrhunderte Gartenkunst. (= Österreich-Reihe 264/66) Wien 1964.

Kodek, Günter K.: Brüder, reicht die Hand zum Bunde. Die Mitglieder der Wiener Freimaurerlogen (1742–1848). Wien 2011.

Kralik, Richard von: Das Rosenbaumsche Gartenbuch. In: Jahrbuch des Vereins für Landeskunde von Niederösterreich N.F. 13/14 (1914/15), S. 466–482.

Kresse, Eric: Vom Aderlass bis zur Zahnextraktion. Medikale Konzepte und Therapiemaßnahmen im Spiegel ausgewählter Selbstzeugnisse im frühneuzeitlichen Europa. Hamburg 2012.

Krusenstjern, Benigna von: Was sind Selbstzeugnisse? Begriffskritische und quellenkundliche Überlegungen anhand von Beispielen aus dem 17. Jahrhundert. In: Historische Anthropologie 2 (1994), S. 462–471.

Lachmund, Jens; Stollberg, Gunnar: Zur medikalen Kultur des Bildungsbürgertums um 1800. Eine soziologische Analyse anhand von Autobiographien. In: Jahrbuch des Instituts für Geschichte der Medizin der Robert Bosch Stiftung 6 (1987), S. 163–184.

Lesky, Erna: Die Wiener medizinische Schule im 19. Jahrhundert. (= Studien zur Geschichte der Universität Wien 6) Graz; Köln 1965.

Martschukat, Jürgen; Stieglitz, Olaf: Geschichte der Männlichkeiten. (= Historische Einführungen 5) Frankfurt/Main; New York 2008.

Newton, Hannah: Misery to Mirth. Recovery from Illness in Early Modern England. Oxford 2018.

Pemmer, Hans: Der Gräberhain im Schubertpark und der Währinger Ortsfriedhof. In: Pemmer, Hans: Schriften zur Heimatkunde Wien. Wien 1969, S. 257–270.

Piller, Gudrun: Private Körper. Spuren des Leibes in Selbstzeugnissen des 18. Jahrhunderts. (= Selbstzeugnisse der Neuzeit 17) Köln; Weimar; Wien 2007.

Reitterer, Hubert: Josef Karl Rosenbaum. In: Österreichisches Biographisches Lexikon. Bd. 9: Rážus Martin – Savić Žarko. Wien 1988, S. 248 f.

Riley, James: Sickness, Recovery and Death: A History of Forecast of Ill Health. Basingstoke 1989.

Ritzmann, Iris: Leidenserfahrung in der historischen Betrachtung. Ein Seiltanz zwischen sozialem Konstrukt und humanbiologischer Konstanz. In: Münch, Paul (Hg.): „Erfahrung“ als Kategorie der Frühneuzeitgeschichte. (= Historische Zeitschrift, Beihefte N.F. 31) München 2001, S. 59–72.

Sarasin, Philipp: Reizbare Maschinen. Eine Geschichte des Körpers 1765–1914. (= suhrkamp taschenbuch wissenschaft 1524) Frankfurt/Main 2001.
Schmale, Wolfgang: Geschichte der Männlichkeit in Europa (1450–2000). Wien; Köln; Weimar 2003.
Schreiner, Julia: Jenseits vom Glück. Suizid, Melancholie und Hypochondrie in deutschsprachigen Texten des späten 18. Jahrhunderts. (= Ancien Régime, Aufklärung und Revolution 34) München 2003.
Stagl, Verena; Sattmann, Helmut: Der Herr der Würmer. Leben und Werk des Wiener Arztes und Parasitologen Johann Gottfried Bremser (1767–1827). Wien; Köln; Weimar 2013.
Stolberg, Michael: Homo patiens. Krankheits- und Körpererfahrung in der Frühen Neuzeit. Köln; Weimar; Wien 2003.
Taylor, Charles: Quellen des Selbst. Die Entstehung der neuzeitlichen Identität. 10. Aufl. Frankfurt/Main 2018.
Trepp, Anne-Charlott: Sanfte Männlichkeit und selbständige Weiblichkeit. Frauen und Männer im Hamburger Bürgertum zwischen 1770 und 1840. (= Veröffentlichungen des Max-Planck-Instituts für Geschichte 123) Göttingen 1996.
Weigl, Andreas: Der sorgende aufgeklärte Familienvater. Gesundheit und Krankheit von Familienmitgliedern in der Autobiographie des Hofagenten Stephan Andreas (von) Haslinger (1740–1807). In: Dinges, Martin (Hg.): Männlichkeiten und Care. Selbstsorge, Familiensorge, Gesellschaftssorge. Weinheim 2020, S. 203–221.
Wimmer, Johannes: Gesundheit, Krankheit und Tod im Zeitalter der Aufklärung. Fallstudien aus den habsburgischen Erbländern. (= Veröffentlichungen der Kommission für neuere Geschichte Österreichs 80) Wien; Köln 1991.
Wurzbach, Constant von: Biographisches Lexikon des Kaiserthums Oesterreich enthaltend die Lebensskizzen der denkwürdigen Personen, welche seit 1750 in den österreichischen Kronländern geboren wurden oder darin gelebt und gewirkt haben. Tl. 24: Prokop – Raschdorf und Nachträge (V. Folge). Wien 1872.
Zeber, Ulrike: Die Geschichte des Pflasters. Von der traditionellen Arzneiform Pflaster zum Heftpflaster. (= Heidelberger Schriften zur Pharmazie und Naturwissenschaftsgeschichte 18) Stuttgart 2001.
Zweig, Marianne: Der Schaumburgergrund auf der Wieden. Eine Studie aus dem alten Wien. Wien 1920.

Von Gelehrten und Athleten

Männlichkeit und Diätetik im Werk von Karl Wilhelm Ideler (1795–1860)

Ole Fischer

Einleitung

Die geschlechtsspezifische Zuschreibung von bestimmten Nahrungsmitteln erreicht in der ersten Hälfte des 19. Jahrhunderts in den Schriften des Psychiaters Karl Wilhelm Ideler einen ersten Höhepunkt. Ausdrücklich betont Ideler beispielsweise: „*Daß den Verdauungsorganen des Weibes mehr eine vegetabilische, leicht assimilirbare, wenig reizende Kost, zarte Gemüse, Mehlspeisen, Milch u. dgl. zusagen, spricht schon eine angeborene Vorliebe für dieselben aus.*“[1] Aus „*Naturell und Sitte und wegen intensiv geringerer Körperthätigkeit*“ sei Frauen „*eine an Enthaltsamkeit grenzende Mäßigkeit eigen*“, die sowohl die Ernährungsgewohnheiten als auch die Spezifika eines guten und gesunden Lebens im Sinne der Diätetik bestimme.[2]

Idelers Definition einer umfassenden und damit über Ernährungsaspekte hinausgehenden Diätetik ist jedoch vor allem eine männliche Diätetik, und eher am Rande beschreibt er die „Besonderheiten“ einer gesunden Lebensführung von Frauen. Dabei stellt Ideler seiner Idealvorstellung vom männlichen Gesundheitsverhalten ein ganzes Spektrum an Beschreibungen von pathologisierten und – in seiner Ausdrucksweise – „*naturwidrigen*“[3] Verhaltensweisen gegenüber, die er anhand üblicher Stereotypen skizziert – genauso wie „der Gelehrte“ dazu neigt, die Regeln einer gesunden Lebensführung zu missachten, tut dies auch „der Athlet“.

Während die Gegenüberstellung der geschlechtsspezifischen Diätetik im Werk Idelers von der Forschung bereits aufgegriffen worden ist[4], stellt eine Analyse der Binnendifferenzierung von männlichen Verhaltensweisen und deren Verhältnis sowohl zu Idelers Diätetik als auch zu seiner Idealvorstellung von Männlichkeit ein Desiderat dar. Ausgehend von diesem Befund bieten sich zwei Fragestellungen an, denen im Rahmen dieses Beitrags nachgegangen werden soll:

1 Ideler: Die allgemeine Diätetik (1846), S. 412. Zur Stereotypisierung geschlechtsspezifischer Eigenschaften im 19. Jahrhundert siehe den einschlägigen Beitrag von Hausen (1976).

2 Ideler: Die allgemeine Diätetik (1846), S. 326f.

3 Ideler: Die allgemeine Diätetik (1846), S. 40.

4 Vgl. beispielsweise Sarasin (2001), S. 193; Fischer (2015), S. 51. Allgemein zu Ernährung und Geschlecht siehe beispielsweise Adams (2010); Buerkle (2009); Sandgruber (1991); Sandgruber (2004); Setzwein (2004); Sobal (2005).

1. In welchem Verhältnis stehen Männlichkeit und Diätetik bei Ideler?
2. Im Zusammenspiel welcher Relationen beschreibt Ideler Praxisformen von Männlichkeit und in welchem Verhältnis stehen diese zu seiner Idealvorstellung von Männlichkeit?

Bei der Beantwortung dieser Fragen kann im Rahmen des Beitrags auf die diätetische Lehre von Ideler nicht im Detail eingegangen werden. Der Aufsatz beschreibt daher lediglich die in diesem Kontext skizzierten Männlichkeitsvorstellungen. Als Quellengrundlage zur Beantwortung der genannten Fragen dient insbesondere Idelers Werk „Die allgemeine Diätetik für Gebildete" von 1846, in dem er seine diätetischen Vorstellungen komprimiert skizziert. Dieses Werk steht idealtypisch in einer Tradition von diätetischen Ratgeberschriften, die sich gezielt an „Gelehrte" oder „Gebildete" richten und somit den zeittypischen Erwartungen entsprechend ein überwiegend männliches Publikum ansprechen.[5]

Verortung Idelers im Diätetikdiskurs des frühen 19. Jahrhunderts

Karl Wilhelm Ideler wurde 1795 in Brandenburg geboren.[6] Nach einem Medizinstudium in Berlin (ab 1811), das Ideler 1820 mit der Promotion abschloss, arbeitete er ab 1821 zunächst als praktischer Arzt, spezialisierte sich aber schnell auf psychische Krankheiten und war ab 1828 Leiter der entsprechenden Abteilung an der Berliner Charité. Nach seiner Habilitation wurde Ideler 1831 zunächst außerordentlicher Professor für Psychiatrie und 1840 dann ordentlicher Professor, beides ebenfalls in Berlin. Diese Ämter hatte er bis zu seinem Tod im Jahr 1860 inne. Stark beeinflusst durch seinen eigentlichen Tätigkeitsschwerpunkt publizierte Ideler, der sowohl pietistische Schriften intensiv rezipierte[7] als auch in der philosophischen Tradition Hegels[8] stand, insbesondere zu Themen aus den Bereichen Psychiatrie und Psychologie[9].

5 Vgl. dazu Schipperges (1977). Weitere Werke in dieser Tradition sind beispielsweise Tissot (1768); Ackermann (1777); Wallach (1850).

6 Zur Biographie Karl Wilhelm Idelers vgl. Bandorf (1881); Schipperges (1974). Zu Idelers Verortung im medizinischen Diskurs vgl. Schmiedebach (1995).

7 Unter anderem gab Ideler 1831/32 eine zweibändige Neuausgabe von Georg Ernst Stahls „Theorie der Heilkunde heraus" (siehe Stahl (1831)). Auch in der Vorrede zu „Die allgemeine Diätetik" bezieht er sich auf diesen Autor (siehe Ideler: Die allgemeine Diätetik (1846), S. IX).

8 Zwar finden explizite Bezugnahmen auf Hegel nicht statt, aber zahlreiche Textpassagen in Idelers Werken offenbaren eine Nähe zu Hegels Idealismus, so beispielsweise: „*Denn als freigeborener Sohn der Natur soll er* [der Mensch – O.F.] *sich selbst sein Schicksal bereiten, welches den übrigen in steter Unmündigkeit erhaltenen Geschöpfen von dem Weltgeiste vorgezeichnet wird. Der Mensch soll sich also in der Diätetik sein Lebensgesetz selbst vorschreiben, über welches die Thiere niemals zum Bewußtsein kommen, da sie ihm blind gehorchen müssen.*" Ideler: Die allgemeine Diätetik (1846), S. 3.

9 Einschlägig waren v.a. folgende Werke: Ideler (1857); Ideler (1827); Ideler (1841); Ideler (1847); Ideler: Grundriss (1835); Ideler: Langermann (1835).

Eine Auseinandersetzung Idelers mit der Diätetik liegt bei diesem wissenschaftlichen Hintergrund nicht notwendig nahe. Allerdings lebte und wirkte er in einer Zeit, in der die Beschäftigung mit Themen aus dem Bereich der Diätetik und insbesondere mit Fragen der Ernährung eine Renaissance erlebte. Dieses gesteigerte Interesse an der Diätetik griff einerseits verschiedene ältere Traditionslinien auf, die von der antiken Diätetik mit ihrer Fokussierung auf die *sex res non naturales* bis zum Hygienediskurs der Aufklärung reichten und sich zum Teil bereits an ein ähnliches Publikum richteten[10], ist aber vor allem im Kontext der wirtschaftlichen und politischen Verhältnisse um die Wende des 19. Jahrhunderts zu betrachten. Jakob Tanner, Ulrike Thoms und andere haben in diesem Zusammenhang bereits die Bedeutung der Industrialisierung aufgezeigt und dabei auch deutlich gemacht, dass insbesondere Ernährungsfragen einen herausgehobenen Stellenwert in der wissenschaftlichen Diskussion hatten.[11] Zurückzuführen ist dies auf Rationalisierungsprozesse, die sowohl hinsichtlich der Nahrungsmittelproduktion ein Ende der Subsistenzwirtschaft für breite Bevölkerungsteile ermöglichten[12] als auch Überlegungen zur Optimierung von Arbeitskraft und Wehrhaftigkeit über die Ernährung intensivierten. Die Forschungen u. a. von Justus von Liebig und mit ihnen der physiologische Bedeutungsgewinn von Protein sind ebenso in diesem Kontext zu sehen wie etwas später die Berechnung von Kalorien.[13] Auch das Aufkommen ernährungsspezifischer sozialer Bewegungen gehört in diesen Zusammenhang.[14] Dass Ideler, der, wie Heinrich Schipperges schreibt, die psychische Gesundheit als Privileg einer „integren Gesamtpersönlichkeit" betrachtete[15], sich kurz vor der Mitte des 19. Jahrhunderts mit dem Thema Diätetik auseinandersetzt, liegt daher doch nicht so fern.

Ideler steht mit seinen Aussagen zur Diätetik an der Schnittstelle zwischen einer älteren Tradition diätetischer Empfehlungen, die es primär auf eine individuelle Gesundheitsoptimierung abgesehen hatte, und einem jüngeren Diskurs, der die Möglichkeiten einer Leistungssteigerung diskutierte. Zwar zielt beispielsweise auch Hufeland mit seiner Makrobiotik darauf ab, Menschen „*besser und sittlicher*" zu machen.[16] Kern seines Anliegens ist jedoch eine Verlängerung der Lebensspanne, die weitgehend unabhängig von einem gesellschaftlich nützlichen Lebenswandel ist.[17] Er beschäftigt sich vor diesem Hin-

10 Vgl. zur Rezeption der antiken Diätetik im 18. und 19. Jahrhundert auch Sarasin (2001), S. 33–51.

11 Tanner (1999), S. 26–35, Thoms (2005) sowie jüngst Neswald (2017).

12 Vgl. Kraack/Lorenzen-Schmidt (2010), S. 14.

13 Tanner (1999), S. 41. Zur Geschichte der Kalorie vgl. beispielsweise auch Mackert (2016).

14 So beispielsweise das Aufkommen der vegetarischen Bewegung, die von der Gründung der Vegetarian Society in Manchester im Jahr 1847 ihren Ausgang genommen hat. Zur Geschichte der vegetarischen Bewegung siehe etwa Klein (1932); Teuteberg (1994); Gregory (2007); Shprintzen (2013); Fritzen (2016).

15 Schipperges (1974).

16 Hufeland (1797), S. XIIIf.

17 Deshalb grenzt Hufeland seine Makrobiotik trotz großer Nähe auch explizit von der Diätetik ab: „*Man darf diese Kunst* [die Makrobiotik – O. F.] *nicht mit der gewöhnlichen Medizin*

tergrund auch wenig mit der Rolle von Männern und Frauen in der Gesellschaft. Zählte noch für Hufeland eine in Lebensjahren quantifizierbare Optimierung des Lebens, so geht es Ideler insbesondere um die am gesellschaftlichen Nutzen gemessenen qualitativen Aspekte. Damit nähert er sich einerseits der antiken Diätetik wieder an, verweist aber ebenso bereits auf das letztlich biopolitisch[18] motivierte Anliegen einer Steigerung der individuellen Leistungsfähigkeit zum Wohle der Gemeinschaft und reflektiert mit seiner Forderung nach einem selbstbewussten Handeln in der und für die Gesellschaft darüber hinaus deutlich die vorrevolutionäre Stimmung der 1840er Jahre[19].

Die umfangreichste und inhaltlich am meisten ausgearbeitete Äußerung Idelers zur Diätetik liegt mit der Schrift „Die allgemeine Diätetik für Gebildete" von 1846 vor. Die Rezeption dieser Schrift lässt sich retrospektiv schlecht analysieren. In verschiedenen zeitgenössischen Publikationen wurde jedenfalls auf Idelers Werk Bezug genommen.[20] „Die allgemeine Diätetik" steht insbesondere deshalb im Zentrum dieses Beitrags, weil die Konzentration auf ein überwiegend männliches Zielpublikum die indirekte Auseinandersetzung mit dem Zusammenhang von Männlichkeit und Diätetik wesentlich fördert. Das wenige Jahre später erschienene „Handbuch der Diätetik für Freunde der Gesundheit und des langen Lebens"[21], Idelers zweite Schrift zur Diätetik, wendet sich hingegen sehr viel deutlicher auch an Frauen. Bestehen bleibt allerdings auch in diesem Werk das Ziel, nicht nur die Gesundheit einzelner Menschen zu optimieren, sondern über diesen notwendigen Zwischenschritt hinaus vor allem der Gesamtgesellschaft zu dienen.[22] Mit diesem Anliegen und der damit einhergehenden Fokussierung auf die Männern zugeschriebene öffentliche Sphäre bleibt auch Idelers zweite Schrift zur Diätetik sehr viel mehr auf Männer bezogen als beispielsweise Hufelands Makrobiotik.

„Die allgemeine Diätetik" ist, wie der Titel bereits sagt, an „Gebildete" gerichtet, wobei Ideler nicht explizit definiert, was er unter einem Gebildeten versteht. In acht Kapiteln, 38 Paragraphen und erstreckt über knapp 450 Druckseiten legt er zunächst seine Vorstellungen zum Zusammenhang von Physiologie und Diätetik dar, leitet daraus Grundsätze der Diätetik ab und beschreibt davon ausgehend deren Anwendungsbereiche hinsichtlich einer Optimierung der körperlichen und intellektuellen Fähigkeiten, bevor er in den letzten beiden Abschnitten zunächst einige Sonderfälle skizziert und ab-

oder der medizinischen Diätetik verwechseln, sie hat andere Zwecke, andere Mittel, andere Grenzen. Der Zweck der Medizin ist Gesundheit, der Macrobiotik hingegen ein langes Leben; die Mittel der Medizin sind nur auf den gegenwärtigen Zustand und dessen Veränderung berechnet, die der Macrobiotik aber aufs Ganze; [...]." Hufeland (1797), S. VIf.

18 Zu dem von Michel Foucault geprägten Begriff „Biopolitik" vgl. einführend Folkers/ Lemke (2014).

19 Idelers Schrift beginnt mit folgendem Satz: „*Auf den Altar des Vaterlandes lege ich diese Blätter nieder, denen ich mehr als meinen früheren Schriften eine weite Verbreitung wünsche.*" Ideler: Die allgemeine Diätetik (1846), S. III.

20 Vgl. beispielsweise Diegelmann (1846); Wallach (1850); Birkmeyer (1853).

21 Vgl. Bandorf (1881).

22 Vgl. Ideler (1855), S. 4f.

schließend mehrere höchst spekulative Thesen zur maximalen Lebensdauer von Menschen formuliert.

Der Adressatenkreis von Idelers Diätetik ist bemerkenswert, nimmt er doch mit „den Gebildeten“ gerade jene Bevölkerungsgruppe in den Fokus seiner Betrachtung, die sich vor allem den ökonomisch motivierten Rationalisierungsprozessen der Industrialisierung weitgehend entzog, der aber Ideler im Vergleich zu Arbeitern oder Athleten einen besonderen Einfluss auf die gesellschaftliche Entwicklung zuschreibt. Diese Schwerpunktlegung ist nach Idelers eigener Aussage auch bedingt durch seine psychiatrische Tätigkeit, während der er die negativen Auswirkungen einer *„naturwidrigen“* Lebensweise für Gelehrte in besonderem Maße vor Augen geführt bekommen habe.[23] Und vehement forderte er von seinen Kollegen ein, den Zusammenhang von „Körper“ und „Seelenheil“ anzuerkennen.[24]

„Naturwidrig“ sei die Lebensweise der Gelehrten, weil *„jeder thatkräftige Mann* [...] *so vollständig von seinen Aufgaben in Anspruch genommen* [war], *daß er nicht einmal daran dachte, vor Allem erst gesund und stark sein zu müssen, wenn er seine Zwecke erreichen wolle“*.[25] Es geht ihm daher um die Frage, wie die körperliche und geistige Gesundheit von Gelehrten aufrechterhalten werden könne, um die Gesellschaft möglichst lange an deren wissenschaftlichen Erträgen, aber auch an der Fähigkeit zum Kriegsdienst partizipieren zu lassen.[26]

Idelers Thesen zur Diätetik sind stark beeinflusst von der Vorstellung eines Gleichgewichts von körperlicher und geistiger Kraft. Ein erfülltes Leben lasse sich nur führen, wenn der ganze Mensch, also Körper und Geist, berücksichtigt werde. Erwartungsgemäß liegen ihm Bezüge zur antiken Diätetik nie fern, sondern gerade bei der Skizzierung einer vollkommenen Diätetik greift Ideler auf idealisierte Beispiele aus der griechischen Antike zurück, auch wenn er in seiner Schrift nicht systematisch auf die *sex res non naturales* eingeht. Ziel der Diätetik im Sinne Idelers ist die Herstellung und Aufrechterhaltung einer möglichst weitreichenden Handlungsfähigkeit und Wirksamkeit in der gesellschaftlichen Öffentlichkeit, die er auch im allgemeinen Sinne als „Kraft“ umschreibt: *„Wer Kraft besitzt, der hat Alles; wer keine hat, dem fehlt Alles“*, betont Ideler an mehreren Stellen seiner Schrift.[27]

Kraft ist im Sinne Idelers die Fähigkeit, gestaltend in *„die äußeren Dinge und Verhältnisse“*[28], also in die Öffentlichkeit, Gesellschaft, Natur etc. hineinwir-

23 Vgl. Ideler: Die allgemeine Diätetik (1846), S. XIf.

24 Vgl. Ideler: Ueber das Verhältniss (1846), S. 399. Diese Überzeugung teilte Ideler mit dem von ihm verehrten Georg Ernst Stahl, vgl. Sarasin (2001), S. 52–57.

25 Ideler: Die allgemeine Diätetik (1846), S. VI.

26 Ideler: Die allgemeine Diätetik (1846), S. 289: *„Einen Körper aus Stahl, erfüllt mit unerschöpflicher Kraft zu besitzen, ist wahrlich ein hohes Gut, und so lange die kriegerische Tapferkeit noch ein nothwendiges Erforderniß des Volkslebens bleiben wird, muß auch die körperliche Mannhaftigkeit als ihr notwendiges Organ in Ehren gehalten werden.“*

27 Unter anderem bereits auf dem Titelblatt: Ideler: Die allgemeine Diätetik (1846), Titelblatt.

28 Ideler: Die allgemeine Diätetik (1846), S. 7.

ken zu können, und diese Fähigkeit wurde im frühen 19. Jahrhundert – auch von Ideler selbst – fast ausschließlich Männern zugeschrieben.

Männlichkeit und Diätetik

Es ist bereits darauf hingewiesen worden, dass Ideler primär eine Diätetik für Männer skizziert, und der Autor selbst betont, dass seine Ausführungen „*hauptsächlich das reife Mannesalter*" betreffen.[29] Das „*reife Mannesalter*" bezieht sich in diesem Zusammenhang nicht nur auf eine entsprechende Lebensphase, sondern auch auf das Geschlecht. Lediglich der § 38 mit dem Titel „*Weibliches Geschlecht*" ist ganz am Ende des Buches der Diätetik von Frauen gewidmet, die ansonsten kaum eine Rolle in dem Werk spielen und die für Idelers Argumentation lediglich dann von Bedeutung sind, wenn es gilt, eine Negativfolie für das Verhalten des „*reifen Mannes*" zu skizzieren. Ausdrücklich betont Ideler: „*Der Charakter des weiblichen Lebens bildet einen so starken Gegensatz zu dem des männlichen, daß er eine Menge der bisher gegebenen Regeln wesentlich modificiert.*"[30] Während sich eine naturgemäße Lebensführung von Männern durch ein ausgeglichenes Verhältnis von geistigen und körperlichen Aktivitäten auszeichnen würde, es aber bei einer gleichmäßigen Steigerung kaum eine Übertreibung dieser Aktivitäten gäbe, zeichne sich die naturgemäße Lebensführung von Frauen im Gegensatz dazu durch eine Mäßigung sowohl hinsichtlich der geistigen als auch der körperlichen Tätigkeiten aus. Deshalb dürfe von Frauen die „*Gehirnthätigkeit* [...] *nicht bis zur Virtuosität eines Denkers von Profession gesteigert werden*".[31] Auch in körperlicher Hinsicht müsse zwar einer „*Verweichlichung und Verzärtelung*"[32] Einhalt geboten werden, es wäre jedoch falsch, wenn „*die Nerven des Weibes* [...] *wie die* [des] *Mannes im Kampfe mit dem Ungestüm der Witterung, in beschwerlicher leiblicher Anstrengung hart gestählt*" würden. Ebenso sollten Frauen „*nicht durch den feurigen Reiz des Weins in mächtige Aufregung versetzt werden; denn anstatt unter diesen Verhältnissen mit nachhaltiger Kraft auszudauern, würden sie dadurch nur erschüttert und erschöpft werden.*"[33]

Im Hintergrund von Idelers Empfehlungen für Frauen stehen, wie er selbst schreibt, die grundsätzlich anderen gesellschaftlichen Erwartungen: „*Gattin und Mutter zu werden ist des Weibes Bestimmung, welche eben deshalb alle Eigenschaften ausschließt, durch welche der Mann seine Selbstständigkeit und seinen Eigenwillen erringt und behauptet.*"[34] Gerade die Ausprägung einer umfassenden Selbständigkeit ist jedoch das Ziel von Idelers Diätetik, weshalb es nur konsequent erscheint, wenn er – die zeitgenössischen gesellschaftlichen Erwartungen an Frauen reflektierend – diesen lediglich Mäßigung in jeglicher

29 Ideler: Die allgemeine Diätetik (1846), S. 375.
30 Ideler: Die allgemeine Diätetik (1846), S. 405. Auch zitiert bei Sarasin (2001), S. 193.
31 Ideler: Die allgemeine Diätetik (1846), S. 408.
32 Ideler: Die allgemeine Diätetik (1846), S. 411.
33 Ideler: Die allgemeine Diätetik (1846), S. 410 f.
34 Ideler: Die allgemeine Diätetik (1846), S. 406.

Hinsicht empfiehlt und ihnen ansonsten keine große Aufmerksamkeit im Kontext seiner Diätetik zukommen lässt.

Umso größere Bedeutung hat die binnengeschlechtliche Differenzierung. Zwar betont Ideler, die Anwendung diätetischer Grundsätze bedürfe eines *„sorgfältigen Individualisirens"*.[35] Seine Anpassungsbereitschaft an die individuellen Lebensumstände des Publikums ist allerdings gering, und hinsichtlich der Lebensumstände von Frauen unterbleibt sie nahezu gänzlich. Bemerkenswert ist, dass Idelers Ausführungen nicht primär die realen Lebensumstände seiner Zeitgenossen repräsentieren, sondern ein wildes Sammelsurium an Bezügen zu literarisch überlieferten Beispielen mit Idelers subjektiven Wahrnehmungen seiner Gegenwart vermengen. Insgesamt entsteht somit nicht das Bild eines systematisch aufgebauten Kategorienschemas männlicher Lebensformen – was sicherlich auch nicht Ziel Idelers war –, sondern er gibt eher mit zum Teil willkürlichen Exempeln skizzierte Idealvorstellungen misslungener und gelungener Männlichkeit wieder, die sich mit der begrifflichen Trias „der Gelehrte" – „der reife Mann" – „der Athlet" fassen lassen.

Ideler entwirft somit ein Spektrum an Verhaltensweisen von Männern, in dem sich idealtypisch „der Gelehrte" und „der Athlet" gegenüberstehen. Zwar nicht die Ursache, aber doch ein zentrales Symptom der binnengeschlechtlichen Differenzierung ist die je individuelle Einstellung zum eigenen Körper, mithin ein psychologisch zu kategorisierender Aspekt. Grundlage von Idelers Argumentation ist die zentrale Bedeutung, die er dem Trieb zuschreibt, dessen Kontrolle sowohl den Gelehrten als auch den Athleten schwerfallen würde.[36] Auf beiden Seiten des Spektrums würde man daher *„naturwidrige"* Lebensweisen vorfinden, die sich, stark vereinfacht gesagt, durch ein Zuviel oder Zuwenig an Aufmerksamkeit gegenüber dem eigenen Körper auszeichneten. In der Mitte stünde hingegen der *„reife Mann"*, bei dem ein ausgeglichenes Verhältnis von körperlichen und geistigen Tätigkeiten festzustellen sei.

Als Beispiele für die Gruppe der Männer, deren Alltag mit einer Überbetonung des Körpers einhergeht, nennt Ideler *„Athleten"* (S. 83)[37], Landmänner (im Original als Pars pro Toto *„Landmann"*, S. 167), *„Lastträger"* (S. 270) und *„Jünglinge"* (S. 395 f.), wobei Letztere aus dieser Gruppe insofern herausstechen, als die von Ideler bemängelten Verhaltensweisen Ausdruck einer obligatorischen Übergangsphase zum *„reifen Mann"* darstellen (vgl. S. 280). Für alle anderen stellt Ideler zwar auf einzelne Beispiele bezogen, aber doch im Sinne seiner Argumentation recht pauschal folgende allgemeine Eigenschaften fest: Ein Athlet in seiner Extremform sei *„unbeholfen"* (S. 167), *„plump"* (S. 167), halbtierisch (vgl. S. 270), sklavisch (vgl. S. 242), sinnlich (S. 16). Sein abgehärteter und *„eisenfester"* Körper (S. 50) würde sich durch enorme Stärke, große Ausdauer und Energie, ein kraftvolles Nervensystem und einen aufgrund der

35 Ideler: Die allgemeine Diätetik (1846), S. 144.

36 Vgl. dazu auch Schmiedebach (1995).

37 Die Belegstellen zu einzelnen Begrifflichkeiten in Idelers Schrift werden nachfolgend in den Fließtext integriert, um nicht übermäßig viel Platz für zahlreiche Fußnoten in Anspruch nehmen zu müssen.

Tab. 1: Übersicht der verschiedenen, Männern zugeschriebenen Eigenschaften (eigene Zusammenstellung)

	Zu viel Geist – *„Der Gelehrte"*	Das Ideal – *„Der reife Mann"*	Zu viel Körper – *„Der Athlet"*
Genannte Beispiele	- Gelehrte - Gebildete - Denker - Schwächlinge - (Mönche) - (Greise)	- *„reifer Mann"* - *„jeden Zoll breit ein Mann"* - *„Urbilder der jugendfrischen Manneskraft"*	- Athleten - Landmänner - Lastträger - Jünglinge
Allgemeine Eigenschaften	- abgeschlossene, gefängnisartige Lebensweise - verweichlicht - unbeholfen - risikobereit	- *„jugendfrisch"* - gesund - selbstbestimmt - frei - gesellig	- unbeholfen - plump - halbtierisch - sklavisch - sinnlich - essen besonders Schweinefleisch
Körperliche Eigenschaften	- großer Kopf - schwach - Magen, Lunge und Haut reizbar - welk - bleich	- ausdauernd - energievoll - kräftig - benötigt wenig Schlaf	- stark - kleiner Kopf - energievoll - *„eisenfester"* Körper - kraftvolles Nervensystem - abgehärtet
Geistige Eigenschaften	- weise - konzentriert - hochmütig - abstrakt - grüblerisch	- konzentriert - zielstrebig - entschlossen - objektiv	- dumm - roh - *„geistig-todt"*

geringen Gehirnmasse – so Ideler – kleinen Kopf auszeichnen (vgl. S. 148). Und die übermäßige Ausführung körperlicher Tätigkeiten bei gleichzeitiger Vernachlässigung geistiger Aktivitäten führe dazu, dass diese Männer dumm (vgl. S. 87), roh (vgl. S. 87) und gleichzeitig *„geistig-todt"* (S. 40) seien. Sie seien *„Fleischmassen ohne Geist"* (S. 83). *„Naturwidrig"* und daher gesundheitlich schädlich seien neben dem Mangel an geistiger Anregung insbesondere die Ernährungsgewohnheiten von Athleten. Ein übermäßiger Konsum von Schweinefleisch (vgl. S. 87) würde ebenso wie der Konsum von *„erhitzenden Getränken"* (S. 153) die Neigung zu sanguinischem Temperament verstärken. Da sich Idelers Werk explizit an Gelehrte richtet, überrascht es kaum, dass die konkreten Empfehlungen für das Gesundheitsverhalten von Athleten relativ knapp ausfallen.

Auf der anderen Seite des Spektrums männlicher Lebensweisen stünden jene Männer, die sich durch übermäßige geistige Aktivitäten auszeichneten. Ideler nennt neben den Gelehrten bzw. Gebildeten auch die Begriffe *„Denker"* (S. 17) und *„Schwächling"* (S. 153) sowie – allerdings in bestimmten Kontexten – *„Mönche"* (S. 54) und *„Greise"* (S. 326). Auch in diesem Zusammenhang schreibt Ideler einzelnen exemplarisch vorgestellten Vertretern einer gelehrten Lebensweise bestimmte Attribute und Praktiken zu, die sich aufgrund seines stereotypen Argumentationsmusters der negativ konnotierten Extremform des Gelehrten subsumieren lassen. Kennzeichnend für diesen sei eine abgeschlossene und gefängnisartige Lebensweise (vgl. S. 39). Er tendiere dazu, verweichlicht (vgl. S. 242) und „*unbeholfen*" (S. 265) zu sein, wäre allerdings sehr risikobereit in dem Sinne, dass er bewusst eine Schädigung des eigenen Körpers zugunsten einer gesteigerten wissenschaftlichen Leistungsfähigkeit in Kauf nehmen würde[38] und in dieser Hinsicht einem „*Grubenarbeiter*" (S. 39) gar nicht unähnlich wäre. Der Körper eines Gelehrten sei daher meist schwach, häufig hätte er einen reizbaren Magen und ebenso anfällige Lungen und Haut (vgl. S. 180), was zu einem bleichen und welken Erscheinungsbild (vgl. S. 153) mit einem – aufgrund der durch anstrengende geistige Tätigkeit gesteigerten Gehirnmaße – großen Kopf führe (vgl. S. 148). Auch die geistigen Eigenschaften des Gelehrten werden von Ideler zum Teil negativ dargestellt. Zwar sei dieser weise und zum abstrakten Denken befähigt, aber auch grüblerisch (vgl. S. 105) und hochmütig, weil er sich seiner Abhängigkeit vom Körper schäme, der ihm lediglich als „*herabgewürdigte Knechtgestalt*" (S. 4) in Beziehung zum Verstand erscheine. Aufgrund dieser Missachtung seiner eigenen Körperlichkeit würde der Gelehrte letztlich „*durch anhaltende Geistesarbeit in Todesgefahr gestürzt*" (S. 42). Zu den gesundheitsschädigenden Praktiken der Lebensweise des Gelehrten zähle in erster Linie der Mangel an körperlicher Betätigung, denn dieser stünde in enger Verbindung mit einer Anfälligkeit gegenüber Krankheiten (vgl. S. 49f.). Im Gegensatz zum Athleten sei mäßiger Alkoholkonsum für den Gelehrten empfehlenswert, um den Körper anzuregen (vgl. S. 153, 227).

Gerade in der Missachtung diätetischer Grundsätze erkennt Ideler eine Gemeinsamkeit zwischen Gelehrten und Athleten. Deutlich wird aber auch, dass Gelehrte Idelers Vorstellung einer idealen Männlichkeit sehr viel näher kommen als Athleten, weil sie erstens zu selbständigen Handlungen befähigt seien und damit zweitens in der Lage seien, an ihrer Situation etwas zu ändern. Eine freie Wirksamkeit in der Gesellschaft – das ist nach Ideler das Ziel der Diätetik – sei zwar nicht dauerhaft, aber doch punktuell auch mit einem gebrechlichen Körper möglich:

> Handeln in der sittlich wahren Bedeutung ist also ein nach außen gerichtetes thatkräftiges Denken, und als solches setzt es eine entsprechende Virtuosität der Gehirnthätigkeit vor-

38 Ideler: Die allgemeine Diätetik (1846), S. 157: „*Nur zu häufig flößt der Eifer für ein großartiges Wirken eine an Geringschätzung, ja Verachtung grenzende Gleichgültigkeit gegen die Lebenserhaltung ein, woraus dann unvermeidlich eine Versäumniß jeder dieselbe schützenden Maaßregel hervorgeht. Der Denker auf dem Entdeckungswege zu großen Wahrheiten, der Staatsmann im Thatendrange, wenn es gilt, das Vaterland zu retten oder sein Wohl zu fördern, jeder Tüchtige im Verfolgen hochherziger Zwecke – wer von allen denkt wohl, wenn seine Seel von Begeisterung erfüllt ist, an eine sorgfältige Körperpflege, an das richtige Maaß von Arbeit und Erholung, an das übereinstimmende Verhältniß aller Functionen zu einander, deren Wechselspiel wie in einer künstlichen Maschine nie aus einem gewissen Takt oder Rhythmus herauskommen soll?*"

> aus, welche […] auch bei gebrechlichen Gliedern und kraftlosen Muskeln möglich ist, und naturgemäß den Athleten fast immer fehlt.[39]

Ideler skizziert überwiegend *ex negativo* seine Vorstellung einer idealen männlichen Lebensweise bzw. einer idealen Männlichkeit, und diese könne, wenn auch niemals vollständig, so doch annäherungsweise über eine sorgfältige Beachtung diätetischer Grundsätze hergestellt werden, weil auf diese Weise eine Pflege des Geistes mit einer Pflege des Körpers in Einklang gebracht wird, was die Voraussetzung dafür sei, dass jemand ein „*ganzer Mensch*" (S. 280) werde.

Als Ergebnis einer erfolgreich praktizierten Diätetik stünde, so Ideler, ein „*reifer Mann*" (S. 396), ein „*Mann im vollen Sinne*" (S. 270), eine Person, die „*jeden Zoll breit ein Mann*" (S. 55) sei oder auch im Plural „*Urbilder der jugendfrischen Manneskraft*" (S. 265), so einige Beispiele aus Idelers Text. In ebenso stereotyper Zuspitzung sei ein „*reifer Mann*" gesund (vgl. S. 38), selbstbestimmt (vgl. S. 276), frei (vgl. S. 276) und gesellig (vgl. S. 228f.). Körperlich würde er sich durch große Ausdauer (vgl. S. 242), Kraft (vgl. S. 276), Energie (vgl. S. 396) und ein geringes Schlafbedürfnis (vgl. S. 172) auszeichnen. Und geistig sei er konzentriert (vgl. S. 396), zielstrebig (vgl. S. 396), entschlossen (vgl. S. 276) und objektiv (vgl. S. 205).

Im direkten Vergleich wird interessanterweise deutlich, dass die Eigenschaften des „*reifen Mannes*" zum Teil aus den zuvor von Ideler als negativ beurteilten Eigenschaften der Gelehrten und der Athleten zusammengesetzt sind. Er spricht in diesem Sinne auch von einer „*Harmonie*", die zwischen den scheinbar gegensätzlichen Charaktereigenschaften hergestellt werden müsse, und führt weiter aus: „*Wie oft sind große Gelehrte unbeholfen im Handeln, wie oft ist bei thatkräftigen Männern mit dem Denken nicht zum allerbesten bestellt, so daß beide nur mit einem Theil ihres Wesens arbeiten, und eben darum keine ganzen Menschen im vollen Sinne des Worts sind!*"[40]

Um ein „*ganzer Mensch*" zu werden, sei, so Ideler, eine Reihe von (Gesundheits-)Praktiken förderlich. Dabei richten sich seine Empfehlungen dem Titel seines Werkes entsprechend überwiegend an Gelehrte. Um dem Mangel an körperlichen Tätigkeiten entgegenzuwirken, empfiehlt Ideler gymnastische Übungen (vgl. S. 160) und deren stufenweise Steigerung (vgl. S. 180). Darüber hinaus werden das Tragen weiter Bekleidung (damit die Verdauungsorgane nicht eingeengt werden, vgl. S. 344) und eine sinnvolle Integration der Mahlzeiten in den Arbeitsalltag empfohlen. Beispielsweise sollten größere Mahlzeiten erst am frühen Abend eingenommen werden, damit ab dem frühen Vormittag etwa acht bis zehn Stunden weitgehend ununterbrochen für geistige Arbeit zur Verfügung stehen (vgl. S. 209). Außerdem weist Ideler darauf hin, dass ausgeprägte soziale Aktivitäten im Leben eines „*ganzen Menschen*" nicht fehlen dürften, und reagiert mit dieser Forderung auf die von ihm diagnostizierte „*gefängnisartige Lebensweise*" (S. 39) vieler Gelehrter. Letztlich bleiben die konkreten diätetischen Vorschriften jedoch recht knapp. Anstatt im Detail

39 Ideler: Die allgemeine Diätetik (1846), S. 259.
40 Ideler: Die allgemeine Diätetik (1846), S. 265.

Empfehlungen für einen gesunden Lebenswandel zu machen, beschränkt sich Ideler darauf, seine zentrale These, dass zu einem naturgemäßen und damit sowohl gesunden als auch den gesellschaftlichen Erwartungen entsprechenden Lebenswandel eines „*Mannes im vollen Sinne*“ eine gleichmäßige Ausformung von körperlicher und geistiger Kraft unabdingbar sei, argumentativ zu stützen.

Fazit

Idelers Schrift „Die allgemeine Diätetik für Gebildete“ bietet Einblicke in einen entstehenden Diskurs zum Zusammenhang von Männlichkeit und Diätetik in der Mitte des 19. Jahrhunderts. Dabei vereint der Text ältere Ansätze, die von der griechischen Antike bis zu Hufeland reichen, mit moderner Biopolitik, und gerade der zuletzt genannte Aspekt förderte die besonders starke Berücksichtigung von Männern in Idelers Schrift. Methodisch bleibt er hinter den Möglichkeiten seiner Zeit zurück.[41] Sein Buch ist keine wissenschaftliche Arbeit, sondern ein Ratgeber[42], und die aufgeführten Beispiele sind allesamt sehr abstrakt, so dass insgesamt kaum Einblicke in konkrete Lebensformen von Männern geboten werden. Auch konkrete diätetische Empfehlungen werden von Ideler nur zurückhaltend geäußert. Trotzdem lässt sich abschließend einiges festhalten.

Es wurde erstens deutlich, dass Idelers Diätetik primär eine männliche Diätetik ist, aber zweitens gleichwohl auf der Vorstellung basiert, der Umgang mit dem Körper sei abhängig von der jeweiligen Körperkonstitution, so dass drittens die praktisch umzusetzende Diätetik sowohl geschlechtsspezifisch als auch binnengeschlechtlich differenziert ist, aber trotzdem ein normgebendes Ideal besteht: der „*reife Mann*“ oder der „*ganze Mensch*“. Viertens wurde deutlich, dass Ideler der Diätetik einen wichtigen Stellenwert bei der Herstellung einer gelungenen Männlichkeit zuschreibt.

Weniger bemerkenswert ist sicherlich, dass Ideler auf verschiedene Lebensweisen und Praktiken von Männern Bezug nimmt und somit unterschiedliche Formen von Männlichkeit skizziert, vor allem, weil seine Beispiele stets im Kontext der stereotypen Gegenüberstellung von Gelehrten und Athleten zu betrachten sind. Interessant ist eher die enge Verbindung zwischen einer gelungenen Diätetik und einer idealen Verkörperung von Männlichkeit. Bei fast vollständiger Ausblendung von Aspekten der gesunden Lebensführung von Frauen erscheint eine misslungene Diätetik bei Ideler in letzter Konsequenz als hinreichende Voraussetzung für eine defizitäre Männlichkeit. Und ein „*ganzer Mensch*“ ist scheinbar erst ein Mann, der in der Lage ist, eine Harmonie zwischen geistigen und körperlichen Tätigkeiten herzustellen.

41 So hat es bereits ein zeitgenössischer Rezensent gesehen: Diegelmann (1846), Sp. 672.
42 Vgl. zu populärwissenschaftlichen Gesundheitsratgebern auch Sarasin (2001), S. 147–172.

Bibliographie

Quellen

Ackermann, Johann Christian Gottlieb: Ueber die Krankheiten der Gelehrten und die leichteste und sicherste Art sie abzuhalten und zu heilen. Nürnberg 1777.
Birkmeyer: Bericht über die Leistungen in der Gesundheitspflege. In: Scherer, Johann Joseph von; Virchow, Rudolf; Eisenmann, Gottfried (Hg.): Jahresbericht über die Fortschritte der gesammten Medicin in allen Ländern im Jahre 1852. Würzburg 1853, S. 2–31.
Diegelmann: Rezension zu Carl Wilhelm Ideler „Die allgemeine Diätetik für Gebildete". In: Oesterreichische medicinische Wochenschrift 22 (1846), Sp. 669–672.
Hufeland, Christoph Wilhelm: Die Kunst das menschliche Leben zu verlängern. Jena 1797.
Ideler, Karl Wilhelm: Anthropologie für Ärzte. Berlin 1827.
Ideler, Karl Wilhelm: Grundriss der Seelenheilkunde. Berlin 1835.
Ideler, Karl Wilhelm: Langermann und Stahl als Begründer der Seelenheilkunde. Berlin 1835.
Ideler, Karl Wilhelm: Biographien Geisteskranker in ihrer psychologischen Entwickelung. Berlin 1841.
Ideler, Karl Wilhelm: Die allgemeine Diätetik für Gebildete. Halle/Saale 1846.
Ideler, Karl Wilhelm: Ueber das Verhältniss der Seelenheilkunde zu ihren Hülfswissenschaften. In: Allgemeine Zeitschrift für Psychiatrie 3 (1846), S. 394–430.
Ideler, Karl Wilhelm: Der religiöse Wahnsinn, erläutert durch Krankengeschichten. Ein Beitrag zur Geschichte der religiösen Wirren der Gegenwart. Halle/Saale 1847.
Ideler, Karl Wilhelm: Handbuch der Diätetik für Freunde der Gesundheit und des langen Lebens. Berlin 1855.
Ideler, Karl Wilhelm: Lehrbuch der gerichtlichen Psychologie. Berlin 1857.
Stahl, Georg Ernst: Georg Ernst Stahl's Theorie der Heilkunde. Neuaufl. Berlin 1831.
Tissot, Simon André: Von der Gesundheit der Gelehrten. Zürich 1768.
Wallach, Joseph: Diätetik oder Gesundheitslehre für Gebildete. Pforzheim 1850.

Literatur

Adams, Carol J.: The Sexual Politics of Meat. A Feminist-Vegetarian Critical Theory. 20th Anniversary Edition. New York 2010.
Bandorf, Melchior Josef: Ideler, Karl Wilhelm. In: Alte Deutsche Biographie. Bd. 13: Holstein – Jesup. Leipzig 1881, online unter: http://www.deutsche-biographie.de/pnd118555316.html (letzter Zugriff: 4.12.2019).
Buerkle, C. Wesley: Metrosexuality Can Stuff It. Beef Consumption as (Heteromasculine) Fortification. In: Text and Performance 29 (2009), S. 77–93.
Fischer, Ole: Männlichkeit und Fleischkonsum. Historische Annäherungen an eine gegenwärtige Gesundheitsthematik. In: Medizinhistorisches Journal 50 (2015), H. 1–2, S. 42–65.
Folkers, Andreas; Lemke, Thomas (Hg.): Biopolitik. Ein Reader. Berlin 2014.
Fritzen, Florentine: Gemüseheilige: Eine Geschichte des veganen Lebens. Stuttgart 2016.
Gregory, James: Of Victorians and Vegetarians. The Vegetarian Movement in Nineteenth-Century Britain. London; New York 2007.
Hausen, Karin: Die Polarisierung der „Geschlechtscharaktere". Eine Spiegelung der Dissoziation von Erwerbs- und Familienleben. In: Conze, Werner (Hg.): Sozialgeschichte der Familie in der Neuzeit Europas. Neue Forschungen. (= Industrielle Welt 21) Stuttgart 1976, S. 363–393.
Klein, Steffen-Ernst: Die vegetarische Bewegung. Berlin 1932.
Kraack, Detlev; Lorenzen-Schmidt, Klaus-Joachim: Essen und Trinken in Schleswig-Holstein. Wirtschafts-, sozial- und kulturgeschichtliche Annäherungen. In: Kraack, Detlev; Loren-

zen-Schmidt, Klaus-Joachim (Hg.): Essen und Trinken. Zur Ernährungsgeschichte Schleswig-Holsteins. (= Studien zur Wirtschafts- und Sozialgeschichte Schleswig-Holsteins 46) Neumünster 2010, S. 7–37.

Mackert, Nina: Feeding Productive Bodies: Calories, Nutritional Values and Ability in Progressive Era US. In: Bänziger, Peter-Paul; Suter, Mischa (Hg.): Histories of Productivity. Genealogical Perspectives on the Body and Modern Economy. London 2016, S. 117–135.

Neswald, Elizabeth: Nutritional Knowledge between the Lab and the Field: The Search for Dietary Norms in the Late Nineteenth and Early Twentieth Centuries. In: Neswald, Elizabeth; Smith, David S.; Thoms, Ulrike (Hg.): Setting Nutritional Standards. Theory, Policies, Practices. Rochester, NY 2017, S. 29–51.

Sandgruber, Roman: Das Essen der Arbeiterfrauen. Geschlechtsspezifische Konsumunterschiede in Arbeiterhaushalten. In: L'Homme. Europäische Zeitschrift für feministische Geschichtswissenschaft 2 (1991), S. 45–59.

Sandgruber, Roman: Das Geschlecht der Esser. In: Walter, Rolf (Hg.): Geschichte des Konsums. Erträge der 20. Arbeitstagung der Gesellschaft für Sozial- und Wirtschaftsgeschichte, 23.–26. April 2003. Stuttgart 2004, S. 389–407.

Sarasin, Philipp: Reizbare Maschinen. Eine Geschichte des Körpers 1765–1914. Frankfurt/Main 2001.

Schipperges, Heinrich: Ideler, Karl Wilhelm. In: Neue Deutsche Biographie. Bd. 10: Hufeland – Kaffsack. Berlin 1974, online unter: http://www.deutsche-biographie.de/pnd118555316.html (letzter Zugriff: 4.12.2019).

Schipperges, Heinrich: Diätetik für den „homo literatus". Ein historischer Beitrag zur Geschichte der Gelehrten. In: Springer, Konrad F. (Hg.): Semper Attentus. Beiträge für Heinz Götze zum 8. August 1977. Berlin; Heidelberg 1977, S. 308–316.

Schmiedebach, Heinz-Peter: Die Psychiatrie an der Charité auf dem Weg zur Disziplin – zwischen Erziehung und Therapie. In: Schneck, Peter; Lammel, Hans-Uwe (Hg.): Die Medizin an der Berliner Universität und an der Charité zwischen 1810 und 1850. (= Abhandlungen zur Geschichte der Medizin und der Naturwissenschaften 67) Husum 1995, S. 111–123.

Setzwein, Monika: Ernährung, Körper, Geschlecht. Zur sozialen Konstruktion von Geschlecht im kulinarischen Kontext. Wiesbaden 2004.

Shprintzen, Adam: The Vegetarian Crusade. The Rise of an American Reform Movement 1817–1921. Chapel Hill, NC 2013.

Sobal, Jeffery: Men, Meat and Marriage. Models of Masculinity. In: Food and Foodways 13 (2005), H. 1–2, S. 135–158.

Tanner, Jakob: Fabrikmahlzeit. Ernährungswissenschaft, Industriearbeit und Volksernährung in der Schweiz 1890–1950. Zürich 1999.

Teuteberg, Hans Jürgen: Zur Sozialgeschichte des Vegetarismus. In: Vierteljahrschrift für Sozial- und Wirtschaftsgeschichte 81 (1994), H. 1, S. 33–65.

Thoms, Ulrike: Anstaltskost im Rationalisierungsprozeß. Die Ernährung in Krankenhäusern und Gefängnissen im 18. und 19. Jahrhundert. Stuttgart 2005.

Der Körper als Komplize oder Feind?!

Männliche Forschungsreisende des 19. Jahrhunderts und ihre Körperreflexionen

Susan Baumert

Einführung

> Unbekannte Regionen! Meine Vorstellungskraft sah dort tugendhafte, abenteuerlustige und sich aufopfernde Männer, die an den Rändern der Fremde knabberten, ein bisschen Wahrheit hier und ein bisschen Wahrheit dort eroberten. Manchmal wurden sie von den Geheimnissen verschluckt, die ihre Herzen so beharrlich enthüllen wollten.[1]

Die so charakterisierten Männer waren Seefahrer, Naturforscher, Ärzte, Abenteurer, Entdecker und Forschungsreisende – oftmals auch alles zusammen. Unter dem Motto „Vorwärts zum Unbekannten, um Neues zu entdecken!" und getrieben von einer unbändigen Neugier[2] umsegelten sie die Welt, bestiegen die höchsten Berge und bereisten Gebiete, die zuvor noch kein Europäer gesehen hatte. Aktiv suchten diese Entdecker neue Situationen auf und erkundeten Schritt für Schritt das fremde Terrain.[3]

Der Körper des Forschungsreisenden, der all den Strapazen und Risiken der Expeditionen trotzen musste, hatte dabei eine gewisse Widerstands- und Anpassungsfähigkeit aufzuweisen. Indem er seine Bereitschaft aber auch aufkündigen konnte, leistete der Körper so etwas wie eine „praktische Kritik der Verhältnisse"[4]: Er konnte schmerzen, geschwächt oder krank sein, was den Erfolg der Forschungsreise oftmals gefährdete.

Im Zentrum der nachfolgenden Ausführungen stehen die somatischen Selbstwahrnehmungen zweier Forschungsreisender des beginnenden 19. Jahrhunderts: des Deutschen Eduard Friedrich Poeppig und des Briten John Franklin. Gegenübergestellt werden hierbei zwei europäische Männer, deren Reisetätigkeit sie in unterschiedlichste Gebiete der Welt führte, die bis dahin kaum oder gar nicht bereist, erforscht und kartographisch erschlossen worden waren. Beide Entdeckungsreisenden arbeiteten folglich an der Erschließung der Welt, an der Tilgung der letzten weißen Flecken[5] und an der Erweiterung ihres jeweiligen Wissenshorizonts. Das 19. Jahrhundert ist hierbei besonders bemerkenswert, da zu jener Zeit des Spätkolonialismus[6] der Wettlauf der europäischen Mächte um jene letzten weißen Flecken und um noch zu prüfende wirtschaftliche Gewinnerwartungen zu einem Höchstmaß gesteigert wurde.

1 Conrad (1926), S. 12. Übersetzung von Susan Baumert.
2 Vgl. Stagl (2002).
3 Vgl. Eibl-Eibesfeldt (1967), S. 283.
4 Kamper (1997), S. 408.
5 Vgl. Schillings (2016); Lentz/Ormeling (2008).
6 Vgl. Gißibl/Niederau (2019); Besser (2013); Bruns (2010).

Die Entscheidung, sich mit diesen beiden Forschungsreisenden zu beschäftigen, liegt jedoch auch in den extremen und konträr lokalisierten Klima- und Temperaturzonen begründet, die sie bereisten. Durch ihre fernen und fremden Reise- und Expeditionsziele riefen sie unvermeidlich gefahr- und qualvolle sowie lebensfeindliche Ausnahmesituationen hervor, die sie an die Grenzen ihres Körper- und Medizinwissens verwiesen. Derartige Erfahrungen hinterließen beide Reisende in niedergeschriebener und publizierter Form, so dass nicht nur ihre Zeitgenossen informiert wurden, sondern auch der Nachwelt ein Einblick in ihre Reise- und Körperreflexionen gegeben werden kann.

Untersucht werden in der Folge ihre Körperpraktiken sowie das damit verbundene Gesundheits- und Krankheitsverhalten. In diesem Kontext eröffnen sich Fragen und Themen, die zunächst innerhalb der medizin- und wissenschaftshistorischen Forschungen angesiedelt sind.[7] Gerade die seit den 1980er Jahren florierende Körpergeschichte wird in Bezug auf die beiden Fallbeispiele und die damit im Zentrum stehenden Untersuchungen der somatischen Selbstwahrnehmungen von größtem Belang sein.[8] Vor allem Barbara Dudens Forderung, „das epochenspezifische Erlebnis des eigenen Körpers als etwas historisch Gewordenes zu verstehen“, ist in diesem Zusammenhang zielweisend.[9] Zudem ist das Einbeziehen untergeordneter Themenfelder der Körpergeschichte wie derjenigen des „diskursiven Körpers“, des „gepeinigten Körpers“, des „medikalisierten Körpers“ oder des „dressierten“ und des „fremden Körpers“ notwendig und verspricht Erkenntnisgewinn.[10]

In diesem Untersuchungsspektrum wird es weiterhin wichtig sein, die bereisten fremden Umgebungen dahingehend in den Blick zu nehmen, ob und inwiefern diese gesundheitsschädigend, riskant oder gar tödlich wirken konnten (Diagnostik bzw. Krankheitsbild) oder aber auch was die Reisenden unternahmen, um ihre Gesundheit wiederherzustellen (Therapie). Daran schließen sich thematische Zugänge an, die die Aufmerksamkeit auf die Auskünfte über präventive oder akute Maßnahmen zum Schutz der körperlichen Gesundheit (Prävention, Prophylaxe bzw. Gesundheitsplanung) der Expeditionsteilnehmer lenken. Abschließend gehe ich den Fragen nach, ob sich gesundheitsrelevante, spezifisch männliche Verhaltensweisen der Forschungsreisenden im Kontext des 19. Jahrhunderts ableiten lassen und welches männliche Selbstkonzept hierbei der Hintergrund ist.

Eduard Friedrich Poeppig – Ein Forschungsreisender auf Humboldts Spuren in Südamerika

Wenden wir uns zunächst dem deutschen Arzt, Zoologen und botanischen Geographen Eduard Friedrich Poeppig zu: Er wurde 1798 in Plauen im Vogtland geboren. Ab 1815 studierte er in Leipzig neben Medizin vor allem Natur-

7 Vgl. Eckart/Jütte (2007).
8 Vgl. Imhof (1983).
9 Zit. n. Eckart/Jütte (2007), S. 204; vgl. Duden (1987).
10 Vgl. Eckart/Jütte (2007), S. 204–211.

wissenschaften. Bereits im Rahmen seiner studentischen Aktivitäten „durchwanderte er auf mehreren Reisen verschiedene Regionen Europas. Der Kontakt zur Naturforschenden Gesellschaft zu Leipzig, die ihm später auch bei der Reisefinanzierung in Südamerika behilflich war, ermöglichte ihm die Vertiefung seiner botanischen und zoologischen Interessen."[11] Nach Beendigung seines Studiums im Jahre 1822 konnte Poeppig endlich aufbrechen, um seine Forschungsreise nach Nord- und Südamerika anzutreten.[12] Von 1827 bis 1832 lebte er in Chile, Peru und im brasilianischen Amazonasgebiet[13], um dort „naturwissenschaftliche Objekte in möglichster Fülle"[14] zu sammeln und dadurch die botanische und zoologische Untersuchung dieser wenig erkundeten Regionen Südamerikas voranzutreiben: „Poeppig war geradezu von einer leidenschaftlichen Begierde besessen, die Tropen kennenzulernen und zur botanischen Erforschung fremder Länder beizutragen."[15] Dabei ist seine Amerika-Expedition in Planung, Ablauf und Umsetzung durch auffällige Besonderheiten gekennzeichnet gewesen: Als Ausnahmeerscheinung bei damaligen Entdeckungsfahrten wurde Poeppigs Forschungsreise nicht durch staatliche oder aristokratische Auftraggeber gefördert. Stattdessen finanzierte er sich vor allem über den Verkauf von Naturalien, die Poeppig in regelmäßigen Abständen von seiner Expedition an das interessierte Bürgertum im deutschsprachigen Raum sendete. Organisiert und gesteuert wurde dieser Naturalienverkauf durch die 1818 gegründete Leipziger Naturforschende Gesellschaft, die zu diesem Zweck Wertpapiere an Interessierte veräußerte.

Genaugenommen war die Expedition Poeppigs eine Aufeinanderfolge mehrerer einzelner Reisen, deren Ursache in seiner immerwährenden Geldnot begründet lag. Dementsprechend war er oft gezwungen, seine Route zu unterbrechen, um sich als Lehrer oder Arzt das erforderliche Geld zu erarbeiten. Einen großen Nutzen konnte er aus dieser an sich entbehrungsreichen Lage dennoch ziehen: Durch die längeren Aufenthalte an einem Ort vermochte Poeppig außerordentlich detaillierte Einblicke in das Leben der Bevölkerung und deren Sitten sowie Bräuche zu nehmen, so dass er diese neuen Erkenntnisse auch in seinen Reisebericht mit einfließen lassen konnte.[16] Auf der anderen Seite war Poeppigs stetig wachsende naturwissenschaftliche Sammlung durch die Risiken und Unwägbarkeiten der langen Reise beständig in Gefahr, da sie „von Schimmel, Ameisen, Transportschäden und man-

11 Kraus (2009), S. 48.

12 Vgl. Kraus (2009), S. 48.

13 Eduard Friedrich Poeppig forschte von 1822 bis 1832 in Amerika, und zwar auf Kuba, in den USA, in Chile, Peru und Brasilien, überquerte die Anden und befuhr den gesamten Amazonas. Er schiffte sich am 26. November 1826 mit dem Segelschiff „Gulnare" von Baltimore, USA, nach Südamerika ein und erreichte nach Passieren des Äquators und Umseglung von Kap Hoorn am 14. März 1827, nach einer Seereise von 110 Tagen und mehr als 10.000 Seemeilen, die Hafenstadt Valparaíso in Chile.

14 Henze: Poeppig (2011), S. 146.

15 Brunken (1977), S. 5.

16 Vgl. https://de.wikipedia.org/wiki/Eduard_Friedrich_Poeppig#Die_Amerikareise (letzter Zugriff: 4.12.2019).

gelnden Konservierungsmöglichkeiten bereits unterwegs dezimiert wurde".[17] Zusätzlich zu den körperlichen Strapazen seiner aufopferungsvollen Forschungsreise belastete Poeppig die andauernde Sorge und das tägliche Ringen um einen erfolgreichen Ausgang enorm, erwarteten die Finanziers in Leipzig doch eine entsprechende Gegenleistung für ihre monetäre Unterstützung in Form von zahlreichen Sammlungsobjekten.[18]

Poeppig[19] reiste vorwiegend zu Fuß, zuweilen mit kleinen, von einheimischen Indios geführten Booten, die immer wieder gewechselt wurden. Mit sich führte er stets seinen Hund Pastor und einen Diener sowie verschiedene Reittiere.[20]

Zu Beginn seiner Südamerikareise war Poeppig 29 Jahre alt – in der körperlichen Hochzeit seines Lebens – und in der Lage, den unterschiedlichen Klima- und Temperaturzonen zu trotzen.[21] Dennoch machten die ungewohnte drückende Schwüle und die andauernde hohe Lufttemperatur sowie -feuchtigkeit dem europäischen Reisenden schwer zu schaffen. Hinzu kamen Höhenlagen von bis zu 4.700 Metern. Über das ungewohnte Klima hielt Poeppig beispielsweise fest:

> *[Das]* Klima ist ein wahrhaft verrätherisches. Dem Gefühle nicht unangenehm durch seine Milde und Gleichartigkeit, macht es sich bald dem Neuangekommenen durch unbesiegbare Abspannung des Körpers bemerkbar, und in der That können wenige Fremde sich rühmen mit ihm vertraut geworden zu sein, ohne die Überstehung einer akklimatisierenden Krankheit, die zwar selten lebensgefährlich ist, aber deshalb als Fieber oder langandauernde Kraftlosigkeit nicht minder quälend auftritt.[22]

17 Kraus (2009), S. 49.

18 Vgl. https://de.wikipedia.org/wiki/Eduard_Friedrich_Poeppig#Die_Amerikareise (letzter Zugriff: 4.12.2019). Aufgrund dieser Finanzierung und der Einrichtung einer Bibliothek, einer Sammlung sowie eines Lesekreises mit Amerikafokus durch die Leipziger Naturforschende Gesellschaft musste ihr Poeppig regelmäßig über seine Reise- und Forschungstätigkeit schriftlich Rechenschaft ablegen. Diese Berichte wurden den Mitgliedern der Vereinigung stets vorgetragen. Durch periodisch erscheinende Veröffentlichungen seiner Reisebeschreibungen in der deutschsprachigen Presse wurde die Neugier, von den aktuellen Vorkommnissen dieses Abenteuers zu erfahren, zusätzlich entfacht.

19 Als ausgebildeter Mediziner listete Poeppig überdies Krankheitsbilder innerhalb seines Reiseberichts auf, die ihm während seiner Südamerika-Expedition begegneten und den Kenntnisstand der damaligen Medizin ausschnitthaft widerspiegeln: Das sogenannte Dreitagefieber, das Wechselfieber (Malaria), das Faulfieber (Typhus), Scharlach, Cuchipe (Frambösie), Syphilis, Pocken, Ruhr, Keuchhusten, katarrhalische Erkrankungen, Krätze, Overos (Mal de Pinta) und Schlangenbisse werden hier als typische Erkrankungen aufgeführt.

20 Kraus (2009), S. 49.

21 „Da die dauernde, angestrengte Tätigkeit des Wärmeregulierungsmechanismus den Körper lebhaft beansprucht, soll man nicht noch in der Entwicklung Begriffene herausschicken; Mindestalter im allgemeinen das 21. Lebensjahr. Das 25. bis 35. Lebensjahr ist die beste Zeit. Obere Altersgrenze mit großen individuellen Schwankungen, je nach Charaktereigenschaften, Körperbau und Zweck der Übersiedlung das 40. bis 50. Lebensjahr. Bei vorübergehendem Aufenthalt läßt sich die angegebene Altersgrenze etwas heraufsetzen." Ruge/Mühlens/Verth (1942), S. 14.

22 Poeppig (1835/36), Bd. 2, S. 28.

Die zitierte Passage stammt aus Poeppigs umfangreichen Reisebeschreibungen, die 1835/36 in zwei Bänden erfolgversprechend publiziert wurden.

Dank der detaillierten Schilderungen Poeppigs hat(te) seine Leserschaft Kenntnis von der Höhenkrankheit Puna, die erstmals 1590 von José de Acosta beschrieben wurde.[23] „Poeppig selbst litt beim ersten Besuch in diesen Höhen in einem außergewöhnlichen Grade an der Puna, blieb aber bei seinem zweiten Besuch davon verschont[.]"[24] Über die körperlichen Symptome dieser Höhenkrankheit schrieb er in seinen Reisebeschreibungen:

> Allein dem Ankömmling stellen sich manche Schwierigkeiten entgegen, denn kaum hat er die ersten Schritte auf ebenerem Boden gemacht, so fühlt er schon eine unerklärliche Müdigkeit, und bei dem Ersteigen der steil abhängigen Gassen gesellt sich noch eine peinliche Beschränkung des Athmens, ein leichter Kopfschmerz und wohl gar ein Andrang des Blutes nach der Brust hinzu, die sicheren Zeichen, dass man so wenig als ein anderer Fremder den Anfällen der Puna ganz zu entgehen vermöge. Versucht man auch durch feste Entschliessung sich gegen das zunehmende Uebelbefinden gleichgültig zu machen, so gewinnt doch bald der Körper die Obergewalt und unter seinem mächtigen Einfluss erliegt auch die stärkste Willenskraft.[25]

Sogenannte Akklimatisationsfieber können allerdings auch „als leichte[r] Malariaanfall[26] oder kurzfristige[s] harmlose[s] Tropenfieber"[27] auftreten. Während seiner Weiterreise in Peru wurde Poeppig selbst von Wechselfiebern ge-

23 Vgl. Acosta, José de: Historia Natural y Moral de las Indias. Sevilla 1590, S. 89, 65; vgl. Brunken (1977), S. 67 ff.

24 Brunken (1977), S. 66.

25 Poeppig (1835/36), Bd. 1, S. 12.

26 „**Malaria** lat. *mala aria böse Luft*, Wechselfieber, Febris intermittens, Sumpffieber, kaltes Fieber, chronische endemische Infektionskrankheit, Erreger entdeckt von Laveran, Paris 1880, die nach mindestens 10tägiger Inkubation mit einem Fieberanfall beginnt, der aus Frost-, Hitze- und Schweißstadium besteht und meist 8–12 Stunden dauert. Die Anfälle wiederholen sich in regelmäßigen Zwischenräumen, täglich: febris quotidiana, jeden zweiten Tag: febris tertiana, oder jeden dritten Tag: febris quartana. *Perniziöse Malaria* mit zunehmender Apathie bis zum Koma und Tod; *Malaria kachexie* mit starker Anämie, Milz- und Leberschwellung, Herzschwäche, Apathie usw. Erreger der *Malaria* ist der *Malariaparasit*, das *Malaria-Plasmodium*, ein Protozoon, Klasse Sporozoen, Ordnung Hämosporidien. Robert Koch nahm drei Arten Malariaparasiten an: Plasmodium vivax oder Tertianparasit, Plasmodium malariae oder Quartanparasit, Plasmodium immaculatum oder Tropicaparasit. Die Parasiten kommen durch einen Stich der Anophelesmücke in das Blut des Menschen, dringen in die roten Blutkörperchen ein und wachsen hier zu Teilformen, *Schizonten*, heran, die dann wieder in eine Anzahl von Merozoiten zerfallen, unter Zerstörung des Blutkörperchens frei werden und nun in neue Blutkörperchen eindringen und dort wiederum zu Schizonten auswachsen. Der Quartanparasit braucht zur Entwicklung 3 Tage, der Tertianparasit 2 Tage, der halbmondförmig Tropicaparasit ebenso; das Platzen der roten Blutkörperchen und jede neue Aussaat der Schizonten fällt mit dem *Malariafrost* zusammen. Parasitenformen von verschiedenem Alter, die gleichzeitig im Blut kreisen, bewirken die täglichen Fieberanfälle." https://www.textlog.de/16232.html (letzter Zugriff: 4.12.2019). Hervorhebungen im Original.

27 Ruge/Mühlens/Verth (1942), S. 14.

plagt und behandelte sich mit der in Südamerika beheimateten Fieber- bzw. Kaskarillrinde[28]:

> Von einem heftigen Tertianfieber[29] befallen, *[...]* habe ich die grüne Rinde unmittelbar vom Baume abgeschält und gebraucht, und die Krankheit, obgleich sie in Folge der unvermeidlichen Strapazen der Regenzeit und der nach acht Monaten eines wilden Waldlebens sehr fühlbaren Erschöpfung bei drei Gelegenheiten wiederkehrte, jedesmal innerhalb einer Woche besiegt.[30]

Bereits im 18. Jahrhundert stellten Kaskarill- und Chinabaumrinde einen festen Bestandteil des europäischen Arzneischatzes dar. Sie hatten als fiebersenkendes Mittel besonders bei Malaria große Bedeutung erlangt und waren demnach auch dem Mediziner Poeppig bekannt.

Den wichtigsten Bestandteil der Gesundheitsplanung bei Tropenreisen bildete schon damals die Malaria-Prophylaxe. Dazu zählen das Tragen heller, hautbedeckender, langer Kleidung, der Aufenthalt in mückensicheren Räumen sowie die Behandlung von Haut und Kleidung mit moskitoabweisenden Mitteln. Poeppig schrieb:

> Seidene Kleidung schützt freilich gegen jene Mücken, allein nur wenigen reisenden Naturforschern dürften ihre Umstände erlauben, dergleichen bei sich zu führen, *[...]* Ich selbst suchte in einem vollständigen Anzuge aus dem langwolligen oder groben Gewebe der peruanischen Serranos Schutz, allein theils verwahrte dieser weder Hände noch Gesicht, theils war er selbst im Sitzen bei einer Temperatur von 29 °C zu warm.[31]

Natürliche Abwehrmittel, die für wenige Stunden wirkten, konnten Salben sein, die aus „Zitronell, Nelkenöl und ähnlichen Stoffen hergestellt"[32] wurden. Poeppig war zudem bestrebt, die Kenntnisse der einheimischen Bevölkerungsgruppen zu nutzen und deren pflanzliche Heilmittel auszuprobieren.[33] Er beobachtete und notierte sowohl die ihm fremden Krankheitssymptome der indigenen Bevölkerungen als auch die ihm unbekannten Pflanzenmittel und Heilverfahren, die oftmals einhergingen mit magisch-religiösen Vorstellungen.[34] Das so gewonnene Wissen um Heilverfahren und pflanzliche Heilmittel

28 „Die Rinde des Kaskarillbaumes wurde später als die Chinarinde in Europa bekannt und deshalb als ‚Neue Chinarinde' oder ‚Falsche graue Fieberrinde' bezeichnet. Sie fand als Appetitanreger bei Magenerkrankungen und Darmkatarrhen sowie als Bestandteil von Schnupfpulvern, Tabak und Likör pharmazeutische und anderweitige Verwendung." http://www.provinz.bz.it/katalog-kulturgueter/de/suche.asp?kks_priref=80004724 (letzter Zugriff: 4.12.2019).

29 „Die Anfälle wiederholen sich bei regelmäßigen Wechselfiebern alle 24 Stunden (tägliches oder Quotidianfieber), alle 48 Stunden (dreitägiges oder Tertianfieber) und zwar ist das die am meisten vorkommende und am leichtesten zu hebende Form, alle 72 Stunden (viertägiges oder Quartanfieber), was eine besonders hartnäckige und sehr zu Rückfällen geneigte Art dieser Krankheit ist." http://www.zeno.org/Brockhaus-1837/A/Wechselfieber (letzter Zugriff: 4.12.2019). Hervorhebungen im Original.

30 Poeppig (1835/36), Bd. 1, S. 223.

31 Poeppig (1835/36), Bd. 2, S. 394.

32 Ruge/Mühlens/Verth (1942), S. 489.

33 Kutalek (2013), S. 104.

34 Vgl. Kutalek (2013).

sammelte Poeppig akribisch und verhalf der europäischen Pharmazie mittels dieses Kulturtransfers zu neuer Blüte.[35]

Im weiteren Verlauf seiner Südamerikareise wurde Poeppig auch mit anderen körperlichen Gefährdungen konfrontiert. Ausführlich schilderte er beispielsweise die Reaktionen seines Körpers auf den Biss einer giftigen Schlange:

> Im Begriff einen hindernden Nebenstamm umzuhauen, empfand ich plötzlich am Knöchel des einen Fusses einen Schmerz, ganz dem von einem glühenden Siegellacktropfen vergleichbar, jedoch stark und augenblicklich. *[...]* In dem persönlichen Falle war der Schmerz auf die Inguinaldrüsen[36] in weniger als zehn Minuten übergegangen, und zwar mit solcher Heftigkeit und so schneller Anschwellung, dass der freie Gebrauch des ganzen Fusses aufhörte. Nach einer Viertelstunde trat grosse Übelkeit, Kopfschmerz, Funkeln vor den Augen und einseitige Lähmung der Zunge ein, aber gleichzeitig entwickelte sich ein unbeschreiblich brennender Schmerz, mehr, wie es schien, entlang der Knochen als zwischen den Muskeln des getroffenen Fusses.[37]

Schlangenbisse stellten damals wie heute ein großes gesundheitliches Risiko dar. So erstaunt es nicht, dass sich schon im 19. Jahrhundert ein umfangreiches Wissen über Schlangen, deren Gifte und die entsprechende Behandlung entwickelt hatte. Poeppig waren insgesamt acht pflanzliche Heilmittel gegen Schlangenbisse bekannt.[38] Besonders wichtig schien ihm hierbei der Wirkstoff der *Mikania guaco* genannten Pflanze.

Sein eigener Schlangenbiss wurde allerdings von einem indigenen Indianer behandelt:

> Aus Mangel an Instrumenten mit einer Packnadel durchstossen und gewaltsam emporgezogen, wurde die Haut bis auf die Muskeln kreisförmig weggeschnitten, *[...]* dass die Pein eine grosse Höhe erreichte. Schwarzes Blut strömte hervor, denn eine bedeutende Hautvene war, vielleicht zum Glück, zertrennt worden. Das Schmerzhafteste blieb das Auflegen eines glühenden Goldstücks*[.]*[39]

Nach dieser Behandlung wurde Poeppig von den Indios aufgegeben, er schrieb sein Testament, erholte sich jedoch nach mehreren Wochen wieder. Seine Therapie erfolgte durch einen „*Polianthesaufguss* [= Aufguss einer Tuberose (*Agave polianthes*)] *und schleimige Getränke, während die sehr verbreitete Entzündung der grossen Wunde*“ mit einem Verband behandelt wurde, der aus „*einem warmen Brei aus den Blättern des Tabaks und des Solanum incanum. R. Pav.* [= Opium (?)]“[40] bestand. Nach seiner Genesung setzte Poeppig seine Reise durch Südamerika fort.

35 Vgl. Brunken (1977), S. 84 ff.; Postert (2004).
36 Gleichbedeutend mit Lymphknoten; Mautner (1932), S. 6: „An den Beinen wird die Haut von den oberflächlichen Inguinaldrüsen versorgt, die tieferen Partien von oberflächlichen und in der Tiefe gelegenen Inguinaldrüsen und von den Drüsen an der Poplitea.“
37 Poeppig (1835/36), Bd. 2, S. 229.
38 Vgl. Brunken (1977), S. 124.
39 Poeppig (1835/36), Bd. 2, S. 230.
40 Poeppig (1835/36), Bd. 2, S. 272.

John Franklin – Entbehrungsreiche Expedition in das endlose Eis im Auftrag der Royal Navy

Die andere Forschungsreise, die im vorliegenden Beitrag untersucht werden soll, führte 19 Männer unter der Leitung des britischen Admirals und Polarforschers John Franklin von 1819 bis 1822 ins Nordpolarmeer.[41] Franklin wurde 1786 in Spilsby (Lincolnshire) geboren.[42] Schon mit 14 Jahren entschloss er sich, Seefahrer zu werden, und nahm in den darauffolgenden Jahren als Soldat an mehreren Seeschlachten teil.

1819 erhielten Franklin und seine Mannschaft[43] schließlich von der britischen Handelsmarine den Auftrag, die kanadische Nordküste zu kartieren. Die Reise erstreckte sich demnach von der Hudson Bay bis zur Mündung des Coppermine River und zur Kent-Halbinsel im Nordwesten Kanadas. Durch die sorgfältige Kartierung versprachen sich die britischen Machthaber einen erleichterten Zugang zu profitablen Einnahmequellen wie Pelztieren, Robben, Walen und Bodenschätzen.

Franklin war zum Zeitpunkt des Reiseantritts 33 Jahre alt. Trotz seiner idealen körperlichen Voraussetzungen waren die Bedingungen des polaren Klimas extrem: Drei lange, besonders kalte Winter, in denen die Sonne wochenlang nicht über den Horizont stieg, bildeten ein gesundheits- und lebensgefährdendes Umfeld. Die unbekannte Landschaft, die nicht abschätzbaren Distanzen, diverse Unfälle und Angriffe wilder Tiere, aber auch lang andauernde Versorgungsengpässe und extreme körperliche Strapazen der langen Fußmärsche in Eiseskälte forderten ihren Tribut. In seinem 1823 in Großbritannien veröffentlichten Expeditionsbericht, der ihm zu einer gewissen Bekanntheit und Popularität verhalf, schilderte Franklin die eigenen Körperreflexionen sowie die der Mitreisenden etwa wie folgt:

> Am 18. [September] [...]. Die Männer waren vom Hunger sehr geschwächt, marschierten unter Schwierigkeiten gegen einen frischen Wind und wateten durch zwei Fuß tiefen Schnee. [...] Unglücklicherweise war das Kanu bei einem Sturz zerbrochen. Im Lager mußten wir als erstes unsere gefrorenen Stiefel auftauen, sofern wir ein ausreichendes Feuer entfachen konnten, und trockenes Schuhwerk anziehen.[44]

> Als ich mich am folgenden Morgen erhob, waren mein Körper und meine Gliedmaßen derart angeschwollen, daß ich nicht mehr als ein paar Schritte zu gehen vermochte.[45]

41 Henze: Franklin (2011).
42 Henze: Franklin (2011), S. 276.
43 Franklin (1988), S. 11 [„Vorbemerkungen“]: „Da für die Expedition Franklins eine größere Zahl von Männern benötigt wurde und die Handelsgesellschaft keine Mitarbeiter abgeben konnten [sic!], mußte man weitere Männer anwerben. Sie wurden von Franklin in seinem Bericht durchweg als ‚Kanadier‘ bezeichnet, doch benutzte er diesen Begriff [...] [für die] in den Siedlungen lebenden Indianer und Mischlinge, meist Holzfäller und andere Tagelöhner [...] und wurden abwertend nur bei ihrem Vornamen genannt.“
44 Franklin (1988), S. 186.
45 Franklin (1988), S. 195.

> 22. September. […] Wir fanden die anderen, die […] Knochen eines Rens aufgelesen hatten […]. Sie hatten die Knochen im Feuer mürbe gemacht und sie ebenso wie die Haut aufgegessen. Einige hatten der Mahlzeit ihr altes Schuhwerk hinzugefügt.[46]

> Die Knochen schmeckten ziemlich scharf, und die Suppe, die man daraus kochte, löste die Haut von der Mundhöhle ab. Doch zusammen mit Flechten gekocht, erschien uns die Mischung schmackhaft, vor allem nach Zusatz von Salz, von dem wir zum Glück im Frühjahr einen Behälter zurückgelassen hatten.[47]

Lang anhaltende Mangelernährung führte unweigerlich zu Krankheiten. An der Spitze dieser Avitaminosen stand noch im 19. Jahrhundert der Skorbut[48], unter dem auch Franklin und seine Männer litten[49].

Obgleich noch willensstark, waren ihre Körper infolge dieser Mangelerkrankung zu schwach, um den Belastungen in bis zu -35 °C Kälte standzuhalten:

> Wir merkten, wie unsere Kraft von Tag zu Tag abnahm; jede Anstrengung begann qualvoll zu werden. Wenn wir uns einmal hingesetzt hatten, erforderte das Aufstehen größte Anstrengung[.][50]

> [Mister Hood] war nun derartig schwach, daß er kaum am Feuer sitzen konnte, und er klagte, daß der geringste Windhauch durch seinen Körper hindurch zu wehen scheine.[51]

> Als wir dann die Vorbereitungen zu unserer Abreise trafen, enthüllte mir Adam zum ersten Male, daß er an einigen Stellen seines Körpers Ödeme hatte, die jeden Versuch zu marschieren, unmöglich machten.[52]

Zu den genannten Mangelerscheinungen kamen starke Erfrierungen am ganzen Körper. Die Polarforscher waren extremen Wetterverhältnissen ausgesetzt, die für die nachlassende Wärmeproduktion verantwortlich waren und häufig thermische Schäden unterschiedlichen Schweregrades zur Folge hatten. Ernsthafte Schäden konnten sowohl durch lang anhaltende Unterkühlungen[53] wie auch durch plötzliche Kälteeinwirkung – z. B. durch einen Sturz ins Eiswasser – hervorgerufen werden, so dass sich die körperliche Erschöpfung der Polarforscher noch verstärkte:

> Belanger litt unterdessen schrecklich, denn er stand bis zur Gürtellinie mitten in der Stromschnelle, wobei die Temperatur nur knapp über dem Gefrierpunkt lag. Sein Oberkörper war mit nassen Kleidern bedeckt und bei dem scharfen Wind ebenfalls einer

46 Franklin (1988), S. 188.
47 Franklin (1988), S. 196.
48 Metzke (1995), S. 108f.: „Symptome sind Mattigkeit, Gliederschmerzen, Abmagerung, gesteigerte Empfänglichkeit für Infektionskrankheiten und Blutungsneigung. Besonders auffällig sind die Veränderungen in der Mundhöhle. Das Zahnfleisch war gerötet, schmerzhaft geschwollen und leicht blutend, in fortgeschrittenen Stadien fallen die Zähne aus. […] [Außerdem können] flohstichartige Hautblutungen bei Scorbut [auftreten], die als Folge der durch den Vitamin-C-Mangel bedingten Blutungsneigung der Blutkapillaren entstehen."
49 Vgl. Volbehr (1987), S. 71f.
50 Franklin (1988), S. 200.
51 Franklin (1988), S. 203.
52 Franklin (1988), S. 197.
53 Sogenannte Hypothermie.

> Temperatur knapp über Null ausgesetzt. Als Belangers Kräfte nahezu erschöpft waren, gelang es schließlich, ihm vom Kanu aus eine dünne Leine zuzuwerfen, die zu einem der Fischnetze gehörte. Er wurde, nachdem er schon jedes Gefühl verloren hatte, durch die Schnellen an Land gezogen. Unter der Anleitung von Dr. Richardson wurde er dann ausgezogen und in Decken gerollt. Zwei Männer zogen sich aus und legten sich neben ihn. Doch dauerte es Stunden, bis Belanger seine Wärme und das Gefühl in den Gliedmaßen wiedererlangt hatte.[54]

Dass sich der menschliche Leib durch die rapide Senkung der Körpertemperatur in Todesgefahr begab, war schon zu Lebzeiten Franklins bekannt.[55] Außerdem belastete das allgegenwärtige Gefühl des Ausgeliefertseins, das bis zur Todesangst gesteigert werden konnte, die psychische Konstitution des Einzelnen wie auch den Zusammenhalt der Gruppe:

> Belanger brach in Tränen aus und erklärte sich unfähig, weiterzumarschieren. […] Der arme Fontano war von der Anstrengung […] [ebenfalls] völlig erschöpft; wir hielten, damit er seine Kräfte wiedergewann, doch wurden hierbei alle steif von Kälte. Der arme Kerl war ganz überwältigend traurig und äußerte den Wunsch hierzubleiben. […] Falls er bei uns blieb, mußte es häufige Verzögerungen geben, die das Leben der gesamten Gruppe gefährdeten. […] Unsere Gruppe vergoß Tränen, nicht so sehr über unser eigenes Schicksal, sondern über das der Gefährten, die zurückgeblieben waren. Ihr Leben hing davon ab, daß wir ihnen von hier aus sofort Hilfe schickten.[56]

Im Gegensatz zu dem intuitiven Überlebenstrieb der Mannschaft führten schließlich depressive Zustände und Konkurrenzen zu unüberbrückbaren Differenzen innerhalb der Gruppe und im Extremfall sogar zu Tötungen: „Unterwegs wurde [Robert] Hood von einem Irokesen ermordet.“[57]

Der Körper der Forschungsreisenden zwischen Anpassungsleistung und Prophylaxe

Damit zeigt sich: Für beide Expeditionen war der gesunde und nicht zuletzt wehrhafte männliche Körper der physische Komplize und Garant für den erfolgreichen Ausgang der jeweiligen Forschungsreise. Folglich war jeder Forschungsreisende bestrebt, den eigenen Körper in einem geschützten und strapazierfähigen Zustand zu halten: einerseits um den extremen Verhältnissen in der Fremde standhalten zu können, andererseits um die Möglichkeiten der intensiven (Aus-)Nutzung des Körpers als Ressource für den jeweiligen Forschungsauftrag zu optimieren[58]:

54 Franklin (1988), S. 185.
55 Karrer (2001), S. 66.
56 Franklin (1988), S. 193f.
57 Henze: Franklin (2011), S. 278.
58 Franklin (1988), S. 114: „Die Lasten der Männer waren je etwa achtzig Pfund schwer, ausgenommen das persönliche Gepäck, welches beinahe noch einmal soviel ausmachte. Die meisten von ihnen packten ihre Last auf Schlitten, aber einige zogen es vor, sie auf dem Rücken zu tragen, als sie sich frohen Mutes in Bewegung setzten.“

> Der Körper des Reisenden, so scheint es, verkörperte die Expedition. Nur wer die Unversehrtheit seines Körpers bewahrte, nur wer überlebte, konnte sein Wissen nach Europa tragen, konnte die Früchte seiner Strapazen ernten. Die erfolgreichen und berühmten Reisenden waren weniger die großen Wissenschaftler, sondern Überlebende von Expeditionen.[59]

Die Bereitschaft, unkalkulierbare körperliche Qualen zu erdulden und die eigene Leidensfähigkeit im Dienst neuer Erkenntnisse für Wissenschaft und Vaterland bis an ihre Grenzen auszureizen, war charakteristisch für beide Expeditionen. Sowohl die anhaltend niedrigen Temperaturen der Arktis-Expedition als auch die stets wechselnden Klima- und Lebensbedingungen der Südamerikareise forderten die Mobilisierung körpereigener Abwehrmechanismen und verdeutlichen, dass körperliche und seelische Belastungsgrenzen zum Zwecke hoher praktischer und theoretischer Arbeits- und Dienstleistungen während der Expeditionen überschritten wurden. Dafür waren verschiedene Strategien der Anpassung an die fremde Umgebung vonnöten. Dazu gehörten das schnelle und vermeintlich richtige Reagieren auf körperliche Ausnahmesituationen sowie möglichst umfassende Kenntnisse über angemessene Kleidung, Nahrung[60] sowie entsprechende Hygienestandards innerhalb des unbekannten Landes. Existierende Sprachbarrieren konnten durch gezielt eingesetzte einheimische Dolmetscher überwunden werden, und ortskundige Streckenführer halfen den reisenden Forschern dabei, fremdländische Gepflogenheiten kennenzulernen und gegebenenfalls mit der indigenen Bevölkerung in Kontakt zu treten.

Erfahrungswerte konnten die im Vorfeld konsultierten Apodemiken und Reiseratgeber bieten. Die darin enthaltenen Reiseinstruktionen geben noch heute Einblicke in die Praxis des Reisens und die prophylaktische Gesundheitsplanung[61] sowie Verhaltenssicherheit[62] in der bereisten Fremde. Vor allem Ärzten, die durch ihre Reisen zu neuen wissenschaftlichen Erkenntnissen und heilkundlichen Einsichten kommen wollten, wurde Folgendes geraten:

> Der Arzt, welcher aus seinen Reisen den möglichsten Vortheil ziehen will, muß sich eine genaue geographische Kenntnis der Länder, die er bereisen will, erwerben, und zu dem Ende die unterrichtetsten Reisenden zu Rathe ziehen; er muß besonders die wissenschaftlichen und wohlthätigen Anstalten kennen, welche sich an allen den Orten befinden, die er auf seiner Reise berührt*[.]*[63]

Beinahe jedes apodemische Werk enthielt zudem hygienische und diätetische Empfehlungen. Besonders auf längeren Schiffspassagen – die beide themati-

59 Pesek (2005), S. 85.
60 Franklin (1988), S. 96: „Unsere Nahrung bestand fast ausschließlich aus Rentierfleisch; zweimal in der Woche gab es zur Abwechslung Fisch, gelegentlich ein wenig Mehl, doch besaßen wir kein Gemüse irgendwelcher Art. Am Sonntagmorgen tranken wir eine Tasse Schokolade, aber unser größter Luxus war Tee ohne Zucker, den wir regelmäßig zweimal am Tage zu uns nahmen."
61 Vgl. Reichard (1889).
62 Vgl. Kutter (1996), S. 117.
63 Vgl. Ludwig Frank (1823), Sp. 24.

sierten Forschungsexpeditionen zu bewältigen hatten[64] – konnten die „begrenzte Haltbarkeit der Nahrungsmittel und die bis dahin fehlenden Kenntnisse über die Möglichkeiten der Konservierung, ferner ein zu geringer und nicht adäquater Stauraum mit sehr hoher Feuchtigkeit“[65] zu Versorgungsproblemen auf See führen. Um diesen Engpässen vorzubeugen, führte die Royal Navy, der auch Franklins Expeditionsschiff unterstand, zu Beginn des 19. Jahrhunderts einen Essensplan für alle Seeleute an Bord ein. Dieser Ernährungsplan – *Victualling Board* genannt – besaß zum damaligen Zeitpunkt drei Hauptsäulen, die sich aus Grog, Fleisch und Schiffszwieback zusammensetzten[66]:

> Grog schenkte man in der britischen Marine bis in das Jahr 1823 morgendlich aus, dazu gab es Gersten- oder Haferschleim. [...] In der Gruppe der stärkehaltigen Grundnahrungsmittel konnten Sago, Reis oder Linsen variiert werden. [...] Während Anfang des 19. Jahrhunderts die tägliche Ration für die Seeleute nur etwa 2900 Kcal lieferte, entsprach die Versorgung nach den revidierten Vorgaben von 1825 nahezu dem Energiebedarf von ungefähr 4000 Kilokalorien, von dem man auch heutzutage bei schwerer Arbeit ausgeht.[67]

Da die Seefahrt unter den männlichen Berufsfeldern als besonders gefährlich galt und Unfälle häufig vorkamen[68], war es umso wichtiger, ein gesundes Leben und Arbeiten auf langen Schiffsreisen zu gewährleisten. Eine adäquate Trinkwasserversorgung war in diesem Zusammenhang für alle Passagiere überlebensnotwendig. Noch bis zur Erfindung von Apparaturen für die Destillation von Meerwasser stellte die Versorgung mit genießbarem Trinkwasser ein großes Problem dar, da die meisten Schiffe nicht genügend Lagerräume für die zur Wasseraufbewahrung notwendigen Holzfässer hatten – zumal dieses Wasser nach längerer Zeit in den Fässern oftmals faul und ungenießbar wurde. Außerdem war die Dauer der Schiffsreise häufig ungewiss, so dass „mitunter tägliche Wasserrationen von nur einem Liter pro Person ausgegeben werden konnten“.[69]

In der zweiten Hälfte des 18. Jahrhunderts erkannten bedeutende schottische Wissenschaftler[70], „daß der Mangel an frischem Gemüse und an Obst zur Entstehung des Skorbuts beitrugen. Deshalb hielten sie eine Ergänzung

64 Brunken (1977), S. 13: Poeppigs Schiffsreise nach Valparaíso dauerte ingesamt 110 Tage.
65 Hinrichs (2007), S. 50.
66 Hinrichs (2007), S. 50.
67 Hinrichs (2007), S. 50 f.
68 Vgl. Susanne Frank (2007), S. 228.
69 Susanne Frank (2007), S. 228.
70 „James Lind (1716–1794) war ein schottischer Arzt. Er war der Pionier der Bordhygiene und entdeckte die Therapie von Skorbut durch Zitronensaft. Außerdem schlug er vor, durch die Destillation von Meerwasser trinkbares Wasser zu gewinnen. Er bekämpfte die Feuchtigkeit auf den Schiffen durch Lüftung, verbesserte Kleidung und Reinlichkeit der Seeleute und führte das Ausräuchern mit Schwefel und Arsen ein. Mit seiner Arbeit beeinflusste er auch die Krankheitsprophylaxe und Ernährung britischer Soldaten an Land.“ https://de.wikipedia.org/wiki/James_Lind (letzter Zugriff: 4.12.2019). Gilbert Blane (1749–1834) war ein schottischer Physiker, der innerhalb der Royal Navy Gesundheitsreformen eingeführt hat. Vgl. https://en.wikipedia.org/wiki/Gilbert_Blane (letzter Zugriff: 4.12.2019).

der Ernährung für unbedingt erforderlich."[71] Als wirksames und zumal billiges sowie lang haltbares Antiskorbutikum schlugen sie – nach holländischem Vorbild – die Mitnahme von Sauerkraut vor.[72] Zudem befürworteten Ärzte bei allzu geringer Wasseraufnahme pro Tag die Senkung des Salzkonsums der Seeleute: „*Now nothing can be more pernicious to a Ship's Company, than a full Diet of salted Beef and Pork, and at the same Time a small Quantity of Water.*"[73]

Ähnlich wie die Weiten der Weltmeere zwang die Abgeschiedenheit der südamerikanischen Wildnis auch Poeppig zu einem atypischen Nahrungsverhalten. Wenn er beispielsweise vom Verzehr „*pythagoräischer Kost*"[74] spricht, meint er wohl vegetarische Nahrung und somit den notgedrungenen Verzicht auf Fleisch. Äußerst selten kamen Poeppig und seine indigenen Begleiter in den Genuss von getrocknetem Fleisch namens Charqui[75]:

> Ein alter Indier war der Koch, und leicht genug mochte es ihm werden unsere geringen Vorräthe zuzubereiten *[...]*, hatten wir gar selten uns eines Stücks chilenischen Charqui zu rühmen, das auf wunderbaren Umwegen seinen Weg nach den Urwäldern Perus gefunden. *[...]* und ich erinnere mich an Monate, wo wir, aller Verbindungsmittel mit der civilisirten Welt beraubt, allein von gesottenen Maiskörnern und gerösteten Bataten *[= Kartoffeln]* lebten.[76]

Als einen weiteren seltenen Leckerbissen beschrieb Poeppig die um Cuchero lebenden, hühnerartigen Vögel namens *Pauxi* und *Pava*, „*die* [...] *zu den besten Nahrungsmitteln eines Reisenden gehören*".[77] Eine andere kostbare Gaumenfreude bildete das Weizenbrot, das „*jedoch nicht auf einmal verbraucht, sondern sorgfältig in hartgerösteten Stücken bewahrt* [wurde] *(denn anders widersteht es diesem Klima nicht länger als wenige Tage), um dann mit Sparsamkeit als Nachtisch aufgetragen zu werden*".[78]

Wochenlanger Mangel an abwechslungsreicher und vor allem ausreichender Kost zwangen Poeppig und seine Begleiter, „*täglich die gekochte, schleimige und fade Frucht einer Momordica zu geniessen, die man mehr zum Zierrath als zum Tischgebrauche anpflanzt. Zum Glück fehlte es uns nie an süssen Yuccas, welche nährender sind als die meisten Wurzelgewächse*[.]"[79]

Um Krankheiten, Seuchen oder gar Todesfällen vorzubeugen, war man bereits in der ersten Hälfte des 19. Jahrhunderts bemüht – bedingt durch die sich in dieser Zeit entwickelnde Hygiene –, „die Einflüsse von Wasser, Luft und Boden sowie der Ernährung, Kleidung und Wohnverhältnisse auf die mensch-

71 Linke (1987), S. 36.
72 Linke (1987), S. 36.
73 Lind (1762), S. 25.
74 Poeppig (1835/36), Bd. 2, S. 173.
75 Charqui (spanisch), aus dem Quechua-Wort *charki* für „getrocknetes Fleisch" entlehnt, ist die in Südamerika übliche Zubereitung von Trockenfleisch aus gesalzenem, in dünne Scheiben oder Streifen geschnittenem Fleisch.
76 Poeppig (1835/36), Bd. 2, S. 173.
77 Poeppig (1835/36), Bd. 2, S. 235.
78 Poeppig (1835/36), Bd. 2, S. 173 f.
79 Poeppig (1835/36), Bd. 2, S. 174.

liche Gesundheit“[80] zu untersuchen und dementsprechend die Körperpflege an Bord der Schiffe zu verbessern. Ein wesentlicher Grund für die Verbreitung von Krankheiten wie dem Fleckfieber war die mangelnde körperliche Hygiene der Schiffsbesatzung sowie deren ungepflegte Kleidung, die man gewöhnlich durchgehend trug, ohne sie wechseln oder säubern zu können. Dementsprechend verlangte etwa James Lind, dass alle Rekrutierten, bevor sie ihr Schiff das erste Mal bestiegen, ihre alte Kleidung gänzlich vernichteten und sich anschließend gründlich mit Schmierseife reinigten.[81] Und der schottische Physiker Gilbert Blane konnte „durchsetzen, daß ab 1787 in der Royal Navy wöchentlich ½ Pfund Schmierseife pro Mann ausgegeben wurde“.[82]

Da sich technische Ventilationsverfahren für die allgemeine Verbesserung der Durchlüftung von Schiffen – „ein Dreidecker konnte bis zu 600 Mann an Bord haben“[83] – erst gegen Ende des 19. Jahrhunderts durchsetzten, wurde bis dahin vor allem auf das regelmäßige Durchräuchern der Krankenkojen geachtet, „um eine weitere Verbreitung des infektiösen Contagiums durch die Luft zu vermeiden“[84].

Schließlich wurde in den Reiseratgebern zur Mitnahme einer Reiseapotheke geraten, die *„einem besonders zuverlässigen Träger anzuvertrauen“* sei.[85] Sie sollte eine Waage, Instrumente und Verbandzeug enthalten, darüber hinaus allerdings *„nicht vielerlei Medikamente* […] *da vom Laien ein richtiger Gebrauch derselben in den meisten Fällen nicht gemacht werden kann“*.[86] Entsprechend wurde lediglich die Mitnahme von Kampfer gegen Erkältungen und Muskelkrämpfe, Chinarindenbaum gegen Fieber, Hornquecksilber als Abführmittel, Laudanum als Schlaf- und Betäubungsmittel, Lavendel gegen Depressionen und Mattigkeit sowie Vierräuberessig gegen Ansteckungen aller Art empfohlen.[87] Die große Reiseapotheke sollte zudem „einen Blechkasten“ enthalten, der auf Ausflügen als kleine Apotheke und Behälter für „antiseptische Mittel und Verbandzeug, […] Opiumtinktur [und] Aloepillen“[88] dienen konnte und ein Gewicht von 15 Pfund nicht überschreiten sollte.

Solcherlei Ratschläge waren Teil der breiten Reiseratgeberliteratur, die auf Grundlage eigener Erfahrungen vielfältige Hinweise für künftige Reisen bereithielt. Dazu gehörten z. B. auch solche zur jeweils nötigen Ausrüstung. So führte Franklin unter anderem mehrlagige Stiefel und Fäustlinge aus Rentierfell, speziell angefertigte Schneebrillen[89], witterungsbeständige Zelte sowie die altbewährte *Welsh Wig* mit sich, die alle Seiten des Kopfes enganliegend bedeckt hielt. Außerdem besaß die Mannschaft Stiefel mit Spikes aus Mes-

80 Hinrichs (2007), S. 55.
81 Lind (1762), S. 6 f.
82 Linke (1987), S. 39.
83 Linke (1987), S. 40.
84 Linke (1987), S. 40.
85 Vgl. Reichard (1889), S. 38.
86 Vgl. Reichard (1889), S. 39.
87 Vgl. Huwer (2008).
88 Vgl. Huwer (2008), S. 40.
89 Vgl. https://www.optiker.at/geschichte-der-sonnenbrille/ (letzter Zugriff: 4.12.2019).

singschrauben sowie Seile und Eispickel, um damit möglichst sicher und schnell auf den vereisten Flächen voranzukommen. Die Ausrüstung des meist allein reisenden Poeppig bestand hingegen aus verschiedenen wissenschaftlichen Instrumenten, Handwerkszeug, Klappmöbeln, Koch- und Zeichenutensilien, Hygiene- und Toilettenartikeln, Schießpulver und Waffen sowie einer kleinen Reiseapotheke.

Trotz aller Vorbereitungen machten die individuellen Umstände vor Ort aber auch spontanes Reagieren nötig. So suchten die Mitglieder der Franklin-Expedition Schutz vor der arktischen Kälte, indem sie sich von den Inuit-Völkern Mäntel und Hosen aus wasserdichtem Robben- und wärmendem Rentierfell schneidern ließen.[90] Franklin schrieb darüber:

> Meine Kleidung war derartig zerrissen, daß sie mich ganz ungenügend gegen den Wind schützte. Peltier und Samandré, die fürchteten, daß ich demzufolge auf der Reise leiden müßte, tauschten freundlicherweise einen Teil ihrer Kleidung mit mir und baten darum, ihnen dafür durch die Indianer Häute zukommen zu lassen. Wir hatten drei Paar Schneeschuhe zusammengeflickt und einen Vorrat Haut für die Reise angesengt, als wir am Morgen des 20. Oktober aufbrachen.[91]

Auch Schlitten und Kanus übernahmen Franklins Leute von den Inuit. Ähnlich agierte auch Poeppig: Vor Ort legte er sich ein Zelt mit Moskitovorhang, eine Hängematte bzw. ein „*Stück fasrig geklopfter Baumrinde*“ zu, die er als Bett nutzte.[92] Zur Fortbewegung standen ihm zuweilen Kanus und Flöße der indigenen Bevölkerung zur Verfügung, mit denen seine stetig wachsenden naturgeschichtlichen Sammlungen transportiert wurden.

Das „starke Geschlecht“ zwischen Vernunft, Ehre, Leidensfähigkeit, Zwang und Todesmut

Nach diesem Überblick zum Verhältnis des Forschungsreisenden zu seinem Körper möchte ich abschließend zu der Frage kommen, welche spezifisch männlichen Verhaltensstile sich aus diesen Beobachtungen ableiten lassen. Besonders wichtig scheint dabei das sozial und kulturell geprägte, männliche Selbstkonzept[93], die „Inszenierung der Geschlechter“[94]:

90 Vgl. Franklin (1988), S. 197: „Fellkleidung aus Rentier-, Hund-, Seehund- oder Bärenfell, welche über den Kopf angezogen wird und mit einem Kopfstück versehen ist, das den Hut ersetzt und den ganzen Oberkörper bis auf das Gesicht abschließt.“

91 Franklin (1988), S. 197.

92 Poeppig (1835/36), Bd. 2, S. 278.

93 Vgl. Brandes (2003), S. 10: „[…] die geschlechtlichen Körper werden durch leibnahe Lernprozesse auf eine bestimmte gesellschaftliche Interpretation von Männlichkeit ausgerichtet […] und [drücken] diese aus. Aus dieser Sicht ist das Selbstverständnis (oder die ‚Identität‘) als Mann zwar körperlich begründet, aber nicht biologisch-körperlich, sondern sozial-körperlich; es basiert auf komplementär gebildeten, geschlechtstypischen Habitusmustern, die nicht nur unterschiedliche Haltungen des Körpers und zum Körper umfassen, sondern auch entsprechende Denk- und Gefühlsmuster nahe legen.“

94 Laqueur (1990), S. 156.

> Männer galten über Jahrhunderte nicht nur als das „stärkere Geschlecht", sondern auch als das gesündere. Die soziale Rolle der Frau wurde demgegenüber mit Krankheit und gesundheitlichen Beeinträchtigungen gleichgesetzt. Eine verbreitete These ist, daß dieses (Selbst-)Bild der Männer von Stärke und Unverletzlichkeit sie daran hindere, Krankheit vor sich selbst einzugestehen und mit anderen darüber zu sprechen bzw. Gesundheitsprobleme nicht oder erst spät zu thematisieren.[95]

Poeppig und Franklin entsprachen – bei aller Unterschiedlichkeit ihrer Reisen – letztlich beide dem Typus des mutigen, um Erkenntnis ringenden, risikobereiten, europäischen Forschungsreisenden des 19. Jahrhunderts, der die Grenzen der bekannten Welt auszuweiten versuchte. Sie waren damit vor allem bürgerlichen Werten und Normen[96] verpflichtet, die Männer in der ersten Hälfte des 19. Jahrhunderts im Dienst der Wissenschaft und des Vaterlandes auszufüllen hatten. Als solche galten Fleiß, Bildung, Ordnung sowie Frömmigkeit[97], Mut, Leistungs- und Leidensbereitschaft[98], aber auch das Streben nach Ruhm und Ehre. Die Krankheit als Befreiungsinstanz von jenem bürgerlichen Leistungsstreben fasst Carmen Götz wie folgt:

> Die zweite positive Rolle fiel Krankheit als Exkulpationsinstanz im Kontext des bürgerlichen Leistungsprinzips zu – eines Prinzips, das für die Definition des Bürgers wie auch für das Wesen der Moderne überaus zentral ist, da es den Gegensatz zur (adligen sowie nicht-säkularen) Legitimation durch Tradition und Herkunft bezeichnet. [...] Krankheit ist ein Topos [...], um die Vernachlässigung [...] [und] mangelnde Leistungsfähigkeit in Arbeitsvollzügen jeglicher Art [zu entschuldigen]. [Dadurch] erhält Krankheit jene Entlastungsfunktion.[99]

Noch zu Beginn des 20. Jahrhunderts ist die Meinung nachweisbar, dass „nur charakterlich Gefestigte hinausgesandt werden [sollten]. Denn wer da draußen versagt, versagt nicht nur für sich allein, sondern für sein Volk."[100] Diesen gesellschaftlichen Erwartungen entsprachen Poeppig wie Franklin: Sie galten als verlässliche, besonnene Charaktere, die mit beharrlichem Mut und außergewöhnlichem Einsatz ihres „korporalen Kapitals" das Ziel ihrer Expedition verfolgten: „Im Sinn eines korporalen Kapitals fungieren [...] Kraft, Funktionstüchtigkeit [und] Gesundheit der Körper [...]. Das korporale Kapital ist eng mit den anderen Kapitalien verknüpft und kann wie diese in wechselseitige Beziehung konvertiert werden."[101]

Verschieden waren dabei freilich die Intentionen der beiden Forschungsreisen(den). Während Franklin im Auftrag der Royal Navy die Nordwestpassage suchte, um dem Empire profitable Handelswege zu erschließen, machte

95 Susanne Frank (2007), S. 223.

96 Vgl. Hettling/Hoffmann (2000); Hahn (2005).

97 Sir Ernest Shackleton drückte seine frommen Gefühle während der „Endurance"-Expedition in seinem Bericht wie folgt aus: „We had seen God in His splendours, heard the text that Nature renders. We had reached the naked soul of man." Shackleton (1920), S. 207.

98 Zu den „Handlungsmodalitäten des Leidens" s. Dreitzel (1997), S. 856.

99 Götz (2007), S. 116; vgl. außerdem Lachmund/Stollberg (1987).

100 Ruge/Mühlens/Verth (1942), S. 14 (Stichwort „Tropenfähigkeit").

101 Setzwein (2004), S. 244.

sich Poeppig als Arzt und Naturwissenschaftler auf den Weg und brachte nicht nur Tausende Pflanzen- und Tierpräparate, sondern auch bisher unbekanntes medizinisch-pharmazeutisches Wissen mit nach Leipzig.

Dem Streben nach Anerkennung und Ruhm durch das Vaterland stand also das Streben nach individueller Erkenntnis gegenüber. Zu diesem Zweck setzte Poeppig stets seinen eigenen Körper ein: „Unter Lebensgefahr erklettert[e] er Brandungsfelsen zur Eroberung der allerschönsten aller ananasartigen Gewächse, der zweifarbigen Bromelie“[102], „verl[or] sich sammeltrunken in busch- und strauchüppigen Schluchten“[103]. „Das Ausgleiten beim Abstieg in den Anden, der Sturz in der reißenden Strömung eines Gebirgsflusses sowie der Biss einer giftigen Schlange in einer abgelegenen Urwaldregion kosteten Poeppig beinahe das Leben.“[104]

Als erfahrener Arzt beschrieb er die eigenen Körperreaktionen und Erkrankungen detailliert, bezog dabei die Umwelt- und Klimaeinflüsse mit ein und nahm im Bereich der Heilmedizin und Pharmazie sogar Selbstversuche à la Humboldt vor. Durch diese gezielt vorangetriebenen körperlichen Extremerfahrungen, durch spontane, intuitive und improvisierte Körperpraktiken konnte eine Vielzahl der Forschungsreisenden zu praktischen und vor allem neuen Erkenntnissen gelangen. Der Körper wurde damit zur eigenen Versuchsapparatur, zu Instrument und Quelle der Erkenntnis, mit der die Wirkungen der fremden Umgebung oder unbekannter Substanzen gemessen, erprobt und analysiert werden konnten. Über den eigenen Konsum von Koka-Blättern[105] schrieb Poeppig etwa:

> Die Coca ist *[…]* Quelle *[…]* bester Freuden, denn unter ihrer Einwirkung weicht der gewohnte Trübsinn *[…]*. Kann sie auch nicht ganz das entsetzliche Gefühl der Ueberreizung hervorbringen wie das Opium, so versetzt sie doch in einen nicht unähnlichen Zustand, welcher darum doppelt gefährlich ist, weil er, in schwächerem Grade zwar, weit längere Zeit anhält.[106]

Ähnliches galt auch für Franklin. Obwohl er seinen Körper nicht zu medizinischen Zwecken einsetzte, agierte dieser doch als Indikator physischer Leistungs- bzw. Leidensgrenzen. Um den allgegenwärtigen physischen und psychischen Belastungen standhalten zu können, wurde schon zu Beginn der Arktis-Expedition darauf geachtet, dass neben Tabak auch Alkohol in ausreichender Menge vorhanden war.

Schließlich machen die zuvor genannten Beispiele der Körperwahrnehmung und -reflexion deutlich, dass der physische Schmerz[107] als eine Art

102 Setzwein (2004), S. 154.
103 Henze: Poeppig (2011), S. 147.
104 Kraus (2009), S. 49.
105 „Ursprünglich war die berauschende Wirkung des Cocas Mittel zur Aufnahme von Kontakt mit übersinnlichen Mächten. Außerdem wurde es schon von der Indigenen Bevölkerung als schmerzheilendes Medikament genutzt.“ https://de.wikipedia.org/wiki/Coca strauch (letzter Zugriff: 4.12.2019).
106 Poeppig (1835/36), Bd. 2, S. 210f.
107 Vgl. Tanner (1994).

Frühwarnsystem die Grenzen der Belastbarkeit anzeigte und damit auf einen prekären Zustand der menschlichen Physis hinwies. Um Gefahren für Leib und Leben möglichst verlässlich einschätzen zu können, war die genaue Kenntnis dieser „Phänomenologie der Schmerzen"[108] für alle Forschungsreisenden von zentraler Bedeutung. Konnte den erkannten Gefahren nicht entgegengewirkt werden – z. B. durch Entlastung, Medikamente oder direkte Eingriffe –, wurde jener Punkt erreicht, an dem der Körper vom Komplizen zum Feind zu werden drohte.

In beiden Fällen setzte die fremde Natur dem Forschungsreisenden existentielle Körpergrenzen – in Form von äußeren klimatischen Extremsituationen einerseits, in Hinsicht der eigenen Körper- und Leistungsgrenzen andererseits, die in quälende Schmerzen, Hungersnöte, chronische Erschöpfung und das absolute Aufkündigen des körperlichen Gehorsams münden konnten. Insofern ist es wenig überraschend, dass die Etymologie des deutschen Verbes „leiden" von althochdeutsch *lidan* – „in die Fremde gehen, die Fremde erdulden müssen"[109] – herrührt. Gemeint ist die „Trennung und Ablösung von der eigenen Gemeinschaft, von Familie, [...] Haus und Heimat"[110] – eben jener Prozess, den alle Forschungsreisende notwendig durchlebten.

Das soziokulturell geprägte männliche Selbstkonzept bestimmte insofern auch die Frage nach Erfolg oder Misserfolg der Expeditionen.[111] Durch die enormen Erwartungen von Seiten der britischen Admiralität sah Franklin beispielsweise viel zu spät ein, dass das angestrebte Ziel unerreichbar war. Zwar gelang es ihm, 1.100 km unbekanntes Land zu vermessen, die gesuchte Nordwestpassage blieb jedoch unentdeckt und der Rückweg geriet zum Desaster: Neun der ursprünglich 19 Männer starben an Erschöpfung, Hunger und Gewalteinwirkung.[112] Dennoch inszenierte die britische Presse die Expedition als Erfolg. Um dem Empire nicht zu schaden, wurden die beschränkten Forschungserträge zu heroisch gefeierten Glanzleistungen umgedeutet; der individuelle wurde damit zum nationalen Körper.[113] Wunden, Amputationen, Narben, Erfrierungen und jegliche Wundmale des Körpers wurden zu sprechenden Zeichen extremer Entbehrungen und Leidensbereitschaft sowie der die Natur bezwingenden Männlichkeit. In diesem Kontext ist eine Feindschaft zwischen dem formenden Geist und der Materialität des Körpers deutlich zu erkennen, so dass die Instrumentalisierung des Körpers der Forschungsreisen-

108 Vgl. Dreitzel (1997), S. 857.
109 Vgl. Dreitzel (1997), S. 855.
110 Vgl. Dreitzel (1997), S. 855.
111 Sieferle (2019), S. 31: „Am Körper werden – situativ und kontextspezifisch – soziokulturelle Wahrnehmungskategorien wie Geschlecht, Klassen- bzw. Schichtzugehörigkeit, Alter, Nationalität etc. wirksam und beeinflussen sowohl den Zugang zum Feld als auch die sozialen Beziehungen im Feld."
112 Franklin (1988), S. 214 (Nachwort).
113 Vgl. Goltermann (1998).

den weniger überrascht. Franklin[114] etwa wurde in der Presse als Mann bekannt, „der seine Stiefel aß“[115].

In diesem Zusammenhang sei auch auf die Mythen- und Legendenbildung verwiesen, die aus den Forschungsreisenden vermeintlich unsterbliche Helden zu machen versuchte. Das schriftstellerische Verarbeiten der unbestreitbar mutigen Taten in unbekanntem Terrain sowie der überstandenen körperlichen Strapazen und das Darstellen des „gepeinigten“ Körpers[116] verhalfen ihnen mitunter während und nach ihren Fahrten zu Ruhm und Ehre.

Körperliche Leiden und Schmerzen wurden und werden als solche gesucht, jedoch können sie als Mittel zu anderen Zwecken kultiviert werden[117]: „Hier scheint ein Grund zu liegen für die offensichtliche Suche nach physischer [Qual]: Im […] selbst erlittenen Schmerz, der weder wirklich verbalisiert noch wirklich imaginiert werden kann, rekonstruiert sich der Körper als erste und letzte Evidenzbasis aller Erfahrung.“[118] Hans-Peter Dreitzel geht hierbei noch einen Schritt weiter, indem er behauptet, dass sich in der Suche nach extremen Körpererfahrungen eine Sehnsucht manifestiert, die dem typisch abendländischen Weg von der Leistungssteigerung per Körperkontrolle durch die Grenzzone von Angstlust und Schmerzseligkeit folgt.[119] Zudem stellt er fest, dass die Akteure im „zähen Kampf gegen den Berg, das Meer, das Eis, dem je selbstgewählten Gegner […] mit einer Art Haßliebe verfallen sind“.[120] Besonders das Narrativ heldenhafter Männlichkeit kommt in diesem Kontext und vor allem in der Mehrzahl der dem Genre ‚Forschungsreiseberichte‘ zuzuordnenden Selbstzeugnisse gezielt zum Vorschein – nur die Intensität der Darstellung schwankt.[121] Bettina Brockmeyer spricht gar vom „erschriebenen Geschlecht“ und meint hierbei das schreibende Individuum, das durch den Prozess der Selbstreflexion und im Wechselverhältnis mit seiner Umwelt Körper- und Krankheitszustände „vergeschlechtlicht“ wahrnimmt sowie ausdrückt und schreibend die Differenz zwischen Männern und Frauen herstellt.[122]

Körperbefinden, Krankheitserfahrung und Gesundheitssehnsucht sind hierbei „nicht allein Gegenst[ä]nd[e], über d[ie] sachlich Rechenschaft abgelegt wird, sondern auch und vor allem die Grundlage der eigenen Identität

114 Franklin (1988), S. 221 (Nachwort): „Die zahllosen Inseln nördlich von Kanada, die in den letzten [190] Jahren entdeckt und kartiert worden sind, tragen zu Ehren des Mannes, der sein Leben für die Erforschung jener Region opferte, den Namen ‚Franklin-Archipel‘.“

115 https://de.wikipedia.org/wiki/John_Franklin#Polarexpeditionen_1818%E2%80%931827 (letzter Zugriff: 4.12.2019).

116 Vgl. Seidler/Eckart (2005).

117 Vgl. Dreitzel (1997), S. 870.

118 Vgl. Dreitzel (1997), S. 872.

119 Vgl. Dreitzel (1997), S. 872.

120 Vgl. Dreitzel (1997), S. 872.

121 Henze: Poeppig (2011), S. 145. Dementsprechend verwundert es kaum, dass auch Poeppig posthum als „das hellstrahlendste Gestirn unter den Süd-Amerika-Reisenden der nachhumboldtischen Epoche“ gesehen wird. Vgl. Böhnisch (2018).

122 Brockmeyer (2007), S. 219f.

und [...] zugleich ein Mittel, seinen Rang innerhalb der kulturellen Elite zu behaupten".[123]

Neben ihrem Drang nach Macht und öffentlichem Erfolg sehnten sich die reisenden Entdecker auch nach der Steigerung ihres Selbstbewusstseins „mit Hilfe einer ebenso zäh wie einsam durchgehaltenen Selbstdisziplinierung gegenüber dem Schmerz"[124] und den ungeahnten Strapazen für Körper und Geist. Die Grenze zwischen dargebotener Selbstkontrolle und Selbststilisierung, zwischen Selbstzwang und Selbstverwirklichung verlief dabei fließend. Demzufolge lässt sich aus den analysierten Reise- und Körperreflexionen ableiten, dass männliche Großartigkeitsphantasien ähnlich handlungsweisend waren wie vernunftbetontes Gesundheitsverhalten.

Beide vorgestellten Forschungsreisenden erlebten und beobachteten ihren eigenen Körper während ihrer Aufenthalte in der Fremde auf besonders intensive Art und Weise. Durch physische und psychische Grenzerfahrungen und ein stetig sie begleitendes Maß an riskanten Gefahrensituationen kam es unweigerlich zu einer bewussteren Wahrnehmung, Reflexion und nachträglichen Inszenierung der eigenen Körperlichkeit – ob nun hinsichtlich der „Erarbeitung [ihrer] Gesundheit"[125] oder schlimmstenfalls bezüglich ihrer kranken, leidenden Körper. Darüber hinaus stellt Susanne Frank fest, dass

> die Erfahrung von Krankheit und Gesundheit sich sowohl aus individuellen als auch aus sozialen Komponenten konstituiert und die Lebensgeschichte, Lebenssituation und Lebensweise eines Menschen widerspiegelt. Männer werden dabei nicht als eine in sich homogene Gruppe betrachtet. Das Gesundheitsverhalten wird schicht-, alters- und regionalspezifisch differenziert untersucht.[126]

Hierbei erscheint das risikoorientierte Gesundheitsverhalten männlicher Forschungsreisender bis zu einem gewissen Grad altersgebunden. „So ist die Mortalität jüngerer Männer vorwiegend auf Unfälle, Suizid und Gewalteinwirkung zurückzuführen, während die Sterblichkeit älterer Männer besonders durch schwerwiegende Krankheiten begründet ist."[127] Männliches Gesundheitsverhalten ist in dem Sinne zeitgebunden, wie technische Fortschritte und neue medizinische Erkenntnisse bestenfalls Gefahren und „unterschiedlichste[] Störungen der ‚Körpermaschine'"[128] kontrollierbarer erscheinen ließen, aber auch Präventions- bzw. Therapiemöglichkeiten vielfältiger und realisierbarer wurden. Dementsprechend scheint es einsichtig, wenn Barbara Duden das epochenspezifische Erlebnis des eigenen Körpers als etwas historisch Gewordenes versteht.[129]

Doch was bedeuten Krankheit, Gesundheit und Körperlichkeit in der Gesellschaft des beginnenden 19. Jahrhunderts? Die beiden ausgewählten Prota-

123 Dinges/Barras (2007), S. 13.
124 Dreitzel (1997), S. 871.
125 Setzwein (2004), S. 51.
126 Susanne Frank (2007), S. 223f.
127 Schweig (2009), S. 106.
128 Dinges/Barras (2007), S. 7.
129 Eckart/Jütte (2007), S. 204.

gonisten und die Analyse ihrer Reisebeschreibungen bezüglich ihrer somatischen Selbstreflexionen „verweisen auf viele für uns fremde Grundzüge der damaligen Wahrnehmungsmuster und Bewältigungsstrategien von Krankheit. [...] Der Umgang mit Krankheit hängt jedoch auch immer mit den spezifischen sozialen Lebenslagen der Betroffenen zusammen“[130] und somit auch mit ihrer Geschlechtlichkeit[131]. Körperliche Handlungs- und Erfahrungsmuster männlicher Reisender stehen somit stets in enger Beziehung zur körperlichen Komponente sozialen Handelns[132], aber auch im Kontrast mit der weiblichen, leibphänomenologisch[133] orientierten sowie kulturgeschichtlichen Perspektivierung, um grundlegende körperliche Erfahrungsstränge noch deutlicher herausstellen zu können. Der Körper wird hierbei „als Ausgangspunkt und Subjekt der Wahrnehmung und Erfahrung von Wirklichkeit“[134] verstanden:

> Entsprechend einem praxistheoretischen Verständnis des Körpers wird dieser als Agens von Wirklichkeitskonstitution verstanden, doch anstatt Bewegungen und Tätigkeiten des Körpers (Praktiken) stehen Wahrnehmungen und Erfahrungen des eigenen Körpers im Zentrum der analytischen Aufmerksamkeit.[135]

Die beschriebenen Körpererfahrungen der beiden vorgestellten Forschungsreisenden verschaffen der kultur- und medizinhistorisch interessierten Nachwelt nicht nur Einblicke in ihren Umgang mit dem strapazierten, gequälten, aber auch zu schützenden und zu schätzenden eigenen Körper in außeralltäglichen sowie fremden Situationen. Sie verweisen darüber hinaus auch auf Normen, Verhaltensweisen, Wissensbestände, Geschlechterkonzepte, Körperpraktiken, Institutionen und historische Akteure, die allesamt im Spannungsfeld von Gesundheit, Krankheit und Körperlichkeit in einer gewissen Zeitgebundenheit zu begreifen sind, „sowohl auf individueller und persönlicher als auch wissenschaftlicher oder politischer Ebene, wobei diese drei Sphären sehr eng miteinander verbunden sind“.[136]

Letztlich wurde das Potential für eine radikale physische und psychische Selbstentfremdung durch die intensive sowie extensive Nutzung des Körpers als Ressource durch entfremdende Strategien der Körperbeziehung begünstigt

130 Lachmund/Stollberg (1995), S. 24.
131 Vgl. Griesebner (1999).
132 Sieferle (2017), S. 30: „[...] konkrete körperliche Vollzugsweisen alltagskultureller Handlungen“.
133 Vgl. Lorenz (2000); Merleau-Ponty (2008); Sieferle (2019), S. 31: „Merleau-Ponty nutzt in diesem Zusammenhang nicht den Begriff Körper, sondern spricht von Leib. Dieser eröffnet dem Menschen die Welt und verbindet ihn mit dieser.“
134 Sieferle (2019), S. 38.
135 Sieferle (2019), S. 38.
136 Dinges/Barras (2007), S. 7: „[D]ie Art, wie die Vorfahren in ihrem Alltag Schicksalsschläge durchlebten, wie sich unzählige Ausprägungen von Leidens- und Krankheitserfahrungen herausbildeten, wie sich ausgehend von der Vielzahl individueller Schicksale normative Systeme körperlicher und seelischer Verhaltensweisen etablierten, und wie diese Normen wiederum das konkrete Handeln in Bezug auf Krankheit und ihre Wahrnehmungs- und Ausdrucksformen bestimmt haben.“

und absichtsvoll vorangetrieben. Der Körper beider Forschungsreisenden verwandelte sich vom optimierten „stummen Diener“ und leistungsstarken Komplizen zum gepeinigten, den Dienst verweigernden Feind, bis *„der Wille der Körperschwäche völlig unterlag“*.[137] In beiden Fällen erwies sich die Geschlechtlichkeit der Reisenden im Kontext ihrer äußeren Weltbeziehungen (Erwartungshaltungen von wissenschaftlicher und nationaler Seite) als zentrale Quelle eines Fremdwerdens des eigenen Körpers.

Bibliographie

Quellen

Conrad, Joseph: Geography and Some Explorers. In: Conrad, Joseph: Last Essays. With an introduction by Richard Curle. London 1926, S. 10–17.

Frank, Ludwig: Bemerkungen über die Mittel, Reisen für ärztliche Ausbildung am vortheilhaftesten einzurichten. In: Notizen aus dem Gebiete der Natur- und Heilkunde 4 (1823), Sp. 23–29.

Franklin, John: Vorstoß in die kanadische Arktis. Leipzig 1988.

Lind, James: An Essay on the most effectual means of preserving the health of seamen, in the Royal Navy. London 1762.

Poeppig, Eduard Friedrich: Reise in Chile, Peru und auf dem Amazonenstrome, während der Jahre 1827–1832. 2 Bde. Leipzig 1835/36 [Nachdruck 1960/2009].

Reichard, Paul: Vorschläge zu einer praktischen Reiseausrüstung für Ost- und Centralafrika. Berlin 1889.

Literatur

Besser, Stephan: Pathographie der Tropen: Literatur, Medizin und Kolonialismus um 1900. Würzburg 2013.

Böhnisch, Lothar: Der modularisierte Mann. Eine Sozialtheorie der Männlichkeit. Bielefeld 2018.

Brandes, Holger: Männlicher Habitus und Gesundheit. In: Blickpunkt der Mann. Wissenschaftliches Journal für Männergesundheit 1 (2003), S. 10–13.

Brockmeyer, Bettina: Krankheitsdarstellungen in Briefen von Samuel Hahnemann – Eine Lektüre aus geschlechtergeschichtlicher Perspektive. In: Dinges, Martin; Barras, Vincent (Hg.): Krankheit in Briefen im deutschen und französischen Sprachraum. 17.–21. Jahrhundert. (= Medizin, Gesellschaft und Geschichte, Beiheft 29) Stuttgart 2007, S. 211–221.

Brunken, Ingo: Medizinisches und Pharmazeutisches in E. Poeppigs „Reise in Chile, Peru und auf dem Amazonenstrom“. Düsseldorf 1977.

Bruns, Claudia (Hg.): Bilder der ‚eigenen‘ Geschichte im Spiegel des kolonialen ‚Anderen‘: transnationale Perspektiven um 1900. Leipzig 2010.

Dinges, Martin; Barras, Vincent: Krankheit in Briefen: Einleitung. In: Dinges, Martin; Barras, Vincent (Hg.): Krankheit in Briefen im deutschen und französischen Sprachraum. 17.–21. Jahrhundert. (= Medizin, Gesellschaft und Geschichte, Beiheft 29) Stuttgart 2007, S. 7–22.

Dreitzel, Hans-Peter: Leid. In: Wulf, Christoph (Hg.): Vom Menschen. Handbuch Historische Anthropologie. Weinheim; Basel 1997, S. 854–873.

137 Poeppig (1835/36), Bd. 2, S. 445.

Duden, Barbara: Geschichte unter der Haut. Ein Eisenacher Arzt und seine Patientinnen um 1730. Stuttgart 1987.
Eckart, Wolfgang Uwe; Jütte, Robert: Medizingeschichte. Eine Einführung. Köln; Weimar; Wien 2007.
Eibl-Eibesfeldt, Irenäus: Grundriß der vergleichenden Verhaltensforschung. Ethologie. München 1967.
Frank, Susanne: Gesundheitsverhalten von Männern. Gesundheit und Krankheit in Briefen, 1800–1950. In: Dinges, Martin; Barras, Vincent (Hg.): Krankheit in Briefen im deutschen und französischen Sprachraum. 17.–21. Jahrhundert. (= Medizin, Gesellschaft und Geschichte, Beiheft 29) Stuttgart 2007, S. 223–234.
Gißibl, Bernhard; Niederau, Katharina (Hg.): Imperiale Weltläufigkeit und ihre Inszenierungen: Theodor Bumiller, Mannheim und der deutsche Kolonialismus um 1900. Göttingen 2019.
Götz, Carmen: Krankheit als Effekt kultureller Konstruktionen während der Aufklärung. Das Beispiel der Hypochondrie. In: Dinges, Martin; Barras, Vincent (Hg.): Krankheit in Briefen im deutschen und französischen Sprachraum: 17.–21. Jahrhundert. (= Medizin, Gesellschaft und Geschichte, Beiheft 29) Stuttgart 2007, S. 111–122.
Goltermann, Svenja: Körper der Nation: Habitusformierung und die Politik des Turnens 1860–1890. Göttingen 1998.
Griesebner, Andrea: Geschlecht als mehrfach relationale Kategorie. Methodologische Anmerkungen aus der Perspektive der Frühen Neuzeit. In: Aergerter, Veronika u. a. (Hg.): Geschlecht hat Methode. Ansätze und Perspektiven in der Frauen- und Geschlechtergeschichte. Zürich 1999, S. 129–137.
Hahn, Hans-Werner (Hg.): Bürgerliche Werte um 1800. Entwurf – Vermittlung – Rezeption. Köln; Weimar; Wien 2005.
Henze, Dietmar: Franklin, Sir John. In: Henze, Dietmar: Enzyklopädie der Entdecker und Erforscher der Erde. Bd. 2. Darmstadt 2011, S. 276–280.
Henze, Dietmar: Poeppig, Eduard. In: Henze, Dietmar: Enzyklopädie der Entdecker und Erforscher der Erde. Bd. 4. Darmstadt 2011, S. 145–157.
Hettling, Manfred; Hoffmann, Stefan-Ludwig: Der bürgerliche Wertehimmel: Innenansichten des 19. Jahrhunderts. Göttingen 2000.
Hinrichs, Wiebke: Medizinische Beobachtungen und Erkenntnisse während einer Mittelmeerreise an Bord der H. M. S. St. Jean D'Acre (1859–1860). Frankfurt/Main 2007.
Huwer, Elisabeth: Das Deutsche Apotheken-Museum. Schätze aus zwei Jahrtausenden Kultur- und Pharmaziegeschichte. Regensburg 2008.
Imhof, Arthur E. (Hg.): Der Mensch und sein Körper. Von der Antike bis heute. München 1983.
Kamper, Dietmar: Körper. In: Wulf, Christoph (Hg.): Vom Menschen. Handbuch Historische Anthropologie. Weinheim; Basel 1997, S. 407–416.
Karrer, Andreas: Kälteschäden beim Bergsteigen. In: Panorama. Magazin des Deutschen Alpenvereins H. 1 (2001), S. 66 f.
Kraus, Michael: Leipzig und Lateinamerika. Forschungsreisende zwischen Wildnis, Wissenschaft und Weltklugheit. In: Deimel, Claudia u. a. (Hg.): Auf der Suche nach Vielfalt. Ethnographie und Geographie in Leipzig. Leipzig 2009, S. 47–64.
Kutalek, Ruth: Krankheit und Gesundheit in Afrika. Aspekte an der Schnittstelle von Anthropologie und Medizin. In: Greifeld, Katarina (Hg.): Medizinethnologie. Eine Einführung. Berlin 2013, S. 101–129.
Kutter, Uli: Reisen – Reisehandbücher – Wissenschaft. Materialien zur Reisekultur im 18. Jahrhundert. (= Deutsche Hochschuledition) Diss. Neuried 1996.
Lachmund, Jens; Stollberg, Gunnar: Zur medikalen Kultur des Bildungsbürgertums um 1800. Eine soziologische Analyse anhand von Autobiographien. In: Jahrbuch des Institutes für Geschichte der Medizin der Robert Bosch Stiftung 6 (1987), S. 163–184.
Lachmund, Jens; Stollberg, Gunnar: Patientenwelten. Krankheit und Medizin vom späten 18. bis zum frühen 20. Jahrhundert im Spiegel von Autobiographien. Opladen 1995.

Laqueur, Thomas: Auf den Leib geschrieben. Die Inszenierung der Geschlechter von der Antike bis Freud. Frankfurt/Main 1990.
Lentz, Sebastian; Ormeling, Ferjan (Hg.): Die Verräumlichung des Welt-Bildes. Petermanns Geographische Mitteilungen zwischen „explorativer Geographie“ und der „Vermessenheit“ europäischer Raumphantasien. Stuttgart 2008.
Linke, Ute: Beobachtungen von Schiffsärzten der Royal Navy über die häufigsten Erkrankungen zur See, dargestellt an ausgewählten Bordjournalen des beginnenden 19. Jahrhunderts. Frankfurt/Main 1987.
Lorenz, Maren: Leibhaftige Vergangenheit. Einführung in die Körpergeschichte. Tübingen 2000.
Mautner, Hans: Die Krankheiten der Lymphdrüsen. Berlin 1932.
Merleau-Ponty, Maurice: Phänomenologie der Wahrnehmung [1945]. Photomechanischer Nachdruck der Ausgabe von 1966. Berlin 2008.
Metzke, Hermann: Lexikon der historischen Krankheitsbezeichnungen. Neustadt/Aisch 1995.
Pesek, Michael: Die Kunst des Reisens. Die Begegnung von europäischen Forschungsreisenden und Ostafrikanern in den Kontaktzonen des 19. Jahrhunderts. In: Speitkamp, Winfried (Hg.): Kommunikationsräume – Erinnerungsräume. Beiträge zur transkulturellen Begegnung in Afrika. München 2005, S. 65–99.
Postert, Christian: Das medizinische System der Hmong zwischen Schamanismus und Biomedizin. Eine interkulturelle Studie zur Rationalität des Heilens. Inaugural-Diss. Münster 2004.
Ruge, Reinhold; Mühlens, Peter; Verth, Max zur (Hg.): Krankheiten und Hygiene der warmen Länder. Ein Lehrbuch für die Praxis. Leipzig 1942.
Schillings, Pascal: Der letzte weiße Flecken: europäische Antarktisreisen um 1900. Göttingen 2016.
Schweig, Nicole: Gesundheitsverhalten von Männern. Gesundheit und Krankheit in Briefen, 1800–1950. (= Medizin, Gesellschaft und Geschichte, Beiheft 33) Stuttgart 2009.
Seidler, Günter; Eckart, Wolfgang U. (Hg.): Verletzte Seelen: Möglichkeiten und Perspektiven einer historischen Traumaforschung. Gießen 2005.
Setzwein, Monika: Ernährung – Körper – Geschlecht: zur sozialen Konstruktion von Geschlecht im kulinarischen Kontext. Wiesbaden 2004.
Shackleton, Sir Ernest: South. The story of Shackleton's last expedition 1914–1917. New York 1920.
Sieferle, Barbara: Zu Fuß nach Mariazell: Ethnographie über die Körperlichkeit des Pilgerns. (= Innsbrucker Schriften zur europäischen Ethnologie und Kulturanalyse 4) Münster 2017.
Sieferle, Barbara: Teilnehmen – Erfahren – Verstehen. Ein methodischer Zugang zur Körperlichkeit soziokultureller Wirklichkeit. In: Zeitschrift für Volkskunde 115 (2019), H. 1, S. 27–49.
Stagl, Justin: Eine Geschichte der Neugier. Die Kunst des Reisens 1550–1800. Wien; Köln; Weimar 2002.
Tanner, Jakob: Körpererfahrung. Schmerz und die Konstruktion des Kulturellen. In: Historische Anthropologie 2 (1994), S. 489–502.
Volbehr, Klaus: Gesundheit an Bord. Kleine Geschichte der Hygiene und Arzneimittelversorgung auf Schiffen. Hamburg 1987.

Standespersonen

Zwischen Selbstfürsorge und Hypochondrie

Georg Ernst von Henneberg (1511–1583) im Briefwechsel mit seinem Leibarzt Thomas Erastus (1524–1583)

Sabine Arend

Einführung

An der Heidelberger Akademie der Wissenschaften wird seit 2017 ein umfangreiches Vorhaben realisiert, bei dem das Briefnetzwerk von Theologen im Südwesten des Reichs zwischen 1550 und 1620 sichtbar gemacht werden soll. Das Quellenkorpus, das für dieses Projekt gesammelt und aufbereitet wird, ermöglicht insbesondere, die konfessionelle Differenzierung in der zweiten Hälfte des 16. Jahrhunderts zu analysieren. Darüber hinaus geben die Briefe als Selbstzeugnisse auch Auskunft über andere Inhalte, Themen und Begebenheiten im geistigen Horizont der Briefschreiber und beleuchten deren Lebenswelten.[1]

Zu den in diesem Projekt gesammelten Briefen gehören auch diejenigen von Thomas Erastus, der sowohl reformierter Theologe als auch Mediziner war. Zwischen 1555 und 1558 stand er als Leibarzt in Diensten Wilhelms IV. von Henneberg und von dessen Sohn Georg Ernst. Nachdem Erastus auf eine Professur für Medizin an die Universität Heidelberg berufen worden war, verlegte er seinen Lebensmittelpunkt in die Kurpfalz. Er blieb Georg Ernst von Henneberg jedoch auch nach 1558 mit seinem medizinischen Rat verbunden und besuchte ihn gelegentlich in den Residenzen Schleusingen und Meiningen oder an einem der Kurorte, die der Graf regelmäßig aufsuchte. Zwischen diesen persönlichen Treffen tauschten sich die Männer brieflich aus.

Im Thüringischen Staatsarchiv Meiningen sind rund 30 Briefe und Antwortbriefe des Grafen und seines Leibarztes überliefert. Der Briefwechsel dokumentiert den seltenen Fall, dass sowohl die Patienten- als auch die Arztschreiben – wenn auch nicht lückenlos – über mehrere Jahrzehnte erhalten sind. Damit handelt es sich um eines der wenigen frühen Beispiele dieser Art von Korrespondenz, denn die überwiegende Anzahl bekannter Patienten-Arzt-Briefwechsel stammt aus dem 17. und 18. Jahrhundert.[2] In seinen Brie-

1 In dem Projekt sollen bis 2031 rund 35.000 Theologenbriefe zusammengetragen werden: https://www.hadw-bw.de/forschung/forschungsstelle/theologenbriefwechsel-im-suedwesten-des-reichs-der-fruehen-neuzeit-1550-1620 (letzter Zugriff: 9.12.2019). Vgl. Strohm (2017). Im Folgenden ist die Brief-ID zu jedem Schreiben angegeben, das in der Datenbank der Forschungsstelle erfasst wurde und abrufbar ist.

2 Landesarchiv Thüringen – Staatsarchiv Meiningen, Gemeinschaftliches Hennebergisches Archiv (GHA). Der Briefwechsel umfasst die Jahre von 1559 bis 1577, die meisten Briefe stammen aus der Zeit von 1560 bis 1573. Innerhalb dieses Zeitraums sind die Jahre 1572/73, in denen Georg Ernst unter einer Fiebererkrankung litt, noch einmal besonders intensiv dokumentiert. Zu Patientenbriefen in der Vormoderne siehe Dinges/Barras

fen teilte der Graf dem in der Ferne weilenden Arzt zahlreiche Details über seinen Gesundheitszustand mit. Er beschrieb nicht nur Schmerzen an verschiedenen Körperteilen, Rötungen der Haut und Schwellungen der Glieder, Bewegungseinschränkungen sowie Funktionsstörungen der inneren Organe, sondern auch seinen gelegentlich melancholischen Gemütszustand. Aufgrund seiner Symptome spekulierte der Graf über mögliche Krankheiten und stellte Überlegungen zu Ursache und Wirkung bestimmter Lebensweisen an. Ferner teilte er Erastus mit, welche kurativen und diätetischen Maßnahmen seine Hofärzte eingeleitet hatten und wie deren Wirkung ausgefallen sei. Schließlich bat er Erastus um dessen medizinischen Rat.

Thomas Erastus beantwortete die Briefe des Grafen mit Empathie, erläuterte die Ursachen der beschriebenen Symptome sowie die medizinischen Zusammenhänge und empfahl verschiedene Heilmittel, die von einzunehmenden Arzneien bis hin zu äußerlichen Anwendungen reichten.

Der Briefwechsel stellt Georg Ernst von Henneberg als Patienten und Thomas Erastus als seinen Leibarzt vor.[3] Die Analyse der Quellen ermöglicht nicht nur detaillierte Einblicke in Gesundheits- und Krankheitszustände sowie Lebens- und Ernährungsgewohnheiten eines frühneuzeitlichen Fürsten, sondern führt auch die Konzepte von Geist und Körper sowie medizinische Implikationen von Patient und Arzt vor Augen.[4] Im Folgenden sollen Patient und Arzt zunächst in ihrer jeweiligen Rolle betrachtet und einige Aspekte medikaler Kultur am Schleusinger Hof vor Augen geführt werden. Anschließend wird der Briefwechsel daraufhin befragt, welche Gesundheitskonzepte der Graf verfolgte, welche körperlichen Symptome er benannte, wie er diese deutete, welche Therapien er daraus ableitete und wie Thomas Erastus mit diesen Informationen seines Patienten umging. Schließlich soll die Korrespondenz auch daraufhin analysiert werden, inwiefern sich spezifisch männliche Körperpraktiken oder ein ebensolcher Gesundheitshabitus darin festmachen lassen.

Der Fürst als Patient – Georg Ernst von Henneberg

Georg Ernst von Henneberg[5] wurde am 27. Mai 1511 geboren. 1530, im Alter von 19 Jahren, nahm er im Gefolge des hessischen Landgrafen am Augsburger Reichstag teil. Drei Jahre darauf begleitete er Philipp von Hessen an den

(2007); Stolberg (2007); Stolberg (1996); Hächler (2005); Steinke (2007). Vgl. auch das Projekt „Frühneuzeitliche Ärztebriefe des deutschsprachigen Raums (1500–1700)“, das an der Bayerischen Akademie der Wissenschaften betrieben wird: http://www.medizingeschichte.uni-wuerzburg.de/akademie/index.html (letzter Zugriff: 9.12.2019). Zur Überlieferungssituation von Patientenbriefen siehe Stolberg: Homo patiens (2003), S. 22.

3 Zu Leibärzten an Fürstenhöfen siehe auch Moran (1990); Kümmel (1990); Wacker (2013).

4 Siehe Anm. 2.

5 Zu Georg Ernst von Henneberg siehe Henning (1981), S. 36–39; Koch (1904); Mötsch (2002); Liederwald (1934–1939); Wölfing (1994), S. 126–131; Zeitel (1995), S. 92–97; Arend (2012), S. 192–196.

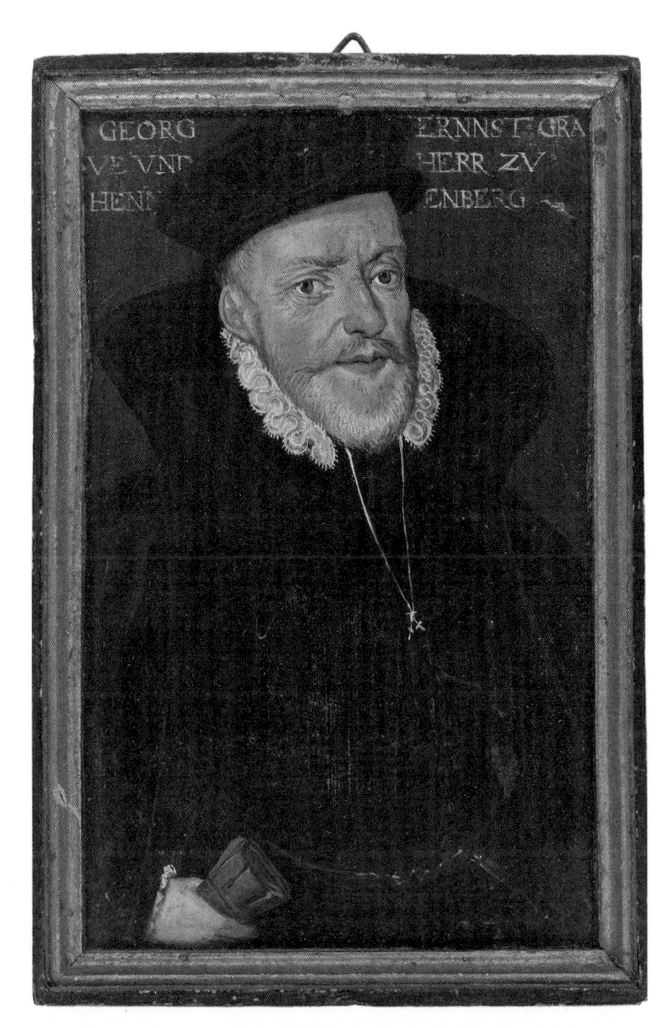

Abb. 1: Unbekannter Stuttgarter Hofkünstler, Portrait des Grafen Georg Ernst von Henneberg, um 1569 (Landesmuseum Württemberg, Stuttgart, Inv. KRGT Miniat. XIX,5, Foto: Hendrik Zwietasch)

Hof des französischen Königs Franz I., bei dem der Landgraf um Unterstützung für den im Exil befindlichen Ulrich von Württemberg warb. Im Feldzug, den Philipp von Hessen daraufhin 1534 unternahm, um das Herzogtum für Ulrich zurückzugewinnen, vertraute er Georg Ernst das Kommando über 200 Reiter an, die in der Schlacht bei Lauffen erfolgreich gegen das habsburgische Heer kämpften. In kaiserlichen Diensten nahm Georg Ernst am dritten Feldzug (1536–1538) Kaiser Karls V. gegen Franz I. in Oberitalien teil. 1543, mit 32 Jahren, war Georg Ernst als Kriegsrat am Kriegszug der fränkischen Kreistruppen gegen die Türken beteiligt, in dem er unter Kurfürst Joachim II. von Brandenburg als oberstem Feldhauptmann eine Reiterstaffel führte.

Da Georg Ernsts Bruder Wolfgang im kaiserlichen Feldzug 1537 gefallen war und seine übrigen Brüder in den geistlichen Stand getreten waren[6], hatte die Ehe, die er 1543 mit Elisabeth von Braunschweig-Calenberg[7] schloss, für den Fortbestand des Hauses Henneberg besondere Bedeutung. Aus der Verbindung mit Elisabeth, die 1566 starb[8], waren jedoch keine Kinder hervorgegangen, die das Erwachsenenalter erreicht hatten, und so heiratete Georg Ernst 1568 erneut, und zwar Elisabeth[9], die Tochter Herzog Christophs von Württemberg. Da auch aus dieser Ehe keine Kinder hervorgegangen waren, erlosch 1583 mit dem Tod von Georg Ernst die Linie der Grafen von Henneberg.[10]

In seinen Briefen an Thomas Erastus lässt sich Georg Ernst als Patient erst im letzten Drittel seines Lebens fassen. Seine Teilnahme an diversen militärischen Einsätzen in den 1530er und 1540er Jahren scheinen keine gesundheitlichen Folgen gehabt zu haben. Georg Ernst zog sich dabei offensichtlich keine Wunden zu, zumindest erwähnt er in seinen Briefen keine alten Kriegsverletzungen oder Spätfolgen dieser Unternehmungen.

Die ältesten erhaltenen Briefe an Thomas Erastus stammen von 1559, als Georg Ernst 48 Jahre alt war. Seit 1560 klagte er regelmäßig über Magenbeschwerden, Obstipation und Durchfall, gelegentlich über Zahnschmerzen, Kopfweh und migräneartige Zustände sowie seltener über „Ohrensausen" und Ohrenschmerzen. 1562 berichtete er über einen Hautausschlag im Gesicht, 1563 über ein „Keuchen", hinter dem sich ein Husten oder Kurzatmigkeit vermuten lässt, 1564 über Bläschen auf der Zunge. 1572, mit 61 Jahren, kamen Schmerzen an nahezu sämtlichen Gelenken sowie Harnwegsprobleme hinzu. Ferner traten – speziell während seiner häufigen Badekuren – Hautausschläge und geschwollene Beine sowie Schwindel, Anflüge von Melancholie und gelegentlich Vergesslichkeit auf. Seit August 1572 litt Georg Ernst neun Monate lang unter einer Fiebererkrankung, die sowohl mit regelmäßigen Hitzeschüben als auch mit zahlreichen Begleiterscheinungen wie Funktionsstörungen der inneren Organe und Taubheitsgefühlen in den Gliedern einherging. Nach Abklingen des Fiebers im Mai 1573 fühlte sich der Graf noch lange Zeit geschwächt. Seine chronische Obstipation führte im selben Jahr zu einem Mastdarmvorfall. Im Juli 1573 wurde er von heftigen Kopfschmerzen geplagt, die ins Ohr sowie in die Zähne zogen und ihm nachts den Schlaf raubten. Erschreckt fand er sich zu dieser Zeit auch in Selbstgesprächen wieder. 1577, im Alter von 66 Jahren, behandelte Erastus ihn wegen seiner „Beulen" mit einem Zugpflaster, wobei unerwähnt bleibt, an welchen Körperteilen die Beschwerden aufgetreten waren und welche Ursache sie hatten.

6 Henning (1981), S. 22–26, 30–36, 39–48.
7 Vgl. Müsegades (2011), S. 157–164.
8 GHA, Sektion I, 63: Krankheit und Tod der Gräfin Elisabeth, geb. von Braunschweig.
9 Müsegades (2014), S. 179, Anm. 74. Vgl. Arend (2012), S. 192–196.
10 Wölfing (1994), S. 129; Zeitel (1995), S. 98.

Der Theologe und Leibarzt – Thomas Erastus

Thomas Erastus[11] wurde am 7. September 1524 in Baden im Aargau in bäuerlich-handwerkliche Verhältnisse hineingeboren. Durch einen unbekannten Förderer unterstützt, trat er 1541 das Studium der Artes Liberales in Zürich an, das er von 1542 bis 1544 in Basel fortsetzte, wo er auch den Magistergrad erwarb. Während seiner Basler Zeit erkrankte Erastus an der Pest, die er überlebte und die ihn dazu bewogen haben könnte, Medizin zu studieren. Zu diesem Zweck zog er an die führenden Universitäten nach Italien. Hier studierte er zunächst in Padua, dann überwiegend in Bologna, wo er 1552 zum Doktor der Medizin graduiert wurde und anschließend als Arzt tätig war. In Bologna heiratete er auch Isotta de Canonici, die Tochter eines vermögenden Patriziers, was dem aus einfachen Verhältnissen stammenden Erastus weiteres soziales Prestige eintrug.

Während seines elfjährigen Aufenthalts in Italien zwischen 1544 und 1555 erlangte Thomas Erastus nicht nur den Ruf eines der angesehensten deutschen Ärzte seiner Zeit, sondern unterhielt auch Kontakte zu norditalienischen Gelehrtenkreisen. Warum Erastus, der in Italien zu Erfolg und Ansehen gelangt war, das Land 1555 verließ, um als Leibarzt in die Dienste der Grafen von Henneberg zu treten, bleibt unbekannt. Der Kontakt nach Thüringen wurde vermutlich über den in der Grafschaft Henneberg geborenen Ortolf Marolt hergestellt, der von 1552 bis 1556 ebenfalls in Bologna Medizin studiert und Erastus dort kennengelernt hatte.[12]

Nach drei Jahren als Mediziner in Henneberger Diensten wurde Thomas Erastus im Mai 1558 auf Empfehlung von Johannes Lange, dem Leibarzt Kurfürst Ottheinrichs von der Pfalz (reg. 1554–1559), auf eine Professur für Medizin nach Heidelberg berufen. Wilhelm IV. und Georg Ernst ließen Erastus nur ungern ziehen. Vor allem Georg Ernst hatte ein enges Vertrauensverhältnis zu ihm aufgebaut, das er nach dessen Weggang nach Heidelberg in zahlreichen Briefen weiter pflegte. Erastus war ebenfalls an der Aufrechterhaltung der Beziehung interessiert, wie die fürsorgliche und einfühlsame Diktion seiner Briefe bezeugt.

Der Kurfürst hatte Thomas Erastus zwar als Mediziner nach Heidelberg berufen, dieser machte sich jedoch schließlich als reformierter Theologe einen Namen. Kurfürst Friedrich III. (reg. 1559–1576) ernannte ihn zum Mitglied seines Kirchenrats. In dieser Funktion übte Erastus nicht nur entscheidenden Einfluss auf Friedrichs Hinwendung zum reformierten Bekenntnis aus, sondern war auch maßgeblich an der konfessionellen Umformung der Kurpfalz und insbesondere der Heidelberger Universität beteiligt.[13]

11 Zu Thomas Erastus siehe Gunnoe (2011), S. 20–48; Gunnoe (1994); Wesel-Roth (1954), S. 1–11; Pfister (1954), S. 17–26; Bröer (2006), S. 138–141; Karcher (1957); Walton (1988/89); Stübler (1926), S. 42–59; Maissen (2015).

12 Henning (1981), S. 20–22; Wölfing (1994), S. 123–131.

13 Erastus nahm an einschlägigen Religionsgesprächen zwischen lutherischen und reformierten Theologen teil, so 1560 an der Heidelberger Disputation und 1564 am Maul-

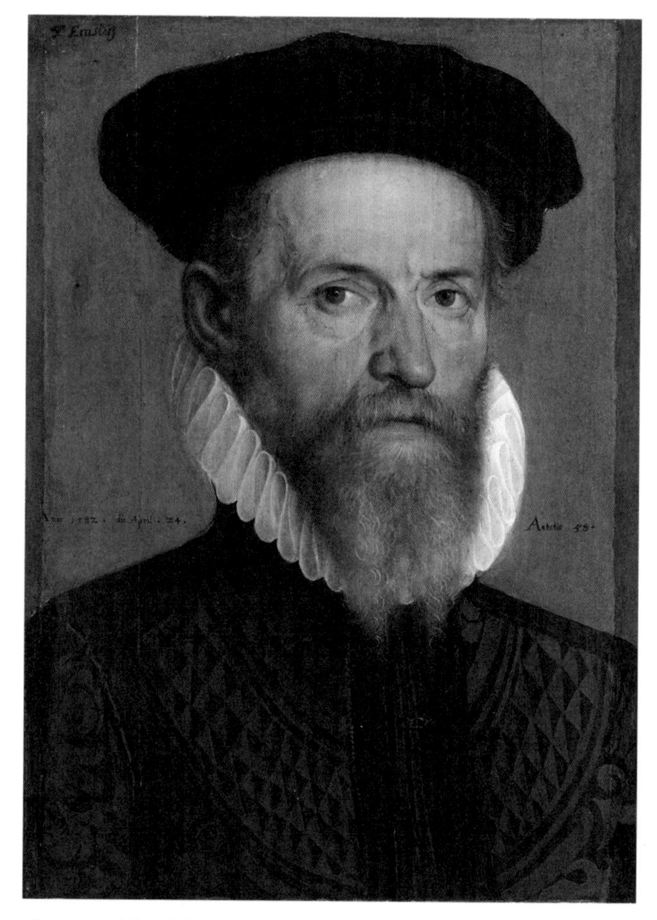

Abb. 2: Tobias Stimmer (?), Bildnis des Thomas Erastus, 1582 (Kunstmuseum Basel, Inv. 1618)

In seinen naturwissenschaftlich-medizinischen Schriften befasste sich Erastus mit Arzneien und insbesondere mit Relaxantien[14], er negierte den Einfluss von Kometen und Gestirnen auf Unglücksfälle, Pestepidemien und das menschliche Handeln im Allgemeinen[15] und suchte nach den Ursachen von Fäulnisprozessen in der Natur[16].

Als Verehrer von Aristoteles und kritischer Anhänger Galens wandte er sich – wie die meisten etablierten Mediziner seiner Zeit – gegen die von Para-

bronner Religionsgespräch, vgl. Wesel-Roth (1954), S. 16–81; Gunnoe (2011), S. 163–209, 218–260.

14 Erastus, Thomas: De occultis pharmacorum potestatibus. Basel 1574 (Verzeichnis der im deutschen Sprachbereich erschienenen Drucke des 16. Jahrhunderts (VD 16 E 3691); Erastus, Thomas: Theses de catarrhis seu destillationibus. Basel 1577 (VD 16 ZV 31696).

15 Erastus, Thomas: De cometis. Basel 1580 (VD 16 E 3671); Erastus, Thomas: De astrologia divinatrice. Basel 1580 (VD 16 E 3669).

16 Erastus, Thomas: Disputatio de putredine. Basel 1580 (VD 16 E 3677).

celsus vertretenen wissenschaftlichen Ansätze. Was Erastus' Kritik jedoch von der seiner Kollegen unterschied, war die Heftigkeit, mit der er Paracelsus' Heilmethoden zu widerlegen suchte. In zahlreichen Streitschriften äußerte er sich herablassend und beleidigend gegenüber dessen medizinischen Konzepten.[17] Erastus arbeitete sich zeitlebens daran ab, verbissen an den überkommenen Traditionen festzuhalten und Neuerungen, wie sie etwa auch von Johann Weyer (1515/16–1588), dem Leibarzt Herzog Wilhelms V. von Jülich-Kleve-Berg, oder von dem französischen Humanisten Petrus Ramus (1515–1572) in die medizinische Wissenschaft eingeführt wurden, ausgesprochen emotional anzuprangern und zu attackieren.[18]

Thomas Erastus stand auch nach dem Tod Kurfürst Friedrichs III., nachdem die Kurpfalz unter Ludwig VI. (reg. 1576–1583) wieder lutherisch geworden war, zunächst weiterhin in kurpfälzischen Diensten. Als er sich jedoch – ebenso wie viele seiner Kollegen an der Heidelberger Universität – weigerte, die lutherische Konkordienformel zu unterschreiben, verlor er 1580 seine Professur. Erastus ging daraufhin nach Basel, wo er an der Artistenfakultät lehrte und seinen erbitterten Kampf gegen Paracelsus und andere ihm unliebsame Meinungsträger bis zu seinem Tod fortsetzte. Er starb an den Folgen einer Lungenentzündung am 31. Dezember 1583 und somit vier Tage nach seinem Patienten Georg Ernst von Henneberg.[19]

Die medikale Kultur am Hof der Grafen von Henneberg

Gesundheit war auch im 16. Jahrhundert eines der höchsten Güter. Insbesondere chronische Erkrankungen konnten die körperliche und geistige Existenz grundsätzlich gefährden und bei Standespersonen auch gravierende politische Folgen nach sich ziehen, wenn ein Fürst etwa infolge von Krankheit seine Herrschaft abtreten musste. Die Selbstfürsorge gehörte somit zu den obersten Pflichten des Landesherrn, der einerseits den Belastungen der Regierungsgeschäfte standhalten und andererseits durch die Zeugung von Nachkommen für den Fortbestand seiner Dynastie sorgen musste. Der Herrscher hatte nach seinem Selbstverständnis auch gegenüber seinem Land und seinen Landeskindern die Pflicht, sich gesund zu erhalten. Krankheitsvermeidung und -prophylaxe waren folglich wichtige Motive medikalen Handelns an den Fürstenhöfen. Die Erziehung von Prinzen und Prinzessinnen zielte auch auf die

17 So 1572/73 in seiner „Disputatio de nova medicina Philippi Paracelsi" (VD 16 E 3679) sowie 1578 in der „Disputatio de Auro potabili" (VD 16 E 3674).

18 Zu Erastus' naturwissenschaftlich-medizinischen Publikationen siehe Stübler (1926), S. 45–53; Gunnoe (2011), S. 212–218, 263–374; Gunnoe (1994), S. 137–139; Karcher (1957), S. 4–11; Bröer (2006), S. 141; Müller-Jahncke (1985), S. 252f. Eine eingehende Darstellung zu Erastus als Mediziner fehlt. Wesel-Roth (1954), S. 1, schätzt, dass Erastus sich in zwei Dritteln seiner medizinischen Schriften gegen Paracelsus und dessen Schule wandte und daher sein naturwissenschaftlich-medizinisches Schrifttum „wenig bleibende Bedeutung" besaß.

19 Wesel-Roth (1954), S. 81–89; Gunnoe (2011), S. 375–384; Karcher (1957), S. 11.

Selbstfürsorge der späteren Regenten sowie ihrer Gemahlinnen ab und umfasste folglich auch die Vermittlung medizinischen Wissens sowie diätetischer Grundlagen. Fürstenspiegel enthielten nicht nur Anweisungen zur Landesverwaltung, Regeln für das geistig-moralische Verhalten des Landesherrn, sondern auch Ratschläge zur Lebensführung und Diätetik. Die Bibliotheken an den Höfen waren ebenfalls mit medizinischen, pharmazeutischen und chirurgischen Lehrbüchern bestückt, und auch am Hof der Grafen von Henneberg sind einschlägige Werke in den Bibliotheksinventaren nachgewiesen. Georg Ernsts erste Frau, Elisabeth von Braunschweig-Calenberg, besaß zwei Destillierbücher sowie ein Kräuter- und Rezeptbuch, mit dessen Hilfe sie nicht nur ihrem Ehemann, sondern auch „*offt und vielmals Krancke personen und schwangere Weiber, die armen jo so bald als die reichen, eigener person besuchet, aus irer wolbestelten Apotecken krancken armen leuten gnediglich und mildiglich geraten und geholfen*" haben soll.[20]

Ebenso wie anderen Fürsten seiner Zeit standen auch Georg Ernst von Henneberg an seinem Hof verschiedene Ärzte zur Verfügung, die nicht nur bei akuten Erkrankungen tätig wurden, sondern auch krankheitsvorbeugende, an diätetischen Konzepten ausgerichtete Regeln für eine auf Mäßigung abzielende Ernährungsweise und eine strukturierte Lebensführung entwarfen. Unter den Medizinern am Schleusinger Hof nahm Ortolf Marolt[21] (1526–1595) eine besondere Rolle ein. Er war ein Henneberger Landeskind und hatte seit 1542 in Wittenberg als Stipendiat der Grafen studiert. 1549 erwarb er hier den Magistergrad und setzte sein Studium im gleichen Jahr in Leipzig und seit 1552 in Bologna fort, wo er 1556 zum Doktor der Medizin promoviert wurde. Nach seiner Rückkehr aus Italien ließ er sich in Schmalkalden nieder und betrieb hier seit 1557 eine Apotheke, mit deren Präparaten er den Henneberger Grafenhof versorgte. 1560 trat er schließlich als Leibarzt in die Dienste Georg Ernsts. Neben Ortolf Marolt als ständigem Hofarzt zog der Graf bei Bedarf weitere Mediziner hinzu, etwa Erasmus Reinhold[22] (1538–1592), den er 1572 in Vertretung Marolts konsultierte, ferner Sebastian Kaiser (Caesar)[23] sowie Johannes Pontanus[24] (1521–1572), den Leibarzt Kurfürst Johann Friedrichs II. von Sachsen-Gotha und Johann Wilhelms von Sachsen-Weimar, der Georg Ernsts erste Frau behandelte, als diese im Sterben lag.

20 Leichenpredigt auf Elisabeth von Braunschweig-Calenberg, zit. n. Müsegades (2014), S. 174. In der Herstellung medizinischer Arzneien wurden vor allem die Fürstentöchter unterwiesen, vgl. Müsegades (2011), S. 173, 175, 177. Die medikale Kultur am Hof in Henneberg wurde bisher nicht eingehend untersucht. Vgl. Wacker (2013), S. 41.

21 Pfister (1954), S. 18, Anm. 39; Müller-Jahncke (1994), S. 228f. Nach Georg Ernsts Tod 1583 wurde Ortolf Marolt Leibarzt Wilhelms IV. von Hessen-Kassel.

22 GHA, Sektion I, 224, fol. 18r–19v (13. April 1572, ID 20288); Sektion I, 5711, fol. 1r–4v (26. Aug. 1572, ID 20322). Vgl. Koch (1904), S. 14; Pfister (1954), S. 18.

23 GHA, Sektion I, 5810, fol. 4r–5r (17. Okt. [nach 1563], ID 11298); Sektion I, 5720, fol. 1r–2v (26. März 1573, ID 20658); Sektion I, 5669 (1568–1572): Briefwechsel Sebastian Kaiser/Caesar zu Heidelberg mit Georg Ernst.

24 GHA, Sektion I, 63, fol. 10v (18. Aug. 1566, ID 40584).

Thomas Erastus, der Ortolf Marolt seit seiner Zeit in Italien kannte, stand nach seinem Weggang aus Schleusingen auch mit Marolt in engem brieflichem Kontakt. Die beiden Mediziner tauschten sich über das gesundheitliche Befinden des Grafen und die einzuleitenden kurativen Maßnahmen aus, wobei Erastus auch aufgrund seines höheren sozialen Ranges Marolt regelmäßig instruierte, die von ihm angewiesenen Therapiemaßnahmen zu überwachen, und die Mischung von Arzneimitteln und Salben nach den von ihm übersandten Rezepturen an den Leibarzt delegierte.[25]

War Marolt der Hofarzt des Grafen, der in unmittelbarer Nähe des Fürsten lebte, dessen Befindlichkeiten genauestens kannte, jede Veränderung von dessen körperlichem oder seelischem Zustand wahrnahm und ihn jederzeit bestmöglich medizinisch umsorgen konnte, so nahm Thomas Erastus die Rolle der in der Ferne weilenden Koryphäe ein. Sein medizinischer Rat war für Georg Ernst nicht nur eine „Zweitmeinung", sondern er besaß für ihn besonderes Gewicht. Durch Erastus' hochrangige Position an der Universität Heidelberg stand er dem Grafen jedoch nicht immer zur Verfügung. Seine brieflichen Konsilien und seine Krankenbesuche bekamen durch die Seltenheit, mit der sie im Vergleich zu denen der Hofärzte stattfanden, einen erhöhten Stellenwert.[26] Der Graf schätzte Erastus jedoch nicht nur wegen dessen medizinischer Expertise, sondern auch aufgrund seines angesehenen sozialen Status als Gelehrter, mit dem er sich auch über politische und gesellschaftliche Themen austauschen konnte. Georg Ernst forderte Erastus ausdrücklich dazu auf, ihm in seinen Briefen Neuigkeiten aller Art mitzuteilen. Erastus kam dieser Bitte nach und fungierte somit gelegentlich auch als Berichterstatter, etwa über die Heiratsgerüchte um Königin Elisabeth I. von England, die Protestantenverfolgung in Spanien und Frankreich, das Gerede über den Tod Philipps von Spanien, die Zustände in Rom und Schottland, den Reichsdeputationstag in Worms von 1564 sowie den Reichstag in Speyer von 1570.[27]

Wie dringlich Georg Ernsts Wunsch war, Erastus möglichst häufig auch persönlich um sich zu haben, lässt sich nicht nur in den ausdrücklich formulierten Bitten um dessen Besuch und an den zahlreichen Einladungen nach Schleusingen und in die diversen Badeorte ablesen, sondern auch daran, dass er Erastus geradezu nötigte, zu kommen, indem er ihm ungefragt Pferd und Wagen schickte, um ihn abholen zu lassen.[28]

25 GHA, Sektion I, 5720, fol. 16r–17r (24. Juli 1573, ID 20596): „*Zum andern möchten e.f.g. zuvor ein gurgel wasser brauchen, davon auch D. Ortolphen weiter ist geschriben*"; Sektion I, 261, fol. 4r–v (7. Febr. 1575, ID 21123): „*was ich e.f.g. jetziger zeit hab schicken konden, werden sie von D. Ortolph gnedig vernemen, dem ich auch e.f.g. halben ferner, was notig gewesen, erklert hab*"; Sektion I, 220, fol. 21r–v (8. Juni [1564], ID 40543): „*Was die bläßlin auff der zungen belangt, hab ich D. Ortolphen mein gut beduncken, wie wol kurtz, jedoch grundtlich, zugeschriben*".

26 Vgl. Wacker (2013), S. 142.

27 GHA, Sektion I, 5599, fol. 74r–v (10. Nov. [1559], ID 42171); Sektion I, 220, fol. 3r–5v (27. März [1564], ID 42747); Sektion I, 5684, fol. 1r–2v (13. Juni 1570, ID 40653).

28 GHA, Sektion I, 5599, fol. 1r–2r ([1560?], ID 42681); Sektion I, 63, fol. 10r–12v (18. Aug. 1566, ID 40584); Sektion I, 5681 (5. April 1570, ID 19756); Sektion I, 224, fol. 18r–19v (13. April 1572, ID 20288); Sektion I, 5711, fol. 1r–4v (26. Aug. 1572, ID 20322); Sektion

Obwohl Thomas Erastus auch Theologe war, schätzte Georg Ernst ihn ausschließlich als Mediziner und Humanisten. In keinem seiner Briefe nahm der Graf bezüglich seines gesundheitlichen Befindens eine wie auch immer geartete Zuflucht zum Glauben oder wandte sich in einer seelsorgerischen Funktion an Erastus.[29] Dieser bezog sich in seinen Antworten hingegen regelmäßig auf die höhere Macht, indem er den Grafen dem göttlichen Schutz und Schirm befahl, oft sogar mit konkretem Verweis auf dessen Gesundheit.[30]

Aus Georg Ernsts Briefen lassen sich auch keinerlei magische oder volksfromme Bräuche und Praktiken in Bezug auf seine Gesundheit herauslesen. Dies beruhte vermutlich weniger darauf, dass Georg Ernst derartige Handlungen nicht vorgenommen hätte, sondern vielmehr wusste er wohl, wie wenig Erastus davon hielt. Folglich teilte er ihm Derartiges möglicherweise gar nicht erst mit.

Das einzige „Ritual", dem sich der Graf regelmäßig hingab, war die nahezu jährliche „Pilgerfahrt" in einen der bekannten Badeorte.[31] Der Besuch von Kurorten gehörte sowohl zu den präventiven als auch zu den kurativen Maßnahmen der fürstlichen Selbstfürsorge. Der Graf fuhr seit seinem 47. Lebensjahr (1558) regelmäßig zu balneologischer Behandlung nach Wildbad, Göppingen, Liebenzell, Kissingen, Ems sowie Langenschwalbach.[32] Vor diesen Reisen ließ er sich von Thomas Erastus und Ortolf Marolt detaillierte Informationen über die chemische Zusammensetzung und Qualität der Heilwässer an den verschiedenen Orten sowie deren innerliche und äußerliche Anwendungsgebiete zukommen. Daneben konsultierte er die Standardwerke der Bäderliteratur seiner Zeit. Aus all diesen Informationen leitete der Graf die Wirksamkeit der unterschiedlichen Wässer bei bestimmten Krankheitsbildern und Beschwerden ab und reiste anschließend an den Ort, der ihm für seine aktuelle gesundheitliche Situation am geeignetsten erschien.[33] Auch wenn man davon ausgehen muss, dass sich Georg Ernst von Henneberg bei der Vorbereitung der Badereisen und der Entscheidung für den einen oder anderen Kurort von seinen Hofärzten beraten ließ, so zeigt sich doch in der Dichte,

I, 5711, fol. 5r–6v (22. Sept. 1572, ID 20480); Sektion I, 5720, fol. 9r–11v (25. Mai 1573, ID 20637).

29 Lediglich in einem Brief, in dem er über die Krankheit seiner Frau berichtet, dokumentiert er seine Hoffnung auf Gott: „[…] *als dann wir nicht wissenn mögen, wie es der liebe Gott, in dessen hennden wir alle stehenn, mit ir schaffenn mocht*". GHA, Sektion I, 63, fol. 11v (18. Aug. 1566, ID 40584).

30 GHA, Sektion I, 261, fol. 4r–v (7. Febr. 1575, ID 21123): „*Der almechtig Gott woll e.f.g. in lang werender gesundtheit und stercke gnedig bewaren, Amen*"; Sektion I, 232, fol. 19r–20r (13. April 1577, ID 40828): „*Der Herr Jesus wolle e.f.g. lang frisch und gesundt erhalten, Amen*"; Sektion I, 5720, fol. 16r–17r (24. Juli 1573, ID 20596): „*Der almechtig arzt wolle e.f.g. gnedig schutzen, stercken, erhalten, Amen*"; Sektion I, 5599, fol. 74r–v (10. Nov. [1559], ID 42171): „[ich] *bitte gott, das er e.f.g. wolle sampt iren g. und m.g. fürstin und frawen etc. gesundt und frisch lange zeit zu seinen eheren erhalten, Amen*".

31 Vgl. Stolberg: Homo patiens (2003), S. 52; Lotz-Heumann (2008).

32 Zu den Badeorten siehe Bleymehl-Eiler (2001); Bitz (1989); Mehring (1914).

33 GHA, Sektion I, 224, fol. 29r–v (29. Mai 1572, ID 20409). Vgl. Bitz (1989), S. 38–114.

mit der er Informationen einzog, sein überaus großes persönliches Interesse an diesen Dingen.

Die jährlichen monatelangen Badekuren[34] belasteten zwar die fürstlichen Finanzen und trugen erheblich zur hohen Verschuldung des Grafenhauses bei, Georg Ernst scheute in Bezug auf seine Gesundheit jedoch weder Kosten noch Mühen. So musste er nicht nur Ortolf Marolt und die übrigen von ihm konsultierten Ärzte entlohnen, sondern auch Thomas Erastus für seine medizinischen Dienste bezahlen und ihm diverse Erkundungsreisen in Kurbäder sowie die Aufenthalte am Hof finanzieren.[35] Schließlich ließ sich Georg Ernst von Erastus auch immer wieder kostspielige Arzneiwaren und Heilmittel aus der Heidelberger Apotheke beschaffen oder bei dessen Besuchen mitbringen.[36]

Patient und Arzt im Briefwechsel – Symptome, Deutungen und Therapien

Am 23. Februar 1572 klagte der 60-jährige Georg Ernst von Henneberg über Schmerzen an Ellenbogen, Fingern, Knien, Kniekehlen, Füßen und Zehen, die er detailliert lokalisierte und beschrieb. Da die Beschwerden bereits seit einiger Zeit andauerten, fürchtete er, „*es mocht sich solcher schmertz* [...] *einnisteln*“, ganz ähnlich, wie es seinem Kanzler erging, der mit dem Pferd gestürzt war und seither unter Schmerzen hinkte. Ferner hatte er die von Erastus empfohlene Holzwasserkur aufgrund seiner allgemeinen Schwäche und auf Anraten von Ortolf Marolt abgesetzt und hielt sich wegen des strengen Winterwetters ausschließlich im Haus auf, wo er sich „*auß einem gemach ins ander*“ begab und damit das diätetische Konzept körperlicher Bewegung in reduzierter Form praktizierte. Des Weiteren wurde Georg Ernst von Obstipation und darauf folgendem intensivem Stuhlgang gepeinigt. Er erklärte sich dessen Heftigkeit und Menge damit, „*das noch alte materi bey uns pliben, zu welcher sich hernach aufs neu anndere mehr gesamlet unnd solchen stulgangk gemacht*“. Nachdem der Graf Thomas Erastus alle seine Symptome, Befürchtungen und Diagnoseansätze eingehend geschildert hatte, erbat er dessen ärztlichen Rat.[37]

Erastus beruhigte seinen Patienten: Er brauche sich vor einer Chronifizierung seiner anhaltenden Schmerzen nicht zu fürchten, da sich sein Fall von dem seines Kanzlers grundsätzlich unterscheide. Erastus lobte den Grafen, seiner Intuition gefolgt zu sein und die Einnahme des Holzwassers aufgrund seiner allgemeinen Schwäche abgebrochen zu haben. Auch mit dem „*hin und*

34 Mötsch (2002), S. 135–138; Koch (1904); Wölfing (1994), S. 130.

35 GHA, Sektion I, 220, fol. 3r–5v (27. März [1564], ID 42747); Sektion I, 224, fol. 3r–5v (23. Febr. 1572, ID 20362); Sektion I, 5681 (5. April 1570, ID 19756); Sektion I, 5711, fol. 1r–4v (26. Aug. 1572, ID 20322); Sektion I, 5711, fol. 5r–6v (22. Sept. 1572, ID 20480).

36 GHA, Sektion I, 5810, fol. 4r–5r (17. Okt. [1564?], ID 11298); Sektion I, 224, fol. 29r–v (29. Mai 1572, ID 20409); Sektion I, 224, fol. 31r–32r (7. Juni 1572, ID 20402).

37 GHA, Sektion I, 224, fol. 3r–5v (23. Febr. 1572, ID 20362).

wider wandern halben im hauß" habe er sich richtig verhalten. Schließlich kann Erastus den Grafen auch bezüglich dessen Stuhlgang beruhigen: Die Menge sei „*kein wunder, dieweil solches bei allen menschen teglich geschicht, mehr und weniger, nach dem der uberfluß grosser und kleiner, die werme hefftiger und geringer, die materia grob, subtil, wessericht, trucken oder anderst geschaffen ist*".[38]

Georg Ernst von Henneberg brachte in zahlreichen Briefen Befürchtungen und Ängste bezüglich seines Gesundheitszustands zum Ausdruck. Er sorgte sich, dass sich Symptome oder bereits diagnostizierte Erkrankungen verschlimmern oder weitere Folgeleiden nach sich ziehen könnten. Seit August 1572 litt er an „Quartanfieber", das mit Fieberanfällen an jedem vierten Tag sowie multiplen Beschwerden an den inneren Organen einherging, zu denen weitere, auch altersbedingte Beeinträchtigungen hinzutraten.[39] So klagte er im März 1573 nicht nur über Übelkeit und Sodbrennen, sondern auch darüber, dass im Urin „*vil rots sandts*" sei, der ihm beim Wasserlassen Schmerzen bereite. Er befürchtete, es „*wollen gleich* […] *steinlein drauß werdenn*". Mitunter sei sein Harn auch „*so gelblicht, das er ferbet wie saffran*", und er sorgte sich, die Gelbsucht oder – noch schlimmer – die Wasser- und Schwindsucht zu bekommen. Gegen das Fieber führten die Hofärzte einen Aderlass durch, woraufhin der Graf „*hernach, als wir uber tisch gesessenn, inn eine solche Omacht gefallen, das man unns lang fur todt gehanndelt unnd geurttellt*" habe. Über die Ursachen dieser Bewusstlosigkeit war man am Hof ratlos, wie Georg Ernst konstatierte: „*Ob nun solche Omacht auß verennderung des gebluets oder anders woher khommen, khonnenn wir nicht wissen.*" Seiner Verzweiflung, womöglich noch weitere Monate unter dem Fieber leiden zu müssen, stellte der Graf die Hoffnung gegenüber, dass die Krankheit im Frühling, „*wan die tag widerumb zunehmen und die Sonn in die hohe khöme*", endlich vergehen werde.[40]

Georg Ernst von Henneberg litt nicht nur unter körperlichen Beeinträchtigungen. Auch psychische Beschwerden machten ihm Angst. Im Juli 1573 hatte er heftige rechtsseitige Schmerzen im Kopf, im Ohr und in den Zähnen. Wenig später zeigten sich die Symptome auch auf der linken Körperseite, und er fürchtete, „*es möchte* […] *noch erger werden und ein heftige melancholey mit zuschlagenn*". Die Sorge vor einer Trübung seines Gemüts wurde dadurch genährt, dass der Graf sich gelegentlich bei Selbstgesprächen ertappte, über die er „*ein entsetzung*" empfand. Offensichtlich entsprachen derartig unkontrollierte körperliche Reaktionen weder seinem Selbstverständnis als Mann noch dem als Fürst.[41] Außerdem ängstigte sich der Graf davor, dass Kopfschmerzen auf ein bösartiges Geschwür hindeuten könnten, ähnlich dem, das 1566 seine erste Frau gehabt hatte und an dem sie schließlich auch gestorben war.[42]

Der Graf war 1572/73 also von vielerlei Beschwerden gepeinigt, die ihm körperlich zusetzten und ihm Angst machten. In seinen Briefen an Erastus

38 GHA, Sektion I, 224, fol. 15r–17v (5. März 1572, ID 20435).
39 Vgl. Schäfer (2004).
40 GHA, Sektion I, 5720, fol. 1r–2v (26. März 1573, ID 20658).
41 GHA, Sektion I, 5720, fol. 13r–14v (12. Juli 1573, ID 20590).
42 GHA, Sektion I, 224, fol. 18r–19v (13. April 1572, ID 20288).

beschrieb er jedoch nicht nur die Symptome und Veränderungen, die er in seinem Körper wahrnahm, sondern stellte auch Vermutungen über deren Ursachen an und leitete mögliche Krankheitsfolgen daraus ab. Er verglich seine eigene Situation mit derjenigen anderer Personen, die ähnlich erscheinende Symptome aufgewiesen und bei denen die Krankheiten einen ungünstigen Verlauf genommen hatten, etwa bei seinem Kanzler, der nach dem Sturz vom Pferd unter chronischen Schmerzen litt, oder bei seiner Frau, die an einem Tumor verstorben war.[43]

Thomas Erastus ging in seinen Antwortbriefen geduldig und empathisch auf die geschilderten Beschwerden sowie die Sorgen und Ängste seines Patienten ein, beruhigte ihn, ordnete die Selbstdiagnosen des Grafen in die medizinischen Zusammenhänge ein und räumte dessen mögliche Irrtümer einfühlsam aus. Erastus lobte seinen Patienten, wenn er ihm tauglich scheinende Selbstmedikationen anwendete und sich intuitiv angemessen oder seinen Anweisungen entsprechend verhielt.[44] Er tadelte ihn jedoch auch, wenn er seinen Ratschlägen nicht folgte oder sich den vermeintlich ungeeigneten Therapien seiner Hofärzte hingab.[45]

Da Letztere ihm im Verlaufe der mehrmonatigen Fiebererkrankung nur bedingt Linderung verschaffen konnten, wandte sich Georg Ernst regelmäßig an Thomas Erastus und fragte nach anderen Behandlungsmethoden. Er verlangte nach diversen Arzneien aus Heidelberg, da die „*Apoteck* [in Schleusingen] *nichts werth*“[46] sei, und bat Erastus immer wieder inständig, zu ihm an den Hof zu kommen und bei ihm zu bleiben, bis das Fieber abgeklungen wäre.

Vor allem auf die Bitte des persönlichen Krankenbesuchs konnte der vielbeschäftigte Erastus, der durch seine Verpflichtungen an der Universität generell in Zeitnot gewesen zu sein scheint und seine Briefe oft „*in grosser eil*“ oder „*eilends*“ schrieb[47], nur selten eingehen. Er antwortete seinem Patienten jedoch meist recht ausführlich. Mitunter übte er scharfe Kritik an den Behandlungsmethoden der Hofärzte. Insbesondere der im Zusammenhang mit dem Fieber unternommene Aderlass und die anschließende Ohnmacht hatten ihm „*sehr ubel gefallen*“.[48] Anders als Georg Ernst betrachtete Erastus die Bewusstlosigkeit eindeutig als Folge dieser Behandlung. Um den Grafen nach dem Blutverlust wieder auf die Beine zu bringen, sollte alles getan werden, „*dadurch das hertz und hirn gesterckt, das blut widerumb ernewert und ersetzt und die kreffte wider gesterckt werden*“. Erastus verordnete seinem Patienten, morgens vor dem

43 GHA, Sektion I, 224, fol. 6r–v (24. Febr. [1572], ID 40696); Sektion I, 63, fol. 10r–12v (18. Aug. 1566, ID 40584).

44 GHA, Sektion I, 224, fol. 15r–17v (5. März 1572, ID 20435). Vgl. auch GHA, Sektion I, 5810, fol. 4r–5r (17. Okt. [1564], ID 11298).

45 GHA, Sektion I, 5720, fol. 4r–5v (2. April [1573], ID 20499). Vgl. auch GHA, Sektion I, 5810, fol. 2r–3r (28. April [1562], ID 18217).

46 GHA, Sektion I, 5599, fol. 1r–2r ([1560?], ID 42681).

47 GHA, Sektion I, 220, fol. 3r–5v (27. März [1564], ID 42747); Sektion I, 220, fol. 21r–v (8. Juni [1564?], ID 40543).

48 GHA, Sektion I, 5720, fol. 4r–5v (2. April [1573], ID 20499).

Essen *„eingemachten muscaten oder eingemachten Myrobalanis“* – eine Kirschpflaume – zu sich zu nehmen. Ferner sollte der Graf sich ein *„confect* [...] *von eingemachten citrinat rinden, muscaten nuß, betonicken zucker*[49]*, alöe holtz, zwirbelnußen, melonen samen und pistachien* [sowie] *fleisch von einem gebraten haselhun“* zubereiten lassen. Von dieser Mischung solle er *„ein guts stucklein zu anfang des essens morgens und abends“* sowie zwei bis drei Löffel Malvasier zu sich nehmen. Dieser spezielle Wein war eine Rarität, und auch Erastus gelang es nicht, ihn in Heidelberg aufzutreiben: *„Hie ist keiner zuverkauffen, sonst hett ich e.f.g. mit geschickt.“*[50]

Stand der Aderlass als Therapie gegen das Fieber bei Thomas Erastus in der Kritik, so zeigte sich dieser zufrieden mit der magenstärkenden Kur des Sauerbrunnens, die Georg Ernst sich offenbar selbst verordnet hatte: *„Es frewet mich auch nit wenig, das e.f.g. widerumb essen und den wein leiden können, und ob es schon im maul nit schmeckt, empfahet doch die natur und der leib narung, krafft und stercke davon, das sie also die kranckheit uberwinden und austreiben kann.“*[51] Erastus – dem Vitalismuskonzept folgend – setzte darauf, die Konstitution des Grafen durch bestimmte Nahrungs- und Heilmittel zu stärken, damit der Körper sich anschließend selbst heilen könne. Schließlich brachte Erastus ebenso wie der Graf die Hoffnung zum Ausdruck, dass die Fieberschübe mit den milderen Temperaturen des Frühlings abklingen würden.[52]

Der Briefwechsel zwischen Georg Ernst von Henneberg und Thomas Erastus zeigt, dass die medizinischen Vorstellungen von Patient und Arzt auf dem gängigen Konzept der Humoralpathologie sowie der Purganzienlehre und -therapie basierten. Erastus vertrat zudem Ansätze der Sympathie- bzw. Signaturenlehre, wenn er etwa die Zahnschmerzen, die Georg Ernst 1564 quälten, mit der Vorstellung vom Löcher bohrenden Zahnwurm in Verbindung brachte. Als Therapie empfahl er Regenwurmpulver, mit dem er selbst zwar keine Erfahrung, über das er jedoch Gutes gehört hatte. Ein Pulver aus anderen Würmern, die er auf Schlehen, Wildrosen und Hagebutten gefunden hatte, war bei ihm selbst gegen den Zahnwurm sehr erfolgreich gewesen.[53]

Aus Erastus’ medizinischen Konzepten resultierten auch seine Rezepte für Arzneien und Heilmittel, bei denen exotische und somit nicht selten kostspielige Ingredienzien wie *„indianisch muscatnuß“*, *„uberzognen Pistachien“*, *„eingemachte*[] *citrinat rinden“*, *„alöe holtz, zwirbelnußen, melonen samen“* oder *„eingemachter ingber“* zum Einsatz kamen.[54] Daneben setzte er auf die Anwendung von Trinkkuren mit Holzwasser sowie Fußbäder, die Verabreichung von

49 Mit Zucker überzogene Bestandteile der Heilpflanze Ziest (echte Betonie, *Betonica officinalis*).

50 GHA, Sektion I, 5720, fol. 4r–5v (2. April [1573], ID 20499).

51 GHA, Sektion I, 5720, fol. 4r–5v (2. April [1573], ID 20499).

52 GHA, Sektion I, 5720, fol. 4r–5v (2. April [1573], ID 20499).

53 GHA, Sektion I, 5810, fol. 1r–v (10. Juli [1564?], ID 18966). Vgl. Stolberg: Homo patiens (2003), S. 39, 43; Wacker (2013), S. 20–29; Jütte (2013), S. 104–136.

54 GHA, Sektion I, 224, fol. 31r–32r (7. Juni 1572, ID 20402); Sektion I, 5720, fol. 4r–5v (2. April [1573], ID 20499). Zu den teils kostbaren Materia medica, die an Fürstenhöfen verwendet wurden, siehe Wacker (2013), S. 28–40.

„Schwefelküchlein" – einer Zubereitung, bei der Schwefel mit Zucker und weiteren Zutaten verbunden wurde – oder die Verwendung von Salben, Pflastern und Schröpfköpfen.[55]

Neben dem humoralpathologischen Ansatz hingen sowohl Georg Ernst von Henneberg als auch Thomas Erastus dem auf den *sex res non naturales* basierenden diätetischen Modell an, nach dem die Faktoren Licht und Luft, Speise und Trank, Bewegung und Ruhe, Schlafen und Wachsein, Absonderungen und Ausscheidungen sowie die Gemütsbewegungen entscheidend für den Gesundheitszustand des Menschen waren. Folglich maßen sowohl der Patient als auch der Arzt jahreszeitlich bzw. wetterbedingten Umständen ebenso großen Einfluss auf Gesundheit und Krankheit bei wie den Ernährungsgewohnheiten und der Lebensweise. Das Klima mit seinen unterschiedlichen meteorologischen Qualitäten spielt in Georg Ernsts Briefen immer wieder eine Rolle. Nicht nur das kalte Wetter belastete die Gesundheit des Grafen[56], auch die Sommerhitze machte ihm zu schaffen. So brachte er die heftigen Schmerzen im Kopf, im Ohr und in den Zähnen, die ihn im Juli 1573 plagten, mit dem heißen Wetter in Verbindung[57], zumal sich die Beschwerden in der Hitze der Hundstage, die dem Grafen – wie er Erastus schrieb – ohnehin jedes Jahr zusetzten, weiter verschlimmerten[58].

Georg Ernst von Henneberg und Thomas Erastus stellten auch Zusammenhänge zwischen Gesundheitszustand und Ernährungsweise sowie Lebensgewohnheiten her und leiteten daraus bestimmte Verhaltensmaßnahmen ab. Wie in adeligen Kreisen üblich, wurde auch am Hof in Schleusingen üppig gegessen und getrunken, so dass Georg Ernst von Henneberg an Übergewicht litt und ihm seine Ärzte 1570 eine Diät verordneten. Der Graf schrieb Erastus, dass er zwar versucht habe, sich an die Vorgaben der schmalen Kost zu halten, dass ihm diese aber nicht gut bekommen sei, weil sie ihm als zu heftiger Angriff auf seinen Magen erschienen war. Er erklärte sich dies so: *„weil wir von jugennt auff vil unnd offt essenns gewohnet, wir möchtenn durch die lanng gehaltene diet dem magen zu weh gethan habenn"*.[59]

Drei Jahre nach dieser Episode, als der Graf im Mai 1573 die monatelange Fiebererkrankung endlich überwunden hatte, war auch sein Appetit zurückgekehrt. Er berichtete nach Heidelberg, dass *„uns essen unnd trincken, got lob, wol schmeckt, also das wir schir mehr essenn, dann uns nutz ist"*.[60] Georg Ernst war sich zwar bewusst, dass er zu viel aß und dass dies seiner Konstitution nicht guttat, er konnte oder wollte seine Impulse jedoch nicht kontrollieren. Schließlich mahnte auch Thomas Erastus 1577 den inzwischen fast 66-jährigen Gra-

55 GHA, Sektion I, 5810, fol. 2r–3r (28. April [1562], ID 18217); Sektion I, 5810, fol. 4r–5r (17. Okt. [1564?], ID 11298); Sektion I, 5720, fol. 4r–5v (2. April [1573], ID 20499); Sektion I, 5720, fol. 6r–7v (13. Mai 1573, ID 20630).

56 Siehe oben, S. 317.

57 GHA, Sektion I, 5720, fol. 13r–14v (12. Juli 1573, ID 20590).

58 Vgl. auch GHA, Sektion I, 224, fol. 18r–19v (13. April 1572, ID 20288).

59 GHA, Sektion I, 5684, fol. 1r–2v (13. Juni 1570, ID 40653).

60 GHA, Sektion I, 5720, fol. 9r–11v (25. Mai 1573, ID 20637).

fen: *„In gemein aber muß e.f.g. des morgens weniger essen und durchaus das trincken als vil müglich meiden.“*[61] Erastus kritisierte also inzwischen nicht nur das übermäßige Essen, sondern schätzte auch Georg Ernsts Alkoholkonsum als schädlich für dessen Gesundheit ein.

Neben der Ernährung waren die physischen und psychischen Belastungen der Regierungsverpflichtungen sowohl dem Patienten als auch dem Arzt als ausschlaggebende Faktoren für Gesundheit bzw. Krankheit präsent. Im Juni 1570 schrieb Georg Ernst an Thomas Erastus, dass er sich abgeschlagen und elend fühle, was *„villeicht daher verursacht sein mochte, das wir diese nacht von wegen ettlicher brief, so unns in der nacht einkhommenn, wenig geschlaffen“* haben.[62] Die nächtlich zugestellten Nachrichten waren offenbar so wichtig oder eilig, dass Georg Ernst sie sofort lesen und möglicherweise umgehend beantworten oder Maßnahmen in die Wege leiten musste. Aus dieser Episode lässt sich ein gewisser „Regierungsstress“ ablesen, der vermutlich mit Überarbeitung, sicher aber mit Schlafmangel einherging und sich negativ auf die Gesundheit des Grafen auswirkte.

Bei den vielfältigen Symptomen und Beschwerden, die Georg Ernst an sich wahrnahm, stieß Thomas Erastus gelegentlich an die Grenzen seiner medizinischen Kompetenz. Als der Graf über Zahnschmerzen und Drehschwindel klagte, gab Erastus seine mangelnde Kenntnis auf diesen Gebieten bereitwillig zu und versprach, sich bei Johannes Lange (1485–1565), dem kurpfälzischen Leibarzt in Heidelberg, der in diesen Fragen kompetenter als er sei, nach geeigneten Heilmaßnahmen zu erkundigen.[63] Erastus handelte hier einerseits verantwortungsvoll seinem Patienten, andererseits sich selbst gegenüber, da er – im Falle einer „Fehldiagnose“ – seinen guten Ruf zu verlieren drohte. Aus den gleichen Gründen lehnte es Erastus auch ab, Ferndiagnosen zu stellen, etwa dann, wenn Georg Ernst ihn bezüglich der Medikation Dritter konsultierte. So fragte der Graf ihn 1575, welchen Kurort er Wilhelm IV. von Hessen-Kassel gegen dessen Gichtleiden (*„podagra“*) empfehle. Erastus lehnte es ab, einen Rat zu erteilen, da er den Gesundheitszustand des Landgrafen nicht kannte und ihm die Verantwortung insbesondere gegenüber einer Standesperson zu groß erschien:

> Nuhn wissen e.f.g. mein brauch, das ich nihemand leicht etwas rathe, ehe ich den grund erfaren und erkant hab, auch ists in f. personen, an welchen vil gelegen und anderst den andre zuhalten seind, vil weniger zuwagen, man wisse den, das es nit allein nit schaden moge, was man braucht, sondern das es gewißlich nutzen müsse, wo man es, wie recht ist, braucht.[64]

Thomas Erastus unterstützte Georg Ernst von Henneberg in dessen lebenslangem Bemühen um seine Gesundheit. Er stellte aber auch bei sich selbst Zusammenhänge zwischen Ernährungs- und Lebensgewohnheiten sowie körperlichen Krankheitssymptomen fest. Im April 1573 war Erastus selbst acht Tage

61 GHA, Sektion I, 232, fol. 19r–20r (13. April 1577, ID 40828).
62 GHA, Sektion I, 5684, fol. 1r–2v (13. Juni 1570, ID 40653).
63 GHA, Sektion I, 5810, fol. 1r–v (10. Juli [1565], ID 18966).
64 GHA, Sektion I, 261, fol. 4r–v (7. Februar 1575, ID 21123).

lang „*hefftig angegriffen*", also offenbar ernsthaft krank, und fühlte sich auch danach noch längere Zeit geschwächt. Der Graf, der seit 15 Jahren regelmäßig in diverse Orte zur Badekur fuhr, hatte Erastus immer wieder ermuntert, ihn dorthin zu begleiten, und zwar nicht nur als ärztlicher Beistand, sondern auch um selbst gemeinsam mit ihm dort zu kuren. Erastus schrieb dem Grafen nun nach überstandener eigener Krankheit einsichtsvoll: „*Mich belangende, hab ich vil jahr willens gehabt, ein bad zubrauchen, aber geschefften halb darzu nit konden komen. Dise jetzige kranckheit hatt mir gnugsame warnung gethan, das ichs lenger nit solle auffschieben.*"[65] Erastus reflektiert, dass seine intensive Beanspruchung als führender Theologe und Arzt ihn nicht nur zeitlich von der Selbstfürsorge abgehalten, sondern dass seine Arbeitsbelastung ihn möglicherweise auch krank gemacht habe. Sein Körper leistete also Kritik an seiner Lebensweise, die auch von der (männlichen) Leistungsorientierung seiner beiden Professionen geprägt war.

Schlussüberlegungen

Patientenbriefe wie diejenigen Georg Ernsts von Henneberg schildern das subjektive Empfinden, die persönlichen Erfahrungen und Wahrnehmungen von Vertretern der männlichen gebildeten Oberschicht. Sie zeigen die Kenntnisse, aber auch die Limitierungen eines medizinischen Laien und führen letztlich die bewusst oder unbewusst ausgewählten Sachverhalte vor Augen, die er seinem Arzt gegenüber für mitteilungswürdig hielt. Daneben finden sich Selbststilisierungen, die den Blick in die psychische Verfasstheit des Patienten und in die Rolle, die Krankheit in seinem Leben spielte, öffnen.

Obwohl sich in den Briefen Georg Ernsts von Henneberg – eher zwischen den Zeilen – auch Männlichkeitsdispositive finden lassen, tritt das narrative Element von Männlichkeit darin zugunsten anderer Faktoren in den Hintergrund. Georg Ernst definierte sich selbst nicht aus der Perspektive eines Mannes, der eine spezifisch männliche Lebensweise übte und ein dezidiert männliches Gesundheitsverhalten an den Tag legte. Sein in den Briefen zum Ausdruck gebrachtes Selbstverständnis als Mann war vielmehr wesentlich von seinem Standesbewusstsein als Angehöriger des Adels, genauer: als regierender Fürst, geprägt. Der Graf erscheint in seiner Korrespondenz als ein Herrscher, der sich intensiv mit seinem Körper beschäftigte, der physische und psychische Veränderungen sensibel wahrnahm, der – letztlich auch aufgrund der Möglichkeiten, die ihm sein sozialer Stand bot – die Zeit und die nötige Bildung besaß, um seine Verfassung zu reflektieren, und der das Geld hatte, eine umfassende ärztliche Betreuung mit allen erdenklichen Untersuchungen und kurativen Maßnahmen in Anspruch zu nehmen. Insbesondere bei seinen jährlichen Badereisen demonstrierte er Zeit- und Finanzreserven durch ausgedehnten Müßiggang und den Konsum mitunter exotischer und kostspieliger

65 GHA, Sektion I, 5720, fol. 4r–5v (2. April [1573], ID 20499).

Arzneiwaren, die im Falle von Zucker oder Wein zwischen Genuss- und Heilmitteln changierten. Im Gesundheitsverhalten des Grafen kamen also auch sozial bzw. ständisch distinktive Aspekte zum Ausdruck. Wie andere Vertreter seines Standes litt auch Georg Ernst unter typischen Krankheiten der sozialen Oberschicht, sogenannten Hofkrankheiten: Verdauungsstörungen, Gicht und Steinleiden, die vornehmlich auf die höfische Lebensweise mit üppiger Ernährung bei mangelnder Bewegung zurückgeführt werden können.[66]

Die Briefe des Grafen lassen erkennen, wie er seinen körperlichen und geistigen Zustand wahrnahm. Daneben dokumentieren sie sein auf den gängigen humoralpathologischen und diätetischen Vorstellungen der Zeit beruhendes Wissen um gesundheitliche Zusammenhänge. Das grundlegende Körper- und Geistkonzept des Grafen war von seiner gesellschaftlichen Rolle und seinem adeligen Stand bestimmt.[67] Der individuelle Körper des Fürsten war nicht nur physisch, sondern auch symbolisch auf vielfältige Weise mit seiner Rolle und seinem Stand verbunden. So war seine Körperfülle Ausdruck von Reichtum und Wohlstand sowie sichtbares Zeichen dafür, dass er es sich leisten konnte, oft und viel zu essen und zu trinken. Hinzu kam, dass üppige Gastmähler an den Fürstenhöfen auch Spielfelder politischer und gesellschaftlicher Klientelpflege waren. Vor dem Hintergrund dieser Distinktionsmerkmale, die Georg Ernst als Angehörigen der höchsten sozialen Schicht auswiesen, dokumentiert der Abbruch seiner 1570 verordneten Diät auch die soziale Tragweite dieses Schrittes.

Ferner war seine stete Sorge vor dauerhaften Schmerzen, chronischen Krankheiten, körperlicher Gebrechlichkeit oder Lahmheit der Glieder neben der Angst vor persönlicher Einschränkung geprägt von der Vorstellung, dass die Physiognomie des individuellen, leiblichen Körpers mit bestimmten Charaktereigenschaften und Wesenszügen verbunden sei. Demzufolge war eine starke, kraftvolle Regierungsführung nicht mit körperlicher Versehrtheit oder Gebrechlichkeit des Fürsten vereinbar. Nur ein an Leib und Seele gesunder Fürst strahlt Autorität aus und kann souverän herrschen.

Die Zeugungsfähigkeit des Fürsten und damit das Bestreben, den Fortbestand der dynastischen Linie zu sichern, gehörte ebenfalls zu den elementaren Anforderungen an die körperliche Leistungsfähigkeit des in der Regierungsverantwortung stehenden adeligen Mannes. Dass Georg Ernst kinderlos geblieben war und das Henneberger Grafenhaus mit seinem Tod erlosch, wird ihn vermutlich mehr bewegt haben, als das Schweigen darüber in seinen Briefen zum Ausdruck bringt. Dieses Thema klammerte er in seiner Korrespondenz mit Thomas Erastus kategorisch aus. In keinem seiner Schreiben bat er ihn um ein entsprechendes Heilmittel für sich oder seine Frau. Allerdings ist nicht auszuschließen, dass er seine Kinderlosigkeit im persönlichen Gespräch erörterte, zumal der Briefwechsel gelegentlich darauf hindeutet, dass be-

66 Kümmel (1990).
67 Vgl. hierzu Lumme (1996), S. 35–39.

stimmte Themen zu brisant oder heikel waren, um sie schriftlich zu dokumentieren.[68]

Doch nicht nur der Körper des Fürsten war in ein übergeordnetes Standeskonzept eingebunden, sondern auch sein geistiger Zustand. Der Herrscher sollte sich durch einen scharfen, klaren Verstand auszeichnen, der es ihm ermöglichte, die richtigen politischen Entscheidungen für sein Land zu treffen, allen voran Friede und Recht zu wahren und das *bonum commune* sowie die *disciplina morum* seiner selbst und seiner Untertanen zu sichern.[69] Geistestrübungen wie Vergesslichkeit, Selbstgespräche oder Anflüge von Melancholie, wie sie Georg Ernst von Henneberg gelegentlich heimsuchten und in Schrecken versetzten, gehörten hingegen nicht zu den Kennzeichen einer klarsichtigen und von Vernunft geprägten Regierungsführung.[70]

Georg Ernsts Briefe an seinen Leibarzt lassen schließlich auch erkennen, welche Selbstinszenierung er in Bezug auf seine körperliche Verfassung vornahm. Die Diktion seiner Zeilen vermittelt nicht das Bild eines leidenden, in seine Emotionen verstrickten Fürsten. Er berichtete Erastus vielmehr nüchtern und ausgesprochen detailreich von seinen Befindlichkeiten. Die pedantische Aufzählung körperlicher Symptome, die sich auch in anderen Briefen vor allem männlicher Patienten findet[71], hat gelegentlich hypochondrische Züge. Georg Ernst von Henneberg scheint seinen Körper besonders interozeptiv wahrgenommen und dabei zu einer übertriebenen Selbstbeobachtung geneigt zu haben, die er möglicherweise von Krankheiten, Unfällen und Todesfällen in seiner nächsten Umgebung ableitete.

Georg Ernsts körperliche Befindlichkeiten waren ihm eine beständige Rechtfertigung für jedwede gesundheitserhaltende bzw. -herstellende Maßnahme. Er schien sich alle erdenklichen Heilmittel und -methoden leisten zu können und stellte auch damit seinen Wohlstand und gesellschaftlichen Rang zur Schau. Neben der Demonstration seiner ökonomischen Mittel nutzte er seine Krankheitszustände auch als „Ressource" für politische Beziehungen, wenn er etwa im Kurbad mit anderen Fürsten zusammentraf und sich mit diesen nicht nur über die Temperatur des Badewassers unterhielt. So diente Georg Ernsts Bemühen, Thomas Erastus als medizinischen Beistand an Wilhelm IV. von Hessen-Kassel zu „vermitteln", letztlich auch dazu, seine politischen Bande zu dem Landgrafen zu stärken.

Der Graf lässt in seinen Briefen völliges Vertrauen in die medizinische Wissenschaft im Allgemeinen und in Erastus' Können im Speziellen erkennen. Obwohl Erastus auch Theologe war, schätzte Georg Ernst ihn ausschließ-

68 GHA, Sektion I, 5684, fol. 1r–2v (13. Juni 1570, ID 40653): „*Was dann die sachenn, deren halben wir selbsten mundtlich alhie mit euch und ir mit uns geredt, unnd ir den selben ferner nach zu denncken auf euch genohmenn, wollen wir nochmahls euerer anntwort auff solch euer nachdennckenn* [...] *gewarten.*"

69 Arend (2019).

70 Vgl. Rey Bueno (2013), S. 149–151.

71 Stolberg: Homo patiens (2003), S. 32, konstatiert, dass Frauen ihre Schilderungen demgegenüber eher gefühlsbetont gestalteten.

lich als Mediziner. Vermutlich waren sich der Graf als Anhänger der lutherischen und der Arzt als Verfechter der reformierten Lehre auf spiritueller Ebene einfach zu fremd und klammerten das Thema deshalb konsequent aus.

Thomas Erastus war für Georg Ernst von Henneberg dennoch weit mehr als nur Ratgeber in medizinischen Fragen. Der Arzt in der Ferne genoss das höchste Vertrauen des Grafen, der ihm in seinen Briefen sowohl intime Details seiner körperlichen und geistigen Verfassung als auch seine Sorgen und Ängste anvertraute. Erastus ging mitfühlend darauf ein und nahm die Befürchtungen des Grafen ernst. Dieser maß Erastus im Vergleich zu seinen Hofärzten eine übergeordnete Position zu, die auf dessen natürlicher Autorität als medizinische Koryphäe und namhafter Professor in Heidelberg ebenso gründete wie auf dessen individuellem Behandlungsansatz: In einer Zeit, in der es keine Vergleichbarkeit und keine Kontrollmechanismen medizinischer Diagnostik und Therapie, keine einheitlichen Behandlungsmethoden für bestimmte Krankheiten gab, konnte die natürliche Autorität des Arztes umso dominanter werden. Erastus stimmte sämtliche kurativen Maßnahmen voll und ganz auf die körperliche und geistige Verfasstheit sowie die Lebensumstände des Grafen ab und förderte damit eine gewisse Abhängigkeit seines Patienten von ihm.[72]

Die zwischen Georg Ernst von Henneberg und Thomas Erastus gewechselten Briefe sind nicht nur eines der seltenen frühen Beispiele dieser Art von Korrespondenz, sondern sie dokumentieren die Arzt-Patienten-Beziehung – wenn auch nicht lückenlos – über mehrere Jahrzehnte. Die Überlieferung im gräflichen Archiv umfasst zum einen die Briefe des Grafen, die als Konzept aufbewahrt wurden. Aus den darin befindlichen Streichungen bestimmter Sachverhalte oder präzisierenden Ergänzungen, ausführlichen Schilderungen in wohlgesetzten Worten oder knappen Skizzen in wirren Sätzen ließen sich weitere Rückschlüsse auf die Verfassung des Grafen und seine Intentionen gegenüber Thomas Erastus ziehen. Dessen Briefe hielt Georg Ernst von Henneberg für so bedeutsam, dass er sie sorgfältig aufbewahrte. Dies hing vermutlich mit der hohen gesellschaftlichen Reputation des Heidelberger Professors zusammen sowie damit, dass der Graf die Ratschläge seines Leibarztes gelegentlich nachlesen wollte, die Briefe also als eine Art Handbuch oder Nachschlagewerk verwendete.

Die Auswertung des vorliegenden Briefwechsels hat gezeigt, dass Georg Ernst von Henneberg einen starken Gesundheitshabitus an den Tag legte, der nicht – wie häufig bei Männern konstatiert – erst im Krankheitsfall eine Selbstfürsorge erkennen lässt, sondern der aufgrund seines sozialen Standes auch über Jahre hinweg präventive Elemente aufweist. Georg Ernsts Blick auf Gesundheit und Krankheit seines Körpers und seines Geistes waren nicht dezidiert von seinem Status als Mann geprägt, er muss vielmehr im intersektionalen Kontext verstanden werden, in dem der Fürst als Mann vor allem einen besonderen Stand und Status verkörperte.

72 Stolberg: Formen (2003); Stolberg (2004).

Bibliographie

Quellen

Landesarchiv Thüringen – Staatsarchiv Meiningen, Gemeinschaftliches Hennebergisches Archiv (GHA)
Sektion I, 63
Sektion I, 220
Sektion I, 224
Sektion I, 232
Sektion I, 261
Sektion I, 5599
Sektion I, 5637
Sektion I, 5669
Sektion I, 5681
Sektion I, 5684
Sektion I, 5711
Sektion I, 5720
Sektion I, 5810

Literatur

Arend, Sabine: Innenansichten aus dem württembergischen Kirchenrat und die Beziehungen zwischen Württemberg und Henneberg im 16. Jahrhundert. In: Zeitschrift für württembergische Landesgeschichte 71 (2012), S. 183–211.

Arend, Sabine: Staat und Familie – Formen des lutherischen Amtsverständnisses im 16. Jahrhundert. In: Archiv für Reformationsgeschichte 110 (2019) [im Druck].

Bitz, Matthias: Badewesen in Südwestdeutschland 1550 bis 1840. Zum Wandel von Gesellschaft und Architektur. (= Wissenschaftliche Schriften, Reihe 9, Geschichtswissenschaftliche Beiträge 108) Idstein 1989.

Bleymehl-Eiler, Martina: „Das Paradies der Kurgäste“ – Die Bäder Wiesbaden, Langenschwalbach und Schlangenbad im 17. und 18. Jahrhundert. In: Matheus, Michael (Hg.): Badeorte und Bäderreisen in Antike, Mittelalter und Neuzeit. (= Mainzer Vorträge 5) Stuttgart 2001, S. 53–80.

Bröer, Ralf: Antiparacelsismus und Dreieinigkeit. Medizinischer Antitrinitarismus von Thomas Erastus (1524–1583) bis Ernst Soner (1572–1605). In: Berichte zur Wissenschaftsgeschichte 29 (2006), S. 137–154.

Dinges, Martin; Barras, Vincent (Hg.): Krankheit in Briefen im deutschen und französischen Sprachraum 17.–21. Jahrhundert. (= Medizin, Gesellschaft und Geschichte, Beiheft 29) Stuttgart 2007.

Gunnoe, Charles D., Jr.: Thomas Erastus and his Circle of Anti-Paracelsians. In: Telle, Joachim (Hg.): Analecta Paracelsiana. Studien zum Nachleben Theophrast von Hohenheims im deutschen Kulturgebiet der frühen Neuzeit. (= Heidelberger Studien zur Naturkunde der frühen Neuzeit 4) Stuttgart 1994, S. 127–148.

Gunnoe, Charles D., Jr.: Thomas Erastus and the Palatinate. A Renaissance Physician in the Second Reformation. (= Brill's Series in Church History 48) Leiden; Boston 2011.

Hächler, Stephan: Arzt aus der Distanz. Die Fernkonsultationspraxis Albrecht von Hallers. In: Stuber, Martin u. a. (Hg.): Hallers Netz. Ein europäischer Gelehrtenbriefwechsel zur Zeit der Aufklärung. Basel 2005, S. 317–350.

Henning, Eckart: Die gefürstete Grafschaft Henneberg-Schleusingen im Zeitalter der Reformation. (= Mitteldeutsche Forschungen 88) Köln; Wien 1981.

Jütte, Robert: Krankheit und Gesundheit in der Frühen Neuzeit. Stuttgart 2013.
Karcher, Johann: Thomas Erastus (1524–1583), der unversöhnliche Gegner des Theophrastus Paracelsus. In: Gesnerus 14 (1957), S. 1–13.
Koch, Ernst: Die Badereisen des Grafen Georg Ernst zu Henneberg. In: Zeitschrift des Vereins für Hennebergische Geschichte 15 (1904), S. 1–45.
Kümmel, Werner Friedrich: De Morbis Aulicis. On Diseases at Court. In: Nutton, Vivian (Hg.): Medicine at the courts of Europe 1500–1837. London 1990, S. 15–48.
Liederwald, Hilde: Die Grafen Wolfgang und Georg Ernst von Henneberg in kaiserlichen Kriegsdiensten im Jahr 1537. In: Henneberger Heimatblätter 4 (1934–1939), H. 14, S. 81–83.
Lotz-Heumann, Ute: Repräsentationen von Heilwassern und -quellen in der Frühen Neuzeit. Badeorte, lutherische Wunderquellen und katholische Wallfahrten. In: Pohlig, Matthias u. a. (Hg.): Säkularisierungen in der Frühen Neuzeit. Methodische Probleme und empirische Fallstudien. (= Zeitschrift für historische Forschung, Beiheft 41) Berlin 2008, S. 277–330.
Lumme, Christoph: Höllenfleisch und Heiligtum. Der menschliche Körper im Spiegel autobiographischer Texte des 16. Jahrhunderts. (= Münchner Studien zur neueren und neuesten Geschichte 13) Frankfurt/Main 1996.
Maissen, Thomas: Thomas Erastus und der Erastianismus. Der innerreformierte Streit um die Kirchendisziplin in der Kurpfalz. In: Strohm, Christoph (Hg.): Profil und Wirkung des Heidelberger Katechismus. (= Schriften des Vereins für Reformationsgeschichte 215) Gütersloh 2015, S. 189–206.
Mehring, G[ebhard]: Badenfahrt. Württembergische Mineralbäder und Sauerbrunnen vom Mittelalter bis zum Beginn des 19. Jahrhunderts. (= Darstellungen aus der württembergischen Geschichte 13) Stuttgart 1914.
Mötsch, Johannes: Ein Albus fur mich unnd den Potten Fahrgeldt uber den Reyn. Die Rechnung für den Badeaufenthalt des Grafen Georg Ernst von Henneberg in Ems (1574). In: Jahrbuch für westdeutsche Landesgeschichte 28 (2002), S. 135–185.
Moran, Bruce T.: Prince-practitioning and the Direction of Medical Roles at the German Court. Maurice of Hesse-Kassel and his physicians. In: Nutton, Vivian (Hg.): Medicine at the courts of Europe 1500–1837. London 1990, S. 95–116.
Müller-Jahncke, Wolf-Dieter: Astrologisch-magische Theorie und Praxis in der Heilkunde der Frühen Neuzeit. (= Sudhoffs Archiv, Beiheft 25) Stuttgart 1985.
Müller-Jahncke, Wolf-Dieter: Georg am Wald (1554–1616). Arzt und Unternehmer. In: Telle, Joachim (Hg.): Analecta Paracelsiana. (= Heidelberger Studien zur Naturkunde der frühen Neuzeit 4) Stuttgart 1994, S. 212–299.
Müsegades, Benjamin: Die Bücher Herzogin Elisabeths d.J. von Braunschweig-Calenberg, Gräfin von Henneberg-Schleusingen (1526–1566). In: Jahrbuch des Hennebergisch-Fränkischen Geschichtsvereins 26 (2011), S. 155–180.
Müsegades, Benjamin: Bibliotheken am Hof der Grafen von Henneberg-Schleusingen. In: Jahrbuch des Hennebergisch-Fränkischen Geschichtsvereins 29 (2014), S. 165–181.
Nutton, Vivian (Hg.): Medicine at the courts of Europe 1500–1837. London 1990.
Pfister, Hedwig: Bad Kissingen vor vierhundert Jahren. (= Mainfränkische Hefte 19) Würzburg 1954.
Rey Bueno, Mar: The Health of Philip II, a Matter of State. Medicines and Medical Institutions in the Spanish Court (1556–1598). In: Andretta, Elisa; Nicoud, Marilyn (Hg.): Être médecin à la court (Italie, France, Espagne XIIIe-XVIIIe siècle). Florenz 2013, S. 149–160.
Schäfer, Daniel: Alter und Krankheit in der Frühen Neuzeit. Der ärztliche Blick auf die letzte Lebensphase. Frankfurt/Main 2004.
Steinke, Hubert: Krankheit im Kontext. Familien-, Gelehrten- und Patientenbriefe im 18. Jahrhundert. In: Dinges, Martin; Barras, Vincent (Hg.): Krankheit in Briefen im deutschen und französischen Sprachraum 17.–21. Jahrhundert. (= Medizin, Gesellschaft und Geschichte, Beiheft 29) Stuttgart 2007, S. 35–44.

Stolberg, Michael: „Mein äskulapisches Orakel!". Patientenbriefe als Quelle einer Kulturgeschichte der Krankheitserfahrung im 18. Jahrhundert. In: Österreichische Zeitschrift für Geschichtswissenschaft 7 (1996), H. 3, S. 385–404.

Stolberg, Michael: Formen und Strategien der Autorisierung in der frühneuzeitlichen Medizin. In: Oesterreicher, Wulf; Regn, Gerhard; Schulze, Winfried (Hg.): Autorität der Form – Autorisierung – Institutionelle Autorität. (= Pluralisierung und Autorität 1) Münster 2003, S. 205–218.

Stolberg, Michael: Homo patiens. Krankheits- und Körpererfahrung in der Frühen Neuzeit. Köln 2003.

Stolberg, Michael: Frühneuzeitliche Heilkunst und ärztliche Autorität. In: Dülmen, Richard van u. a. (Hg.): Macht des Wissens. Entstehung der modernen Wissensgesellschaft 1500–1820. Köln; Weimar 2004, S. 111–130.

Stolberg, Michael: Patientenbriefe und vormoderne Medikalkultur. In: Dinges, Martin; Barras, Vincent (Hg.): Krankheit in Briefen im deutschen und französischen Sprachraum 17.–21. Jahrhundert. (= Medizin, Gesellschaft und Geschichte, Beiheft 29) Stuttgart 2007, S. 23–33.

Strohm, Christoph: Theologenbriefwechsel im Südwesten des Reichs in der Frühen Neuzeit (1550–1620). Zur Relevanz eines Forschungsvorhabens. (= Schriften der Philosophisch-historischen Klasse der Heidelberger Akademie der Wissenschaften 57) Heidelberg 2017.

Stübler, Eberhard: Geschichte der medizinischen Fakultät der Universität Heidelberg 1386–1925. Heidelberg 1926.

Wacker, Gabriele: Arznei und Confect. Medikale Kultur am Wolfenbütteler Hof im 16. und 17. Jahrhundert. (= Wolfenbütteler Forschungen 134) Wiesbaden 2013.

Walton, Robert C.: Der Streit zwischen Thomas Erastus und Caspar Olevian über die Kirchenzucht in der Kurpfalz in seiner Bedeutung für die internationale reformierte Bewegung. In: Monatshefte für evangelische Kirchengeschichte des Rheinlandes 37/38 (1988/89), S. 205–246.

Wesel-Roth, Ruth: Thomas Erastus. Ein Beitrag zur Geschichte der reformierten Kirche und zur Lehre von der Staatssouveränität. (= Veröffentlichungen des Vereins für Kirchengeschichte in der evang. Landeskirche Badens 15) Lahr 1954.

Wölfing, Günther: Wilhelm IV. (1485–1559) und Georg Ernst (1543–1583), Grafen von Henneberg-Schleusingen. In: Ignasiak, Detlef (Hg.): Herrscher und Mäzene. Thüringer Fürsten von Hermenefred bis Georg II. Rudolstadt 1994, S. 123–132.

Zeitel, Karl: Der Weg der Grafschaft Henneberg-Schleusingen zur Reformation. In: Wagner, Heinrich (Hg.): Franken und Thüringen. Verbindungen zweier Kulturlandschaften. Dillingen 1995, S. 81–100.

Ein mannhafter Kampf?

François-Nicolas Baudot, Sieur Dubuisson-Aubenay (um 1590–1652) und sein Krankheits-Tagebuch

Michael Stolberg

Einführung

> Gegen die 12. Stunde spürte ich etwas Bewegung in den Eingeweiden, in den Weichen und im Bauch. Ich ließ reichlich Wasser, hustete einmal und hatte wenigen, dicken Auswurf. Ich schrieb dies hier und danach anderes. Ich hustete erneut und hatte vermehrten dicken Auswurf. Ich erleichterte den Bauch und ließ auch reichlich Wasser. Um die 1. Stunde herum aß ich zu Mittag. Danach hatte ich, wie gestern, zwei- oder dreimal dicken Auswurf, ohne Husten. In den Weichen und im Oberbauch fühlte ich eine Schwere. Zur 4. Stunde und dann gegen die 5. Stunde ein zweites Mal erleichterte ich den Bauch von einem Häufchen Schleim, der ohne Schmerzen abging. Danach fühlte ich mich wohl, ich las und schrieb und unterhielt mich bis zur 9. Stunde, zu der ich, wie gewohnt, reichlich Wasser ließ. Danach, zur 10. Stunde, aß ich zu Abend, ein halbes Truthahnküken. Trank von dem Lungenkraut-Absud. Dann ging ich – die Luft hatte sich abgekühlt – zum Feuer und unterhielt mich bis nach der 11. Stunde. Danach schrieb ich dies hier. Ich hustete und warf nicht so viel aus. Nach der 12. Stunde legte ich mich zu Bett.

Das ist nur nur ein kurzer, beispielhafter Ausschnitt aus einem ungewöhnlichen Dokument: dem Krankheits-Tagebuch des François-Nicolas Dubuisson-Aubenay.[1] Auf fast 70 engbeschriebenen, großformatigen Seiten dokumentierte der damals etwa 62 Jahre alte Verfasser hier den Verlauf seiner letzten Krankheit, vom Januar 1651 bis zu seinem Tod im Oktober 1652. Zunächst auf Latein und später in einem eigens paginierten Teil auf Französisch beschrieb er, Tag für Tag, sein körperliches Befinden und schilderte nicht selten auch die Wetterverhältnisse und seine alltäglichen Aktivitäten – Gespräche, Lesen, Schreiben, Besuche, kleine Ausflüge in die Stadt, zu Buchhändlern und Bekannten. Gewissenhaft verzeichnete er die Arzneien und Speisen und Getränke, die er zu sich nahm, die Häufigkeit, Menge und Konsistenz seiner Ausscheidungen, die Qualität seines Schlafs. Selbst die Uhrzeit, zu der er jeweils speiste, zu Bett ging, gegebenenfalls nachts aufstand, um Wasser zu lassen, und schließlich am nächsten Morgen aus dem Bett stieg, schien ihm der Aufzeichnung würdig.

Historische Untersuchungen zu Medizin und Krankheit in der Frühen Neuzeit haben in den vergangenen Jahrzehnten den Blick von den ärztlichen Theorien und Praktiken auf das Krankheits- und Körpererleben der Patienten erweitert und sind dem alltäglichen Umgang mit Gesundheitsgefahren und

1 BM, Ms. 4400; die Seiten 31 bis 34 mit den Einträgen für die Zeit vom 1. bis zum 19. Juli 1651 sind verlorengegangen; es handelte sich allem Anschein nach um ein einziges, beidseitig beschriebenes und gefaltetes Blatt. Das Eingangszitat findet sich auf S. 28 des lateinischen Teils. Die Übersetzungen sind meine eigenen.

Krankheiten nachgegangen.[2] Die Forschung hat sich dabei insbesondere auf die Selbstzeugnisse von Kranken und Angehörigen gestützt und im Zuge dieser Arbeiten zahlreiche einschlägige Quellen identifiziert und untersucht. Ein Ego-Dokument aus der Feder eines Kranken, das in vergleichbarer Dichte und Konzentration und über einen derart langen Zeitraum den Kampf eines Patienten gegen seine chronische und letztlich tödliche Krankheit wiedergibt, ist für das 16. und 17. Jahrhundert meines Wissens jedoch bisher nicht bekannt, nicht aus Frankreich und nicht aus anderen europäischen Ländern. Vermutlich durch die Überlieferung in einem umfangreichen und heterogenen Nachlass bedingt, hat die historische Forschung Dubuissons Journal bislang aber nur am Rande, nämlich im Wesentlichen als Quelle für einige biographische Details herangezogen. In diesem Beitrag soll Dubuissons Journal erstmals aus medizinhistorischer – genauer: aus patientengeschichtlicher – Sicht und mit besonderem Augenmerk auf die männliche Identität seines Verfassers vorgestellt und untersucht werden.

Ein Intellektueller und seine Krankheit

In der französischen Geschichtsschreibung zum 17. Jahrhundert ist Dubuisson – ich verwende im Folgenden die Kurzform seines Namens, die er auch selbst gebrauchte – für seine detaillierte und anschauliche Beschreibung der Bretagne und der Lebensverhältnisse ihrer Bewohner bekannt sowie für seine ausführlichen Tagebuchaufzeichnungen zur Fronde (1648–1653), die er in seinen letzten Lebensjahren als Zeitzeuge in Paris hautnah erlebte.[3] Über sein übriges Leben wissen wir wenig.[4] Er wurde um 1590 in eine vornehme und gut vernetzte normannische Familie geboren, genoss offenbar eine vorzügliche Ausbildung und bewegte sich zeit seines Lebens im Umfeld des königlichen Hofs. Über mehr als zwei Jahrzehnte unternahm er zahlreiche Reisen, vor allem in diplomatischen Missionen und im Auftrag der Armee. In den 1640er Jahren ließ er sich dauerhaft in Paris nieder und konzentrierte sich verstärkt auf literarische Arbeiten. 1648 wurde er zum königlichen Historiographen ernannt. Er hat offenbar nie geheiratet, auch nie einen eigenen Hausstand gegründet, sondern stets bei reichen Freunden oder Mäzenen gewohnt. In der Zeit, in der er sein Krankenjournal verfasste, lebte er zunächst bei dem königlichen Sekretär Henri du Plessis-Guénégaud (um 1609–1676) in der Rue des Francs Bourgeois im Zentrum von Paris.[5] Im April 1652 zog er in das

2 Porter: Patients (1985); Porter: The patient's view (1985); Porter/Porter (1988); Stolberg (2003); Weisser (2015).

3 Dubuisson-Aubenay (1886); Dubuisson-Aubenay (1883/1885); vgl. Croix (2006); Minois (2018).

4 Biographischer Abriss bei Saige (1883/1885).

5 Saige (1883/1885); Aubert u. a. (2006); an diese Adresse gingen auch einige der beiliegenden, an Dubuisson gerichteten Briefe (BM, Ms. 4400, Beilagen).

Hôtel de Nevers in der Rue Richelieu[6], ein stattliches Gebäude, das für den Kardinal Mazarin (1602–1661) erbaut worden war, der dort seine stattliche Büchersammlung unterbrachte[7]. Dubuisson blieb dort bis zu seinem Tod, was erklären könnte, warum sein Journal zusammen mit seinem umfangreichen übrigen handschriftlichen Nachlass in der Bibliothèque Mazarine in Paris überliefert ist, wo ich es vor wenigen Jahren im Rahmen systematischer Recherchen nach medizinhistorisch relevanten Quellen entdeckte.[8]

Über Dubuissons Beschwerden und über die krankhaften Veränderungen, die er an seinem Körper erlebte, gibt sein Journal sehr umfassend Auskunft. Er erwähnt im Laufe der Zeit diverse Leiden, von Schmerzen und Schwellungen im Knöchelbereich, die ihn schon vor Jahren geplagt hatten[9], über wiederkehrende (womöglich auch behandlungsbedingte) Bauchschmerzen und -krämpfe bis hin zu vorübergehenden Entzündungen des Auges[10] und am Genital[11]. Im Mittelpunkt seiner Aufzeichnungen steht jedoch über den gesamten Journal-Zeitraum hinweg vor allem ein Symptom: ein sehr hartnäckiger, quälender Husten, oft begleitet von manchmal flüssigem, oft aber auch zähem und zuweilen blutig gefärbtem Auswurf, den er häufig nur mit Mühe hervorbringen konnte. Der Husten war sein ständiger Begleiter, ließ allenfalls vorübergehend etwas nach. Er störte häufig seinen Schlaf und nährte auf Dauer die Angst vor einer Schwindsucht oder ähnlich schwerwiegenden, womöglich tödlichen krankhaften Veränderungen im Körperinneren.

Die neuere medizinhistorische Forschung begegnet der retrospektiven Diagnostik, Versuchen also, auf der Grundlage historischer Krankheitsbeschreibungen eine Diagnose im Sinne der modernen Medizin zu stellen, aus guten Gründen mit großer Skepsis[12], und manche Autoren lehnen solche Versuche sogar grundsätzlich als unwissenschaftlich ab[13]. Nur allzu oft haben derlei Bemühungen, auf völlig unzureichende und unkritisch benutzte Quellen gestützt, die wildesten, unsinnigsten Spekulationen hervorgebracht. Allerdings sind Historiker stets und unvermeidlich gezwungen, Übersetzungsarbeit zu leisten. Sie müssen die Vorstellungen, Erfahrungen und Praktiken vergangener Zeiten in modernen Begriffen beschreiben, um sie so ihren heutigen Lesern zugänglich zu machen. Das gilt auch für den Körper und seine Krankheiten, den als bloßes kulturelles Konstrukt zu beschreiben ebenso unsinnig wäre

6 BM, Ms. 4400, lateinisches Journal, S. 50, Eintrag vom 12.4.1652: „*12° In hospitium nivernense transivi*".

7 Gady (2017).

8 BM, Mss. 4366–4418. Dem einschlägigen Katalogeintrag in der Bibliothèque Mazarine zufolge gelangte der Nachlass allerdings zunächst in das Séminaire de Saint-Sulpice; möglicherweise brachte Jacques Le Breton, der am Lebensende bei Dubuisson war (Saige (1883/1885), S. XLV), den Nachlass dort unter.

9 Im Bereich der Sehne öffnete sich die Haut sogar vorübergehend (BM, Ms. 4400, lateinisches Journal, S. 51).

10 BM, Ms. 4400, lateinisches Journal, S. 22.

11 BM, Ms. 4400, lateinisches Journal, S. 43 (Oktober 1651).

12 Leven (1998); Stolberg (2012).

13 Eckart/Jütte (2007), S. 329–331.

wie viele der erwähnten retrospektiven Diagnosen. Wird ein Krankheitsbild in den Quellen einigermaßen detailliert beschrieben, sind manche retrospektiven Diagnosen im Licht der modernen Medizin sehr viel plausibler als andere. Dubuisson ist hierfür ein gutes Beispiel. Im Prinzip könnte er, in moderner Begrifflichkeit, auch an einem Blasenkarzinom oder einem zerebralen Insult gestorben sein.[14] Jedem medizinisch informierten Leser drängt sich jedoch angesichts seiner Symptomatik sofort eine Verdachtsdiagnose auf, die ein weit höheres Maß an Wahrscheinlichkeit für sich geltend machen kann. Ein chronischer, tags und nachts quälender Husten, mit zähem und manchmal blutigem Auswurf, begleitet von häufigem starken Nachtschweiß und letztlich tödlichem Ausgang würde die meisten Ärztinnen und Ärzte heute sofort an eine Lungentuberkulose denken lassen.[15]

Allerdings kann uns eine solche moderne Diagnose, so wahrscheinlich, ja gesichert sie uns erscheinen mag, allenfalls helfen, uns die körperlichen Veränderungen und Beschwerden besser vorzustellen, von denen Dubuisson berichtet, und die Gründe für den infausten Krankheitsverlauf zu begreifen. Sein Krankheitsverständnis, seine Deutung der Krankheit und mit dieser seine subjektive Körper- und Krankheitserfahrung verorteten sich in einer ganz anderen Vorstellungswelt. Diese war geprägt von den etablierten, unter Ärzten wie Laien damals weithin anerkannten und, wie es schien, durch die Erfahrung von Jahrhunderten bestätigten Erklärungselementen der Humoralpathologie. Aus diesen leiteten sich wiederum Dubuissons Bemühungen ab, gegen die Krankheit mit diätetischen und arzneilichen Mitteln vorzugehen.

Dubuisson deutete seinen Husten als Folge eines „*rheume*", eines „*rheumatisme*" oder einer „*fluxion*" – die Begriffe wurden damals nicht nur von ihm weitgehend synonym gebraucht. An solchen „*rheumes*" hatte er bereits in den vorangehenden Jahren zuweilen gelitten. Im April und Mai 1650 hatte er dazu sogar schon einmal einen ganzen Monat lang ein Krankheits-Journal geführt. Er war aber bisher stets wieder genesen.[16] Den entscheidenden Auslöser seiner neuerlichen und nunmehr anhaltenden „*rheumatismes*" sah er in einem längeren Gang in die Stadt, den er im Januar 1651 unternahm. Anstatt, erhitzt wie er war, umgehend nach Hause, in seine warme Stube zurückzukehren, sei

14 Selbstverständlich haben frühere Generationen retrospektive Diagnosen im Rahmen der jeweiligen zeitgenössischen medizinischen Theorien und Begriffe gestellt; Saige (1883/1885) gibt in einer Fußnote auf S. XLIV die Vermutung des Arztes A. Chéreau wieder, wonach Dubuisson an einer chronischen Pleuro-Pneumonie verstarb, die mit einem „zurückgetretenen Schweiß" („*sueur rentrée*") nach einem Kirchenbesuch begonnen habe.

15 Wichtigste Differentialdiagnose wäre aus heutiger Sicht ein Bronchialkarzinom, für das allerdings starker Nachtschweiß weniger typisch ist und bei dem angesichts der massiven Symptome und des langen Krankheitsverlaufs Schmerzen und andere Zeichen einer Metastasierung im übrigen Körper zu erwarten wären.

16 BM, Ms. 4400, Beilagen, fol. 36r–v; die Eintragungen gehen vom 18. April bis zum 17. Mai 1650. Dubuisson erwähnt konkret „*rheumatismes*" in den Jahren 1647, 1648 und 1649.

er noch in eine Kirche gegangen, und die dortige kalte, feuchte, schimmlige, verdorbene Luft habe ihn krank gemacht.

Hinter den Begriffen „*rheume*", „*rheumatisme*" und „*fluxion*" verbirgt sich ein damals sehr verbreitetes und wirkmächtiges Krankheitskonzept, das im Deutschen mit Begriffen wie „Fluss" und unter den Ärzten als „*catarrhus*" bezeichnet wurde. Das Verständnis von „*rheumes*" und „Flüssen" war paradigmatisch für die zeitgenössische Krankheitslehre insgesamt. Die meisten Krankheiten wurden in jener Zeit auf eine mehr oder weniger spezifische flüssige, unreine, verdorbene und manchmal auch scharfe, beißende Krankheitsmaterie zurückgeführt, die sich im Geblüt verteilte oder in einzelnen Körperteilen oder Organen ansammelte. Auf einem der von Dubuisson gesammelten Rezepte findet sich in diesem Zusammenhang auch der Fachbegriff der „*materia peccans*" bzw. der „*humeurs peccantes*".[17] Bei Lungenleiden nahm man in der Regel an, dass der Krankheitsstoff aus dem Kopf in die Atemwege abfloss – das griechische *katarrheo* heißt wörtlich „herunterfließen". Den Ursprung, die eigentliche Quelle des Krankheitsstoffs verortete man aber nicht notwendig im Gehirn. In den meisten Fällen nahm man vielmehr an, dass aus Ansammlungen von Krankheitsstoffen in den unteren Körperregionen, vor allem im Bauchraum, Dämpfe nach oben stiegen, bis in den Kopf, wo der harte Schädel ihrem Austritt im Wege stand. Sie verflüssigten sich dort aufgrund der relativen Kälte des Gehirns wieder und flossen oder „tropften" – man sprach auch von einer „*destillatio*" – in flüssiger Form auf unterschiedlichen Wegen nach unten ab. Sie konnten als Katarrh über die Nase nach außen abfließen oder in ein Gelenk strömen und sich dort anhäufen, das daraufhin womöglich von außen sichtbar anschwoll, oder sich irgendwo in der Bauchhöhle ansammeln. Nicht selten nahm der „Fluss" oder „Katarrh" jedoch den anatomisch naheliegenden Weg in die Atemwege und die Lunge. Diese suchten sich dann durch Husten und Auswurf von dem Krankheitsstoff zu befreien. Nicht selten zeichnete sich dieser im subjektiven Empfinden der Kranken zudem durch eine gewisse, die Schleimhäute irritierende „Schärfe" aus, die im Rachen mit den Sinnen als Brennen wahrnehmbar war und Hustenreiz verursachte.

Dubuisson schrieb vereinzelt allgemein von einer „Unreinheit", einer „*impurité*" seines Bluts. Wiederholt brachte er jedoch konkreter die Vermutung zum Ausdruck, dass bei ihm ein „schwarzgalliger" („*atrabiliaire*") Krankheitsstoff am Werk sei. Damit meinte er offensichtlich nicht die natürliche schwarze Galle, einen der vier Körpersäfte der hippokratisch-galenischen Tradition. In diesem Falle wäre „*mélancholique*" die naheliegende, übliche Bezeichnung gewesen. Der Begriff „*atrabiliaire*" verwies vielmehr auf eine schwarz verbrannte gelbe oder schwarze Galle und manchmal auch auf schwarz verbranntes Geblüt. Solche widernatürlichen schwarzgalligen Säfte galten damals verbreitet als Ursache der oft von Raserei und Wahnideen, zuweilen aber auch von tiefer Niedergeschlagenheit geprägten Krankheit „Melancholie" – nicht zu verwechseln mit einem sehr viel positiver besetzten „melancholischen" Temperament.

17 BM, Ms. 4400, Beilagen, fol. 39v, Rezept für eine „*Poudre digestive*" für „*Monsieur du Buysson*".

Mit der scharfen, ätzenden Qualität schwarzgalliger Säfte erklärte man auch Haut- und Krebsgeschwüre, die sich, wie man beobachten zu können glaubte, buchstäblich durch die Hautoberfläche und ins umgebende Fleisch fressen konnten.

Dubuisson beschrieb sein Temperament als „cholerisch", als von der gelben Galle beherrscht. In seinem Fall lag daher die Vermutung nahe, dass die „schwarzgallige" Krankheitsmaterie aus schwarz verbrannter gelber Galle hervorging. Da die gelbe Galle – im Gegensatz zur schwarzen – schon von Natur aus als besonders heiß galt, schrieb man verbrannter gelber Galle eine besondere, hitzige Schärfe zu. Mit solchen Bildern der „Schärfe" verband sich die große Sorge, dass die Materie in der Lunge Geschwüre und damit letztlich die gefürchtete, oft tödliche „*Phthisis*" oder „Schwindsucht" verursachen könnte. In diesem Sinne schickte ein Bekannter Dubuisson das Rezept zu einem Mittel, von dem eine seiner Kusinen erklärt habe, es wirke unfehlbar gegen chronischen Husten und verhindere, dass der Fluss („*fluxion*") die Lunge selbst schädige und eine Schwindsucht („*phthisie*") verursache.[18]

Aus den skizzierten Vorstellungen leiteten sich die wichtigsten diätetischen und therapeutischen Ansätze unmittelbar ab, die Dubuisson auf ärztlichen Rat und aus eigenem Antrieb zur Anwendung brachte:

Erstens musste er der Entstehung der schwarz verbrannten, scharfen, hitzigen Krankheitsmaterie aus der natürlichen gelben Galle entgegenwirken, die seinen Hustenreiz auslöste und Geschwüre in der Lunge hervorzurufen drohte. Das hieß insbesondere, dass er hitzige, erhitzende Speisen und Getränke meiden musste. Vor allem Rotwein, aber auch vielen Gewürzen schrieb man damals eine solche erhitzende Wirkung zu.

Zum Zweiten galt es zu verhindern, dass sich die bereits im Körper befindliche Krankheitsmaterie ständig aufs Neue in die Lunge warf und den quälenden Husten und den zähen Auswurf verursachte. Er musste dieser Materie andere Wege aus dem Körper eröffnen. Dazu bediente sich Dubuisson insbesondere laxierender Arzneimittel. Mit Manna machte er keine guten Erfahrungen.[19] Ein von einem Dr. Du Clos – vermutlich handelt es sich um den königlichen Leibarzt Samuel Cottereau du Clos (1598–1685) – verschriebenes Abführmittel mit Senna und Rhabarber zeitigte immerhin, wie Dubuisson auf dem Rezept vermerkte, am gleichen Tag „wunderbare Wirkungen" („*merveilles d'operations*"). Allerdings ließ es am folgenden Tag den Bauch anschwellen und bereitete ihm kolikartige Schmerzen, die nur langsam nachließen.[20] Du Clos verschrieb ihm auch ein Klistier, das aus acht Unzen Harn, in dem unter ande-

18 BM, Ms. 4400, Beilagen, fol. 49r–v; der aufgrund der unleserlichen Unterschrift nicht eindeutig identifizierbare Verfasser adressiert Dubuisson als „*frère*" („Bruder"), was jedoch im übertragenen Sinn zu verstehen ist, denn er erwähnt zugleich eine nicht näher benannte „*confrérie*", also eine Bruderschaft, in der vermutlich beide Mitglieder waren. Dubuisson machte nur einen kurzen, einmaligen Versuch mit dem Mittel.

19 BM, Ms. 4400, Beilagen, fol. 78r, Brief an Dubuisson („*Monsieur mon cher frere* [sic!]") vom 13.6.1652, in Antwort auf Dubuissons nicht überlieferte Klage.

20 BM, Ms. 4400, Beilagen, fol. 79r–v, Rezept vom 13.6.1652, mit handschriftlichem Vermerk Dubuissons.

rem Anis und Fenchel gekocht worden waren, Rotwein und Lein- oder Nussöl hergestellt wurde.[21] Dubuisson suchte daneben den Schweißfluss anzuregen und brachte zudem regelmäßig Nieswurz (*Helleborus*), manchmal auch mit Tabak vermischt, in die Nase ein, um dort die Sekretion von Schleim zu fördern, dessen Konsistenz er genau beschrieb.[22]

Dubuisson nahm im Lauf seiner Krankheit noch zahlreiche weitere Medikamente ein, deren genaue Indikation sich manchmal nur vermuten lässt. Manche Arzneien wie Laudanum, Veilchensirup und Lakritzenwasser zielten wohl primär auf Besänftigung des Hustenreizes und anderer Symptome. Bei anderen Mitteln, die Dubuisson verwendete, dürfte es sich um „Spezifika" gehandelt haben, um bewährte Arzneimittel, denen man aus der Erfahrung günstige, ja wundersame Wirkungen bei bestimmten Krankheiten zuschrieb. So nahm Dubuisson auf den Rat eines befreundeten Arztes hin Bezoar mit Laudanum[23]; dem Bezoar sagte man damals wundersame Wirkungen gegen Gifte aller Art nach, auch gegen Krankheitsgifte. In Dubuissons Aufzeichnungen und vor allem in den beiliegenden Rezepten finden sich auch diverse Hinweise auf den therapeutischen Einsatz von chemischen Substanzen, wie sie die Paracelsisten, Iatrochemiker und Helmontianer damals propagierten. Darunter waren die Schwefelblume[24] und andere Schwefelpräparate, über deren Nutzen sich seine Ärzte allerdings nicht einig waren, und das von Paracelsisten als eine Art Wundermittel gepriesene „*Aurum potabile*". Im Alltag verließ sich Dubuisson ausweislich seines Journals aber primär auf Kräuterabkochungen, beispielsweise auf eine Rotkohl-Abkochung „zur Stärkung der Brust gegen Husten", deren Rezept er in seinem Journal notierte[25], und andere nicht näher bestimmte, aber offenbar primär pflanzliche Arzneimittel, wie den „*Julep Alexandrini*" und die „Brusttabletten" des Antoine d'Aquin (1629–1696).

Selbstbeobachtung

Über die Gründe, die Dubuisson dazu bewegten, seine Krankheit so detailliert, Tag für Tag zu dokumentieren, äußerte er sich nicht ausdrücklich. Sie lassen sich jedoch mittelbar dem Stil und dem Inhalt seiner Aufzeichnungen entnehmen. Aufschlussreich sind schon die Titel, die er einzelnen Teilen seines Journals gab. Mit „*Morbi relatio*" ist der umfangreichere lateinische Hauptteil überschrieben. Dies bzw. „*Relatio morbi*" war ein gängiger Begriff im Rahmen der damals in den oberen Schichten verbreiteten Praxis der brieflichen Konsultation: die „*Relatio morbi*", der Krankheitsbericht, wurde in der Regel im Auftrag des Patienten von dem örtlich behandelnden Arzt an eine be-

21 BM, Ms. 4400, Beilagen, fol. 82r, Rezept vom 21.6.1652, mit handschriftlichem Vermerk Dubuissons.
22 Beispielsweise BM, Ms. 4400, lateinisches Journal, S. 19.
23 BM, Ms. 4400, lateinisches Journal, S. 22.
24 BM, Ms. 4400, lateinisches Journal, S. 35.
25 BM, Ms. 4400, lateinisches Journal, S. 45.

kannte Koryphäe geschickt. Manchmal schilderte der Patient seine Beschwerden und seine Krankengeschichte aber auch mit eigenen Worten. Der konsultierte Arzt sollte dann aufgrund dieser „*Relatio morbi*" seine Diagnose stellen und eine Therapie verordnen. Für diesen Zweck waren Dubuissons Aufzeichnungen aber zu ausführlich. Er konnte nicht ernsthaft erwarten, dass ein Arzt seine tageweisen, ja teilweise stundenweisen Aufzeichnungen sorgfältig durchlas. Und wie wir aus ärztlichen Antwortbriefen wissen, hat er seine Krankheit offenbar auf andere – und zweifellos konzisere – Weise brieflich geschildert. Pierre Michon Bourdelot (1610–1685) lobte ihn für die Genauigkeit seiner Angaben und für seine fundierte Deutung des Krankheitsgeschehens – wie wir sie in dem Krankheitsjournal vergeblich suchen.[26] Dieses dürfte also allenfalls als Quelle, als Grundlage für seine schriftlichen oder mündlichen Berichte an seine Ärzte gedient haben.

Aufschlussreicher sind zwei weitere Überschriften: „*De morbo fluxionis in pectus chronico observationes*", also auf Deutsch in etwa „Beobachtungen zu einem chronischen krankhaften Fluss in die Brust", heißt es auf dem ersten Blatt des lateinischen Teils des Journals, und „*Observations pour la fluxion et mal de poitrine, du pié, et des mains, et contre l'impureté du sang*" („Beobachtungen für [sic!] einen Fluss und eine Krankheit der Brust, des Fußes, der Arme und gegen die Unreinheit des Bluts") am Anfang des kürzeren französischen Teils. „*Observationes*" war damals nicht nur der Sammelbegriff für medizinische Fallgeschichten – Sammlungen von medizinischen „*Observationes*" wurden seit dem ausgehenden 16. Jahrhundert innerhalb des ärztlichen Schrifttums ein sehr populäres Genre.[27] Der Begriff „*observatio*" verwies zugleich auf ein neues epistemologisches Ideal. Hatte „*observatio*" zunächst primär die Bedeutung von „Beobachtung" im Sinne von „Befolgung", beispielsweise von Klosterordnungen und anderen Verhaltensregeln, so brachte der Begriff in der Frühen Neuzeit vor allem eine dezidiert empirische, auf den persönlichen Augenschein gegründete Herangehensweise gegenüber Krankheiten und anderen Naturphänomenen zum Ausdruck.[28]

In gewisser Weise übertrug Dubuisson in seinem Journal ein Vorgehen auf den eigenen Körper, das er als Verfasser seiner Reisebeschreibung über die Bretagne gewählt hatte, in der er sich als gründlicher Beobachter der lokalen Verhältnisse und Bräuche auszeichnete. Doch in der „Beobachtung" der eigenen Krankheit kam ein wesentliches zweites Element hinzu. Seine Aufzeichnungen hatten einen klaren Fokus. Wir haben es hier nicht mit einem gewöhnlichen Tagebuch zu tun, in dem die Krankheit des Verfassers neben einem breiten Spektrum anderer Begebenheiten ihren Platz fand. Dubuisson beschränkte seine Aufzeichnungen nahezu ausschließlich auf alles, was inner-

26 BM, Ms. 4400, Beilagen, fol. 58r–v, Brief vom 10.7.1651; Dubuisson habe seine Krankheit vorzüglich wie ein Arzt („*da dottore*") dargestellt.

27 Bekannte Beispiele sind Valleriola (1573); Schenck (1600); Foreest (1634); zum Genre vgl. Pomata: Observation (2011).

28 Daston (2011); Park (2011); Pomata: A word (2011).

halb seiner medizinischen Vorstellungswelt unmittelbar für seine Krankheit und deren erfolgreiche Bekämpfung relevant war.

Wenn er genau aufschrieb, welche Arzneien er zu welcher Zeit und in welcher Menge einnahm und welche Wirkungen sie gegebenenfalls zeitigten, so liegt die Bedeutung der sorgfältig dokumentierten Selbstbeobachtung für die weitere Behandlung auf der Hand. Manchmal begnügte er sich mit einer allgemeinen Beschreibung seines Zustands. So befand er sich, nach eigenen Worten, nach mehreren Einläufen, einem Aderlass und der Einnahme von Purgativa „ziemlich gut" („*assez bien*").[29] Meist schilderte er jedoch konkreter die Wirkungen der Behandlung, insbesondere die Menge und Qualität der unterschiedlichen Ausscheidungen, die sie bewirkte.

Art und Menge der Speisen und Getränke, die Dubuisson gleichfalls sorgfältig notierte, waren von ähnlicher Bedeutung. Sie konnten beispielsweise erhitzend oder kühlend, abführend oder verstopfend wirken. Ihre präzise Aufzeichnung erlaubte es ihm also, gezielter jene Nahrungsmittel in richtiger Menge zu wählen, die ihm guttaten, und jene zu vermeiden, die seinen Zustand verschlechterten. Ein weiteres Element kam hinzu. Für die Genesung war es nach herrschender Überzeugung bei den meisten Krankheiten wesentlich, dass der Körper und die eingepflanzte Lebenswärme, der „*calor innatus*", als sein wichtigstes Instrument sich ganz dem Kampf gegen die Krankheitsmaterie widmen konnten. Sie mussten diese durch „Verkochung" unschädlich machen, mobilisieren und zur Ausscheidung bringen. Die Aufnahme reichlicher und roher, schwer zu verkochender Nahrung lenkte den Körper und die Lebenswärme von dieser Aufgabe ab und schwächte sie, da sie sich nun zugleich in erheblichem Maße der Verkochung und Assimilation der aufgenommenen Nahrung zuwenden mussten.

Wie seine Einträge zur Ernährung und zu den Ausscheidungen lassen sich auch Dubuissons sonstige Aufzeichnungen allesamt im Kontext der traditionellen diätetischen Lehre von den sechs *res non naturales* verorten, von den äußeren Einflüssen, die für die Entstehung, Verhinderung und begleitende Behandlung von Krankheiten eine zentrale Rolle spielten.[30]

So zielte die Präzision, mit der Dubuisson die Zeiten notierte, zu denen er zu Bett ging, nachts aufwachte und morgens wieder aufstand, auf die anerkannte Bedeutung von Schlafen und Wachen für die Gesundheit. Ausreichender – aber nicht übermäßig langer – Schlaf war insbesondere deshalb von Bedeutung, weil sich Körper und innere Wärme in dieser Zeit ganz auf den Kampf gegen die Krankheitsmaterie konzentrieren konnten.

Auch wenn Dubuisson einen Zornesausbruch oder eine zornige Stimmung erwähnte, diente dies nicht der bloßen Schilderung seiner momentanen Befindlichkeit. Die Affekte waren eine weitere, anerkanntermaßen wirkmächtige *res non naturalis*.[31] Im Fall von Dubuisson förderte der Zorn nach seiner Überzeugung sogar unmittelbar die Entstehung der schwarzgalligen, hitzigen

29 BM, Ms. 4400, französisches Journal, S. 3.
30 Vgl. Rather (1968); Niebyl (1971); Cavallo/Storey (2014); Gentilcore (2016).
31 Stolberg: Zorn (2005); Stolberg (2019).

Krankheitsmaterie. Selbst wenn er in seinem Krankheitsjournal von den Unruhen am Pont Neuf berichtete, tat er dies nicht als Zeitzeuge – dazu diente sein gesondertes Journal zur Fronde –, sondern weil sie ihn „beunruhigten".[32] Angenehmen Gesprächen andererseits – er erwähnte häufig Konversationen[33] – schrieb die zeitgenössische Diätetik günstige Wirkungen zu. Bezeichnenderweise benannte Dubuisson meist nicht einmal die betreffenden Gesprächspartner, geschweige denn das Thema des Gesprächs. In seinem Kontext genügte der Hinweis auf die stattgehabte „Konversation" als solche.

Der Luft als einer weiteren *res non naturalis* schenkte Dubuisson, wie schon deutlich wurde, besondere Aufmerksamkeit, von der schlechten, feuchten Luft in der Kirche, der er eine wichtige Rolle für den Beginn seiner Erkrankung zuschrieb, bis zum kalten Nordwind, der erfahrungsgemäß seinen Husten schlimmer werden ließ.[34]

Wenn Dubuisson schilderte, wie er längere Zeit in seiner Stube hin und her ging, könnte das auf den ersten Blick lediglich dazu gedient haben, die Einschränkungen zu veranschaulichen, die ihm seine Krankheit auferlegte. Auch das rechte Maß an körperlicher Bewegung und Ruhe hatte jedoch seinen festen Platz in der Lehre von den *res non naturales*. Selbst jene Einträge, die etwas konkretere Einblicke in sein Privatleben, in seine Aktivitäten und seinen Tagesablauf eröffnen, folgen weitestgehend dieser Logik. Im Gegensatz zu den meist nur allgemein gehaltenen Hinweisen auf „Gespräche" bei sich zu Hause benannte Dubuisson in Passagen zu Ausflügen in die Stadt oft namentlich, wen genau er besuchte, zu wessen Haus oder in wessen Garten er sich begab oder auch dass er Buchhändler aufsuchte. Diese Angaben bezeichneten hier mittelbar zugleich die Entfernung und die körperliche Anstrengung, die sich mit solchen Ausflügen und Besuchen verband. Regelmäßig fügte er denn auch hinzu, ob er zu Fuß ging oder – das galt als eine sanftere Form der körperlichen Bewegung – einen Wagen nahm.[35]

Ein „mannhafter" Kampf?

War es ein „mannhafter", ein typisch „männlicher" Kampf, den Dubuisson gegen seine Krankheit führte? Die Antwort muss sich zwangsläufig auf die Formulierung von Hypothesen beschränken, die sich gegebenenfalls in zukünftigen Untersuchungen zu anderen Selbstzeugnissen – von weiblichen und männlichen Verfassern – bewähren müssten. Wir wissen nur wenig über Dubuissons Persönlichkeit, sein Privatleben, seine Sexualität. Die Quellenlage und der Forschungsstand zum geschlechtsspezifischen Gesundheitsverhalten

32 Beispielsweise BM, Ms. 4400, lateinisches Journal, S. 50: „*inquietus*".
33 Beispielsweise BM, Ms. 4400, lateinisches Journal, S. 21: „*conversatus sum cum voluptate*".
34 Beispielsweise BM, Ms. 4400, lateinisches Journal, S. 50: „*vento violentissimo expositus*", „*ad ventum boream exivi*".
35 Beispielsweise BM, Ms. 4400, lateinisches Journal, S. 41: „*exivi pedibus*".

im 17. Jahrhundert im Allgemeinen eröffnen zudem nur beschränkte Vergleichsmöglichkeiten.

Die bislang beste, auf der eingehenden Analyse von in ihrem Fall englischen Selbstzeugnissen gründende patientengeschichtliche Studie, die systematisch nach solchen geschlechtsspezifischen Unterschieden im 17. Jahrhundert gefragt hat, ist Olivia Weissers „Ill composed" aus dem Jahr 2015.[36] Ihre Befunde sind jedoch in diesem Punkt frappierend spärlich. Nur zwei grundlegende, verallgemeinerbare Unterschiede konnte sie ausmachen. Zum einen fand sie tendenziell unterschiedliche, nämlich bei Männern eher als bei Frauen ins Buchhalterische gehende Schreibweisen über die eigene Krankheit. Wie wir gleich sehen werden, bietet Dubuissons Journal hierfür ein anschauliches Beispiel. Allerdings stellt sich die Frage, inwiefern derlei unterschiedliche Schreibweisen auch eine unterschiedliche Erfahrung von Krankheit und einen unterschiedlichen Umgang mit ihr zum Ausdruck brachten. Zum anderen entdeckte Weisser bei weiblichen Patienten eine stärkere Neigung, die eigene Krankheit auf Emotionen und zwischenmenschliche Probleme zurückzuführen. Diese Schlussfolgerung findet allerdings in Dubuissons Journal und in den diversen anderen von mir untersuchten deutschen und französischen Selbstzeugnissen jener Zeit nur sehr bedingt Bestätigung. Negative Affekte wie Zorn und Trauer galten unter Ärzten und Laien damals insgesamt als wichtige Krankheitsursache oder -auslöser, und Männer wie Frauen schrieben ihnen eine wesentliche Rolle in der Entstehung ihrer eigenen Krankheiten zu.[37] Dubuissons Hinweis auf seine schädliche Neigung zu Zornesausbrüchen und seine Beobachtung einer zornbedingten Verschlechterung seines Zustands ist, zumindest für den französischsprachigen und deutschsprachigen Raum, nicht etwa eine Ausnahme, sondern für männliche Patienten typisch.

Suchen wir in Dubuissons Journal nach Hinweisen auf seine „Männlichkeit" und sein „männliches" Selbstverständnis, so fällt zunächst etwas anderes ins Auge, nämlich eine im Hinblick auf die Männlichkeit ausgesprochen ambivalente Krankheitsdeutung. Dubuisson begriff und erlebte seine Krankheit in mancher Hinsicht sowohl als Folge als auch als Gefährdung seiner Männlichkeit. Seine, wie er aus leidvoller Erfahrung zu wissen glaubte, gesundheitsschädliche Neigung zum Zorn verwies aus damaliger Sicht auf eine typisch männliche körperliche Konstitution. Eine Neigung zum Zorn verriet ein „cholerisches" Temperament, eine Vorherrschaft der heißen, trockenen gelben Galle, aus der sich in seinem Fall jener heiße, verbrannte Krankheitsstoff bildete, in dem er die eigentliche Ursache seiner Krankheit vermutete. Ein heißes, ja hitziges, trockenes Temperament war damals dezidiert männlich konnotiert – im Gegensatz zum feuchteren und kühleren, eher vom Schleim, vom Phlegma geprägten Temperament der Frau. Dass die vorwiegend männliche Neigung zu Zornesausbrüchen (und Gewalt) zugleich in einem gewissen Gegensatz zum männlichen Anspruch auf überlegene Selbstkontrolle stand, war

36 Weisser (2015).
37 Stolberg: Zorn (2005); Stolberg (2019).

allerdings ein Widerspruch, den kritische Stimmen in der frühneuzeitlichen „Querelle des femmes" gebührlich hervorhoben.[38]

Zugleich klagte Dubuisson jedoch immer wieder über die Leichtigkeit, mit der kalte, feuchte und verdorbene Luft über die Poren seiner Haut ins Körperinnere eindringen konnte. Kalte und feuchte Außenluft war nach seiner Beobachtung die wichtigste Ursache der Rezidive seiner „Flüsse" und seines Hustens. Sie zwang ihn wiederholt, seine kleinen Ausflüge in die Stadt abzubrechen und in seine warme Stube zurückzukehren. Dubuissons Ärzte bestätigten ihn in dieser Vermutung. Er sei zu „offen" („*ouvert*"), erklärte Bourdelot. Sein körperlicher Habitus („*habitude du corps*") sei allzu lose oder durchlässig („*rare*") und mache ihn für das Eindringen („*ingressions*") der Luft empfänglich. Zugleich bärgen die offenen Poren die Gefahr, dass in die Gegenrichtung wertvolle Lebensfeuchtigkeit („*humeur radicale*") verlorengehe und die Körpersubstanz schwinden lasse. Bourdelot riet ihm, seinen Körper zu festigen. Er empfahl dazu eine stärkende Pomade, wie sie die Athleten nach ihren Übungen verwendeten, um die Haut widerständiger zu machen. Zugleich wollte er die Offenheit von Dubuissons Haut therapeutisch nutzen. Er verschrieb ihm ein wohlriechendes Mittel, das er auf Beine und Schenkel auftragen sollte und das „stärkende und verdichtende Ausdünstungen" („*enhalaisons corroborantes et condensantes*") freisetze.[39]

Das Bild eines durchlässigen, nur unvollständig abgeschlossenen Körpers, eines „leaky vessel", wie man in der englischsprachigen Forschung treffend formuliert hat, war damals weiblich konnotiert. Frauen weit mehr als Männern schrieb man eine fehlende Kontrolle über die eigenen Ausscheidungen und damit über die eigenen Körpergrenzen zu.[40] Paradigmatisch hierfür war die weibliche Monatsblutung, derer die Frau für die Erhaltung ihrer Gesundheit bedurfte. Schon die verbreiteten Blutungen aus den Hämorrhoiden – auch wenn sie als gesundheitsdienlich galten – drohten dagegen die Männlichkeit zu beschädigen.[41] Dem zunehmend hegemonialen, männlichen Ideal des nach außen abgeschlossenen *Homo clausus*, wie es Norbert Elias beschrieben hat[42], entsprach Dubuisson mit seiner allzu durchlässigen Haut insofern nur begrenzt. Ob seine immer wieder geäußerte Sorge ob der Durchlässigkeit seiner Haut auch sein subjektives Erleben einer beschädigten oder zumindest gefährdeten Männlichkeit zum Ausdruck brachte oder ob er persönlich diese Haut „nur" als gravierende Gefährdung seiner Gesundheit erlebte, muss allerdings offenbleiben.

Ein dezidiert „männliches" Selbstverständnis – oder Selbstideal – deutet sich dagegen in den wenigen allgemeineren, „philosophischen" Einträgen an, die Dubuisson in seinem ansonsten ganz auf seine Krankheit und seinen Körper fokussierten Journal machte. Religiöse Motive, wie sie etwa in den – frei-

38 Fonte (2002).
39 BM, Ms. 4400, Beilagen, fol. 58r–v.
40 Paster (1993).
41 Pomata (1992); Stolberg: Menstruation (2005); Smith (2011).
42 Elias (1979).

lich insgesamt viel stärker auf Introspektion und Reflexion ausgerichteten – Selbstzeugnissen englischer Kranker jener Zeit gang und gäbe sind, fehlen in seinem Journal nahezu völlig, sieht man vom gelegentlich erwähnten Kirchenbesuch ab. Soweit sein Journal erkennen lässt, setzte er seine Hoffnungen nicht auf Gott, der ihm helfen werde, von seiner Krankheit zu genesen, sondern auf sein eigenes Handeln. Offenbar aus seiner gründlichen humanistischen Ausbildung schöpfend, stellte Dubuisson unter der Überschrift „Für Körper und Seele" („*Pour le corps et pour l'ame* [sic!]") einige Zitate antiker römischer Dichter zusammen.[43] Deren gemeinsame Botschaft war ein „bewusstes" Leben sowie eine im heutigen Sinne stoische, gelassene Einstellung, die Dubuisson allem Anschein nach auf seinen Umgang mit der Krankheit übertragen wollte. So zitierte er die Warnung des Manilius (1. Jhd. n. Chr.) vor dem eitlen Streben nach weltlichen Dingen. „Lebe!", gab er auf Latein die Mahnung Martials (40–103/104) an seinen Nachbarn Titull wieder: „du lebst auch als alter Mann noch nicht, sondern trittst grüßend die Türschwellen breit, vollgesabbert mit den Küssen der Stadt." Jene seien glücklich zu nennen, notierte er sich mit Juvenal (1.–2. Jhd. n. Chr.), die vom Leben gelernt hätten, Widrigkeiten zu ertragen. In die gleiche Richtung, verbunden mit einer Spitze gegen die Theologen der Pariser Universität, zielte ein Epitaph, das er an gleicher Stelle wiedergab: „Ich habe ohne Schmerzen gelebt, und ich sterbe ohne Bedauern. Niemand beklagt mich, ich beklage niemanden. Zu sagen, wohin ich gehe, ist ein zu großes Geheimnis, als dass ich es dem Urteil der Herren von der Sorbonne überlassen könnte."[44]

Wichtigstes Indiz für einen „männlich" geprägten Umgang mit Krankheit ist freilich der „Kampf" als solcher, den Dubuisson gegen sie führte, und wie er diesen, ähnlich wie den französischen Bürgerkrieg, bis ins kleinste Detail dokumentierte. Es war ein sehr aktiver Kampf, in dem er selbst Herr der Entscheidungen blieb. Dubuisson versuchte sich umfassend zu informieren. Er tauschte sich über seine Krankheit rege mit anderen aus, holte sich Rat bei verschiedenen Ärzten, aber auch bei einem Apotheker und bei diversen Bekannten. Dem Journal ist ein Konvolut mit gut 80 bunt vermischten Blättern beigebunden. Darunter finden sich Briefe von einer Reihe von Ärzten, die ihm schriftlichen Rat erteilten und ihm offenbar, zumindest teilweise, auch persönlich beistanden, von Antoine d'Aquin beispielsweise[45] und von Pierre Michon Bourdelot[46]. Zudem sammelte er Dutzende von Rezepten. Manche wurden für ihn von d'Aquin, Du Clos und anderen führenden Ärzten in Paris und am königlichen Hof ausgestellt. Er sammelte und notierte sich aber auch diverse Rezepte, die er der Mitteilung anderer Kranker oder informierter Laien verdankte, zu Arzneien, die sich bei ähnlichen Beschwerden bewährt hatten. Darunter war beispielsweise ein „vorzügliches Mittel" gegen den Hus-

43 BM, Ms. 4400, Beilagen, fol. 5r; auf den vorangehenden Seiten hatte er unter dem Titel „*Pour le corps*" auf die körperliche Gesundheit bezogene Zitate versammelt.
44 BM, Ms. 4400, Beilagen, fol. 5r.
45 BM, Ms. 4400, Beilagen, fol. 52r–v.
46 BM, Ms. 4400, Beilagen, fol. 54r–56r, fol. 58r–v und fol. 60r.

ten, das ihm eine Mademoiselle Godofroi, geb. Dujardin, mitgeteilt habe und mit dem sie ihren Husten geheilt habe, nachdem die Ärzte sie schon vor zwei Jahren „verlassen" („*abandonnée*") hätten.[47] 18 Monate hatte der Husten der Madame Coiffier gewährt, der er das Rezept für ein anderes Hustenmittel verdankte.[48] In den gebildeten Oberschichten war es damals verbreitete Praxis, „bewährte" Mittel in privaten Rezeptbüchern zu sammeln und gegebenenfalls an andere weiterzugeben.[49]

Ärztlichen Rat holten sich im Frankreich des ausgehenden 17. und frühen 18. Jahrhunderts beispielsweise auch Liselotte von der Pfalz (1652–1722) und Madame de Graffigny (1695–1758), deren umfangreiche Korrespondenzen auf je eigene Weise tiefe Einblicke in „weibliche" Krankheitserfahrungen eröffnen. Auch sie suchten, bei aller Skepsis, ärztlichen Rat und nahmen Medikamente.[50] Aber Dubuissons Suche nach hilfreichen Rezepten und Informationen und die Energie, mit der er gegen seine Krankheit ankämpfte, waren, soweit die unterschiedlichen Quellengattungen einen Vergleich ermöglichen, noch sehr viel ausgeprägter. Madame de Graffigny etwa nahm gelegentlich Laxantien. Dubuisson aber richtete über viele Monate hinweg seine gesamte Ernährung, ja seinen ganzen Tagesablauf und Lebensstil in hohem Maße auf den Kampf gegen die Krankheit aus. Er ernährte sich teilweise nur noch von Brotsuppen, Eiern und etwas Kalbfleisch. Und vor allem: Er nahm immer wieder starke Arzneien ein, um die Quelle seiner Flüsse zu bekämpfen, trotz der oft unangenehmen Folgen. Er muss zuweilen Stunden auf der Toilette verbracht haben, litt immer wieder, vermutlich durch die Abführmittel bedingt, unter starken Bauchschmerzen.

Besonders anschaulichen Ausdruck fand Dubuissons Kampfbereitschaft, ja sein intensives Streben nach vollständiger Kontrolle über die eigene Krankheit – und sich selbst – in einer Liste von „*Errata*", von Fehlern oder Irrtümern, die er im Umgang mit seiner Krankheit gemacht habe.[51] Er habe nicht immer getan, was er hätte tun sollen, und er habe „gesündigt", wie er wörtlich schrieb („*peccavi*"), indem er tat, was er besser unterlassen hätte. Nachdem er sich bei seinen Gängen in der Stadt erhitzt hatte, am Beginn seiner Krankheit, hätte er heim, ins warme Bett gehen und den Schweiß abwischen sollen, anstatt die Kirche zu betreten, mit ihrer feuchten, schimmligen, sehr schlechten Luft. Er hätte am nachfolgenden Tag nicht in die kalte, windige Luft gehen, sondern zu Hause bleiben und eine gesunde Lebensordnung pflegen („*diaetam agere*") sollen. Statt zu nächtlicher Stunde noch Bücher zu lesen, hätte er besser am Feuer

47 BM, Ms. 4400, Beilagen, fol. 62r.
48 BM, Ms. 4400, Beilagen, fol. 62v.
49 Vgl. für England Leong (2018).
50 Graffigny (1985–2016); Oxfort (2010); Forster (1986); Böth (2015).
51 Das betreffende Blatt trägt die Seitenüberschrift „*De morbo fluxionis in pectus chronico observationes*", dazu die Randunterschrift „*Errata*"; darunter schrieb Dubuisson – womöglich zunächst – „*Commissa*" und „*Omissa*", also „Getanes" und „Versäumtes", strich aber diese beiden Wörter wieder durch. Die in dieser Liste von „*Errata*" aufgeführten „Irrtümer" kehren in der anschließenden ausführlichen „*Morbi relatio*" wieder. Dubuisson hat diese „Irrtümer" hier also gezielt an einem Ort versammelt.

heitere Unterhaltung gepflegt. Als er das Nahen eines Flusses („*rheuma*“) bemerkte, hätte er noch am gleichen Abend vor dem Schlafengehen den schweißtreibenden Diachodion-Sirup einnehmen und am folgenden Tag einen Aderlass veranlassen sollen. Er hätte dann weiter das Diachodion nehmen und den Unterleib innerlich reinigen sollen. Der Gebrauch von Hydromel (Honigwasser) war dagegen unklug, da Honig-Arzneien bei galligen Menschen, wie er einer sei, gefährlich seien. Auch auf Purgativa hätte er zu gegebener Zeit besser verzichtet. Ende März habe der Husten nachts ganz aufgehört und untertags sei er nur noch milde gewesen. Als er dann ein Purgativum genommen habe, sei der Husten, obwohl es nur ein leichtes Mittel gewesen sei, prompt wiedergekommen und habe ihn auch in der Nacht und in der Folgezeit nicht mehr verlassen. Ja, er hätte überhaupt auf Purgativa verzichten sollen, denn sie könnten bei Brustleiden nichts ausrichten, bewegten stattdessen den (Krankheits-)Saft und schwächten Magen und Eingeweide („*viscera*“). Er hätte sich auch noch besser vor kalter, windiger Witterung schützen sollen. Nichts rufe nämlich bei ihm so sehr „Rheuma“ und insbesondere Husten hervor wie der Wind. So habe er unvermeidlich („*necessario*“) Ende April einen Rückfall erlitten, als er sich an verschiedenen Tagen immer wieder dem Wind ausgesetzt habe. Prompt sei der Husten wiedergekehrt, untertags und nachts.[52]

Der eindrucksvollste Beleg für die Hartnäckigkeit, mit der Dubuisson den Kampf gegen seine Krankheit führte und diese beherrschen wollte, und für seine typisch „männliche“ Art der Krankheitsbewältigung ist freilich sein Journal selbst. Wie oben erwähnt, hat Olivia Weisser einen deutlichen Unterschied in den Schreibweisen von Männern und Frauen des 17. Jahrhunderts über ihre Krankheit ausgemacht. Männliche Patienten tendierten demnach zu stärker buchhalterisch anmutenden und quantifizierenden Schreibweisen, besonders – aber keineswegs nur – wenn sie beruflich mit ökonomischen und/oder mathematischen Fragen befasst waren. Weissers Untersuchungen zufolge neigten zumindest manche kranken Männer zudem stärker als Frauen dazu, in ähnlicher Weise über ihre Krankheit zu schreiben wie über empirisch beobachtbare Phänomene in der äußeren Natur.[53]

Dubuissons Journal verkörpert einen solchen Zugang geradezu in Reinform. Weissers Untersuchung stützt sich primär auf die Analyse von Tagebüchern und ähnlichen Selbstzeugnissen, in denen die eigene Krankheit nur eines von vielen Themen war. Dubuissons Journal ist dagegen, wie wir gesehen haben, so gut wie ausschließlich seiner Krankheit und krankheitsrelevanten Einflüssen gewidmet. Als konkretes Vorbild für seine Schreibweise liegt in diesem Fall zwar der Vergleich mit dem Zugriff eines Chronisten nahe, wie er ihn in seiner detaillierten Reisebeschreibung aus der Bretagne und seinen teilweise sogar zum Krankheitsjournal zeitlich parallelen Notizen zu den Ereignissen der Fronde verwendet hatte. Ja, mit der genauen Darstellung seiner Krankheitsgeschichte nicht nur nach Tagen, sondern sogar nach Stunden und Tageszeiten stellte er dieses chronologische Element sogar noch stärker in den

52 BM, Ms. 4400, unpag. Blatt vor der „*Morbi relatio*“.
53 Weisser (2015), bes. S. 58–67.

Vordergrund. Auch Rechnungsbücher verzeichneten jedoch Einnahmen und Ausgaben, also Positives und Negatives, wenn man so will, Tag für Tag, und Dubuissons Journal ist mit seiner Aufmerksamkeit selbst für kleinste Details in der Tat von einer buchhalterischen Präzision geprägt. Zugleich verortete er seine Aufzeichnungen, wie wir gesehen haben, mit den Titeln, die er ihnen gab, im Kontext der „*Observationes*“, die damals als Praxis und als literarisches Genre in Medizin und Naturlehre überragende Bedeutung für die empirische Naturerkenntnis insgesamt gewannen.

Hinter diesen mehr oder weniger spezifisch „männlichen“, Praktiken der Buchhaltung, der Chronistik und der naturgeschichtlichen Beobachtung aufgreifenden Schreibweise verbarg sich allem Anschein nach sehr viel mehr als nur die Übernahme von Vorbildern. Diese Form des Schreibens war zugleich ein Mittel der Krankheitsbewältigung. Sie konstruierte die Krankheit und mit ihr den eigenen Körper als ein Objekt, das es zu beobachten und zu beherrschen galt – ähnlich wie die zeitgenössische Naturforschung dies mit wachsendem Erfolg für die äußere Natur zu ermöglichen versprach. Emotionale Äußerungen, ja eine Personifizierung der Krankheit, etwa im Sinne von Madame de Graffignys Klage über diese „Hunde von Vapeurs“ („*chiens de vapeurs*“), die sie quälten, suchen wir denn auch bei Dubuisson vergeblich. Eingehendere Forschungen zu diesem Thema bleiben ein dringendes Desiderat. Dubuissons Journal erlaubt es aber zumindest, die Hypothese zu formulieren, dass gebildete Männer jener Zeit nach einem stärker versachlichten, distanzierenden, objektiverenden Umgang mit ihrer Krankheit strebten und ihr Schreiben so zugleich Instrument und Ausdruck männlicher Selbstermächtigung gegenüber einer Krankheit war, die ihren männlichen Körper, ihre Kräfte und schließlich ihr Leben zu zerstören drohte.

Fazit

Dubuissons Aufzeichnungen bewahrten ihren sachlichen, objektivierenden Tenor bis zum Schluss. Nur vorübergehend werden seine Einträge knapper, weniger detailliert. Noch im September 1652 führte er ausführlich Buch über seine Krankheit. Am Ende ging es ihm jedoch immer schlechter. Ein letzter, viel zu groß geratener, fahriger, unleserlicher Eintrag in seiner eigenen Handschrift verrät Ende September 1652, dass er nicht einmal mehr die Feder führen konnte. Noch war er bei Bewusstsein, doch sein Tod stand unmittelbar bevor. In den nachfolgenden Tagen sind die Einträge in der ersten Person gehalten, also vermutlich von ihm diktiert, aber von fremder Hand geschrieben. Dubuisson beichtete, so erfahren wir, und erhielt die Sterbesakramente. Am 1. Oktober 1652 starb er. Er hatte den fast zweijährigen Kampf gegen seine Krankheit verloren. Hätte er länger gelebt, wenn er ihn nicht geführt hätte, wenn er seinem ohnehin schon durch die Krankheit geschwächten Körper nicht massive diätetische Einschränkungen und belastende Purgantien und Aderlässe zugemutet hätte, wenn er sich passiver und damit vielleicht auch „weiblicher“ verhalten, sich mit der Krankheit abgefunden hätte? Ganz von der Hand weisen lässt sich diese Möglichkeit nicht. Der Preis hierfür, der weitgehende Verzicht nämlich auf einen aktiven Kampf gegen die Krankheit, auf jene vielfältigen Mittel und Strategien, die Kontrolle und Beherrschung versprachen, wäre jedoch hoch gewesen.

Bibliographie

Handschriftliche Quellen

Bibliothèque Mazarine, Paris (BM)
Ms. 4400

Gedruckte Quellen

Dubuisson-Aubenay, François-Nicolas: Journal des guerres civiles de Dubuisson-Aubenay, 1648–1652. 2 Bde. Hg. v. Gustave Saige. Paris 1883/1885.
Dubuisson-Aubenay, François-Nicolas: Voyage d'un archéologue dans le sud-ouest de la Champagne, en 1646. Hg. v. Albert Babeau. Troyes 1886.
Fonte, Moderata [d.i. Modesta Pozzo]: Das Verdienst der Frauen. Warum Frauen würdiger und vollkommener sind als Männer. Hg. v. Daniela Hacke. 2. Aufl. München 2002.
Foreest, Pieter van: Observationum et curationum medicinalium ac chirurgicarum opera omnia. Frankfurt/Main 1634.
Graffigny, Françoise de: Correspondance. 15 Bde. Hg. v. J. Alain Dainard, English Showalter u.a. Oxford 1985–2016.
Schenck, Johann von Grafenberg: Observationum medicarum, rararum, novarum, admirabilium, et monstrosarum tomus unus. Frankfurt/Main 1600.
Valleriola, François: Observationum medicinalium libri sex. Lyon 1573.

Literatur

Aubert, Gauthier u.a.: Introduction. In: Croix, Alain (Hg.): La Bretagne d'après l'Itinéraire de monsieur Dubuisson-Aubenay. Rennes 2006, S. 11–68.
Böth, Mareike: Erzählweisen des Selbst. Körperpraktiken in den Briefen Liselottes von der Pfalz. Köln 2015.
Cavallo, Sandra; Storey, Tessa (Hg.): Healthy living in late Renaissance Italy. Oxford 2014.
Croix, Alain (Hg.): La Bretagne d'après l'Itinéraire de monsieur Dubuisson-Aubenay. Rennes 2006.
Daston, Lorraine: The empire of observation, 1600–1800. In: Daston, Lorraine; Lunbeck, Elizabeth (Hg.): Histories of scientific observation. Chicago; London 2011, S. 81–113.
Eckart, Wolfgang Uwe; Jütte, Robert: Medizingeschichte. Eine Einführung. Köln; Weimar; Wien 2007.
Elias, Norbert: Über den Prozess der Zivilisation. Soziogenetische und psychogenetische Untersuchungen. 2 Bde. 6. Aufl. Frankfurt/Main 1979.
Forster, Elborg: From the patient's point of view: illness and health in the letters of Liselotte von der Pfalz (1652–1722). In: Bulletin of the History of Medicine 60 (1986), S. 297–320.
Gady, Alexandre: Du Palais Mazarin à la Bibliothèque nationale. In: Conraux, Aurélien; Haquin, Anne-Sophie; Mengin, Christine (Hg.): Richelieu: quatre siècles d'histoire architecturale au cœur de Paris. Paris [2017], S. 22–47.

Gentilcore, David: Food and health in early modern Europe. Diet, medicine and society, 1450–1800. London 2016.
Leong, Elaine: Recipes and everyday knowledge. Medicine, science and the household in early modern England. Chicago; London 2018.
Leven, Karl-Heinz: Krankheiten – historische Deutung versus retrospektive Diagnose. In: Paul, Norbert; Schlich, Thomas (Hg.): Medizingeschichte. Aufgaben, Probleme, Perspektiven. Frankfurt/Main 1998, S. 153–185.
Minois, Georges: Le voyage en Bretagne de Dubuisson-Aubenay. In: Cornette, Joël (Hg.): La Bretagne. Une aventure mondiale. Paris 2018, S. 210–221.
Niebyl, Peter H.: The non-naturals. In: Bulletin of the History of Medicine 45 (1971), S. 486–492.
Oxfort, Judith: Meine Nerven tanzen. Die Krankheiten der Madame de Graffigny (1695–1758). Köln 2010 [zugleich Diss. med. Würzburg].
Park, Katharine: Observations in the margins, 500–1500. In: Daston, Lorraine; Lunbeck, Elizabeth (Hg.): Histories of scientific observation. Chicago; London 2011, S. 15–44.
Paster, Gail Kern: The body embarrassed. Drama and the disciplines of shame in early modern England. Ithaca, NY 1993.
Pomata, Gianna: Uomini mestruanti. Somiglianza e differenza fra i sessi in Europa in età moderna. In: Quaderni storici 79 (1992), S. 51–103.
Pomata, Gianna: A word of the empirics: The ancient concept of observation and its recovery in early modern medicine. In: Annals of Science 65 (2011), S. 1–25.
Pomata, Gianna: Observation rising. Birth of an epistemic genre, 1500–1600. In: Daston, Lorraine; Lunbeck, Elizabeth (Hg.): Histories of scientific observation. Chicago; London 2011, S. 45–80.
Porter, Roy: The patient's view. Doing medical history from below. In: Theory and Society 14 (1985), S. 175–198.
Porter, Roy (Hg.): Patients and practitioners. Lay-perceptions of medicine in pre-industrial society. London 1985.
Porter, Roy; Porter, Dorothy: In sickness and in health. The British experience 1650–1850. London 1988.
Rather, L.J.: The „six things non-natural“: A note on the origins and fate of a doctrine and a phrase. In: Clio medica 3 (1968), S. 337–347.
Saige, Gustave: Notice sur François-Nicolas Baudot Seigneur du Buisson et d'Ambenay [sic!]. Historiographe de France. In: Dubuisson-Aubenay, François-Nicolas: Journal des guerres civiles de Dubuisson-Aubenay, 1648–1652. 2 Bde. Hg. v. Gustave Saige. Paris 1883/1885, Bd. 1, S. I–LVI.
Smith, Lisa Wynne: The body embarrassed? Rethinking the leaky male body in eighteenth-century England and France. In: Gender & History 23 (2011), S. 26–46.
Stolberg, Michael: Homo patiens. Krankheits- und Körpererfahrung in der Frühen Neuzeit. Weimar 2003.
Stolberg, Michael: Menstruation and sexual difference in early modern medicine. In: Shail, Andrew; Howie, Gillian (Hg.): Menstruation. A cultural history. London 2005, S. 90–101.
Stolberg, Michael: „Zorn, Wein und Weiber verderben unsere Leiber.“ Krankheit und Affekt in der frühneuzeitlichen Medizin. In: Steiger, Johann Anselm; Bogner, Ralf Georg (Hg.): Passion, Affekt und Leidenschaft in der Frühen Neuzeit. Wiesbaden 2005, S. 1033–1059.
Stolberg, Michael: Möglichkeiten und Grenzen einer retrospektiven Diagnose. In: Pulz, Waltraud (Hg.): Zwischen Himmel und Erde. Körperliche Zeichen der Heiligkeit. Stuttgart 2012, S. 209–227.
Stolberg, Michael: Emotions and the body in early modern medicine. In: Emotion review 11 (2019), S. 113–122.
Weisser, Olivia: Ill composed. Sickness, gender, and belief in early modern England. New York; London 2015.

Der geforderte kaiserliche Körper und Geist

Karl VI. und Elisabeth Christine zwischen Krankheiten, Sexualität und Frömmigkeit

Stefan Seitschek

Einleitung

Trotz der kaiserlichen Würde war der irdische Körper Karls VI. (1685–1740) Krankheiten und Beschwerden ausgesetzt.[1] Diese verheimlichte man keineswegs, sondern über Erkrankungen und Beschwerden in der kaiserlichen Familie wurde öffentlich im *Wiennerischen Diarium* berichtet. Dabei zählten nicht nur die Wiener Bürger oder Angehörige des Wiener Hofs zu den Lesern dieses Mediums, das an die Residenzen des Adels sowie Klöster der Monarchie und über die Diplomaten auch an die anderen europäischen Höfe gelangte.[2] Gesundheitliche Beschwerden innerhalb der kaiserlichen Familie beeinflussten den Ablauf und den Teilnehmerkreis der Zeremonien des streng geregelten Jahres am Kaiserhof mit seinen Kirchenbesuchen und Festen, die im Vorfeld in gedruckten Hofkalendern angekündigt wurden.[3] Krankheiten in den regierenden Familien waren kein Tabuthema und wurden aufgrund ihrer politischen Brisanz nicht nur von den Diplomaten der regierenden Häuser und diesen selbst, sondern auch von der lesenden Öffentlichkeit verfolgt.[4] Gerade zu Beginn des 18. Jahrhunderts starben zahlreiche Angehörige regierender Familien eines frühen Todes, wobei häufig die Blattern Todesursache waren (französisches Königshaus, Joseph I. 1711, Leopold Clemens von Lothringen 1723, Ludwig I. von Spanien 1724 usw.).

Ausgangspunkt der folgenden Überlegungen sind jedoch nicht diese Berichte in den Zeitungen, sondern die eigenhändigen Aufzeichnungen des Kai-

1 Grundlegend zu den zwei „Körpern“ des Souveräns, also dem vergänglichen sowie dem symbolischen, auch nach dem Tod bestehend bleibenden Körper, u. a. durch die Insignien symbolisiert, Kantorowicz (1994); die entsprechenden Überlegungen boten Anlass für weitere Verfeinerungen in der Bewertung der unterschiedlichen Rollen eines Monarchen und insbesondere auch von Monarchinnen bzw. regierenden Frauen, z. B. Badinter (2018), bes. S. 274–277; Buckreus (2008); Hertel (2018), S. 167–170; Schulte (2002).

2 Zum *Wiennerischen Diarium* (im Folgenden *Wiener Diarium*, abgekürzt WD) allgemein s. etwa Duchkowitsch (1978); Seitschek (2011), S. 54–65; Stamprech (1977). Siehe nun auch zwei Themenhefte zu „Das Wien[n]erische Diarium im 18. Jahrhundert – Digitale Erschließung und neue Perspektiven“: *Wiener Geschichtsblätter* 74 (2019), H. 2 und H. 3. Anlässlich von Jubiläen der Zeitung sind regelmäßig Beilagen erschienen (etwa im Jahre 1903), die die Geschichte aufarbeiteten.

3 Zu den Wiener Hofkalendern s. Kubiska-Scharl/Pölzl (2013), S. 29–61; Seitschek (2011), S. 45–53. Zu Hof- bzw. Amtskalendern allgemein Bauer (1999).

4 Selbst Ludwig XIV. inszenierte seinen alternden, kranken Körper: Burke (1995), S. 171; Schmale (2003), S. 127–129.

sers, die dieser in mehreren Heften zwischen 1707 und 1740 abfasste. In diesen Tagebüchern notierte Erzherzog Karl durchwegs täglich die einzelnen Stationen seines Tages. Festzuhalten gilt, dass es sich bei den Notizen um einzelne Wörter ohne syntaktischen Zusammenhang handelt. Telegrammartig werden die einzelnen Stationen und Tätigkeiten jedes Tages aneinandergereiht. Dem Aufstehen, der Beichte oder dem Besuch der Messe folgen Gespräche mit den Ratgebern, Teilnahme an Ratssitzungen, Abfassung oder Unterzeichnung von Schreiben, Mittag- oder Abendessen sowie höfische Belustigungen wie Jagden, Maskeraden oder der Besuch der Oper. Größere Lücken scheinen beim Verlust von Notizzetteln auf, die Karl bis zu einem gewissen Grad neben den Tagebüchern als Grundlage für deren Reinschrift führte, oder aber auch bei einschneidenden Ereignissen, die den Kaiser persönlich mitnahmen. So fehlen die Einträge nach dem Tod des erstgeborenen Sohnes am 4. November 1716 oder es klafft eine Lücke während der Erkrankung der Kaiserinmutter Eleonora Magdalena und bald nach ihrem Tod am 19. Jänner vom 27. des Monats bis zum 1. März 1720.[5]

Der Beitrag verfolgt nun das Ziel, anhand einiger Beispiele aus dieser reichen Überlieferung Sichtweisen des Kaisers auf die eigene körperliche und seelische Verfassung sowie auf jene seiner Gattin Elisabeth Christine aufzuzeigen. Welche Rollen nahm dabei Karl VI. ein bzw. inwieweit ist dabei sein Verhalten als Freund, Ehemann, Vater oder auch Herrscher fassbar? Konkret geht es auch um die sozialen Beziehungen des Kaisers, wobei jene zur Gattin nicht zuletzt mit dem Blick auf den Fragekomplex der Sexualität ausführlich behandelt wird. Zudem im Fokus steht die Beziehung Karls VI. zu seinem Vertrauten Johann Michael Althann (1679–1722). Dadurch sollen gleichzeitig die Vielschichtigkeit und die breiten Auswertungsmöglichkeiten der kurzen Notizen verdeutlicht werden, die letztlich einzigartige unvermittelte und persönliche Einblicke in die Sicht Karls VI. auf seine Umwelt bieten. Dabei wird neben den Krankheiten sowie der präventiven Behandlung von Beschwerden durch Kuraufenthalte auf Fragen zu Sexualität, Gemütszuständen und Frömmigkeit eingegangen werden. Die Überlegungen stützen sich demnach auf die Perspektive Karls VI. und damit eine „männliche“ Sicht auf den Umgang mit Krankheiten, Schwangerschaften und letztlich persönlichen Verlusten. Auf die ebenfalls die Frage der „Männlichkeit“ berührenden zahlreichen Nennungen von Jagden (mit Beteiligung der Kaiserin und Erzherzoginnen) mit ihren Jag-

5 Zu den Tagebüchern allgemein Redlich (1938); Seitschek: Tagebücher (2018). Die im Folgenden zitierten Passagen aus den Tagebüchern weisen in runden Klammern die Auflösungen der abgekürzten Wörter aus. „[?]“ verweist auf besonders unsichere Lesungen. Die Hefte werden heute im HHStA (Hausarchiv, Sammelbände 2, Tagebücher Kaiser Karls VI.) verwahrt: Heft 1 (1707), Heft 2 (1708), Heft 3 (1709), Heft 4 (1710), [Heft 5 (1711) fehlt], Heft 6 (1712), Heft 7 (1713), Heft 8 (1714), Heft 9 (1715–1716), Heft 10 (1717–1719), Heft 11 (1720–1721), Heft 12 (1722–1724), Heft 13 (1725–1726), Heft 14 (1727–1729), Heft 15 (1730–1732), Heft 16 (1733–1735), Heft 17 (1736–1738), Heft 18 (1739-Okt. 1740). Die Zitate können anhand des Tagesdatums in den Heften nachvollzogen werden. Die folgende Auswertung stützt sich auf die komplette Edition der Jahre 1720 bis 1725 sowie einzelne Monate der Jahre 1707 bis 1710, 1715 bis 1719 sowie 1728, 1732 und 1736.

derfolgen[6], des in Barcelona regelmäßig erwähnten „Ball"-Spiels, des kaiserlichen Wettschießens, des am Hof gepflogenen Glücksspiels (mit entsprechenden Gewinn- und Verlustlisten) oder das Interesse an Pferden sowie Reitübungen sei an dieser Stelle nur summarisch verwiesen[7]. Vereinzelt werden im Folgenden die Meldungen im *Wiener Diarium* den Notizen ergänzend gegenübergestellt.

Krankheiten des Kaiserpaars und des Kaisers Sorge um seine Gattin

Im Folgenden sollen der durch die Notizen des Kaisers fassbare Umgang mit Krankheit und Schmerz sowie die durch die schlaglichtartigen Nennungen greifbare Kurpraxis beleuchtet werden. Regelmäßig wird im *Wiener Diarium* etwa bei den Umzügen nach Laxenburg darauf verwiesen, dass das Kaiserpaar dort die angenehme Frühlingsluft genießen würde. Auch bei den Reiherbeizen wird im *Diarium* berichtet, dass sich der Kaiser bei bester Gesundheit befinde und die Beizen bei angenehmem Frühlingswetter stattfänden.[8] Maßnahmen zur Erhaltung der kaiserlichen Gesundheit standen also wie die Krankheiten durchaus im Fokus der Berichterstattung dieses breitenwirksamen Mediums.

Der Kaiser litt mehrfach an Krankheiten, wobei er selbst Katarrh (z.B. Anfang Mai 1721; Anfang Februar 1722) und Podagra (z.B. 6. Februar 1722), also Fußgicht, notierte.[9] Einige Beispiele: Anfang April 1721 fühlte sich Karl unwohl, weshalb er Pulver einnahm, den Doktor konsultierte und auch zur Ader gelassen wurde.[10] Der Arzt riet ihm bereits am 8. April vom Besuch der

6 19. Juni 1724: „*4 ½ baiz, hirsch unverhoft geschossen*". 1721 berichtete selbst das *Wiener Diarium* über das Schießen eines 410 Zentner schweren Bärs, der nach Wien gebracht und dort von allen bestaunt wurde (WD unterm 18. Dezember 1721 bzw. Nr. 1.919; 18. Dezember 1721: „*depe(sc)h(en), nachr(ic)ht behr da; 11 ambt; na(c)her ich gleich mir* [...] *gessen aus, H(ü)dldorff, behr geschossen, nach haus*").

7 Seitschek: Tagebücher (2018), S. 84–86, 314–319, 333f. Zu frühneuzeitlichen Tagebüchern im Kontext von „Männlichkeit" sowie entsprechenden Auswertungsmöglichkeiten s. Schmale (2003), S. 92–96 (Tagebuch Albrecht Dürers), 113–119 (Tagebuch Samuel Pepys').

8 Vgl. z.B. WD unterm 2. Mai 1720 oder 21., 26. bzw. 27. Mai 1724.

9 Auch in den Notizen Graf Preysings nahm der Verweis auf Krankheiten bzw. die Sorge um die eigene Gesundheit breiten Raum ein: Pongratz (2013), S. 419–431. Ähnliches gilt für die akribischen Aufzeichnungen Samuel Pepys' (Schmerzen, Verstopfungen, Blasenstein, Stuhlgang, Schwitzen usw.); s. kurz Schmale (2003), S. 116f.

10 7.–13. April; 8. April: „*pulver, doct(or) nit wol(len) daz geh, nit wohl*"; 12. April: „*zu haus, doct(or) nit will, weyl nit wohl, doch besser*". Bezüglich des Hinweises auf das eingenommene Pulver können nur Vermutungen angestellt werden, doch war die Verwendung solcher Medizin gängige Praxis. So nahm Graf von Preysing regelmäßig Pulver oder Salze ein, und zwar nicht nur im Krankheitsfall, sondern vornehmlich über mehrere Tage im Juli oder August. Ein den Schreibkalendern beigelegter Zettel verweist etwa auf ein „*Königlichen Haupt- Magen und Wind-Pulvers*" als eine Art Universalmedikament: Pongratz (2013), S. 425f.

Heiligen Gräber im Rahmen der Osterfeierlichkeiten ab. Nichtsdestotrotz brach er an diesem Tag zum alljährlichen Besuch nach Hernals auf. Der Arzt hatte dem Kaiser also das Gehen im Rahmen der Kirchenfeste vor Ostern (z. B. Besuch der Heiligen Gräber) untersagt (8. April), was wohl Beschwerden im Rahmen der regelmäßig auftretenden Fußgicht nahelegt. Ähnlich matt fühlte er sich dann 1722 nach dem Tod des Vertrauten Althann.[11] 1723 begab sich der Kaiser zu Fuß nach Hernals, Elisabeth Christine nutzte hingegen den Wagen: *„weib nit wohl, wagen Her(n)als 9, 11 ½ nach haus“*.[12] Gerade die Osterfeiertage waren in diesen Jahren also von Krankheiten bzw. Beschwerden des Kaiserpaars gezeichnet.

Im Februar und März 1722 litt Karl VI. ebenfalls an einem Katarrh.[13] Am 5. Februar klagte der Kaiser nach dem Essen über starke Armschmerzen: *„nach(en) essen anf(angen) stark schm(e)rz armb b(e)komen“*. Der Gesundheitszustand Karls VI. verbesserte sich jedenfalls nicht (6. Februar 1722): *„ganz nacht ras schmerz, umb 5 ½ in me(in) zimer, bett, schwizen, Alt(hann) zu mir wo(llen), stok sch(m)erzen, g(ar) laid(en), podagra, gros schm(e)rzen, ubl 11 auf, in belz, nit anlegt*[14]*, mess(en) in zimer, ubl“*. Auch in den folgenden Tagen verwies der Kaiser auf Schmerzen und *„schwizen“*. Stellte sich am 8. Februar eine Besserung ein, notierte er am 12. Februar erneut explizit Fußschmerzen. Karl VI. fühlte sich dann seit dem Tod des Vertrauten Althann am 16. März zusehends unwohl. Gerade in diesen Tagen standen aber die Besuche der Heiligen Gräber an, die am Vormittag ausfielen. Einen Tag nach dem Besuch von Hernals konnte er offenbar nicht einmal Stiegen steigen (1. April 1722): *„i(c)h in al(tem), stigen, wol(len) nit gehen, matt“*. Schon zuvor hatte er auf dieses Problem und seine schwachen Knie verwiesen.[15] Am Nachmittag des 4. April notierte Karl VI. dann: *„nachm(i)t(tag) 3 herumb graber, kaumb gehen kenen“*.

1725 erkrankte er wie die Kaiserin erneut an einem Katarrh.[16] Die Krankheit dürfte auch der Grund für eine Lücke in den Tagebüchern zwischen dem 18. und 25. März sein. Als der Kaiser trotz seiner Beschwerden an der Palmweihe in der Augustinerkirche teilnahm, verschlechterte dies seinen Zustand (25. März: *„mich ubler da(r)auf befunden, brust, kopf, k(ein) neg(otia)“*). Karl

11 Karl verwies explizit auf das Hinfahren (*„umb 8 ½ auf Hernals fahren, umb 11 ½ haus“*). Auch am 31. März 1722 fühlte er sich matt, weshalb er dorthin fuhr: *„8 ½ Hernals fahren, weil ich matt, betrub(t), au(c)h wetter nichts, naz, kalt, schnee, 11 ½ nach haus“*.

12 Hofkalender, Zeremonialprotokolle und WD: zu Fuß nach Hernals. Vgl. HHStA, Obersthofmeisteramt, Hofzeremonielldepartment, Zeremonialprotokolle. Zu Hofkalendern siehe Anm. 3; zu den Zeremonialprotokollen Hengerer (2004); Pangerl/Scheutz/Winkelbauer (2007); Seitschek (2011).

13 Z. B. 2. Februar: *„ich kopfweh, catar stark, nit wohl* […]*; ich aber gahr nit wohl, alteraci(on), catar“*; 3. Februar: *„7 weken, erst 8 ½ auf, nit wohl, schlafen, ubel“*.

14 Dabei wird wohl auf das Tragen warmer Kleidung (Pelz) verwiesen sowie das Nichtanlegen der Hofkleidung.

15 29. März: *„ich in alt(em), knie schwach, k(ein) stigen r(ec)ht gehen, G(arelli)“*.

16 16. März: *„ich auch nicht wohl, cathar“*; 17. März 1725: *„weib in alt(em), doch wenig besser, al tag da, zwey mahl sehen, ich so math, stark cat(har)* […] *nachmit(tag) ich nit 5 pr(edigten), doct(or) nit wollen, zu haus“*.

VI. notierte jedenfalls den Besuch der kleinen Kapelle. Der Arzt dürfte nach dem Besuch der Palmweihe weitere Teilnahmen in größerem Rahmen untersagt haben (27. März: „*docht(er) wol(len), mich all die tag nicht aus zimer lassen, ich so math, weib besser*“). Dies betraf auch den Gründonnerstag (29. März): „*ganz funct(ion) in camer cap(elle), auch caval(ier), all 12 aus; ich bis nach ostern nichts aus zimer*“. Karl VI. notierte auch, dass er dieser Tage, also in der Fastenzeit, Fleisch aß.[17] Ende März bzw. Anfang April trat dann eine gewisse Besserung des Gesundheitszustandes des Kaiserpaares ein, doch plagte den Kaiser ein Husten (7. April, 10. April: „*ich wohl, wenig husten, derf jzt aus*“); es ging ihm jedoch bald besser (10. April 1725: „*ich einnemen, wohl operirt*[18]*, weib besser*“). Am 13. April verschlechterte sich die Gesundheit des Kaisers erneut, weshalb er Garelli[19] kommen ließ: „*ganz nacht hiz, kreng, nit wohl, auch ganzen tag ubl, mit Gar(e)l(li) r(e)dt*“. Anhand der Notizen vom 10., 14. oder auch 18. April („*bey weib, na(c)h ich was einemen*“) wird die ärztliche Betreuung greifbar, auch wenn nicht klar ist, welches Pulver bzw. Mittel eingenommen wurde.

Nicht zuletzt tauchen Verletzungen Karls in den Notizen auf, etwa eine Fußverletzung des jungen Erzherzogs nach einem Sturz vom Pferd 1710 (22. Jänner): „*unterwegs pferd mit mir fallen, nit wenig untern, fus weh than, krump* [?] [...], *pulver nemen*“. Die Verletzung hinderte ihn jedenfalls an der Fortführung der Reise, da der Erzherzog in seinem Zimmer verbleiben musste. Wenige Tage später kehrte er dann nach Barcelona zurück.[20] Wie auch in späteren Jahren verwies Karl während des Aufenthalts in Katalonien auf regelmäßige Korrespondenzen mit der damals jungen Königin[21], die in Barcelona verblieben war. Kurzum: Erzherzog Karl notierte Erfahrungen mit seinem Körper, den Umgang mit Schmerz(erleben) und Krankheit in seinen Tagebüchern, trotz der telegrammartigen Kürze der Eintragungen.[22] Diese Beobachtungen der eigenen Gesundheit und damit von sich selbst nahmen also durchaus einen merkbaren Platz in den Aufzeichnungen ein.

17 Vgl. zum Bedarf an Fleisch- bzw. Fasttagen etwa bei der Prager Krönungsreise Ottokar Weber (1898), S. 16 f.

18 Den Begriff des Operierens verwendete auch Graf Preysing im Zusammenhang mit der erhofften Wirkung von eingenommenen Medikamenten: Pongratz (2013), S. 425 f.

19 Pio Nicolo Garelli (1670–1739) war der Leibarzt Karls und auch in anderen Funktionen bei Hof tätig. Zu diesem Kubiska-Scharl/Pölzl (2013), S. 552 (unter „Carelli“), sowie kurz auch Seitschek: Tagebücher (2018), S. 274 f.

20 23. Jänner: „*in zimer, fus*“; 24. Jänner: „*fus ohne schmerz, k(ann) besser gehen, mehr schwollen*“; 25. Jänner: „*zu haus ligen bliben bis 11, fus besser*“; 26. Jänner: „*messen in camer, fus besser*“; 29. Jänner: „*ich wenig ubel, fus so besser*“ usw.

21 Für den Zeitraum vor der Nachfolge in der Habsburgermonarchie und der Kaiserwahl 1711 werden Erzherzog Karl und dessen Gattin Elisabeth Christine im Folgenden als spanisches Königspaar bezeichnet. Abgesehen von den sachlichen Gründen bezeichnete nicht zuletzt Karl (III.) seine Gattin während des Aufenthalts in Spanien in seinen Notizen als Königin.

22 Zu solchen Erfahrungen Stolberg (2001). Dieser leitet seinen Beitrag folgendermaßen ein (S. 37): „Existenz und Weltbezug des Menschen gründen in ganz elementarer Weise in seiner leiblichen Verfaßtheit. Nur über den Körper und seine Sinne kann der Mensch sich selbst und seine Umwelt und Mitwelt erfahren.“

Häufig wird auch die Sorge des Kaisers um die Gesundheit seiner Frau in den Notizen greifbar. Selbst Zahn- oder Halsschmerzen der Kaiserin wurden vermerkt (10. November 1720), wobei diese aufgrund von „*zandt weh*" allein in ihrem Zimmer verblieb.[23] Wie Karl VI. litt auch Elisabeth Christine mehrfach an einem Katarrh. 1721 notierte der Kaiser am 9. Dezember nur „*weib catar*", was angesichts der beinahe täglichen Notizen zum schlechten Gesundheitszustand Althanns, der offenbar an Fußgicht litt (siehe unten), abfällt. Besonders dicht sind die Erwähnungen im März bzw. Anfang April 1725, als Elisabeth Christine an einer Krankheit laborierte, laut der Tagebücher an einem Katarrh. Auch Karl erkrankte ja, doch schwang bei der Kaiserin zudem die Sorge wegen möglicher aktueller und künftiger Schwangerschaften mit. Der Kaiser vermerkte bereits Anfang März deren Unwohlsein (4. März): „*weib ubl, sorg, stark acht weg(en) schw(anger), nit betten* [...] *nachmit(tag) weib aus zihen, nit wohl*". Am 6. März notierte er explizit die Erkrankung der Kaiserin: „*weib, bett, so cat(arh), stark, hof besser*". Am 7. März ist zu lesen, dass er allein schlief, also die Eheleute aufgrund der Beschwerden der Kaiserin getrennt wurden, was bereits die Notiz vom 4. März nahelegte. Die Erkrankung bereitete dem Kaiser jedenfalls zunehmend Sorge.[24] In der Folge vermerkte Karl VI. regelmäßig ihren Gesundheitszustand in seinen Aufzeichnungen (z. B. 12. März: „*weib noch so schwizen, hof besser*"). Dieser besserte sich dann bis Mitte April. Ende Juni erkrankte sie erneut. Trotz einer Besserung schlug die neuerliche Krankheit auf ihr Gemüt (1. Juli): „*bey weib, besser, hum(or) ubl*". Der Fuß machte der Kaiserin auch bei der Reise nach Mariazell zu schaffen (20. August 1725): „*weib fus, so rasten, in bett, ich allein essen*".

Besonders bedrohlich war der Gesundheitszustand der Kaiserin bereits knapp drei Monate nach der Geburt der Tochter Maria Amalia am 5. April 1724. Dabei verwies Karl VI. zunächst mehrfach auf die gute Gesundheit seiner Frau und des neugeborenen Kindes, was auch Garelli bestätigte (z. B. 21. April). Am 7. Juli notierte der Kaiser, dass Elisabeth Christine unwohl wäre. Ab dem 10. Juli erscheint deren Name täglich in seinen Aufzeichnungen, teilweise sogar mehrfach (z. B. 14. Juli). Das Kaiserpaar war in die Stadt gereist, wo man auch die Kinder besuchte. Als der Kaiserin übel wurde, brachte man sie ins Bett, und Garelli wurde gerufen. Schließlich trug man sie nach Laxenburg. Die Sorge des Kaisers um Elisabeth Christine wird in den wenigen Zeilen vom 10. Juli deutlich fassbar: „*weib bey essen, ubl wordten, in m(ein) bett, Garel(li) komen lassen, ubl, heraus sich umb 6 tragen lassen, ich nach fahren, hie, ubl, brau(c)h(en), nit wohl*". Die Sorge um die Gesundheit der Kaiserin erstreckte sich vermutlich auch auf künftige Schwangerschaften (13. Juli): „*weib na(c)ht ubl, docter r(e)dten, hofen baldt besser, fort* [?] *brauchen, ich betten*". Mehrfach wird Rücksprache mit einem Arzt gehalten bzw. es fällt vereinzelt explizit der Name Garellis (15. Juli). Am 19. Juli vermutete man anscheinend einen Nierenstein

23 Von solchen Schmerzen wurde sie auch anlässlich der Prager Reise geplagt (16. Juli 1723): „*weib zantweh*" . Am 20. Mai 1722 vermerkte der Kaiser: „*weib wein(en), hals weh*".

24 9. März: „*weib in alt(em), lang werdten, doct(or) sehen wie acht haben, vill weib*"; 10. März: „*weib so in alt(em), doct(or) aud(ienz), brauchen ernst, nit wohl, mehr als catar*".

als Ursache für die anhaltenden Schmerzen („*weib so in alt(em), decla(rieren) stain, schmerz, ubl*“). Ende Juli besserte sich dann der Gesundheitszustand der Kaiserin (24. Juli, 29. Juli: „*weib so(nst) besser, zim(mer)*“).[25]

Die Konsultation eines Arztes, nicht selten des Leibarztes Garelli, sowie die mehr oder weniger genaue Befolgung der ärztlichen Ratschläge werden also fassbar. Sei es aus Pflichtbewusstsein oder repräsentativen Notwendigkeiten, Karl bemühte sich trotz Schmerzen und Krankheiten, seine zeremoniellen Pflichten wahrzunehmen. Nichtsdestotrotz verblieb das Kaiserpaar bei schwerer Krankheit oder Übelkeit im „*zimer*“ oder der „*camer*“ (z.B. 10. Dezember 1725) und feierte die Kirchenfeste in kleinerem Rahmen, etwa der Kammerkapelle.

Die Erhaltung der Gesundheit – Aderlässe und Kuren des Kaiserpaars

Regelmäßig verwies Karl VI. auf Aderlässe von sich (12. April 1725: „*ich aderl(ass), 10 unzen*[26]*, wohl, nichts*“) oder solche von Elisabeth Christine[27]. Mehrfach wurde die Kaiserin in den untersuchten Jahren bei Unwohlsein zur Ader gelassen (15. September 1722; 18. April 1723 usw.).[28] Am 16. September 1723 notierte der Kaiser, als die Schwangerschaft Elisabeth Christines bereits bekannt war, in einem durchaus besorgten Unterton: „*weib ader lassen, allwohl, Gott lob*“. Dieser erste Aderlass nach Bekanntwerden der Schwangerschaft wurde sogar im *Wiener Diarium* genannt und war Anlass für eine prächtige Gala.[29] Am 26. November dürfte ein solcher Eingriff nach der Rückreise aus Prag der Kaiserin durchaus geholfen haben: „*weib, ader lassen, hilft, zeit wohl*“.[30] Während der bereits genannten Erkrankung 1725 verwies der Kaiser am 6. April auf Brustschmerzen seiner Frau und einen Aderlass am Fuß für den kommenden Tag. Am 7. April liest man dann: „*weib, fus ader probier, nit moglich, ubl, sehen, nit probiren* [...]*; bey weib widter prob(ieren), ubel, fus nit moglich, sie sonst besser, ich auch, doch husten*“. Offensichtlich gelang die Blutabnahme am Fuß der Kaiserin also nicht. Wenige Monate später hatte sie erneut Beschwerden.[31]

In der Favorita, kaiserliche Sommerresidenz und Sterbeort Karls VI., unterzog sich der Kaiser regelmäßig einer „Sauerbrunn“-Kur Ende Juni und Anfang Juli, was insbesondere aus den Tagebuchnotizen oder eben auch dem *Wiener Diarium* hervorgeht. Dabei handelte es sich um Trinkkuren mit minera-

25 Dazu ausführlicher Seitschek: Tagebücher (2018), S. 131–136.

26 Eine Unze beträgt als Flüssigkeitsmaß rund 28 cm^3 bzw. 28 g.

27 Z. B. 1720: 24.1., 22.5.; 1721: 1.4., 9.4.; 1722: 6.3., 16.3., 15.9.; 1723: 2.4., 18.4., 16.9., 26.11.; 1724: 13.3., 12.7., 1.8.; 1725: 6.4.–7.4., 12.4., 19.4., 30.6.–1.7.

28 Z. B. 1. April 1721: „*mess(en); weib ader lassen; nacher auf schnepf(enjagd)*“.

29 S. zu dieser gängigen Praxis Stöckelle (1982), S. 275 f.; Weiss (2008), S. 34.

30 Auch gegen Ende der Schwangerschaft wurde ein Aderlass durchgeführt (13. März 1724: „*weib ader lassen, wohl*“).

31 28. Juni: „*weib mit fus, gahr vill, lang sach, doch glob k(ein) gefahr, fieber*“; 29. Juni: „*weib ubl, kopf, fus*“; 30. Juni: „*nacher docter, fus besser, kopf, so(nst) aderlass*“; 1. Juli: „*bey weib, besser, hum(or) ubl, weg(en) adt(er), leben* [?], *Gar(e)l(li), bos*“.

lischem Wasser.[32] Karl VI. verwies entweder allgemein auf die Kur oder auf das „Trinken“ des Wassers (z. B. 23. bis 26. Juni 1721). In der Regel endete die Kur vor bzw. um 9 Uhr. Sorgfältig verzeichnete er auch den Abschluss der Trinkkuren. Am 1. Juli 1721 notierte der Kaiser: „*trinken chur endt, salz nem(en)*“. Einer Sauerbrunnenkur unterzog er sich selbst während seines Aufenthaltes in Prag (6. bis 14. Juli 1723). Dort notierte er etwa am 10. Juli Verlauf und Ende der täglichen Kur: „*chur gut ope(r)ir(en), 9 auss*“. Auch wurde eine Reise des Kaisers nach Karlsbad im Zuge der Krönungsreise von 1723 erwogen, tatsächlich hielt er sich dann erst 1732 dort auf.[33]

Fasst man zusammen, dann erfolgte alljährlich eine Trinkkur über mehrere Tage hinweg. Der Kaiser trank das Sauerbrunnenwasser am Morgen nach dem Aufstehen, die Prozedur war regelmäßig um 9 Uhr beendet. Am Schluss steht die Einnahme eines Salzes (z. B. 1. Juli 1721; 13. Juli 1732). Die größere Sorge um das eigene Wohlergehen, insbesondere eine erhöhte Frömmigkeit, ist jedenfalls für die letzten Jahrgänge der Tagebücher als allgemeine Tendenz festzuhalten.

Um die Gesundheit der Kaiserin Elisabeth Christine zu verbessern, wurde immer wieder eine Kur in Karlsbad erwogen (29. März 1721: „*consil weg(en) k(ai)s(erin), Carlsbad ja*“).[34] Karl VI. setzte schließlich den Abreisetermin der Kaiserin nach Karlsbad auf den 12. Mai fest. Noch am 11. Mai besuchten die Kaiserinwitwe Amalia Wilhelmine und ihre Tochter Maria Amalia das Kaiserpaar in Laxenburg und wünschten Elisabeth Christine alles Gute für die Kur. An diesem Tag notierte Karl VI., dass diese deshalb unmittelbar vor der Abreise weinte: „*weib vill, sie betr(übt), weint, rais*“. Am 12. Mai ist schließlich zu lesen: „*weib rais Carlsbadt, vill mit ihr, sonst 7 ¾ auf Favorit(a) urlaub, sie dort in segen Gottes umb 9 ½ wek Carlsbadt*“. Mehrfach schrieb der Kaiser Briefe an seine Frau, entsprechende Notizen setzen im Tagebuch bereits am Abreisetag ein.[35]

Am 15. Dezember 1722 wird erneut die Planung einer Reise der Kaiserin nach Karlsbad in den Notizen genannt, die diesmal endgültig auch mit der Krönungsreise nach Prag verbunden wurde: „*conf(erenz), resolvirt, weib fruh Ca(r)lsbad, ich auch Bohmen, r(e)den wie machen*“.[36] Die Kur dürfte schließlich aufgrund der Schwangerschaft der Kaiserin nicht mehr als hilfreich beurteilt

32 Vgl. Nennungen von „Kur“ im Tagebuch z. 1721: 27.6.–1.7.; 1722: 20.6.–30.6.; 1723: 6.7.–14.7., 8.8.; 1724: 23.6.–1.7.; 1725: 20.6.–28.6. Pongratz (2013), S. 427 f.; s. „Acidulae“ bei Zedler (1732–1754), Bd. 1, Sp. 348 f. Auch das *Wiener Diarium* berichtete von den Kuren; so meldete dieses etwa unterm 27. Juni 1724, dass sich der Kaiser regelmäßig jeden Morgen des Sauerbrunnens bediente.

33 Rausch (1949), S. 148 f.; Ottokar Weber (1898), S. 4 f. S. unten.

34 S. zu den Vorbereitungen mit weiterführender Literatur Seitschek: Tagebücher (2018), S. 135 f.

35 Z. B. 13. Mai: „*brif weib, wid(er) schr(i)ben*“; 19. Mai: „*zwey brif v(on) weib*“; 9. Juni: „*brif weib*“; 1. Juli: „*cur(ier) v(on) weib, widter schriben*“.

36 Das *Wiener Diarium* berichtete dann zum 13. April 1723, dass die Reise nach Karlsbad aus gewissen Gründen eingestellt und die Abreise nach Prag auf den 19. Juni verlegt wurde.

worden sein. Tatsächlich erwähnt Schuster in seiner Abhandlung zu den Sauerbrunnen, dass diese für Schwangere nicht nützlich wären.[37]

Ausführliche Notizen zu einem Kuraufenthalt des Kaisers begegnen uns anlässlich der Kur in Karlsbad 1732: Ausgangspunkt war ein Jagdunfall, der den Oberststallmeister Fürst Schwarzenberg das Leben kostete.[38] Tatsächlich berührte ihn das Schicksal des langjährigen Oberststallmeisters, der 1722 dem kaiserlichen Vertrauten Althann nachgefolgt war. Damals meinte Karl VI. zu dem Wechsel (15. April 1722): „*nacher Schwarzen(berg) declariren*[39]*, oh schlechter tausch, umb fr(eund) ich ausser mir, mich nit <trosten> kan, Gott steh bey*". Den Unfall selbst bezeichnete er als großes Unglück und vermerkte mehrfach, dass er „*ausser mir*" wäre. Anstatt des Hirsches hatte der Kaiser den Oberststallmeister in den Unterleib getroffen (10. Juni 1732):

> auf Brandai(s), nb *[Kreuz]* cone Deus Me *[…]* gleich anfang ungluk, schissen auf hirsch, f(ürst) Schwarzen(berg) obriststall(meister) getrofen in unterlaib, gefehrlich, ich ausser mir, betribt, er auf Brand(ais) tragen, ich gleich nach haus, ausser mir, haus gleich Gare(l)li, weib expediren, betten; Star(hemberg) redthen, ung(lück), nit trosten, wenig schlafen.[40]

Am Ende des Eintrags verwies er darauf, dass er sich „*nit trosten*" könne. In dieser Phase schwerer Belastung wandte er sich also an seine Ehefrau, nicht zuletzt um den bei ihr weilenden Vertrauensarzt Garelli zu informieren, und besprach sich mit einem seiner zeitlebens engsten Berater, Graf Starhemberg. Tatsächlich war es wohl vordringlich nicht die angegriffene Männlichkeit aufgrund des Fehlschusses, sondern die Sorge um den langjährigen Würdenträger, die Karl derart zusetzte. Garelli reiste dann aus Karlsbad zu dem sichtlich mitgenommenen Kaiser (12. Juni): „*beicht, co(mmunion), and(acht) ernst, ich Gott noth klagt, anrift, auch rais Carlsbaadt helfen, 8 fehrtig; Garel(li) v(on) k(ai)s(erin) kom(en), schon present, r(e)dten vill*".

Karl VI. brach schließlich selbst nach Karlsbad auf, wo er ab dem 14. Juni weilte und die dortigen Anlagen besichtigte. Gleich am ersten Tag notierte er das Wohlbefinden seiner Gattin, mit der er dort wieder zusammentraf (14. Juni): „*weib gut, freydt, trost, beedte ganz vormit(tag) beysam*". Auch Elisabeth Christine dürfte also positiv auf den Kaiser eingewirkt haben. Regelmäßig werden dann das Zusammensein mit der Kaiserin und ihr Zustand in den Notizen genannt sowie der Verlauf von deren Kur. Bereits im Vorfeld der Kur beriet sich der Kaiser mit einem Doktor und v. a. seinem vertrauten Mediziner Garelli.[41] Am 18. Juni begann er dann wohl mit der Einnahme von Medizin:

37 Schuster (1746), S. 73.

38 Siehe dazu etwa Mikoletzky (1967), S. 103; Rausch (1949), S. 147 f.

39 WD und Zeremonialprotokolle: Nach Tod von Johann Michael Graf von Althann nun Adam Franz Fürst von Schwarzenberg, Toisonritter, kaiserlicher geheimer Rat etc., zum Oberststallmeister ernannt; Schwarzenberg durch Obersthofmeister Trautson deklariert.

40 Zum Tod notierte er dann am 11. Juni: „*oh Schwarz(enberg) 3 fruh storben, ich in alt(em), ubel, widler weib, Gar(e)ll(i) schreiben, post abfehrtigen,* […] *Star(hemberg) was thun, ich gahr empf(inden) ungluk, Gott straft,* […] *speter aderlassen*".

41 15. Juni: „*doct(or), hofen hie al gut, docter; sonst vill k(ai)s(erin); ra(umen); hofc(anzler); Garel(l)i*", 16. Juni: „*Gar(e)l(li), docter hie weg(en) weib, wegen mei(n) cuhr*".

„ich einnemen, weib trinken, [...] *ich allweyl bey weib unterhalten mich, ich zu einne(hmen), 5 be(c)herl, baadt, drinken, ich wohl, wohl operirt, weib kopf, einnomen, schlaf*". Der Kaiser notierte also seinen und den Gesundheitszustand seiner Gattin. Neben der Wirkung der eingenommenen Stoffe („*wohl operirt*" meint „gewirkt") wird das mehrfache Nennen von Ruhe-, also Schlafzeiten fassbar. Dabei dürfte Karl VI. v. a. an schlechtem Schlaf gelitten haben, eventuell nicht durch die Kur, sondern mehr noch durch den von ihm verschuldeten Tod seines Oberststallmeisters Schwarzenberg.[42] Der ansonsten unübliche Hinweis auf das Trinken von „*chocol(ate)*" verdeutlicht die besondere Beobachtung der Diätetik durch den Kaiser in diesen Tagen.[43] Die Trinkkur begann am 20. Juni, am Vortag betete er wohl für deren guten Verlauf (19. Juni: „*auf morgen betten, rasten*"), was auch während und am Ende der Behandlung geschah.[44] Die Einträge belegen in der Folge das tägliche Trinken des Kaisers und den Kurverlauf, wobei er auf die „*ordinari*" Trinkpraxis, manchmal mangelnden Schlaf, das Zusammensein mit der Gattin, auf die „Operierung" der Kur oder „*baadten*" verwies. In den Notizen wird die Praxis des langsamen Trinkens mehrerer Becher fassbar, sofern keine Fehllesungen vorliegen. Die Aufzeichnungen belegen zudem mehrere Kuren des Kaiserpaars.[45] Dabei wurden neben der notwendigen Rast Spaziergänge gemacht[46] und auf die Ernährung geachtet[47]. Auch unterhielt man sich mit Spielen, die der Kaiser

42 Z. B. 20., 21. oder 25. Juni.

43 Z. B. 15. Juni: „*bey weib, chocol(at)*".

44 In diesem Kontext kann auf Andachten im Zusammenhang mit der Genesung Maria Annas von den Blattern hingewiesen werden, was beispielsweise am 1. Juli 1732 gut fassbar wird: „*ernst recht and(acht) weg(en) Maran Gott lob, danken, weg(en) chur fun(ktion) sonst ernst*". Am Beginn einer weiteren Trinkkur stehen Beichte, Kommunion und eine Andacht (2. Juli): „*beicht, co(mmunion), and(acht), ernst; 6 anfangen, trink(en), 9 aus, mit weib, alles wohl, 9 aus, anleg(en)*". Schließlich folgt der Dank an Gott nach dem glücklichen Ende (13. Juli): „*ganz vormit(tag) danken Gott, bedt wohl endt, Deus sit benedictus conservet ut sua voluntatis*".

45 Z. B. 20. Juni: „*ich anfangen trinken 6, 8 ½ aus, operirt zimblich, Deus quod suae sanctae voluntati est, weib baadt anfangen, bey mir, ich bey ihr* [...] *mit(tag) schlafen, nit lesen; k(ein) negot(ien);* [...] *nichts schlafen, na(c)h lesen, heunt na(c)h zimblich, Garel(li)* [...], *n(ic)hts operirt*"; 21. Juni: „*na(c)h 6 trinken, mit weib allweyl beysamb, 8 ¾ fehrtig, passirt, gut, ich Gott lob ganz wohl, auch ohn schlafen, weib auch besser, anlegen, nichts, umgehen* [...], *vil kopf, ich gut*"; 22. Juni: „*na(c)h 6 trinken, mit weib wie gestern, gut dur(c)h, weib so kopf klagt stark, 9 aus, anlegen, 21 be(c)her* [...]*; kopf gut, ich 5 ½ aus, rayten, weib wisen, ich mit gehen* [alternative Lesung: *nit* bzw. *g(e) hrn*]"; 27. Juni: „*betten, ri(c)hten; k(ai)s(erin) trinken, ich bey ihr; 6 ½ messen; 8 ins bad, waschen, 9 aus, erst chur aus, wohl*"; 28. Juni: „*ich 6 ½ trinken, weib baadten, andert chur aus, wohl*" etc. Weitere Stellen s. Seitschek: Tagebücher (2018), S. 97.

46 19. Juni: „*6 k(ai)s(erin) auf wisen*"; 20. Juni: „*spi(elen) weib, na(c)her sie wis(en)*"; 22. Juni: „*ich 5 ½ aus rayten, weib wisen*"; 24. Juni: „*weib wis(en)*"; 29. Juni: „*i(c)h mit k(ai)s(erin) auf wis(en), ich unlustig, baldt nach haus*".

47 20. Juni: „*12 essen retir(ade) weg(en) fleisch*". Grundsätzlich ist festzustellen, dass neben den regelmäßigen Nennungen der Mittagessen sowie seltener von einem Frühstück bzw. Abendessen nur vereinzelt Angaben zum Gegessenen (etwa bei Jagden) in den Notizen vorhanden sind. In jedem Fall wird dadurch eine geordnete und kontrollierte, keineswegs eine übertriebene Lebensführung greifbar.

notierte und dabei regelmäßig auf seine Gattin, wohl als Mitspielende, verwies.[48] Die Mediziner beschäftigten sich zudem während der laufenden Kur mit der idealen Behandlung (21. Juni): „*mit Ga(relli), hofm(edicus) experim(entieren) weg(en) hie wasser machen*".

Tatsächlich entspricht dies dem Kurbild. Im Zedlerschen Universallexikon wird die Einnahme des Wassers nur nach Ratschlag mit einem Arzt empfohlen, damit etwa jeweils die richtige Zeit und Menge bestimmt werden könnten. Das Trinken sollte langsam erfolgen und zudem eine Diät gehalten werden. Nützlich sei die Sauerbrunnenkur etwa bei „Steinen", aber auch zur Förderung der Verdauung. Ähnliches führt Gottwald Schuster im Rahmen seiner Abhandlung zu den Sauerbrunnenkuren 1746 aus, wobei er seinen Band vor allem Karlsbad widmete. Insbesondere die Lösung von (verstopften) Körperflüssigkeiten war ein Ziel dieser Trinkkuren. Explizit förderlich nennt Schuster die Sauerbrunnenkur für an Podagra leidende Patienten.[49] Die genaue Beobachtung der „Operierung" gerade in den späteren Jahrgängen der Tagebücher kann an dieser Stelle nochmals betont werden.[50]

Auch der Vertraute Johann Michael Graf Althann selbst litt, wie der Kaiser, immer wieder an Podagra. Bereits 1715 verwies Karl auf eine entsprechende Krankheit des Freundes.[51] Notizen zu seinen Erkrankungen begegnen uns in den folgenden Jahren regelmäßig.[52] Althann unterzog sich ebenso Sauerbrunnenkuren. Zum 25. Juni 1721 vermerkte der Kaiser, dass auch Althann die Kur begann, was die Sorge um das Wohlergehen des Freundes illustrieren kann: „*trinken, 9 aus;* [...] *Alt(hann), auch Sau(erbrunn) anfang(en), garten, baumb sehen, nach haus*".[53] Vielleicht notierte Karl VI. nicht zuletzt in Erin-

48 Z. B. 24. Juni: „*sp(ielen), weib, lib*"; 27. Juni: „*ganz na(c)hmit(tag) weib wohl, spi(elen)*".

49 Vgl. allgemein zur Sauerbrunnenkur und ihrer Anwendung aus zeitgenössischer Sicht etwa Schuster (1746), zur Podagra dort S. 71, zu „Steinen" S. 76.

50 Ein ähnliches Spektrum der Behandlungen kann an den Schreibkalendern des Grafen Preysing, ein wichtiger Ratgeber am Münchner Hof dieser Zeit, abgelesen werden, der regelmäßig Aderlässe mit Angaben der entnommenen Blutmenge in Unzen, die Einnahme von Pulver bzw. Medikamenten oder auch Trinkkuren notierte: Pongratz (2013), S. 420–428.

51 6. Dezember 1715: „*Alt(hann), poda(gra), ganz allei(n) redt; depe(s)ch(en); weib, Nicola, sie mir; essen;* [...] *sonst Alt(hann) krank, layd; vesper, gebett; schriben Alt(hann)*"; 29. Dezember: „*Alt(hann) w(ie)d(er) pod(agra), ich r(ec)ht betribt*".

52 10. Oktober 1717: „*Alt(hann) r(e)den vill; essen nach schissen, Alt(hann) ** ubl, ich furcht krank, na(c)h schissen in ubel fas(sung), nach haus, krank, ich betribt, laid*"; 11. Oktober: „*Alt(hann) schriben, ich 2 mahl tag schriben, er ubl, ich betribt*"; 15. Oktober: „*schreiben Alt(hann), lib, herzen, lang nit sehen, ich zufriden, betribt, hof baldt ihn sehen*"; 17. Oktober: „*nacher Alt(hann) sehen, unverhoft freydt, ausser mir, lib, herzen, kus tausend mahl, ganz froh*"; 21. Mai 1720: „*Alt(hann) ubl, kopf, pod(agra), Garel(li) nit gefal(len), haus bleiben, ich ubl humor*" (vgl. auch 1. November 1721). Am 22. Mai 1720 wurde Althann zur Ader gelassen und vom Kaiser besucht (vgl. auch 24. Mai), mit dem er ansonsten korrespondierte. Karl VI. dürfte den Oberststallmeister zudem bei den an diesen Tagen stattfindenden Jagden vermisst haben. 27. Mai 1720: „*na(c)h Alt(hann) bey mir, wohl, voll freyd, r(e)dt vill*"; 25. April 1721: „*Alt(hann) lib, nit wohl, fus, fürcht podagra, ich betr(übt)*".

53 Bereits 1716 verwies er auf eine Sauerbunnenkur des Freundes (7. Juli: „*Saurbrunn anfangen; messen; rath, Althan auch bru(nn)*").

nerung an seinen Freund wenige Monate nach dessen Tod 1722 am 21. Juni, einen Tag nach Beginn der Behandlung: *„chur nit r(ec)ht weyl gemuth, † fr(eund)*“.

Wiederkehrende Sorgen um Schwangerschaften der Kaiserin

Elisabeth Christine erreichte Ende Juli 1708 die iberische Halbinsel, der spanische König traf seine Ehefrau am 30. Juli und notierte: *„auf Mataro mit k(öni)gin macht, gar lib; essen; spath nach haus; Alt(hann) so nit lustig, doch ewig lieb*“. Der Vertraute Althann scheint jedenfalls weniger erfreut über die Ankunft der jungen Königin gewesen zu sein.[54]

In diesen ersten Tagen notierte der junge König in der Regel am Ende der Einträge[55] (im Nachhinein) *„heut 1 mahl*“, *„heunt 2 mahl*“ oder gar *„3 mahl*“. Da derartige Verweise bei einer groben Durchsicht in den früheren Aufzeichnungen nicht vorhanden sind, ist es wahrscheinlich, dass sich diese auf intime Kontakte mit der Königin beziehen.[56] Selten stehen deutlichere ergänzende Verweise in den folgenden Einträgen. Am 18. Oktober 1708 notierte Karl in seinen Tagebüchern: *„heunt 2 m(a)hl die nacht, hof schwa(nger)*“. Hingewiesen kann auch auf eine entsprechende Notiz am 21. Oktober werden: *„heunt nacht 1 mahl*“. Bereits früh spekulierte der junge Erzherzog über eine Schwangerschaft seiner Gattin Elisabeth Christine. Karl (III.) notierte schon unter dem 6. August 1708: *„weib krank, schpeiben* [sich übergeben], *hof schwanger, sonst reden, Garelli reden*“.[57] Am 31. August fürchtete er um die mögliche Schwangerschaft (*„sehen weib, heunt na(c)ht krank sehr, hof noch schwanger* […] *weib krank*“).[58] Am

54 Die Notizen in den darauffolgenden Wochen und Monaten scheinen ein eher schwieriges Verhältnis zwischen ihm und der Königin sowie der künftigen Braut Althanns anzudeuten, dazu Seitschek: Tagebücher (2018), S. 224 f., 236 f.

55 Einzig am 10. August steht ein Verweis am Beginn des Eintrags (*„curs heunt 2 mahl*“).

56 Solche Verweise sind praktisch vom 1. August bis 13. August täglich zu finden. Anzumerken gilt jedoch, dass der junge König auch auf die angeschlagene Gesundheit Elisabeth Christines in diesen Tagen verwies (z. B. 7. August: *„k(öni)gin krank, weh*“). Ab Mitte August brechen diese Einträge ab. Erst am 16. Oktober ist dann wieder zu lesen: *„sonst mit weib; arbeith(en), 2 mahl*“. Tatsächlich war die Anzahl der intimen Kontakte für eine erfolgreiche Schwangerschaft auch Thema von Instruktionen für junge adelige Söhne (z. B. Karl Eusebius von Liechtenstein an seinen Sohn); s. Bastl (2000), S. 386 f.; Schmale (2003), S. 146. Den Ausdruck verwandte der junge König selten auch in einem anderen Kontext, allein am 25. Juli verwies der junge König etwa auf *„all tag 2 mahl k(öni)g(in) schriben*“.

57 Vgl. 14. August: *„k(öni)gin ubel, noch wais nicht schwan(ger) oder nicht*“.

58 Vgl. 2. September (*„weib* [*madl* durchgestrichen] *noch krank, hof schwanger*“). Die Streichung des „Madls“ ist jedenfalls interessant, da es im Kontext von Althann auch in diesen Tagen mehrfach erwähnt wird (1. September: *„Alt(hann) lib von herzen, mit madl gut, ewig lieb*“; 3. September: *„Alt(hann) madl gut, lieb, ewig; weib so wais nit was*“). Zwar bezeichnete Karl wohl seine Gattin vereinzelt als *„madl*“, insbesondere vor deren Ankunft in Barcelona, doch sind mit dieser Bezeichnung sicher auch andere Frauen in seinem Umfeld gemeint. Dazu s. auch Backerra (2020).

21. September erhoffte Karl wiederum eine Schwangerschaft der Königin: *„Weib glaub schwanger, zihen“*.[59] Schließlich stehen am Ende der Tageseinträge in der Regel auch Anmerkungen zu Althann und einem *„madl“*. Die Aufzählungen könnten daher auch in diesem Kontext gelesen werden.[60]

„Für alle Männer in der Lebensphase der Ehe zählte ihre Zeugungsfähigkeit zentral zur Bestimmung der Männlichkeit.“[61] Festzuhalten gilt, dass uns bereits in den spanischen Jahren mehrfach Hinweise auf eine erhoffte Schwangerschaft begegnen. Dabei notierte der junge König dann das Ende dahingehender Hoffnungen mit dem Hinweis, dass die *„zeit“* der Frau gekommen war. Am 10. September 1708 ist etwa zu lesen: *„weib zeit bekomen, traurig, gedult, zit“*. 1710 teilte ihm Elisabeth Christine dies sogar per Brief aus Barcelona mit (14. Jänner 1710): *„weib, zeit komen, gest(ern) fruh schriben“*. Mehrfach verwies der Erzherzog Anfang 1709 wohl auf eine Schwangerschaft Elisabeth Christines.[62] Am 16. Jänner 1715 teilte Elisabeth Christine dann selbst eine vermutete Schwangerschaft mit: *„wei(b) sagt, schw(anger) wu(n)sch(en)“*. Erst 1716 sollte jedoch das erste Kind des Paares, ein Sohn, geboren werden (siehe weiter unten).

Während der späteren Schwangerschaften notierte Erzherzog Karl dann die Anzahl der Wochen jeweils an dem gleichbleibenden Wochentage. Dabei stehen die Hinweise auf die Dauer zumeist am Ende der Einträge, durchaus auch in Form von Nachträgen. Am 17. Dezember 1715 notierte Karl anlässlich der Schwangerschaft Elisabeth Christines, der das erste Kind des Paares folgen sollte: *„weib 21 wochen aus, wohl, kindt fult, gut, anfang 22ten“*.[63] In der Zu-

59 Eine entsprechende Notiz steht auch unterm 25. September dieses Jahres.

60 Z.B. 13. August 1708: *„heunt 3 mahl; nichts; Alt(hann) lieb, mit madl gut; mit Stel(la).“* Siehe auch Anm. 58.

61 Schmale (2003), S. 92. Jarzebowski verweist mit Blick auf die Sexualität darauf, dass „soziale Beziehung auch eine Machtbeziehung“ ist. Vorgegebene Geschlechterrollen hätten demnach Machtverhältnisse stabilisiert: Jarzebowski (2010), Sp. 1119.

62 Zum Umgang mit dem monatlichen Zyklus, auch zum Thematisieren von diesem in Briefen adeliger Ehepartner sowie zu befürchteten Risiken für künftige Schwangerschaften Bastl (2000), S. 435–443. Noch am 30. Dezember 1708 notierte Karl: *„weib zeit“* (vgl. 1. Jänner 1709: *„so(nst) weib zit stark“*). Bereits am 13. Jänner ist dann zu lesen: *„Alt(hann) weg(en) heyrath, er ewig freind; weib gut, vill, heunt nachm(ittag), schwanger“* (vgl. 2. März: *„weib schwanger; Alt(hann) lieb, ewig freind“*). In diesen Tagen verwies er auch auf eine mögliche Schwangerschaft der Gattin Althanns (15. Februar): *„von Alt(hann) brif, ich ihm schriben serios, er ewig freund, wohl antwort auf ihn, lustig, er mich lieb, sein Mar(ian) glaub schwanger“* (vgl. 16. Februar: *„ich Alt(hann) schreiben, er mir auch von herzen lib, weib mit Mar(ian) gut, glaub noch schwanger“*; 17. Februar). Eventuell bezog sich auch der Hinweis am 13. Jänner auf die Gattin Althanns. Eine Notiz am 4. März deutet jedenfalls das Ende einer Schwangerschaft an: *„Alt(hann) lieb; weib glaub umb kindt komen“*. Eine ähnliche Notiz findet sich bereits unterm 20. Februar dieses Jahres.

63 An den darauffolgenden Dienstagen setzte er die Hinweise fort (24. Dezember: *„weib 22 woch(en) aus, auf 23, gut“*; 31. Dezember: *„weib 23 wochen aus, anfang 24, gut, gsundt“*). 1723 erfolgen die Hinweise auf die Schwangerschaft an Samstagen (z.B. 4. September: *„weib 8 wochen schwang(er)“*; 4. Dezember: *„weib 21 w(oc)hen schwa(nger), wohl“*; 12. Februar 1724: *„weib 31 wochen, wohl“*; 1. April: *„weib 38 wochen sch(wanger), wohl, 10t falta“*).

sammenfassung für den 17. März bis 7. April 1720 verwies er auf eine mögliche Schwangerschaft: „*sonst haus weib anstand, ob schwanger, bauch gros, rihren, zeit, art(lich) erwahrten*“. Die genannten Zitate illustrieren jedenfalls Hinweise zur Erfahrung der Schwangerschaft durch die junge Kaiserin, etwa das „Fühlen“ des Kindes, was als wesentlicher Punkt für deren Bestätigung galt.[64]

Abschließend sei nicht zuletzt aufgrund der Rolle des werdenden Vaters noch kurz der Blick auf die Geburt des Sohnes und deren Schilderung 1716 gerichtet. Diese erfolgte in den Tagen um Ostern. Schon im Vorfeld der Geburt verwies Karl mehrfach auf die Sorge um die Gattin und deren Schmerzen in der Nacht. Der Kaiser hielt sich bei ihr auf, insbesondere auch nach Einsetzen der Wehen am 11. April half er zu Beginn seiner Ehefrau. Offensichtlich vermutete der Leibarzt Garelli bereits vor der Geburt einen möglichen Sohn (11. April: „*ich meist nacht weib, schlafen, fruh auf, weib geburthweh, ich dabey helfen, weiber vill, wol(len) gehen, Gar(el)l(i) herz g(ar)* [?], *buberlhe*“). Der Hof war jedenfalls nicht zuletzt aufgrund der Schwere des Fortgangs bei der ersten Geburt Elisabeth Christines durchaus in Angst.[65] Schließlich dann die Notiz zur Geburt und die damit verbundene abendliche Gala (13. April 1716):

> NB: Mont(ag) 13, H(eiliger) Hermenegildu(s), ganz nacht bey weib, in alt(em), doch mehr zu niderko(mmen); ich ambt; nichts; essen; umb 6 abendt wasser brochen, endli(c)h ha<t> Gott mich, haus undt unterthanen gnadigst gesegnt undt volkom(men) daz ih(m) ewiger dank, amen De(o), umb halb 8 2 m(inuten) mei(n) k(ai)s(erin) nach hart(em) gehen gluklich mit ein volkomen starkem sohn nid(er) komen, ich antec(ammer) sub gall(a), jubel, freyd umbschreiblich, stadt <**>[66] kn(a)ben *[?]*; weib matt, doch wie kindt wohl.

In den nächsten Tagen verwies er dann auf das Wohlbefinden der Gattin und des Sohnes sowie mehrfach auf die damit verbundene Freude und Dank an Gott.[67] Aus den Passagen wird also nicht nur die Sorge des jungen Kaisers um

64 Zusammenfassend mit weiterführender Literatur Labouvie (2001). Im Zusammenhang mit der Bestätigung einer Schwangerschaft verweist diese auf ein „Zeichenensemble“ (S. 118). Nicht zuletzt thematisiert sie die Bezeichnung des Ungeborenen als „Kind“ und damit eine dahinterstehende Vorstellung als ausgebildetes Wesen (S. 119 f.), wie es uns auch in den zitierten Passagen begegnet. Zu den Anzeichen für eine Schwangerschaft etwa auch Bastl (2000), S. 448–450.

65 10. April: „*Freyt(ag) 10, 7 auf; betten, grab; weib zimbli(c)h; umb halb 10 am(bt), spath funcion; essen; nach weib schmerzen, ich bet(ten), ord(inari) weib metten, grab ord(inari); weib anfan(gen) zu kindt, gehen, ich nach grab zu ihr, ganz nacht schmerzen; ni(c)hts*“; 11. April: „*Samb(stag) 11; ich meist nacht weib, schlafen, fruh auf, weib geburthweh, ich dabey helfen, weiber vill, wol(len) gehen, Gar(el)l(i) herz g(ar)* [?], *buberlhe, ** derwider; ich ambt; essen; nach 5 pr(e)d(igt) aufstehen; weib all in alt(em), wehe, nit aufgeben. Alt(hann) lib, angst all*“; 12. April: „*Sont(ag) 12; gewaiht, wenig schlafen, maist bey weib; ambt zu haus; essen ofe(n)d(lich); all bey weib; vesper; Alt(hann) lib; weib in al(tem), anfa(ngen); mut(ter) ofe(ntlich), wenig. Wasser da, nit brechen; essen; nacht bey weib, all weib.*“ Früh machte man sich jedenfalls schon Gedanken über Anzeichen für das Geschlecht des ungeborenen Kindes, s. Bastl (2000), S. 444–448.

66 Tintenfleck.

67 14. April: „*Erh(tag) 14, 7 auf; bey weib, welchs wohl, den sohn bey sich, aya stark, sehen wie machen; pr(e)d(igt) ambt, Gott dank; gross galla, als narrisch freyd, zu mein trost, gros, kl(ein), alls, stad, land; essen; nach vill, Stel(la); Alt(hann) lib, herzen, g(a)r wohl fr(eund); vesper; umb acht tauf in riterstuben v(on) nuncio, war in orde(n) habit, gevatter k(öni)g in Port(ugal), k(ai) s(er)inmut(ter), k(ai)s(erin) Amal(ia), namen Leopoldus Joannes Josephus Antonius Franciscus*

seine Gattin bei der ersten, sichtlich schweren Geburt des Paares greifbar, sondern ebenso die Freude über die Geburt eines Sohnes. Dabei betonte Karl VI., dass nicht nur er sowie das Haus, sondern eben auch die Untertanen mit einem männlichen Nachkommen gesegnet worden waren. Die Freude darüber war bei allen, „Klein und Groß“, „Stadt und Land“, spürbar.

Entsprechend groß war die Trauer, als der Sohn wenige Monate später Anfang November verstarb. Der Kaiser besuchte den Erstgeborenen in den letzten Tagen mehrfach, was er auch notierte. Karl VI. harrte am letzten Tag laut seiner Notizen beim Sohn aus (3. November: „*wie gestern; nichts als bey kindt, ich r(e)cht b(e)trübt, wider* [...] *all schlechter, wenig hof*“), der schließlich am 4. des Monats, dem Namenstag des Kaisers, verstarb:

> ubl kindt, ohn hof; ich bai(c)ht, co(mmunion); *[...]* weib, bett, acht wegen schwa(nger); end, mein erstes kindt Leopold vid(er?) engl, hat Gott heimb umb[68] nachmittag zu sich nomen, ich alls betr(übt), fiat voluntas Dei; nichts. Ist gebohr(en) den 13ten April, alt worden 6 monath undt 22 tag, ein e(n)gl ** der uber uns, bett, aber, b(e)tr(übt), n(ic)hts. V(on) diesen tag bis zu endt des jahrs hab ich alls vergessen, auch zu schreiben, teils aus hinderung, theils so; *[...]* ich nacher auch krank*[.]*

Die Kaiserin wurde aufgrund ihrer erneuten Schwangerschaft schonend behandelt, was auch in den Notizen angedeutet wurde.[69] Der Tod nahm Karl VI. jedenfalls entsprechend mit. Er klagte über eine Krankheit und stellte die Führung des Tagebuchs bis Ende des Jahres ein. Auch wird in den Notizen das Sich-Fügen in den Willen Gottes deutlich, das uns mehrfach in den Tagebüchern begegnet. Die Hoffnung auf einen männlichen Erben blieb weiterhin bestehen und wurde nicht nur durch den Kaiser in seinen Notizen, sondern in Gedichten im *Wiener Diarium*, Reden der Landesvertreter (insbesondere auch während der Prager Krönungsreise 1723) oder bei anderen Gelegenheiten kommuniziert. Das Sich-Fügen in den göttlichen Willen begegnet uns etwa bei der erneuten Geburt einer Tochter (5. April 1724: „*Gott sey dank, fiat voluntas Dei, werd dur(c)h sein gnadt bub folgen, in al(lem) sein will(en)*“) und war vielleicht eine Möglichkeit des Umgangs mit der enttäuschten Hoffnung, die die Person des Kaisers sowie sein Selbstverständnis weniger angriff.

Eine Episode kann eventuell eine Krise zwischen beiden Ehegatten belegen. Vorab gilt es jedoch zu betonen, dass die Lesung der Passagen aufgrund der Handschrift des Kaisers zwangsweise immer eine Interpretation darstellt. Am Mittwoch, den 17. Juni 1716 ist in den Notizen wohl zu lesen: „*fruh baiz; auf*

Hermenegildus Rudolphus Ignacius Baltasar, nach der tauf ich d(em) kindt toison geben, te Deu(m) salvo; stuk 3 mahl, illu(minationen); essen ofe(ntlich), alls lustig. 15. April: „*Mitt(woch) 15, 7 auf; galla; messen; r(e)dt vill; weib, sohn wohl, schon stark, lustig; compl(et); nichts; gall(a), illum(inationen), ich illu(minationen) sehen, fahren, leut lustig, freind.*“

68 Nach dem Wort folgt ein Abstand, wo Karl VI. offensichtlich die genaue Uhrzeit des Todes nachtragen wollte.

69 Zur besonderen Vorsicht im Umgang mit Schwangeren zum Schutz des Ungeborenen etwa Labouvie (2001), S. 120–125. Bezüglich der Gefahr des Erschreckens während der Schwangerschaft Bastl (2000), S. 452 f., zu Emotionen bzw. Schmerz der Eltern bei Tod eines Kindes in frühneuzeitlichen Quellen des österreichischen Adels S. 518–523.

Wi(en), proces(sion); essen; nach nb ungl(ück), ich weib find kerl, ich bet(rübt), sehen wie was; kindt sehen; vesper; mut(ter); unterschrib(en); Alt(hann) ich all sagt, umb rath, vill, ich betribt, frein ewig; nichts". Es waren nur wenige Monate nach der Geburt des ersten Sohnes vergangen, den der Kaiser auch trotz seines Aufenthalts in Laxenburg regelmäßig besuchte. Überraschte Karl nun Elisabeth Christine mit einer anderen Person in ihren Räumlichkeiten? Karl war dieser Tage nicht in Wien, doch war seine Anwesenheit aufgrund der Prozession an diesem Tag zu erwarten. Eine Lesung der Passage ist schwierig, doch beschäftigte das Ereignis den Kaiser auch die kommenden Tage.[70] Mehrfach beriet er dazu laut Notizen mit Althann. Schließlich kam es offensichtlich am 27. Juni zur Aussprache, wobei Karl in seinen Aufzeichnungen wie am 21. Juni explizit auf den vergangenen Mittwoch verwies: „*herzen weg(en) weib, so ich end(lich) ihr sagen* [...] *Mit weib endl(ich) weg(en) Mittwoch, doch bestand(ig), sehen*". Auch waren diese Tage durch den Tod des Kurfürsten von der Pfalz, Bruder der Kaiserinmutter und Onkel des Kaisers, am 8. Juni überschattet.[71] Eventuell beziehen sich die Verweise zur notwendigen Aussprache mit Elisabeth Christine auf diesen Todesfall, die aufgrund der Geburt eventuell noch schonend behandelt wurde. Trotz der schwierig zu entziffernden Handschrift erscheint die vorgeschlagene Lesung auch aus dem Kontext mit dem Suchen des vertrauten Gesprächs mit Althann in dieser Angelegenheit durchaus als eine mögliche Interpretation. Die mehrfachen Verweise belegen jedenfalls eine gewisse Bedeutung und eventuell auch Verunsicherung des Kaisers im Umgang mit dieser Situation, in der er sich bei seinem männlichen Vertrauten Rat suchte.

Persönliche Frömmigkeit und Reflexionen über den eigenen Gemütszustand

An dieser Stelle kann nicht detailliert auf die zahlreichen entsprechenden Anmerkungen des Kaisers in den Tagebüchern eingegangen werden, doch sollen einige Beispiele ein entsprechendes Spektrum deutlich machen.[72] Karl VI. begegnet uns in seinen Notizen als arbeitsamer und frommer Monarch. Er notierte etwa, dass er „viel" oder gar bis in die Nacht arbeitete, fleißig, der „Kopf voll" oder auch „faul" war.[73] Dabei schilderte er vereinzelt wohl auch das Lesen der eingehenden Schreiben und Vorschläge.[74]

70 19. Juni: „*Alt(hann) bey mir, lib, herzen, g(ar) wohl, fr(eund) ewig, r(e)dt weg(en) weib*"; 21. Juni: „*weib wan* [?] *zit kom(men) fur(c)ht wegen oben mitt(woch)*"; 24. Juni: „*weg(en) weib kerl, mit Alt(hann), acht*"; 25. Juni: „*Alt(hann) lib, herzen, red(en), weib so in alt(em), mit Alt(hann) vill, herzen, lib*"; 26. Juni: „*Alt(hann) lib, weg(en) weib*".

71 14. Juni: „*nach Churpfalz todt, k(ai)s(erin) mut(ter) betrubt, gross cammerklag*"; 15. Juni: „*auf W(ien), k(ai)s(erin) mut(ter) condo(lieren)*".

72 Ausführlicher dazu Seitschek: Tagebücher (2018), S. 90–92, 99–115.

73 Dazu ausführlich Seitschek: Tagebücher (2018), S. 80–86.

74 Z. B. 7. September 1728: „*hofcanz(ler) komen, ich ganz abendt lesen, schriben; essen; widter lesen, schriben*".

Immer wieder sind Verweise auf den eigenen Gemütszustand zu finden, etwa als es gemeinsam mit den Kindern „lustig“ war oder diese „herzig“ waren (29. Februar 1724; Nikolauseinlegungen am 6. Dezember). Sah Karl VI. den Vertrauten Althann wegen Krankheit nicht, war er „üblen Humors“.[75] Insbesondere nach dem Tod des Vertrauten verwies er auf seinen traurigen Gemütszustand und fühlte sich krank (29. Mai 1722: *„fr(eund) †, herz, nie lustig, layder“*). Nicht zuletzt finden sich Notizen darüber, dass sich Karl melancholisch fühlte (21. Februar 1732): *„na(c)hmit(tag) nichts, lesen, dep(es)ch(en), melanc(holisch)“*.[76] Melancholie wurde in der Frühen Neuzeit ambivalent ausgelegt. Man sah diese zwar durchaus als sündhafte Krankheit (Trägheit), aber auch als Zeichen des Erwähltseins. So notierte Elisabeth Charlotte von der Pfalz, die Gattin des Bruders Ludwigs XIV., mehrfach diesen Krankheitszustand, dem sie durch aktive Tätigkeit (Jagd) und Schreiben zu begegnen versuchte.[77] Besonders deutlich schilderte der Kaiser seinen schwankenden Gemütszustand im Umfeld der Erkrankung und des Todes des Vertrauten Althann 1722: *„ich gar aus mir“* (6. März), *„ich ganz ausser mir“* (7. März), *„ich ganz confus“* (11. März), *„ich nar(risch)“* (12. März), *„ich m(e)hr todt als lebendig“* (13. März) oder *„ich ausser mir, wei(nen), betr(übt)“* (15. März).

Nicht zuletzt fällt der für die individuelle und dynastische Darstellung sowie das Selbstverständnis des Souveräns und die Ausübung von Herrschaft nicht unwesentliche Begriff der „Ehre“ vereinzelt, etwa im Zuge der Anbahnung des Friedens mit Spanien 1725. Unmittelbar vor Unterzeichnung des Friedenswerkes, das u. a. wohl von Wien nicht ganz ernsthaft betriebene Überlegungen eines Heiratsprojektes zwischen beiden Dynastien umfasste, notierte er am 18. April 1725: *„hofc(anzler) weg(en) Span(ien), neg(otia) in alt(em), bleiben bey alt vorschlag, nuz, ehr“*.[78] Dabei ging es sicherlich nicht nur um die persönli-

75 Vgl. etwa 21. Mai 1720: *„Alt(hann) ubl, kopf, pod(agra), Garel(li) nit gefal(len), haus bleiben, ich ubl humor“*. Dies änderte sich mit Besserung des Gesundheitszustandes des Freundes (27. Mai): *„na(c)h Alt(hann) bey mir, wohl, voll freyd, r(e)dt vill“*.

76 S. auch 6. Dezember 1715: *„ich melan(cholisch)“*; 27. Oktober 1720: *„melanc(holisch), Alt(hann) lib fr(eund)“*. 1715 beschäftigte den Kaiser der Tod des Trierer Kurfürsten Karl Joseph von Lothringen in Wien (geb. 1680, gest. 4. Dezember 1715). Die letzten Worte im Tagebuch unterm 12. Oktober 1740 lauten dann: *„zu lezt ganz vormit(tag) ord(inari), bey weib, sp(ielen); nahmit(tag) auch denken, ord(inari); faul so(nst)“*.

77 Vgl. dazu Böth (2015), S. 304–334. Zur Melancholie mit Betonung der eigenen Frömmigkeit in den Schreibkalendern der Landgräfinnen von Hessen-Darmstadt als trauernde Witwen Meise (2000).

78 Auch bezeichnete Karl die Übereinkunft mit Spanien am 27. April 1725 als *„fridt ehrlich“*. Gerade der Punkt einer Vermählung der Kinder der Herrscherfamilien war von Wien nie ganz aufrichtig betrieben worden. Die Einhaltung von Verträgen und somit Treue zum eigenen Wort war auch ein wichtiges Element der Ehre eines Fürsten: Wolfgang Weber (1998), S. 90. Zu den Verhandlungen zusammenfassend mit weiterführender Literatur Seitschek: Tagebücher (2018), S. 374–404. Vgl. Dhondt (2015); Mur Raurell (2011). Ähnliche Erwähnungen von „Ehre“ dürften auch in den frühen Jahrgängen vorliegen, etwa während der Kriegsunternehmungen und Verhandlungen in Spanien (z. B. 8. Jänner 1707). Ein genaueres Studium der frühen Jahrgänge wäre jedenfalls notwendig, da *„ehr“* und *„ehe“* aufgrund der Schreibweise kaum voneinander zu unterscheiden sind. Der Be-

chen, individuellen Verpflichtungen gegenüber seinen spanischen Unterstützern, sondern auch um für die Ehre der Dynastie wichtige Fragen. Nicht von ungefähr tauchen etwa die Problematiken des künftigen Umgangs mit Katalonien, dem spanischen Königstitel oder dem Toisonorden als prestigeträchtiges Erbe der Familie Habsburg in den Notizen im Zuge der diplomatischen Friedensverhandlungen auf.[79]

Interessant in Bezug auf das eigene Schicksal ist das in den Notizen deutlich werdende, bereits genannte Sich-Fügen in den Willen Gottes. Entsprechende Formeln begegnen uns etwa anlässlich längerer Reisen oder der Geburten der Kinder. Dabei verwies der Kaiser nicht zuletzt auf die Hoffnung auf einen künftigen männlichen Erben (siehe oben). Besonders deutlich wird dieser Fatalismus bei einer Warnung an den Kaiser (28. November 1724): „*komen brif, mein leben gefahr, was Gott will*". Allgemein ist festzustellen, dass die die eigene Frömmigkeit betreffenden Passagen im letzten Lebensjahrzehnt nach Umfang und Anzahl zunehmen. Auch die Nennungen „Gottes" werden in seinen Notizen häufiger, etwa wenn er eifrig zu diesem betete.[80] Diese Anrufungen Gottes stehen im Kontext des bereits erwähnten, vom Kaiser verschuldeten Todes des Oberststallmeisters Schwarzenberg nach einem Jagdunfall. Auch bei der bereits behandelten folgenden Kur in Karlsbad dankte Karl mehrfach für deren guten Verlauf (siehe oben). Gott gedachte er nicht zuletzt am Ende des alten Jahres, um sich gute Vorsätze vorzunehmen (31. Dezember 1732): „*sonst ri(c)hten schluss alt(em) anfang ney jahrs, Gott danken, leben bessern, ney anfangen*". Dabei betete er nicht nur für die Seele Verstorbener oder die Ge-

griff der „Ehre" als Forschungs- bzw. Quellenbegriff ist im Kontext des frühneuzeitlichen Hofes, des Adelsstandes sowie der regierenden Familie selbst von Bedeutung. Die Verwendung der Begriffe *honor*, *fama*, *gloria* oder *decorum* im Rahmen der barocken Herrschaftsrepräsentation illustriert deren Wichtigkeit. Für den Hof Karls VI. s. etwa Pečar: Ökonomie (2003). Dabei ist die individuelle sowie gruppenspezifische Ausprägung von Ehre, auch im Kontext der beiden Geschlechter, Sexualität und Reproduktion, von Relevanz. Allgemein mit weiterführender Literatur zu den genannten Punkten u. a. Dinges (1998); Graf (2005); Wolfgang Weber (1998); Wolfgang Weber (2006); Wrede/Carl (2007).

79 Siehe dazu Seitschek: Tagebücher (2018), S. 294 f., 378, 392–396. Auch der Begriff der „Schande" begegnet uns mehrfach in den Notizen, wobei die Nennungen von Hinweisen auf „schändliches" Wetter (8. August 1725: „*ins jagen, Stokraw, gahr schand, regen, 6 ½ wek, 9 an komen, auf wasser jagen, wol(ken) stark, nit kon(en), auf land ri(c)hten, ich derweil essen, erst umb 3 fehrtig, jagen*"), einen schlechten Spielverlauf (27. April 1721: „*zu haus, schandlich spil(en)*") oder den Gesundheitszustand (6. März 1722: „*Alt(hann) ader lassen, blut gahr schand, Gar(el)li nit fallen, fur(c)ht*") bis hin zu diplomatischen bzw. politischen Anlässen reichen. Der nicht ganz gewünschte Aufenthalt der Nichte in Prag 1723 wird von Karl VI. etwa mit „*umb 6 Erz(herzogin) Saxen komen, schand*" (31. August 1723) quittiert, s. dazu Seitschek: Tagebücher (2018), S. 159–161. Auch der lange andauernde Landtag in Ungarn, bei dem auch die Pragmatische Sanktion angenommen wurde, fand das Missfallen des Kaisers (14. Juni 1723: „*Ung(arn) l(andtag) aus, schand*").

80 11. Juni 1732: „*ernst Gott ayfrig betten*"; 12. Juni: „*and(acht) ernst, ich Gott noth klagt, anrift, auch rais Carlsbaadt helfen*". Ein Vertrauen in Gott bzw. das Bewusstsein, in Gottes Hand zu sein, ist selbst in den Tagebüchern Samuel Pepys' fassbar: Schmale (2003), S. 115.

sundung erkrankter nahestehender Personen, sondern auch für das eigene Schicksal sowie das des eigenen Hauses.[81]

Karl VI. verwies also mehrfach durchaus auf starke Gemütszustände, selten jedoch notierte er in den durchgesehenen Jahrgängen, dass er selbst weinte. Einzig kurz vor dem Tod Althanns, eine gewisse Ausnahmesituation also, weinte auch der Kaiser laut seiner Notizen (15. März) und verlor so ein wenig an Selbstkontrolle. Anders begegnet uns Elisabeth Christine in den Aufzeichnungen. Schon die junge Königin war aufgelöst, als ihr der spanische König Karl wohl seinen Gedanken, ins Feld zu ziehen, mitteilte.[82] Elisabeth Christine „weinte" nicht zuletzt unmittelbar vor ihrem Aufbruch nach Karlsbad (11. Mai 1721): „*weib vill, sie betr(übt), weint, rais*". Am 20. Mai 1722 weinte sie wegen Halsschmerzen.[83] Am 4. September 1725 beurlaubte sich Karls Schwester Maria Elisabeth von der kaiserlichen Familie, da sie zu ihrer Statthalterschaft in die Österreichischen Niederlande aufbrach. Dieser durchaus als möglicher Abschied für immer wahrgenommene Vorgang fand auch in den Tagebuchnotizen einen entsprechenden Niederschlag. Wiederum verwies der Kaiser auf die weinende Kaiserin, die aufgrund von Beschwerden zur Erholung nach Baden aufbrach.[84] Auch 1728 weinte die Kaiserin, als Karl Graz verließ, um seine innerösterreichische Erbhuldigungsreise fortzusetzen (16. August): „*all bey weib, weint, bet(rübt) kindt, sey endlich Gotts namen, 5 wek, rais, al(lein), weib Graz lassen, betrübt, ich kindter trosten, in Gottes namen, erst na(c)ht Wildan 8 ½ ankomen, ich gahr nit wohl, brust, magen, kopf*". Auch die Kinder mussten getröstet werden, und der Abschied schlug nicht nur sprichwörtlich auf den Magen des Kaisers selbst. Nicht zuletzt Maria Theresia „weinte" bei einem väterlichen Gespräch im Vorfeld ihrer Verehelichung mit Franz Stephan 1736.[85] Kurzum begegnet uns das Weinen als Umgang mit schwierigen Situationen in den Tagebüchern vornehmlich im Kontext der weiblichen Mitglieder des Kaiserhauses, auch wenn in der speziellen Ausnahmesituation des Todes Althanns selbst Karl VI. weinte und damit seine Affekte in dieser Situation nicht kontrollieren konnte.

81 Mehrfach stehen entsprechende Bitten etwa im Zusammenhang mit der Hochzeit Maria Theresias (1. Jänner 1736: „*heyrath, fridt, Gott helfen, innerlich landter alles recht einrichten*"; 31. Jänner: „*richten, and(acht), Gott anrufen wegen tochter*").

82 15. August 1708: „*Star(hemberg) reden, schreiben, weg(en) feld* [?] *gehen wan occasion gibt, mit k(öni)gin weg(en) feld, weinen, sonst so krank, nach lustig, gut*".

83 20. Mai 1722: „*weib wein(en), hals weh*".

84 4. September 1725: „*na(c)h r(e)dten urlaub nehmen, ich sie, r(ec)ht betribt, libe schw(e)ster, villei(c)ht nie sehen, nb; essen; nachmit(tag) noch mahl urlaub, ich recht betribt, end(lich) sie ¾ auf 4 in Gottes seegen in Niderl(ande) weg; ich nacher noch bey weib, vill, sie auch wein(t), end(lich) weg(en) fus auch sonst 4 ¼ auf Baadten*".

85 26. Jänner 1736: „*nb mit Ther(e)s(l) weg(en) hey(rath), ernst vatter r(e)dten, sie gut nomen, weint, zur(e)dten*".

Homosexualität?

Mehrfach wurde bereits das besonders nahe Verhältnis zwischen Karl VI. und Althann angedeutet. „Körperliche Nähe zwischen Männern, die sich im Kuss, dem geteilten Schlafzimmer oder Bett, dem gemeinsamen Essen und Trinken äußert, ist im 17. Jahrhundert selbstverständlich.“[86] Bei den folgenden Stellen muss erneut auf die schwierige Lesbarkeit der Tagebücher verwiesen werden, die Lesungen sind letztlich in gewissem Maße auch Interpretationen.

Althann wird seit Beginn der erhaltenen Tagebuchführung regelmäßig in den Notizen genannt. Auch nach der Rückkehr nach Wien gibt es zahlreiche Nennungen. 1717 scheint dessen Name beinahe täglich mehrfach auf, insbesondere in der Jagdsaison, als Althann den Kaiser in seiner Funktion als Oberststallmeister bei dessen Ausflügen begleitete. Daneben machen die Notizen deutlich, dass Karl nicht zuletzt politische Fragen sowie Funktionen im Hofstaat mit Althann besprach. War dieser krank oder ein Zusammentreffen nicht möglich, korrespondierte er mit dem Freund mittels Briefen und machte durchaus deutlich, dass ihm dieser fehlte, was nicht selten einen üblen „Humor“ Karls zur Folge hatte. Auch nach seinem Tod nannte der Kaiser den Namen des Vertrauten häufig in seinen Notizen, selbst in den späteren Jahrgängen fällt dieser weiterhin regelmäßig.[87] Nicht nur in den spanischen Jahren oder anlässlich des Todes verwies Karl auf die Gattin Althanns, Maria Anna Pignatelli, sondern auch auf deren Kinder. So notierte der Kaiser am 29. Juni 1717 wohl den Besuch des jungen Sohns Karl bei ihm: „*Carl, Alt(hann) sohn bey mir, lib, herzen, gut gahr*“.[88]

Das besonders vertraute Verhältnis zwischen Althann und Karl VI. wird jedenfalls in den Notizen des Erzherzogs und späteren Kaisers deutlich. Gerade der Eintrag zum Tod Althanns illustriert das enge Verhältnis der beiden (16. März 1722):

> unter der lezten messen ganz ga(c)h (oh hohster Gott) umb 8 mein einzigs herz, mein trost, me(in) treyster diener, me(in) herzen freundt, der mich wie ich ihn 19 jahr innigli(c)h gelibt, ein wahr freundschafft gehabt, unser ein herz wahren undt in nichts aneinander nichts verborgen gehabt, in disen 19 jahren nie uneinig gewesen, mei(n) camerher, na(c)her obrist stallme(i)ster, mein alles, mein l(i)bster Michl Johan grav Althan gestorben, in einer halben 4tl stund seind unser herzen zertrennt worden, der ewig in mei(n) herz, lib fr(eun)

86 Schmale (2003), S. 145. Allgemein s. Fernandez (1992); Gerard/Hemka (1989). Speziell zur Frühen Neuzeit und der das Bild bestimmenden Quellenlage bzw. dem unterschiedlichen Forschungsstand kompakt Schmale (2003), S. 213–226. Die Jahre um 1700 bezeichnet er als „Übergangsphase“, da der „aufklärerische Geschlechterdiskurs“ schließlich eine entsprechende Definition der Geschlechter bewirkte. Dieser attestiert er eine größere Durchschlagskraft als der Theologie und Inquisition (S. 218). Grundsätzlich war seit der Reformation v. a. die nicht der Fortpflanzung gewidmete Sexualität verpönt (Jarzebowski (2010), Sp. 1122), wobei unterschiedliche Maßstäbe für (unverheiratete) Männer und Frauen galten (etwa Dinges (1998), S. 133–137).

87 Dazu Graphiken in Seitschek: Tagebücher (2018), S. 246, 482. Vgl. Seitschek: Kaiser (2018).

88 Zu Althann allgemein und Nennungen von dessen Familie Seitschek: Tagebücher (2018), S. 223–239. Zur Darstellung des Verhältnisses in der Historiographie Backerra (2020).

d, d(en) ewig in *[herzen]*, sei(n) kindtern undt fraw was ich ih(m) schuldig, so lang ich leb erkandlich sein werdte, Gott sey mei(n) laydt klagt, de(n) ich al(lein) trost, alles vor mi(c) h verlohren; hat 3 sohn Michl Hans de(n) 4 Apr(i)l, alt 12 iar, Carl de(n) 14 Ap(ri)l, alt 8 jahr, Tonerl de(n) 19 July, alt 6 jahr, Teresl, alt 11 jahr in 8ber, Mariadl alt 7 jahr, niemal verlassen, Gott sey seiner seel gnadig undt trost mich, amen.

Die zahlreichen und zum Teil täglichen Verweise auf Althann, dem er „*ewig*" zugetan, ihm „*lib*" wäre und diesen im „*herzen*" hätte, belegen jedenfalls das besondere Vertrauensverhältnis. Zu den Standardformulierungen in diesem Kontext zählen auch „*bed wohl*", was sich auf den Kaiser und Althann beziehen dürfte.[89] Einige Kürzel (z. B. „g" für ganz, gar oder gut) sowie Wortgruppen im Zusammenhang mit Nennungen Althanns sind nur schwer zu interpretieren bzw. entziehen sich in Einzelfällen aufgrund des undeutlichen Schriftbilds ganz einer Interpretation. Typisch ist nicht zuletzt der Hinweis auf „*gut*" im Zusammenhang mit den häufig genannten Treffen.[90] Das Kürzel „so" ist wohl als „solches" oder im Sinne von „sonst" zu verstehen, da es im Kontext mit Althann auch ausgeschrieben wird.[91] Der dominierende Begriff „Freund" kann jedenfalls ein enges Verhältnis andeuten, musste es aber nicht.[92]

Der medizinische Aspekt soll nicht unerwähnt bleiben, da vertrauenswürdige Freundschaften „um die notwendige soziale Aufrechterhaltung des Gefühlsflusses und damit um die Vermeidung von Verstocktheit"[93] durchaus als nützlich thematisiert wurden. Ähnlich wie sich Säfte nicht stauen sollten, wäre es auch bei Gefühlen zu handhaben. Francis Bacon meinte demnach, dass allein ein „wahrer Freund" das Herz öffne, dem man auch die auf dem Herzen liegenden bzw. niederdrückenden Gefühle mitteilen könnte.[94] Man fühlt sich an den Eintrag zum Tod Althanns erinnert. Inwieweit diese Beziehung nun eine enge Freundschaft, homoerotische oder gar homosexuelle Züge hatte,

89 Theoretisch könnte darunter auch der Besuch beider Ehegatten bei Hof verstanden werden. Nicht zuletzt aus diesem Grund lag deren Palais in der Sommerzeit in der Nähe der kaiserlichen Favorita: Pichorner (1985), 39, 51 f.; Seitschek: Tagebücher (2018), S. 235 f. Eher auszuschließen ist aufgrund der häufigen Nennung, dass die Erwähnung den Hofbaudirektor Gundacker Graf Althann meinte.

90 12. Juni 1720: „*nacher Alt(hann), lib, herzen, fr(eund) g(ar) be(i)d, wohl ewig er l(ieb), verl(ässlich?), fr(eund) gut gahr*".

91 Z. B. 16. Dezember 1720: „*Alt(hann) fr(eund) g(ar) wohl, sonst ewig fr(eund), neg(otia), r(e)dt vill*" bzw. 25. Dezember: „*Alt(hann) fr(eund), so(nst) wohl*". Eine Interpretation etwa als „Sodomie" scheint eher ausschließbar. Zum Begriff „Sodomie" und deren Bestrafungen Zedler (1732–1754), Bd. 38, Sp. 328–335 (Sp. 328: „*Man kann beyde Ursachen zusammen nehmen: Den unnatürlichen Gebrauch der Zeugungs-Glieder und die geile Absicht, die man dabey hat; daraus aber auf das deutlichste erkennen, daß ein solcher Beyschlaff wieder den Willen Gottes sey, so fern er auch durch die Vernunfft aus der Natur des Menschen erkannt wird*"). Grundsätzlich legt die schwere Lesbarkeit der Schrift nahe, bei Unklarheiten ein gewisses Maß an Vorsicht bei den Interpretationen walten zu lassen.

92 Schmale (2003), S. 145 f., 214–217. Dort kurz zur Begriffsproblematik insgesamt. Männliche Freundschaften werden etwa auch von mittelalterlichen, christlichen Denkern thematisiert: Fernandez (1992), S. 143.

93 Rublack (2001), S. 101.

94 Rublack (2001), S. 100–103. Die Unterdrückung von Affekten wurde jedenfalls auch als Krankheitsursache benannt: Stolberg (2001), S. 40–44.

kann nur eine künftige gründliche Aufarbeitung der Tagebücher im Rahmen einer Edition leisten, zu der erste Schritte seitens des Autors bereits unternommen werden.

Einzelne Schlaglichter deuten jedoch auf ein sehr enges Verhältnis hin. Während der Reise durch Katalonien 1710 verblieb Elisabeth Christine etwa in Barcelona, während der spanische König per Brief mit ihr kommunizierte. Althann begleitete ihn jedoch und teilte sich mit diesem laut Notizen auch das Bett. Am 9. Jänner schrieb Karl etwa: „*Alt(hann) bey mir schlaff, gut ga(n)z haubt, in ein bett, ewig lieb*".[95] Am letzten Abend der Reise ist dann zu lesen (30. Jänner 1710): „*mit Alt(hann) nicht r(e)dt, wenig bos, er so, sonst ih(m) ewig lieb v(on) herzen, url(aub), lezt schlaf beys(ammen)*". Entsprechend dem Begriff des „Madls" taucht in den frühen Jahren sowie später auch „Bub" in den Notizen auf, wobei die Lesung des letzten Buchstabens gewisse Schwierigkeiten bereitet.[96]

Auch scheint es einzelne explizite Verweise auf „Küsse" zu geben. Im Dezember 1715 war Althann krank und besuchte daher den Kaiser nicht. In den Notizen finden sich zahlreiche Hinweise auf den Austausch von Schreiben. Endlich begegnet Karl VI. dem noch nicht ganz wiederhergestellten Vertrauten am 13. Dezember. Dazu notierte er: „*nacher Alt(hann) sehen, lib, herzen, freydt, kus, ga(r) all lib, er nach haus, noch schlecht*". Wenige Tage nach dem Diskussionsbedarf mit der Gemahlin brach Karl am 30. Juni 1716 nach Mariazell auf. Auch dorthin begleitete ihn Althann. Am 3. Juli ist dann zu lesen: „*nach Alt(hann) kus, freindt, end(lich) stal(meister) werden, r(e)dt, vill, ewig, frey(nd?), schon wetter, Lil(ien)feldt*".[97] Nach der Genesung Althanns 1717 notierte Karl VI. am 17. Oktober: „*nacher Alt(hann) sehen, unverhoft freydt, ausser mir, lib, herzen, kus tausend mahl, ganz froh*". „Küssen" begegnet uns durchaus als Topos in Briefen der Zeit, um besondere Nähe auszudrücken. „Tausendmal küssen" ist

95 Vgl. auch 8. Jänner 1710: „*Alt(hann) bey schl(af), gut, lib, all herz*"; 12. Jänner: „*Alt(hann) schlaff mit mir, ich ein bett, ga(n)z gut, haubt ewig lieb, freundt*".

96 Der letzte Buchstabe könnte auch als „l" oder eher unwahrscheinlich „k" gelesen werden. Ein Vergleich mit der Schreibung „*lib*" etwa legt die Lesung als Bub nahe. Einige Passagen: 3. September 1708: „*sonst Romeo, Buzi r(e)dt, Alt(hann), Stel(la), Imhof, gut, Stella weg(en) Wiscardi, Sinzen(dorf), bub* [Bul?] *ehr(en)worth, serenata geben*"; 28. November: „*Alt(hann) gaz, so ewig lieb, freund, bub gut*"; 19. November 1720: „*Alt(hann), so(nst) fr(eund), bub*"; „*madl lustig, mir so lieb bis in todt, lib nit gar, ich zeig bos, ubel, sonst nichts, bueb sehen, alweyl mehr lieb, herzen*" (zit. n. Tersch (2008), S. 120). In diesem Kontext sind auch die immer wieder erscheinenden Verweise auf einen Forstknaben in den späteren Jahrgängen in der Literatur durchaus breitenwirksam bzw. kann eine zitierte Stelle vom 17. Juni 1740 genannt werden: „*Bueb erster Dienst, gut ich froh, lieb, herzen, red, länger küsst, lieb versi chert*" (zit. n. Weissensteiner (2015), S. 38). Dabei ist festzuhalten, dass Karl VI. gerade in den letzten Lebensjahren größere Passagen mittels Zahlencodes chiffrierte. Ausführlich zu diesem „Jagdburschen" künftig Backerra (2020).

97 Neben diesen Stellen, sofern richtig gelesen, werden die Tagebücher sicherlich weitere entsprechende Angaben enthalten. Diese Passagen könnten aber durchaus auch im Sinne von „Kins" (= Kinsky, adelige Familie mit einem Brüderpaar in Diensten Karls) gelesen werden, was die Problematik der Interpretation der Tagebuchnotizen verdeutlicht. Bei der Passage vom 3. Juli scheint ein i-Punkt vorhanden zu sein, was aber auch im Sinne von „küssen" interpretiert werden könnte.

etwa in den Briefen Isabellas von Parma an Marie Christine von Habsburg zu lesen, deren Verhältnis aufgrund dieser Schreiben begreiflicherweise trotz der im 18. Jahrhundert keineswegs untypischen innigen (Brief-)Freundschaft zwischen Frauen auch im Kontext einer möglichen intimen Beziehung behandelt wird.[98] Einträge Karls im September 1717 machen die Nähe zum Freund mehrfach deutlich (3. September: *„Alt(hann) bey mir, er lib fr(eund), ewig g(ern), beed gahr wohl, er gehrn sehr, weyter lib, herzen, ewig“*).

Die Notizen deuten jedenfalls ein enges Vertrauensverhältnis zwischen Karl VI. und Graf Althann an, das nach diesem Eindruck durchaus homoerotische Züge hat. Vor allem in Zeiten der Trennung von der Ehefrau, etwa auf Reisen oder auch nach Geburten (z. B. 1716 und 1717), scheinen die Einträge ein besonders enges Verhältnis nahezulegen.

Schlussbetrachtungen

Fasst man die genannten Beispiele mit Blick auf die Krankheiten, gesundheitlichen Herausforderungen sowie gesundheitsfördernden Maßnahmen des Kaiserpaars zusammen, so kann zunächst auf Aderlässe, den Aufenthalt bzw. das Spazieren in der frischen Luft und Kuren hingewiesen werden. Bei Letzteren begegnen uns die alljährlichen Trinkkuren in der Favorita bzw. Residenz sowie kleinere oder größere Kurreisen nach Baden bei Wien bzw. Karlsbad. Insbesondere die Kaiserin unternahm solche längeren Kuraufenthalte, wobei die Notizen von 1721 belegen, dass sie dies nicht immer mit großer Freude tat (Abschied). Natürlich sind diese Maßnahmen vor dem Hintergrund der Beförderung weiterer Schwangerschaften Elisabeth Christines zu sehen. Sauerbunnen-Trinkkuren waren hingegen nicht nur gängige Praxis des Kaisers, sondern auch dessen Vertrauter Althann genoss eine solche. Am Rande sei an dieser Stelle erwähnt, dass die Kuraufenthalte stets in der Habsburgermonarchie stattfanden, man z. B. nicht die Quellen in Spa besuchte, wie etwa Peter der Große.

Karl schrieb in seinen Notizen durchaus über seine Beschwerden, benannte explizit auch seine Schmerzen, etwa am Arm oder Fuß. Ähnliches gilt für Schmerzen der Kaiserin oder der Kinder, etwa wenn er „Halsweh“ oder „*zantweh*“ notierte. Insofern ist bei Beschwerden kein Unterschied der Diktion bzw. der Wahrnehmung des „männlichen“ oder „weiblichen“ Umgangs mit einer Erkrankung zu fassen. Zudem kann man sich des Eindruckes nicht erwehren, dass die Länge und Dichte der die eigene Gesundheit betreffenden Einträge mit dem Alter zunimmt, nicht zuletzt aufgrund der detaillierten Dokumentation des eigenen Kuraufenthalts in Karlsbad 1732. Gut konnte der Umgang mit dem vertrauten Leibarzt Garelli gefasst werden, mit dem er sich nicht nur bei eigenen, sondern auch Erkrankungen der Gattin sowie des Freundes Althann regelmäßig austauschte. Bezüglich „Hofkrankheiten“ kann

98 Tamussino (1989), S. 196–214 (mit Zitaten aus den Briefen).

neben der durch die Ernährung bedingten Fußgicht auf die erwähnten melancholischen Gemütszustände verwiesen werden. Es ist jedenfalls eine durchaus regelmäßige Dokumentation des chronischen Leidens der Podagra festzustellen sowie deren Behandlung durch Trinkkuren. Bezüglich des Einflusses dieser Krankheiten auf das Selbstbild des Kaisers geben die Tagebücher wenige Rückschlüsse, außer dass er eben „nicht wohl" wäre und an Schmerzen litt.[99] Dieses Bild eines durchaus kranken Monarchen ist jedenfalls vor dem Hintergrund des Vergleichs mit bzw. der Darstellung Karls VI. als tugendhafter Held Herkules von Interesse.[100] Ähnliche Inszenierungen als Herkules neben zusehends vorhandenen Krankheiten sind ja auch für Ludwig XIV. oder August den Starken von Sachsen festzustellen.[101]

Ein Unterschied zwischen Kaiserin sowie schreibendem Kaiser kann in den Notizen im Umgang mit schwierigen Situationen festgestellt werden: Zwar trauerte Karl wegen der Erkrankung und dem Tod seines Freundes Althann, seine geschilderten Notizen legen auch eine emotionale Aufgelöstheit nahe, doch enden bzw. enthalten diese Anmerkungen dann stets einen Hinweis auf die Hoffnung auf Gottes Hilfe bzw. das Vertrauen in Gott. „Nur der nüchterne, sich emotional beherrschende und gesunde Monarch wird allerdings angemessen sprechen, sich bewegen, kleiden und auftreten können."[102] Emotionen Karls begegnen uns in den Notizen also nicht von ungefähr nur während der unmittelbaren privaten Schreibsituation oder im nahen familiären oder freundschaftlichen Umgang. Elisabeth Christine oder andere Frauen der kaiserlichen Familie „weinten" hingegen mehrfach auch bei geringeren Anlässen, etwa bei Verabschiedungen vor langen Reisen. Kann man hier vielleicht eine Tendenz zur Wahrnehmung einer geringeren Selbstkontrolle bei den kaiserlichen Frauen in den Tagebüchern fassen? Nicht zuletzt wurde die schwangere Kaiserin nicht zum sterbenden Sohn vorgelassen, was zum Schutz der werdenden Mutter bzw. des ungeborenen Kindes diente. Karl VI. besuchte diesen jedoch mehrfach in seinen letzten Tagen. Dass ihn der Tod des erhofften Erben schwer traf, belegt nicht zuletzt das Aussetzen der Tagebücher in der unmittelbaren Folgezeit.

Insgesamt nehmen die Kinder sowie die Ehefrau einen gewissen Raum in den Notizen ein. Die Rolle des sorgenden Familienvaters und Ehemannes ist jedenfalls mehrfach greifbar, z. B. am 18. Jänner 1736:

> nb weib umb mitna(c)hts krank wordten, stechen seyten, Garel(l)i schikt, nichts geschlafen, er eingeben, fruh 6¾ aufgestandten, Garel(li) do(k)ter weib aderlassen; ich betten, ri(c)hten, and(acht), messen; bey weib, sie auf aderl(ass) besser; ich ganz vormit(tag) schreiben, arbeith(en); auf heunt ofters bey weib gewest und arbeith bis essen; na(c)hmit(tag) auch bey weib; *[...]* sie besser, doct(er) na(c)h adter sprengen, ste(c)hen aufgehort; ich arbe(i)then; nach 4 vesper; *[...]* weib besser.

99 Z. B. 2. Februar 1722: „*ich aber gahr nit wohl, alteraci(on), catar*"; 8. Februar: „*schmerzen, na(c)h wenig catar*".

100 Dazu etwa ausführlich Matsche (1981), Bd. 1, S. 333–371.

101 Schmale (2003), S. 129 f.

102 Wolfgang Weber (1998), S. 87.

Kurzum: Er begegnet der Kaiserin in den Notizen in seinen Rollen als Ehemann und (Haus-)Vater.[103]

Grundsätzlich wird bei den Geburten der Töchter, dem Tod des Sohnes und nicht zuletzt den Kuraufenthalten das Sich-Fügen in den Willen Gottes bzw. der Dank an diesen deutlich. Das Vertrauen in Gott half Karl auch im Hinblick auf potentielle Drohungen und letztlich Gefährdungen, wie etwa aus Anlass des Zusammensturzes von Schlafräumlichkeiten im Rahmen der innerösterreichischen Erbhuldigungsreise 1728 deutlich wird.[104] Es ging dabei weniger um Männlichkeit als um eine der Dynastie eigene Frömmigkeit, also weniger um „doing masculinity" als um Kommunikation eines aus der Habsburger Familientradition entwickelten monarchischen Selbstverständnisses.

Die regelmäßigen Aufzeichnungen zu den verbrachten Nächten mit Elisabeth Christine insbesondere als junges Ehepaar genauso wie die Notizen zur möglichen Schwangerschaft und schließlich deren Verlauf illustrieren jedenfalls, dass Erzherzog Karl die dynastischen Pflichten ernst nahm. Seine „Männlichkeit" wurde, sofern richtig gelesen, 1716 etwas herausgefordert. Leider sind die Hinweise trotz der Deutlichkeit vage, jedoch beschäftigte der „Kerl" bei Elisabeth Christine den Kaiser mehrere Tage, auch in den Gesprächen mit dem Vertrauten Althann. Im Hinblick auf sexuelle Neigungen wurden die zahlreichen Nennungen von „*madl*" in den spanischen Jahren angeführt, die nicht zuletzt im Kontext von Althanns Namen stehen. Handelte es sich dabei um eine bestimmte Frau, etwa die künftige Gattin Althanns, Maria Anna Pignatelli, wie oft vermutet, oder doch um unterschiedliche, dem jungen König vorgestellte Frauen im Umfeld des königlichen Hofes?[105] Althann selbst und seine Rolle bieten zudem die Möglichkeit, über eine homoerotische Beziehung des Souveräns und seines Vertrauten nachzudenken.[106]

Um nun „männliche" Sichtweisen noch deutlicher fassen zu können, müssten diese mit Aufzeichnungen von Frauen verglichen werden, was an dieser Stelle nur vereinzelt geleistet werden konnte, beispielsweise bezüglich der Nennungen von Melancholie.[107] Nichtsdestotrotz deuten sich gewisse Tendenzen an, etwa beim Zeigen von Emotionen im familiären Umfeld.

103 Zu dem an modernen Verhältnissen orientierten Konzept der „caring masculinity" mit Blick auf Erreichung einer „gender equality" Elliot (2016). Dabei wird hegemonialer Männlichkeit eine Werten der Sorge und letztlich vermehrten Emotionalität hingewandte Männlichkeit gegenübergestellt. Natürlich blieb Karl VI. als Kaiser die dominante Person im Rahmen seiner familiären bzw. sozialen Beziehungen, doch kann das genannte Konzept mit Blick auf Selbstzeugnisse der Frühen Neuzeit eventuell auch das Bild der hegemonialen Männlichkeit schärfen bzw. verändern.

104 Zu dieser Reise etwa Rausch (1949), S. 95–142; Seitschek (2017).

105 Dazu allgemein auch Seitschek: Tagebücher (2018), S. 116–119, 236 f.

106 Zu Althanns Rolle allgemein auch Backerra (2020); Pečar: Favorit (2003); Seitschek: Tagebücher (2018), S. 217–235.

107 Hingewiesen sei auf die Aufarbeitungen der Hessen-Darmstädter Schreibkalender von Helga Meise: s. oben; Meise (1996); Meise (2000); Meise (2002).

Bibliographie

Archivalien

Österreichisches Staatsarchiv Wien, Abt. Haus-, Hof- und Staatsarchiv (HHStA)
Hausarchiv, Sammelbände 2, Tagebücher Kaiser Karls VI.: H. 1 (1707), H. 2 (1708), H. 3 (1709), H. 4 (1710), H. 6 (1712), H. 7 (1713), H. 8 (1714), H. 9 (1715–1716), H. 10 (1717–1719), H. 11 (1720–1721), H. 12 (1722–1724), H. 13 (1725–1726), H. 14 (1727–1729), H. 15 (1730–1732), H. 16 (1733–1735), H. 17 (1736–1738), H. 18 (1739-Okt. 1740).
Obersthofmeisteramt, Hofzeremonielldepartment, Zeremonialprotokolle.

Quellen

Schuster, Gottwald: Hydrologia Mineralis Medica oder gruendliche und practische Abhandlung von Mineralischen kalten Wassern und vornehmsten Sauer-Brunnen. Chemnitz 1746.
Zedler, Johann Heinrich: Grosses vollständiges Universal Lexicon Aller Wissenschafften und Kuenste, etc. 64 Bde. und 4 Suppl. Halle/Saale; Leipzig 1732–1754.

Literatur

Backerra, Charlotte: Intime Beziehungen Kaiser Karls VI. in Historiographie und Quellen. In: Domeier, Norman; Mühling, Christian (Hg.): Hof und Homosexualität. Praktiken und Diskurse vom Mittelalter bis ins 21. Jahrhundert. Frankfurt/Main; New York 2020 [in Vorb.].
Badinter, Élisabeth: Maria Theresia. Die Macht der Frau. München 2018.
Bastl, Beatrix: Tugend, Liebe, Ehre. Die adelige Frau in der Frühen Neuzeit. Wien; Köln; Weimar 2000.
Bauer, Volker: Repertorium territorialer Amtskalender und Amtshandbücher im Alten Reich. Adreß-, Hof-, Staatskalender und Staatshandbücher des 18. Jahrhunderts. Bd. 2: Heutiges Bayern und Österreich, Liechtenstein. (= Ius Commune, Sonderhefte, Studien zur Europäischen Rechtsgeschichte 123) Frankfurt/Main 1999.
Böth, Mareike: Erzählweisen des Selbst. Körperpraktiken in den Briefen Liselottes von der Pfalz (1652–1722). (= Selbstzeugnisse der Neuzeit 24) Köln u. a. 2015.
Buckreus, Simone: Die Körper einer Regentin. Amelia Elisabeth von Hessen-Kassel (1602–1651). (= Paderborner Historische Forschungen 16) Köln 2008.
Burke, Peter: Ludwig XIV. Die Inszenierung des Sonnenkönigs. Frankfurt/Main 1995.
Dhondt, Frederik: Balance of Power and Norm Hierarchy. Franco-British Diplomacy after the Peace of Utrecht. (= Legal History Library 17; Studies in the History of International Law 7) Leiden; Boston 2015.
Dinges, Martin: Ehre und Geschlecht in der Frühen Neuzeit. In: Backmann, Sibylle (Hg.): Ehrkonzepte in der frühen Neuzeit: Identitäten und Abgrenzungen. (= Colloquia Augustana 8) Berlin 1998, S. 123–145.
Duchkowitsch, Wolfgang: Absolutismus und Zeitung. Die Strategie der absolutistischen Kommunikationspolitik und ihre Wirkung auf die Wiener Zeitungen 1621–1757. Diss. Wien 1978.
Elliot, Clara: Caring Masculinities: Theorizing an Emerging Concept. In: Men and Masculinities 19 (2016), H. 3, S. 240–259.
Fernandez, Dominique: Der Raub des Ganymed. Eine Kulturgeschichte der Homosexualität. Freiburg/Brsg. 1992.
Gerard, Kent; Hemka, Gert (Hg.): The Pursuit of Sodomy: Male Homosexuality in Renaissance and Enlightenment Europe. New York; London 1989.

Graf, Klaus: Adelsehre. In: Enzyklopädie der Neuzeit. Bd. 1: Abendland – Beleuchtung. Stuttgart u. a. 2005, Sp. 54–56.

Hengerer, Mark: Die Zeremonialprotokolle und weitere Quellen zum Zeremoniell des Kaiserhofes im Wiener Haus-, Hof- und Staatsarchiv. In: Pauser, Josef; Scheutz, Martin; Winkelbauer, Thomas (Hg.): Quellenkunde der Habsburgermonarchie (16.–18. Jahrhundert). Ein exemplarisches Handbuch. (= Mitteilungen des Instituts für Österreichische Geschichtsforschung, Erg.-Bd. 44) Wien 2004, S. 76–93.

Hertel, Sandra: Auf dem Weg von der Jungfrau zum Mann? Das Zeremoniell der Antrittsreise von Erzherzogin Maria Elisabeth (1680–1741) als Statthalterin der Österreichischen Niederlande von Wien nach Brüssel 1725. In: Cremer, Anette C.; Baumann, Anette; Bender, Eva (Hg.): Prinzessinnen unterwegs. Reisen fürstlicher Frauen in der Frühen Neuzeit. (= bibliothek altes Reich 22) Berlin; Boston 2018, S. 155–170.

Jarzebowski, Claudia: Sexualität. In: Enzyklopädie der Neuzeit. Bd. 11: Renaissance – Signatur. Stuttgart u. a. 2010, Sp. 1118–1131.

Kantorowicz, Ernst H.: Die zwei Körper des Königs. Eine Studie zur politischen Theologie des Mittelalters. 2. Aufl. München 1994.

Kubiska-Scharl, Irene; Pölzl, Michael: Die Karrieren des Wiener Hofpersonals 1711–1765. Eine Darstellung anhand der Hofkalender und Hofparteienprotokolle. (= Forschungen und Beiträge zur Wiener Stadtgeschichte 58) Innsbruck; Wien; Bozen 2013.

Labouvie, Eva: Der Leib als Medium, Raum, Zeichen und Zustand. Zur kulturellen Erfahrung und Selbstwahrnehmung des schwangeren Körpers. In: Münch, Paul (Hg.): „Erfahrung" als Kategorie der Frühneuzeitgeschichte. (= Historische Zeitschrift, Beiheft N. F. 31) München 2001, S. 115–126.

Matsche, Franz: Die Kunst im Dienst der Staatsidee Kaiser Karls VI. Ikonographie, Ikonologie und Programmatik des „Kaiserstils". 2 Bde. (= Beiträge zur Kunstgeschichte 16) Berlin; New York 1981.

Meise, Helga: Die Tagebücher der Landgräfinnen Sophie Eleonora und Elisabeth Dorothea von Hessen-Darmstadt. Höfische Ego-Dokumente des 17. Jahrhunderts zwischen Selbstvergewisserung und Selbstreflexion. In: Heuser, Magdalene (Hg.): Autobiographien von Frauen. Beiträge zu ihrer Geschichte. Tübingen 1996, S. 49–70.

Meise, Helga: ‚Wahr ich den gantzen Nachmittag betrübt': Trauer und Melancholie in der Diaristik von Frauen in der Frühen Neuzeit. In: Puw Davies, Mererid u. a. (Hg.): Autobiography by Women in German. Oxford 2000, S. 69–85.

Meise, Helga: Das archivierte Ich. Schreibkalender und höfische Repräsentation in Hessen-Darmstadt 1624–1790. (= Arbeiten der Hessischen Historischen Kommission N. F. 21) Darmstadt 2002.

Mikoletzky, Hanns Leo: Österreich. Das große 18. Jahrhundert. Wien 1967.

Mur Raurell, Ana: Diplomacia secreta y paz. La correspondencia secreta de los embajadores españoles en Viena Juan Guillermo Ripperda y Luis Ripperda (1724–1727). 2 Bde. (= Biblioteca diplomática española Sección Fuentes 4) Madrid 2011.

Pangerl, Irmgard; Scheutz, Martin; Winkelbauer, Thomas (Hg.): Der Wiener Hof im Spiegel der Zeremonialprotokolle (1652–1800). Eine Annäherung. (= Forschungen und Beiträge zur Wiener Stadtgeschichte 47; Forschungen zur Landeskunde von Niederösterreich 31) Innsbruck u. a. 2007.

Pečar, Andreas: Favorit ohne Geschäftsbereich. Johann Michael Graf von Althann (1679–1722) am Kaiserhof Karls VI. In: Kaiser, Michael (Hg.): Der zweite Mann im Staat: Oberste Amtsträger und Favoriten im Umkreis der Reichsfürsten in der Frühen Neuzeit. (= Zeitschrift für Historische Forschung, Beiheft 32) Berlin 2003, S. 331–344.

Pečar, Andreas: Die Ökonomie der Ehre. Der höfische Adel am Kaiserhof Karls VI. (1711–1740). Darmstadt 2003.

Pichorner, Franz: Die „spahnische" Althann. Maria Anna Josepha Gräfin Althann, geb. Marchesa Pignatelli (1689–1755). Ihre politische und gesellschaftliche Rolle während der Regierung Karls VI. und Maria Theresias. Diplomarbeit Wien 1985.

Pongratz, Stefan: Adel und Alltag am Münchener Hof. Die Schreibkalender des Grafen Johann Maximilian IV. Emanuel von Preysing-Hohenaschau (1687–1764). (= Münchener Historische Studien, Abt. Bayerische Geschichte 21) Kallmünz 2013.

Rausch, Wilhelm: Die Hofreisen Kaiser Karls VI. Diss. Wien 1949.

Redlich, Oswald: Die Tagebücher Kaiser Karls VI. In: Gesamtdeutsche Vergangenheit. Festgabe für Heinrich Ritter von Srbik. München 1938, S. 141–151.

Rublack, Ulinka: Körper, Geschlecht und Gefühl in der Frühen Neuzeit. In: Münch, Paul (Hg.): „Erfahrung“ als Kategorie der Frühneuzeitgeschichte. (= Historische Zeitschrift, Beiheft N. F. 31) München 2001, S. 99–105.

Schmale, Wolfgang: Geschichte der Männlichkeit in Europa (1450–2000). Wien; Köln; Weimar 2003.

Schulte, Regina: Der Körper der Königin – konzeptionelle Annäherungen. In: Schulte, Regina (Hg.): Der Körper der Königin. Geschlecht und Herrschaft in der höfischen Welt. Frankfurt/Main; New York 2002, S. 11–23.

Seitschek, Stefan: „Einige caeremonialpuncten bet(reffend)“. Kommunizierende Gefäße: Zeremonialprotokoll und Wiener Diarium als Quelle für den Wiener Hof (18. Jh.). Diplomarbeit Wien 2011, leicht überarbeitete Version online unter https://phaidra.univie.ac.at/detail_object/o:306189 (letzter Zugriff: 9.12.2019).

Seitschek, Stefan: Die Erbhuldigungsreise 1728: Organisation und Durchführung. In: Zedinger, Renate; Raffler, Marlies; Heppner, Harald (Hg.): Habsburger unterwegs. Von barockem Pomp zur smarten Businesstour. Graz 2017, S. 45–85.

Seitschek, Stefan: Der Kaiser und die „Spanier“. In: Arnegger, Katharina u. a. (Hg.): Der Spanische Erbfolgekrieg (1701–1714) und seine Auswirkungen. (= Mitteilungen des Österreichischen Staatsarchivs, Sonderband 16) Innsbruck 2018, S. 443–461.

Seitschek, Stefan: Die Tagebücher Kaiser Karls VI. Zwischen Arbeitseifer und Melancholie. Horn 2018.

Stamprech, Franz: Die älteste Tageszeitung der Welt. Werden und Entwicklung der „Wiener Zeitung“. 2. Aufl. Wien 1977.

Stöckelle, Angela: Taufzeremoniell und politische Patenschaften am Kaiserhof. In: Mitteilungen des Instituts für Österreichische Geschichtsforschung (MIÖG) 90 (1982), S. 271–337.

Stolberg, Michael: Der gesunde Leib. Zur Geschichtlichkeit frühneuzeitlicher Körpererfahrung. In: Münch, Paul (Hg.): „Erfahrung“ als Kategorie der Frühneuzeitgeschichte. (= Historische Zeitschrift, Beiheft N. F. 31) München 2001, S. 37–56.

Tamussino, Ursula: Isabella von Parma. Gemahlin Josephs II. Wien 1989.

Tersch, Harald: Abschusslisten. Hundert Jahre habsburgischer Kalenderkultur (1600–1700). In: Mitteilungen des Instituts für Österreichische Geschichtsforschung (MIÖG) 116 (2008), S. 92–120.

Weber, Ottokar: Eine Kaiserreise nach Böhmen im Jahre 1723. Prag 1898.

Weber, Wolfgang: Honor, fama, gloria. Wahrnehmungen und Funktionszuschreibungen der Ehre in der Herrschaftslehre des 17. Jahrhunderts. In: Backmann, Sibylle (Hg.): Ehrkonzepte in der frühen Neuzeit: Identitäten und Abgrenzungen. (= Colloquia Augustana 8) Berlin 1998, S. 70–98.

Weber, Wolfgang E. J.: Ehre. In: Enzyklopädie der Neuzeit. Bd. 3: Dynastie – Freundschaftslinien. Stuttgart u. a. 2006, Sp. 77–83.

Weiss, Sabine: Zur Herrschaft geboren. Kindheit und Jugend im Haus Habsburg von Kaiser Maximilian bis Kronprinz Rudolf. Innsbruck; Wien 2008.

Weissensteiner, Friedrich: Schwerblütige Majestät. In: Wiener Zeitung Extra vom 24./25.10.2015, S. 38.

Wrede, Martin; Carl, Horst (Hg.): Zwischen Schande und Ehre. Erinnerungsbrüche und die Kontinuität des Hauses. Legitimationsmuster und Traditionsverständnis des frühneuzeitlichen Adels in Umbruch und Krise. (= Veröffentlichungen des Instituts für Europäische Geschichte Mainz, Abt. Universalgeschichte, Beiheft 73) Mainz 2007.

Religion und Magie

„Festmachen“

Männliche Zauberpraktiken als Präventivmedizin[1]

B. Ann Tlusty

Einführung

Eine von vielen Ursachen, die dazu führten, dass Magie und Hexerei in der Frühen Neuzeit zunehmend als Bedrohung empfunden wurden, war ein verbreitetes Gefühl der Verunsicherung und Schutzlosigkeit angesichts von häufigen Wetterkatastrophen, religiösen Unruhen, Teuerungen, Hungersnöten und dem Wüten der Pest. Die Wahrscheinlichkeit, Opfer einer Seuche oder Gewalttat zu werden, war groß und nahm in den Wirren des Dreißigjährigen Krieges noch zu. Das furchterregende Zusammenwirken natürlicher und menschengemachter Katastrophen stellte nicht nur die Glaubensüberzeugungen der europäischen Bevölkerung auf eine harte Probe, sondern warf auch die Frage auf, was man gegen diese Übel tun könnte. Während die Herrscher des Heiligen Römischen Reichs bemüht waren, reale und imaginierte Feinde mit Gewalt und Gebet niederzuringen, versuchten sich diejenigen, die unter Krieg und Armut am unmittelbarsten zu leiden hatten, verzweifelt vor den schlimmsten Folgen zu schützen.

In einem Band, der dem Thema „Gesundheit und Krankheit“ gewidmet ist, erscheint es angebracht, diese Problematik vom Standpunkt der Heilkunst aus zu betrachten. Doch für die Menschen, die von Krankheit bedroht waren oder in die Schlacht zogen, war die Frage besonders wichtig, ob es einen vorbeugenden Schutz gab. Die nachträgliche ärztliche Versorgung von Hieb-, Stich- und Schusswunden war in der Frühen Neuzeit nicht nur grob und schmerzhaft, sondern auch gefährlich. Selbst unbedeutende Wunden konnten zu schwerwiegenden Infektionen, zu Fieber und sogar zum Tod führen. Es erschien daher ratsam, sich bereits im Vorfeld gegen Verletzungen zu schützen, ganz gleich, ob man sie auf dem Schlachtfeld oder im Duell davontrug.

Der vorliegende Beitrag basiert im Wesentlichen auf Gerichtsakten aus der Zeit zwischen 1500 und 1800, die derzeit von mir im Rahmen eines thematisch breiter angelegten Projekts zur Waffenmagie untersucht werden. Hier soll es um Zauberei gehen, ausgeübt von Männern, die mit Hilfe übernatürlicher Kräfte bessere Kämpfer und Schützen werden wollten.[2] Seit Christina Larners berühmter Feststellung aus den frühen 1980er Jahren, das Verbrechen der Hexerei sei in der Frühen Neuzeit zwar „geschlechtsverbunden“ („sex-re-

1 Aus dem Englischen übersetzt von Helmut Graser.
2 Teile dieses Beitrags stützen sich auf bereits publizierte Forschungen: Tlusty (2015); Tlusty (2019).

lated"), aber nicht „geschlechtsbestimmt" („sex-specific") gewesen[3], ist eine Reihe wichtiger Studien erschienen, die speziell von Männern praktizierte Hexerei thematisieren und die Geschlechtsspezifik magischer Praktiken in der Frühen Neuzeit in den Mittelpunkt stellen. Es ist seit langem bekannt, dass hauptsächlich Frauen wegen Hexerei hingerichtet wurden. In Wirklichkeit praktizierten aber mehr Männer als Frauen Zauberei, und die praktische Ausübung von Magie spiegelte ebenso die Geschlechterrollen wider, wie es in anderen Lebensbereichen auch der Fall war.[4] Von den verschiedenen Formen der Zauberei, die laut der Aussagen Beschuldigter eher von Männern als von Frauen praktiziert wurden, sind vor allem Waffen- und Unverwundbarkeitszauber zu nennen. Obwohl Frauen gelegentlich zugaben, beim Praktizieren von Waffenmagie Hilfsdienste geleistet zu haben, sind sie auf diesem Gebiet in auffälliger Weise unterrepräsentiert.[5]

Von Frühneuzeithistorikern wird das Konstrukt der maskulinen Identität gerne mit dem patriarchalischen Hauswesen in Zusammenhang gebracht, einem System, das dem Haushaltsvorstand politische Rechte und Macht über die von ihm Abhängigen, also seine Frau und Kinder, seine Gesellen und Lehrlinge sowie das Dienstpersonal, verlieh.[6] Nach R.W. Connells vielzitiertem Modell der hegemonialen Männlichkeit wurden erwachsene Männer, die am Rande der Gesellschaft oder in untergeordneter gesellschaftlicher Stellung lebten, als auf der Skala männlicher Werte niedriger stehend und damit auch weniger männlich angesehen. Wie von Lyndal Roper, Alexandra Shepard und anderen Historikerinnen und Historikern, die sich mit der Frühen Neuzeit beschäftigen, gezeigt wurde, berücksichtigt dieses Modell nicht ausreichend alternative und teilweise widerständige Bedeutungen des Begriffs ‚Männlichkeit'. Männliche Werte wie Großzügigkeit, Draufgängertum, Gewaltbereitschaft, sexuelle Libertinage usw. vertrugen sich nicht mit patriarchalischen Vorstellungen von einer wohlgeordneten Gesellschaft und der Aufrechterhaltung dieser Ordnung.[7] Manche Männer hielten Erfolg im patriarchalischen Sinne nicht nur für unnötig, sondern sahen darin geradezu ein Hindernis auf dem Wege zur Erlangung des Status eines echten Mannes. Sie glaubten, die Sorge für Frauen im Haus mache den Haushaltsvorstand weni-

3 Larner (1981), S. 3.

4 Davies (2003), S. 68f.; Dillinger (1999), S. 145, 149–161; Labouvie (1992), S. 164–168.

5 Beispiel für eine Komplizin, die Männer mit Waffenzaubermitteln versorgt hatte, ist Anna Roleffs, genannt „Tempel Anneke". Sie gestand 1663, heimlich Abendmahlshostien aus ihrem Mund genommen und an Männer verkauft zu haben, die die Hostien zur Erlangung von Unfehlbarkeit im Schießen verwenden wollten: Morton (2006), S. 114. Laut eines kurzen Nürnberger Eintrags wurde 1516 Anna Bairin verhaftet, weil sie „*Geschoß*" (Schusswaffen) gesegnet und dafür Geld erhalten hatte: StAN, Ratsbuch Nr. 10, fol. 294b.

6 Hardwick (2004), S. 354f.; Fletcher (1995), S. 97.

7 Dinges (2005), S. 7–33; Shepard (2003), S. 1–7, 247–252; Roper (1994), S. 108–124; Rowlands (2009), S. 16f.

ger männlich, als er es in der reinen Männergesellschaft einer Gesellenvereinigung oder unter unstet lebenden unverheirateten Soldaten sein konnte.[8]

In der Tat war es, wie bekanntlich Baldassare Castiglione im 16. Jahrhundert unmissverständlich feststellte, die Affinität zu Waffen, die den wahren Mann ausmachte. Dies galt für Männer der niederen und mittleren Schicht ebenso wie für den Adel am Hofe, mit dem sich Castiglione in seiner vielgelesenen Schrift beschäftigte. Nach Roper bewies vor allem die Bereitschaft, zur Verteidigung der Stadt, des Haushalts, der eigenen Person und der Ehre zur Waffe zu greifen, echte Männlichkeit.[9] Das Ziehen der Waffe war ein symbolischer Akt, welcher der politischen und persönlichen Macht, die man mit Männlichkeit verband und die Männer von Frauen unterschied, sichtbaren Ausdruck verlieh. Gesellschaftliche Zwänge und gesetzliche Vorschriften, die von einem deutschen Mann verlangten, Waffen zu besitzen, zu tragen und einzusetzen, dienten nicht allein der militärischen Verteidigungsbereitschaft. Vielmehr war die Bereitwilligkeit, jederzeit mit der Waffe in der Hand den Beweis anzutreten, kein Feigling zu sein, zugleich ein entscheidendes Kennzeichen frühneuzeitlicher Männlichkeit.[10]

Dieses ausgeprägte kämpferische Selbstbewusstsein prägte die Epoche, in der Hexenjagden in Deutschland ihren Höhepunkt erreichten, was die deutschsprachigen Länder des Heiligen Römischen Reichs für die Erforschung der Waffenmagie zu einem besonders interessanten Gegenstand macht. Ich möchte in diesem Beitrag den Blick hauptsächlich auf Männer lenken, die sich mittels Zauberei unverwundbar oder, in der Terminologie des 16. Jahrhunderts, „gefeit“, „fest“ oder „gefroren“ zu machen versuchten. Wie auch andere magische Praktiken hatten Zauberrituale und Beschwörungen, die sich auf Kampf und Krieg bezogen, häufig einen religiösen Beiklang, und oft wurden dazu geweihte Gegenstände und Substanzen, in kirchlicher Terminologie „Sakramentalien“, benutzt, doch spielte auch die Vorstellungswelt der zeitgenössischen Medizin eine Rolle. Beim Versuch, sich mit Hilfe von Magie unverletzlich zu machen und vor Verwundung und Tod zu schützen, was als „Festmachen“ bezeichnet wurde, bedienten sich Laien bestimmter Substanzen und Methoden, die denen der gelehrten Ärzte auf bemerkenswerte Weise glichen, denn auch die Mediziner versuchten, sich die Kräfte sympathetischer Magie dienstbar zu machen. Gerichtliche Untersuchungen bewegten sich deshalb häufig im Spannungsfeld zwischen gelehrter Medizin und Dämonologie.

8 Solche Ansichten waren besonders unter Soldaten und unverheirateten Männern in Zeiten von Krieg oder wirtschaftlicher Notlage verbreitet: Wiesner (1991); Tlusty (2011), S. 4 f.; Reinke-Williams (2014), S. 689.

9 Roper (1994), S. 108, 116.

10 Tlusty (2011), S. 89–132; siehe auch Castiglione (1903).

Natürliche Sympathie

Ehe die Prozeduren, durch die man sich „fest" oder unverwundbar zu machen suchte, näher beschrieben werden, möchte ich kurz auf eine Erscheinungsform natürlicher Magie eingehen, die das besondere Interesse der medizinhistorischen Forschung auf sich gezogen hat, die „Waffensalbe".[11] Mit dieser Salbe wurde nicht die Wunde selbst behandelt, sondern sie wurde auf die Waffe aufgetragen, mit der die Wunde geschlagen worden war. Das Verfahren ist besonders aufschlussreich, denn zu dem zugrundeliegenden, von Medizinern der Zeit beschriebenen Prinzip gibt es Parallelen in der männerbezogenen Magie, um die es im Folgenden gehen soll.

Man glaubte, die Heilwirkung der Waffensalbe beruhe auf einer Form natürlicher Sympathie, die zwischen den Lebenskräften herrschte, welche mittels des Blutes der Wunde auf die Klinge übertragen wurde, und den Kräften, die von der Klinge auf die Wunde übergegangen waren. Diese Kräfte oder „Geister" bewegten sich aufgrund ihrer Affinität durch die Luft und vereinigten sich im Körper des Opfers, wo sie die Heilung der Wunde herbeiführten.[12] Obwohl diese Art der Heilung in der Theorie bei Frauen ebenso funktionierte wie bei Männern, lag die Wahrscheinlichkeit, durch Waffen verwundet zu werden, für Männer natürlich weitaus höher als für Frauen[13], und es verwundert nicht, dass bei den frühneuzeitlichen Theoretikern, die sich in ihren Schriften zur Waffensalbe äußerten, so gut wie ausschließlich von männlichen Patienten die Rede ist.

Dem Glauben an die Wirksamkeit der Waffensalbe lag die Vorstellung einer zwischen Lebenden und Toten existierenden Art natürlicher Sympathie zugrunde[14], eine Theorie, die vielen Erscheinungsformen von Waffenmagie gemeinsam war und zugleich bestimmte Annahmen bezüglich der geschlechtsspezifischen Eigenschaften menschlicher Körper mit einbezog. Laut der naturmagischen Theorien, die von Autoren okkulter Traktate in ganz Europa akzeptiert und von Agrippa (1486–1535), Fracastoro (ca 1476/1478–1553), Paracelsus (1493/94–1541) und anderen Gelehrten popularisiert wurden, konnten natürliche Vorgänge durch Affinitäten und Aversionen beeinflusst werden, die über Distanzen hinweg wirkten, ähnlich wie es beim Magnetismus oder der

11 Siehe u. a. Clark (1997), S. 269 f.; Debus (1964); Schott (2011), S. 104–107; Müller-Jahncke (1993).

12 Purmann (1692), S. 357 f.; Waffensalbe (1747), Sp. 551 f.; Glorez (1700), S. 293–327; Schott (2011), S. 104–106. Stand die Waffe, mit der die Wunde verursacht worden war, dem Arzt nicht zur Verfügung, schlugen einige Befürworter der Methode vor, ein ähnlicher Effekt könne durch das Auflegen eines Stück Holzes auf die Wunde erzielt werden, um es blutig zu machen. Sobald das Blut getrocknet war, konnte das Holz anstelle der fehlenden Waffe mit der Salbe bestrichen werden: Agricola (1643), S. 249; Purmann (1692), S. 365; Croll (1623), S. 245. Generell zu Waffensalben siehe Müller-Jahncke (1993).

13 Zur äußerst geringen Wahrscheinlichkeit einer Verwicklung von Frauen in Kämpfe, die mit der Klinge ausgetragen wurden, siehe Tlusty (2011), S. 145–158.

14 Glorez (1700), S. 14.

Schwerkraft der Fall war.[15] Was menschliche Körper betrifft, konzentrierten sich Sympathien und Antipathien, verbunden mit anderen Lebenskräften, im Augenblick des Todes und blieben anschließend im Leichnam noch eine Zeitlang wirksam. Deshalb war mumifiziertes Menschenfleisch, in der medizinischen und pharmazeutischen Fachliteratur als *mumia* bezeichnet, ein bevorzugter Wirkstoff in den Waffensalbe-Rezepten.

Besonders kräftig wirkte *mumia*, wenn der Mensch, dessen Körper sie entnommen wurde, eines gewaltsamen Todes gestorben war und der Leichnam anschließend den Elementen ausgesetzt wurde, denn dadurch wirkten die Kräfte der Sonne, des Mondes und der Luft vor allem auf den Kopf des Toten ein. Im Einklang mit der frühneuzeitlichen Theorie von der Hierarchie der Geschlechter ist in *mumia*-Rezepten ausschließlich von Männerkörpern die Rede, denn nur in ihnen konnten sich beim Vorgang der Mumifizierung des Fleisches die höheren und aktiveren männlichen Kräfte konzentrieren. Zur Gewinnung von *mumia* bestand deshalb überall in Europa eine hohe Nachfrage nach Leichen männlicher Hinrichtungsopfer, besonders solchen, die gehängt oder gerädert worden waren und die man anschließend, wie es den frühneuzeitlichen Vorstellungen von einer Bestrafung über den Tod hinaus entsprach, der Einwirkung der Elemente überlassen hatte.[16]

Obwohl die Paracelsus-Anhänger ebenso wie die Vertreter der traditionelleren galenischen Medizin uneins darüber waren, worauf die Heilwirkung von menschlichen Körpersubstanzen eigentlich beruhe, war man einhellig der Auffassung, dass die Heilerfolge, die sich durch *mumia* erzielen ließen, auf völlig natürliche Weise zustande kamen. Und sogar nach der vollständigen Verwesung des Körpers überdauerten die Lebenskräfte noch in den Knochen, wo sie zeitlich geradezu unbegrenzt wirksam blieben.[17] Damit hing es zusammen, dass neben den eigentlichen Körpersubstanzen auch auf menschlichen Knochen gewachsenes Moos wegen seiner Heilkräfte besonders gepriesen wurde, insbesondere wenn es von den Schädeln Gehängter stammte. Dieses Schädelmoos wurde als *usnea* (kurz für *usnea cranii humani*) bezeichnet. Es galt deshalb als besonders wirksam, weil sich in ihm die männlichen Kräfte des Gehirns, das sich im Schädel zersetzt hatte, mit den himmlischen Kräften vereinigten, die das pflanzliche Wachstum hervorriefen. In beinahe sämtlichen Waffensalberezepten gehörten Körpersubstanzen und häufig auch *usnea* zu den vorgeschriebenen Ingredienzien, meist mit dem ausdrücklichen Hinweis, dass das Material von Männerkörpern stammen sollte. Das Geschlecht des Körpers behielt also auch nach dem Tod noch seine Wirksamkeit.[18]

15 Clark (1997), S. 224–229; Glorez (1700), S. 305–308.

16 Croll (1623); Wiedemann (1906), S. 15 f.; Noble (2011), S. 20. Auch glaubte man, mit dem frischen Blut Enthaupteter ließe sich Epilepsie heilen: Sugg (2015), S. 180; Stuart (1999), S. 158 f.

17 Sugg (2015), S. 180; zu medizinischen Debatten über die Wirksamkeit von *mumia*, die aus gerade erst gestorbenen Körpern gewonnen wurde, im Gegensatz zu *mumia* aus dem alten Ägypten siehe besonders Dannenfeldt (1985).

18 Sugg (2015), S. 181; Dannenfeldt (1985), S. 173 f.; Jackson (2002); Park (1995), S. 116; Thorndike (1923–1958), Bd. 8, S. 88 f., 415 f.

Von heute aus betrachtet lässt sich durchaus nachvollziehen, dass das Bestreichen der Waffe und nicht der Wunde mit Substanzen, die aus Leichen gewonnen wurden, effektiver war als das umgekehrte Verfahren. Wie dem auch sei, es gab genügend empirische Befunde, die nicht nur die Paracelsus-Anhänger von der Wirksamkeit der Waffensalbe überzeugten, auch wenn die Theorie der Fernwirkung nicht von der gesamten Ärzteschaft akzeptiert war. Da es sich um eine anerkannte ärztliche Kur handelte, fand der gelehrte Diskurs über die Wirksamkeit hauptsächlich in der medizinischen und alchemistischen Fachliteratur statt. Auf den Bereich des Okkulten, dem ähnliche theoretische Prämissen zugrunde lagen, wurde fast nie Bezug genommen. Die Theoretiker legten Wert auf die Abgrenzung der Waffensalbe von abergläubischen Wundsegen und Waffenzaubern unter Verwendung von magischen Zeichen.[19]

Welcher Konfession die Autoren der medizinischen Traktate angehörten, spielte für die Beurteilung der Waffensalbe kaum eine Rolle, denn die Meinungen über ihre Wirksamkeit waren auf katholischer wie auf protestantischer Seite ziemlich gleich verteilt. Nur wenige Autoren verdammten die Salbe als Teufelswerk. Die Theologen beider Lager waren sich dagegen in der Ablehnung aller sympathetischen Heilverfahren einig. Sie hielten sie im günstigsten Fall für Aberglauben, im schlimmsten für satanisch.[20] Von protestantischer Seite wurde dabei immer wieder auf die Parallelen hingewiesen, die zwischen ‚weißer Magie' und dem katholischen Glauben an die übernatürliche Wirkung von priesterlichen Segenssprüchen, Heiligenreliquien und Sakramentalien erkennbar waren.[21]

Trotz aller Meinungsverschiedenheiten der Berufsmediziner und der ablehnenden Haltung des größten Teils der Theologen war der Glaube an die sympathetischen Kräfte frisch verstorbener Körper so stark, dass sich seit dem 15. und kulminierend im 17. Jahrhundert ein länderübergreifender schwunghafter Handel mit Körperteilen, Körpersubstanzen und Schädelmoos entwickelte, überwiegend zu pharmazeutischem Gebrauch.[22] Der Handel mit Leichenteilen und mit aus toten Körpern gewonnenen Substanzen war jedoch keineswegs auf Ärzte, Apotheker und Heilung suchende Patienten beschränkt. Ähnlich wie andere Gegenstände oder Materialien wie zum Beispiel geweihte

19 Beispielsweise Paracelsus (1536), Bl. 33r; Glorez (1700), S. 305–327.

20 Hartwiss (1674), S. 751–759, 814. Meine quantitativen Angaben basieren auf einer ersten Durchsicht frühneuzeitlicher Abhandlungen von 50 protestantischen Theoretikern, darunter 25 Mediziner und 14 Theologen, und 25 katholischen Theoretikern, darunter acht Mediziner und elf Theologen. Die übrigen Abhandlungen stammen von Juristen und Naturphilosophen.

21 Weihwasser, geweihte Kerzen usw. Kaysersberg (1517), Bl. 53r; Scribner (1993). Konfessionelle Attacken gab es jedoch von beiden Seiten, wie sich an dem bekannten Disput des jesuitischen Theologen Johannes Roberti und des kalvinistischen Arztes Rodolphus Goclenius über die Wirksamkeit von Waffensalben zeigt, in dem Roberti Goclenius vorwarf, seine Theorien auf „kalvinistische Ketzereien" zu stützen: Camenietzki (2001).

22 Zahlreiche Beispiele für die medizinische Verwendung von Teilen toter Körper finden sich bei Glorez (1700), S. 14–26; allgemein zum Handel Sugg (2015).

Kerzen oder Weihwasser, denen man übernatürliche Kräfte zuschrieb und die von der Bevölkerung neben religiösen Amuletten und Symbolen benutzt wurden, fanden Substanzen mit angeblich heilkräftigen Wirkungen Verwendung zum persönlichen Schutz und Wohlergehen. Leichenteile vom Richtplatz zu stehlen, um sie als magische Talismane zu gebrauchen, war in der Frühen Neuzeit gerade in Deutschland weitverbreiteter Brauch. Dass die Galgendiebe ebenso wie die Hinrichtungsopfer, denen sie Körperteile abschnitten, ganz überwiegend männlichen Geschlechts waren, ist dabei kein Zufall.

Instrumentalisierung der Toten

Wenden wir uns nun dem Quellenmaterial zu, das nicht von Personen mit höherer Bildung, sondern von einfachen Leuten aus den Grundschichten der Bevölkerung stammt. Inwieweit die gelehrten Kontroversen über natürliche Sympathie und die medizinische Wirkung von Leichenteilen den praktischen Umgang der Bevölkerung mit Heilung und Magie beeinflussten oder ob nicht gerade das Gegenteil der Fall war, ist schwer zu beurteilen. Paracelsus zum Beispiel übernahm viele seiner Ideen von Heilern aus dem Volk und anderen Praktikern, denen er auf seinen Reisen begegnete.[23] Wir wissen jedoch, dass sich der Glaube an die Kräfte der Körper gewaltsam ums Leben Gekommener und, eng damit zusammenhängend, auch an die Kräfte der Werkzeuge des Scharfrichters bis zum 16. Jahrhundert in der Vorstellungswelt der Bevölkerung verfestigt hatte und für einige Jahrhunderte wirksam blieb. Theologische und medizinische Traktate, in denen es um die Unterscheidung von erlaubtem und verbotenem Gebrauch von Körperbestandteilen ging, also die Frage, ob es sich um religiöse Reliquien, natürliche Arzneien oder Zaubermittel handelte, gewannen schwerlich größeren Einfluss auf das Glaubenssystem der breiten Masse. Das hartnäckige Festhalten vieler Gelehrter an der Wunderkraft von Heiligenreliquien und der medizinischen Wirkung von Leichensubstanzen dürfte dagegen den volkstümlichen Glauben an die magischen Kräfte menschlicher Überreste verstärkt haben.

Nach übernatürlichen Fähigkeiten strebende Männer versuchten im Verlauf der Frühen Neuzeit zunehmend, sich die Kräfte dienstbar zu machen, die Leichen angeblich innewohnten. Finger, Zehen, Hautstreifen, Schädel und Schädelmoos, Knochenfragmente und innere Organe wurden Gehenkten am Galgen und auch Gefallenen auf dem Schlachtfeld entnommen. Auch Gegenstände vom Richtplatz wie Stricke, Ketten, Holzspäne und Nägel des Galgens wurden entwendet und nach Hause geschafft. Verwendung fanden sie als Talismane und Requisiten bei verschiedenen im Volk verbreiteten Bräuchen der ‚weißen‘ und ‚schwarzen Magie‘. Weitaus am häufigsten dienten sie jedoch, wie aus der gedruckten Literatur und handschriftlichen Quellen hervorgeht,

23 Ball (2006), S. 79; Guinsburg (1981), S. 8.

dazu, sich entweder unverwundbar zu machen, ein unfehlbarer Schütze zu werden oder beim Fechten unbesiegbar zu sein.

Aufschlussreich ist in diesem Zusammenhang der Fall Job Körnleins, eines ehemaligen Söldners, der 1617 in Nürnberg wegen Diebstahls und Hexerei hingerichtet wurde. Bezüglich eines Menschenfingers, den man bei ihm gefunden hatte, gab er an, ihn in der Nähe von Graz einem gefallenen türkischen Soldaten abgeschnitten zu haben, weil er ihn für einen Schießzauber benutzen wollte. Weitere verdächtige Gegenstände, die man bei Körnlein fand, waren ein Schädelknochen und andere menschliche Skelettteile, eine aus dem Kopf eines Toten entfernte Gewehrkugel und ein Stück Henkerstrick. Die Knochen, die angeblich unverwundbar machen sollten, wollte er einem Weinhändler namens Georg Carl Lamprecht, ein bekannter Geldfälscher, abgekauft haben. Lamprecht gab später zu Protokoll, er habe die Wirksamkeit der Knochen an einem Hund, dem er sie in einem Beutel an den Hals band, erprobt. Allerdings habe der Hund den Versuch nicht überlebt.[24]

Körpersubstanzen, die völlig legitim in der anerkannten Heilkunst Verwendung fanden, darunter Körperfett von Hingerichteten („Armesünderfett"), pulverisierte Schädel- oder sonstige Knochen und mumifiziertes Menschenfleisch, wurden von Scharfrichtern an Apotheker und Ärzte verkauft, aber auch von ihnen selbst verwendet, denn im Nebenberuf waren viele Scharfrichter als Mediziner tätig. Manche von ihnen trieben allerdings auch einen eher dubiosen Handel, unter anderem mit den Eingeweiden von Hinrichtungsopfern und Stücken vom Henkerstrick.[25] Die Rolle als Lieferant von Dingen, die als Zaubermittel verwendet werden konnten, dürfte den Erfolg von Deutschlands wohl bekanntestem Scharfrichter erklären, einem besonders geschäftstüchtigen Henker in Passau, der im Jahr 1611 eine unverletzlich machende Pille erfunden haben soll. Diese fand so reißenden Absatz, dass sie unter der Bezeichnung „Passauer Kunst" über Deutschlands Grenzen hinaus bekannt wurde.[26] Inwieweit die Berichte über die Erfindung der Passauer Kunst auf Tatsachen beruhen oder ob sie ins Reich der Legende gehören, ist unklar, doch war das Schlucken der aus zusammengedrehten Pergament- oder Papierschnitzeln mit kleinen Bildern und magischen Zeichen bestehenden Pille zu Beginn des Dreißigjährigen Krieges sehr verbreitet. Man vertraute also ihrer Wirksamkeit.[27] Natürlich erregte dies den Unmut der Theologen. Sie verdammten die Passauer Kunst als Teufelswerk. Wie bei vielen Erscheinungsformen populärer Magie erblickten jedoch diejenigen, die daran glaub-

24 StAN, Reichsstadt Nürnberg Amts- und Standbücher 218, Bl. 296–323; siehe auch Dinges (1996), S. 92f.

25 Scharfrichter-Medizin war ein anerkannter Bestandteil des Medizinwesens im frühneuzeitlichen Deutschland: Stuart (1999), S. 149–185; Harrington (2013), S. 196–202.

26 Eine andere Erklärung des Namens ist die Ableitung von „Pessulant", im studentischen Jargon die Bezeichnung für einen Vagabunden, der sich mit Zauberkünsten abgab: Stübe (1934/35), Sp. 1460f.

27 Warhaffter Bericht (1619); Hartmann (1678); Stübe (1934/35); Ludwig (2009); Funke (2009). Die Passauer Kunst sollte sogar ganze Armeen unverwundbar machen können: Kronfeld (1915), S. 86; Ruff (2003), S. 233; Peuckert (1929/30), Sp. 1354f.

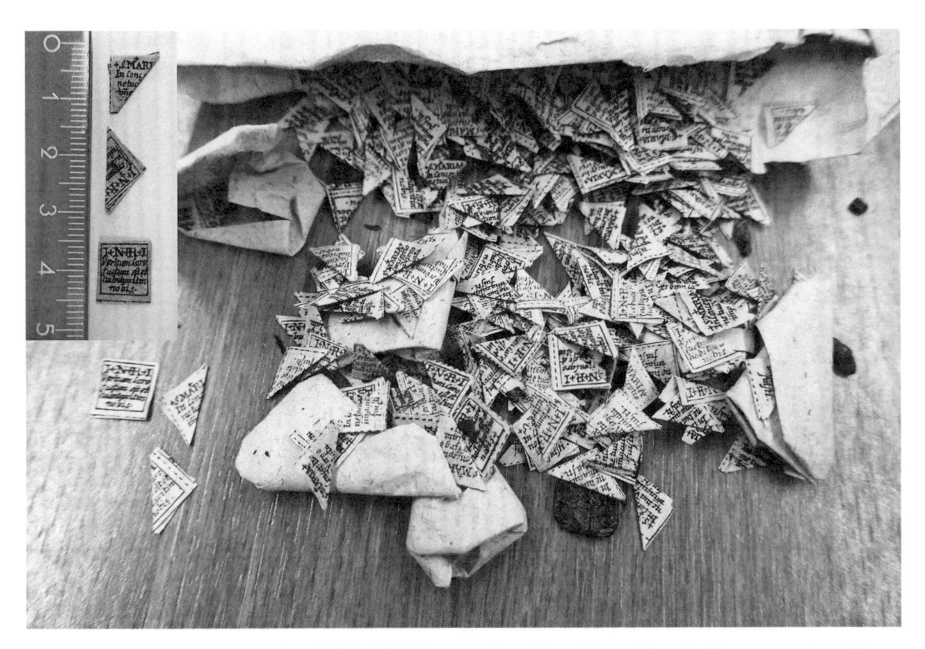

Abb. 1: Eine Papiertüte voller Schluckbilder aus dem Besitz von Veit Auffanger, einem Häusler aus Mondsee, der 1803 wegen Verbreitung abergläubischer Schriften verhaftet wurde (OÖLAL, Stiftsarchiv Mondsee, Schachtel 308)

ten, darin das Wirken heiliger Mächte und wiesen den Vorwurf, es handele sich um Teufelswerk, gewöhnlich weit von sich. Zumindest auf katholischer Seite wurde der Glaube an die Wirksamkeit der Passauer Kunst zweifellos dadurch gestützt, dass gleichzeitig ein schwunghafter Handel mit sogenannten Schluckbildern oder Esszetteln stattfand, der von der Kirche gefördert wurde. Es handelte sich dabei um briefmarkengroße, mit Heiligenbildchen und Bibelsprüchen bedruckte Papierstücke, die zum Herunterschlucken bestimmt waren. Sie wurden an vielen katholischen Wallfahrtsorten feilgeboten und auch in größeren Mengen verkauft, um sie dem Vieh als Schutz vor Tierseuchen unters Futter zu mischen.

Die Idee, sich durch das Schlucken von Texten und Bildern vor Gefahren schützen zu können, bekam durch diese kirchliche Praxis einen offiziellen und respektablen Anstrich. Waffenmagie, wozu im weiteren Sinne auch die Passauer Kunst zu rechnen ist, wurde in der Regel unter Verwendung einer Kombination von magischen Zeichen mit religiösen Symbolen oder Bibelsprüchen praktiziert, möglichst ergänzt durch ein Glied, beispielsweise den Finger einer männlichen Leiche, Schädelmoos oder ein Stück Alraunwurzel. Manchmal schnürte man diese Zaubermittel auch in ein Bündel und schmuggelte sie in der Kirche unter den Altar, um zur Steigerung der Wirkung dort vom nichtsahnenden Pfarrer gesegnet zu werden.[28]

28 Byloff (1929), S. 20f.; Scribner (1987), S. 43.

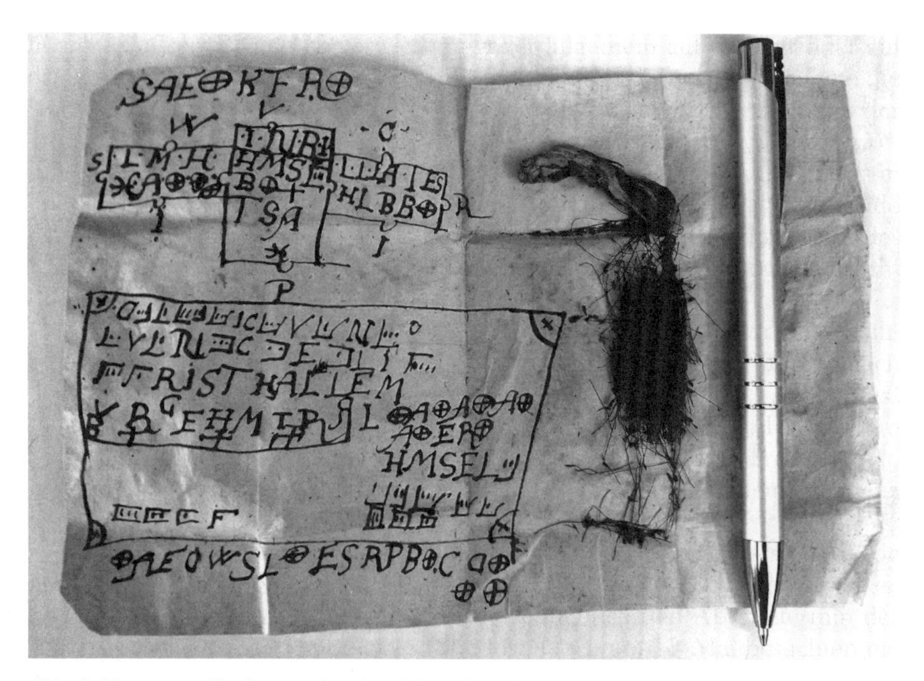

Abb. 2: Unverwundbarkeitszauber, beschlagnahmt bei dem Sattler Hans Heninger, verhaftet 1620 in Frankfurt/Main. Die amulettartige Zusammenstellung enthält magische Zeichen und mystische Textzeilen, wahrscheinlich auf einem Totenschädel gewachsenes Moos der Gattung *usnea* und nicht näher bestimmbares pflanzliches Material, das offenbar für Alraune gehalten wurde (ISGF, Criminalia 856)

Eine andere Art, sich für magische Zwecke die Kräfte der Toten zunutze zu machen, war die vielgerügte Praxis des „Einheilens“. Bei dieser weitverbreiteten Prozedur schoben sich Männer einen kleinen, mit besonderen Kräften begabten oder geweihten Gegenstand unter die Haut, die sie sich zuvor meistens selbst aufgeschnitten hatten, und ließen die Wunde über dem eingeschobenen Fremdkörper zuheilen. Anschließend sollte man unverwundbar sein.[29] Besonders gern wurde zum Einheilen eine geweihte Hostie benutzt, also ein Stück vom gemarterten Leib Christi, je nach Konfession wörtlich oder sinnbildlich verstanden. Bedenkt man, dass Rezepte zur Erlangung von Unverletzlichkeit vielfach religiöse Segenssprüche und Gebete mit Gegenständen vom Galgen kombinierten und andererseits Materialien vom Galgen bestimmte Kräfte mit Heiligenreliquien teilten, ist es nicht schwer zu verstehen, dass in der Vorstellung der Zeit Schädelmoos und geweihte Hostien vergleichbare Fähigkeiten besaßen. Die geweihte Hostie, Repräsentantin der Körperlichkeit Christi, letztlich auch eines männlichen Hinrichtungsopfers, konnte also durchaus als eine Art von Körpersubstanz aufgefasst werden, die mit übernatürlichen Kräften begabt und folglich ein potentiell besonders wirkungsvolles magisches Objekt war.

29 Byloff (1929), S. 27f.; Glorez (1700), S. 22; Sugg (2015), S. 41; Peuckert (1929/30), Sp. 1358; Ludwig (2009), S. 39f.; Valentinitsch (1987), S. 7, 14.

Obwohl manche Männer das Einheilen erst gestanden, als sie gefoltert wurden, bekannten sich andere aus freien Stücken dazu. Es ist sehr wahrscheinlich, dass sie die Wahrheit sagten, zumal einige freimütig zugaben, dass die Methode keineswegs immer funktionierte, vor allem dann, wenn die Wunde nicht zuheilen wollte. Angesichts der hygienischen Begleitumstände erscheint das kaum verwunderlich. So berichtete etwa der steiermärkische Landstreicher Urban Pauer im Jahr 1673, er habe einige Jahre zuvor versucht, eine Hostie in einen Finger seiner Hand einzuheilen, doch musste er sie nach drei Wochen wieder herausschneiden, weil sich die Wunde nicht schloss.[30] Auch Georg Kaperger, ein notorischer Räuber, den man der Hexerei verdächtigte, gab 1664 zu Protokoll, er habe versucht, ein Stück geweihte Hostie in sein Bein einzuheilen, aber die Wunde habe *„imerzue gar wehe gethon, vnd nit haillen wollen, maßen er auff ein gantzes Jahr geschwirt* [geeitert]“.[31]

Angesichts solcher Komplikationen stellt sich die Frage, warum diese Form der Inkorporation überhaupt gewählt wurde. Hatte die geweihte Hostie nicht die gleiche Wirkung, wenn man sie einfach schluckte? Schließlich schützte sie ja auch das Vieh, wenn man sie gemäß dem Volksglauben unter das Futter mischte, und die Schluckbilder, die Mensch und Vieh auf oralem Wege zu sich nahmen, schienen ebenfalls zu wirken. Bei der Passauer Methode allerdings, letztlich ja auch eine Art von Schluckzettel, funktionierte der Unverwundbarkeitszauber nur zeitlich begrenzt, denn ihre Wirkung hielt angeblich bloß 24 Stunden lang an.[32]

Die kurze Wirkungsdauer der Passauer Methode dürfte erklären, warum Männer in der Frühen Neuzeit glaubten, unter die Haut gepflanzte Hostien wirkten besser als geschluckte. Auch hier lassen sich wieder Parallelen zwischen den gelehrten Diskussionen und den volkstümlichen Ansichten über alltägliche Magie feststellen. Was geschah mit der geweihten Hostie nach dem Schlucken? Die Veränderungen, die das Sakrament beim Durchgang durch den Körper erfuhr, waren Gegenstand theologischer Erörterungen. Von protestantischer Seite warf man den Anhängern der Transsubstantiationslehre vor, Gott werde kannibalisiert und, wie Milton es in seinem bekannten Diktum drastisch formulierte, „durch des Magens schmutzige Kanäle in den Abort“ entsorgt.[33] Dagegen argumentierten katholische Theologen, der Leib Christi sei substantiell nur so lange anwesend, wie das Brot seine physikalischen Eigenschaften behielte. Löste es sich im Verdauungsprozess auf, war der Leib Christi nicht mehr vorhanden, und lediglich die Überreste des Brotes gingen ihren natürlichen Weg. In jedem Fall blieb die geheimnisvolle Kraft

30 StLAG, Bestand Cop. 1673-VI-29 (Aflenz), Urban Pauer; siehe auch die Aussage von Bastl Vöst im Jahr 1609, der zugab, vorgehabt zu haben, bei sich Schädelmoos einheilen zu lassen, doch habe er den Plan nicht ausgeführt: StLAG, Bestand K 99 H 620.

31 *StiAK*, Gerichtsakten XVI, 8, Sch. 2, 25/01 1658. Generell zum „Einheilen“ siehe Karle (1931/32), Sp. 415; Dillinger (2011).

32 Byloff (1929), S. 47.

33 Milton, John: De Doctrina Christiana, zit. n. Schwartz (2014), S. 474; siehe auch Kilgour (1990), S. 83 f.

der Hostie nur so lange im Körper wirksam, wie zum Verdauen eines Stück Brots nötig war.

Eine damit verbundene Frage behandelte der Alchemist Stanislaus Reinhard Acxtelmeier (1649–nach 1715) im Jahr 1710. Er vertrat die Ansicht, dass Unverwundbarkeit auch auf ganz natürliche Weise erzeugt werden könne, und verwies auf den unter Jägern verbreiteten Glauben, manche Tiere, die im Wald von bestimmten Pflanzen gefressen hätten, seien gegen Pfeile und Kugeln gefeit. Doch halte die Wirkung, wie Acxtelmeier betonte, nur begrenzte Zeit an, und zwar bis zur Ausscheidung des Futters aus dem Körper, also im Höchstfall 48 Stunden.[34]

Beim Einheilen von Hostien oder Schädelmoos wurde der Verdauungstrakt jedoch umgangen, mit dem Resultat einer länger und vielleicht sogar auf unbegrenzte Zeit anhaltenden Wirkung der magischen Kraft.[35] Bei gerichtlichen Untersuchungen wurde teilweise noch nach Jahren versucht, am Körper eines Verdächtigen Spuren des Einheilens zu entdecken. Offenbar glaubte man, die Hostie könne noch vorhanden sein. Es kursierte auch das Gerücht, der Körper einer Person, die mit einer eingeheilten Hostie im Leib auf natürliche Weise gestorben war, könne nicht verwesen.[36] Die zeitlich angeblich unbegrenzte Wirkung des Einheilens lieferte den Obrigkeiten eine Handhabe, die Prozedur als unbefristeten Teufelspakt zu bewerten.

Welch enge Beziehung katholischerseits zwischen Hostienfrevel und Dämonologie bestand, zeigt sich besonders deutlich an dem bekannten Fall der Familie Grillenberger. Es ging dabei um eine Prozessserie in Oberösterreich, die 1729–1731, also zur Zeit der sich entfaltenden Aufklärung stattfand und mit dem Tod von neun Angehörigen der Familie endete.[37] Im Mittelpunkt des Falles stand Magdalena Grillenberger, Bäuerin am Wagenlehnergut bei Bad Zell. Sie wurde von ihrer eigenen Enkeltochter, Sibilla Weningwiser, beschuldigt, in der Kirche nach der Kommunion immer wieder heimlich die Hostie aus ihrem Mund genommen zu haben, um sie für Zauberei zu benutzen. Beim Verhör gaben Magdalena und sechs ihrer sieben erwachsenen Kinder schließlich zu, die Hostien zum Einheilen benutzt zu haben. Magdalenas Enkelin Sibilla gestand, bei der Prozedur zugegen gewesen zu sein.

Was diesen Fall von anderen, die ich bisher entdeckt habe, unterscheidet, ist in dreifacher Hinsicht bemerkenswert: erstens weil auch Frauen das Einheilen praktizierten, zweitens weil die Prozedur hier nicht wie sonst etwas mit Unverwundbarkeit zu tun hatte und drittens weil Magdalena Grillenberger ebenso wie ihre Befrager zwischen dem Einheilen und dem Schließen eines

34 Acxtelmeier (1710), S. 57–59.

35 Hartmann (1678), S. 13f.; StiAK, Gerichtsakten XVI, 8, Sch. 2, 25/01 1658.

36 StLAG, Bestand Cop. 1659-VI-28 (Rottenmann), Hans Glaser („*der gründtige* [grindige] *Hanßl*“), 1659; Zingerle (1891), S. 438; Reiterer (1914).

37 Die Prozesse fanden in Prandegg/Zellhof und Ruttenstein/Weissenbach statt. Magdalena Grillenberger, fünf ihrer sieben Kinder und Sibilla Weningwiser wurden hingerichtet, Magdalenas Söhne Jacob and Matthias starben beide im Gefängnis. OÖLAL, Bestand D496/3, 186, Grillenbergerprozeß Teil I, Schloß Zellhof 1729–1731; Grillenbergerprozeß Teil II, Schwertberg 1730–1731.

Teufelspakts eine unmittelbare Verbindung herstellten. Als Magdalena die Frage gestellt wurde, was sie mit dem Einheilen bezweckt habe, antwortete sie: „*Der böse Feindt hat halt begehret, solle sein seyn* [sie solle ihm gehören]“.[38] Auf dieselbe Frage antworteten ihre drei Töchter und zwei ihrer vier Söhne nur, sie hätten es getan, weil ihre Mutter es so wollte. Lediglich Jacob, der 37 Jahre alte Erstgeborene Magdalenas, gab an, er hätte gemeint, das Einheilen sei gut fürs Buttermachen. Jacobs Vermutung war insofern nicht ganz absurd, weil Nachbarn von Magdalena behaupteten, sie sei eine Milchdiebin. Magdalena gab unumwunden zu, Hostien an Kühe zu verfüttern, damit sie mehr Milch gäben, eine für die Frühe Neuzeit typische Form kirchlicher Magie, wie sie von Frauen und von Männern praktiziert wurde.[39]

Bei jedem Verhör in diesem Fall wurden die Angeklagten unmittelbar nach den Fragen, die sich auf das Einheilen bezogen, aufgefordert, zuzugeben, am Hexensabbat teilgenommen, Hostien geschändet und einen Teufelspakt geschlossen zu haben. Alle Beschuldigten wurden von Wundärzten auf Spuren des Einheilens untersucht, so dass im Fall Magdalenas sogar eine Narbe aufschnitten wurde, um nach einer Hostie zu suchen, die sie angeblich Jahre zuvor hatte einheilen lassen.[40] Das Hauptinteresse der Richter lag offenkundig auf der Hostienschändung. In dieser Hinsicht wie auch noch in mehreren anderen Punkten folgte der Prozess dem typischen Muster von katholischen Hexenprozessen auf dem Land, wie sie zur Zeit der Aufklärung üblich waren, d. h. mit sparsamer Anwendung der Folter, mit einem Schwerpunkt auf religiösen Praktiken und Missbräuchen und kaum einer Erwähnung von Schadenzauber.[41] Die Tatsache, dass es bei diesem seltenen Fall von Frauen, die Einheilen praktizierten, keinerlei Hinweise auf Festmachen gibt, sondern traditionell weibliche Themen wie Kühemelken und der Hexensabbat im Mittelpunkt stehen, legt den Schluss nahe, dass es sich hier um eine die Regel bestätigende Ausnahme handelt.

Gesellschaftlicher und konfessioneller Status

Männer privilegierter wie niederer Herkunft versuchten, sich durch Zauberei unverwundbar zu machen. Doch ungeachtet aller kursierenden Gerüchte, viele Feldherren, unter anderem auch Tilly, Wallenstein und Gustav Adolf, seien „fest und gefroren“[42], waren es nicht die Mächtigen, die im Deutschland der Frühen Neuzeit damit rechnen mussten, wegen Waffenmagie angeklagt zu werden. Bei den Personen, die wegen Einheilens oder sonstiger Formen von

38 OÖLAL, Bestand D496/3, 186, Grillenbergerprozeß Teil I, Schloß Zellhof 1729–1731, S. 106.

39 Dillinger (1999), S. 149–161; Edwards (2016).

40 OÖLAL, Bestand D496/3, 186.

41 Diese drei Merkmale wurden von Lyndal Roper ermittelt: Roper (2004), S. 223–246.

42 Peuckert (1929/30), Sp. 1354 f., der auch das Gerücht erwähnt, selbst Papst Alexander VII. (1599–1667) habe sich unverwundbar gemacht.

Schutzzauber in Schwierigkeiten gerieten, handelte es sich vor allem um sehr junge Männer oder um Soldaten, Landstreicher und Gauner aus den unteren Schichten der Gesellschaft. Ob sich daraus schließen lässt, dass Männer einfacher Herkunft eher zu magischen Praktiken neigten, oder ob es nur ein Indiz dafür ist, dass diese Bevölkerungsgruppe von der Justiz verstärkt ins Visier genommen wurde, bleibt unklar, doch ist sicher, dass Männer ohne gesellschaftlichen Einfluss eher glaubten, durch gefährliches Geheimwissen etwas gewinnen zu können. Denkt man an die Gefahren, mit denen Soldaten, Landstreicher und andere Nichtsesshafte täglich konfrontiert waren, vor allem Krankheit, Armut, Hunger und Gewalt, so verwundert kaum, dass sie nur allzu gerne bereit waren, ihr Heil in Zauberei zu suchen, die ihnen Vorteile im Überlebenskampf zu bieten schien.[43]

Am Rand der Gesellschaft lebenden Personen männlichen Geschlechts versprach das Wissen um männerbezogene Zauberpraktiken nicht nur einen verführerischen Ausweg aus den Widrigkeiten des alltäglichen Lebens, sondern es bot auch den Rahmen für Kameraderie und maskulines Renommiergehabe. Vor allem jüngere und gesellschaftlich benachteiligte Männer konnten solchen Verlockungen nicht leicht widerstehen.[44] So gestand beispielsweise der 22 Jahre alte steirische Bettler und Dieb Hans Glaser, wegen seiner grindigen Haut „*gründtiger Hanßl*“ genannt, nachdem er 1659 wegen Verdachts auf Diebstahl und Zauberei verhaftet worden war, vom Einheilen, von der Passauer Kunst und anderen Formen der Zauberei durch seine Landstreicherkollegen gehört zu haben: „*Wan die Petler zusamen khomen, so reden sie auch zu zeiten von dergleichen sachen*“, gab er zu Protokoll. Auch habe er gehört, „*das dieser oder jener zauberer solte sein*“.[45] Urban Pauer, 1673 ebenfalls wegen Diebstahls und Landstreicherei verhaftet, erzählte eine ähnliche Geschichte. Alles, was er über Festmachen und sonstige Zauberkünste wisse, habe er von einem Landstreicherkollegen gehört, der es seinerseits von „Zigeunern“ gelernt habe.[46] Mitteilungen dieser Art mochten für Glaser und Pauer faszinierend geklungen haben. Wie die meisten Männer in ihrer Umgebung konnten sie als junge Landstreicher sich kaum Hoffnungen machen, jemals den Status eines Hausvaters zu erlangen, der in den deutschen Ländern als Idealbild des erwachsenen Mannes galt. Die Rede von verbotenen Kräften, die man sich

43 Zu Dutzenden von Militärverfügungen gegen Schwertsegen, Festmachen und andere Formen von Waffenmagie, die zwischen 1672 und 1723 erlassen wurden, siehe Lünig (1723), passim; zum Festmachen bei Soldaten, Räubern und Dieben siehe Tlusty (2019); zum unzureichend geschützten und gefährdeten Soldatenkörper siehe Dinges (1996); allgemeiner zur Gefahr für Bettler und Nichtsesshafte, wegen Hexerei angeklagt zu werden, siehe Rowlands (2009), S. 16f.

44 Untersuchungen zum Phänomen Klatsch und Tratsch stimmen darin überein, dass ein Hauptmotiv für die Weitergabe zweifelhafter oder unbegründeter Nachrichten der Versuch ist, das persönliche Renommee zu steigern, besonders am unteren Ende der sozialen Stufenleiter: Stewart/Strathern (2004), S. 36f.; Goodman (1994), S. 3; Kapferer (1990), S. 14.

45 StLAG, Bestand Cop. 1659-VI-28, Hans Glaser.

46 StLAG, Bestand Cop. 1673-VI-29, Urban Pauer.

möglicherweise durch Zauberei zunutze machen konnte, war Ausdruck des vielleicht einzigen Traums vom gesellschaftlichen Aufstieg, den ein Mann in so verzweifelten Umständen hegen konnte.

Sobald jemand in den Besitz dieser gefährlichen Geheimnisse gekommen war, wuchs der Drang, sie mit anderen zu teilen. Hier sollen nur einige Beispiele von jugendlichem Wagemut angeführt werden, die unangenehme Folgen hatten und bisweilen tragisch endeten. Im Jahr 1655 wurde in Nördlingen der 20 Jahre alte Knecht Hans Hell verhaftet, weil er sich beim Zechen mit seinen Kumpanen wiederholt gebrüstet hatte, er wisse, wie man sich gegen Schwerter oder Kugeln gefeit machen könne, und verstehe sich darauf, den Teufel zu beschwören.[47] Auch der erst 19-jährige, entlaufene Soldat Hans Hellinger konnte dem Drang nicht widerstehen, einem noch jüngeren Kameraden gegenüber damit anzugeben, kein Schwert könne ihn verletzen. Diese Prahlerei zog eine ernsthafte Anklage wegen Hexerei nach sich.[48] In Weinberg gab der verarmte Landstreicher Abraham Endtsschleger 1694 vor Gericht zu, dass die Zauberkünste, die er angeblich beherrschte – darunter die Fähigkeit, sich unverwundbar zu machen, mit einem Zauberknüppel vier Angreifer auf einmal in die Flucht zu schlagen und mit einem Blick in den Lauf ein Gewehr schießunfähig zu machen –, bloße Erfindung seien. Zwar habe er vor seinen Kumpanen mit seinen angeblichen magischen Fähigkeiten angegeben, aber er *„habe es nur also gesagt, khann weiter nichts“*.[49]

Dass die beschriebenen Praktiken und Künste etwas Verbotenes oder Sündhaftes sein sollten, kam manchen Männern im 17. Jahrhundert überhaupt nicht in den Sinn. So wie Laienheiler gerne auf Talismane und Zaubersprüche zurückgriffen, um die Wirkung ihrer Kräuterkuren zu steigern, geht aus Aussagen von Angeklagten, die wegen Verdachts auf Festmachen verhaftet wurden, hervor, dass sie diese Art von Magie mit vorbeugender Medizin oder religiösen Ritualen auf eine Ebene stellten. Der Nürnberger Kupferstecher Johann Pfann, der als Auftragsarbeit ein Flugblatt mit Zauberformeln zum Festmachen hergestellt hatte, fiel beispielsweise der Obrigkeit im Jahr 1626 nur deshalb auf, weil er seinen Auftraggeber, von dem er nicht bezahlt worden war, anzeigte.[50] Und ein Weingärtner namens Veit Widmann, dem 1654 im (protestantischen) Frankfurt am Main der Vorwurf gemacht wurde, eine von einem Kapuzinermönch erworbene, geweihte Hostie in seinen Arm eingeheilt zu haben, offenbar um den Arm und alles, was er damit berührte, unverwundbar zu machen, entschuldigte seine Tat mit der Behauptung, er habe *„nit gewust daß festmachen sünde sey“*.[51]

47 StANö, Kriminalakten 1655, Hans Hell.

48 StAA, Urgicht Hans Hellinger und Hans Georg Haselmann, 1. Okt. 1642–11. März 1643. Weiteres zu diesem Fall bei Tlusty (2015), S. 667–670.

49 OÖLAL, Bestand Weinberg Sch. 121, Fasz. A 4e, Abraham Endtsschleger.

50 StAN, B-Akten S I L 196 Nr. 8, fol. 4a ff.

51 ISGF, Criminalia 1145, Veit Widmann, 1654.

Sowohl Pfann als auch Widmann kamen mit einer bloßen Verwarnung davon.[52] In protestantischen Gegenden wurde Zauberei mit Hilfe von Segens- und Zaubersprüchen sowie mit Hostien oder anderen geweihten Objekten von juristischen Experten häufig als katholischer Aberglaube abgetan und so gut wie nie als bewusstes Paktieren mit dem Teufel gewertet. Protestantische Angriffe auf den katholischen Glauben an Sakramente und Sakramentalien, an die Transsubstantiation, die Wirksamkeit von Segensformeln und das Weihen materieller Objekte zielten auf eine Entmystifizierung der übernatürlichen Kräfte ab, die man für hohlen Kirchenzauber hielt.[53] Wie sich am Fall Veit Widmanns zeigte, ließen sich jedoch protestantische Männer von solchen Polemiken gegen den „katholischen Aberglauben" keineswegs abhalten, ihrerseits an die Wirksamkeit geweihter Hostien zu glauben. Widmann war nicht der einzige wegen der Verwendung von Hostien zum Zweck des Festmachens angeklagte Protestant, der zugab, die geweihte Substanz von einem katholischen Geistlichen erhalten zu haben.[54] In einem im frühen 17. Jahrhundert gegen den Marquart von Freiburg, Forstmeister in der Markgrafschaft Burgau, wegen Verstrickung in okkulte Praktiken angestrengten Prozess wurde ein ganzer Ring von Männern aus der Oberschicht aufgedeckt, die mit geweihten Hostien experimentiert hatten. Johannes Dillinger beschrieb dieses Netzwerk als „magische Infrastruktur" zur Förderung des Unverwundbarkeitszaubers. Nicht weniger als 30 Hostien befanden sich im Besitz von Burgauer Katholiken und Protestanten, und zumindest eine davon war offenbar unter Mithilfe eines protestantischen Pfarrers beschafft worden.[55] Solche Fälle erinnern uns daran, dass Magie und Religion im Europa der Frühen Neuzeit als integrale Bestandteile zum Glaubenssystem gehörten.[56] Unbeeindruckt von allen hitzigen Auseinandersetzungen katholischer und protestantischer Dämonologen über die Macht des Teufels lebten Protestanten wie Katholiken in einer Welt, in der Schutzzauber und magische Heilungen als etwas durchaus Rationales angesehen wurden.

Männliche Phantasien und aufgeklärte Realitäten

Acxtelmeiers Hinweis auf Pflanzen, die angeblich unverwundbar machen konnten, deutet darauf hin, dass Körpersubstanzen, die mit männlichen Kräften aufgeladen waren und zum Festmachen benutzt wurden, nicht die einzigen Ingredienzien darstellten, die Parallelen zur Medizin aufwiesen. Gewisse Heilkräuter, darunter Allermannsharnisch (Siegwurz), Gämswurz und Johan-

52 Im Großen und Ganzen bestand für Männer in protestantischen Gebieten ein geringeres Risiko als in katholischen, wegen Hexerei angeklagt zu werden, was auch mit unterschiedlichen Auslegungen der Bibel zusammenhing (Luther hielt Hexerei für ein hauptsächlich weibliches Verbrechen, katholische Theologen vertraten eine nicht so geschlechtsbezogene Auffassung): Schulte (2009), S. 65.

53 Parish/Naphy (2002), S. 2f.

54 ISGF, Criminalia 1145, Veit Widmann, 1654; Dillinger (1999), S. 153; Kent (2016), S. 81.

55 Dillinger (1999), S. 151–154.

56 Maxwell-Stuart (2002), S. 174; Scribner (1987), S. 2–16.

niskraut, fanden ihren Weg in den Unverwundbarkeitszauber, ebenso wie andere Ingredienzien, die bei der Wundbehandlung eingesetzt wurden, beispielsweise Korallen, Regenwürmer und Kiefernzapfen.[57] Nicht nur Acxtelmeier im Jahr 1710, sondern auch der adlige Oberforstmeister Hans Friedrich von Fleming im Jahr 1726 waren davon überzeugt, dass es natürliche Methoden zur Erlangung der Unverwundbarkeit gebe. Die Verwendung von Hostien, Gegenständen vom Galgen, Zauberzeichen und Beschwörungen lehnte Acxtelmeier allerdings als Teufelswerk scharf ab.[58]

Trotz aller Gegenargumente, die von weltlichen Theoretikern wie Acxtelmeier und Fleming vorgetragen wurden, hielten Theologen unbeirrbar an ihrer Ansicht fest, Unverwundbarkeit sei nicht auf natürlichem Wege zu erlangen. Nur wer mit Satan im Bunde sei, argumentierten sie, könne sich „fest“ und „gefroren“ machen. Theologen beider Konfessionen stimmten darin überein, dass jeder Versuch, Gott mittels Zauberei zum Handeln zu nötigen, ein Akt von Blasphemie und folglich strafbar sei, unabhängig davon, ob der Zauber Wirkung zeigte oder nicht. Aus dem Quellenmaterial geht jedoch auch hervor, dass das Festmachen sowohl von Theologen als auch von Richtern als eine real existierende und tatsächlich wirksame Form teuflischer Zauberei zumindest bis zur Mitte des 18. Jahrhunderts sehr ernst genommen wurde. Vor allem wo es sich um katholische Obrigkeiten handelte, konnte das Geständnis, zum Festmachen eine Hostie benutzt zu haben, den Punkt bezeichnen, an dem ein relativ harmloses Verfahren gegen Männer, die alltägliche oder ‚weiße Magie‘ praktizierten, in einen echten Prozess wegen Hexerei umschlug.[59] Erst im späteren 18. Jahrhundert erfuhren, ebenso wie andere Formen von Magie, auch die männlichen, auf Unverwundbarkeit abzielenden Zauberpraktiken eine Umwertung. Die Aufklärung erblickte in ihnen nicht länger kriminelle und strafwürdige Taten, sondern stufte sie als Aberglauben ein. Diese Veränderung im juristischen wie im theologischen Denken wirkte sich auf die magischen Praktiken der breiten Bevölkerung jedoch nicht unmittelbar aus. Der Bruch zwischen dem gelehrten und dem volkstümlichen Verständnis von Zauberei wird am Fall des steirischen Bauernsohns Andreas Steiner deutlich, der 1795 zu Protokoll gab, einen Schuss in die Brust überlebt zu haben, den der berüchtigte Jäger Peterl von Donnersbach aus nächster Nähe auf ihn abgegeben habe. Dass er noch lebe, verdanke er allein der Tatsache, dass ihn ein „Kolomani-Segen“ beschützt habe, ein Gebet, von dem man glaubte, es könne Klingen und Kugeln abwehren.[60] Die Kugel, behauptete Steiner, habe zwar sein Hemd durchschlagen, seine Haut aber nicht geritzt.

57 Peuckert (1929/30); Ryff (1551), Bl. 35r; Hellwig (1726), S. 981–984.

58 Acxtelmeier (1710), S. 57–59, 69 f.; Fleming (1726), S. 199 f., 355 f.

59 StLAG, Bestand Cop. 1659-VI-28, Hans Glaser, 1659; Bestand Cop. 1673-VI-29, Urban Pauer, 1673; Bestand FLD-GRAZ-164 1720, Fach 76, Franz Gaukler u. a., 1720; siehe auch Tlusty (2015), S. 667–670.

60 Der Segen (auch Kalmani-, Koloman- oder Colomanussegen) ist benannt nach dem Heiligen Koloman. Jäger Peterl (sein voller Name war Peter Leitner) stand selber im Ruf, unverwundbar zu sein: Bächtold (1917), S. 55 f.; Reiterer (1914).

Als die Richter Steiner bezichtigten, das Gericht zu belügen, weil kein Gebet eine solche Wirkung haben könne, entgegnete Steiner voller Selbstbewusstsein, er lüge nicht, und stellte die Frage: „*Was würde dann helfen, wenn das betten* [Beten] *nicht helfen solle?*“[61] Im weiteren Verlauf gab der 22-jährige Steiner allerdings zu, die ganze Geschichte erfunden zu haben, weil er sich an Jäger Peterl, der ihm sein Gewehr weggenommen hatte, rächen wollte. Dessen ungeachtet belegt die Tatsache, dass der junge Bauer davon ausging, die Obrigkeit könne seine Behauptung ernst nehmen, dass ein naiver Glaube an religiöse Magie nach wie vor existierte. Zudem ist offensichtlich, dass Steiner nicht befürchtete, seine Behauptung, er habe sich festgemacht, werde eine Anklage wegen Hexerei nach sich ziehen.

Der Fall Andreas Steiner illustriert, dass der Bewusstseinswandel vom mystischen zum mechanistischen Weltbild zeitversetzt verlief. Im frühneuzeitlichen Europa konnte der Schutz versprechende Unverwundbarkeitszauber deshalb die männlichen Machtträume beflügeln, weil die Grenzlinien zwischen Leben und Tod, Gott und Teufel, Magie und Medizin nicht scharf gezogen waren. Die Durchlässigkeit dieser Grenzen war der Punkt, um den es in den vielen von Ärzten, Theologen, Juristen und Naturphilosophen geführten frühneuzeitlichen Debatten über sympathetische Magie im Grunde ging. Bis zum Jahr 1795 war man seitens der Obrigkeit so weit gelangt, dass magische Praktiken nicht länger als Teufelspakt, sondern nur noch als harmloser Aberglaube, wenn nicht als Betrug behandelt wurden.

Aus der Vorstellungswelt der Bevölkerung jedoch verschwinden solche einst mächtigen geistigen Konzepte nicht so leicht. Durch Hausbücher und ähnliche Schriften des 19. und frühen 20. Jahrhunderts wurden weiterhin Zauberformeln verbreitet, die Schutz gegen Klingen und Kugeln gewähren sollten.[62] Im Ersten Weltkrieg erlebte der Unverwundbarkeitszauber bei den deutschen Soldaten eine Renaissance, was angesichts des allgegenwärtigen Gefühls der Hilflosigkeit hinsichtlich der technologischen Entwicklungen des modernen Krieges nicht verwundert, vor allem wenn man das jugendliche Alter so vieler Frontkämpfer bedenkt.[63] Auch der Glaube an die Heil- und Schutzwirkung menschlicher Körpersubstanzen überdauerte bis in die Neuzeit, denn bis zur Mitte des 19. Jahrhunderts wurden immer noch menschliche Körperteile gesammelt, um sie für medizinische und auch magische Zwecke zu benutzen. Bestimmte Ingredienzien dieser Art waren in manchen Apotheken sogar noch bis ins 20. Jahrhundert hinein erhältlich.[64]

Bei aller Kontinuität ist jedoch festzustellen, dass von toten Körpern stammende Substanzen wie *mumia* oder Schädelmoos in magischen Unverwund-

61 StLAG, Bestand Donnersbach, K 65, H. 215, Peter Leitner, 1795.

62 Beispielsweise das weitverbreitete anonyme „Romanus-Büchlein“, das zwischen 1788 und mindestens 1920 immer wieder neu gedruckt wurde: Romanusbüchel [frühes 20. Jahrhundert] (Privatbesitz Franz Jäger, Graz); Spamer (1958).

63 Staatsarchiv Wolfenbüttel, Bestand 30 Slg. 32 Nr. 10; Marzell (1927), Sp. 265; Labouvie (1992), S. 127 f.

64 Davies/Matteoni (2017), S. 29–51; Wiedemann (1906), S. 35.

barkeitsritualen der Neuzeit nicht mehr vorkamen. Dies war die logische Folge einer veränderten Praxis beim Vollzug der Todesstrafe, denn Hinrichtungen wurden nun nicht mehr als öffentliche Schauspiele inszeniert, sondern fanden nur noch im Verborgenen hinter Gefängnismauern statt, was den Zugang zu den Leichen der Hinrichtungsopfer und zu Material vom Galgen erschwerte. Zugleich drängten die Fortschritte der medizinischen Wissenschaft den Glauben an Heilung und Schutz gewährende medizinische Kräfte der Toten zurück und verwiesen ihn ins Reich des Aberglaubens.

Die Entmythologisierung des Galgens und das Verschwinden des Glaubens an die Wirksamkeit magischer Praktiken vollzogen sich parallel zur Aufgabe des Konzepts der bösen und teuflischen weiblichen Hexe, die nur in Kindermärchen überlebte, ein Vorgang, der von Lyndal Roper beschrieben wurde.[65] Die Wunschvorstellung vom unverwundbaren Körper mit übernatürlichen Kräften tauchte ebenfalls wieder auf, nämlich als ein Standardthema in der modernen Welt der fiktionalen Literatur, der Comics, des Films und der Computerspiele.[66] Was bei dieser modernen Wiederbelebung jedoch fehlt, ist die Unschärfe der frühneuzeitlichen Übergänge zwischen Wirklichkeit und Phantasie. Nur solange die meisten Menschen ganz selbstverständlich an die Wirksamkeit sowohl der teuflischen als auch der natürlichen Zauberkräfte glaubten, war der Versuch, Magie als vorbeugendes Mittel zum Schutz gegen *„hauen, stechen und schießen“*[67] zu nutzen, eine nachvollziehbare Reaktion auf die Unsicherheit in besonders gefahrvollen Zeiten.

Bibliographie

Archivalien

Stadtarchiv Augsburg (StAA)
Urgicht Hans Hellinger und Hans Georg Haselmann, 1642–1643

Institut für Stadtgeschichte, Frankfurt/Main (ISGF)
Criminalia 856
Criminalia 1145

Steiermärkisches Landesarchiv Graz (StLAG)
Bestand Cop. 1659-VI-28
Bestand Cop. 1673-VI-29
Bestand Donnersbach, K 65, H. 215
Bestand FLD-GRAZ-164 1720, Fach 76
Bestand K 99 H 620

65 Roper (2004), S. 256.
66 Tlusty (2019).
67 So die Standardformel im Zusammenhang mit Unverwundbarkeitszaubern; siehe z. B. StANö, Kriminalakten 1699, Matthaus Schwayher; OÖLAL, Bestand Freistadt, 1681, Sigmund Maureder; Hartmann (1678), S. 13.

Stiftsarchiv Kremsmünster (StiAK)
Gerichtsakten XVI, 8, Sch. 2

Oberösterreichisches Landesarchiv Linz (OÖLAL)
Bestand D496/3, 186
Bestand Freistadt, 1681
Bestand Weinberg Sch. 121
Stiftsarchiv Mondsee, Schachtel 308

Stadtarchiv Nördlingen (StANö)
Kriminalakten 1655
Kriminalakten 1699

Staatsarchiv Nürnberg (StAN)
B-Akten S I L 196 Nr. 8
Ratsbuch Nr. 10
Reichsstadt Nürnberg Amts- und Standbücher 218

Staatsarchiv Wolfenbüttel
Bestand 30 Slg. 32 Nr. 10

Quellen

Acxtelmeier, Stanislaus: Misantropus Audax. Das ist: Der alles anbellende Menschen-Hund. Augsburg 1710.
Agricola: Chirurgia Parva oder kleine Wund-Artzney. Nürnberg 1643.
Croll, Oswald: Basilica Chymica oder Alchymistisch Königlich Kleynod. Frankfurt/Main 1623.
Fleming, Hans Friedrich von: Der Vollkommene Teutsche Soldat. Leipzig 1726.
Glorez, Andreas: Eröffnetes Wunderbuch. Regensburg 1700.
Hartmann, Johann Ludwig: **Neue Teuffels-Stücklein.** Passauer-Kunst, Vest-machen, Schieß- und Büchsen-Kunst. Frankfurt/Main 1678.
Hartwiss, Bartholomaeus Anhorn von: Magiologia. Basel 1674.
Hellwig, Christoph von: Medicina renunciatoria et consultatoria. Arnstadt; Leipzig 1726.
Kaysersberg, Johannes Geiler von: Die Emeis: Dis ist das buch von der Omeissen. Straßburg 1517.
Lünig, Johann Christian: Corpus Juris Militaris. 2 Bde. Leipzig 1723.
Morton, Peter: The Trial of Tempel Anneke. Records of a Witchcraft Trial in Brunswick, Germany, 1663. Toronto 2006.
Paracelsus: Der grossenn Wundartzney das Erst Buch […]. Augsburg 1536.
Purmann, Matthäus Gottfried: Grosser und gantz neugewundener Lorbeer-Krantz oder Wund-Artzney. Frankfurt/Main 1692.
Ryff, Walther Hermann: Stat, und Feldtbuch bewerter Wundtarznei. Frankfurt/Main 1551.
Waffensalbe. In: [Zedlers] Grosses vollständiges Universal-Lexicon aller Wissenschafften und Künste […]. Bd. 52: W – War. Leipzig; Halle/Saale 1747, Sp. 547–557.
Warhaffter Bericht [v]on der Belägerung und mit gestürmter hand Eroberung der Stadt Pilsen inn Behem […]. Nürnberg [1619].

Literatur

Bächtold, Hanns: Deutscher Soldatenbrauch und Soldatenglaube. Straßburg 1917.
Ball, Philip: The Devil's Doctor: Paracelsus and the World of Renaissance Magic and Science. New York 2006.
Byloff, Fritz: Volkskundliches aus Strafprozessen der österreichischen Alpenländer, mit besonderer Berücksichtigung der Zauberei- und Hexenprozesse 1455 bis 1850. Berlin 1929.
Camenietzki, Carlos Ziller: Jesuits and Alchemy in the early Seventeenth Century: Father Johannes Roberti and the weapon-salve controversy. In: Ambix 48 (2001), H. 2, S. 83–101.
Castiglione, Baldassare: The Book of the Courtier. Übers. von Leonard Eckstein Opdycke. New York 1903.
Clark, Stuart: Thinking with Demons: The Idea of Witchcraft in Early Modern Europe. Oxford 1997.
Dannenfeldt, Karl: Egyptian Mumia: The Sixteenth Century Experience and Debate. In: The Sixteenth Century Journal 16 (1985), H. 2, S. 163–180.
Davies, Owen: Cunning-Folk. Popular Magic in English History. London 2003.
Davies, Owen; Matteoni, Francesca: Executing Magic in the Modern Era. Criminal Bodies and the Gallows in Popular Medicine. (= Palgrave Historical Studies in the Criminal Corpse and its Afterlife) Basingstoke 2017.
Debus, Allen: Robert Fludd and the use of Gilbert's De Magnete in the Weapon-Salve Controversy. In: Journal of the History of Medicine 19 (1964), H. 4, S. 389–417.
Dillinger, Johannes: „Böse Leute“. Hexenverfolgungen in Schwäbisch-Österreich und Kurtrier im Vergleich. Trier 1999.
Dillinger, Johannes: Unverwundbarkeit. In: Enzyklopädie der Neuzeit. Bd. 13: Subsistenzwirtschaft – Vasall. Stuttgart u. a. 2011, S. 1101–1104.
Dinges, Martin: Soldatenkörper in der Frühen Neuzeit. Erfahrungen mit einem unzureichend geschützten, formierten und verletzten Körper in Selbstzeugnissen. In: Dülmen, Richard van (Hg.): Körpergeschichten. Frankfurt/Main 1996, S. 71–98.
Dinges, Martin: Männer – Macht – Körper. Hegemoniale Männlichkeit vom Mittelalter bis heute. Frankfurt/Main 2005.
Edwards, Kathryn: Introduction. In Edwards, Kathryn (Hg.): Everyday Magic in Early Modern Europe. London 2016, S. 1–3.
Fletcher, Anthony: Gender, Sex, and Subordination in England, 1500–1800. New Haven, CT 1995.
Funke, Nikolas: „Naturali legitimâque Magica“ oder „Teufflische Zauberey“? Das „Festmachen“ im Militär des 16. und 17. Jahrhunderts. In: Huntebrinker, Jan Willem; Ludwig, Ulrike (Hg.): Militär und materielle Kultur in der Frühen Neuzeit. Potsdam 2009, S. 16–32.
Goodman, Robert: Introduction. In: Goodman, Robert; Ben-Ze'ev, Aaron (Hg.): Good Gossip. Lawrence, KS 1994, S. 1–10.
Guinsburg, Arlene Miller: The Counterthrust to Sixteenth Century Misogyny: The Work of Agrippa and Paracelsus. In: Historical Reflections/Réflexions Historiques 8 (1981), H. 1, S. 3–28.
Hardwick, Julie: Did Gender Have a Renaissance? Exclusions and Traditions in Early Modern Western Europe. In: Meade, Teresa; Wiesner-Hanks, Merry (Hg.): A Companion to Gender History. Malden, MA 2004, S. 343–357.
Harrington, Joel: The Faithful Executioner. Life and Death, Honor, and Shame in the Turbulent Sixteenth Century. New York 2013.
Jackson, W. A.: Sympathetic Ointment and the power of Sympathy. In: The Newsletter of the Australian Academy of the History of Pharmacy 18 (2002), S. 10–13.
Kapferer, Jean-Noël: Rumors. Uses, Interpretations, and Images. New Brunswick, NJ 1990.
Karle, Bernhard: Hostie. In: Bächtold-Stäubli, Hanns; Hoffmann-Krayer, Eduard (Hg.): Handwörterbuch des deutschen Aberglaubens. Bd. 4. Berlin 1931/32, Sp. 412–442.

Kent, E.J.: Tyrannical Beasts. Male Witches in Early Modern English Culture. In: Kounine, Laura; Ostling, Michael (Hg.): Emotions in the History of Witchcraft. London 2016, S. 77–94.
Kilgour, Maggie: From Communion to Cannibalism. An Anatomy of Metaphors of Incorporation. Princeton, NJ 1990.
Kronfeld, Ernst Moritz: Der Krieg im Aberglauben und Volksglauben. München 1915.
Labouvie, Eva: Verbotene Künste. Volksmagie und ländlicher Aberglaube in den Dorfgemeinden des Saarraumes (16.–19. Jh.). St. Ingbert 1992.
Larner, Christina: Enemies of God: The Witch Hunt in Scotland. Baltimore 1981.
Ludwig, Ulrike: Der Zauber des Tötens. Waffenmagie im frühneuzeitlichen Militär. In: Huntebrinker, Jan Willem; Ludwig, Ulrike (Hg.): Militär und materielle Kultur in der Frühen Neuzeit. Potsdam 2009, S. 33–49.
Marzell, Heinrich: Allermannsharnisch. In: Bächtold-Stäubli, Hanns; Hoffmann-Krayer, Eduard (Hg.): Handwörterbuch des deutschen Aberglaubens. Bd. 1. Berlin 1927, Sp. 264–267.
Maxwell-Stuart, P.G.: Rational Superstition: The Writings of Protestant Demonologists. In: Parish, Helen; Naphy, William (Hg.): Religion and Superstition in Reformation Europe. (= Studies in Early Modern European History 1) Manchester 2002, S. 170–187.
Müller-Jahncke, Wolf-Dieter: Magische Medizin bei Paracelsus und den Paracelsisten: Die Waffensalbe. In: Dilg, Peter; Rudolph, Hartmut (Hg.): Resultate und Desiderate der Paracelsus-Forschung. Stuttgart 1993, S. 43–55.
Noble, Louise: Medicinal Cannibalism in Early Modern English Literature and Culture. New York 2011.
Parish, Helen; Naphy, William: Introduction. In: Parish, Helen; Naphy, William (Hg.): Religion and Superstition in Reformation Europe. (= Studies in Early Modern European History 1) Manchester 2002, S. 1–22.
Park, Katharine: The Life of the Corpse: Division and Dissection in Late Medieval Europe. In: Journal of the History of Medicine and Allied Sciences 50 (1995), H. 1, S. 111–132.
Peuckert, Will-Erich: Festmachen II. In: Bächtold-Stäubli, Hanns; Hoffmann-Krayer, Eduard (Hg.): Handwörterbuch des deutschen Aberglaubens. Bd. 2. Berlin 1929/30, Sp. 1353–1367.
Reinke-Williams, Tim: Manhood and Masculinity in Early Modern England. In: History Compass 12 (2014), H. 9, S. 685–693.
Reiterer, Karl: Wildereraberglaube in Obersteiermark. In: Zeitschrift für österreichische Volkskunde 20 (1914), S. 175f.
Roper, Lyndal: Oedipus and the Devil. Witchcraft, Sexuality and Religion in Early Modern Europe. London 1994.
Roper, Lyndal: *Witch Craze. Terror and Fantasy in Baroque Germany.* New Haven, CT 2004.
Rowlands, Alison: Not „the Usual Suspects“? Male Witches, Witchcraft, and Masculinities in Early Modern Europe. In: Rowlands, Alison (Hg.): Witchcraft and Masculinities in Early Modern Europe. New York 2009, S. 1–30.
Ruff, Margarethe: Zauberpraktiken als Lebenshilfe: Magie im Alltag vom Mittelalter bis heute. Frankfurt/Main 2003.
Schott, Heinz: Paracelsus und die Magie der Natur. In: Classen, Albrecht (Hg.): Religion und Gesundheit. Der heilkundliche Diskurs im 16. Jahrhundert. Berlin 2011, S. 99–112.
Schulte, Rolf: Men as Accused Witches in the Holy Roman Empire. In: Rowlands, Alison (Hg.): Witchcraft and Masculinities in Early Modern Europe. New York 2009, S. 52–73.
Schwartz, Regina M.: Sacramental Poetics. In: Wandel, Lee Palmer (Hg.): A Companion to the Eucharist in the Reformation. Leiden 2014, S. 467–487.
Scribner, Robert: Popular Culture and Popular Movements in Reformation Germany. London 1987.
Scribner, Robert: The Reformation, Popular Magic, and the „Disenchantment of the World“. In: Journal of Interdisciplinary History 23 (1993), S. 475–494.
Shepard, Alexandra: Meanings of Manhood in Early Modern England. Oxford 2003.

Spamer, Adolf: Romanus-Büchlein. Historisch-philologischer Kommentar zu einem deutschen Zauberbuch. Hg. v. Johanna Nickel. Berlin 1958.
Stewart, Pamela; Strathern, Andrew: Witchcraft, Sorcery, Rumors, and Gossip. Cambridge 2004.
Stuart, Kathy: Defiled Trades and Social Outcasts. Honor and Ritual Pollution in Early Modern Germany. Cambridge 1999.
Stübe, R.: Passauer Kunst. In: Bächtold-Stäubli, Hanns; Hoffmann-Krayer, Eduard (Hg.): Handwörterbuch des deutschen Aberglaubens. Bd. 6. Berlin 1934/35, Sp. 1460f.
Sugg, Richard: Mummies, Cannibals and Vampires: The History of Corpse Medicine from the Renaissance to the Victorians. London 2015.
Thorndike, Lynn: A History of Magic & Experimental Science. 8 Bde. New York 1923–1958.
Tlusty, B. Ann: The Martial Ethic in Early Modern Germany. Civic Duty and the Right of Arms. Houndmills 2011.
Tlusty, B. Ann: Invincible Blades and Invulnerable Bodies. Weapons Magic in Early-Modern Germany. In: European Review of History/Revue européenne d'histoire 22 (2015), H. 4, S. 658–679.
Tlusty, B. Ann: Bravado, Martial Magic, and Masculine Performance in Early Modern Germany. In: Scholz Williams, Gerhild; Haude, Sigrun; Schneider, Christian (Hg.): Rethinking Europe: War and Peace in the Early Modern German Lands. Leiden 2019, S. 9–38.
Valentinitsch, Helfried: Der Vorwurf der Hostienschändung in den innerösterreichischen Hexen- und Zaubereiprozessen (16.–18. Jahrhundert). In: Zeitschrift des Historischen Vereines für Steiermark 78 (1987), S. 5–14.
Wiedemann, Alfred: Mumie als Heilmittel. In: Zeitschrift des Vereins für rheinische und westfälische Volkskunde 3 (1906), S. 1–38.
Wiesner, Merry: „Wandervogels“ and Women. Journeymen's Concepts of Masculinity in Early Modern Germany. In: Journal of Social History 24 (1991), H. 4, S. 767–782.
Zingerle, Ignaz Vinzenz: Sagen aus Tirol. Innsbruck 1891.

Geplagte Gottesmänner

Zur Wahrnehmung und Darstellung von Krankheit durch Hallesche Pietisten im Pennsylvania des 18. Jahrhunderts

Mark Häberlein

Einführung

In einem Brief an Gotthilf August Francke (1696–1769), den Leiter der Glauchaschen Anstalten zu Halle[1], und den Londoner Hofprediger Friedrich Michael Ziegenhagen (1694–1776)[2] brachte der Pastor der deutsch-lutherischen Gemeinde in Philadelphia, Johann Friedrich Handschuch (1714–1764), im September 1759 sein Bedauern über die schlechten Nachrichten zum Ausdruck, die ihn in letzter Zeit aus Europa erreicht hatten. Dies betraf sowohl den Siebenjährigen Krieg, der Preußen in ernsthafte Bedrängnis gebracht und Halle 1758 eine mehrwöchige Besetzung durch feindliche Truppen beschert hatte, als auch die *„zunehmende*[n] *Leibes Mattigkeiten und Entkräftungen“* des damals 63-jährigen Francke:

> Es ist sich auch eben nicht zu verwundern, sondern ist sich leichtlich vorzustellen, daß die mancherley Arten der wichtigen väterlichen Sorgen, der Amts und Standes Geschäften, die vielen Unruhen und empfindlichste Prüfungen den ohnehin schwachen Cörper bei immer mehr heran nahenden hohem Alter gewaltig mit nehmen und deßen Lebhaftigkeit je länger, je mehr schwächen. Mir stelle dabei vor, daß Deroselben Geist im Männlichen Glauben aus der unendlichen Kraft des Lebens Jesu Christi munter und starck seyn und wenigstens in etwas ersetzen werde, was dem schwachen Leibe an muntern Kräften fehlet. Auch in solchen Schwachen und *[E]*ntkräfteten ist die Kraft des HErrn Jesu oftmals ungemein mächtig. O wunderbare Gnade: Wenn wir schwach sind; so sind wir stark! Welches zu Seinem Preise dann und wann erfahre.[3]

Die hier ausgedrückten Gedanken, dass die vielfältigen Pflichten des Leiters einer großen seelsorgerischen, karitativen und pädagogischen Institution dessen körperliche Gesundheit zwangsläufig angreifen mussten und dass die von Gott verliehene Kraft auch den körperlich geschwächten Gläubigen stärkte, ist für Pietisten des 18. Jahrhunderts durchaus charakteristisch. So hat Jürgen Helm darauf hingewiesen, dass körperliche und seelische Gesundheit in der Vorstellungswelt der Halleschen Pietisten eng zusammenhingen. Für August Hermann Francke (1663–1727), den Begründer dieser Reformströmung des Protestantismus und Vater des oben genannten Gotthilf August, war Krankheit laut Helm „immer eine Folge göttlichen Wirkens“. Sie sollte „die Patienten zu einer gründlichen Selbstprüfung und zu einer ernsthaften Auseinander-

1 Vgl. zu ihm Sträter (1994).
2 Vgl. zu ihm die ausführliche Studie von Jetter-Staib (2013).
3 AFSt/M, 4 C 10 : 12, Johann Friedrich Handschuch an Gotthilf August Francke und Friedrich Michael Ziegenhagen, Philadelphia, 28.9.1759.

setzung mit dem eigenen Seelenzustand veranlassen". Diese religiöse Deutung von Krankheit und Gesundheit stand für Francke und seine Mitarbeiter, einschließlich der am Halleschen Waisenhaus tätigen Ärzte, jedoch keineswegs im Gegensatz zur Notwendigkeit von ärztlicher Behandlung und Krankenpflege, da auch Ärzte aus ihrer Sicht letztlich den Willen Gottes vollzogen und körperliche Heilung eine wichtige Voraussetzung für die Erkenntnis des göttlichen Willens und eine echte Bekehrung bildete. Die „*Seelen-Cur*", d.h. die Selbstprüfung und Hingabe an Gott, sollte daher stets mit der leiblichen Kur einhergehen.[4] Ebenso war auf eine gesunde Lebensführung, etwa durch ausgewogene Ernährung und maßvollen Alkoholkonsum, zu achten.[5]

Zu ähnlichen Ergebnissen gelangte Katharina Ernsts Studie über die Selbstzeugnisse württembergischer Pietisten. Auch diese sahen Gott als den eigentlichen Urheber der Krankheit an; für Unbekehrte war sie göttliche Strafe, für Bekehrte väterliche Züchtigung. Von Kranken wurde vor allem Geduld und Fügung in den Willen Gottes erwartet, von dem letztlich auch die Heilung kam. Diese religiösen Interpretationen waren freilich mit medizinischen verwoben: Krankheiten waren demnach auch das Resultat einer Stockung oder falschen Mischung der Körpersäfte, die Ernährung galt als wichtig für die leibliche Gesundheit, und die meisten württembergischen Pietisten konsultierten Heiler und nahmen Arzneien. Obwohl Heilung letztlich Gottes Wille war, mussten Krankheiten richtig behandelt und die passenden Arzneimittel eingesetzt werden.[6]

Die lutherischen Geistlichen, die seit den 1740er Jahren von den Glauchaschen Anstalten nach Pennsylvania entsandt wurden, um die dort lebenden deutschen Siedler seelsorgerisch zu betreuen, waren von den Krankheitsvorstellungen und medizinischen Konzepten des Halleschen Pietismus geprägt; sie standen in der Neuen Welt aber auch ganz anderen Herausforderungen – nicht zuletzt gesundheitlicher Art – gegenüber als in Mitteleuropa. Gerade dieses Spannungsverhältnis zwischen einer spezifisch mitteleuropäischen medizinischen Konzeption und Praxis auf der einen und der Erfahrung von körperlichem und seelischem Leiden in den nordamerikanischen Kolonien auf der anderen Seite macht die Beschäftigung mit den Briefen und Amtstagebüchern der Halleschen Pastoren in Pennsylvania zu einem lohnenden Forschungsthema. In diesen Selbstzeugnissen finden sich sowohl zahlreiche Aussagen zu den Strapazen und Belastungen, die ein Pfarramt in der Neuen Welt mit sich brachte, als auch intensive Reflexionen über das Verhältnis von körperlichem und geistigem bzw. seelischem Zustand des Gläubigen. Damit verortet sich der folgende Beitrag an einer Schnittstelle dreier Forschungsfelder: medizinhistorischen Perspektiven auf den Pietismus[7], der historischen Selbst-

4 Helm (1996), S. 70, 87. Vgl. auch Helm (2006), S. 15–28, 55f., 202f.; Toellner: Medizin (2004), S. 343f.

5 Vgl. Fischer (2015).

6 Vgl. Ernst (2003).

7 Vgl. bes. Helm (1996); Helm (1998); Geyer-Kordesch (2000); Ernst (2003); Toellner: Medizin (2004); Toellner: Geburt (2004); Helm (2006); Fischer (2015); Sahmland (2016); Sahmland/Schrader (2016).

zeugnisforschung[8] und der Geschichte der atlantischen Welt, verstanden als Geschichte des interkontinentalen Austauschs von Menschen, Gütern und Ideen[9].

Der folgende Abschnitt gibt zunächst einen Überblick über die in Pennsylvania tätigen Halleschen Pastoren, der sowohl die spezifischen Herausforderungen, denen diese sich in der Neuen Welt ausgesetzt sahen, als auch den Quellenwert ihrer Briefe und Amtstagebücher thematisiert. Ein weiterer Abschnitt widmet sich ihren Wahrnehmungen und Darstellungen von Gesundheit und Krankheit im Kontext pietistischer Glaubensvorstellungen und Lebenseinstellungen einerseits, der Herausforderungen des Pfarramts in Nordamerika andererseits. Daran schließt sich ein mikrohistorischer Abschnitt an, der sich anhand eines Fallbeispiels der „Praxis der historischen Subjekte und ihrer Selbstdeutungen“[10] im Hinblick auf die körperliche und geistige Verfassung des lutherischen Geistlichen Peter Brunnholtz (1716–1757) um die Mitte des 18. Jahrhunderts annähert. Abschließend wird der Ertrag der hier untersuchten Quellen für eine auf den atlantischen Raum erweiterte Geschichte männlicher Gesundheit und Krankheit im frühneuzeitlichen Pietismus diskutiert.

Hallesche Lutheraner im Pennsylvania des 18. Jahrhunderts

Pennsylvania war die nordamerikanische Kolonie mit dem höchsten deutschen Bevölkerungsanteil: Zwischen 1727 und 1775 wanderten rund 70.000 Menschen aus protestantischen Territorien des Heiligen Römischen Reiches und den deutschsprachigen Kantonen der Schweiz über den Hafen von Philadelphia ein[11]; dem ersten US-amerikanischen Zensus von 1790 zufolge war ziemlich genau ein Drittel der Einwohner Pennsylvanias deutschstämmig[12]. Obwohl diese vorwiegend aus dem deutschen Südwesten (Württemberg, Baden, Pfalz) stammenden Siedler frühzeitig Kirchen errichteten und Andachten abhielten, bekamen sie zunächst nur selten ordinierte lutherische oder reformierte Geistliche zu Gesicht.[13] Dass die von August Hermann Francke gegründeten Glauchaschen Anstalten nach 1740 begannen, Pfarrer zu den lutherischen Gemeinden in Pennsylvania zu entsenden, ging zum einen auf deren schriftliche Bittgesuche zurück, die seit den frühen 1730er Jahren wiederholt in Halle eingegangen waren; zum anderen stellte ihre Entsendung eine direkte

8 Vgl. Greyerz/Medick/Veit (2001); Bähr/Burschel/Jahnke (2007); Ulbrich/Medick/Schaser (2012); Ulbrich/Greyerz/Heiligensetzer (2014).
9 Vgl. Bailyn (2005); Games (2006); Greene/Morgan (2008); Benjamin (2009); Thornton (2012); Häberlein: Atlantische Geschichte (2017).
10 Dinges (2015), S. 30.
11 Vgl. zu dieser Migration Fogleman (1996); Wokeck (1999); Grubb (2011); zusammenfassend Häberlein: The Old-World Background (2017).
12 Vgl. Schwartz (1987), S. 1.
13 Vgl. Glatfelter (1979/1981), Bd. 2, S. 19–53; Bonomi (1983); Häberlein (2009), S. 53–61; Häberlein (2013).

Reaktion auf die Aktivitäten der von Nikolaus Ludwig Graf von Zinzendorf (1700–1760) geleiteten Herrnhuter Brüdergemeine dar, der man das Feld nicht kampflos überlassen wollte. In einer Reihe von lutherischen Gemeinden im Südosten Pennsylvanias kam es in den 1740er Jahren zu heftigen Auseinandersetzungen zwischen Befürwortern und Gegnern der Herrnhuter.[14]

Die 14 lutherischen Geistlichen, die Halle zwischen 1742 und 1786 nach Pennsylvania schickte, sahen sich dort mit vielfältigen, aus europäischer Perspektive teilweise neuartigen Herausforderungen konfrontiert: einer großen Anzahl lutherischer Siedler, die geographisch weit verstreut lebten und deren seelsorgerische Betreuung dementsprechend hohe Mobilität erforderte[15]; einem ungewohnten Klima mit strengen Wintern und heißen Sommern, in denen insbesondere in der dichtbesiedelten Hafenstadt Philadelphia wiederholt Epidemien ausbrachen[16]; einer pluralistischen religiösen Situation, in der die koloniale Obrigkeit keine Religionsgemeinschaft rechtlich privilegierte, geschweige denn finanziell unterstützte[17]; der Konkurrenz unabhängiger Prediger, die teilweise nicht ordiniert waren und deren theologische und pastorale Qualifikation mitunter ebenso zweifelhaft erschien wie ihre Lebensführung[18]; und schließlich selbstbewussten Siedlern, die keineswegs bereit waren, sich der Autorität und den hohen sittlich-moralischen Ansprüchen lutherischer Geistlicher widerspruchslos unterzuordnen[19]. Kam es zu Konflikten zwischen Pastor und Gemeinde, so verfügte Letztere über ausgesprochen wirkungsvolle Druckmittel, indem sie dem Geistlichen die Kirchentür versperrte und den Geldhahn zudrehte.[20]

Wie sie mit diesen Herausforderungen umgingen, beschrieben die Pastoren in Tagebüchern und Briefen, die sie in mehr oder minder regelmäßigen Abständen nach Halle, an die als Kommunikationszentrale zwischen den Pietisten im Reich und den nordamerikanischen Kolonien fungierende lutherische Hofkapelle in London[21] sowie an weitere Förderer und an Verwandte in Europa schickten. Eine Rechenschaftslegung über ihre Amtsführung wurde von Seiten Halles ausdrücklich erwartet: Die empfangenen Briefe und Diarien wurden dort in redigierten Auszügen als *Nachrichten von den Vereinigten Deutschen Evangelisch-Lutherischen Gemeinden in Nord-America, absonderlich in Pensylvanien* gedruckt und an aktuelle und potentielle Spenderinnen und Spender versandt. Die 16 zwischen 1744 und 1787 gedruckten Berichte wurden nach Einstellung der Reihe vom damaligen Leiter der Glauchaschen Anstalten

14 Vgl. Glatfelter (1979/1981), Bd. 2, S. 65–112; Müller-Bahlke (2000); Häberlein (2009), S. 61–72; Atwood (2013).
15 Vgl. Glatfelter (1979/1981), Bd. 2, S. 137–161.
16 Vgl. Klepp (1990), S. 225 f.; Klepp (1994), S. 478 f., 488–491.
17 Vgl. Schwartz (1987); Frost (1990), S. 13–47; Häberlein (2009).
18 Vgl. Glatfelter (1979/1981), Bd. 2, S. 189–205.
19 Vgl. Splitter (2005); Evers (2018).
20 Vgl. Müller (1994), S. 104–155; Häberlein (2009), S. 71–79.
21 Vgl. Pyrges (2015), S. 138–151.

nochmals gesammelt herausgegeben.[22] Es handelt sich also um Selbstzeugnisse, die bereits mit Blick auf eine breitere Öffentlichkeit verfasst wurden, und die Schreiber waren sich bewusst, dass sie sich auf einem schmalen Grat bewegten, wenn sie in ihrer Korrespondenz nach Europa Rückschläge und persönliche Probleme ansprachen. Diese spezifische Quellensituation gilt es bei der Analyse natürlich zu berücksichtigen: Hubert Steinke etwa konstatiert für die briefliche Kommunikation, „dass Form und Inhalt von Berichten über Gesundheit und Krankheit wesentlich durch die Hauptfunktion eines Briefs bedingt sind“[23], und Séverine Pilloud stellt für autobiographische Krankheitsdarstellungen fest, dass diese weder von ihren biographischen Umständen noch „von ihrem Kommunikations- bzw. Interaktionskontext abgetrennt werden“ können[24].

Für die hier untersuchten Quellen bedeutet dies, dass es sich um Rechenschaftsberichte von Pastoren handelte, welche wussten, dass ihre Amtsführung in Europa danach beurteilt werden würde und dass sie obendrein die Basis für gedruckte Berichte an Unterstützer der Halleschen Seelsorge- und Aufbauarbeit in Nordamerika lieferten. In den folgenden Ausführungen werden grundsätzlich die Ursprungsversionen der Briefe und Amtstagebücher dieser Pastoren vor ihrer Redaktion in Halle zugrunde gelegt.[25] Auf die Frage, inwieweit diese Quellen in den zeitgenössischen Publikationen der Glauchaschen Anstalten gekürzt und verändert wurden, kann aus Platzgründen allenfalls punktuell eingegangen werden. Grundsätzlich erscheint das hier untersuchte Quellenkorpus jedoch geeignet, die in Forschungsprojekten des Stuttgarter Instituts für Geschichte der Medizin mehrfach unter Beweis gestellte „Leistungsfähigkeit [...] für eine erfahrungsgeschichtliche Patienten- und Männergesundheitsforschung“[26] zu prüfen und weiter zu erhärten.

Zum Zeitpunkt ihrer Überfahrt nach Amerika waren die aus Halle entsandten Pastoren mit Ausnahme des letzten Vertreters dieser Gruppe, Johann Friedrich Weinland, zwischen 22 und 34 Jahre alt und allesamt noch unverheiratet; die meisten gingen allerdings binnen weniger Jahre nach ihrer Ankunft in Nordamerika eine Ehe ein. Hinsichtlich der Lebenserwartung zeigen sich große Unterschiede: Während Johann Dietrich Matthias Heinzelmann bereits

22 Vgl. Schulze (1787); für eine kommentierte zweibändige Neuausgabe vgl. Mann/Schmucker/Germann (1886/1895).

23 Steinke (2007), S. 42.

24 Pilloud (2007), S. 49.

25 Im Falle Heinrich Melchior Mühlenbergs liegen die Tagebücher in einer dreibändigen englischen Übersetzung, die Korrespondenz in einer fünfbändigen deutschen Ausgabe vor: Tappert/Doberstein (1942–1957); Aland (1986–2002). Die Briefe und Diarien von Mühlenbergs 13 Amtskollegen werden seit 2013 in einem von der DFG geförderten Projekt unter der Leitung von Thomas Müller-Bahlke (Halle/Saale), Hermann Wellenreuther (Göttingen) und dem Autor des vorliegenden Beitrags ediert. Die ersten beiden Bände der auf insgesamt acht Bände angelegten Edition sind Ende 2019 erschienen. Die Briefe werden hier nach der Originalfundstelle im Archiv der Franckeschen Stiftungen, Abteilung Missionsarchiv, zitiert.

26 Dinges (2015), S. 8.

fünf Jahre nach der Ankunft in Philadelphia – angeblich an den Folgen einer Gonorrhö[27] – starb, lebte Heinrich Melchior Mühlenberg – der aufgrund seiner organisatorischen Leistungen als prägende Gestalt der deutsch-lutherischen Kirche in Pennsylvania gilt[28] – noch 45 Jahre, sein Kollege Johann Nicolaus Kurtz noch 49 und Justus Heinrich Christian Helmuth sogar noch 56 Jahre.

Tab. 1: Übersicht über die aus Halle nach Pennsylvania entsandten Pastoren

Name	Geburtsjahr	Reisejahr	Sterbejahr
Heinrich Melchior Mühlenberg	1711	1742	1787
Peter Brunnholtz	1716	1744/45	1757
Johann Nicolaus Kurtz	1720	1744/45	1794
Johann Helfrich Schaum	1721	1744/45	1778
Johann Friedrich Handschuch	1714	1747/48	1764
Johann Dietrich Matthias Heinzelmann	1726	1751	1756
Friedrich Schultz	1726	1751	nach 1782
Johann Andreas Krug	1732	1764	1796
Johann Ludwig Voigt	1731	1764	1800
Christoph Immanuel Schulze	1740	1765	1809
Justus Heinrich Christian Helmuth	1745	1768/69	1825
Johann Friedrich Schmidt	1746	1768/69	1812
Johann Christoph Kunze	1744	1770	1807
Johann Friedrich Weinland	1744	1786	1807

Quellen: Glatfelter (1979/1981), Bd. 1, S. 23, 50f., 55–58, 73–77, 95–97, 115f., 119f., 124–126, 160; Franckesche Stiftungen zu Halle, Studienzentrum August Hermann Francke, Datenbank zu den Einzelhandschriften in den historischen Archivabteilungen

Mit den Themen Gesundheit und Krankheit sowie mit medizinischen und pharmazeutischen Fragen waren diese Pastoren aus mehreren Gründen ständig konfrontiert. Erstens gehörten Krankenbesuche zu ihren Amtspflichten, und in zahlreichen Briefstellen und Tagebucheinträgen berichten sie über ihre Bemühungen, kranken Gemeindemitgliedern seelischen Beistand zu leisten und sie zu einer wahren „Herzens-Bekehrung“ anzuleiten. Zweitens übernahmen sie in Pennsylvania den Vertrieb von Produkten der von Christian Fried-

27 Aland (1986–2002), Bd. 2, S. 234, Heinrich Melchior Mühlenberg an Samuel Theodor Albinus, New Providence, 18.2.1755: *„Der arme Bruder ist aber kräncklich, und elend, weil der Fluß an seiner Hand vor anderhalb Jahren von selber zugeheilet, die Massa der flüßigen Theile inficirt und ein gefährlicher Schade vor wenig Monathen daher entstanden. Er hat schon bey 5 Monathe Gonorrhoza, wo gegen Doctors und Arzeney bis dato noch vergeblich gewirckt.*“ Vgl. dazu auch Evers (2018).

28 Vgl. zu ihm insbesondere Müller (1994); Müller-Bahlke (2011); Wellenreuther (2006); Wellenreuther (2013); Wellenreuther/Müller-Bahlke/Roeber (2013).

rich Richter (1676–1711) begründeten Waisenhaus-Apotheke, der ein zentrales wirtschaftliches Standbein der Glauchaschen Anstalten bildete. Hallesche Medikamente wurden an Gemeindemitglieder der lutherischen Pastoren kostenlos abgegeben, aber auch an andere Siedler verkauft. Ihr Import und Absatz, den die Pastoren gemeinsam mit Kaufleuten organisierten, generierte einen erheblichen Teil der Einnahmen, die für den Aufbau eines lutherischen Kirchenwesens in Pennsylvania erforderlich waren.[29] Die Erfahrungen, die er mit der Distribution und Anwendung Hallescher Medikamente sammelte, bewogen sogar einen dieser Geistlichen, Friedrich Schultz, zeitweilig seinen Lebensunterhalt als medizinischer Praktiker zu suchen: Sein Kollege Johann Friedrich Handschuch berichtete 1757 nach Europa, Schultz habe „*Krancke in die Cur genommen und die Arzney kunst starck getrieben*".[30] Drittens bedingte das ungünstige Betreuungsverhältnis zwischen einer geringen Zahl Hallescher Geistlicher und einer großen (und überdies ständig wachsenden) Zahl lutherischer Gemeinden, dass jeder krankheitsbedingte Ausfall eines Pfarrers die Arbeitsbelastung seiner Amtskollegen zusätzlich erhöhte. Die folgenden Ausführungen konzentrieren sich auf die Wahrnehmungs- und Darstellungsweisen von Gesundheit und Krankheit bei den Pastoren selbst. Während ihre Rolle im transatlantischen Medikamentenhandel bereits von Renate Wilson umfassend erforscht wurde[31], sind die Beschreibungen von Krankenbesuchen ein eigenes Thema, das einer späteren Untersuchung vorbehalten bleiben muss.

Wahrnehmung und Darstellung von Gesundheit und Krankheit

Gesundheit und Krankheit thematisierten diese Pastoren häufig im Kontext der konkreten Anforderungen ihres Amtes: Nach strapaziösen Ritten bei extremen Temperaturen und heftigen Niederschlägen etwa klagten sie wiederholt über Erschöpfung und fiebrige Erkältungen, und die Spannung zwischen dem Wunsch nach Erholung auf der einen, den ständigen Bitten ihrer Gemeindemitglieder um Predigten, Taufen, Heiraten, Krankenbesuche und Beerdigungen auf der anderen Seite bildet eine Art Generalbass ihrer Korrespondenz mit Europa.

Im September 1766 berichtete beispielsweise Heinrich Melchior Mühlenberg nach London, dass sein im Jahr zuvor ins Land gekommener Amtskollege Christoph Immanuel Schulze und er selbst kurz nacheinander in Philadelphia schwer erkrankt waren. Zunächst sei Ende Juli „*unser ohnedem von der unerträglichen Hitze schon aus gemergelter lieber H*[err] *Pf*[arre]*r Schultz* [sic!] *in die schwere und gefährliche Kranckheit der Dysenterie*" gefallen. Mühlenberg und der lutherische Kirchenrat mieteten daraufhin ein eigenes Gebäude in der Nähe des Pfarrhauses für den Patienten und „*gebrauchten Artzney und Pflege nach un-*

29 Vgl. Veltmann (2018), bes. S. 121–123.

30 AFSt/M, 4 C 9 : 16, Johann Friedrich Handschuch an Gotthilf August Francke und Friedrich Michael Ziegenhagen, Philadelphia, 30.9./13.10.1757.

31 Vgl. Wilson (2000); vgl. auch Wilson (2008), S. 240–242, 250.

serm Vermögen". Da in dieser Zeit „*in der weitläuftigen Gemeine die Kranckheiten auch einrißen*", erhöhte sich Mühlenbergs Arbeitsbelastung noch zusätzlich. Schulze überstand zwar schließlich seine Krankheit, „*aber zur Erholung seiner Kräfte war kein Anschein*". Eine nachhaltige Besserung stellte sich erst ein, als der mit Mühlenberg befreundete schwedisch-lutherische Propst Carl Magnus Wrangel (1727–1786) ein neu entdecktes „*Mineral-Waßer von etlichen Meilen her täglich in sein Haus holen*" ließ, das Schulze über mehrere Wochen hinweg trank:

> Dieses Waßer that so weit seine Wirckung unter Gottes Segen, daß H*[err]* Schultz wieder Appetit zum Eßen bekam, und etwas Kräfte sammlete, zumahl im Ausgange Augusti und Anfange des Septembris die Hitze von 94 Grad nach dem Thermomet*[er]* auf einmahl brach, und rauhe Lüfte einfielen.

Nun wurde jedoch der chronisch überarbeitete Mühlenberg von einer Krankheit niedergestreckt:

> Ich hatte die Tage zur Amtslast, und die Nächte zum Schreiben anwenden müßen, und ward am 11ten Sept*[ember]* Nachts mit einer Pneumonie überfallen, welche eine Suffocation drohete; wolte aber nicht gern die Meinigen erschrecken: sondern blieb allein und stille bis Morgens den 12 Sept*[ember,]* ließ den kundigsten Doctor rufen, welcher gleich Venaesection verordnete, und durch Mittel gegen die Inflammation, auf Vertheilung der Stasium operirte. *[...]* Den 13ten Sept*[ember]* fühlte ein klein wenig Erleichterung, mußte aber das Bette hüten. Sontags den 14ten Sept*[ember]* konte noch nicht auf seyn, und der arme H*[err]* Schultz mußte allein die Arbeit unternehmen, Vormittags im grossen Gedränge predigen, hernach 200 Communicanten das Abendmahl reichen, Nachmittags 3 Leichen bestellen, nach dem letzten Dienst aus gehen und krancke Kinder taufen, gegen Abend eine Meile weit aus der Stadt gehen, und Krancke besuchen, am Abend außer der Stadt noch ein krankes Kind taufen, und solte Nachts noch zu einem gefährlich Krancken kommen, welches aber nicht geschehen konnte. Zwey starcke Männer haben beständig genug zu thun; aber für Einen ist es über Vermögen. – Den 15ten und 16ten Sept*[ember]* konnte zur Noth auf seyn, und wieder anfangen zu schreiben; fühlte aber noch Drücken und Stechen in den Pulmonibus.[32]

An Gotthilf August Francke in Halle und Friedrich Michael Ziegenhagen in London schrieb Mühlenberg am 19. September 1766, er sei am Vortag „*zum erstenmal wieder heraus gekrochen, wie wol sehr matt und beklemt, weil seit dem 11 Sept*[ember] *an der Peripneumonie laborire, und noch nicht durch bin*". Diese „Pneumonie" führte er auf die extreme Witterung zurück:

> wir haben Zeit meines Hierseyns in Pennsylvania nicht so ausnehmende Hitze als in diesem August Monathe gehabt, so daß ich offt bey der Amts=Arbeit dachte, der Cörper würde schmeltzen und sich dissolviren. Und plötzlich darauf kamen etliche kalte Tage und rauhe Winde und verschloßen die erweiterten poros etc., daher auch allerley hitzige febres inflammat*[ae]* erfolgten.[33]

32 Aland (1986–2002), Bd. 3, S. 454f., Heinrich Melchior Mühlenberg an Friedrich Wilhelm Pasche, Philadelphia, 18.9.1766.

33 Aland (1986–2002), Bd. 3, S. 459, 462, Heinrich Melchior Mühlenberg an Gotthilf August Francke und Friedrich Michael Ziegenhagen, Philadelphia, 19.9.1766.

Im folgenden Frühjahr thematisierte Mühlenberg erneut die physischen Anforderungen seines Pfarramtes, denen sich der mittlerweile 55-Jährige körperlich nicht immer gewachsen fühlte:

> Als kaum wieder zu Hause gekommen, und die überhäufte Arbeit in der Marter=Woche und Osterfeste überlebt, und mit einem schwerem Catharr und Sprachlosigkeit überfallen, mußte eine Reise von 70 Meilen nach Neugermantown und Bedminster in Neu Jersey nolens volens antreten, weil die 2 Kirchen und 3 Gemeinen daselbst vacant *[...]* und in Gefahr stehen, alles zu verlieren, wenn sie ohne einen der hiesigen Landes-Umstände kundigen treuen Seelsorger, der in deutsch und englischer Sprache bewandert ist, gelaßen werden. Reiten konnte nicht so weit, sondern mußte einen Bauer-Wagen nehmen, und die verwachsenen Glieder auf die Tortur geben. Am Sontage nach Ostern predigte mit rauher Stimme in der Neugermantowner Kirche vormittags deutsch vor großer Versammlung, nachmittags Englisch vor zahlreicher Versammlung.[34]

Obwohl Krankheit und Gesundheit auch aus Sicht der lutherischen Pastoren in Pennsylvania letztlich göttliche Gaben waren, maßen sie also Faktoren wie der wechselhaften Witterung und ihrer hohen Arbeitsbelastung große Bedeutung zu. Darüber hinaus zeigt Mühlenbergs Beschreibung der Rekonvaleszenz seines Kollegen Schulze, dass die Pfarrer aktiv handelten, um die eigene Gesundheit bzw. diejenige ihrer Kollegen wiederherzustellen. Zu den Maßnahmen, die sie ergriffen, gehörten die Anmietung eigener Räume für die Krankenpflege, die Gabe von Arzneien sowie die Beschaffung von Wasser aus Heilquellen.

Johann Friedrich Handschuch, der sich im Sommer 1747 auf der Reise von Halle nach Amerika befand, betonte in einem Brief aus London an Gotthilf August Francke sowohl die Notwendigkeit aktiver Gesundheitsvorsorge als auch das Vertrauen auf Gott, von dem Gesundheit und Krankheit letztlich herrührten:

> Was die nöthige Pflege meines Leibes betrift; so erkenne es wohl, was mir Dero gütigste Vorsorge zur Erinnerung gegeben, davor dann auch den aller verbindlichsten Dank sage. Mit Wißen und Willen mögte mich nicht gerne verwahrlosen: und künftiger Beruf erfordern einen Menschen, der was vertragen kan und nicht so gleich hinfällig ist. Ach mein Gott, Du mein bester Arzt, weist es am besten, wie Du mich dauerhaftig und zu Deinem Werke brauchbar machen solst. Gib mir doch die rechte Weisheit, hierin nach deinen *[sic!]* Willen zu verfahren.[35]

Tatsächlich erwies sich Handschuch in Pennsylvania als wenig effektiver Pastor. In der Gemeinde Lancaster stürzte er sich 1748 zwar mit Feuereifer in seine Arbeit, verprellte aber durch seinen rigiden Moralismus und sein autoritäres Gebaren bereits nach kurzer Zeit einen Großteil seiner Gemeindemitglieder und musste 1751 das Feld räumen.[36] Dieselbe Geschichte wiederholte

34 Aland (1986–2002), Bd. 3, S. 512, Heinrich Melchior Mühlenberg an Friedrich Wilhelm Pasche, Philadelphia, 23.5.1767.

35 AFSt/M, 4 H 9 [: 6], Johann Friedrich Handschuch an Gotthilf August Francke, Kensington, 24.7.1747.

36 Vgl. Häberlein (2009), S. 72–79.

sich später in Germantown und Philadelphia.[37] Dabei könnten Handschuchs Schwierigkeiten, insbesondere seine Unfähigkeit zu Kompromissen mit den Erwartungen seiner Gemeinden, auch in einer spezifischen körperlichen und psychischen Disposition begründet gewesen sein. Seine Kollegen Mühlenberg und Brunnholtz meinten bei ihm ein „*malum hypochondriacum*" zu erkennen, das sich unter anderem in heftigen Stimmungsschwankungen äußerte.[38] Damit nahmen sie Bezug auf einen Komplex von körperlichen Beschwerden und Gemütszuständen, der als „Modekrankheit" des 18. Jahrhunderts beschrieben worden ist, welche für viele Zeitgenossen „die Rolle einer allgemeinen Exkulpationsinstanz" übernommen habe.[39] In einem Brief an Pastor Johann Martin Boltzius (1703–1765) in Ebenezer, Georgia, schrieb Mühlenberg Ende 1751, Handschuch sei „*ein wackerer und erbaulicher Mann im* [sic!] *Lehre und Leben, aber für die pensylvanische, weitläufftige grobe Arbeit und rauhe Lufft zu schwach, nicht gewohnt unter unsern Nationen auszuhalten, weil er in Teutschland die meiste Zeit mit aufgeweckten und begnadigten conversiret*" habe.[40]

Auch Handschuchs Tagebuch aus Lancaster enthält zahlreiche Einträge zu gesundheitlichen Beschwerden. So notierte er im März 1749, er habe „*seit 10 Tagen rauhen Halß, starcken husten und die gehabten schlaflosen Nächten ungemeine Mattigkeit gehabt*". Vier Monate später schrieb er über seine „*Schwächlichkeit*", und im September desselben Jahres glaubte er zu wissen, dass er „*allen Vermuthen nach* [...] *nicht lange mehr leben würde, da meine Kräfte täglich je länger je schwacher würden*". Am 8. Oktober 1749 wurde er inmitten der Katechismusstunde „*von einem heftigen Reißen in der lincken Schulter und einem starcken Frieren überfallen*", führte anschließend noch „*in äuserster Kraftlosigkeit*" eine Taufe durch und brach dann regelrecht zusammen: „*Mein Schmertz in Gliedern und meine Mattigkeit nahmen diesen Abend je mehr und mehr zu und ließen mich die Nacht hindurch gar nicht schlafen. Dieser neue Anfall*", vermutete der Pastor, könnte „*theils vom starken Regen und Wind, so den gantzen Sontag gewesen, theils von meinem allzulangen Aufenthalt in unserer feuchten und durchlüftigen Kirche seyn verursacht worden*". Tagelang wurde Handschuch daraufhin von „*außerordentlichen Glieder und insonderheit Rücken Schmertzen und harter Verstopfung*" geplagt, so dass er „*weder Tag noch Nacht irgend einige Ruhe für dem armen Cörper* [finden] *noch sonsten jemanden sprechen können, auch wurde mein Gemüth von allerhand aufsteigenden und geschwind wieder vergehenden Phantasien nicht wenig beunruhiget*". Seiner Gemeinde ließ er eine Woche später anzeigen, dass er zwar „*noch äußerst schwach wäre*", doch im Vertrauen „*auf die mehrmahls erfahrene besonder hülfe und Stärckung des HErrn, meines Gottes*" die Vorbereitung der Gemeindemitglieder auf

37 Zu den dortigen Gemeindestreitigkeiten vgl. Müller (1994), S. 129–149; Roeber (1993), S. 255–270.

38 Tappert/Doberstein (1942–1957), Bd. 1, S. 188, 240; AFSt/M, 4 C 3 : 26, Peter Brunnholtz an Gotthilf August Francke und Friedrich Michael Ziegenhagen, Philadelphia, 14.7.1749; Glatfelter (1979/1981), Bd. 1, S. 51.

39 So Götz (2007), S. 115, 117.

40 Aland (1986–2002), Bd. 1, S. 455, Heinrich Melchior Mühlenberg an Johann Martin Boltzius, 23.11.1751.

das Abendmahl übernehmen und „*mit einem jeden so viel reden*“ wolle, „*als es Gemüths und Leibes Schwachheit zu ließen*“. Seine Hoffnung auf baldige Genesung erfüllte sich indessen nicht: Der Schulmeister musste ihn weiterhin in den Gottesdiensten vertreten, da er „*Sonnabends und Sontags so elend und so kranck war, daß mein seliges Ende alle Stunden erwartete*“.[41] In die in Halle gedruckten *Nachrichten von den Vereinigten Deutschen Evangelisch-Lutherischen Gemeinden in Nord-America* wurden diese Passagen aus Handschuchs Diarium in stark gekürzter Form übernommen, so dass die Leser (und potentiellen Spender) zwar erfuhren, dass Handschuch zeitweilig an der Ausübung seiner Amtsgeschäfte gehindert war, doch die Hinweise auf eine „hypochondrische“ Disposition des Pastors getilgt wurden.[42]

Mit welchen Problemen der Ausfall eines Kollegen die Halleschen Pastoren konfrontieren konnte, zeigt die schwere Krankheit Johann Helfrich Schaums, der 1745 als Katechet nach Pennsylvania gekommen, dort von seinen Amtsbrüdern ordiniert und mit der Gemeinde York im Westen der Kolonie betraut worden war.[43] Wie Mühlenberg im Sommer 1751 nach Europa berichtete, war Schaum im vergangenen Winter nach New Jersey gereist, um dort die Tochter eines Gemeindeältesten zu heiraten, und hatte

> auf der langen Reise in der kalten Witterung Schaden am Leibe bekommen, so daß er an der einen Seite von Fuß auf bis an die Hüffte dick geschwollen und mit empfindlichen Schmertz beladen gewesen, bis endlich eine Verschwindung darzu gekommen, daß man an der Seite am gantzen Beine nichts als Haut und Knochen sehen soll. Er hat bey 4 Monathe beständig im Bette gelegen und sich nicht allein um wenden können.

Seine Kollegen Handschuch und Kurtz, so Mühlenberg weiter, seien eigens nach York gereist, um Schaum zu besuchen und vor seiner Gemeinde zu predigen. Nach ihrer Rückkehr hatten sie berichtet, ihr Amtsbruder sei inzwischen wieder so weit hergestellt, „*daß er mit Krücken nach der Kirche gienge*“. Sein „*armer krancker Bruder*“ war Mühlenberg zufolge allerdings nach wie vor „*schwach an Leib und Seele und hilfft sich auch mit der Stimme und lautem Schall so durch*“.[44] Die körperliche Beeinträchtigung Schaums erschien Mühlenberg also auch deshalb besonders gravierend, weil sie mit einer seelischen Schwäche einherging, die seine Wirksamkeit als Prediger massiv einschränkte.

Ein knappes Jahr später zeigte sich Pastor Peter Brunnholtz in einem Brief an Mühlenberg regelrecht schockiert über den Zustand seines Kollegen Schaum, nachdem dieser ihm einen Besuch abgestattet hatte: „*Herr Schaum sieht miserabel aus, die halbe Seite ist, wie Er sagt, aus gedürret und* [er] *hat continu-*

41 AFSt/M, 4 H 10 : 2, Johann Friedrich Handschuch, Diarium aus Lancaster, 1748/49, Einträge vom 19.3.1749, 25.7.1749, 10.9.1749, 8.–15.10.1749, 20./21.10.1749. – Während seiner Krankheit wurde Handschuch von einer jungen Frau aus seiner Gemeinde gepflegt, die er nach seiner Genesung heiratete – was in der Gemeinde das Gerücht nährte, dass er eine voreheliche Beziehung mit ihr eingegangen war, die er nachträglich zu legitimieren suchte. Vgl. Häberlein (2009), S. 77–79.

42 Vgl. Schulze (1787), S. 410–412.

43 Vgl. Glatfelter (1979/1981), Bd. 1, S. 115f.

44 Aland (1986–2002), Bd. 1, S. 410, Heinrich Melchior Mühlenberg an Gotthilf August Francke und Friedrich Michael Ziegenhagen, New York, 15.6.1751.

irliche Schmerzen und fängt nun an an der linken Seite. [...] *Ich hatte groß Mitleyden mit dem schwachen und weinenden Bruder Schaum.*“[45] Mühlenberg schätzte die Lage ähnlich düster ein: „*Der liebe arme Wurm Br*[uder] *Schaum verliehret seine Gesundheit nach und nach, hat beständige Schmertzen und ist an einer Seite lahm, und fänget auch an der andern Seite schon an lahm und folglich unbrauchbar zum Amte zu werden. Gottes Führung ist wunderbar!*“[46]

Die langwierige Krankheit ihres Kollegen rief bei den Halleschen Pastoren also Mitgefühl hervor, sie warf aber auch praktische Probleme auf, wie Brunnholtz im Frühjahr 1753 nach Europa berichtete: „*Herr Schaum liegt jemmerlich darnieder in York und viele in der Gemein*[d]*e wollen gerne einen von denen von Selbst hereingekommenen Lehrern haben und verlangen von uns Ihn wegzunehmen.*“[47] Im folgenden Jahr sonderte sich tatsächlich ein Teil der lutherischen Gemeinde von York ab und berief einen Prediger, der auf eigene Faust ins Land gekommen war; Schaum diente nach Mühlenbergs Worten zwar „*noch dem größesten Haufen an der Kirche, wie lange es aber dauren wird, weiß ich nicht. Er ist arm, an leiblich= und geistlichen Gütern, und wie verlaßen, weil er so weit entfernet stehet. Es fehlet uns nur ein Hospital, arme und krancke Brüder sind genug da.*“[48]

Angesichts fehlender Therapiemöglichkeiten in Nordamerika erwog Schaum sogar die Rückkehr nach Deutschland, um zu sehen, „*ob er durch Bade oder Brunnen Curen zu seiner vorigen Gesundheit gelangen mögte. Wenn kein ander Weg übrig wäre*“, so Mühlenberg,

> so wollen wir gerne nach äuserstem Vermögen unser scherflein zu seinen Reise Kosten beytragen. Ich kan ihn unmöglich in mein Haus nehmen weil ich selber in alten und neuen Schulden stecke, und mit meiner zahlreichen Familie genug zu thun habe, daß wir uns retten und nicht selber zur Last werden mögten. Die andern Amts=Brüder können ihn noch weniger aufnehmen, weil ein jeder für sich zu schwimmen hat, und er vermöge seiner Leibes= und Seelen Schwäche weder in Schul= oder Predigt Amt recht helffen kan.[49]

Schaums Rückkehrpläne zerschlugen sich allerdings; stattdessen wurde er in diversen Landgemeinden eingesetzt, assistierte zeitweilig Mühlenberg und erholte sich offenbar langsam, wie ein Brief von diesem aus dem Jahre 1761 zeigt: „*Herr Schaum ist auch noch fleißig in seinen Gemeinen. Er hat nun beßere Leibes=Nahrung, lebt vergnügt mit seiner Familie, und genießet gottlob ziemliche Ge-*

45 AFSt/M, 4 C 5 : 8, Peter Brunnholtz an Heinrich Melchior Mühlenberg, Philadelphia, 31.5.1752.

46 Aland (1986–2002), Bd. 1, S. 516, Heinrich Melchior Mühlenberg an Samuel Theodor Albinus, New York, 1.6.1752.

47 AFSt/M, 4 A 2 : 1, Peter Brunnholtz an Gotthilf August Francke und Friedrich Michael Ziegenhagen, Philadelphia, 16.4.1753.

48 Aland (1986–2002), Bd. 2, S. 117, Heinrich Melchior Mühlenberg an Samuel Theodor Albinus, Providence, 14.3.1754; vgl. auch Aland (1986–2002), Bd. 2, S. 144, Heinrich Melchior Mühlenberg an Friedrich Michael Ziegenhagen, Gotthilf August Francke und Johann Philipp Fresenius, Providence, 18.6.1754.

49 Aland (1986–2002), Bd. 2, S. 166, Heinrich Melchior Mühlenberg an Friedrich Michael Ziegenhagen und Gotthilf August Francke, Providence, 5.7.1754.

sundheit, so daß er seinen Dienst abwarten kan."[50] Er starb 1778 im Alter von 57 Jahren in Pennsylvania.[51]

Der Fall Peter Brunnholtz

Der im Herzogtum Schleswig geborene Peter Brunnholtz reiste 1744 als zweiter ordinierter lutherischer Pastor von Halle nach Pennsylvania, wo er nach seiner Ankunft die St. Michaelis-Gemeinde in Philadelphia, die größte lutherische Gemeinde Nordamerikas, übernahm. Als er amerikanischen Boden betrat, war er 28, bei seinem Tod im Jahre 1757 41 Jahre alt.[52] Da Brunnholtz' Gesundheitszustand sowohl in seinen eigenen Briefen und Amtstagebüchern als auch in Schriftzeugnissen seiner Kollegen, welche seine Situation intensiv beschäftigte, thematisiert wird, ermöglicht sein Fall besonders tiefe Einblicke in die Selbst- und Fremdwahrnehmungen eines pietistischen Geistlichen in der Neuen Welt.

Bereits während der Reise nach Amerika klagte Brunnholtz wiederholt über seinen Gesundheitszustand. So schrieb er Ende August 1744 aus London:

> Mit meiner Gesundheit ist es noch immer veränderlich und gehet kein Tag vorüber daran ich nicht die Noht und Mattigkeit des Leibes fühlen muß, und weilen ich besonders des Nachts und gegen Morgen am schlechtesten bin so habe auf Anrathen des Herrn Hofpredigers das Eßen des Abends ganzlich eingestellet und trinke nur ein wenig Gersten-Waßer.[53]

In Philadelphia machte ihm die ungewohnte Witterung, insbesondere die starken Temperaturschwankungen, zu schaffen. Dennoch fühlte sich Brunnholtz den Anforderungen seines Pfarramts zunächst gewachsen. Seine Aufgaben, schrieb er, würden ihm reichlich Bewegung verschaffen, und die „*gute motion*" galt auch in den Glauchaschen Anstalten als „wichtigstes Mittel zur Gesunderhaltung" der Zöglinge.[54]

> Ich kränkle noch immerfort, doch bin ich ein gut theil beßer als in Europa welches wohl von der guten motion herrühret, maßen selten ein Tag vorbey gehet da ich nicht auf dem Pferde sitzen muß, indem unsere Gemeins Glied*[e]*r zerstreüt herüm wohnen. Die Witterung ist auch hier sehr veränderlich; einige Stunden ist es albereits in diesem Monat so heis daß mir das Geblüt vor Hitze wallet, einige Stunden darauf wird es heftig kalt wider, so meine Natur sehr afficirt. Ich habe gar keinen appetit zum Eßen*[,]* daher der Leib

50 Aland (1986–2002), Bd. 2, S. 481, Heinrich Melchior Mühlenberg an Gotthilf August Francke und Friedrich Michael Ziegenhagen, Providence, 14.8.1761.

51 Vgl. Glatfelter (1979/1981), Bd. 1, S. 115f.

52 Vgl. Glatfelter (1979/1981), Bd. 1, S. 23.

53 AFSt/M, 4 A 2 : 39, Peter Brunnholtz an Gotthilf August Francke, Kensington, 28.8.1744. Vgl. auch AFSt/M, 4 A 2: 44, Peter Brunnholtz an Gotthilf August Francke, 18.9.1744: „*Mit meiner armen Gesundheit will es so gar nicht fort, doch was fehlts daß ich davon immer klagen führe. Ich bin still und zufrieden.*"

54 Vgl. Helm (2006), S. 111–113 (Zitat S. 111).

ziemlich hager und matt wird. Doch bin von Herzen zu frieden und freüe *[mich]* auch den beruf angenommen zu haben*[.]*[55]

Sein Kollege Mühlenberg indessen begründete die Entscheidung, Brunnholtz die Pfarrei Philadelphia zu übertragen, im Dezember 1745 unter anderem damit, dass dieser „*sehr schwächlich*" sei und er besser „*in der Stadt abgewartet* [d.h. versorgt] *und unter Freunden gepflegt werden* [könne] *als im Lande*".[56] In der damals größten Hafenstadt Nordamerikas forderten saisonal auftretende Epidemien immer wieder zahlreiche Menschenleben, wie Brunnholtz im folgenden Jahr nach Europa berichtete: „*im Sommer, wenn die Hitze groß ist, sterben die Leüte jährlich an der Rothen Ruhr und hitzig Fiebern weg wie die Fliegen zu zeiten.*" Im Sommer 1746 erkrankte Brunnholtz nach eigenem Bekunden lebensgefährlich an der „roten Ruhr", die ihn zweieinhalb Wochen lang ans Bett fesselte. Obwohl sich Mühlenberg und ein zu Hilfe gerufener Arzt intensiv um ihn bemühten, verdankte Brunnholtz seine Genesung nach eigenem Bekunden allein der göttlichen Vorsehung: „*Es ist die rothe Ruhr eine gefährliche und schmertzhafte Krankheit, die ich noch nie vorhero gehabt.* [...] *Nun ich bitte Sie wollen auch mit mir Gott dafür loben daß er einem so armen sündigen Wurm so viele gantz unverdiente Barmhertz*[ig]*keit und Liebe erzeiget hat.*"[57]

In den folgenden Jahren klagte Brunnholtz wiederholt über den Tribut, den er den Anforderungen seines Pastorenamts zollen musste: 1747 schrieb er, er müsse sonntags in Philadelphia wie auch im einige Meilen entfernten Germantown predigen und Katechismusunterricht erteilen, „*welches wegen des Reitens* [...] *in der heißen Mittags Stunde mich sehr abmattet; so daß ich Montags und Dienstags ordentlicher weiße kranck bin*".[58] Am Neujahrstag 1749 hingegen sei er auf dem Ritt nach Germantown „*von der damahligen grimmigen Kälte so durchfroren*" worden, dass er nur eine Viertelstunde predigen konnte. „*Gott hat mich aus großer barmhertzigkeit so in der Schwachheit gestärket daß ich meine Predigten mit einiger Kraft des Geistes habe halten können.*"[59] Im folgenden Sommer sei er „*nach gehaltenem Nachmittags-Gottesdienst von einem starcken Erbrechen und Durchlauf angegriffen und bettlägerig*" geworden, „*welches mich so entkräftet, daß ich kaum gestern nach Germantown kommen und predigen können*".[60] Diese Krankheit erwies sich als ausgesprochen langwierig, wie Brunnholtz nach Europa berichtete:

Von der Zeit an, nemlich vom Monath July bis nun in October, bin fast unbrauchbar in meinem Beruf, Leyder! gewesen. Das malum hypochondr*[iacum]* so in meiner Jugend

55 AFSt/M, 4 C 4 : 10, Peter Brunnholtz an Gotthilf August Francke und Friedrich Michael Ziegenhagen, Philadelphia, 23.4.1745.
56 Aland (1986–2002), Bd. 1, S. 202, Heinrich Melchior Mühlenberg an Gotthilf August Francke und Friedrich Michael Ziegenhagen, Providence, 12.12.1745.
57 AFSt/M, 4 C 4 : 26, Peter Brunnholtz an Gotthilf August Francke und Friedrich Michael Ziegenhagen, Philadelphia, 14.11.1746.
58 AFSt/M, 4 C 4 : 33, Peter Brunnholtz an Gotthilf August Francke und Friedrich Michael Ziegenhagen, Philadelphia, 10.6.1747.
59 AFSt/M, 4 C 3 : 24, Peter Brunnholtz an Gotthilf August Francke und Friedrich Michael Ziegenhagen, Philadelphia, 22.4.1749.
60 AFSt/M, 4 C 3 : 26, Peter Brunnholtz an Gotthilf August Francke und Friedrich Michael Ziegenhagen, Philadelphia, 14.7.1749.

gehabt, nebst meiner großen leibs=Schwachheit und ungewöhnlichen Anfechtungen und Versuchung des Satans, verursachte daß Herr Mühlenb*[er]*g der herunter kam, für nöthig befand mich in sein hauß nach Providence zu nehmen. Daselbst war *[ich]* vom 24. July bis 18. August. Es beßerte sich ein wenig und ich fing wieder an zu predigen und das Amt zu ver*[r]*ichten; Es wolte aber nicht anders werden, bis ich eine in den Gliedern liegende Kranckheit ausgestanden, so nachhero erfolgte. Ein hitziges Fieber, Dum=Ague genandt, ergriff mich sehr starck, mitten im Fieber kam ein häufiger Friesel heraus und da der wieder anfing zu trocknen, so stellte sich das Fieber wieder ein, 4 wochen war Bettlägerig und muß bekennen, daß nach meinem davorhalten, niemals dem Tode so nahe gewesen.[61]

Von diesem Zeitpunkt an hatte Brunnholtz beständig mit gesundheitlichen Problemen zu kämpfen, die er sowohl auf seine körperliche Disposition als auch auf das nordamerikanische Klima und die Last seiner Amtsgeschäfte zurückführte. Seine häufigen Krankheiten gingen nach eigenem Bekunden mit einer „*Art von Schwermuth*" einher, wie sie für das Krankheitsbild der Hypochondrie im 18. Jahrhundert typisch[62] war:

Neben den von Jugend auf gehabten kränklichen Zufällen, contribuiret das hiesige veränderliche Clima und die hiesige Confuse Umstände des Landes und des Amts, ein vieles zur Verschlimmerung meiner Leibes Constitution. Außer den jährlich gehabten Krankheiten, bin oft einige Tage bettlägerig gewesen, wodurch in disem Jahr bey 5 Sonntäge vorbeygegangen an welchen nicht habe predigen können, so bey Leüten, die nicht wißen was Kränkeln ist, einiges Murren verursachet. [...] Dazu denn komt eine Art von Schwermuth, wenn man so viele Arbeit vor sich findet und doch dazu untüchtig und unlustig ist, daß es im Gemüth heißet: inutile terrae pondus, welches wiederum einen starken Einfluß in die Krankheit hat.[63]

Ende 1749 kam auch Heinrich Melchior Mühlenberg ausführlich auf die gesundheitlichen Probleme seines Amtsbruders zu sprechen. Nachdem er ihn zunächst als Musterbild eines frommen und aufopferungsvollen Seelsorgers beschrieben hatte, der seinen vielfältigen Aufgaben gewissenhaft nachkam, fügte er „*mit großer Betrübniß meines Hertzens*" hinzu, dass Brunnholtz „*sich schon meistens verzehret habe, da er andern als ein Licht geschienen*".

Denn er hat fast den gantzen Sommer laboriret, daß mir bange war es mögte der Anfang von der hectic seyn. Es zeigte sich aber vielmehr das Malum hypocondriacum im höchsten Grad (mit solchen paroxismis, daß sich der Verstand verlohr). Ich nahm ihn ein paar Wochen zu mir ins Land, welches ihn etwas wieder beybrachte. Endlich aber brach im Herbst bey ihm der weiße Friesel[64] aus und so malignose und critisch, daß er zwey mahl schon agonisirte. Er gebrauchte zwar Englische Doctores, aber die Essentia dulcis[65] half

61 AFSt/M, 4 C 3 : 28, Peter Brunnholtz an Gotthilf August Francke und Friedrich Michael Ziegenhagen, Philadelphia, 5.11.1749.
62 Vgl. Götz (2007).
63 AFSt/M, 4 C 3 : 28, Peter Brunnholtz an Gotthilf August Francke und Friedrich Michael Ziegenhagen, Philadelphia, 1.9.1750.
64 Vgl. Adelung (1796), S. 308: „*Eine mit einem Fieber verbundene Krankheit, welche in erhabenen Flecken auf der Haut bestehet, die von der Schärfe des wässerigen Wesens im Blute herrühren, einige Zeit sichtbar sind, und hernach abtrocknen und in Schuppen abfallen*", online unter http://www.zeno.org/Adelung-1793/A/Friesel,+das (letzter Zugriff: 10.12.2019).
65 Zu diesem Medikament, das den „Verkaufsschlager" der Halleschen Waisenhaus-Apotheke darstellte, vgl. Wilson (2000), S. 68, 70, 72, 84, 88f.; Veltmann (2018), S. 117.

ihn nächst Gott wieder auf die Füße nach einem langen und schwehren Lager. Numehro aber komt das Malum hypoc*[ondriacum]* wieder hervor. Wo nicht eine schleunige Hülffe und Sublevation geschiehet, so daß er gäntzlich auf ein Zeitlang aus der schwehren Amts=Last heraus gerißen wird, so ist es allem Ansehen nach aus mit ihm. Unser keiner ist im Stande zu subleviren, denn wir können uns kaum selber helffen in den weitläufftigen Umständen.[66]

Danach schien es mit Peter Brunnholtz stetig abwärts zu gehen. Anfang 1750 berichtete Mühlenberg, sein Kollege habe „*fast alle Jahre her ein oder ein paar schwehre Kranckheiten aus stehen müßen*[,] *welche ihn sehr schwach machen und ist zu besorgen daß er zu frühe und uns zum großen Schaden werde heimgenommen werden*".[67] Ein Jahr später bekannte Brunnholtz selbst: „*Meine Leibes-Constitution ist sehr baufällig, und die Lebens Geister werden immer mehr und mehr merklich geschwächet.*"[68] Mühlenberg erwog Anfang 1752, seinen Amtsbruder zum Spendensammeln nach Europa zu schicken, „*weil solche Reise vielleicht zu seiner Gesundheit dienen, die Brunnen Cur in Europa ihm gut thun*" würde.[69] Im Frühjahr desselben Jahres kam Brunnholtz auf seine „*Entkräftung und Schwachheit von außen und Kummern* [sic!] *von Innen*" zu sprechen[70], und als er ein Jahr später von einer Erkrankung Gotthilf August Franckes in Halle erfuhr, thematisierte er einmal mehr sein eigenes Leiden:

Ich der elendste und geringste unter meinen hiesigen Brüdern, bin auch ein Mitgenos deßelbigen Leydens gewesen, besonders seit Advent 1752*[,]* bin*[n]*en welcher Zeit nur dann und wann habe predigen können, welche Krankheit und Schwächlichkeit, durch vielen Kummer und allerhand Umstände üm ein merkliches vermeret worden*[.]*[71]

Im Jahre 1754 war Brunnholtz laut Mühlenberg „*wegen seiner ruinirten Gesundheit* [...] *zu schwach, die Gemeine zu versehen*", weswegen ihm sein Kollege Hein-

66 Aland (1986–2002), Bd. 1, S. 344, Heinrich Melchior Mühlenberg an Friedrich Michael Ziegenhagen, Gotthilf August Francke und Johann August Majer, Providence, 20.12.1749. Vgl. zu diesem Brief auch Wellenreuther (2013), S. 327–331.

67 Aland (1986–2002), Bd. 1, S. 362, Heinrich Melchior Mühlenberg an Johann Martin Boltzius, [Providence, Jan.–März 1750].

68 AFSt/M, 4 C 3 : 58, Peter Brunnholtz an Gotthilf August Francke und Friedrich Michael Ziegenhagen, Philadelphia, 2.9.1751.

69 Aland (1986–2002), Bd. 1, S. 488, Heinrich Melchior Mühlenberg an Friedrich Michael Ziegenhagen und Gotthilf August Francke, Providence, 18.2.1752. Vgl. auch Aland (1986–2002), Bd. 1, S. 503, Heinrich Melchior Mühlenberg an Gotthilf August Francke, Providence, 22.2.1752: „*Die große Schwachheit des Cörpers, welche in den 2 letztern Jahren an meinem lieben H*[errn] *Collegen und Gevatter Brunnholtz verspühret, und welche auch noch täglich zu nimt, machet mir bis dato noch den meisten Kummer, und wünschte dahero, daß der gute Bruder mögte auf ein Zeitlang gantz heraus gerißen werden aus seiner gegen wärtigen Last und Umständen, damit er sich unter Gottes Segen wieder erholen und aufs neue dem Gantzen dienen könte mit seinen Gaben! In Europa wäre die beste Gelegenheit, weil der Umgang mit so vielen und verschiedenen Kindern Gottes seine Seele erquicken, und die Brunnen Curen seinen Leib wieder erneuern würden!*" Auch zitiert bei Wellenreuther (2013), S. 331.

70 AFSt/M, 4 C 3 : 58, Peter Brunnholtz an Gotthilf August Francke und Friedrich Michael Ziegenhagen, Philadelphia, 27.3.1752.

71 AFSt/M, 4 C 3 : 58, Peter Brunnholtz an Gotthilf August Francke und Friedrich Michael Ziegenhagen, Philadelphia, 16.4.1753.

zelmann als zweiter Prediger und Katechet in Philadelphia an die Seite gestellt wurde.[72]

Obwohl Brunnholtz seine Leibesschwäche wiederholt mit seinem inneren Zustand, den er als „*Kummer*" bzw. „*Schwermuth*" beschrieb, in Verbindung brachte, verschwiegen sowohl er selbst als auch seine Amtskollegen in ihrer Korrespondenz mit Europa lange Zeit das Problem, das unter den lutherischen Pastoren, ihren Gemeindemitgliedern und in der städtischen Öffentlichkeit längst allgemein bekannt war – das Problem nämlich, dass Brunnholtz alkoholabhängig geworden war. Erst im Juni 1754, als er befürchten musste, dass der separatistische deutsche Drucker und Zeitungsverleger Christoph Sauer (1695–1758)[73] den Alkoholismus des Pastors publik machen würde, erwähnte Mühlenberg diesen erstmals in einem Brief nach Europa, was in Halle Entsetzen auslöste. Gotthilf August Francke antwortete im September 1755, er habe

> mit vieler Betrübniß ersehen, daß es dem Feind gelungen, einen aus Ihre*[r]* Mitte, den mir sonst so werten H*[errn]* Past*[or]* Brunnholz, in das Laster der Trunckenheit zu stürzen, und daß es mit desselben Verfall leider bereits so weit gekommen, daß solches Laster bey ihm zur Gewohnheit geworden und mehrmalen zum öffentlichen Aergerniß ausgebrochen, auch die bisher zu seiner Besserung vorgekehrte Mittel und brüderliche Bearbeitung diesen Zweck noch nicht erreichen mögen. Es ist die Sache auf allen Seiten höchst betrübt und jammert mich insonderheit der arme Mann, da ich weiß, daß er wahre Gnade an seinem Herzen erfahren und in einer feinen Brünstigkeit des Geistes gestanden. Und was für ein grosser Schade wird nicht auf das ganze Werck davon fallen?[74]

Bevor dieser Brief Amerika erreichte, hatte Mühlenberg zwar von einer vorübergehenden Besserung berichtet, doch Brunnholtz wurde bald wieder rückfällig und erlag seiner Alkoholsucht im Sommer 1757.[75] Alkohol war in einer Hafenstadt wie Philadelphia, deren Kaufleute unter anderem große Mengen an westindischem Rum importierten, zwar leicht zu bekommen und wurde auch von Angehörigen aller sozialen Schichten konsumiert.[76] Dennoch scheint sich der Pastor derart dem Trunk hingegeben zu haben, dass er das im 18. Jahrhundert übliche Maß bei weitem überstieg.

Bei aller Vorsicht gegenüber retrospektiver Ursachenforschung[77] lässt sich festhalten, dass das Pfarramt in Philadelphia enorme Anforderungen an sei-

72 Aland (1986–2002), Bd. 2, S. 133, Heinrich Melchior Mühlenberg an Friedrich Michael Ziegenhagen, Gotthilf August Francke und Johann Philipp Fresenius, Providence, 18.6.1754; vgl. Wellenreuther (2013), S. 332.

73 Vgl. zu ihm Häberlein (2005); Durnbaugh (2008).

74 Aland (1986–2002), Bd. 2, S. 247, Gotthilf August Francke an Heinrich Melchior Mühlenberg und Johann Friedrich Handschuch, Halle, 16.9.1755. Vgl. Wellenreuther (2013), S. 335f.

75 Vgl. Wellenreuther (2013), S. 337–343.

76 Vgl. Thompson (1989), S. 550f., 568f.; Klepp (1990), S. 228, 288f.; Blocker (2006), S. 226–228.

77 Vgl. Pilloud (2007), S. 54f.: „Es ist nicht die Aufgabe des Historikers, die Krankheit selbst zu beleuchten, und er käme von seinem Weg ab, wenn er es für seine Aufgabe hielte, die Krankheitsursache aufklären zu wollen. Er muß sich darauf beschränken, die Art und

nen Inhaber stellte: Brunnholtz hatte nicht nur eine durch die Einwanderungswelle um die Jahrhundertmitte rapide wachsende Gemeinde zu versorgen[78], sondern musste auch diverse Landgemeinden mitbetreuen, Streitigkeiten schlichten helfen (darunter eine besonders hässliche Auseinandersetzung zwischen Johann Friedrich Handschuch und der Gemeinde Germantown)[79] und einen Teil der Korrespondenz mit Europa übernehmen. Zweimal sah er sich mit dem – in beiden Fällen unberechtigten – Vorwurf konfrontiert, er habe Spendengelder aus Europa zweckentfremdet[80], und mehrfach unterstützte er Einwanderer, die sich im Nachhinein als Betrüger entpuppten[81]. Zudem hatte Brunnholtz mit seiner Gemeinde kein festes Gehalt vereinbart und lebte gewissermaßen von der Hand in den Mund.[82] Als einziger der Halleschen Pastoren um die Jahrhundertmitte blieb er unverheiratet, wodurch er sich nicht nur manch übler Nachrede aussetzte, sondern auch auf den praktischen und emotionalen Beistand einer Ehefrau, zumal während seiner langen Krankheiten, verzichten musste. Nimmt man die von ihm selbst und Mühlenberg als „*malum hypoc*[h]*ondriacum*" bezeichnete Disposition hinzu, so verdichtet sich der Eindruck, dass Peter Brunnholtz seine körperlichen und mentalen Ressourcen binnen weniger Jahre in Philadelphia restlos aufgebraucht hatte. Der oben erwähnte mehrwöchige Aufenthalt im Hause Mühlenbergs im Sommer 1749[83] dürfte nichts anderes als eine Entziehungskur gewesen sein, nach deren Beendigung der Junggeselle Peter Brunnholtz freilich erneut auf sich allein gestellt war und, von den vielfältigen Aufgaben seines Amtes überfordert sowie von diversen Konflikten in seiner Gemeinde zermürbt, erneut zur Flasche griff.

Die Beschreibungen seines Kollegen als vorbildlicher pietistischer Pastor, die Mühlenberg nach Europa schickte, deuten einen Hang zur Selbstaufopferung an, der zwar durchaus dem pietistischen Leitbild des unermüdlich in der nordamerikanischen „Wüste" arbeitenden und den „Weinberg" des Herrn beackernden Pastors entsprach[84], dies jedoch zugleich in extremer Weise über-

Weise zu analysieren, in der die Akteure die Krankheit erleben und von ihr erzählen. Seine Aufgabe besteht darin, die Andeutungen der Briefautoren für mögliche Krankheitserklärungen zu verstehen, und ihre Wortwahl aus der Biographie und der Interaktionssituation heraus zu deuten."

78 Die deutsche Einwanderung nach Pennsylvania erreichte in den Jahren 1749 bis 1754 ihren Höhepunkt. In diesem Zeitraum legten 128 Schiffe mit fast 35.000 deutschsprachigen Passagieren im Hafen von Philadelphia an. Wokeck (1999), S. 40–46.

79 Vgl. Müller (1994), S. 129–149.

80 Vgl. Wellenreuther (2013), S. 327.

81 AFSt/M, 4 C 3 : 48, Peter Brunnholtz an Gotthilf August Francke und Friedrich Michael Ziegenhagen, Philadelphia, 1.9.1750; AFSt/M, 4 A 2 : 1, Peter Brunnholtz an Gotthilf August Francke und Friedrich Michael Ziegenhagen, Philadelphia, 16.4.1753.

82 Vgl. Wellenreuther (2013), S. 329.

83 Vgl. Aland (1986–2002), Bd. 1, S. 344, Heinrich Melchior Mühlenberg an Friedrich Michael Ziegenhagen, Gotthilf August Francke und Johann August Majer, Providence, 20.12.1749; Wellenreuther (2013), S. 327–331.

84 Zur Ubiquität dieser beiden Metaphern in transatlantischen pietistischen Korrespondenzen des 18. Jahrhunderts vgl. Pyrges (2015), S. 379–441.

steigerte. Sie könnten zudem, wie Hermann Wellenreuther nahelegt, in der Absicht verfasst worden sein, den Korrespondenzpartnern in Halle und London – welche die lutherischen Pastoren in Pennsylvania als väterliche Autoritäten betrachteten – genau das Bild zu vermitteln, das diese von ihnen erwarteten.[85] Weder sein Glaube und der Beistand seiner Kollegen noch ärztliche Hilfe und die Einnahme Hallescher Medikamente konnten indessen verhindern, dass Pastor Peter Brunnholtz sich langsam zu Tode trank.

Fazit

Die Briefe und Amtstagebücher der aus Halle nach Pennsylvania entsandten Pastoren, die im Mittelpunkt dieses Beitrags standen, bestätigen einerseits den Befund medizinhistorischer Studien, dass Hallesche Pietisten Krankheit zwar als göttliche Prüfung und Ausdruck des Willens ihres Schöpfers betrachteten, diese aber keineswegs passiv hinnahmen. Vielmehr konsultierten sie Ärzte, nahmen Medikamente ein und leisteten sich gegenseitig Beistand im Krankheitsfall. Zugleich erweitert die transatlantische Perspektive das Bild von Männlichkeit im Halleschen Pietismus[86] um signifikante Aspekte: Wie gezeigt werden konnte, verorteten die Pastoren, die seit den 1740er Jahren in der Neuen Welt tätig waren, die Ursachen von Krankheiten, welche sie selbst und ihre Kollegen heimsuchten, in dem ungewohnten und die physische Leistungsfähigkeit besonders herausfordernden nordamerikanischen Klima mit seinen häufigen Witterungsextremen sowie in den hohen Belastungen ihres Arbeitsalltags unter weit verstreut lebenden Siedlern. Ihr ausgeprägtes Pflichtbewusstsein und hoher moralischer Anspruch, die offenbar mit einer strukturellen Tendenz zur Selbstüberforderung einhergingen, wurden durch die pluralistische Situation in der amerikanischen „Wüste", die Konkurrenz anderer lutherischer Prediger und die selbstbewusste Weigerung der Laien, sich der Autorität der Halleschen Pastoren einfach unterzuordnen, zusätzlich auf die Probe gestellt. Den Anforderungen des Pastorenamtes in Pennsylvania, so betonten sie wiederholt in ihren Briefen nach Europa, waren nur gesundheitlich robuste und seelisch stabile Geistliche gewachsen[87] – Bedingungen, die längst nicht alle dorthin entsandten Halleschen Pastoren erfüllten.

Der besondere Quellenwert der Briefe und Amtstagebücher dieser Gruppe lutherischer Geistlicher im Nordamerika des 18. Jahrhunderts liegt darüber hinaus darin, dass sich Selbst- und Fremdbeobachtungen, Mitteilungen zum eigenen Gesundheitszustand und Kommentare zur leiblichen und seelischen Verfassung ihrer Amtskollegen wechselseitig ergänzen. Insbeson-

85 Vgl. Wellenreuther (2013), S. 338–340.

86 Vgl. speziell zu den Männlichkeitskonstruktionen im Halleschen Pietismus Fischer (2014); Marschke (2015).

87 Dieses Argument wurde auch wiederholt von Missionskandidaten aus dem Umfeld der Glauchaschen Anstalten vorgebracht, die einen Ruf nach Übersee ausschlugen. Vgl. Berger (2018).

dere die Dimension der Fremdbeobachtung ließe sich durch die Einbeziehung weiterer Geistlicher – lutherischer Pfarrer, die nicht aus Halle entsandt worden waren, aber auch reformierter, anglikanischer und presbyterianischer Pastoren – sowie kranker Gemeindemitglieder, welche die Halleschen Lutheraner besuchten, noch deutlich erweitern. Dies muss allerdings einer weiteren Studie vorbehalten bleiben.

Bibliographie

Archivalien

Archiv der Franckeschen Stiftungen zu Halle, Abteilung Missionsarchiv (AFSt/M)

4 A 2 : 1
4 A 2 : 39
4 A 2 : 44
4 C 3 : 24
4 C 3 : 26
4 C 3 : 28
4 C 3 : 48
4 C 3 : 58
4 C 4 : 10
4 C 4 : 26
4 C 4 : 33
4 C 5 : 8
4 C 9 : 16
4 C 10 : 12
4 H 9 [: 6]
4 H 10 : 2

Quellen

Adelung, Johann Christoph: Grammatisch-kritisches Wörterbuch der Hochdeutschen Mundart. Bd. 2. Leipzig 1796.

Aland, Kurt (Hg.): Die Korrespondenz Heinrich Melchior Mühlenbergs. Aus der Anfangszeit des Deutschen Luthertums in Nordamerika. 5 Bde. (= Texte zur Geschichte des Pietismus, Abt. III, 2–6) Berlin 1986–2002.

Mann, W. J.; Schmucker, B. M.; Germann, W. (Hg.): Nachrichten von den Vereinigten Deutschen Evangelisch-Lutherischen Gemeinden in Nord-America, absonderlich in Pensylvanien. 2 Bde. Allentown, PA; Philadelphia; Halle/Saale 1886/1895.

Schulze, Johann Ludewig (Hg.): Nachrichten von den Vereinigten Deutschen Evangelisch-Lutherischen Gemeinden in Nord-America, absonderlich in Pensylvanien. Halle/Saale 1787.

Tappert, Theodore G.; Doberstein, John W. (Hg.): The Journals of Henry Melchior Muhlenberg. 3 Bde. Philadelphia 1942–1957.

Literatur

Atwood, Craig: „The Hallensians are Pietists, aren't you a Hallensian?" – Mühlenberg's Conflict with the Moravians in America. In: Wellenreuther, Hermann; Müller-Bahlke, Thomas; Roeber, A. Gregg (Hg.): The Transatlantic World of Heinrich Melchior Mühlenberg in the Eighteenth Century. (= Hallesche Forschungen 35) Halle/Saale 2013, S. 159–196.

Bähr, Andreas; Burschel, Peter; Jahnke, Gabriele (Hg.): Räume des Selbst. Selbstzeugnisforschung transkulturell. (= Selbstzeugnisse der Neuzeit 19) Köln; Weimar; Wien 2007.

Bailyn, Bernard: Atlantic History: Concept and Contours. Cambridge, MA; London 2005.

Benjamin, Thomas: The Atlantic World: Europeans, Africans, Indians and their Shared History, 1400–1900. Cambridge u. a. 2009.

Berger, Markus: Arbeiter für das Reich Gottes. Die Rekrutierung von Missionaren für die halleschen Missionen in Indien und Nordamerika, 1706–1844. In: Jahrbuch für Europäische Überseegeschichte 18 (2018), S. 69–104.

Blocker, Jack S., Jr.: Kaleidoscope in Motion: Drinking in the United States, 1400–2000. In: Holt, Mack P. (Hg.): Alcohol: A Social and Cultural History. Oxford; New York 2006, S. 225–240.

Bonomi, Patricia U.: ‚Watchful Against the Sects': Religious Renewal in Pennsylvania's German Congregations, 1720–1750. In: Pennsylvania History 50 (1983), S. 273–283.

Dinges, Martin: Männergesundheitsgeschichte – Zur Entstehung eines Forschungsfeldes. In: Medizinhistorisches Journal 50 (2015), H. 1/2, S. 1–41.

Durnbaugh, Donald F.: J. C. Sauer and H. M. Mühlenberg: German-American Protagonists in North America. In: Grabbe, Hans-Jürgen (Hg.): Halle Pietism, Colonial North America, and the Young United States. (= USA-Studien 15) Stuttgart 2008, S. 93–112.

Ernst, Katharina: Krankheit und Heiligung. Die medikale Kultur württembergischer Pietisten im 18. Jahrhundert. (= Veröffentlichungen der Kommission für geschichtliche Landeskunde in Baden-Württemberg A 154) Stuttgart 2003.

Evers, Jan-Hendrik: Sitte, Sünde, Seligkeit. Zum Umgang Hallescher Pastoren mit Ehe, Sexualität und Sittlichkeitsdelikten in den deutsch-lutherischen Gemeinden in Pennsylvania, 1742–1800. Diss. Göttingen 2018.

Fischer, Ole: Macht und Ohnmacht des frommen Mannes. Religion und Männlichkeit in der Biographie Adam Struensees (1708–1791). (= Studien zur Geschichte und Kultur Mitteldeutschlands 2) Halle/Saale 2014.

Fischer, Ole: „Die Allerwenigsten essen was Leben hat". Fleischkonsum im Hallischen Pietismus. In: Petersen, Sven; Collet, Dominik; Füssel, Marian (Hg.): Umwelten. Ereignisse, Räume und Erfahrungen der Frühen Neuzeit. Festschrift für Manfred Jakubowski-Tiessen. Göttingen 2015, S. 183–200.

Fogleman, Aaron S.: Hopeful Journeys: German Immigration, Settlement, and Political Culture in Colonial America, 1717–1775. Philadelphia 1996.

Frost, J. William: A Perfect Freedom: Religious Liberty in Pennsylvania. New York; Oxford 1990.

Games, Alison: Atlantic History: Definitions, Challenges, and Opportunities. In: American Historical Review 111 (2006), H. 3, S. 741–757.

Geyer-Kordesch, Johanna: Pietismus, Medizin und Aufklärung in Preußen im 18. Jahrhundert. Das Leben und Werk Georg Ernst Stahls. (= Hallesche Beiträge zur Europäischen Aufklärung 13) Tübingen 2000.

Glatfelter, Charles H.: Pastors and People. German Lutheran and Reformed Churches in the Pennsylvania Field, 1717–1793. 2 Bde. (= Publications of the Pennsylvania German Society XIII, XV) Breinigsville, PA 1979/1981.

Götz, Carmen: Krankheit als Effekt kultureller Konstruktionen während der Aufklärung. Das Beispiel der Hypochondrie. In: Barras, Vincent; Dinges, Martin (Hg.): Krankheit in Briefen im deutschen und französischen Sprachraum. 17.–21. Jahrhundert. (= Medizin, Gesellschaft und Geschichte, Beiheft 29) Stuttgart 2007, S. 111–129.

Greene, Jack P.; Morgan, Philip D. (Hg.): Atlantic History: A Critical Appraisal. New York; Oxford 2008.
Greyerz, Kaspar von; Medick, Hans; Veit, Patrice (Hg.): Von der dargestellten Person zum erinnerten Ich. Europäische Selbstzeugnisse als historische Quellen 1500–1800. (= Selbstzeugnisse der Neuzeit 9) Köln; Weimar; Wien 2001.
Grubb, Farley: German Immigration and Servitude in America, 1709–1920. (= Routledge Explorations in Economic History 53) London; New York 2011.
Häberlein, Mark: Sauer, Christoph. In: Neue Deutsche Biographie. Bd. 22: Rohmer – Schinkel. Berlin 2005, S. 453f., online verfügbar unter https://www.deutsche-biographie.de/sfz77782.html (letzter Zugriff: 10.12.2019).
Häberlein, Mark: The Practice of Pluralism: Congregational Life and Religious Diversity in Lancaster, Pennsylvania, 1730–1820. University Park, PA 2009.
Häberlein, Mark: Lutherans and Reformed around 1740: Pastors and Congregations at the Time of Heinrich Melchior Mühlenberg's Arrival in Pennsylvania. In: Wellenreuther, Hermann; Müller-Bahlke, Thomas; Roeber, A. Gregg (Hg.): The Transatlantic World of Heinrich Melchior Mühlenberg in the Eighteenth Century. (= Hallesche Forschungen 35) Halle/Saale 2013, S. 143–158.
Häberlein, Mark: Atlantische Geschichte in der Frühen Neuzeit: Versuch einer Zwischenbilanz. In: Zeitschrift für Historische Forschung 44 (2017), H. 2, S. 275–299.
Häberlein, Mark: The Old-World Background. In: Bronner, Simon; Brown, Joshua (Hg.): Pennsylvania Germans: An Interpretive Encyclopedia. Baltimore; London 2017, S. 20–35.
Helm, Jürgen: Der Umgang mit dem kranken Menschen im Halleschen Pietismus des frühen 18. Jahrhunderts. In: Medizinhistorisches Journal 31 (1996), H. 1/2, S. 67–87.
Helm, Jürgen: „Kinder- und Lehrkrankenhaus" im frühen 18. Jahrhundert? Die Einrichtungen zur Krankenfürsorge in den Franckeschen Stiftungen. In: Medizinhistorisches Journal 33 (1998), H. 2, S. 107–141.
Helm, Jürgen: Krankheit, Bekehrung und Reform. Medizin und Krankenfürsorge im Halleschen Pietismus. (= Hallesche Forschungen 21) Tübingen 2006.
Jetter-Staib, Christina: Halle, England und das Reich Gottes weltweit. Friedrich Michael Ziegenhagen (1694–1776), Hallescher Pietist und Londoner Hofprediger. (= Hallesche Forschungen 34) Halle/Saale 2013.
Klepp, Susan E.: Philadelphia in Transition: A Demographic History of the City and its Occupational Groups, 1720–1830. New York 1990.
Klepp, Susan E.: Seasoning and Society: Racial Differences in Mortality in Eighteenth-Century Philadelphia. In: William and Mary Quarterly 51 (1994), H. 3, S. 473–506.
Marschke, Benjamin: Competing Post-Baroque Masculinities: Halle Pietist Masculinity and Prussian Masculinity in the Early Eighteenth Century. In: Schmid, Pia (Hg.): Gender im Pietismus. Netzwerke und Geschlechterkonstruktionen. (= Hallesche Forschungen 40) Halle/Saale 2015, S. 197–210.
Müller, Thomas: Kirche zwischen zwei Welten. Die Obrigkeitsproblematik bei Heinrich Melchior Mühlenberg und die Kirchengründung der deutschen Lutheraner in Pennsylvania. (= Transatlantische Historische Studien 1) Stuttgart 1994.
Müller-Bahlke, Thomas: Communication at Risk: The Beginnings of the Halle Correspondence with the Pennsylvania Lutherans. In: Lehmann, Hartmut; Wellenreuther, Hermann; Wilson, Renate (Hg.): In Search of Peace and Prosperity: New German Settlements in Eighteenth-Century Europe and North America. University Park, PA 2000, S. 139–155.
Müller-Bahlke, Thomas: Heinrich Melchior Mühlenberg und die Anfänge des deutsch-lutherischen Kirchenwesens in Nordamerika. In: Veltmann, Claus; Gröschl, Jürgen; Müller-Bahlke, Thomas (Hg.): Freiheit, Fortschritt und Verheißung. Blickwechsel zwischen Europa und Nordamerika seit der frühen Neuzeit. (= Kataloge der Franckeschen Stiftungen 27) Halle/Saale 2011, S. 85–103.
Pilloud, Séverine: Interpretationsspielräume und narrative Autorität im autobiographischen Krankheitsbericht. In: Barras, Vincent; Dinges, Martin (Hg.): Krankheit in Briefen im

deutschen und französischen Sprachraum. 17.–21. Jahrhundert. (= Medizin, Gesellschaft und Geschichte, Beiheft 29) Stuttgart 2007, S. 45–65.

Pyrges, Alexander: Das Kolonialprojekt EbenEzer. Formen und Mechanismen protestantischer Expansion in der atlantischen Welt des 18. Jahrhunderts. (= Transatlantische Historische Studien 53) Stuttgart 2015.

Roeber, A. Gregg: Palatines, Liberty, and Property: German Lutherans in Colonial British America. Baltimore; London 1993.

Sahmland, Irmtraut: ‚die Kranckheit zum Leibes- und Seelen-Besten überstehen': Das Medizin- und Therapiekonzept des pietistischen Arztes Johann Samuel Carl (1677–1757). In: Virus. Beiträge zur Sozialgeschichte der Medizin 15 (2016), Schwerpunktheft „Medizin und Religion", S. 55–71.

Sahmland, Irmtraut; Schrader, Hans-Jürgen (Hg.): Medizin- und kulturgeschichtliche Konnexe des Pietismus. Heilkunst und Ethik, arkane Traditionen, Musik, Literatur und Sprache. (= Arbeiten zur Geschichte des Pietismus 61) Göttingen 2016.

Schwartz, Sally: „A Mixed Multitude": The Struggle for Toleration in Colonial Pennsylvania. New York; London 1987.

Splitter, Wolfgang: Order, Ordination, Subordination: German Lutheran Missionaries in Eighteenth-Century Pennsylvania. In: Mancke, Elizabeth; Shammas, Carole (Hg.): The Creation of the British Atlantic World. Baltimore; London 2005, S. 209–234.

Steinke, Hubert: Krankheit im Kontext. Familien-, Gelehrten- und Patientenbriefe im 18. Jahrhundert. In: Barras, Vincent; Dinges, Martin (Hg.): Krankheit in Briefen im deutschen und französischen Sprachraum. 17.–21. Jahrhundert. (= Medizin, Gesellschaft und Geschichte, Beiheft 29) Stuttgart 2007, S. 35–44.

Sträter, Udo: Gotthilf August Francke, der Sohn und Erbe. Annäherung an einen Unbekannten. In: Schnelle, Udo (Hg.): Reformation und Neuzeit. 300 Jahre Theologie in Halle. Berlin; New York 1994, S. 211–232.

Thompson, Peter: „The Friendly Glass": Drink and Gentility in Colonial Philadelphia. In: Pennsylvania Magazine of History and Biography 113 (1989), H. 4, S. 549–573.

Thornton, John K.: A Cultural History of the Atlantic World, 1250–1820. New York u. a. 2012.

Toellner, Richard: Medizin und Pharmazie. In: Lehmann, Hartmut (Hg.): Glaubenswelt und Lebenswelten. (= Geschichte des Pietismus 4) Göttingen 2004, S. 332–356.

Toellner, Richard (Hg.): Die Geburt einer sanften Medizin. Die Franckeschen Stiftungen zu Halle als Begegnungsstätte von Medizin und Pietismus im frühen 18. Jahrhundert. Tagungsband zum Internationalen Symposium der Franckeschen Stiftungen vom 16. bis 19. April 1998. Halle/Saale 2004.

Ulbrich, Claudia; Greyerz, Kaspar von; Heiligensetzer, Lorenz (Hg.): Mapping the ‚I': Research on Self-Narratives in Germany and Switzerland. Leiden; Boston 2014.

Ulbrich, Claudia; Medick, Hans; Schaser, Angelika (Hg.): Selbstzeugnis und Person. Transkulturelle Perspektiven. (= Selbstzeugnisse der Neuzeit 20) Köln; Weimar; Wien 2012.

Veltmann, Claus: „Arzneyen in weit entlegenen Ländern zu vertreiben". Die Medikamenten-Expedition der Franckeschen Stiftungen. In: Schröder-Kahnt, Anne; Veltmann, Claus (Hg.): Durch die Welt im Auftrag des Herrn. Reisen von Pietisten im 18. Jahrhundert. (= Kataloge der Franckeschen Stiftungen 35) Halle/Saale 2018, S. 115–125.

Wellenreuther, Hermann: Heinrich Melchior Mühlenberg (1711–1787), einflußreichster lutherischer Theologe der atlantischen Welt des 18. Jahrhunderts. In: Denzel, Markus A. (Hg.): Deutsche Eliten in Übersee (16. bis frühes 20. Jahrhundert). Büdinger Forschungen zur Sozialgeschichte 2004 und 2005. St. Katharinen 2006, S. 45–69.

Wellenreuther, Hermann: Heinrich Melchior Mühlenberg und die deutschen Lutheraner in Nordamerika 1742–1787. Wissenstransfer und der Wandel von einem atlantischen zu einem amerikanischen Netzwerk. (= Atlantic Cultural Studies 10) Berlin 2013.

Wellenreuther, Hermann; Müller-Bahlke, Thomas; Roeber, A. Gregg (Hg.): The Transatlantic World of Heinrich Melchior Mühlenberg in the Eighteenth Century. (= Hallesche Forschungen 35) Halle/Saale 2013.

Wilson, Renate: Pious Traders in Medicine: A German Pharmaceutical Network in Eighteenth-Century North America. University Park, PA 2000.
Wilson, Renate: The Second Generation: Pietist Clergy, Commerce, and the *Commerce scientifique* in the New Republic, 1780–1820. In: Grabbe, Hans-Jürgen (Hg.): Halle Pietism, Colonial North America, and the Young United States. (= USA-Studien 15) Stuttgart 2008, S. 233–256.
Wokeck, Marianne S.: Trade in Strangers: The Beginnings of Mass Migration to North America. University Park, PA 1999.

Der jüdische Mann

Frühneuzeitliche Geschlechterstereotype im christlich-jüdischen Diskurs

Robert Jütte

Geschlechtsspezifisches Selbstbild und Stereotypenbildung im jüdischen und christlichen Diskurs

In den „Jüdischen Merckwürdigkeiten" des Frankfurter Gymnasialprofessors und Judenhassers Johann Jacob Schudt (1664–1722) wird das Morgengebet, das nach der Halacha, dem jüdischen Gesetz, ein frommer Jude verrichten muss, als Beispiel für das geringe Ansehen der Frau im Judentum zitiert: „*wie schlechte sonsten auch die Weiber unter den Juden geachtet sind/ist leicht dahero abzunehmen/weil die Männer in ihrem Gebett täglich/sobald sie in die Synagog kommen dafür Gott dancken/daß er sie zu Männern und nicht zu Weibern geschaffen habe.*"[1] Dieses Gebet, auf das Schudt sich hier bezieht und das er sogar korrekt im hebräischen Originaltext zitiert, wird übrigens bis heute von jüdischen Männern in aller Welt gesprochen. Und was betet zur gleichen Tageszeit die jüdische Frau? Auch sie dankt dem Schöpfer, und zwar dafür, dass er sie nach seinem Willen und nicht anders geschaffen hat. Die Frage, ob diese beiden Gebete Ausdruck einer hegemonialen Männlichkeit im Judentum sind, wird von in Talmud und rabbinischen Schriften geschulten Rechtsgelehrten dahingehend beantwortet, dass darin vor allem eine Privilegierung der Frau zu sehen sei. Denn diese müsse aufgrund der ihr im Judentum zugewiesenen Geschlechterrolle nicht alle 613 Gebote und Verbote erfüllen.[2]

Uns interessiert im Folgenden nicht so sehr die von Geschlechterstereotypen geprägte Außenwahrnehmung einer Randgruppe durch die christliche Gesellschaft in Vergangenheit und Gegenwart, sondern in erster Linie die Geschlechteridentität, wie sie sich im Judentum sozio- und psychogenetisch herausgebildet hat. Wie wir aus der Sozialpsychologie[3] wissen, beruhen solche Identitätsbildungen nicht zum geringen Teil auf Auto-Stereotypen im Sinne von Selbstbildern. Doch in Hinblick auf unser Thema müssen uns auch die Klischees interessieren, die Außenstehende mit dem Judentum in Verbindung bringen.

Mit der Kategorienbildung „Jude" und „Mann" wird gleichzeitig ein wirkmächtiger Sinn konstituiert, indem bestimmte (meist negative) Eigenschaften und Merkmale hervorgehoben und verallgemeinert werden.[4] Und es sind nicht nur die Ewiggestrigen, die sich offen zum Antisemitismus bekennenden

1 Schudt (1714–1717), Tl. II, S. 1037.
2 Baker (1993), S. 35.
3 Vgl. u. a. Asbrock (2008).
4 Vgl. Kallenberg (2018), S. 209.

Neo- und Altnazis, die hier solche Stereotype pflegen. Wenn eine Bremer Juristin, die sich selbst der Friedensbewegung zurechnet, in einem *SPIEGEL*-Artikel Mitte der 1990er Jahre bedauert, dass die Juden heute der „Schönheit der Wehrlosigkeit" nicht mehr huldigten, und sich sogar dazu versteigt, den Holocaust als eine „traumatische Kränkung der jüdischen Männlichkeit"[5] zu interpretieren, so sieht man, wie langlebig solche Geschlechter- und Rassenstereotype sind. Es sind Vorstellungen, wie man sie in ihrer markantesten Form nicht nur in der nationalsozialistischen Propaganda[6], sondern auch bei jüdischen Schriftstellern, die für ihren jüdischen Selbsthass bekannt waren, findet. Gemeint ist hier vor allem Otto Weininger (1880–1903), dessen berühmt-berüchtigtes Buch „Geschlecht und Charakter" eine nicht zu unterschätzende Wirkung gehabt hat, bestätigte es doch die Vorurteile, die man christlicherseits über viele Jahrhunderte hinweg gegenüber jüdischen Männern und Frauen hegte.

Nach Weininger, dessen tragisches Leben und Sterben in einem Theaterstück des israelischen Autors Joshua Sobol die dazu passende dramatische Form bekommen hat, ist der „Jude [...] ewig wie das Weib, ewig nicht als Persönlichkeit, sondern als Gattung".[7] Die Verbindung einer allgemeinen Kategorie und der dazugehörigen kognitiven, affektiven und konnotativen Erwartungen mit einer Einzelperson wird in der Sozialpsychologie als „Hypothese" bezeichnet. Die Wahrnehmung einer Gruppe oder eines Individuums beginnt mit der Interpretation der sozialen Situation. Aus der sozialen Situation resultieren Erwartungshaltungen und Attribuierungen, denen implizite Hypothesen über den Charakter und das Handeln der betreffenden Personen zugrunde liegen. Dabei ist zu beachten, dass der Begriff „Jude" – wie bereits erwähnt – ebenso sehr eine Kategorie des Geschlechts, nämlich männlich, wie eine der Rasse ist. Für den amerikanischen Kultur- und Literaturhistoriker Sander L. Gilman besteht ein wesentliches Merkmal der jüdischen Identitätsstruktur in der „Beziehung zwischen dem Stereotyp vom Juden und demjenigen von der Frau (als parallelen Kategorien zum Christen und Mann)".[8]

Vor allem ist es aber dem amerikanischen Religionsphilosophen Daniel Boyarin zu verdanken, den Männlichkeitsdiskurs mit Blick auf das Judentum um neue Aspekte bereichert zu haben.[9] Das Weibliche, das in nichtjüdischen Augen über Jahrhunderte hinweg vor allem aus dem Blickwinkel der hegemonialen Männlichkeit betrachtet wurde, muss nicht per se negativ konnotiert sein. Feminine Züge sind nicht automatisch als fehlende Männlichkeit zu deuten. Die Verweigerung, sich männlich zu geben oder zu verhalten, ist nicht mit einer Kastration und also mit dem Verlust der über die Zeugungs-

5 Tönnies (1995), S. 50.
6 Kallenberg (2018), S. 205 f., bringt in diesem Zusammenhang das Beispiel der „Jud Süß"-Rezeption im Dritten Reich.
7 Weininger (1980), S. 430.
8 Gilman (1994), S. 27.
9 Daniel Boyarin (1997), S. 10 ff.; Daniel Boyarin (1995), S. 41 ff.

kraft definierten Stärke und Überlegenheit des Mannes gleichzusetzen.[10] Um seine These zu belegen, unterscheidet Boyarin unter Bezug auf den französischen Psychoanalytiker Jacques Lacan (1901–1981) zwischen Phallus und Penis, also einer symbolischen und einer physischen Dimension. Trotz der engen Beziehung zur hellenistisch-römischen Kultur sei das spätantike bzw. rabbinische Judentum nicht phallozentrisch geprägt gewesen.[11] Man müsse daher die jüdischen Quellen, die auf „Verweiblichung" hindeuten, anders interpretieren, nämlich nicht als Zeichen der Schwäche, sondern als Ausdruck der Weigerung, die Vorstellungen hegemonialer Männlichkeit, wie sie in den damaligen heidnischen Kulturen, insbesondere in der römischen Welt, vorherrschten, zu übernehmen.

Im Folgenden sollen am Leitfaden von Zitaten aus Otto Weiningers umstrittenem Werk „Geschlecht und Charakter" das geschlechtsspezifische Selbstbild und die Stereotypenbildung im jüdischen und christlichen Diskurs beschrieben werden, wobei der zeitliche Schwerpunkt auf dem Spätmittelalter und der Frühen Neuzeit liegt.

„Siegfried ist das Unjüdischste, was je erdacht werden konnte"[12]

Siegfried, der blonde, kräftige, kampferprobte Recke, verkörpert nicht nur in Wagners „Ring des Nibelungen" das Idealbild des arischen Mannes. Für Weininger war diese sagenhafte Gestalt aus deutscher Vorzeit sozusagen die physiognomische Antithese zum jüdischen Mann, der im Vergleich dazu angeblich eher weibliche Züge aufweist.[13] Doch in der jüdisch-orthodoxen Tradition gilt für den Mann das Idealbild des *schejnen jid*.[14] Diesen kennzeichnet die Erhabenheit des Geistes über den Körper. Der innere Glanz wird durch die Beschäftigung mit der Thora und mit geistig-religiösen Dingen erreicht. Weiße und feingliedrige Hände legen Zeugnis davon ab, dass ein Jude seinen Tag mit geistiger und nicht mit körperlicher Arbeit verbringt. Zu diesem äußeren Bild gehören außerdem säuberlich geschnittene Fingernägel, die ein Feld- oder Handarbeiter nicht aufweist.[15] Je blasser und hagerer, umso vergeistigter wirkt nach dieser traditionellen Auffassung ein jüdischer Mann. Als sein wichtigstes Schönheitsmerkmal gilt also die Intellektualität. Physische Kraft und ein robuster Körper werden dagegen im Diaspora-Judentum als „*gojisch*", d.h. als nichtjüdisch angesehen.

Doch zurück zu Weininger, der vor allem an der Männlichkeit des Juden zweifelte und die femininen Züge des jüdischen Mannes herausstrich. Der von Selbsthass und Misogynie gequälte Wiener Jude war vermutlich mit dem anti-

10 Vgl. auch Graybill (2012), S. 12ff.
11 Daniel Boyarin (1997), S. 10f.
12 Weininger (1980), S. 408.
13 Vgl. dazu Hoberman (1995), S. 143.
14 Gilman/Jütte/Kohlbauer-Fritz (1998).
15 Vgl. Somogyi (1982), S. 99.

jüdischen Diskurs, wie er sich bereits im Mittelalter herausbildete, vertraut. Bereits früh wurden nämlich immer wieder Zweifel an der Männlichkeit des Juden laut. Sie fanden ihren Ausdruck in stereotypen Judenbildern, die bereits in der Vormoderne zu wirkmächtigen Klischees wurden. Gleichwohl ist Sander L. Gilman durchaus zuzustimmen, dass die „antithetischen Gestalten des Juden und der Frau" erst im späten 19. Jahrhundert den Geschlechter- und Rassendiskurs bestimmten, als beide Gruppen „Ansprüche auf die von arischen Männern besetzten Machtpositionen"[16] zu erheben begannen und Frauen und Juden vermehrt in von Männern dominierte Bereiche, wie z. B. die Universität, eindrangen, die ihnen vorher weitgehend verschlossen geblieben waren. Um das vielschichtige Problem zu verstehen, was Jüdisch-Sein für Otto Weininger, aber auch für Sigmund Freud (1856–1939) und andere jüdische Intellektuelle zu Beginn des 20. Jahrhunderts bedeutete, ist es notwendig, die historischen Wurzeln des Stereotyps von der angeblich defizitären Maskulinität des jüdischen Mannes herauszuarbeiten. Sie reichen im christlich geprägten Abendland bis weit ins Mittelalter zurück.

Uns interessiert in diesem Zusammenhang vor allem ein Vorwurf, der bereits längst vor Otto Weininger von jüdischer Seite gelegentlich aufgegriffen und bestätigt wurde. So bezeichnete der Hamburger Rabbiner Gotthold Salomon (1784–1862) 1839 die Juden als „verweiblicht".[17] Bereits mehr als 150 Jahre zuvor glaubte der jüdische Philosoph Baruch de Spinoza (1632–1677), eine Tendenz zur Verweiblichung im zeitgenössischen Judentum beobachten zu können, meinte mit dem lateinischen Verb *effeminare* aber nicht eine physiognomische Erscheinung, sondern eine laxe religiöse Haltung.[18] Dahinter steckt vermutlich der Gedanke, dass jüdische Frauen nach dem Religionsgesetz, der Halacha, von der Einhaltung bestimmter Gebote befreit sind.

Von christlicher Seite war dieses Stereotyp des verweiblichten Juden seit dem späten Mittelalter vor allem mit einer uns heute bizarr erscheinenden Vorstellung verbunden: dem menstruierenden jüdischen Mann. Zwar konnte nach einer damals weitverbreiteten Ansicht auch ein christlicher Mann durchaus schwanger werden[19], doch das Phänomen, dass ein Mann ähnlich wie eine Frau regelmäßig seine Monatsblutung bekommt, war – von wenigen Ausnahmen abgesehen – angeblich nur unter jüdischen Männern anzutreffen. Selbstverständlich handelt es sich dabei nur um eines der vielen körperlichen Merkmale, die man Juden seit alters her andichtete: der den Juden eigene Körpergeruch (*foetor judaicus*), die lange und krumme Nase, der Klump- oder Plattfuß, die dunkle Hautfarbe oder die wulstigen Lippen, um nur einige der bekanntesten Stereotype zu nennen, die später in den Rassenlehren des 19. und 20. Jahrhunderts „wissenschaftlich" und statistisch untermauert werden sollten.[20]

16 Gilman (1994), S. 28.
17 Vgl. Mosse (1985), S. 6.
18 Vgl. Feuer (1963), S. 305.
19 Zapperi (1984).
20 Vgl. Jütte (2016), S. 31–92.

Die Verbindung eines weitgehend tabuisierten physiologischen Vorgangs mit dem „falschen" biologischen Geschlecht ist ein historisches Paradoxon, das zeigt, dass eine damals durch und durch christlich geprägte Gesellschaft offenbar große Probleme hatte, sowohl die soziale als auch die biologische Komponente, die der Begriff „männliches Geschlecht" nun einmal im Deutschen hat, mit der Kategorie „Jude" in Übereinstimmung zu bringen. Der jüdische Mann musste sich offensichtlich bereits rein körperlich von seinem christlichen Geschlechtsgenossen unterscheiden. Zu dieser Distinktion war kein Merkmal besser geeignet als ein mit Tabus sowie den entsprechenden Reinigungs- und Ausgrenzungsritualen verbundenes physiologisches Phänomen, das untrennbar mit der Geschlechtszuweisung „weiblich" verbunden ist, nämlich die Menstruation.[21]

Wenngleich Endokrinologen inzwischen herausgefunden haben, dass es Männer gibt, deren Hormonsystem sich zur weiblichen Periode synchron verhält, so wird dadurch das biologische Faktum nicht in Frage gestellt, dass Männer aus den bekannten Gründen nun einmal keine Menses haben. Wenn in einigen Stammesgesellschaften dennoch Männer – aus den unterschiedlichsten Gründen – eine sogenannte monatliche Blutung haben, so ist diese künstlich erzeugt, und zwar in Form einer kleinen, blutenden Wunde am Penis. Diese wird durch eine Inzision (nicht zu verwechseln mit Beschneidung!) herbeigeführt, wobei die Wunde in regelmäßigen Abständen wieder zum Bluten gebracht wird.[22] Ethnologen, die auf solche Praktiken bei den australischen Ureinwohnern gestoßen sind, sprechen in diesem Zusammenhang von Männern, die die Rolle von menstruierenden Frauen imitieren, um auf rituelle Weise in einer Stammesgesellschaft männliche Macht zu demonstrieren. Es sind vor allem Mythen von Wiedergeburt und sexueller Potenz, die die Grundlage dieses blutigen Rituals bilden.

Doch kehren wir nach diesem kurzen ethnologischen Exkurs wieder in unseren abendländischen Kulturkreis zurück, wo man ebenfalls auf menstruierende Männer trifft, wenngleich nicht in der Wirklichkeit, so doch in der Vorstellungswelt vieler Christen, die bis weit in die Frühe Neuzeit hinein glaubten, dass man einen jüdischen Mann unter anderem an diesem auffälligen Merkmal erkennen könne.

Einer der frühesten Quellenbelege findet sich bei Thomas von Cantimpré (1201–1270/1272), der es bis zum Generalprediger des Dominikanerordens brachte und eine 20 Bücher umfassende naturwissenschaftliche Enzyklopädie („De naturis rerum") verfasste, die seinen Ruhm als vielseitig interessierter Gelehrter begründete. In einem weiteren Werk („Miraculorum et exemplorum memorabilium sui temporis, libri duo") wird auf die angeblich bei jüdischen Männern zu beobachtende Menstruation hingewiesen.[23] Der Autor beruft sich dabei auf eine theologische Autorität, nämlich auf den Kirchenva-

21 Vgl. dazu aus jüdischer Sicht Marienberg (2003).

22 Vgl. Buckley/Gottlieb (1988), S. 247 f.

23 Thomas de Cantimpré (1605), S. 305 f. Vgl. dazu u. a. Trachtenberg (1983), S. 148; Gilman (1994), S. 69.

ter Augustinus (354–430). Allerdings förderte eine Durchsicht des umfangreichen Werks dieses Kirchenvaters keinen entsprechenden Beleg zutage.[24] Thomas de Cantimpré behauptet außerdem, dass jüdische Männer deshalb menstruierten, weil Gott das Volk der Christusmörder verflucht habe. Das Bild vom Juden als schwachem Geschlecht passt also in die Vorstellungen von der verderbten Natur der Frau, wie sie Eva nach dem Sündenfall verkörpert.

Brisant wurde dieses Stereotyp aber erst in dem Moment, als Thomas de Cantimpré, der wortgewaltige Vertreter eines Ordens, der im Mittelalter wegen Anstachelung zum Judenhass traurige Berühmtheit erlangte, eine solche christliche Männerphantasie mit der Ritualmordlegende in Verbindung brachte. Den aktuellen Hintergrund seiner Ausführungen bildete offenbar ein Vorfall in Pforzheim im Jahre 1267. Dieser setzte noch vor den großen Pogromwellen des späten 13. und frühen 14. Jahrhunderts die Diskussion über okkulte Praktiken im Judentum, bei denen angeblich Blut eine Rolle spielte, in Gang.[25] Um seine Behauptung zu stützen, dass männliche Juden aus der einzigen anatomisch in Frage kommenden Stelle im Unterleib, nämlich dem After, bluteten, führte Thomas de Cantimpré die Passage aus dem Neuen Testament an, wo Pilatus zu den Juden, die „Kreuzige ihn" gerufen hatten, die bekannten Worte spricht: „Sein Blut soll über Euch kommen." (Matthäus 27:25) Angesichts eines solchen ‚eindeutigen' biblischen Belegs sah er wohl auch keine Notwendigkeit, eine überzeugende Erklärung dafür zu finden, warum es gerade die hämorrhoidale Blutung und nicht etwa Nasenbluten sein sollte, mit dem Gott die Juden für ihren vermeintlichen Frevel und Unglauben auf ewig strafte.

Doch wozu brauchte es überhaupt die Vorstellung, dass Juden Christenkinder morden, um an deren Blut zu kommen? Nach Thomas de Cantimpré versuchten jüdische Männer, dadurch den Blutverlust auszugleichen, der durch die Hämorrhagien im Körper entstanden war. Darüber hinaus wurde dieses rituelle „Blutopfer" von ihm auch symbolisch verstanden. Das Blut eines Christenmenschen würden die Juden angeblich als Ersatz für das Blut nehmen, das Jesus Christus bekanntlich zur Erlösung der Menschheit vergossen hat.

Die im späten Mittelalter sehr verbreitete Vorstellung, dass jüdische Männer menstruieren, hielt sich bis weit ins 18. Jahrhundert hinein.[26] Am eifrigsten diskutierte man dieses Phänomen in Spanien, wo die *limpieza de sangre* („Reinheit des Blutes") zu einem Ideal der Ständegesellschaft par excellence geworden war und die Inquisition sich seit 1492 die Jagd nach Krypto-Juden zu einer Hauptaufgabe gemacht hatte.[27] Konkreter Anlass war, wie uns der spanische Arzt Juan de Quiñones de Benavente (1600–1650) berichtet, die Verhaftung eines konvertierten Juden namens Francisco de Andrada. Ihm wurde nachgesagt, er habe jeden Monat einen menstruationsähnlichen blutigen Ausfluss. Nachdem es aber offensichtlich damals in Spanien bereits viele

24 Vgl. dazu u. a. Resnick (2000), S. 242 ff.; Resnick (2012), S. 200.
25 Johnson (1998), S. 275 ff.
26 Vgl. u. a. Marienberg (2003), S. 56 ff.; Kassouf (1998), S. 101 ff.; Katz (1999), S. 448 ff.; Pomata (2001); Horowitz (2001), S. 346 f.; Smith (2010).
27 Beusterien (1999), S. 447 ff. Vgl. allgemein zu dieser Vorstellung Hering Torres (2006).

Menschen gab, die an ein solches Phänomen nicht mehr glauben wollten oder doch zumindest Zweifel hegten, fühlte sich der erwähnte Mediziner genötigt, der Sache auf den Grund zu gehen. Quiñones war fest überzeugt, dass Gott die Juden unter anderem dadurch bestraft hatte, dass einige – wenngleich nicht alle – jüdischen Männer menstruierten. Als Belege führte er Stellen aus dem Alten (Psalm 78:66 und 1. Samuel 5:6) und dem Neuen Testament (Matthäus 27:25) an. Entsprechend sah er im fraglichen Blutfluss der Juden „an ihren hinteren Körperteilen“ ein deutliches göttliches „Zeichen der öffentlichen Schande und Entehrung“[28] – ein Kainsmal, das das Volk, welches Christus ans Kreuz gebracht habe, zu Recht trage.

Allerdings lässt es der spanische Arzt nicht bei dieser religiösen Rechtfertigung bewenden. Denn ganz so sicher ist er sich augenscheinlich nicht. Er bietet nämlich noch eine andere, in diesem Fall medizinische Erklärungsvariante an. Quiñones beruft sich auf den spätmittelalterlichen Arzt und Gelehrten Bernard de Gordon (gest. 1330).[29] Dieser hatte behauptet, dass die Lebensweise bei den Juden Blutungen am After hervorrufen könne. Beispiele dafür finden sich ebenfalls in der medizinischen Kasuistik des 16. und 17. Jahrhunderts, wo Fälle hämorrhoidaler Blutungen bei Männern generell als Ersatz für die das Säftegleichgewicht wiederherstellende Wirkung der weiblichen Menses gedeutet werden.[30]

Obgleich die phantasievollen Geschichten über menstruierende jüdische Männer von jüdischer Seite – unter anderem durch den Arzt Isaac Cardoso (1603/04–1683) – rasch widerlegt und in das Reich der antijudaistischen Fabel und christlichen Mythenbildung verwiesen wurden[31], hielten sich solche „Ammenmärchen“ recht lange und wurden auch außerhalb Spaniens häufig für wahr gehalten. Zur Verbreitung trug nicht zuletzt die Schrift eines getauften Juden namens Francesco da Piacenza (Lebensdaten unbekannt) bei, die 1634 auch ins Deutsche übersetzt wurde.[32] Darin wird unter den typisch jüdischen Krankheiten gleichfalls die Menstruation bei Männern angeführt. Nach Piacenzas Aussage menstruieren jüdische Männer im Unterschied zu jüdischen Frauen jedoch nur an vier Tagen im Jahr. Nach ihm haben mehrere christliche Autoren diese angeblich durch die Heilige Schrift bewiesenen Behauptungen wiederholt.[33] Zu ihnen gehört beispielsweise der wortgewaltige Wiener Prediger Abraham a Santa Clara (1644–1709): „*Drittens/so strafft unser HErr GOtt alle Monath die Manns und Weibs Personen mit der abscheulichen Kranckheit des Blut=Gangs/wann sie sodann kein Christen, Blut trincken/so müssen sie an solchen Blut-Fluß sterben.*“[34] Auch Autoren wie Thomas Calvert (1606–1679), Heinrich Kornmann (1579–1626) und der bereits erwähnte Johann Jacob

28 Zit. n. Yerushalmi (1981), S. 128, eigene Übersetzung.
29 Vgl. Gilman (1994), S. 233.
30 Vgl. Höfler (1899), S. 4; Pomata (2001), S. 109 ff.; Smith (2010), S. 27 ff.
31 Vgl. dazu Yerushalmi (1981), S. 436.
32 Vgl. dazu u. a. Trachtenberg (1983), S. 51 f.; Chwolson (1901), S. 207 ff.
33 Vgl. u. a. Kornmann (1694), S. 128 f.; Schudt (1714–1717), Tl. II, S. 345.
34 Abraham a Santa Clara (1721), S. 33.

Schudt haben diese angeblich durch die Heilige Schrift bewiesenen Behauptungen wiederholt.[35] Rühmliche Ausnahmen bilden lediglich einige protestantische Theologen wie Andreas Osiander (1498–1552), die weder die Ritualmordlegende für glaubwürdig hielten noch daran glaubten, dass Gott alle Juden mit einem „Blutfluss" bestraft habe.[36]

Erst im Zeitalter der Aufklärung scheint dieses einst so wirkmächtige Stereotyp aus dem Kanon der den Juden fälschlicherweise zugeschriebenen körperlichen Eigenschaften verschwunden zu sein. Jedenfalls wird in den gelehrten Abhandlungen über die Krankheiten der Juden ein so auffälliges physisches Merkmal nicht mehr erwähnt, Hämorrhoiden als Folge der jüdischen Lebensweise – womit vor allem das viele Sitzen beim Studium des Talmuds und anderer Schriften gemeint ist – dagegen schon.

Das zeitlich nicht näher bestimmbare deutsche Sprichwort „Jud' und Weib sind ein Leib"[37] erhält fortan eine andere, erweiterte Bedeutung. Es sind dann in erster Linie die nicht weniger stereotypischen weiblichen Charaktereigenschaften und Verhaltensweisen, die den männlichen Juden zugeschrieben werden, wie wir sie beispielsweise um die Mitte des 19. Jahrhunderts in Bogumil Goltz' „Naturgeschichte der Frauen" im Einzelnen aufgelistet bekommen:

> Die Juden und die Weiber sind furchtsam und widerspenstig, spröde und zähe, sanft und heftig, leidenschaftlich und doch nicht brutal, barmherzig und egoistisch, geld- und gewinnsüchtig; sie sind knauserig und verschwenden gleichwol mit Prahlerei; sie sind leicht erschöpft und noch leichter restaurirt; sie zeigen sich ausdauernd und doch abspringend, confus und scharf unterscheidend, oberflächlich und scrupulös, zerstreut und keinen Augenblick ihre Interessen vergessend, concentrirt und doch zerfahren, mutterwitzig und unwissend, phantastisch und trivial, eigensinnig und schweigsam, eigenartig und gleichwol über denselben natürlichen Leisten des Geschlechts und der Rasse geschlagen.[38]

So erschöpfend diese von Vorurteilen nur so strotzende Auflistung von (meist negativen) Persönlichkeitsmerkmalen auch scheinen mag, so fehlt doch eine Eigenschaft, die man sowohl Juden wie Frauen immer wieder zum Vorwurf machte: die Geilheit oder Lüsternheit. Von diesem Klischee wird im Folgenden zu sprechen sein.

„Der Jude ist stets lüsterner, geiler, wenn auch merkwürdigerweise […] sexuell weniger potent als der arische Mann"[39]

Im *Schulchan Aruch*, einer von Joseph Karo (1488–1575) im 16. Jahrhundert zusammengestellten wirkmächtigen Synthese des Talmuds, heißt es über den nach jüdischem Gesetz vorgeschriebenen Ritus nach der Geburt eines Sohnes: „Es ist für den Vater ein Gebot, seinen Sohn beschneiden zu lassen."[40] Ausnah-

35 Vgl. Calvert (1649); Kornmann (1694); Schudt (1714–1717), Tl. II, S. 345 ff.
36 Osiander (1893), S. 15.
37 Wander (1867), Bd. II, Sp. 1035, Nr. 50.
38 Zit. n. Wander (1867), Bd. II, Sp. 1035.
39 Weininger (1980), S. 417.
40 Kizzur Schulchan Aruch (1988), S. 936.

men waren nur im Falle einer schweren Erkrankung des Neugeborenen vorgesehen. Wenn ein Kind in den ersten acht Tagen, d.h. vor dem üblicherweise vorgesehenen Beschneidungstermin verstarb, so wurde der kleine Leichnam, bevor man ihn ins Grab legte, noch beschnitten, um – wie es im *Schulchan Aruch* heißt – „die Schmach von ihm fernzuhalten, dass es nicht mit seiner Vorhaut begraben werde".[41] Aus dieser über viele Jahrhunderte von Juden in aller Welt streng eingehaltenen religiösen Vorschrift ist ersichtlich, welche Rolle die Beschneidung für die männliche Identität eines Juden spielt, denn bei den jüdischen Mädchen gibt es keinen vergleichbaren Initiationsritus.

Bereits Philo von Alexandrien (15/10 v.–40 n.Chr.) stellte die Frage, warum Frauen nicht beschnitten werden, sondern nur Männer.[42] Er führt zwei Gründe dafür an: Zum einen hat Gott durch die Beschneidung bewirkt, dass das sexuelle Ungestüm des Mannes in Grenzen gehalten wird. Zum anderen ist – eingedenk der antiken Zeugungslehre – der männliche Samen bei der Fortpflanzung wichtiger als das Menstrualblut der Frau.[43] Um aber den Stolz des Mannes auf seine Überlegenheit bei der Zeugung von Nachkommen in Grenzen zu halten, muss der überflüssige „Trieb" abgeschnitten werden.[44]

Die Frage, warum jüdische Männer beschnitten werden, während dieses Zeichen des Bundes mit Gott bei Frauen nicht erfolgte, beschäftigte die spätantike rabbinische Literatur allerdings kaum. Erst unter dem Eindruck der christlichen Polemik kam es im Mittelalter zu Stellungnahmen von jüdischer Seite. So argumentierte beispielsweise Rabbi Josef Bekhor Shor (Mitte 12. Jahrhundert) in seinem Kommentar zu 1. Mose 17:11, dass Frauen ebenfalls ein äußeres Zeichen des Bundes tragen, allerdings nicht in Form der Beschneidung, sondern in Gestalt des Menstrualbluts, das ihre Ehemänner an den Beginn der Periode und damit an die Einhaltung religiös gebotener sexueller Abstinenz während der Tage der „Unreinheit" der Frau erinnert.[45] Die gleiche Erklärung findet sich in einem anonymen mittelalterlichen Ratgeber darüber, wie man auf antijüdische Polemik reagieren sollte. Im sogenannten *Sefer Nizzachon Vetus* (13. Jahrhundert) wird auf die mögliche Frage, warum bei den Juden im Unterschied zum Christentum, das die Taufe beider Geschlechter kennt, nur die Männer beschnitten sind, die Antwort gegeben, dass Frauen wegen ihres spezifischen Umgangs mit Menstrualblut zu Jüdinnen werden.[46] Dieses Argument findet sich übrigens in abgewandelter Form viele Jahrhunderte später bei Bruno Bettelheim (1903–1990), der aus psychoanalytischer Sicht die Beschneidung mit der Menstruation verglich.[47] Diese wird als eine Art „symbolische Wunde" gesehen, die Männer sich zufügen, weil sie angeb-

41 Kizzur Schulchan Aruch (1988), S. 938. Dass dieser Brauch auch im frühneuzeitlichen Frankfurt befolgt wurde, belegt Schudt (1714–1717), Tl. II, S. 1321.

42 Niehoff (2003).

43 Allgemein zur Zeugungslehre: Lesky (1951).

44 Philo von Alexandrien (1910), *Quaestiones in Genesim* 3.47. Vgl. die englische Übersetzung in Philo von Alexandrien (1855), S. 448. Vgl. dazu u.a. Neutel/Anderson (2014), S. 235.

45 Bekhor Shor (1994), S. 29. Vgl. die Übersetzung bei Cohen (2005), S. 129.

46 Berger (1979), S. 192.

47 Bettelheim (1954), S. 116.

lich die Frauen um deren Gebärfähigkeit beneiden. Der im 13. Jahrhundert wirkende jüdische Arzt Jakob ben Abba Mari Anatoli (ca. 1194–1256) hielt die Beschneidung von Frauen deshalb für überflüssig, weil diese lediglich von Gott als „Gehilfinnen" des Mannes geschaffen wurden, also unselbständige Wesen seien.[48] In die gleiche Richtung zielte der jüdische Autor einer polemischen Schrift, von dem wir nur den Vornamen Menachem kennen. In einem Streitgespräch mit einem Konvertiten namens Pablo Christiani rechtfertigte er die Nichtbeschneidung von Frauen ebenfalls damit, dass die Frau aus der Rippe Adams geschaffen und daher eigentlich Teil des männlichen Körpers sei. Ähnlich wie Frauen über ihren Mann steuerlich veranlagt würden, so reiche auch die Beschneidung des Mannes aus.[49] Rabbi Yom Tov Lipmann von Mühlhausen (Lebensdaten unbekannt) erklärte Anfang des 15. Jahrhunderts, dass die Frauen zwar vom Gebot der Beschneidung ausgenommen seien, aber stattdessen nach der Geburt Opfergaben bringen müssten.[50]

In der christlichen Theologie ist dagegen die Frage der Nichtbeschneidung von Frauen ein Thema, das bereits in der Spätantike und dann bis in die Neuzeit hinein behandelt wurde. Der Kirchenvater Justinus, genannt der Märtyrer (um 100–165), weist die Juden in seinem „Dialog mit dem Juden Trypho" („Dialogus cum Tryphone") darauf hin, dass die Beschneidung lediglich ein mehr oder weniger belangloses Zeichen sei:

> Denn auch Abraham wurde, als er noch unbeschnitten war, gerechtfertigt und gesegnet, und zwar wegen seines Glaubens an Gott, wie die Schrift dartut. Die Beschneidung aber erhielt er als Zeichen, nicht jedoch um gerechtfertigt zu werden. Schrift und Geschichte zwingen uns, das anzunehmen [...]. Auch die Unmöglichkeit, daß das weibliche Geschlecht die fleischliche Beschneidung empfängt, beweist, daß diese Beschneidung als Zeichen, nicht aber als eine Tat der Gerechtigkeit gegeben worden ist; denn Gott hat in gleicher Weise auch dem Weibe die Möglichkeit verschafft, all das zu tun, was gerecht und tugendhaft ist. Wir wissen doch, daß nicht wegen des Körperbaues, der, wie wir sehen, bei Mann und Weib verschieden ist, dieselben gerecht oder ungerecht sind, sondern daß Frömmigkeit und Gerechtigkeit entscheiden.[51]

In einem spätantiken antijudaistischen Dialog zwischen Kirche und Synagoge geht es ebenfalls um die Frage, warum jüdische Frauen nicht beschnitten sind. Dieser Umstand wird vom Verfasser gegen die Juden gewandt. Die Kirche (personifiziert als *Ecclesia*) bringt gegen die Beschneidung unter anderem das folgende Argument vor:

> Denn wenn du sagst, dass dein Volk durch das Zeichen der Beschneidung gerettet werden muss, was sollen dann deine Jungfrauen tun, was deine Witwen, was auch die Mutter der Synagoge, wenn du aussagst, dass das Volk durch das Zeichen der Beschneidung zum ewigen Leben gelangt ist? Also darfst du keine jüdischen Frauen zu den Deinen zählen. Die Männer werden nämlich beschnitten, die Frauen verlieren die Vorhaut nicht. Also können sie nicht gerettet sein, wenn ihr durch die Beschneidung gerettet werdet. Du

48 Vgl. Cohen (2005), S. 112.

49 Vgl. Cohen (2005), S. 114.

50 Lipman-Mühlhausen (1681), S. 251. Vgl. die englische Übersetzung des *Sefer Nizzachon* bei Cohen (2005), S. 186f.

51 Justinus (1917), 23:4–5.

> siehst also, dass du die jüdischen Männer, das heißt die beschnittenen, zu den Deinen zählen kannst, bezüglich der Frauen aber, die nicht beschnitten werden können, verkünde ich, dass sie weder Jüdinnen noch Christinnen, sondern Heidinnen sind.[52]

Bezeichnenderweise antwortet die Synagoge auf diesen Punkt nicht und bezieht sich in ihrer Replik auf eine Nebensache. Das hängt vermutlich damit zusammen, dass, wie bereits erwähnt, in der rabbinischen Literatur bis zum Mittelalter zu dieser Frage nicht explizit Stellung genommen wurde.

Die Frage, warum Mädchen im Judentum nicht beschnitten werden, gerät in der Frühen Neuzeit im christlichen Schrifttum aus dem Blickfeld. Erst im 19. Jahrhundert taucht dieses Thema wieder auf, und zwar nun im antisemitischen Diskurs, der aber den zeitlichen Rahmen unserer Untersuchung sprengt.

Die Beschneidung ist also im Judentum eindeutig „Männersache". Sie ist zweifellos das wichtigste Ritual zur Herstellung von Männlichkeit, wie wir gesehen haben.[53] In der Regel nimmt sie ein Mann vor, und zwar nicht der Vater, sondern meist ein professioneller Beschneider, der Mohel. Dem Vater obliegt dagegen, für die religiöse und berufliche Ausbildung des Sohnes zu sorgen, ihm beispielsweise Schwimmen beizubringen und ihn später zu verheiraten.[54] Es ist also ausschließlich Aufgabe des Erzeugers, den Sohn in die Männerwelt einzuführen und auf seine privilegierte Geschlechterrolle vorzubereiten. So war es im 17. Jahrhundert nicht nur unter Prager Juden üblich, dem Kind bei der Beschneidung alles Gute zu wünschen und seinen Vater (nicht also beide Eltern!) dazu aufzufordern, es *„zum Studium, zur Ehe und zu guten Werken"*[55] zu erziehen.

Für das Judentum war und ist die Beschneidung in erster Linie ein Akt religiöser Pflichterfüllung. Doch hat bereits gegen Ende des 17. Jahrhunderts der jüdische Philosoph und Freidenker Baruch de Spinoza die identitätsstiftende Rolle dieses Rituals auch für ein eher säkularisiertes Judentum betont: „Das Zeichen der Beschneidung halte ich dabei für so bedeutungsvoll, dass ich überzeugt bin, dies allein werde das Volk für immer erhalten."[56] Die mittelalterliche Kirche, aber auch die Reformatoren (z. B. Luther[57]) sahen dagegen gestützt auf die Worte des Apostels Paulus in der Beschneidung lediglich eine symbolische Handlung, die vom Christentum zu Recht verworfen wurde und daher fortan zur Unterscheidung zwischen den wahren Gläubigen und den verstockten Juden diente. Lediglich jüdische Konvertiten wie Antonius Margaritha (um 1490–1542) konnten sich nicht dazu durchringen, dieses Ritual grundsätzlich zu verurteilen; stattdessen beschränkten sie sich darauf, es als äußerst schmerzhafte Prozedur zu brandmarken.[58]

52 Oehl (2012), S. 146, dort die Edition der „Altercatio Ecclesiae et Synagogae".
53 Hoffman (1996).
54 Vgl. dazu [Der] Babylonische Talmud (1967), Bd. 6, *Kiddushin* 29a. Zur Interpretation vgl. u. a. Rachel Biale (1995), S. 29f.
55 Zit. n. Landau/Wachstein (1911), S. 70.
56 Spinoza (1984), S. 63.
57 Luther (1571), S. 341.
58 Vgl. Margaritha (1530), Sig. h1(v)–h2(r).

Doch zur religiösen Interpretation des Beschneidungsgebots kommt schon recht früh ein sexueller Diskurs über Sinn und Nebenzweck der Entfernung der männlichen Vorhaut, auch von jüdischer Seite. So dient beispielsweise laut Maimonides (1135–1204), dessen religiöse Autorität bis heute anerkannt wird, die Beschneidung nicht zuletzt dazu, die sexuelle Erregbarkeit des Mannes zu schwächen und ihn damit zu einem keuscheren Lebenswandel anzuhalten.[59] In seinem Werk „Führer der Unschlüssigen" erläutert er:

> Und ebenso hat, wie ich glaube, die Beschneidung nebst anderen Gründen auch noch den, die geschlechtliche Lust zu verringern und dieses Organ möglichst zu schwächen, so daß es diese Handlung selten vollziehe und möglichst ruhen lasse. Manche glauben übrigens, daß die Beschneidung die Vervollkommnung einer Mangelhaftigkeit der Erzeugung sei, wogegen aber jedermann einwenden kann: Wie können diese Dinge der Natur mangelhaft sein, um einer Vervollkommnung von außen her zu bedürfen? Abgesehen davon, daß der Nutzen der Haut für dieses Organ schon erwiesen ist. Dieses Gebot ist aber keineswegs dazu gegeben, um einen Defekt der Erschaffung, sondern um eine Mangelhaftigkeit der Sitten zu verbessern. Dieser leibliche Schaden aber, der diesem Organ widerfährt, ist absichtlich so veranstaltet, daß dadurch keine der Funktionen gestört wird, die zum Fortbestande des Individuums erforderlich sind und auch die Zeugung dadurch nicht unmöglich gemacht wird, wohl aber die übermäßige Lust verringert. Daß aber die Beschneidung die Erektionskraft schwächt und manchmal die Sinnenlust vermindert, ist eine unanfechtbare Tatsache. Denn ohne Zweifel wird das Organ schwächer, wenn sofort im Beginne seiner Erschaffung das zu ihm gehörende Blut vergossen und seine Hülle weggenommen wird. Ausdrücklich sagen auch unsere Weisen, daß eine Frauensperson, die von einem Unbeschnittenen beschlafen wird, sich nur schwer von ihm losmachen kann. Dies ist meiner Meinung nach der wichtigste Grund der Beschneidung.[60]

Der im späten 13. Jahrhundert in Frankreich tätige Rabbiner Isaac Ben Yedaiah vertrat eine ähnliche Auffassung, indem er die Vorhaut für eine Verzögerung der Ejakulation verantwortlich machte. Dass dies auch einen geringeren Lustgewinn für Mann und Frau bedeutete, war dem jüdischen Gelehrten durchaus bewusst. Man spürt sogar zwischen den Zeilen ein wenig Bewunderung für die unbeschnitten gelassene erogene Zone des christlichen Mannes, der beim Koitus angeblich größere Ausdauer zeigt, dadurch mehr Lust verspürt und so auch seine Partnerin voll sexuell zu befriedigen vermag.[61] Von dieser unorthodoxen Ansicht war es kein großer Schritt mehr zu der Interpretation der Beschneidung als ein Zeichen der inkompletten Männlichkeit bei Sigmund Freud.[62] Allerdings gab es bereits im mittelalterlichen Judentum Stimmen von Gewicht, die eine gegenteilige Auffassung vertraten und in der Beschneidung ein Zeichen der Virilität sahen.[63]

Das angebliche Handicap des jüdischen Mannes wurde christlicherseits ebenfalls nicht nur theologisch gedeutet.[64] Jüdische Männer galten aufgrund ihrer Beschneidung als besonders geil. Der Frankfurter Gymnasialprofessor

59 Vgl. dazu David Biale (1992), S. 91.
60 Maimon (2007), Kap. 49, S. 328.
61 Saperstein (1980).
62 Vgl. dazu Gilman (1991), S. 155.
63 Cohen (2005), S. 162; Resnick (2012), S. 91.
64 *Kruger (*1997), S. 22f.

Johann Jacob Schudt wiederholt ein Stereotyp, das sich bereits seit dem Mittelalter nachweisen lässt: Die Juden seien *„ein der Unzucht überaus ergebenes Volk"*.[65] Die Rabbiner unter ihnen werden als besonders potent geschildert. Schudt bringt Beispiele von jüdischen Gelehrten, die angeblich eine Dauererektion hatten. Allerdings wurde der hier offenkundig vorliegende Priapismus nicht pathologisch gedeutet, sondern eindeutig als Vorteil und Ausdruck eines starken Sexualtriebs angesehen. Wenn sich gelegentlich ein Jude im Mittelalter oder auch in der Frühen Neuzeit wegen Beischlafs oder Unzucht mit einer Christin vor Gericht verantworten musste und man ihn dafür in der Regel streng bestrafte[66], so wurden solche Einzelfälle aufgebauscht und schließlich zu einem Stereotyp verdichtet. Auf diese Weise entstand das Bild vom geilen, lüsternen Juden, das später von Otto Weininger unkritisch übernommen und ausgestaltet wurde. Angesichts eines so offenkundigen Sexualneids überrascht es nicht, dass man jüdische Männer, die der „Unzucht" mit einer Christin überführt wurden, bis in die Frühe Neuzeit hinein gelegentlich zu einer die angebliche Untat spiegelnden Strafe verurteilte. So berichtet z. B. Johann Jacob Schudt über einen Fall, wo einem Juden vom Scharfrichter der Penis abgeschnitten wurde. Er kommentiert die Bestrafung mit unverhohlener Schadenfreude wie folgt: „[…] *da er dann hierdurch recht für einen Beschnittenen hat passiren können*".[67] Andreas Hondorf (1530–1572) schildert in seinem Werk mit dem Titel „Promptvarium exemplorum" (1572) unter den Exempeln, welche die Einhaltung des neunten und zehnten Gebotes einschärfen sollen, folgende Begebenheit, die sich 1530 in Prag zugetragen haben soll:

> Anno Christ 1530. Ist eine Jude zu Praga in Behemen gewesen / so mit einer Christin gebulet / vnnd drüber ergriffen / da hat er müssen sein Mennlich Glied zu einem Spunde eines gepichten brennenden Fasses hinein stecken vnd wurd jm darzu auffs Faß ein schartig stumpff messer geleget / als jhm nun die hitze / so grimmig wehe gethan / hat jhm mit dem Messer sein Gliedt vor schmertz abgeschnitten / Vnndt da er nun also blutig hat daruon lauffen wöllen / hat man böse hunde an jhn gehetzet / die jhn zurissen haben.[68]

Von der Kastration als Bestrafung für das Sexualdelikt eines Juden zurück zur Beschneidung. Wie bereits Johann David Michaelis (1717–1791), einer der bedeutendsten Orientalisten des 18. Jahrhunderts, feststellte, war die Beschneidung kein Heilmittel gegen männliche Lust in Form der Selbstbefriedigung. Denjenigen, die ohne Vorhaut geboren oder nach ihrer Geburt beschnitten würden, so argumentiert der Göttinger Gelehrte, ergehe es nicht besser als allen anderen.[69] Bestätigt wird diese Beobachtung durch die lange Tradition jüdischer Morallehren, die sich ebenfalls dieses Problems annehmen. Bereits die spätmittelalterliche kabbalistische Schrift *Zohar* legt die einschlägigen Vorschriften des Talmuds äußerst strikt aus. Entsprechend scharf verurteilten

65 Schudt (1714–1717), Tl. II, S. 916. Vgl. dazu Kallenberg (2018), S. 207.
66 Vgl. dazu Jütte (2019).
67 Schudt (1714–1717), Tl. II, S. 929.
68 Hondorf (1572), S. 350(r). In der ersten Auflage von 1568 ist diese Geschichte noch nicht kolportiert: Hondorf (1568).
69 Vgl. Michaelis (1785), Bd. IV, S. 37. Vgl. dazu auch Gilman (1994), S. 89.

denn auch Kabbalisten wie der in Safed wirkende Hayyim Vital (1542–1620) die Onanie. Nach seiner Meinung durfte man selbst kleine Kinder wegen Masturbation hart bestrafen.[70] Er selbst führt einen abgestuften Strafkatalog für dieses Vergehen gegen das biblische Verbot der Selbstbefleckung an. Selbst der unwillkürliche Samenerguss, die nächtliche Pollution, war diesen frommen Juden ein Gräuel, das mit allen Mitteln bekämpft und unterdrückt werden musste. Über den berühmten Kabbalisten Isaac Luria (1510–1573), dessen Schriften übrigens von Vital herausgegeben wurden, heißt es, dass er jede Nacht mit seiner Frau schlief, um Pollutionen zu vermeiden.[71] Die extremste Position in dieser Frage vertrat zweifellos der Kompilator des *Schulchan Aruch*, Joseph Karo. Nach seiner Auslegung des Talmuds sollte man selbst beim Wasserlassen nicht die Eichel berühren, um eine sexuelle Erregung zu vermeiden.[72] Außerdem gab der Autor detaillierte moralisch-pädagogische und diätetische Ratschläge, die einem frommen Juden helfen sollten, sich vor einer solchen großen Sünde wie der Masturbation zu bewahren. Wer nach dem Aufwachen feststellte, dass er einen unwillkürlichen Samenerguss gehabt hatte, musste sich die Hände waschen und Gott um Verzeihung bitten.[73] Das entspricht jedoch ganz und gar nicht der sexuellen Unbekümmertheit, die uns in der mittelalterlichen jüdischen Schrift, die unter dem Namen „Alphabet des Ben Sira" (ca. 10. Jahrhundert) bekannt ist, geschildert wird:

> Einmal ging der Prophet Jeremia ins Badhaus und sah, dass alle, die im Badhaus waren, dort mit der Hand Samen[ergüsse] hervorbrachten. Sofort wollte er dort entfliehen, sie aber ließen ihn nicht. […] Sofort ergriffen sie ihn und sagten ihm: ‚Warum hast du uns zugeschaut? Und jetzt du! Mach es auch so!'[74]

Der Prophet wird also von den anderen Badegästen, die vermutlich nackt waren, ebenfalls zur Onanie gezwungen.

Allerdings scheint dieser Text eine Ausnahmestellung in der jüdischen Literatur des Mittelalters einzunehmen. In der Regel trifft man auf Schriften, die Männer vor der Gefahr des Samenergusses durch bloße Berührung des Gliedes warnten. Diese Texte erinnern in mancherlei Hinsicht an die populärmedizinischen Publikationen des 18. Jahrhunderts (Tissot u. a.), die zur Bekämpfung des Lasters der Onanie aufriefen, wenn auch meist mit einer medizinischen Begründung und nicht mehr mit einem Verweis auf die Sündhaftigkeit des Tuns.[75]

Eher leibfeindlich war auch die Strömung im frühneuzeitlichen Judentum eingestellt, die gemeinhin als „Chassidismus" bezeichnet wird.[76] Die dort gepredigte und gelebte negative Einstellung zur Sexualität führte zu einer

70 Vgl. David Biale (1992), S. 116.
71 Vgl. David Biale (1992), S. 115.
72 Kizzur Schulchan Aruch (1988), S. 881.
73 Kizzur Schulchan Aruch (1988), S. 881 f.
74 Ben Sira (2007), Ms. B, S. 6 f.
75 Vgl. Rohlje (1991); Lütkehaus (1992); Karl Braun (1995). Mit zahlreichen Beispielen aus dem Mittelalter: Eickels (2019), zum Judentum speziell S. 269.
76 Vgl. David Biale (1992), S. 137.

Frauenfeindlichkeit und Askese, wie wir sie zu verschiedenen Zeiten und immer wieder auch bei christlichen Sekten antreffen. Unter geschlechterspezifischen Aspekten verdient die von Anhängern des Chassidismus vertretene These, dass die Masturbation mit dem weiblichen Wesen verbunden ist, während Reinlichkeit und Heiligkeit Attribute des männlichen Geschlechts sind, ein besonderes Interesse.[77] Trotz oder gerade wegen dieses Keuschheitsideals, das in chassidischen Männerzirkeln der Talmudschulen gepflegt und propagiert wurde, gab es Versuche von Gegnern des Chassidismus, den sogenannten *mitnagdim*, die Scheinheiligkeit eines solchen Sexualverhaltens aufzudecken. So wird beispielsweise die rhythmische Bewegung des Oberkörpers der ultraorthodoxen Juden beim Gebet sexuell gedeutet, und zwar als ein sublimierter Koitus mit der *schechina*, der göttlichen Weisheit, die nach der Kabbalah weiblichen Ursprungs ist.[78] Ein jüdischer Arzt, der 1777 ein Buch über die Krankheiten der Juden verfasste, Elkan Isaak Wolf (geb. 1735), sah dagegen ganz andere Gefahren im stundenlangen Beten und Lernen in den Talmudschulen. Statt der Moral hielt er vielmehr den Leib für gefährdet. Er warnte nämlich vor den geistigen und körperlichen Schäden, den die jungen Männer aufgrund des Bewegungsmangels davontragen würden.[79]

Im 20. Jahrhundert wurde mit Blick auf Angriffe durch die nationalsozialistische Propaganda von jüdischer Seite der Versuch unternommen, das Gräuelmärchen von geilen und lüsternen Juden als traditionelles antijüdisches Stereotyp zu entlarven und mit Hinweis auf den eigenen religiösen Sittenkodex im Gegenteil den „*pudor judaicus*", also ein besonders ausgeprägtes Schamverhalten, anzuführen. Hier spiegelt sich die Diskrepanz zwischen Fremdwahrnehmung und Selbstanalyse wider, die wir auch in anderen Bereichen der Stereotypenbildung antreffen.[80] Bereits im 19. Jahrhundert funktionierte diese Verteidigungsstrategie selbst vor Gericht nicht mehr, wenn Juden wegen angeblicher „Unzucht" mit Christinnen oder gar eines Notzuchtverbrechens angeklagt wurden.[81]

Ausblick

Was einst als ein bewusst geschaffenes Gegenbild zur hegemonialen Männlichkeit der Umwelt, in der Juden in der Diaspora lebten, entstanden war, ist im späten 19. Jahrhundert durch den Zionismus in sein Gegenteil verkehrt worden.[82] So sieht es jedenfalls die boomende Gender-Forschung im Bereich der

77 Vgl. David Biale (1992), S. 137.
78 Vgl. David Biale (1992), S. 121.
79 Vgl. dazu Grunwald (1912), S. 239.
80 Vgl. u.a. Christina von Braun (1995), S. 180 ff.
81 Kallenberg (2018), S. 224.
82 Vgl. Hirsch (2009), S. 582 f.

Jüdischen Studien.[83] Der „neue“ Jude war stolz auf seine Männlichkeit, verkörperte den „Muskeljuden“ (Max Nordau) und stellte das nicht zuletzt im Alltag, aber vor allem im Sport wie auch im Kampf unter Beweis.[84] Doch inzwischen ist diese mythische Überhöhung des Sabre, des im Lande Israel geborenen und kriegserprobten Juden, auch dort in die Kritik geraten. Gleichwohl wird in der Selbstdarstellung der israelischen Armee eine solche Form der Männlichkeit (trotz Gleichberechtigung der Frau, die aber lange Zeit den Dienst in Kampftruppen ausschloss) sowie das Bild vom starken Mann weiterhin gepflegt.[85] Der *rosch katan* (hebräisch ‚der kleine Kopf‘), also derjenige, der nicht immer in erster Reihe an der Front steht, wie der Armeeslang es ausdrückt, ist inzwischen in der israelischen Gesellschaft angelangt und nicht mehr negativ besetzt.[86] Ob man dieses Verhalten als weiblich einstuft, ist eine Frage, die durch einen Blick in die jüdische Geschichte unterschiedliche Antworten findet.

Bibliographie

Quellen

Abraham a Santa Clara: Abrahamische Lauber-Hütt […]. Wien; Nürnberg: Lehmann 1721.
[Der] Babylonische Talmud. Neu übertr. durch Lazarus Goldschmidt. 2. Aufl. 12 Bde. Berlin 1967.
Bekhor Shor, Josef: Perusche Rabbi Josef Bechor Schor Al Hatorah [hebr.] [Erläuterungen von Rabbi Josef Bechor Schor zur Thora]. Hg. von Yehoshafaṭ Nevo. Jerusalem 1994.
Ben Sira: Das Alphabet des Ben Sira. Hebräisch-deutsche Textausgabe mit einer Interpretation von Dagmar Börner-Klein. Wiesbaden 2007.
Berger, David: The Jewish-Christian Debate in the High Middle Ages. A critical edition of the Nizzahon Vetus with an introduction, translation and commentary. Philadelphia 1979.
Calvert, Thomas: The Blessed Jew of Marocco. Or, A Blackmoor Made White Being a Demonstration of the True Messias out of the Law and Prophets by Rabbi Samuel. York: T. Broad 1649.
Hondorf, Andreas: Promptuarium exemplorum. Historienn und exempel buch. Aus heiliger schrifft und vielen andern bewerten und beglaubten geistlichen und weltlichen buechern und schrifften gezogen. Mit allem fleis auffs kuertzte nach den heiligen zehen geboten Gottes fein ordentlich ausgetheilt. Leipzig: Jakob Bärwald 1568.
Hondorf, Andreas: Promptvarium exemplorum. Das ist: historien und exempelbuch nach ordnung und disposition der heiligen zehen gebott gottes auß heiliger schrifft unnd andern bewerten und glaubwirdigen geistlichen unnd weltlichen alten und newen scribenten mit allem fleiß zusammen getragen. Jetz aber auffs newe ubersehen und mit sehr viel nutzbarn historien und exempeln gebessert und vormehrt durch den ehrwirdigen in heiliger schrifft hochgelehrten herren Andream hondorff pfarrhern zu droissig. Mit einem register. Frankfurt/Main: Peter Schmidt 1572.

83 Vgl. u.a. Harrowitz/Hyams (1995); Jonathan Boyarin/Daniel Boyarin (1997); Frankel (2000); Rosen (2003); Dorff/Newman (2008); Kaplan/Moore (2011).
84 Wildmann (2009).
85 Weiss (2005), S. 18ff.
86 http://www.haaretz.com/news/features/word-of-the-day/word-of-the-day-rosh-gadol-what-sort-of-head-do-you-have-1.463372 (letzter Zugriff: 18.12.2019).

Justinus: Des hl. Philosophen und Märtyrers Justinus Dialog mit dem Juden Tryphon/Pseudo-Justinus Mahnrede an die Hellenen. Aus dem Griechischen übersetzt von Philipp Haeuser. Kempten; München 1917.
Kizzur Schulchan Aruch. Ins Deutsche übertragen von Rabbiner Dr. Selig Bamberger. 2 Bde. Neue, verbesserte Aufl. Basel 1988.
Kornmann, Heinrich: Opera Curiosa In Tractatus Quatuor Distributa, Quorum I. Miracula Vivorum; II. Miracula Mortuorum, opus novum & admirandum in decem partes distributum. III. Templum Naturae Historicum, In quo De Natura & Miraculis Elementorum Ignis, Aeris, Aquae & Terrae disseritur. IV. Quaestiones Enucleatae De Virginum Statu ac Iure: Ex Optimis tum sacris, tum prophanis Authoribus jurisbusque Natur. Divin. Canonic. Civil. desumpta, atq[ue] […] pertractata […]. Frankfurt/Main: Officina Genschiana 1694.
Landau, Alfred; Wachstein, Bernhard (Hg.): Jüdische Privatbriefe aus dem Jahre 1619. Wien; Leipzig 1911.
Lipman-Mühlhausen, Jomtov: Sefer nizachon. In: Wagenseil, Johann Christoph: Tela Ignea Satanae […]. Schönnerstaedt: Altdorf (zugleich Frankfurt/Main: Zunner) 1681, S. 1–260.
Luther, Martin: Colloqvia Oder Tischreden Doctor Mart. Luthers: So er in vielen Jaren, gegen Gelärten Leuten, auch frembden Gesten, und seinen Tischgesellen geführet, Nach den Häuptstücken unserer Christlichen Lehre, zusammen getragen. Und jetzt Auffs neuwe in ein richtige Ordnung gebracht, Und nach den geschriebenen Tischreden Doct. Mart. Luth. Corrigieret. Frankfurt/Main: Rebarts Erben 1571.
Maimon, Moses: Führer der Unschlüssigen. Drittes Buch, übersetzt von Adolph Weiß. Hamburg 2007.
Margaritha, Antonius: Der gantz Jüdisch glaub. Augsburg: Steyner 1530.
Michaelis, Johann David: Mosaisches Recht. 6 Bde. Reutlingen: Grözinger 1785.
Osiander, Andreas: Andreas Osianders Schrift über die Blutbeschuldigung (Ob es war und glaublich sey, dass die Juden der Christen kinder heimlich erwürgen und jr blut gebrauchen), wiederaufgefunden und im Neudruck hg. von Moritz Stern. Kiel 1893.
Philo von Alexandrien: The Works of Philo Judaeus, the Contemporary of Josephus, translated by Charles Duke Yonge. Bd. 4. London 1855.
Philo von Alexandrien: De Specialibus Legibus: Die Werke Philos von Alexandria in deutscher Übersetzung. 2. Teil. Übersetzt von I. Heinemann, hg. von Leopold Cohn. Breslau 1910, online unter http://www.archive.org/stream/diewerkephilosvo02philuoft/diewerkephilosvo02philuoft_djvu.txt (letzter Zugriff: 18.12.2019).
Schudt, Johann Jacob: Jüdische Merckwürdigkeiten […]. 4 Teile. Frankfurt/Main: Lamm 1714–1717.
Spinoza, Baruch: Theologisch-politischer Traktat. Auf der Grundlage der Übersetzung von Carl Gebhardt neu bearbeitet, eingeleitet und hg. von Günther Gawlick. Hamburg 1984.
Thomas de Cantimpré: Miraculorum et exemplorum memorabilium sui temporis, libri duo. Douai: Bellerus 1605.
Wander, Karl Friedrich (Hg.): Deutsches Sprichwörterlexikon. Ein Hausschatz für das deutsche Volk. 5 Bde. Leipzig 1867.

Literatur

Asbrock, Frank: Die Systematik diskriminierenden Verhaltens gegenüber unterschiedlichen gesellschaftlichen Gruppen. Diss. Bielefeld 2008.
Baker, Adrienne: The Jewish Woman in Contemporary Society: Transitions and Traditions. New York 1993.
Bettelheim, Bruno: Symbolic Wounds: Puberty Rites and the Envious Male. Glencoe, IL 1954.
Beusterien, John: Jewish male menstruation in seventeenth-century Spain. In: Bulletin of the History of Medicine 73 (1999), S. 447–456.
Biale, David: Eros and the Jews. From Biblical to Contemporary America. New York 1992.

Biale, Rachel: Women and Jewish Law. The essential texts, their history, and their relevance for today. New York 1995.
Boyarin, Daniel: Homotopia: The Feminized Jewish Man and the Lives of Women in Late Antiquity. In: Differences 7 (1995), S. 41–81.
Boyarin, Daniel: Unheroic conduct: the rise of heterosexuality and the invention of the Jewish man. Berkeley, CA 1997.
Boyarin, Jonathan; Boyarin, Daniel (Hg.): Jews and other differences: the new Jewish cultural studies. Minneapolis 1997.
Braun, Christina von: Antisemitische Stereotype und Sexualphantasien. In: Jüdisches Museum der Stadt Wien (Hg.): Die Macht der Bilder. Antisemitische Vorurteile und Mythen. Wien 1995, S. 180–191.
Braun, Karl: Die Krankheit Onania. Körperangst und die Anfänge moderner Sexualität im 18. Jahrhundert. Frankfurt/Main 1995.
Buckley, Thomas; Gottlieb, Alma (Hg.): Blood magic: the anthropology of menstruation. Berkeley, CA 1988.
Chwolson, Daniil Abramovic: Die Blutanklage und sonstige mittelalterliche Beschuldigungen der Juden. Frankfurt/Main 1901.
Cohen, Shaye J. D.: Why Aren't Jewish Women Circumcised? Gender and Covenant in Judaism. Berkeley, CA 2005.
Dorff, Elliot N.; Newman, Louis E. (Hg.): Jewish choices, Jewish voices: Body. Philadelphia 2008.
Eickels, Klaus van: Unerlaubter Handgebrauch. Masturbation und ihr Platz in der Wahrnehmung sexuellen Verhaltens im Mittelalter. In: Jütte, Robert; Schmitz-Esser, Romedio (Hg.): Handgebrauch. Geschichten von der Hand aus dem Mittelalter und der Frühen Neuzeit. Paderborn 2019, S. 253–283.
Feuer, Lewis S.: The Scientific Intellectual. The psychological and sociological origins of modern science. New York; London 1963.
Frankel, Jonathan: Jews and gender: the challenge to hierarchy. Oxford; New York 2000.
Gilman, Sander L.: The Jew's Body. New York; London 1991.
Gilman, Sander L.: Freud, Identität und Geschlecht. Frankfurt/Main 1994.
Gilman, Sander L.; Jütte, Robert; Kohlbauer-Fritz, Gabriele (Hg.): „Der schejne Jid". Das Bild des „jüdischen Körpers" in Mythos und Ritual. Wien 1998.
Graybill, Cristina Rhiannon: Men in Travail. Masculinity and the Problems of the Body in the Hebrew Prophets. PhD thesis University of California. Berkeley, CA 2012.
Grunwald, Max (Hg.): Die Hygiene der Juden. Im Anschluß an die Internationale Hygiene-Ausstellung Dresden 1911. Dresden 1912.
Harrowitz, Nancy A.; Hyams, Barbara (Hg.): Jews & Gender. Responses to Otto Weininger. Philadelphia 1995.
Hering Torres, Max Sebastián: Rassismus in der Vormoderne. Die „Reinheit des Blutes" im Spanien der Frühen Neuzeit. Frankfurt/Main 2006.
Hirsch, Dafna: „We Are Here to Bring the West, Not Only to Ourselves": Zionist Occidentalism and the Discourse of Hygiene in Mandate Palestine. In: International Journal of Middle East Studies 41 (2009), S. 577–594.
Hoberman, John M.: Otto Weininger and the Critique of Jewish Masculinity. In: Harrowitz, Nancy; Hyams, Barbara A. (Hg.): Jews & Gender. Responses to Otto Weininger. Philadelphia 1995, S. 141–153.
Höfler, Max: Deutsches Krankheitsnamen-Buch. München 1899.
Hoffman, Lawrence A.: Covenant of blood: circumcision and gender in Rabbinic Judaism. Chicago 1996.
Horowitz, Elliott: A ‚dangerous encounter': Thomas Coryate and the swaggering Jews of Venice. In: Journal of Jewish Studies 52 (2001), S. 341–353.
Johnson, Willis: The myth of Jewish male menses. In: Journal of Medieval History 24 (1998), S. 273–295.

Jütte, Robert: Leib und Leben im Judentum. Berlin 2016.
Jütte, Robert: „Bey solcher Gelegenheit treiben sie offt selber mit Christinnen Unzucht". Verbotene Sexualkontakte zwischen Juden und Christen in der Frühen Neuzeit. In: Ammerer, Gerhard; Fritz, Gerhard; Tauchen, Jaromír (Hg.): Sexualität vor Gericht. Deviante geschlechtliche Praktiken und deren Verfolgung vom 14. bis zum 19. Jahrhundert. (= Beiträge zur Rechtsgeschichte Österreichs 9, H. 1) Wien 2019, S. 227–244.
Kallenberg, Vera: Sexualisierte Gewalt, Judenfeindschaft und marginalisierte jüdische Männlichkeit – eine intersektionale Analyse des Kriminalprozesses gegen den Schutzjudensohn Heyum Windmühl (Frankfurt a.M. 1808). In: Bähr, Matthias; Kühnel, Florian (Hg.): Verschränkte Ungleichheit. Praktiken der Intersektionalität in der Frühen Neuzeit. Berlin 2018, S. 205–242.
Kaplan, Marion A.; Moore, Deborah Dash (Hg.): Gender and Jewish history. Bloomington, IN 2011.
Kassouf, Susan: The Shared Pain of the Golden Vein: The Discursive Proximity of Jewish and Scholarly Diseases in the Late Eighteenth Century. In: Eighteenth-Century Studies 32 (1998), S. 101–110.
Katz, David S.: Shylock's Gender: Jewish Male Menstruation in Early Modern England. In: The Review of English Studies N.S. 50 (1999), S. 440–462.
Kruger, Steven: „Becoming Christian, Becoming Male?". In: Cohne, Jeffrey Jerome; Wheeler, Bonnie (Hg.): Becoming Male in the Middle Ages. New York 1997, S. 21–41.
Lesky, Erna: Die Zeugungs- und Vererbungslehren der Antike und ihr Nachwirken. Wiesbaden 1951.
Lütkehaus, Ludger: „O Wollust, o Hölle". Die Onanie. Stationen einer Inquisition. Frankfurt/Main 1992.
Marienberg, Evyatar: Niddah: lorsque les juifs conceptualisent la menstruation. Paris 2003.
Mosse, George L.: Jewish Emancipation. Between Bildung and Respectability. In: Reinharz, Jehuda; Schatzberg, Walter (Hg.): The Jewish Response to German Culture. From the Enlightenment to the Second World War. London 1985, S. 1–16.
Neutel, Karin B.; Anderson, Matthew R.: The First Cut is the Deepest: Masculinity and Circumcision in the First Century. In: Creanga, Ovidiu; Smit, Peter-Ben (Hg.): Biblical Masculinities Foregrounded. Sheffield 2014, S. 228–244.
Niehoff, Maren R.: Circumcision as a Marker of Identity: Philo, Origen and the Rabbis on Gen 17: 1–14. In: Jewish Studies Quarterly 10 (2003), S. 89–123.
Oehl, Benedikt: Die Altercatio Ecclesiae et Synagogae. Ein antijudaistischer Dialog der Spätantike. Diss. Bonn 2012.
Pomata, Gianna: Menstruating Men: Similarity and Difference of the Sexes in Early Modern Medicine. In: Finucci, Valeria; Brownlee, Kevin (Hg.): Generation and Degeneration: Tropes of Reproduction in Literature and History from Antiquity to Early Modern Europe. Durham; London 2001, S. 109–152.
Resnick, Irven M.: Medieval Roots of the Myth of Jewish Male Menses. In: Harvard Theological Review 93 (2000), S. 241–263.
Resnick, Irven M.: Marks of Distinction. Christian Perceptions of Jews in the High Middle Ages. Washington, D.C. 2012.
Rohlje, Uwe: Autoerotik und Gesundheit. Untersuchungen zur gesellschaftlichen Funktion der Masturbationsbekämpfung im 18. Jahrhundert. Münster 1991.
Rosen, Tova: Unveiling Eve. Reading Gender in Medieval Hebrew Literature. Philadelphia 2003.
Saperstein, Marc: Decoding the Rabbis: A Thirteenth-Century Commentary on the Aggadah. Cambridge, MA; London 1980, S. 97f.
Smith, Lisa Wynnne: The Body Embarrassed? Rethinking the Leaky Male Body in Eighteenth-Century England and France. In: Gender & History 23 (2010), S. 26–46.
Somogyi, Tamar: Die Schejnen und die Prosten. Untersuchungen zum Schönheitsideal der Ostjuden in Bezug auf Körper und Kleidung unter besonderer Berücksichtigung des Chassidismus. Berlin 1982.

Tönnies, Sibylle: Der männliche Nimbus. In: DER SPIEGEL H. 49 (1995), S. 50f.
Trachtenberg, Joshua: The Devil and the Jews. The Medieval Conception of the Jew and Its Relation to Modern Antisemitism. Philadelphia; Jerusalem 1983.
Weininger, Otto: Geschlecht und Charakter. Eine prinzipielle Untersuchung. ND München 1980.
Weiss, Meira: The chosen body. The politics of the body in Israeli society. Stanford, CA 2005.
Wildmann, Daniel: Der veränderbare Körper. Jüdische Turner, Männlichkeit und das Wiedergewinnen von Geschichte in Deutschland um 1900. Tübingen 2009.
Yerushalmi, Yosef Hayim: From Spanish Court to Italian Ghetto: Isaac Cardoso: A Study in Seventeenth-Century Marranism and Jewish Apologetics. Seattle 1981.
Zapperi, Roberto: Der schwangere Mann: Männer, Frauen und die Macht. Aus dem Ital. übers. von Ingeborg Walter. München 1984.

Krankheiten und Sterblichkeit jüdischer Jungen und Männer aus Franken im 18. und frühen 19. Jahrhundert

(K)ein Sonderfall?

Michaela Schmölz-Häberlein

Einleitung

Im März 1820 stellten der Landgerichts- und Garnisonsarzt Dr. Joseph Johann Berner (1755–1835)[1] und ein Chirurg namens Bauer den 30-jährigen Kronacher Juden Wolf Süßheimer (1789–1847), der bereits in einer Konskriptionsliste von 1819 als „kränklich" bezeichnet worden war[2], endgültig vom Militärdienst im Königreich Bayern frei[3]. Die beiden Mediziner attestierten Süßheimer, dass er

> *nicht allein ein Mensch von allgemeiner Leibesschwäche, sondern auch an empfindsamer Brustschwäche mit astmatischem Athemholen und scrofulöser Luft* [sei und] *wegen demselben von dem Militärstand freygesprochen, schon mehrere Jahre krank sich ausleget, und* [...] *bey Anstrengung das empfindsamste Magenwehe leid*[e]*t, dadurch auch nicht vermögend ist, einer anstrengenden Leibesbewegung sich auszusetzen, oder sonst ein anhaltendes Geschäft zu verrichten.*[4]

Süßheimers Krankheit, welche die beiden Mediziner im Brust- und Magenbereich verorteten, war offensichtlich chronischer Natur, denn er bedurfte „*beinahe monatlich der ärztlichen Hilfe*".[5] Vor dem Hintergrund zeitgenössischer Debatten stellt sich an dieser Stelle die Frage, ob hier lediglich ein Individuum allein aufgrund seiner körperlichen Untauglichkeit ausgemustert wurde oder ob sein Ausschluss vom Militärdienst auch mit seiner Zugehörigkeit zur religiösen Minderheit der Juden in Verbindung stand. Klaus Hödl zeigt jedenfalls in seiner Abhandlung zur Pathologisierung des jüdischen Männerkörpers, dass Ärzte zu Beginn des 19. Jahrhunderts jüdische Männer häufiger als deren christliche Altersgenossen aufgrund gesundheitlicher Einschränkungen im Lungen- und Brustbereich, vor allem aber wegen eines vermeintlich zu geringen Brustumfangs ausmusterten.[6] Um diese Zeit wurde insbesondere in Preu-

1 Berner, Joseph. In: Jaeck (1812), Sp. 80.

2 StadtA Kronach, A 3506, Konskription: Verzeichnis der ledigen Juden im Alter von 16 bis 40 Jahren, Kronach, 23.3.1819.

3 Ab 1804 wurden im Kurfürstentum Bayern (seit 1805 Königreich) auch jüdische Einwohner zum Militärdienst herangezogen. Kasper-Holtkotte (2003), S. 243; Berger (2010), S. 32.

4 StadtA Kronach, A 3508, Beschwerde der jüdischen Händlerin Margaretha Süßheimer wegen Handelsbeschränkungen, 1820, darin enthalten: Attest des Arztes Berner und des Chirurgen Bauer, Kronach, 12.3.1820. Zu ihm und seiner Familie vgl. Porzelt (2018), bes. S. 6f.

5 StadtA Kronach, A 3509, Brief Michael Süßheims, 1825. Zitiert in Porzelt (2018), S. 7.

6 Hödl (1997), S. 168f. Hödl bezieht sich hierbei auf Stratz (1903), S. 30.

ßen im Zusammenhang mit der Gewährung staatsbürgerlicher Rechte an Juden[7] auch über die Wehrfähigkeit jüdischer Männer debattiert[8]. Das Kronacher Attest lässt zumindest vermuten, dass diese Debatten um „typisch jüdische“ Krankheiten auch im Königreich Bayern rezipiert und entsprechende Zuschreibungen vorgenommen wurden.

In letzter Zeit haben kultur- und geschlechtergeschichtliche Untersuchungen von Männlichkeiten Konjunktur. Nachdem sich Robert Jütte bereits in den 1990er Jahren mit Selbst- und Fremdstereotypen jüdischer Männlichkeit beschäftigt hatte[9], nahm sich ein 2012 erschienener Sammelband des Themas „Jewish Masculinities“ im diachronen Längsschnitt an[10]. Zuschreibungen jüdischer Männlichkeit stoßen insbesondere in der Zeitgeschichte auf reges Interesse.[11] Unter medizingeschichtlichen Perspektiven wurden bisher vor allem jüdische Ärzte und das Verhältnis zu ihren Patienten sowie jüdische Spitäler untersucht. Christoph Leder analysierte in seiner Studie zu Marcus Herz u.a. dessen medizinische Fallgeschichten.[12] Robert Jütte beschrieb ebenfalls jüdische Ärzte in der Zeit der Haskala.[13] Eberhard Wolff zeigt, dass jüdische Ärzte in der Zeit um 1800 ein neues Verständnis ihrer religiösen Identität entwickelten, die auch anhand medizinisch relevanter Themen diskutiert wurde.[14] Das Werk des in Mannheim praktizierenden Arztes Elkan Isaak Wolf[15] zeichnet Eberhard Wolff zufolge das Stereotyp des „armen und schmutzigen“ Juden[16], bietet aber auch Hinweise auf speziell dieser Religionsgruppe zugeschriebene Krankheiten und Verhaltensweisen. Detaillierteres Quellenmaterial zu den Beziehungen zwischen Ärzten und Patienten liegt jedoch im Regelfall erst für das 19. Jahrhundert vor.[17]

7 Schüler-Springorum (2014), S. 67–70. Da nur eine geringe Zahl der Wehrpflichtigen aus Kostengründen herangezogen wurde und zudem ein Stellvertreter durch Zahlung an die Konskriptionskasse gestellt werden konnte, blieb die Zahl jüdischer Soldaten in den 1830er Jahren gering. Kröger (2013), S. 155f.; Berger (2006), S. 71. Ein Zusammenhang zwischen der fehlenden Begeisterung jüdischer Männer für das Militär und Glaubenstreue im ländlichen Umfeld, wie sie auch Berger konstatiert, ist m.E. nicht durch Forschungen gedeckt.

8 Zur Debatte um die jüdische Wehrfähigkeit vgl. Penslar (2013), S. 176; Best (2010); Berger (2006), S. 25–28; Berger (2010), S. 29, 3, 133; Grunwald (1913), S. 8; Krüger: Bestimmungen (2013); Krüger: Kriege (2013); Puschner (2008); Schulte (2013); Schulte (2018). Bereits Christian Wilhelm Dohm widmete der Wehrfähigkeit in seiner Schrift „Über die bürgerliche Verbesserung der Juden“ ein Kapitel. Zur innerjüdischen Diskussion um diese Zeit vgl. Ascher (1788).

9 Jütte (1997).

10 Baader/Gillerman/Lerner (2012).

11 Carey (2017); Huebel (2017); Farge (2018).

12 Leder (2007).

13 Jütte (2005).

14 Wolff (2014).

15 Wolf (1777).

16 Wolff (2014), bes. S. 29f.

17 Dinges (2015), S. 7–9; Dinges u.a. (2015).

In Quellen aus der ärztlichen Praxis kommt laut Michael Stolberg „[a]nders als in den theoretischen Lehrwerken und Kompendien [...] das alltägliche Handeln vergleichsweise ungefiltert zum Ausdruck, lassen sich die Schlussfolgerungen im Detail erkennen, welche die Ärzte aus den Resultaten und Wirkungen ihres Handelns zogen".[18] Einblicke in tatsächliche Behandlungen jüdischer Patienten durch einen christlichen Mediziner gewähren die Aufzeichnungen des Suhler Stadtphysikus Johann Friedrich Glaser (1707–1789), die Ruth Schilling ausgewertet hat. Von Glasers 3.671 Kontakten mit Patienten in den Jahren 1750, 1753, 1760 und 1763 betrafen 16 Menschen jüdischen Glaubens. Ein Moses Jakob aus dem zum Rittergut Irmelshausen der Freiherren von Bibra gehörenden unterfränkischen Dorf Höchheim befand sich mehrfach bei Glaser in Behandlung; allein im Jahr 1763 suchte er den Arzt viermal auf.[19]

Keines der genannten Werke befasst sich jedoch explizit mit dem Thema Männergesundheit, also denjenigen Dimensionen von Gesundheit und Krankheit, die speziell für das männliche Geschlecht relevant sind und die maßgeblich durch ihr kulturelles und soziales Umfeld geprägt werden.[20] In der Regel ist Männergesundheit daher ein Forschungsfeld, das sich stark auf das 19. und 20. Jahrhundert konzentriert. Die für die Sozialgeschichte der Medizin relevanten vitalstatistischen Daten zu jüdischer Männergesundheit, die aus dem späten 18. und dem beginnenden 19. Jahrhundert vorliegen, wurden bislang noch nicht ausgewertet.[21] Neben dem Geschlecht spielte für Gesundheit und Krankheit (bzw. deren Zuschreibungen) auch die soziale Schicht bzw. der soziale Stand eine wichtige Rolle[22]; daher betrifft die Frage nach Krankheiten jüdischer Männer auch deren ständische Zugehörigkeit und berufliche Tätigkeit. Wie Stephanie Schüler-Springorum konstatiert, definierte sich „jüdische Männlichkeit" maßgeblich „über Gelehrsamkeit – und nicht über Körperkraft oder Auskommen".[23] Gingen mit dieser Fokussierung auf Studium und Gelehrsamkeit auch spezifische Krankheitsbilder bzw. Krankheitszuschreibungen einher?

Im Folgenden wird anhand fränkischer Beispiele aus dem 18. und frühen 19. Jahrhundert der Frage nachgegangen werden, ob die behandelnden Ärzte „typisch jüdische" männliche Krankheitsbilder konstruierten und inwieweit Vorstellungen von jüdischer Lebensweise und jüdischen Männerkörpern in den Krankheitszuschreibungen transportiert wurden. Weiterhin geht es um die Frage, ob christliche und jüdische Ärzte bei ihren Zuschreibungen dieselben oder verschiedene Kategorien anlegten und ob sie ähnliche oder divergierende Krankheitsursachen diagnostizierten. In einem ersten Schritt wird dazu ein historisch-demographischer Zugriff gewählt und das Sterberegister der jü-

18 Stolberg (2015), S. 80.
19 Schilling (2015), S. 73–78, zu den Zahlen S. 75 f. Vgl. auch Schilling (2013).
20 Bardehle/Dinges/White (2015).
21 Vgl. hierzu die Ausführungen bei Dinges (2015), bes. S. 6, 11.
22 Dinges (2015), S. 13.
23 Schüler-Springorum (2014), S. 15.

dischen Gemeinde Bambergs zwischen 1814 und 1830 in Bezug auf Lebenserwartung und festgestellte Todesursachen ausgewertet. In einem zweiten Schritt werden dann Atteste, die im 18. Jahrhundert von christlichen und jüdischen Ärzten für jüdische Männer ausgestellt wurden, auf die darin vorgenommenen Krankheitszuschreibungen hin analysiert. Abschließend wird versucht, die Befunde in den Forschungskontext einzuordnen.

Zur Demographie der jüdischen Gemeinde Bambergs (1814–1830)

Nach den 1813 erlassenen bayerischen Matrikelgesetzen, die unter anderem die behördliche Erfassung der jüdischen Minderheit regelten und sie zur Annahme von Familiennamen verpflichteten, waren jüdische Gemeinden genauso wie christliche angewiesen, Geburts-, Eheschließungs- und Sterberegister anzulegen.[24] Für die Stadt Bamberg sind diese Register ab Ende 1814 erhalten; sie werden heute in den Central Archives for the History of the Jewish People in Jerusalem aufbewahrt. Diese Quellen ermöglichen neben der Rekonstruktion von Heiratsalter, Geburtenhäufigkeit, Familienzusammenhängen und Migrationsverhalten auch Aussagen zur Lebenserwartung und Einblicke in die Praxis der Feststellung von Todesursachen.[25]

Die jüdische Einwohnerschaft Bambergs, die sich im Gebiet zwischen den beiden Flussarmen der Regnitz (der sog. Inselstadt) konzentrierte, belief sich in den 1780er Jahren auf 370 Menschen. 1804 lebten dort laut einer Konskriptionsliste 33 Ehepaare, eine Witwe sowie weitere 91 männliche und 105 weibliche jüdische Personen (Kinder, Studenten, Dienstboten etc.); für das Jahr 1818 wird die Zahl jüdischer Haushalte auf 75 beziffert. Da die Inselstadt gegen Ende des 18. Jahrhunderts ca. 8.500 christliche Einwohner hatte, waren weniger als fünf Prozent der Einwohner dieses Stadtgebiets jüdischen Glaubens.[26] Insgesamt lebten in der Stadt Bamberg um 1800 18.000 bis 19.000 Menschen.[27] Zur Demographie der christlichen Bevölkerung liegen für den untersuchten Zeitraum leider noch keine Vergleichsdaten vor.[28] Daher können einstweilen nur statistische Angaben zur Gesamtbevölkerung der Stadt herangezogen werden.[29]

24 Vgl. hierzu Mehler (2011).

25 CAHJP, D/BA/17/347, Geburtsregister (1814–1875); D/BA/17/351, Trauungsregister (1814–1828); D/BA/17/356, Sterberegister (1814–1876). Alle im Folgenden verwendeten demographischen Daten zur jüdischen Bevölkerung in Bamberg seit 1814 stammen, wenn nicht anders angegeben, aus diesem Bestand.

26 Schenker (2015), S. 204 f.; Schmölz-Häberlein (2014), bes. S. 128, 138.

27 Vgl. zur Berechnung der Einwohnerzahl Schenker (2015), bes. S. 200 f.

28 Eine historisch-demographische Arbeit aus dem Jahre 1987 erfasst die Entwicklung nur bis 1810: Schramm (1987).

29 Vgl. hierzu die folgende Statistik aus den *Intelligenzblättern*, die über Geburten und Todesfälle in der Stadt berichteten.

Tab. 1: Geburten und Todesfälle in Bamberg 1815–1828[30]

Jahr	Eheliche Geburten	Außereheliche Geburten[31]	Sterbefälle gesamt	Sterbefälle außereheliche Geburten[32]
1815	610	225	578	> 67
1816	404	110	434	> 50
1817	602	170	601	> 68

30 > bedeutet größer als, d. h. es sind mindestens so viel, aber wahrscheinlich sehr viel mehr Personen. Zu den Belegen vgl. *Bamberger Intelligenzblatt: Amts-Blatt für die Königlichen Bezirksämter Bamberg I, Bamberg II und Höchstadt an der Aisch* (1815), Nr. 3, S. 40; Nr. 6, S. 68; Nr. 7, S. 76; Nr. 9, S. 92; Nr. 11, S. 108; Nr. 13, S. 124; Nr. 15, S. 144; Nr. 17, S. 168; Nr. 19, S. 192; Nr. 21, S. 216; Nr. 23, S. 240; Nr. 25, S. 260; Nr. 27, S. 292; Nr. 28, S. 303; Nr. 30, S. 323; Nr. 33, S. 345; Nr. 35, S. 361; Nr. 37, S. 385; Nr. 38, S. 397; Nr. 39, S. 404; Nr. 42, S. 432; Nr. 43, S. 440; Nr. 45, S. 456; Nr. 49, S. 486; Nr. 50, S. 493 f.; Nr. 51, S. 502; Nr. 53, S. 518; Nr. 56, S. 538; Nr. 59, S. 562; Nr. 60, S. 566; Nr. 63, S. 583; Nr. 68, S. 619 f.; Nr. 72, S. 652; Nr. 75, S. 680; Nr. 77, S. 696; Nr. 82, S. 724; Nr. 84, S. 740; Nr. 86, S. 754; Nr. 88, S. 767 f.; Nr. 92, S. 791 f.; Nr. 98, S. 841 f.; Nr. 100, S. 857 f.; 1816: Nr. 3, S. 23 f.; Nr. 6, S. 55 f.; Nr. 8, S. 72; Nr. 11, S. 104; Nr. 14, S. 135 f.; Nr. 19, S. 191 f.; Nr. 21, S. 211 f.; Nr. 25, S. 248; Nr. 27, S. 267 f.; Nr. 32, S. 320; Nr. 37, S. 371 f.; Nr. 40, S. 400; Nr. 45, S. 439 f.; Nr. 48, S. 467; Nr. 55, S. 541 f.; Nr. 56, S. 554; Nr. 59, S. 585 f.; Nr. 61, S. 601 f.; Nr. 65, S. 638; Nr. 68, S. 665 f.; Nr. 71, S. 698; Nr. 72, S. 706; Nr. 74, S. 730; Nr. 79, S. 773 f.; Nr. 83, S. 809 f.; Nr. 93, S. 899 f.; Nr. 95, S. 916; Nr. 96, S. 924; Nr. 98, S. 940; Nr. 100; S. 956; 1817: Nr. 1, S. 11 f.; Nr. 5, S. 49 f.; Nr. 7, S. 67 f.; Nr. 12, S. 125 f.; Nr. 14, S. 140 f.; Nr. 15, S. 150; Nr. 17, S. 166; Nr. 20, S. 198 f.; Nr. 21, S. 210; Nr. 23, S. 230; Nr. 25, S. 250; Nr. 29, S. 298; Nr. 32, S. 325; Nr. 33, S. 338; Nr. 37, S. 389; Nr. 39, S. 411 f.; Nr. 40, S. 420; Nr. 43; S. 439 f.; Nr. 51, S. 506; Nr. 56, S. 555 f.; Nr. 57, S. 564; Nr. 59, S. 587; Nr. 60, S. 591; Nr. 65, S. 633 f.; Nr. 77, S. 753 f.; Nr. 84, S. 825 f.; Nr. 88, S. 851 f.; Nr. 92, S. 881 f.; 1818: Nr. 1, S. 7 f.; Nr. 3, S. 24; Nr. 14, S. 116; Nr. 17, S. 152; Nr. 22, S. 212; Nr. 23, S. 223 f.; Nr. 25, S. 243 f.; Nr. 26, S. 256; Nr. 33, S. 339 f.; Nr. 37, S. 400; Nr. 39, S. 424; Nr. 40, S. 436; Nr. 43, S. 464; Nr. 44, S. 480; Nr. 48, S. 520; Nr. 59, S. 628; Nr. 62, S. 656; Nr. 64, S. 680; Nr. 66, S. 716; Nr. 68, S. 732; Nr. 72, S. 764; Nr. 78, S. 816; Nr. 83, S. 856; Nr. 85, S. 872; Nr. 86, S. 876; Nr. 87, S. 880; Nr. 89, S. 898; Nr. 90, S. 906; Nr. 91, S. 913; Nr. 93, S. 930; Nr. 96, S. 954; Nr. 97, S. 976; 1819: Nr. 3, S. 22; Nr. 4, S. 30; Nr. 10, S. 81 f.; Nr. 12, S. 102; Nr. 15, S. 130; Nr. 17, S. 146; Nr. 18, S. 154; Nr. 20, S. 170; Nr. 21, S. 178; Nr. 22, S. 186; Nr. 23, S. 210; Nr. 27, S. 230; Nr. 29, S. 250; Nr. 32, S. 278; Nr. 34, S. 298; Nr. 37, S. 333 f.; Nr. 40, S. 358; Nr. 42, S. 374; Nr. 44, S. 389 f.; Nr. 47, S. 414; Nr. 50, S. 438; Nr. 68, S. 588; Nr. 71, S. 611 f.; Nr. 75, S. 653 f.; Nr. 78, S. 678; Nr. 88, S. 774; Nr. 91, S. 801 f.; Nr. 93, S. 818; Nr. 94, S. 825 f.; Nr. 97, S. 851 f.; Nr. 100, S. 876; Nr. 101, S. 884; Nr. 102, S. 892 (es fehlen die Nrn. 53–65, 67, 79–85); 1820: Nr. 2, S. 16; Nr. 6, S. 47 f.; Nr. 8, S. 63 f.; Nr. 10, S. 84; Nr. 15, S. 140; Nr. 22, S. 224; Nr. 23, S. 232; Nr. 30, S. 298; Nr. 31, S. 306; Nr. 36, S. 361; Nr. 41, S. 422; Nr. 42, S. 430; Nr. 44, S. 446; Nr. 48, S. 486; Nr. 50, S. 492; Nr. 53, S. 514; Nr. 56, S. 538; Nr. 61, S. 580; Nr. 73, S. 680; Nr. 75, S. 696; Nr. 80, S. 748; Nr. 81, S. 756; Nr. 86, S. 812; Nr. 87, S. 820; Nr. 89, S. 835; Nr. 92, S. 864; 1821: Nr. 3, S. 31 f.; Nr. 6, S. 58; Nr. 7, S. 66; Nr. 10, S. 102; Nr. 13, S. 128; Nr. 15, S. 152; Nr. 18, S. 183 f.; Nr. 20, S. 200; Nr. 21, S. 208; Nr. 24, S. 244; Nr. 26, S. 264; Nr. 28, S. 280; Nr. 30, S. 300; Nr. 32, S. 320; Nr. 33, S. 328; Nr. 35, S. 350; Nr. 37, S. 372; Nr. 48, S. 482; Nr. 51, S. 514; Nr. 52, S. 522; Nr. 54, S. 538; Nr. 57, S. 562; Nr. 60, S. 587; Nr. 62, S. 606; Nr. 65, S. 638; Nr. 68, S. 662; Nr. 72, S. 694; Nr. 92, S. 862; Nr. 101, S. 935; 1822: Nr. 3, S. 24; Nr. 10,

Jahr	Eheliche Geburten	Außereheliche Geburten[31]	Sterbefälle gesamt	Sterbefälle außereheliche Geburten[32]
1818	359	> 105	463	> 15[33]
1819	417	> 130	294	> 39
1820	341	117	306	> 50
1821	361	> 124	358	> 45

S. 88; Nr. 13, S. 112; Nr. 14, S. 120; Nr. 24, S. 224; Nr. 26, S. 244; Nr. 28, S. 260; Nr. 29, S. 272; Nr. 31, S. 292; Nr. 33, S. 312; Nr. 41, S. 400; Nr. 42, S. 408; Nr. 45, S. 436; Nr. 46, S. 443; Nr. 48, S. 460; Nr. 51, S. 482; Nr. 52, S. 492; Nr. 54, S. 508; Nr. 56, S. 528; Nr. 60, S. 570; Nr. 62, S. 590; Nr. 66, S. 634; Nr. 68, S. 650; Nr. 70, S. 670; Nr. 72, S. 690; Nr. 74, S. 714; Nr. 78, S. 741; 1823: Nr. 2, S. 16; Nr. 3, S. 28; Nr. 4, S. 44; Nr. 7, S. 60; Nr. 9, S. 76; Nr. 11, S. 96; Nr. 13, S. 116; Nr. 15, S. 140; Nr. 17, S. 168; Nr. 19, S. 196; Nr. 21, S. 211; Nr. 23, S. 232; Nr. 25, S. 248; Nr. 26, S. 256; Nr. 28, S. 271 f.; Nr. 30, S. 296; Nr. 32, S. 316; Nr. 34, S. 340; Nr. 38, S. 392; Nr. 39, S. 404; Nr. 42, S. 420; Nr. 45, S. 464; Nr. 46, S. 472; Nr. 49, S. 500; Nr. 51, S. 520; Nr. 53, S. 535; Nr. 55, S. 560; Nr. 57, S. 576; Nr. 59, S. 592; Nr. 61, S. 612; Nr. 63, S. 635; Nr. 68, S. 666; Nr. 69, S. 690; Nr. 72, S. 718; Nr. 73, S. 730; Nr. 74, S. 738; Nr. 79, S. 786; Nr. 82, S. 818; Nr. 84, S. 842; Nr. 85, S. 850; Nr. 88, S. 877 f.; Nr. 91, S. 902; Nr. 92, S. 910; Nr. 94, S. 934; Nr. 99, S. 973; 1824: Nr. 4, S. 35 f.; Nr. 8, S. 72; Nr. 9, S. 84; Nr. 13, S. 120; Nr. 15, S. 141; Nr. 17, S. 158; Nr. 21, S. 209; Nr. 24, S. 246; Nr. 25, S. 258; Nr. 27, S. 302; Nr. 31, S. 323 f.; Nr. 35, S. 382; Nr. 36, S. 393 f.; Nr. 39, S. 432 f.; Nr. 44, S. 490 f.; Nr. 45, S. 510; Nr. 49, S. 549 f.; Nr. 53, S. 581 f.; Nr. 55, S. 598; Nr. 57, S. 616; Nr. 59, S. 636; Nr. 61, S. 656; Nr. 69, S. 732; Nr. 72, S. 772; Nr. 77, S. 816; Nr. 79, S. 832; Nr. 84, S. 883 f.; Nr. 85, S. 900; Nr. 90, S. 946; Nr. 93, S. 972; Nr. 95, S. 992; Nr. 97, S. 1012; Nr. 99, S. 1028; 1825 (unvollständig): Nr. 4, S. 30 f.; Nr. 6, S. 48; Nr. 8, S. 64; Nr. 10, S. 84; Nr. 12, S. 104; Nr. 15, S. 132; Nr. 17, S. 151 f.; Nr. 18, S. 168; Nr. 20, S. 188; Nr. 23, S. 218; Nr. 26, S. 246; Nr. 28, S. 278; Nr. 30, S. 298; Nr. 32, S. 329 f.; Nr. 37, S. 390; Nr. 40, S. 429 f.; Nr. 43, S. 458; Nr. 49, S. 507 f.; Nr. 52, S. 531 f.; Nr. 56, S. 572; Nr. 58, S. 592; Nr. 62, S. 627; Nr. 68, S. 688; Nr. 70, S. 708; Nr. 75, S. 752; Nr. 79, S. 788; Nr. 86, S. 858; Nr. 89, S. 890 f.; Nr. 93, S. 927 f.; 1826 (unvollständig): Nr. 3, S. 25 f.; Nr. 15, S. 153; Nr. 30, S. 309 f.; Nr. 37, S. 395 f.; Nr. 39, S. 415 f.; Nr. 44, S. 463 f.; Nr. 48, S. 499 f.; Nr. 50, S. 519 f.; Nr. 52, S. 536; Nr. 63, S. 635; Nr. 67, S. 667 f.; Nr. 79, S. 797 f.; Nr. 82, S. 841 f.; 1827 (unvollständig): Nr. 4, S. 33 f.; Nr. 8, S. 73 f.; Nr. 14, S. 134 f.; Nr. 18, S. 167 f.; Nr. 22, S. 199 f.; Nr. 27, S. 256; Nr. 30, S. 283 f.; Nr. 37, S. 369 f.; Nr. 39, S. 403 f.; Nr. 42, S. 451 f.; Nr. 46, S. 502 f.; Nr. 57, S. 639 f.; Nr. 61, S. 676; Nr. 62, S. 687 f.; Nr. 70, S. 767 f.; Nr. 72, S. 793 f.; Nr. 73, S. 805 f.; Nr. 78, S. 850; Nr. 87, S. 944; Nr. 93, S. 1010; Nr. 98, S. 1058; Nr. 100, S. 1134; 1828 (hier sind nur Daten bis einschließlich November vorhanden): Nr. 3, S. 27 f.; Nr. 8, S. 71 f.; Nr. 13, S. 114; Nr. 20, S. 183 f.; Nr. 24, S. 219 f.; Nr. 26, S. 236; Nr. 27, S. 251 f.; Nr. 40, S. 395; Nr. 42, S. 419 f.; Nr. 44, S. 451 f.; Nr. 45, S. 463 f.; Nr. 48, S. 493 f.; Nr. 50, S. 515 f.; Nr. 54, S. 547 f.; Nr. 58, S. 581 f.; Nr. 63, S. 634 f.; Nr. 66, S. 665 f.; Nr. 72, S. 717 f.; Nr. 76, S. 749 f.; Nr. 81, S. 784 f.; Nr. 83, S. 823 f.; Nr. 89, S. 864 f.; Nr. 94, S. 906 f.; Nr. 98, S. 936 f. Ich danke Sandra Schardt für ihre umfangreichen Exzerpte aus den *Intelligenzblättern*.

31 Sind nicht immer eigens aufgeführt. Wenn keine genaue Anzahl zu ermitteln ist, wird eine Kennzeichnung durch > (größer als) vorgenommen.

32 Die Sterbefälle bei außerehelichen Geburten sind nicht durchgehend aufgeführt; daher muss von einer höheren Zahl ausgegangen werden.

33 Wurden in diesem Jahr nur vereinzelt gezählt.

Jahr	Eheliche Geburten	Außereheliche Geburten[31]	Sterbefälle gesamt	Sterbefälle außereheliche Geburten[32]
1822	349	127	272	> 41
1823	473	> 111	503	> 47
1824	466	108	498	49
1825	>336	>38	>423	>26
1826	>278	>63	>423	>11
1827	202	48	223	14
1828	>434	>95	455	51

Zwischen 1814 und 1830 starben in der jüdischen Gemeinde Bambergs 65 männliche Personen, davon 41 Prozent innerhalb der ersten fünf Lebensjahre. Im gleichen Zeitraum verschieden 50 weibliche Personen, von denen 28 Prozent noch keine fünf Jahre alt waren. Das neu angelegte Sterberegister beginnt mit dem Tod des letzten Landesrabbiners des 1802 säkularisierten Hochstifts Bamberg, Jakob Josef Gersfeld (1750–1814), der am 21. August 1814 im Alter von 64 Jahren verstarb.[34] Den Totenschein, der keine Todesursache spezifizierte, stellten die beiden an der Universität Göttingen ausgebildeten Ärzte (Israel) Adalbert Friedrich Marcus (1753–1816)[35] und Isaac Joseph Feust (1779–1842)[36] aus. Marcus, der 1781 vom jüdischen zum katholischen Glauben konvertierte ehemalige Leibarzt des Fürstbischofs Franz Ludwig von Erthal, leitete seit 1789 das von diesem gegründete Allgemeine Krankenhaus in der Stadt. Er setzte seine Karriere nach dem Übergang Bambergs an Bayern nahtlos fort und machte sich als medizinischer Reformer überregional einen Namen; auf seine Anregung hin wurden unter anderem ein „Irrenhaus" und eine medizinisch-chirurgische Schule gegründet. Seine rege Publikationstätigkeit wie auch seine umfangreiche medizinische Bibliothek[37] zeugen von Marcus' Einbindung in zeitgenössische Diskurse. Der wesentlich jüngere Feust praktizierte von 1809 bis 1819 als Assistent des Stadtarztes in Bamberg, wo er sich seinem Biographen zufolge „vorzüglich an Marcus anschloss".[38] Dass ein Totenschein gleich von zwei Ärzten ausgestellt wurde, war übrigens eher ungewöhnlich.

Insgesamt viermal wurde bei verstorbenen jüdischen Männern „Altersschwäche" diagnostiziert, wobei das Alter der Verstorbenen eine Streuung von

34 Brocke/Carlebach (2004), S. 365.
35 Vgl. zu ihm Häberlein/Schmölz-Häberlein (2016).
36 Feust studierte von 1801 bis 1805 Medizin in Göttingen und ging anschließend nach Würzburg, wo er im Februar 1806 promoviert wurde.
37 Schmölz-Häberlein/Häberlein (2016).
38 Infolge der Hep-Hep-Unruhen siedelte er nach Fürth über und eröffnete dort eine Arztpraxis. Nach dem Tod des dortigen jüdischen Arztes Simon Höchheimer (1742–1828) übernahm er dessen Stelle als Stadtarzt. Im selben Jahr veröffentlichte er eine Schrift, in der er Unwahrheiten über vermeintliche jüdische Bräuche zurückwies. Anonym (1844); Schmölz-Häberlein/Häberlein (2016), S. 76f.

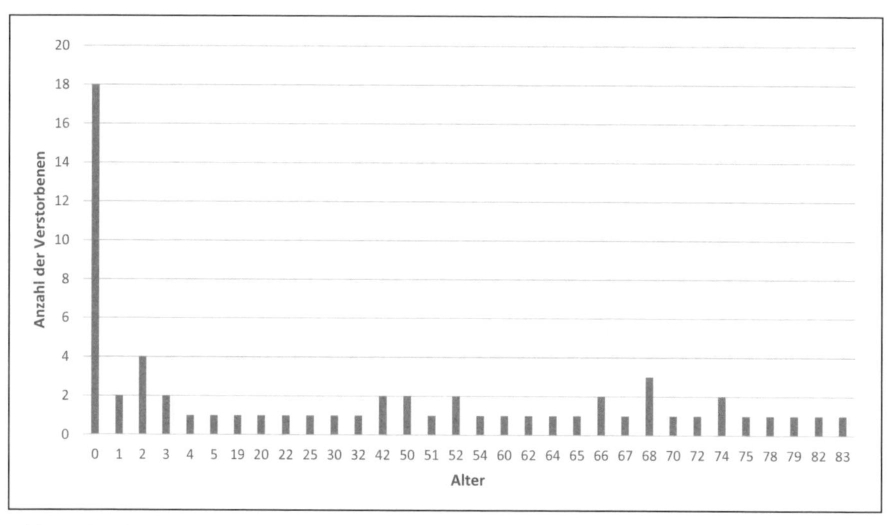

Abb. 1: Sterbealter jüdischer Männer in Bamberg 1814–1830

62 über 67 und 75 bis hin zu 89 Jahren aufwies.[39] Für andere ältere Männer finden sich differenziertere Angaben. Ein 65-jähriger Mann erlag der Lientrie („*Harnruhr*"), die im späten 19. Jahrhundert aufgrund der Feststellung einer erhöhten Diabetesrate bei Juden gegenüber Christen auch als „Judenkrankheit" bezeichnet, hier aber noch ohne diese Konnotation diagnostiziert wurde.[40] Bei zwei 74 und 82 Jahren alten Männern wurde „*Abzehrung*" als Todesursache angegeben. Vier Männer im Alter zwischen 68 und 84 Jahren starben an „*Schlagfluß*"; einer von ihnen, der 68-jährige Löw Jonas Grün, war deswegen 1825 im Bamberger Krankenhaus behandelt worden, wo er verschied. „*Blutfluß*" lag bei zwei 75 und 83 Jahre alten Männern vor, wobei in einem Fall ein konkreter Hinweis auf den Mastdarm angefügt wurde. An „*Lungensucht*" starben drei Männer zwischen 60 und 67 Jahren, wobei bei einem von ihnen, der im Alter von 62 Jahren verstorben war, eine „*Blasenverhärtung*" hinzukam. Ein 66-Jähriger soll an der „*Brustwassersucht*" gestorben sein, ein 64-Jähriger an einem „*Blutschlag*", ein 85-Jähriger an einem „*Nervenschlag*" und ein 78-Jähriger an einem „*Schleimschlag*". Viele dieser Krankheiten waren 1777 auch von dem in Mannheim und später in Metz wirkenden jüdischen Arzt Elkan Isaak Wolf (geb. 1735) beschrieben worden, der ihren Ursprung in der Diätetik vermutete.[41] Zudem starb der 90-jährige ledige Nathan Simon, der als blind und arm bezeichnet wurde, 1828 an „*Wahnsinn*" im „Irrenhaus" und der 70-jährige Joseph Hirsch Klein ertrank.[42]

39 Marion Baschin macht deutlich, dass Krankheitsbezeichnungen in den Quellen keine historischen Tatsachen wiedergeben, sondern die Sicht der zeitgenössischen Ärzte. Vgl. Baschin (2008), S. 35–37, 53.

40 Vgl. Sternberg (1903); Jütte (2016), S. 302–305; Efron (2008), S. 130–142.

41 Vgl. Wolf (1777).

42 Ertrinken als eine der häufigsten unnatürlichen Todesursachen betraf vor allem Männer. Baschin (2008), S. 87, 89.

Obwohl bei Frauen teilweise dieselben Todesursachen festgestellt wurden, zeigen sich einige charakteristische Unterschiede. So waren die fünf Frauen, bei denen „*Altersschwäche*“ als Todesursache genannt ist, allesamt über 80 Jahre alt, während dies nur bei einem von vier Männern der Fall war. Eine von ihnen, die bei ihrem Tod im Jahre 1825 bereits lange verwitwete Gitel Somerach, soll sogar 102 Jahre alt geworden sein. Im Gegensatz zu den Männern, bei denen siebenmal „Schläge“ zum Tod geführt haben sollen, ist bei jüdischen Frauen lediglich ein „*Schleimschlag*“ (im Jahre 1818) diagnostiziert. Es handelte sich hierbei offensichtlich – bei Juden wie bei Christen – um ein primär „männliches“ Krankheitsbild. „*Wassersucht*“ und „*Lungensucht*“ hingegen traten häufiger bei Frauen auf.[43] Hinzu kamen Darmerkrankungen, „*Krebs*“ sowie angeblich auch eine tödliche Augenkrankheit. Die 38-jährige Eva Heßlein überlebte Masern, die von einer „*Hirnentzündung*“ begleitet waren, nicht. Dem Sterberegister zufolge verstarb keine Bamberger Jüdin im Untersuchungszeitraum im Kindbett.[44] Dies weicht von dem bekannten Muster der historischen Demographie zum Sterblichkeitsrisiko von Frauen im gebärfähigen Alter ab[45], obwohl sie von den gleichen christlichen Hebammen zu Hause wie alle anderen Bambergerinnen entbunden wurden. Nur in einem einzigen Fall war nachweislich ein Arzt anwesend. Hingegen kamen uneheliche Kinder in der Regel im Entbindungshaus zur Welt[46], wo aufgrund der Hygienebedingungen eine deutlich höhere Sterblichkeit gegeben war[47]. Während Fanny Forchheimer ihren Sohn Moses, dessen Vater ungenannt blieb, 1826 privat entband, brachten zwei jüdische Dienstmägde ihre Söhne im Krankenhaus zur Welt: Die aus Polen oder Böhmen stammende Zluva Levi entband hier 1815 ihren Sohn David Braun. Dieser wurde nur drei Jahre alt und verstarb 1818 – laut Dr. Feust an einer „*Convulsion*“. Auch die aus Schonungen in Unterfranken stammende Hanne Steinberger, eventuell eine Tochter des dortigen Viehhändlers Jaidel Michel[48], brachte ihren unehelichen Sohn Emanuel in der Entbindungsanstalt zur Welt. Obwohl die vorliegenden vitalstatistischen Daten für die christliche Bevölkerung Bambergs lückenhaft sind, scheint – angesichts der Tatsache, dass es sich hier ausschließlich um Jungen handelte –

43 Zu diesem Befund gelangt auch Baschin (2008), S. 57.

44 Nach Knodel führten zu Beginn des 18. Jahrhunderts bei der christlichen Bevölkerung 5,4 von 1.000 Geburten zum Tod der Mutter innerhalb der ersten Lebenswoche des Kindes und 9,5 Geburten zum Ableben innerhalb der ersten sechs Wochen. In der zweiten Hälfte des 18. Jahrhunderts lagen die Werte etwas niedriger, bei 4,3 bzw. 7,6 von 1.000 Geburten. Da Frauen durchschnittlich fünf Kinder zur Welt brachten, schätzt Knodel die Wahrscheinlichkeit, dass eine Frau im 18. Jahrhundert im Kindbett starb, auf etwa fünf Prozent. Knodel (1988), S. 105, 115. Für jüdische Frauen liegen aufgrund fehlender vitalstatistischer Daten keine Berechnungen vor.

45 Vgl. z.B. Imhof (1979). Zum Verhalten und zur medizinischen Behandlung jüdischer Frauen in der Schwangerschaft siehe Wolf (1777), S. 80–82, 86f.

46 Vgl. Häberlein/Schmölz-Häberlein (2016), S. 332–335.

47 Vgl. hierzu Schlumbohm (1988); Schlumbohm (2012); Häberlein/Schmölz-Häberlein (2016), S. 334f.

48 Rosenstock (2008), S. 194f.

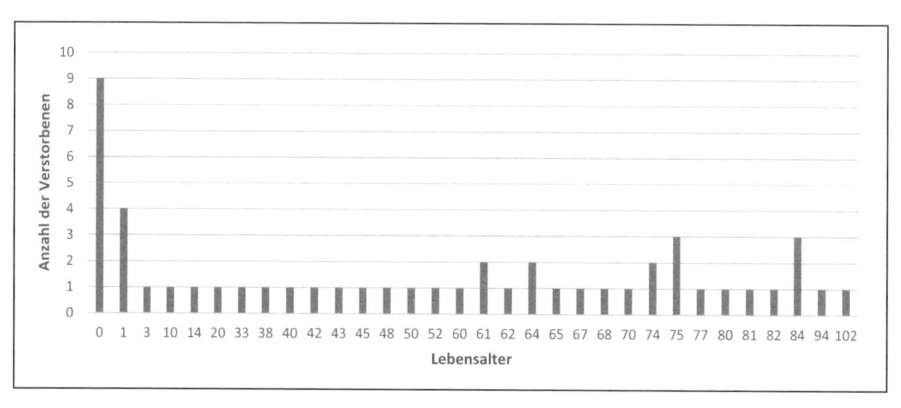

Abb. 2: Sterbealter jüdischer Frauen in Bamberg 1814–1830

die Sterblichkeit bei illegitim geborenen jüdischen Säuglingen und Kleinkindern geringer als bei christlichen Kindern gewesen zu sein. Zudem lag die Anzahl illegitimer jüdischer Kinder mit drei unehelichen Geburten weit unter dem Durchschnitt[49], da im gleichen Zeitraum über 1.500 uneheliche Kinder christlicher Frauen geboren wurden[50].

Im 18. Jahrhundert geborene Männer und Frauen hatten gute Chancen, wenn sie die Kinderjahre überlebten, 60 Jahre und älter zu werden. Die offenkundig höhere Lebenserwartung der weiblichen jüdischen Bevölkerung Bambergs zu Beginn des 19. Jahrhunderts wird in Studien zu vorindustriellen Gesellschaften als *gender gap* bezeichnet.[51]

Für das 18. und 19. Jahrhundert hat die historische Demographie eine hohe Sterblichkeitsrate bei Kindern unter fünf Jahren festgestellt. Mit jedem weiteren Lebensjahr sank anschließend die Sterbewahrscheinlichkeit.[52] Im Untersuchungszeitraum wurden in Bamberg 114 Geburten jüdischer Kinder registriert, wobei das Geschlechterverhältnis völlig ausgeglichen war.

Aus der Sicht jüdischer Ärzte wie Elkan Isaak Wolf war „*eine gute Lebensordnung in der Schwangerschaft* […] *die Grundlage zu einer standhaften Gesundheit der Kinder*“.[53] Wolf erwartete, dass die Mutter das Kind stillte. Ihm zufolge hatte „*diese so natürliche Pflicht* […] *großen Einflus*[s] *auf die Gesundheit der Kinder, wenn besonders die Säugerin gutes Geblüth hat, oder wegen Armut keinen Mangel leidet*“.[54] Der zeitweilig auch als Stellvertreter von Adalbert Friedrich Marcus in Bamberg tätige Konrad Joseph Kilian (1771–1811) gab in seiner 1800 publizierten „Lebensordnung zur Erhaltung und Verbesserung der Gesundheit“ detaillierte

49 Vgl. allgemein Martin (1936).
50 Zur Problematik der Statistik vgl. Tab. 1.
51 Weigl (2007), bes. S. 36f.
52 Unterkircher (2007), S. 56f.
53 Wolf (1777), S. 60–66 (Zitat S. 60). Hier finden sich zudem ausführliche Informationen zur Diätetik und zum Verhalten in der Schwangerschaft. Dieses Buch war auch in der Bibliothek des Bamberger Arztes Adalbert Friedrich Marcus vorhanden: Schmölz-Häberlein/Häberlein (2016), S. 75, 121.
54 Wolf (1777), S. 21.

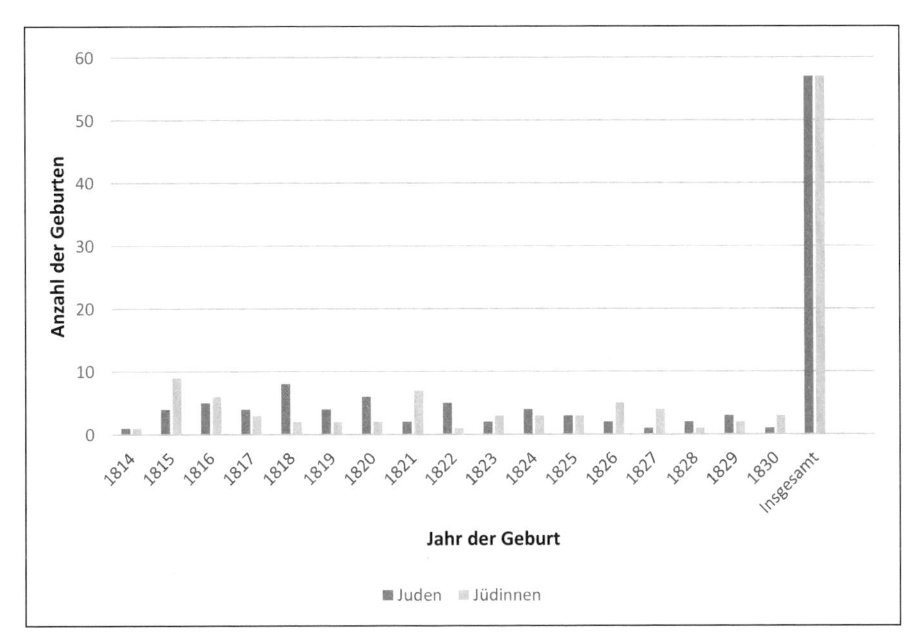

Abb. 3: Jüdische Geburten in Bamberg 1814–1830

Empfehlungen zu Schwangerschaft und Geburt, inklusive der Auswahl einer Amme, wenn es der Mutter nicht möglich war, ihr Kind selbst zu stillen. Auch aus Kilians Sicht waren die Lebensumstände von entscheidender Bedeutung.[55] Die Region des heutigen Regierungsbezirks Oberfranken verzeichnete um 1800 mit über 80 Prozent generell eine hohe Stillrate bei Neugeborenen[56], die in der jüdischen Gemeinde Bambergs aufgrund der religiösen Vorschriften indessen noch höher gelegen haben dürfte.

In Gegenden, in denen überdurchschnittlich häufig und lange gestillt wurde, fiel laut Elkan Isaak Wolf die Zahl der *„Kinder mit Ausschlägen, mit Würmen, mit Gichtern, mit dicken Bäuchen“*[57] deutlich niedriger aus. Wolf zufolge war es üblich, nach einem Jahr abzustillen.[58] Die Phase des Übergangs von der Muttermilch zur festen Nahrung sei der *„gefährlichste Zeitpunkt für ihre Gesundheit. Die besten Suppen, die besten Getränke sind weit von den Eigenschaften der Muttermilch entfernt.“*[59] Zudem war es in jüdischen Familien üblich, weiblichen

55 Kilian (1800), S. 502–551.

56 Imhof (1981), S. 347 f.; Unterkircher (2007), S. 66.

57 Wolf (1777), S. 22. Als „Gichter“ wurden Krämpfe, die im Zusammenhang mit der Ernährung der Säuglinge durch das Abstillen und die Gewöhnung an feste Nahrung standen, bezeichnet. Es handelt sich dabei um eine Kinderkrankheit, die im ersten Lebensjahr auftrat. Baschin (2008), S. 51 f. In den Bamberger Sterberegistern kommt der Begriff allerdings nicht vor.

58 Wolf (1777), S. 25.

59 Wolf (1777), S. 70.

Nachkommen länger die Brust zu geben als männlichen.[60] Der frühere Zeitpunkt des Abstillens der Jungen bietet einen möglichen Erklärungsansatz für eine höhere männliche Säuglingssterblichkeit: Sie lag bei Jungen bei ca. 28 Prozent, bei Mädchen hingegen nur bei ca. 18 Prozent während des ersten Lebensjahres. Obwohl die Fallzahlen gering sind, hatten neugeborene jüdische Mädchen im Bamberg des frühen 19. Jahrhunderts statistisch gesehen eine deutlich größere Überlebenschance als Jungen. Diese Beobachtung entspricht dem generellen Muster höherer Übersterblichkeit männlicher Säuglinge.[61]

Während 18 männliche Neugeborene im Untersuchungszeitraum während des ersten Lebensjahres verschieden, waren es zwischen dem ersten und dem fünften Lebensjahr nur acht. Sie starben vor allem an „*Convulsion*", die zeitgenössische Ärzte unter anderem auf Darmkatarrh zurückführten.[62] Geläufige Kinderkrankheiten wie „*Masern*"[63] und „*Scharlach*" wurden je zweimal, „*Bräune*" einmal als Todesursache vermerkt[64]. Gleicht man die Geburts- und die Beschneidungsregister miteinander ab, so kam es bei Jungen bei der rituellen Entfernung der Vorhaut am achten Lebenstag zu keinen tödlichen Komplikationen.[65] Als Beschneider (Mohel) fungierten in Bamberg Abraham Liebermann aus der benachbarten Gemeinde Bischberg und der Chirurg Nathan Braun aus Walsdorf.

Bei den weiblichen Kindern sind die Todesursachen vielfältiger. Drei starben an „*Abzehrung*" (einmal wurde dafür der Begriff „*Atrophie*" verwandt) und zwei an „*Convulsionen*". Je ein Mädchen erlag einem „*Steckfluß*", einem „*Asthma millari*" (Stimmritzenkrampf) sowie einer „*Magenerweichung*", einer zu dieser Zeit in der Literatur diskutierten Kinderkrankheit.[66] Als weitere Todesursachen werden „*Dysenterie*", „*Zahnfieber*"[67] und „*Halsbräune*" genannt, während mit Ausschlägen einhergehende Kinderkrankheiten nicht vorkommen[68].

Als ursächlich für die hohe Anzahl an Darmerkrankungen bei Kleinkindern beschrieb Wolf die Ernährung der Mutter[69] sowie die beengten Wohn-

60 Kertschmer (2003).

61 Unterkircher (2007), S. 55. Vgl. dazu auch Schmölz-Häberlein (2012), S. 141 f.

62 Unterkircher (2007), S. 60.

63 Vgl. hierzu Vasold (2005), S. 894.

64 Sudhoff (1913).

65 Die Diskussionen um die Notwendigkeit von Beschneidungen fanden erst später statt. Als Auslöser gilt die Schrift des Hamburger Arztes Salomon (1844). Im gleichen Jahr erschien auch die Arbeit des Würzburger Mediziners Friedreich (1844). Vgl. Hödl (2003).

66 Die drei Tage alte Emilie Schwed verstarb laut Diagnose des praktischen Arztes Dr. Burger im Jahre 1830 an dieser Krankheit. Vgl. hierzu die Würzburger Dissertation des Geburtsmediziners und Chirurgen Bühler (1832).

67 Pauline Brill, die Tochter des Landesrabbiners, wurde nur 16 Monate alt. Sie verstarb 1826. Auch hier gab es zu dieser Zeit eine heftige Diskussion über die Ursache des Fiebers. Rothamel (1832).

68 Bei Unterkircher sterben deutlich mehr Mädchen als Jungen an Pocken, Masern und Scharlach. Dies kann für die jüdische Bevölkerung Bambergs nicht bestätigt werden. Unterkircher (2007), S. 62.

69 Wolf (1777), S. 67.

verhältnisse. Säuglinge, die „*Tag und Nacht in einem solchen Zimmer eingesperrt*" seien, konnten sich leicht infizieren.[70] Großen Wert legte Wolf auch auf Hygiene: „*Spart doch um Gottes willen das fliesende Wasser bei euren Kindern nicht.* [...] *badet und waschet dieselben öfters im Tage, und ihr werdet mit Vergnügen sehen, daß dieselben wie die Schwämme in schattigen Wäldern, aufwachsen. Vielleicht werdet ihr durch diese Obsorge den leidigen Krätz aus dem Grunde beheben.*" Dazu dienen Sauberkeit und tägliche Aufenthalte im Freien.[71]

Die Wohnsituation der jüdischen Minderheit in Bamberg war allerdings keineswegs so beengt, wie Studien zu jüdischen Gemeinden in der Vormoderne dies häufig nahelegen. 39 jüdische Familien lebten hier um 1780 in mehr als 30 Häusern. Die „Judenhäuser" waren mit durchschnittlich zwölf Personen weniger dicht belegt als die ihrer christlichen Nachbarn (17 Personen), und auch die sanitären Verhältnisse entsprachen durchaus den Maßstäben der Zeit.[72] Hinsichtlich der Krankheiten, die zum Tod von Säuglingen und Kleinkindern führten, lassen sich dementsprechend auch keine prinzipiellen Unterschiede zwischen jüdischer und christlicher Bevölkerung Bambergs feststellen.

Ärztliche Atteste des 18. Jahrhunderts – Diagnosen jüdischer „Berufskrankheiten"

„*Die meisten Krankheiten, die ich bei erwachsenen Juden bemerket habe, sind Verstopfungen im Unterleibe und Folgen eines unordentlichen Lebens, Hämorrhoiden und Hipochondrien*", schrieb der jüdische Arzt Elkan Isaak Wolf im Jahre 1777.[73] Er legte damit den Eindruck nahe, dass bestimmte Beschwerden bei Juden gehäuft auftraten. Im folgenden Abschnitt werden einige Atteste christlicher und jüdischer Ärzte, die im 18. Jahrhundert in Bamberg ausgestellt wurden, daraufhin untersucht, ob darin „typisch jüdische" Krankheitsbilder konstruiert wurden.

Derartige Atteste sind nur in Fällen überliefert, in denen Männer aus der jüdischen Oberschicht aus gesundheitlichen Gründen ihren beruflichen Verpflichtungen nicht (mehr) nachkommen konnten. Im Staatsarchiv Bamberg finden sich solche Krankschreibungen vor allem in den Akten zur innerjüdischen Rechtsprechung. Um krankheitsbedingte Verhinderungen, berufliche und gesellschaftliche Pflichten zu erfüllen, dokumentieren zu können, konsultierten Juden sowohl christliche als auch jüdische Ärzte[74], obwohl aus jüdi-

70 Wolf (1777), S. 22f. (Zitat S. 23), S. 68.

71 Wolf (1777), S. 68. Ferner gibt er Hinweise zum täglichen Lüften sowie zum Entsorgen der Windeln (S. 69).

72 Schmölz-Häberlein (2014), S. 128, 135–138. Vgl. Anonym (1808), Sp. 703.

73 Wolf (1777), S. 84.

74 Dass dies durchaus üblich war, zeigt Jütte (1995). Er konnte für Köln im 17. Jahrhundert nachweisen, dass nicht nur hochgestellte geistliche und weltliche Personen die Dienste jüdischer Ärzte in Anspruch nahmen, sondern Kranke aus allen Schichten der Bürgerschaft.

scher Sicht der Gang zum Arzt nur im Notfall erfolgen sollte[75]. Während mehrere derartige Krankschreibungen für Juden erhalten sind, konnten keine vergleichbaren Atteste für christliche Bamberger Beamte gefunden werden. Um das Sample zu vergrößern, müssten für beide Gruppen u. a. die Reichskammergerichtsakten systematisch durchsucht werden. Die zeitgenössischen Personalakten der Beamten enthalten keine Krankschreibungen. Daher ist eine vergleichende Perspektive an dieser Stelle nicht möglich.

Im Jahre 1739 schrieb der Bamberger Stadtphysikus Johann Jakob Breller den fürstbischöflichen Hoffaktor Samuel Hamburger (gest. 1749) krank. Breller argumentierte, dass es seinem Patienten gesundheitlich abträglich sei, bei kalter Witterung die Synagoge zu besuchen. Die Diagnose liegt einer Supplik des Juden an Fürstbischof Friedrich Karl von Schönborn (reg. 1729–1746) aus dem Jahre 1742 bei, in der Hamburger bat, eine „*Privatschul*", also eine Haussynagoge, in seinem Anwesen einrichten zu dürfen.[76] Johann Jakob Breller, bei dem Hamburger anscheinend schon länger in Behandlung war, stellte fest: „*Demnach Hamburger Judt allhier mich* [...] *neul*[ich] *um attestat ersuchet, weilen mir nun vor langen Jahren deßen Zustandt bekandt, Ihm auch schon öffters ermahnet, die nebliche und kalte Lufft zu meiden, als attestiere Ihm, daß dieselbe zu seiner gesundheit höchst schädlich seye.*"[77] Hamburgers Gesundheit blieb auch in den folgenden Jahren labil; wie er 1747 zu Protokoll gab, konnte er die Synagoge nicht mehr aufsuchen, „*weilen Er selbsten nicht im Standt ist herzugehen*".[78]

Im September des gleichen Jahres konnte der Rechnungsführer der Landjudenschaft, Hayum Elckan (gest. 1768), „*wegen unbäßlichkeit*" nicht zu einer Befragung erscheinen.[79] Zwei Monate später entschuldigte er sich erneut, dass er die Rechnungslegung nicht ordnungsgemäß durchführen konnte. Bereits Ende August sei er „*von Gott dem allermächtigten mit einem so gefahrvollen kränklichen Zustand heimbgesuchet worden*", dass er sich „*von einer auswärtigen Verrichtung zu Ullstatt todtkranker anhero führen lassen*" musste. Bis dato habe er „*im Hauß und zu beth verbleiben müssen, wozu ich 3 Medicos gebrauchet, bis ich in etwas wiederumb zurückgebracht worden*". Dass er wirklich krank gewesen sei, könne er mit ärztlichen Attesten belegen.[80] Leider sind diese Krankschreibungen nicht erhalten.

75 Pollack betont die Sicht der Rabbiner, die die Anonymität der ärztlichen Behandlung herausstellten. Sie unterstützten jedoch auch Ärzte, die diätetische Maßnahmen verordneten. Pollack (1971), S. 142–144.

76 StABa, B 67/XV, Nr. 397, Fasz. 2, Supplik des Samuel Hamburger, Bamberg, 6.3.1742, Anlage Attest des Arztes Johann Jakob Breller, 16.12.1739. Zu diesem Fall vgl. auch Eckstein (1899), S. 60f.; zu ihm auch Schmölz-Häberlein (2014), S. 59f., 64–72, 113–119, 161–163.

77 StABa, B 67/XV, Nr. 397, Fasz. 2, Supplik des Samuel Hamburger, Bamberg, 6.3.1742, Anlage Attest des Arztes Johann Jakob Breller, 16.12.1739.

78 StABa, B 67/XV, Nr. 393, Befragung der männlichen Juden bezüglich des Rechnungswesens, 17.9.1747.

79 StABa, B 67/XV, Nr. 393, Befragung der männlichen Juden bezüglich des Rechnungswesens, 17.9.1747.

80 StABa, B 67/XV, Nr. 393, Supplik des Hayum Elckan an die jüdischen Rechnungsrevisoren, Bamberg, 20.11.1747.

Der Rechnungsprüfer Meyer David Eger war ebenfalls seit längerem gesundheitlich angeschlagen. Zudem war seine Frau im Jahr zuvor verstorben und die geschlechtsspezifische Arbeitsteilung männliche Gelehrsamkeit und weibliche ökonomische Tätigkeit damit nichtig. In der Folgezeit musste er sein Handelsgeschäft ohne weibliche Unterstützung fortführen und ersuchte daher die jüdische Gemeinde im Januar 1752, sein Amt niederlegen zu dürfen. Er argumentierte, dass er „*mit Schwäche und Unpässlichkeit behaftett*" und sich nicht in der Lage sehe, „*solche schwehre und nachdenckliche Revisionsarbeit, wie* [ich] *gern wollte, ferner fort zu entrichten, daß bei dessen fortsetzung eine uncurable todesgefährliche Krankheit vorfallen möge*".[81] Bereits im Oktober 1751 hatte ihm der Leibarzt des verstorbenen Fürstbischofs Friedrich Karl von Schönborn, Karl Pisani, attestiert, dass er „*wegen obhabenden seinen schwindel zu schwehrer Kopf Arbeit und Rechnungen unvermögend seye*".[82] Einen Monat später diagnostizierte sein „Medicus ordinarius", der in Halle promovierte jüdische Arzt Salomon Bernhard Wolffsheimer (gest. 1760)[83], ähnlich wie sein christlicher Kollege, dass Eger „*eine geraume Zeit lang nicht allein mit schwindel und starcken Kopf flüssen, sausen und brausen beyder ohren incommodiert ist, sondern auch dessen gantzes haupt an einer sonderlichen Schwachheit leidet*". Dies führe dazu, dass Eger das „*Rechnungswesen oder sonst anderer meditabunder arbeith* [Kopfarbeit – M. S.-H.]*, ohne zu besorgenden weitheren nachtheil seines ohne hin, obgedachten wanckelnden gesundheits stands,* [auszuüben] *unfähig sey*".[84] Der Stadt- und Landchirurg Johann Daniel Goldschad war der Ansicht, dass Meyer Eger aus gesundheitlichen Gründen sein Amt als Deputierter und Rechnungsprüfer niederlegen müsse: Bei ihm hätten sich seit einigen Jahren Ohren- und Kopfschmerzen, nebst „*empfindlichen Kreutzschmerzen*" und „*gewaltiger Tumor der Hemeroides* [...] *gezeiget*". Goldschad, der diese Beschwerden vor allem auf die überwiegend sitzende Tätigkeit Egers zurückführte, riet diesem vom „*Studieren*" ab, damit er mehr Zeit habe, sich zu bewegen. Seine schwache Natur müsse „*durch zeithero wohl angewendeten medicamenten so wohl interna als externa*" behandelt und gestärkt werden.[85]

Alle drei Ärzte waren sich also darin einig, dass Kopfschmerzen verbunden mit „Schwindel" den Rechnungsprüfer an der Ausübung einer geistigen Tätigkeit hinderten. Das Wissen der beiden christlichen Ärzte um die Bedeutung der „*schwehre*[n] *Kopf Arbeit*" für diesen Amtsträger der Gemeinde verweist auf die Kenntnis jüdischer Traditionen und auf das „althergebrachte Ideal der männlichen Gelehrsamkeit als wichtigste geschlechtsspezifische Ei-

81 StABa, B 67/XV, Nr. 393, Supplik des Mayer Eger, 20.1.1752. Zu seiner familiären Situation vgl. Schmölz-Häberlein (2014), S. 197.

82 StABa, B 67/XV, Nr. 393, Supplik des Meyer Eger, 20.1.1752, Anlage A, Attest des Arztes Karl Pisani vom 29.10.1751.

83 Seine Dissertation war Fürstbischof Friedrich Karl von Schönborn gewidmet. Wolffsheimer bezeichnete sich darin als Einwohner von Heidingsfeld bei Würzburg. Wolffsheimer (1742). Zu Wolffsheimer Schmölz-Häberlein (2014), S. 152 f.

84 StABa, B 67/XV, Nr. 393, Supplik des Meyer Eger, 20.1.1752, Anlage B, Attest des Arztes Salomon Bernhard Wolffsheimer vom 18.11.1751.

85 StABa, B 67/XV, Nr. 393, Supplik des Meyer Eger, 20.1.1752, Anlage C, Attest des Johann Daniel Goldschad, Stadt- und Landchirurg, vom 28.11.1751.

genschaft bzw. Tätigkeit" bei Juden; Schüler-Springorum verweist explizit darauf, dass „Beruf und soziale Stellung [...] sinnstiftende[s] Element des Männerlebens" und Teil ihres Selbstbildes waren[86], das nach außen gepflegt wurde. Im gleichen Jahr wie Meyer David Eger bat auch Joseph Brill darum, sein Amt als Rechnungsrevisor niederlegen zu dürfen. Er fühle sich krank und müsse für die Ausübung seines Amtes seine Frau und ihre gemeinsamen sechs Kinder vernachlässigen. Sein Arzt Wagner attestierte Brill „*schwachheiten der leibsbeschaffenheit*".[87]

Die „*tiefsinnige Wissenschaft*" konnte auch dem jüdischen Arzt Elkan Isaak Wolf zufolge dazu führen, dass „*ihr Körper* [ab]*nimmt, ihre Verdauung* [...] *fehlerhaft* [wird]. *Mit einem gelehrten Kopfe liegen dieselben an der Kette der Hipochondrie und öfters in der Blüte ihrer Jahre verwelket ihre Gesundheit.*"[88] Allein Goldschad nahm darüber hinaus Bezug auf weitere Gebrechen Meyer Egers wie Rückenschmerzen und Hämorrhoiden, die seine Leistungsfähigkeit bei sitzender Tätigkeit zusätzlich einschränkten. Goldschad griff damit neben dem Topos des studierenden Juden ein weiteres Stereotyp auf, das seit dem Mittelalter sehr verbreitet war[89] und das noch gut 20 Jahre nach Egers Krankheit der Arzt und Statistiker Johann Adolph Behrends (1740–1811) in seiner Beschreibung der Reichsstadt Frankfurt thematisierte. In der dortigen Judengasse habe ein großer Teil der Einwohner „*eine sitzende Lebensart*". Die meisten Juden würden über dem

> *Talmud sitzen und kaum einmal des Jahrs aus der Gasse kommen. Die Folge dieser Lebensart ist, daß nirgends mehrere Einwohner mit den Hämorrhoiden geplagt sind als in der Judengasse und daß die Krätze, Geschwüre und Fisteln hier ihren ewigen Sitz aufgeschlagen haben.*[90]

Elkan Isaak Wolf sah diese Krankheit zudem durch falsche Ernährung sowie den übermäßigen Genuss von Kaffee und Tee verursacht, die eine „*erschlaffende Wirkung*" hätten.[91] Zur Behandlung ihrer Symptome empfahl er purgierende (abführende) Mittel.[92]

Die Aufgaben des Rechnungsprüfers der Landjudenschaft waren überaus zeitraubend und reiseintensiv. Ärztliche Atteste waren vor diesem Hintergrund eine Möglichkeit, dieses unbeliebte Ehrenamt wieder loszuwerden, denn Krankheit konnte ein Argument sein, um sich aus bestehenden Verpflichtungen zurückzuziehen, ohne an der eigenen (männlichen) Ehre Schaden zu nehmen. Zur Persönlichkeit des ehrbaren Mannes gehörte nach Gotzmann ein moralisch und religiös einwandfreies Verhalten, was den regelmäßigen Besuch von Gottesdiensten und die Einhaltung der Gesetze ebenso wie

86 Schüler-Springorum (2014), S. 67.
87 StABa, B 67/XV, Nr. 393, Supplik des Joseph Brill, 4.2.1752.
88 Wolf (1777), S. 29.
89 Vgl. allgemein dazu Jütte (2016), S. 282–287. Auch Elkan Isaak Wolfs Kapitel zu den Jünglingen geht auf die gesundheitlichen Folgen übermäßigen Studierens ein.
90 Behrends (1771), S. 103, 105.
91 Wolf (1777), S. 50.
92 Wolf (1777), S. 85.

die Übernahme von Gemeindeämtern und eine dem eigenen Vermögen angemessene *Zedaka* (Almosenspende) betraf.[93]

Aus dem späten 18. Jahrhundert sind im Zusammenhang mit einer Auseinandersetzung zwischen der Judenschaft und dem Hochstift Bamberg weitere Krankschreibungen erhalten. Damals waren die Rabbiner aufgefordert worden, sich für längere Zeit in der Residenzstadt aufzuhalten. Als der Burgkunstadter Rabbinatsassessor Josua Behr Anfang September 1793 erkrankte, bat er um die Erlaubnis, nach Hause reisen zu dürfen, „*um die bald eintretende jüdische Feyertäge* [hin] *durch seine Gesundheit pflegen zu können*". Behr bekundete, „*daß er an einem fieber laboriere, und wirklich in der Kur begriffen seye*". Man erlaubte ihm, in der Zeit von dem in diesem Jahr am 6. September beginnenden Fest Rosch ha-Schana bis zum Versöhnungsfest Jom Kippur seine Familie zu besuchen. Anschließend jedoch müsse er sich umgehend wieder in der Residenzstadt einfinden.[94] Das Behrs Supplik beiliegende Attest des Medizinprofessors Johann Baptist Dominikus Fink bescheinigte, dass der Rabbinatsassessor „*an einem tertian-fieber laboriere, und wirklich in der Kur begriffen seye*".

Die Erwartungen an vermögende jüdische Männer und die geschlechtsspezifische Arbeitsteilung führten dazu, dass zusätzlich zur eigenen Erwerbstätigkeit unentgeltliche Arbeit für das Wohl der Gemeinde geleistet werden musste, was durchaus gesundheitliche Risiken mit sich bringen konnte. Diese Belastungen hatten laut Reuyß und Kassner „ihren Hintergrund [...] in dominanten Männlichkeitskonstruktionen und den daraus resultierenden männlichen Arbeits-, Lebens- und Verhaltensweisen", die in einer „historisch und kulturell dominanten Form von Männlichkeit" wurzelten.[95] Die Zuschreibungen von aus hoher Arbeitsbelastung resultierenden männlichen Krankheitsbildern reflektieren gesellschaftliche Erwartungen, die zu erfüllen waren.

Dass keine Atteste für jüdische Frauen vorliegen, ist zum einen der Überlieferung, zum anderen aber sicherlich auch der Tatsache geschuldet, dass diese kaum in die Situation kamen, sich dieses Mittels bedienen zu müssen, um sich von offiziellen Verpflichtungen zu befreien. Ihre Krankheiten betrafen in der Regel vorrangig die eigene Familie bzw. den eigenen Haushalt und mussten daher nicht offiziell beglaubigt werden. Dies dürfte generell ein wesentlicher Grund sein, warum Ärzte zur Dokumentation von Krankheiten wesentlich häufiger von Männern in Anspruch genommen wurden als von Frauen.[96]

93 Gotzmann (2012), S. 27, 35.

94 StABa, B 67/XV, Nr. 635–1 (Kommissionsakten vom 21.8.–5.9.1793), Actum coram comissione, Bamberg, Supplik des Josua Behr, 4.9.1793, fol. 95r–v.

95 Reuyß/Kassner (2007), S. 187f.

96 Zu den Zahlen vgl. Dinges (2015), S. 17.

Fazit

Hinsichtlich der Krankheitszuschreibungen, die christliche und jüdische Ärzte bei jüdischen Männern in Bamberg zwischen 1730 und 1830 vornahmen, ergibt sich ein ambivalenter Befund. Betrachtet man die aufgeführten Todesursachen in den seit 1814 erhaltenen Sterberegistern, so lassen sich kaum Unterschiede zu den christlichen Einwohnern der fränkischen Bischofsstadt feststellen.[97] Die Auswertung der vitalstatistischen Daten hat eine höhere Säuglings- und Kindersterblichkeit und eine niedrigere Lebenserwartung männlicher Juden im Vergleich zu ihren weiblichen Glaubensgenossen im frühen 19. Jahrhundert erbracht. Das Attest zur Freistellung eines Kronacher Juden vom Militär lässt zudem vermuten, dass die Ärzte hier ein Krankheitsbild diagnostizierten, das eine Ausmusterung ermöglichte, wobei unklar bleibt, ob die Diagnose auch eine spezifisch „jüdische“ Konnotation hatte.

Krankschreibungen männlicher Bamberger Juden, die christliche und jüdische Ärzte um die Mitte des 18. Jahrhunderts vornahmen, standen in der Regel im Kontext von Bemühungen dieser zumeist wohlhabenden Männer, eigene Haussynagogen einrichten zu dürfen oder sich von den Belastungen zeitaufwendiger und unbeliebter Ehrenämter zu befreien. Da die jüdische Gemeinde Bambergs gerade in den 1730er und 1740er Jahren wiederholt von inneren Konflikten erschüttert wurde und in der Folgezeit die Finanzen und die Verwaltung der Landjudenschaft reorganisiert werden mussten[98], hatten die betreffenden Männer ein zusätzliches Motiv, die Entbindung von ihren Pflichten anzustreben. Damit ist die Krankheit auch ein Mittel, sich aus Verbindlichkeiten zurückzuziehen und die familiären und beruflichen Anforderungen zu bewältigen. Gleichwohl zeigen die erhaltenen Atteste, dass die konsultierten Ärzte – und zwar sowohl die jüdischen als auch die christlichen – über Kenntnisse der Lebensformen und Pflichten männlicher Juden verfügten und auf den Topos des ständig studierenden, an eine sitzende Lebensweise gebundenen Juden rekurrierten. Die für jüdische Männer ausgestellten Atteste und Totenscheine geben Krankheitsbilder wieder, die zum einen typisch für diese Zeit waren, zum anderen aber auch ein kulturelles Vorwissen bzw. kulturelle Stereotypen reflektieren.

Bibliographie

Quellen

Staatsarchiv Bamberg (StABa)
B 67/XV, Nr. 393
B 67/XV, Nr. 397
B 67/XV, Nr. 635-1

97 So auch Baschin (2008), S. 50 f.
98 Vgl. Schmölz-Häberlein (2014), S. 241–243.

Stadtarchiv (StadtA) Kronach
A 3506
A 3508
A 3509

Central Archives for the History of the Jewish People, Jerusalem (CAHJP)
D/BA/17/347
D/BA/17/351
D/BA/17/356

Literatur

Anonym: Berichtigung der vermeintlichen Aufklärung der Juden in Bamberg betreffend. In: Nationale Zeitung der Deutschen vom 18.8.1808, Sp. 700–704.

Anonym: Isaak Feust. In: Neuer Nekrolog der Deutschen 20 (1844), Zweiter Theil, S. 885f.

Ascher, Saul: Anmerkungen über die bürgerliche Verbesserung der Juden, veranlaßt bei der Frage: Soll der Jude Soldat werden? [o. O.] 1788.

Baader, Benjamin Maria; Gillerman, Sharon; Lerner, Paul (Hg.): Jewish Masculinities. German Jews, Gender, and History. Bloomington, IN u. a. 2012.

Bardehle, Doris; Dinges, Martin; White, Alan: Was ist Männergesundheit? Eine Definition. In: Gesundheitswesen [Online-Publikation] 77 (2015), S. e30-e39, doi:10.1055/s-0035-1564077 [vgl. hierzu auch die Seite Stiftung Männergesundheit, URL: https://www.stiftung-maenner gesundheit.de/stiftung/was-ist-maennergesundheit.html (letzter Zugriff: 10.12.2019)].

Baschin, Marion: Sozial- und medizingeschichtliche Untersuchung einer württembergischen Oberamtsstadt im 19. Jahrhundert: Esslingen am Neckar. In: Baschin, Marion; Kozlik, Andreas (Hg.): Studien zur südwestdeutschen Demographie. Die Sterblichkeit in Württemberg im 18./19. Jahrhundert und in Esslingen im 19. Jahrhundert. (= historegio 7) Remshalden 2008, S. 11–140.

Behrends, Johann Adolph: Der Einwohner in Frankfurt am Mayn in Absicht auf seine Fruchtbarkeit, Mortalität und Gesundheit geschildert. Frankfurt/Main 1771.

Berger, Michael: Eisernes Kreuz und Davidstern. Die Geschichte jüdischer Soldaten in Deutschen Armeen. Berlin 2006.

Berger, Michael: Eisernes Kreuz, Doppeladler, Davidstern. Juden in deutschen und österreichisch-ungarischen Armeen. Der Militärdienst jüdischer Soldaten durch zwei Jahrhunderte. Berlin 2010.

Best, Renate (Hg.): Saul Ascher – Ausgewählte Werke. (= Deutsch-jüdische Autoren des 19. Jahrhunderts, Werkausgaben 2) Köln 2010.

Brocke, Michael; Carlebach, Julius (Hg.): Das biographische Handbuch der Rabbiner. Teil 1: Die Rabbiner der Emanzipationszeit in den deutschen, böhmischen und großpolnischen Ländern, 1781–1871. Köln 2004.

Bühler, Johannes: Über die Magenerweichung bei Kindern. Würzburg 1832.

Carey, Maddy: Jewish Masculinity in the Holocaust: Between Destruction and Construction. New York 2017.

Dinges, Martin: Männergesundheitsgeschichte – Zur Entstehung eines Forschungsfeldes. In: Medizinhistorisches Journal 50 (2015), S. 1–41.

Dinges, Martin u. a. (Hg.): Medical Practice (1600–1900): Physicians and their patients. Leiden; Boston 2015.

Eckstein, Adolf: Nachträge zur Geschichte der Juden im ehem. Fürstbistum Bamberg. Bamberg 1899.

Efron, John M.: Medicine and the German Jews: A History. New Haven, CT 2008.

Farge, Patrick: „Muscle“ Yekkes? Multiple German-Jewish Masculinities in Palestine and Israel after 1933. In: Central European History 51 (2018), H. 3, S. 466–487.

Friedreich, Johannes Baptista: Die jüdische Beschneidung: in historischer, operativer und sanitätspolizeilicher Beziehung. Ansbach 1844.

Gotzmann, Andreas: Respectability Tested. Male Ideals, Sexuality, and Honor in Early Ashkenazi Jewry. In: Baader, Benjamin Maria; Gillerman, Sharon; Lerner, Paul (Hg.): Jewish Masculinities. German Jews, Gender, and History. Bloomington, IN u. a. 2012, S. 23–49.

Grunwald, Max: Die Feldzüge Napoleons: nach Aufzeichnungen jüdischer Teilnehmer und Augenzeugen. Wien; Leipzig 1913.

Häberlein, Mark; Schmölz-Häberlein, Michaela: Adalbert Friedrich Marcus (1753–1816) – Ein Bamberger Arzt zwischen aufgeklärten Reformen und Romantischer Medizin. (= Stadt und Region in der Vormoderne 5) Würzburg 2016.

Hödl, Klaus: Die Pathologisierung des jüdischen Körpers. Antisemitismus, Geschlecht und Medizin im Fin de Siècle. Wien 1997.

Hödl, Klaus: Die deutschsprachige Beschneidungsdebatte im 19. Jahrhundert. In: Aschkenas. Zeitschrift für Geschichte und Kultur der Juden 13 (2003), H. 1, S. 189–209.

Huebel, Sebastian: Stolen Manhood? German-Jewish Masculinities in the Third Reich, 1933–1945. Diss. Univ. of Columbia, Vancouver 2017, online unter *https://open.library.ubc.ca/media/download/pdf/24/1.0357197/4* (letzter Zugriff: 10.12.2019).

Imhof, Arthur E.: Die Übersterblichkeit verheirateter Frauen im fruchtbaren Alter. Eine Illustration der „condition féminine" im 19. Jahrhundert. In: Zeitschrift für Bevölkerungswissenschaft 5 (1979), S. 487–510.

Imhof, Arthur: Unterschiedliche Säuglingssterblichkeit in Deutschland, 18. bis 20. Jahrhundert. In: Zeitschrift für Bevölkerungswissenschaft 7 (1981), S. 343–382.

Jaeck, Heinrich Joachim: Pantheon der Literaten und Künstler Bambergs. Bd. 1. Bamberg 1812.

Jütte, Robert: Contacts at the Bedside: Jewish Physicians and their Christian Patients. In: Hsia, Ronnie Po-chia; Lehmann, Hartmut (Hg.): In and Out the Ghetto. Jewish–Gentile Relation in Late Medieval and Early Modern Germany. New York 1995, S. 137–150.

Jütte, Robert: Der jüdische Mann – Selbst- und Fremdstereotypen. In: Weinfurter, Stefan; Siefarth, Frank Martin (Hg.): Geschichte als Argument. 41. Deutscher Historikertag in München 17.–20. September 1996. Berichtsband. München 1997, S. 118 f.

Jütte, Robert: „Es müssen dem Juden seine eingerosteten Ideen benommen werden" – Anmerkungen zur Rolle jüdischer Ärzte in der Haskala. In: Aschkenas 15 (2005), S. 573–581.

Jütte, Robert: Leib und Leben im Judentum. Berlin 2016.

Kasper-Holtkotte, Cilly: Im Westen Neues: Migration und ihre Folgen: Deutsche Juden als Pioniere jüdischen Lebens in Belgien, 18./19. Jahrhundert. Frankfurt/Main 2003.

Kertschmer, Ursula: Stillvorgaben im Judentum. In: Scherbaum, Veronika u. a. (Hg.): Stillen: Frühkindliche Ernährung und reproduktive Gesundheit. Köln 2003, S. 413 f.

Kilian, Joseph Konrad: Lebensordnung zur Erhaltung und Verbesserung der Gesundheit. Nebst einer besondern Anweisung zur Pflege der Gesundheit für Mütter, Ammen und Kinder in den ersten Jahren des Lebens. Leipzig 1800.

Knodel, John E.: Demographic Behavior in the Past. A Study of Fourteen German Village Populations in the Eighteenth and Nineteenth Centuries. Cambridge 1988.

Kröger, Tobias Friedrich: Zwischen eigenstaatlicher Souveränität und napoleonischem Imperialismus: Das bayerische Offizierskorps 1799–1815. (= Deutsche Geschichte 3) München 2013.

Krüger, Christine G.: Die Bestimmungen des Artikels 16 – Juden im Militär. In: Diekmann, Irene A. (Hg.): Das Emanzipationsedikt von 1812 in Preußen – Der lange Weg der Juden zu „Einländern" und „preußischen Staatsbürgern". (= Europäisch-jüdische Studien, Beiträge 15) Berlin; Boston 2013, S. 237–254.

Krüger, Christine G.: Kriege und Integration – Deutsche und französische Juden im Vergleich. In: Simon Dubnow Institute Yearbook 12 (2013), S. 173–193.

Leder, Christoph Maria: Die Grenzgänge des Marcus Herz. Beruf, Haltung und Identität eines jüdischen Arztes gegen Ende des 18. Jahrhunderts. (= Münchner Beiträge zur Volkskunde 35) Münster u. a. 2007.

Martin, Rudolf: Geschichtliches und Medizinisches über die Anfänge der staatlichen Hebammenschule, Entbindungsanstalt und Frauenklinik zu Bamberg. Diss. Erlangen 1936.
Mehler, Richard: Die Matrikelbestimmungen des bayerischen Judenediktes von 1813. Historischer Kontext – Inhalt – Praxis. (= Franconia Judaica 6) Würzburg 2011.
Penslar, Derek J.: Militär. In: Diner, Dan (Hg.): Enzyklopädie jüdischer Geschichte und Kultur. Bd. 4: Ly – Po. Stuttgart; Weimar 2013, S. 174–180.
Pollack, Hermann: Jewish Folkways in German Lands (1648–1806). Studies in Aspects of Daily Life. Cambridge 1971.
Porzelt, Christian: Die Familie Süßheim in Kronach. In: Diefenbacher, Michael (Hg.): Die Süßheims. Unternehmer, Politiker, Wissenschaftler, Sammler. (= Quellen und Forschungen zur Geschichte und Kultur der Stadt Nürnberg 39) Nürnberg 2018, S. 1–12.
Puschner, Marco: Antisemitismus im Kontext der politischen Romantik: Konstruktionen des „Deutschen" und des „Jüdischen" bei Arnim, Brentano und Saul Ascher. (= Conditio Judaica 72) Tübingen 2008.
Reuyß, Stefan; Kassner, Karsten: Männer zwischen Arbeitsplatz und Krankenbett. In: Stiehler, Matthias; Klotz, Theodor (Hg.): Männerleben und Gesundheit. Eine innerdisziplinäre, multiprofessionelle Einführung. Weinheim; München 2007, S. 186–197.
Rosenstock, Dirk: Die unterfränkischen Judenmatrikeln von 1817. Eine namenkundliche und sozialgeschichtliche Quelle. (= Veröffentlichungen des Stadtarchivs Würzburg 13) Würzburg 2008.
Rothamel, G. C. F.: Pathogenetische und nosologische Betrachtungen über das Zahnfieber. In: Journal für Geburtshülfe, Frauenzimmer- und Kinderkrankheiten 12 (1832), H. 1, S. 73–77.
Salomon, Moritz Gustav: Die Beschneidung: historisch und medizinisch beleuchtet. Braunschweig 1844.
Schenker, Andreas: Die Bevölkerungsentwicklung in Bamberg 1758–1804. Quellen, Verfahren und Daten. In: Bericht des Historischen Vereins Bamberg 151 (2015), S. 185–210.
Schilling, Ruth: Das „Medicinische Register" des Johann Friedrich Glaser (1707–1789). In: Atzl, Isabel u. a. (Hg.): Praxiswelten. Zur Geschichte der Begegnung von Arzt und Patient (Berliner Museum der Charité / Deutsches Medizinhistorisches Museum Ingolstadt). Ingolstadt 2013, S. 24–27.
Schilling, Ruth: Johann Friedrich Glaser (1707–1789): Scharfrichtersohn und Stadtphysikus in Suhl. (= Veröffentlichungen der Historischen Kommission für Thüringen, Kleine Reihe 40) Köln u. a. 2015.
Schlumbohm, Jürgen: Als ledige Magd in der akademischen Entbindungsanstalt. Eine Geschichte aus der Frühen Neuzeit ärztlicher Geburtshilfe. In: Journal für Geschichte 8 (1988), S. 34–43.
Schlumbohm, Jürgen: Lebendige Phantome. Ein Entbindungshospital und seine Patientinnen 1751–1830. Göttingen 2012.
Schmölz-Häberlein, Michaela: Kleinstadtgesellschaft(en). Weibliche und männliche Lebenswelten im Emmendingen des 18. Jahrhunderts. (= Vierteljahrschrift für Sozial- und Wirtschaftsgeschichte, Beiheft 220) Stuttgart 2012.
Schmölz-Häberlein, Michaela: Juden in Bamberg (1633–1802/03). Lebensverhältnisse und Handlungsspielräume einer städtischen Minderheit. (= Judentum – Christentum – Islam. Interreligiöse Studien XI; Veröffentlichungen des Stadtarchivs Bamberg 18) Würzburg 2014.
Schmölz-Häberlein, Michaela; Häberlein, Mark: Die medizinische Bibliothek des Adalbert Friedrich Marcus. Privater Buchbesitz und ärztliches Wissen in Bamberg um 1800. (= Bamberger Historische Studien 15) Bamberg 2016.
Schramm, Karl Heinz: Untersuchungen zur Bevölkerungsentwicklung Bamberger Pfarreien von 1582 bis 1810: durchgeführt anhand kirchlicher Quellen. Unveröffentl. Diplomarbeit Univ. Bamberg 1987.
Schüler-Springorum, Stephanie: Geschlecht und Differenz. (= Perspektiven Deutsch-Jüdischer Geschichte) Paderborn 2014.

Schulte, Marion: Über die bürgerlichen Verhältnisse der Juden in Preußen: Ziele und Motive der Reformzeit (1787–1812). (= Europäisch-jüdische Studien, Beiträge 11) Berlin; Boston 2013.
Schulte, Marion: Preußische Offiziere über Judentum und Emanzipation, 1762–1815. (= Europäisch-jüdische Studien, Beiträge 35) Berlin 2018.
Sternberg, Wilhelm: Die Judenkrankheit, die Zuckerkrankheit, eine Folge der rituellen Küche und orthodoxen Lebensweise der Juden? Mainz 1903.
Stolberg, Michael: Zur Einführung: Ärztliche Praktiken (1550–1750). In: Brendecke, Arndt (Hg.): Praktiken der Frühen Neuzeit: Akteure, Handlungen, Artefakte. (= Frühneuzeit-Impulse 3) Köln; Weimar; Wien 2015, S. 78–81.
Stratz, C[arl] H[einrich]: Was sind Juden? Eine ethnographisch-anthropologische Studie. Wien 1903.
Sudhoff, Karl: Neue Krankheiten zu Ende des 15. und in der ersten Hälfte des 16. Jahrhunderts. Zwei Beiträge zur epidemischen Halsbräune (Diphtherie). In: Sudhoffs Archiv 6 (1913), S. 120–128.
Unterkircher, Alois: Ein ungleicher Start ins Leben? Morbidität und Mortalität von männlichen und weiblichen Säuglingen um 1860 in den Krankenjournalen des Südtiroler Landarztes Franz von Ottenthal. In: Dinges, Martin (Hg.): Männlichkeit und Gesundheit im historischen Wandel ca. 1800-ca. 2000. (= Medizin, Gesellschaft und Geschichte, Beiheft 27) Stuttgart 2007, S. 53–72.
Vasold, Manfred: Masern. In: Gerabek, Werner E. u. a. (Hg.): Enzyklopädie Medizingeschichte. 3 Bde. Köln 2005, Bd. 2, S. 894 f.
Weigl, Andreas: Der „gender gap“ ein Industrialisierungsphänomen? Komparatistische Anmerkungen zu einer schwedischen Fallstudie. In: Dinges, Martin (Hg.): Männlichkeit und Gesundheit im historischen Wandel ca. 1800-ca. 2000. (= Medizin, Gesellschaft und Geschichte, Beiheft 27) Stuttgart 2007, S. 23–52.
Wolf, Elkan Isaak: Der Weltweisheit und Arzeneiwissenschaft Doktor in Mannheim, von den Krankheiten der Juden: seinen Brüdern in Deutschland gewidmet. Mannheim 1777.
Wolff, Eberhard: Medizin und Ärzte im deutschen Judentum der Reformära: Die Architektur einer modernen jüdischen Identität. Göttingen 2014.
Wolffsheimer, Salomon Bernhard: Dissertatio Inauguralis Philologico-Medica De Causis Foecunditatis Ebraeorum Nonnullis Sacri Codicis Praeceptis Innitentibus. Halle/Saale 1742.

Körperliche Einschränkungen

Ein ganzer Mensch und Mann

Der Hofzwerg Joseph Boruwłaski (1739–1837) und seine Autobiographie

Heike Talkenberger

Einführung

Das Leben des Hofzwergs Joseph Boruwłaski hat in der Forschung viel Aufmerksamkeit gefunden, denn es ist durch seine überlieferte Autobiographie gut greifbar. Neben biographischen Beiträgen[1] wurden zu Boruwłaski auch sozialhistorische[2] und kunsthistorische[3] Studien publiziert. Wissenschaftliche Berücksichtigung erfuhr Boruwłaski zudem als Hofzwerg[4] bzw. als beeinträchtigter Mensch[5]. Geschlechtergeschichtliche Untersuchungen, die den Aspekt der besonderen Männlichkeit eines Kleinwüchsigen im Rahmen der höfischen bzw. der bürgerlichen Gesellschaft sowie dessen Selbstkonzept genauer in den Fokus nehmen, fehlen aber bisher ebenso wie solche zu Gesundheit und Krankheit von Joseph Boruwłaski. Diese Problemfelder sollen in meinem Beitrag beleuchtet werden. Boruwłaskis Autobiographie ermöglicht es, über sein Selbstverständnis, seinen Kampf um Akzeptanz als Mensch und Mann und über seine Bewältigungsstrategien für Lebenskrisen Aussagen zu treffen.[6] Zudem sollen am Beispiel Joseph Boruwłaskis gesellschaftliche Praktiken und Diskurse in Bezug auf Kleinwüchsige in der Frühen Neuzeit untersucht werden. Zur Analyse werden Überlegungen und Fragestellungen der Disability History[7] herangezogen, da sie es erlauben, Identitätskonstruktionen von Beeinträchtigten auf der einen, Stigmatisierungspraktiken und andere kommunikative Strukturen in Hinblick auf beeinträchtigte Menschen auf der anderen Seite zu untersuchen. Dazu kann eine mögliche Diskrepanz von gesellschaftlichen und individuellen Körperkonzepten in den Blick genommen werden. In der Disability History wird zwischen dem „sozialen Modell"

1 Sehr substantiell: Grześkowiak-Krwawicz (2012). Außerdem Flögel (1977); Thompson (1968), S. 215–220; Enderle/Meyerhöfer/Unverfehrt (1992), S. 277–279.
2 Ebenfalls Grześkowiak-Krwawicz (2012); Benedict (2006); Needleman Armintor (2011), S. 123–136.
3 Tietze-Conrat (1957); Grace (1981).
4 Seemann (2018).
5 Schmidt (2017).
6 Nach Lingelbach gibt es bisher wenige Studien zur Frühen Neuzeit, die die Identitätsbildung und die Handlungen der beeinträchtigten Menschen selbst zum Gegenstand haben. Lingelbach (2019).
7 Zur Dis/ability-Forschung s. Bösl/Klein/Waldschmidt (2010); insgesamt Nolte u. a. (2017), dort zur Diskussion um den Begriff der Behinderung bzw. Beeinträchtigung in der Frühen Neuzeit S. 52–59. Vgl. auch Turner (2012) zu körperlich beeinträchtigten Menschen im England des 18. Jahrhunderts.

und dem „kulturellen Modell“ unterschieden.[8] Während im „sozialen Modell“ eine tatsächliche „Beeinträchtigung“ des Körpers angenommen und nur der soziale Umgang mit ihr als konstruiert definiert wird, geht das „kulturelle Modell“ von einer sozialen Konstruiertheit auch der körperlichen Beeinträchtigung aus. Für die Thematik der vorliegenden Studie erscheint das „kulturelle Modell“ geeigneter, da die besondere Körperlichkeit Boruwłaskis, der Kleinwuchs, von seiner Umwelt als Beeinträchtigung wahrgenommen wird, während er dies selbst nicht so empfindet.

Hofzwerge in der frühneuzeitlichen Hofgesellschaft

Kleinwüchsige Menschen waren vom Spätmittelalter bis ins 18. Jahrhundert hinein integraler Bestandteil einer standesgemäßen fürstlichen Hofhaltung. Die sogenannten Hofzwerge bzw. Hofzwerginnen sind nicht mit Hofnarren gleichzusetzen[9], auch wenn die Übergänge fließend sein mögen[10]. Hofnarren sollten durch Possenreißen, Tölpeleien, Streiche und Scherze die Hofgesellschaft aufheitern und die Melancholie vertreiben. Als Narren unterlagen sie nicht den Verhaltensrestriktionen der anderen Höflinge und durften schamlos und lasterhaft sein. Mit der Narrenkappe angetan, findet man sie als Vortänzer oder Bläser bei Festumzügen. Doch waren sie nicht nur Spaßmacher, sondern hielten oft klug und spitzzüngig der höfischen Gesellschaft einen kritischen Spiegel vor, waren deshalb auch gefürchtet und besaßen damit eine politische Funktion.

Hofzwerge[11] dagegen erregten Heiterkeit durch die Andersartigkeit ihres Körpers. Sie kamen mit ihrem Kleinwuchs der Vorliebe der adligen Gesellschaft für alles Groteske und Skurrile, Seltene und Exotische entgegen. Nicht zuletzt wird dies auch an den „Zwergelgärten“ deutlich; der erste entstand 1690 im Salzburger Mirabellgarten. Für ihn schuf der Grazer Künstler Fischer von Erlach (1656–1723) Zwergenskulpturen.[12] In den Vorstellungen über Zwerge schwang auch Magisches und Mythologisches mit: Kleinwüchsige erinnerten an Kobolde und Wichtel, denen märchenhafte Fähigkeiten wie Zau-

8 Zur Definition der beiden Modelle s. Nolte u. a. (2017), S. 59–68.

9 Seit dem Spätmittelalter war die Unterscheidung von „künstlichen Narren“, d. h. Schalksnarren, und „natürlichen Narren“ geläufig, wobei Kleinwüchsige den „natürlichen Narren“ zuzuordnen sind. Dazu Bernuth (2009). „Natürliche Narren“ spielen etwa in der Chronik der Grafen von Zimmern (1540/1558–1566) eine wichtige Rolle; als Beispiel s. Decker-Hauff (1967), S. 310. Zur Funktion der Narrenschilderung in der Chronik vgl. Gottwald (2009). Zu Hofnarren vgl. Schmitz (2004); für den englischen Hof Southworth (1998).

10 Gerhardt (1967), S. 403.

11 Enderle/Meyerhöfer/Unverfehrt (1992) stellen eine Fülle von Bildern und Lebensgeschichten von Hofzwergen und -zwerginnen zusammen; auch Enderle/Unverfehrt (2007). Zu Hofzwergen s. a. Flögel (1977), S. 500–530; Thompson (1968), S. 185–245; Adelson (2005).

12 Bauer: Salzburger Barockzwerge (1989).

berei und Heilkraft, aber auch eine besondere Potenz zugeschrieben wurden.[13] Sie sollten bei Hof durch Musik und Tanz die Herrschaften erfreuen. Gerade nach üppigen Mahlzeiten galt Gelächter, auch über „Zwerge", als besonders verdauungsfördernd.[14] Oft wurden „Zwerge" und „Riesen" kombiniert.[15]

Hofzwerge und -zwerginnen waren als seltene Kuriositäten Statussymbole; man wollte möglichst viele besitzen, sie wurden regelrecht „gesammelt", und Fürstinnen und Fürsten machten sie sich gegenseitig zum Geschenk.[16] Zuweilen wurde der Besitzwechsel aufwendig inszeniert, beispielsweise wenn das „Geschenk" aus einer großen, auf dem Tisch platzierten Pastete hervorsprang.[17] Prächtig gekleidet[18], waren sie in die höfische Fest- und Zeremonialkultur integriert. Auf diversen Gemälden ist zu sehen, wie sie ihre Herrschaft auf Empfängen und Festen begleiten. So ist etwa der Hofzwerg Braccio di Bartolo, genannt Morgante, auf einem Gemälde Jacopo Ligozzis (1547–1627) von 1627 dargestellt, das die Hochzeit Francescos I. de'Medici (1541–1587) mit Johanna von Österreich (1548–1578) zeigt (Abb. 1).[19]

Die Begeisterung des fürstlichen Hofs für Kleinwüchsige wurde nachgeahmt, so dass führende Adelsfamilien oft ebenfalls ein oder zwei Zwerge aufnahmen.[20]

In der älteren Forschungsliteratur zu Hofzwergen[21] ist zu lesen, dass diese hilflose Objekte einer sensationsgierigen, dekadenten Hofgesellschaft gewesen seien, doch das ist ein allzu einseitiges Bild. Hofzwerge wurden oft nicht auf ihren Kleinwuchs reduziert, sondern hatten zahlreiche Karrieremöglichkeiten und konnten – bei aller persönlichen Abhängigkeit, die ja auch für andere Bedienstete galt – sozial angesehene Mitglieder des Hofstaats sein. Darauf haben jüngst Eva Seemann und Janet Ravenscroft hingewiesen.[22]

13 Enderle/Meyerhöfer/Unverfehrt (1992), S. 44–56; Adelson (2005), S. 97–111.
14 Ravenscroft (2014), S. 155.
15 Gerhardt (1967), S. 402 f.; Wood (1868). Allgemein Vallone (2017).
16 Zahlen nennt Gerhardt (1967). So soll etwa die Schwester Peters des Großen, Natalia Alexejewna, 93 kleinwüchsige Menschen besessen haben. Auf den internationalen Tausch- und Geschenkhandel zwischen den Höfen macht Ravenscroft aufmerksam: Ravenscroft (2014). Laut eines Verzeichnisses sollen am spanischen Hof zwischen 1563 und 1700 insgesamt 70 Kleinwüchsige beiderlei Geschlechts gelebt haben. Ravenscroft (2014), S. 149.
17 Vgl. Flögel (1977), S. 924 f.
18 Die Kleidung der Hofzwerge spiegelt oft die Pracht des Herrschers; so zu sehen auf dem Gemälde von Rodrigo de Villandrando, das den spanischen König Philipp IV. und seinen Hofzwerg Soplillo zeigt. Enderle/Meyerhöfer/Unverfehrt (1992), S. 186 f. Inventarlisten weisen aus, dass Soplillo mehrfach kostbare Kleidung aus Seide oder Taft erhielt.
19 Zu Morgante s. Enderle/Meyerhöfer/Unverfehrt (1992), S. 138–142. Der Hofzwerg wurde unter anderem auch als bronzene Brunnenfigur dargestellt.
20 Adelson (2005), S. 18.
21 Flögel (1977), S. 500. Vgl. auch Petrat (1998); Gottwald (2010), S. 236 f.
22 Ravenscroft (2014), S. 155; Seemann (2018). Seemann untersucht das Phänomen der Hofzwerge mit dem Ansatz der Intersektionalität. Dazu Seemann (2018), S. 59 f., mit Literaturverweisen und Nolte u. a. (2017), S. 122–130. Wünschenswert wäre überhaupt eine verstärkte Berücksichtigung der Kategorie Körper in der Hofgeschichte.

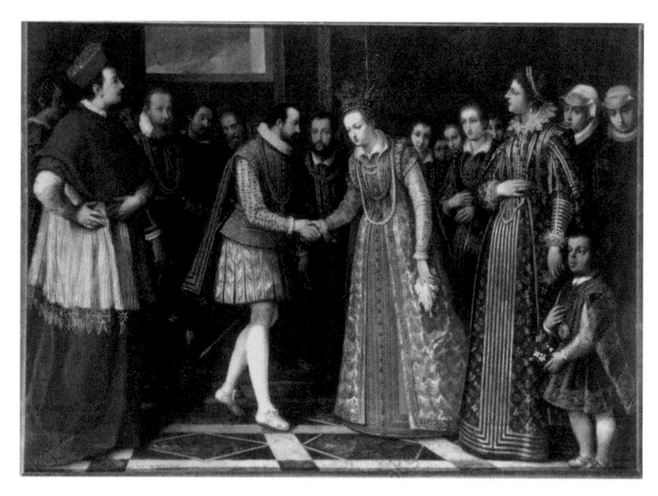

Abb. 1: Die Hochzeit Francescos I. de'Medici mit Johanna von Österreich. Gemälde von Jacopo Ligozzi, 1627 (AKG)

Anders als Gaukler, Schauspieler oder Handwerker, die sich nur temporär als Gäste am Hof aufhielten, hatten Kleinwüchsige zumeist ein festes Hofamt inne. In den Personallisten werden sie als „Hofzwerg“, „Leibzwerg“ oder „Kammerzwerg“ geführt.[23] An den Hof kamen sie nicht durch ständische Zugehörigkeit oder Patronage, wie dies bei den anderen Hofbediensteten der Fall war, sondern allein aufgrund ihrer körperlichen Merkmale. Sie konnten aber auch aus adligen Familien stammen. Hofzwerge waren in der Regel privilegiert. Sie wurden gut versorgt, und etliche erhielten eine höfische Ausbildung. Schreiben, Lesen, höfische Umgangsformen, Tanzen und Sprachen wurden vermittelt. Sie bekamen häufig kostbare Geschenke, wurden im Krankheitsfall medizinisch behandelt und hatten im Alter Anspruch auf eine Gnadenpension. Wertvolle Geschenke und eine entsprechende Geldzuwendung erhielt etwa Magdalena Ruiz (gest. 1605), die Hofzwergin und Vertraute der spanischen Infantin Clara Eugenia (1566–1633).[24] Einige Kleinwüchsige hatten eigene Appartements mit eigens für sie geschreinerten kleinen Möbeln wie der Hofzwerg des Salzburger Erzbischofs Franz Anton von Harrach (1665–1727), Franz von Meichelböck (1695–1746).[25] Die herausgehobene Position von Hofzwergen wird auch daran deutlich, dass sie oft über (normal gewachsene) Diener verfügten. Trotz aller Privilegien wird man sie jedoch immer dann nicht als persönlich frei ansehen dürfen, wenn sie verschenkt wurden und nicht selbst über ihren Aufenthaltsort bestimmen konnten.

23 Für das Folgende Seemann (2018), S. 64–68. Sie verweist aber auch auf die Schwierigkeit, Hofzwerge exakt in dem „höfischen Personenverband“ zu verorten (S. 58).

24 Ravenscroft (2014), S. 163–166.

25 Bauer: Der Hochfürstliche Salzburger Hof- und Kammerzwerg (1989). Die Inventarlisten der Salzburger Residenz weisen diese Möbel aus, unter anderem ein Zwergenbett.

Neben dem Kleinwuchs spielten auch die Charaktereigenschaften und Talente eines Hofzwergs eine große Rolle, durch die er vom Außenseiter zum Favoriten aufzusteigen vermochte. Es konnte eine tiefe Zuneigung zwischen dem Herrscher bzw. der Herrscherin und dem oder der Kleinwüchsigen bestehen.[26] Hofzwerge konnten Kinderersatz bzw. Diener und/oder Spielkamerad der kleinen Prinzen und Prinzessinnen sein. In der Regel waren sie eng an die Person des Fürsten oder der Fürstin gebunden. Diese Nähe, die auch in zahlreichen bildlichen Darstellungen von Hofzwergen und -zwerginnen mit ihren Herren bzw. Herrinnen deutlich wird[27], machte zugleich ihren nicht unerheblichen Einfluss aus, der weit über eine repräsentative Funktion hinausging. Einige von ihnen stiegen zu Diplomaten oder Favoriten[28] auf, so etwa Diego de Acedo, genannt „El Primo“. Er war königlicher Kurier und Sekretär Philipps IV. von Spanien (1605–1665) und als Palastbeamter verantwortlich für das herrscherliche Siegel. Er begleitete seinen Herrn auch auf Feldzügen.[29] Wie von ihm[30] existieren von vielen anderen Hofzwergen und -zwerginnen Portraits in ganzer Figur, die die Würde der Dargestellten wahren und sie als Person herausheben.

Kurzer Lebenslauf und Autobiographie

Joseph Boruwłaski wurde 1739 in Halicz (Halitsch) im damaligen Polen als Sohn einer wenig begüterten Familie des niederen Adels geboren.[31] Nach dem Tod seines Vaters wurde der Neunjährige von Helena Stadnicka, der späteren

26 Seemann (2018), S. 76. Es wird berichtet, dass Isabella d'Este, Markgräfin von Mantua, ihren Hofzwerg Matello selbst pflegte, als er krank war, seinen Tod tief betrauerte und ihn in ihrer Familiengrabstätte beisetzen ließ. Adelson (2005), S. 12. Wertschätzung zeigt auch ein Grabmal, das die Ehefrau Augusts des Starken, Christine Eberhardine, für ihren früh verstorbenen Hofzwerg Johann Tramm, genannt „Marquis Sans-pareil“, errichten ließ. Es trägt die Inschrift: „*Ein Wunder der Natur liegt unter diesem Stein; ein Zwerg, sechs Viertel lang* [...] *doch von Gemüthe groß, geschickt in vielen Sachen, dadurch er sich beliebt bey aller Welt konnt machen.*“ Böttcher (2018).

27 Das besondere Verhältnis beider wird auf den Gemälden oft durch die Gestik unterstrichen: Als Zeichen der christlichen Barmherzigkeit und Fürsorge für den Kleinwüchsigen, aber auch für dessen Unterordnung, legt der Herrscher/die Herrscherin die Hand auf dessen Kopf. So etwa auf dem schon angesprochenen Gemälde von Rodrigo de Villandrando, das den spanischen König Philipp IV. und seinen Hofzwerg Soplillo zeigt. S. Enderle/Meyerhöfer/Unverfehrt (1992), S. 186f. Zur Funktion der Darstellung von Kleinwüchsigen in der Kunst vgl. Rijn (2010) und Vallone (2017), S. 63–102. Wenig ergiebig Tietze-Conrat (1957).

28 Hirschbiegel/Paravicini (2004).

29 Weitere Hofzwerge in Staatsämtern nennt Gerhardt (1967), S. 403f.

30 Von ihm existiert ein einfühlsames Portrait von Diego Velázquez, das um 1644 entstand. Enderle/Meyerhöfer/Unverfehrt (1992), S. 198f.; Adelson (2005), S. 149f.

31 Zu Joseph Boruwłaskis Biographie sehr substantiell: Grześkowiak-Krwawicz (2012). Zur Autobiographie Needleman Armintor (2011), S. 123–136. Viele Details zum Leben Boruwłaskis bei Heatley (1902). Außerdem Thompson (1968), S. 215–220, und Enderle/Meyerhöfer/Unverfehrt (1992), S. 277f.

Mysterious Nature! who thy Works shall scan?
Behold a Child in Size, in Sense a Man!

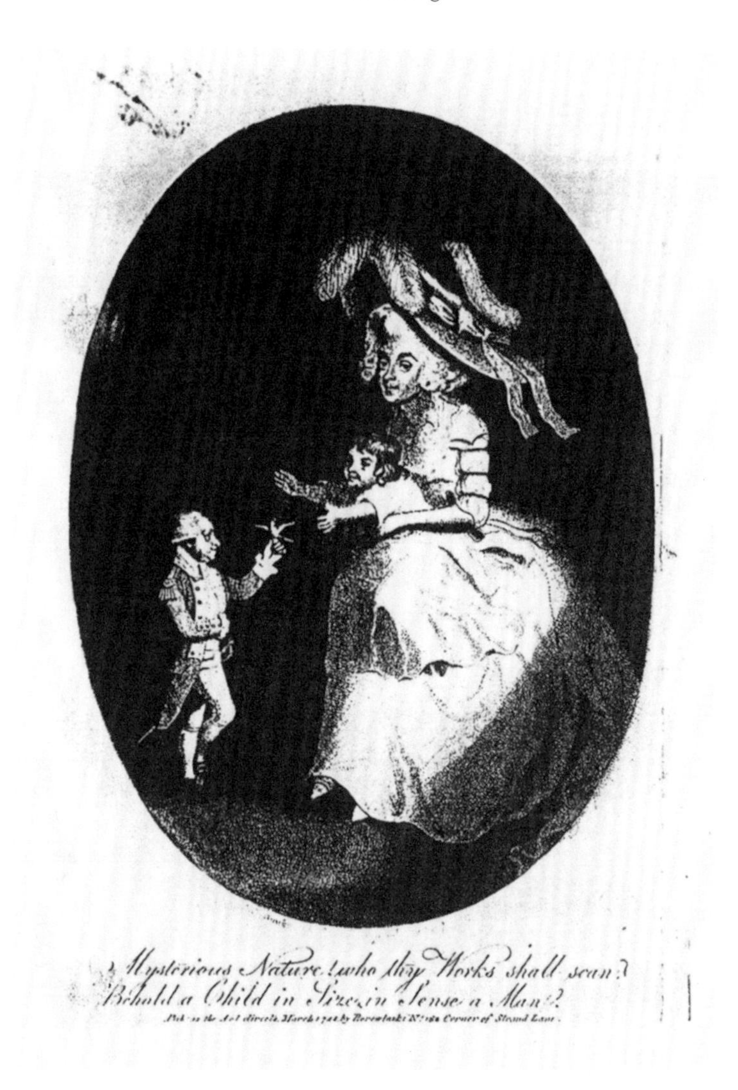

Abb. 2: Memoirs of the Celebrated Dwarf, Joseph Boruwlaski: Titelkupfer der englischen Ausgabe 1788 von William Hincks (Universitätsbibliothek Mannheim)

Gräfin Tarnowska, adoptiert und wechselte mit etwa 15 Jahren an den Hof der Anna Humiecka, geb. Gräfin Rzewuska, eine der wohlhabendsten und einflussreichsten adligen Damen in Polen. Dort hatte er repräsentative Aufgaben, unterhielt die adlige Gesellschaft und fungierte als Kindersatz seiner Gönnerin. Mit ihr unternahm er 1758/59 Reisen an die Höfe von Wien, München und Lunéville bzw. Nancy, wo er Aufsehen erregte. Sein Ruf eilte ihm nach Paris bzw. Versailles voraus, wo er wie eine Berühmtheit gefeiert wurde; er war *die* Attraktion. In dieser Zeit lernte der musikalische Boruwłaski das Violine- und Gitarrenspiel von einem berühmten Virtuosen und komponierte selbst Stücke;

Tanzunterricht erhielt er von Maria Theresias Ballettmeister. Boruwłaski sprach neben Polnisch Französisch und etwas Deutsch, später auch Englisch.

Wegen der Heirat mit einer normalwüchsigen Gesellschaftsdame der Gräfin Humiecka wurde Boruwłaski vom Hof verstoßen und begab sich seit 1781, nach 26 Jahren am Hof, selbst auf Reisen. Er versuchte unter anderem durch Konzerte Geld zu verdienen. 1788 erschien seine Autobiographie zugleich in französischer und englischer Sprache, sie wurde ein großer Erfolg.[32]

Das Titelbild von William Hincks (1754–1797) zeigt Boruwłaski als kleinen Menschen, der einer Frau mit Kind auf dem Schoß einen Vogel darbietet (Abb. 2). Damit spielt die Erstausgabe vor allem auf die Liebesgeschichte zwischen dem Kleinwüchsigen und der normal gewachsenen Frau bzw. auf die Familiengründung an. 1790 kam die deutsche Übersetzung heraus, 1792 eine leicht veränderte französische und englische Ausgabe, 1801 nochmals eine englische.[33] Eine letzte, stark veränderte Ausgabe erschien 1820 auf Englisch.[34] Boruwłaski starb 1837 in Durham, England.

Boruwłaskis Autobiographie soll im Folgenden Grundlage meiner Überlegungen sein. Dabei begreife ich sie nicht als authentische Lebensschilderung, sondern als einen nach bestimmten Kriterien konstruierten Text, der einen sinnvollen Lebenszusammenhang überhaupt erst herstellen und dadurch sinnstiftend wirken soll.[35] Bevor ich mich jedoch Boruwłaskis Selbstkonzept, wie es sich aus seiner Autobiographie entwickeln lässt, näher zuwende, soll untersucht werden, welches Bild von Kleinwüchsigen in der wissenschaftlichen Literatur des 18. Jahrhunderts bestand und wie Boruwłaski vor diesem Hintergrund wahrgenommen wurde.

Die Männlichkeit eines Kleinwüchsigen – Vom Kind zum Mann

Joseph Boruwłaski in der zeitgenössischen wissenschaftlichen Literatur

Noch im 17. Jahrhundert galten Kleinwüchsige als „Monstren“ bzw. als „Wunderzeichen“ göttlicher Schöpfung (Prodigien), doch seit etwa Mitte des 17. Jahrhunderts ergründeten Mediziner und Naturphilosophen zudem natürliche, rationale Ursachen für anormalen Wuchs.[36] Im 18. Jahrhundert richtete sich das wissenschaftliche Interesse auf die Kategorisierung und die Embryogenese, so dass die Betroffenen eingehende Untersuchungen und Messungen über sich ergehen lassen mussten. Als Grund für den Kleinwuchs vermutete man unter anderem mangelhafte Versorgung bzw. Quetschung des Fötus im

32 Boruwłaski (1788).

33 Boruwłaski (1790). Weitere Ausgaben: Boruwłaski (1792); Boruwłaski (1801).

34 Boruwłaski (1820).

35 Grundlegend zum Unterschied zwischen verschiedenen Arten von Selbstzeugnissen wie Tagebuch, Brief oder Autobiographie: Schulze (1992); Krusenstjern (1994); Greyerz/Medick/Veit (2001).

36 Daston/Park (1998); Thompson (1968).

Mutterleib oder Geburtskomplikationen.[37] Man konstruierte je nach Aussehen zwei „Zwergenarten“: einmal den unproportionierten, hässlichen, monsterartigen, zum anderen den wohlproportionierten, hübschen, puppenhaften Zwerg.[38] Widersprüchlich wurden andere Eigenschaften konstruiert: Entweder ließen Zwerge den Leidenschaften zügellos ihren Lauf oder galten als unempfänglich für tiefere Empfindungen, entweder waren sie zeugungsunfähig oder ganz besonders potent.[39]

Wie wurde nun Joseph Boruwłaski vor diesem Hintergrund wahrgenommen? Von ihm erfuhr die interessierte Öffentlichkeit 1760 durch einen Bericht von Louis-Elisabeth de La Vergne, comte de Tressan (1705–1783)[40], der sich durch die Presse in Windeseile in der höheren Gesellschaft verbreitete. Der Autor war Großmarschall am Hof des polnischen Königs und Herzogs von Lothringen, Stanislaus I. Leszczyński (1677–1766), in Lunéville und Mitglied der Akademie der Wissenschaften in Paris.[41] Der Bericht vergleicht zwei bekannte Kleinwüchsige der Zeit, eben Joseph Boruwłaski und den Hofzwerg von König Stanislaus mit Namen Nicolas Ferry, genannt Bébé (1741–1764).[42] Beide waren Tressan persönlich bekannt.

Der wohlproportionierte und hübsche Bébé war 19 Jahre alt und 91 Zentimeter groß. Seine Geisteskräfte aber seien trotz bester Bildungschancen bei denen eines vierjährigen Kindes stehengeblieben, er sei lebhaft, jähzornig, ohne Religion, könne sich schlecht erinnern und sei schwerer Kost zugeneigt. Tressan spitzt frühere Berichte zu: Ferry sei eher ein Affe als ein Mensch. Dann berichtet er von seinem Zusammentreffen mit Bébé bei Hof, bei dem der König abschätzig zu seinem „Zwerg“ meinte, er sei ja, verglichen mit Boruwłaski, wie eine Maschine. Daraufhin habe der gekränkte Bébé seinen Konkurrenten ins Kaminfeuer stoßen wollen und sei dafür heftig gezüchtigt worden. Später habe Tressan beobachtet, dass ein Vorgang vorzeitiger Alte-

37 Vgl. Enderle/Meyerhöfer/Unverfehrt (1992), S. 34–36.

38 Sauveur-François Morand trifft diese Unterscheidung in seiner Abhandlung über Zwerge für die Akademie der Wissenschaften in Paris und vermutet Rachitis als Grund für Missbildungen. Morand (1764), S. 67. In dieser Abhandlung findet sich auch ein historischer Abriss über Hofzwerge vor allem in der Antike, den Flögel übernahm. Wichmann, der Übersetzer der deutschen Ausgabe von Boruwłaskis Autobiographie, unterscheidet zwischen „natürlichen“ und „unnatürlichen Zwergen“; Letztere seien missgebildet, mit übergroßem Kopf und Oberkörper, das alles wegen schwerer Erziehungsfehler der Eltern vor allem in Bezug auf die Ernährung der Kinder. Die „natürlichen Zwerge“ seien dagegen vollkommene kleine Menschen. Boruwłaski (1790), S. 5f.

39 Fiedler (1978), S. 51. Um so manchen Hofzwerg ranken sich Legenden von enormer sexueller Potenz und Attraktivität für Frauen. Siehe Adelson (2005), S. 14f. Mutmaßungen über die Zeugungsfähigkeit von Zwergen stellt auch der deutsche Übersetzer der Lebensgeschichte Boruwłaskis an. Boruwłaski (1790), S. 10.

40 Tressan (1760).

41 Dazu Grześkowiak-Krwawicz (2012), S. 13.

42 Zu Nicolas Ferry, genannt Bébé, s. Geoffroi (1746); Enderle/Meyerhöfer/Unverfehrt (1992), S. 92 und S. 265f. Ausführlich befasst sich auch Flögel mit Bébé: Flögel (1977), S. 519–524. Zu den Bildnissen, auch einem Wachsbildnis, von Ferry s. Enderle/Meyerhöfer/Unverfehrt (1992), S. 261–263.

rung eingesetzt habe; Bébés Gliedmaßen hätten sich immer stärker verformt und er sei in Lethargie verfallen. Schließlich starb Bébé bereits mit 22 Jahren. Sein vorzeitiger Tod wurde bei Hof mit dem geschilderten kränkenden Vorfall in Verbindung gebracht. Zu wissenschaftlichen Untersuchungen wurde Bébés Skelett nach seinem Tod präpariert.[43]

Auch der damals etwa 88 Zentimeter große Joseph Boruwłaski wird von Tressan, der sich den Geburtsvorgang von Josephs Mutter hatte schildern lassen, als hübsch und wohlproportioniert[44] beschrieben. Damit entspricht er ganz den Schönheitsvorstellungen der Zeit. Er sei ein Wunderwerk der Natur „en miniature", doch ansonsten sei er ganz das Gegenteil von Bébé: Joseph sei gesund und kräftig, sanft, fröhlich, höflich, in der Ernährung maßvoll, klug, mit gutem Gedächtnis, weisem Urteil, ausgeglichen und voller Empathie. Er sei katholisch erzogen und habe eine gute Auffassungsgabe. Zugleich wird Boruwłaski als polnischer Edelmann beschrieben, der über höfische Umgangsformen und Kultiviertheit verfüge und ein geistreicher Gesprächspartner sei. Dieser Kleinwüchsige ist also nicht der ganz „andere", sondern gleichsam „vertraut-fremd".[45]

1764 wurde Boruwłaski von Sauveur-François Morand (1697–1773), Mediziner und Sekretär der Akademie der Chirurgie, in Paris genau untersucht; auch Morand publizierte einen stark auf Tressan bezogenen Vergleich beider Kleinwüchsiger.[46] Boruwłaski und Ferry erhielten sogar enzyklopädische Weihen, jedoch bezeichnenderweise nicht unter ihren Namen, sondern im Artikel „Nain", also „Zwerg", von Louis de Jaucourt (1704–1779) in der Enzyklopädie Diderots von 1765, der im Wesentlichen auf Tressans Beschreibungen fußt.[47] Die lexikalische Einordnung unterstreicht, dass Boruwłaski nicht als Individuum, sondern in seiner Eigenschaft als „Zwerg" bemerkenswert erscheint.

Boruwłaskis Selbstkonzept

Ausführlich zitiert Boruwłaski in seiner Autobiographie diese wissenschaftlichen Berichte, auf die er erkennbar stolz ist. Die positive Beschreibung seines Äußeren, aber auch seine Charakterisierung als polnischer Edelmann entsprechen ganz seinem Selbstbild. Doch eine Diskrepanz ist auszumachen: Boruwłaski sieht sich nach aufklärerischen Prinzipien als vollwertiger, wenn auch kleiner Mensch. Der eifersüchtige Bébé dient ihm daher nicht als Nega-

43 Es befindet sich heute im Musée de l'Homme in Paris. Grace (1981), S. 179.

44 S. Seemann (2018), S. 73.

45 Schmidt nennt dies den Modus des „Vertraut-Fremden", der auch im printmedialen Diskurs über Zwerge vorherrscht: Schmidt (2017), S. 327. Der Grund für diese ambivalente Beschreibung könnte nach Schmidt entweder in der Tatsache begründet liegen, dass man auch die höheren Stände als Publikum gewinnen wollte, oder man gedachte die Zwerge von den Praktiken der Bettler abzugrenzen, die nur ihre körperliche Beeinträchtigung zur Schau stellten. Doch offenbar ist diese vertraut-fremde Art der Darstellung auch im wissenschaftlichen Diskurs üblich.

46 Morand (1764).

47 Jaucourt (1765).

tivfolie: Boruwłaski betont, dass ihm sein Konkurrent herzlich leidtue, denn anders, als viele meinten, könnten *„wir Zwerge“* trotz der kleinen Statur *„die größte Stärke der Leidenschaft“* ebenso empfinden wie andere Menschen.[48] Boruwłaski bezeichnet sich hier selbst als „Zwerg“, ohne jedoch die Implikation damit zu verbinden, dass er deswegen kein vollwertiger Mensch sei. Außerdem widerspricht er in diesem Zitat der verbreiteten Ansicht, „Zwerge“ könnten keine Gefühle empfinden. Auch sei Bébé *„ebenso mannbar wie irgendein anderer Mensch in seinen Jahren“*.[49]

Boruwłaskis sozialer Ort ist der Hof, wo er allerdings als Spielzeug (sein Spitzname ist „Joujou“ von französisch *jouet*) oder Kuriosität, auf jeden Fall als Kind wahrgenommen wurde, obwohl er bereits 22 Jahre alt war. Zunehmend fühlte er sich gedemütigt, etwa als in seiner Gegenwart über seine sexuelle Potenz spekuliert wurde und die feine Gesellschaft diese an seiner ebenfalls kleinwüchsigen Schwester ausprobiert sehen wollte. Der empörte Boruwłaski empfand sich als Tier behandelt, ohne Moral, also nicht als wirklicher Mann.[50] Immer stärker divergierten in dieser Phase seines Lebens Fremd- und Selbsteinschätzung, Körperkonzepte und Vorstellungen über angemessene soziale Rollen. Boruwłaski lehnt die Konstruktion eines Andersseins wegen seines Kleinwuchses ab.[51] In seiner Autobiographie behauptet er emphatisch sein Recht darauf, nicht nur ein normaler Mensch, sondern ein ganzer Mann zu sein. Damit reklamiert er die Prinzipien von Humanität und die Errungenschaften der Aufklärung für sich.[52]

Sexuelle und emotionale Entwicklung

Boruwłaski beschreibt detailliert seine erwachende Sexualität. Die schönen *„Frauenzimmer“*, die ihn wie ein Kind auf den Schoß nähmen und ihn küssten, hätten ihn in Bedrängnis gebracht und schließlich aus dem Zustand der *„schüchternen Blödigkeit“*[53] herausgeholt. Er habe mit 25 Jahren eine Phase der Verliebtheit in alle Frauen erlebt, dann seien seine *„Begierden“* von Tag zu Tag dringlicher geworden und er habe sie befriedigen wollen, denn dauerhafte Enthaltsamkeit liege nicht in *„der menschlichen Natur“*.[54] Er sei ein Mann mit Leidenschaft und Gefühl. Sodann schildert er eine Episode, die ihn als verschmähten Liebhaber zeigt: Er hatte sich in eine Komödiantin verliebt, die

48 Ich zitiere im Folgenden nach der deutschen Ausgabe. Boruwłaski (1790), S. 54. Im Anschluss gibt er ausführlich Tressans Bericht über Bébé wieder. Interessanterweise behauptet Boruwłaski, er habe für Bébé eine Grabinschrift gefertigt. Boruwłaski (1790), S. 65. Dagegen zitiert Flögel ausführlich eine Grabinschrift für Bébé, die Tressan verfasst habe. Flögel (1977), S. 519–524.

49 Boruwłaski (1790), S. 66.

50 Vgl. Boruwłaski (1790), S. 44 f.

51 Vgl. die Ausführungen in Anm. 7.

52 Vgl. Benedict (2006), S. 92 f.

53 Boruwłaski (1790), S. 84.

54 Boruwłaski (1790), S. 86.

ihm zunächst sehr gewogen schien, sich aber anschließend über ihn lustig machte – eine weitere Demütigung für Boruwłaski.[55]

Als 40-Jähriger verliebte sich Boruwłaski in die 17-jährige Französin Isalina Barboutan (1762–1852), die neue Gesellschaftsdame seiner Gönnerin. Bei den Schilderungen eines verzweifelten, von Flehen, Schwüren und Tränen begleiteten Werbens um diese sich zunächst verweigernde Frau nimmt Boruwłaski die Züge eines sentimentalen Helden à la Rousseau an. Seine Autobiographie erreicht ein beachtliches literarisches Niveau[56], inklusive eines wiedergegebenen Briefwechsels, der, so die Forschung, auf echten Briefen beruht[57]. Boruwłaski schreibt: *„Oh geliebte Freundin, sollte mich die Natur durch die Kleinheit meiner Gestalt dazu verdammet haben, daß ich aus dem engen Kraiße der Kindheit nie heraustreten dürfte?“*[58] Als die Liebe aussichtslos schien – Boruwłaski erkennt *„unüberwindliche Hindernisse“*[59] –, erkrankte der Verliebte für zwei Monate schwer. Er wollte seine grenzenlose Liebe gegen den heftigen Widerstand der Gräfin und gegen alle gesellschaftlichen Konventionen durchsetzen. Damit stilisierte er seine Gefühle ganz nach dem zeitgenössischen Konzept der romantischen Liebe.[60] Boruwłaski war sich seiner Qualitäten als Ehemann sicher: Wenn sich Isalina zu ihm *„herabließe“*, so wolle er sie mit Ergebenheit und Aufmerksamkeit entschädigen, und sie werde glücklicher sein als *„bey einem gebieterischen Ehemann, der Ihren Werth nicht zu schätzen weiß, der vielleicht nicht einmal weiß, was Liebe ist, und der Ihnen das Joch des Ehestandes schwer auflegt, ohne Sie die Süßigkeiten des Ehestandes desselben genießen zu lassen“*.[61] Boruwłaski betont hier also eine Männlichkeit, die sich durch Gefühl und Empathie, nicht durch Herrschaft über die Frau auszeichnet.

Endlich erklärte sich die Angebetete, die nach eigenem Bekunden keine erotischen Neigungen gegenüber dem *„Kind“*[62] Boruwłaski spürte, die Heirat als *„unproportionierlich“*[63] bezeichnete und die Verachtung der Gesellschaft fürchtete, doch zur Heirat bereit, weil das Liebeswerben des Kleinwüchsigen den Ruf des Mädchens zerstört hatte und sie von der Gräfin wieder nach Hause geschickt worden war, wo sie keine finanzielle Versorgung hatte. Die Gräfin, erzürnt darüber, dass ihr „Joujou“ sein Recht auf seine Männlichkeit nicht aufzugeben bereit war, verstieß Boruwłaski ebenfalls vom Hof, wodurch er auf einen Schlag alles verlor, was ihn bisher abgesichert hatte. Immerhin,

55 Vgl. Boruwłaski (1790), S. 88–92.

56 In seiner Vorrede schreibt Wichmann, die Lebensbeschreibung habe „alle Eigenschaften eines Romans“, sei aber „buchstäblich wahr“. Boruwłaski (1790), S. 18. Siehe dazu Grześkowiak-Krwawicz (2012), S. 18.

57 Grześkowiak-Krwawicz (2012), S. 20. Vor allem spricht für die Echtheit der Briefe ihre Ehrlichkeit, etwa dass Isalina keineswegs in Joseph verliebt war.

58 Boruwłaski (1790), S. 123.

59 Boruwłaski (1790), S. 111.

60 Grześkowiak-Krwawicz (2012), S. 19. Siehe auch Trepp (1996); Kluckhohn (1966); Klinkert (2002).

61 Boruwłaski (1790), S. 132.

62 Boruwłaski (1790), S. 118.

63 Boruwłaski (1790), S. 149.

Isalinas Eltern willigten in die Heirat ein, da Boruwłaski durch Intervention des Bruders des Königs eine jährliche Leibrente von 100 Gulden von Stanislaus Leszczyński erhielt.

Das neue Leben als Mann – immer auf Tour

Ressourcen

Schon bald nach der Hochzeit wurde klar, dass die Leibrente nicht ausreichte, auch wenn das Ehepaar durchaus bereit war, auf den bisherigen Luxus zu verzichten und sich an den Bedürfnissen des „*Mittelstandes*"[64] zu orientieren. Es drohte „*Mangel am Nothdürftigen*"[65], da Boruwłaski über keinerlei Vermögen verfügte. Er sah sich nach seinem männlichen Selbstverständnis dazu verpflichtet, sich und Isalina selbst zu ernähren, was auch der sozialen Erwartung an eine verantwortungsvolle Männlichkeit entsprach.[66] Boruwłaski stellte gleichzeitig seine zeugungsfähige Männlichkeit unter Beweis: Isalina wurde bald nach der Hochzeit „*zum Erstaunen aller*"[67] schwanger, aber statt „*vor Freuden entzückt*" über die künftige Vaterschaft zu sein, wurden Boruwłaski nun die „*Sorgen und Bekümmernisse*" noch „*peinlicher*"[68]. Steigerte also einerseits die Vaterschaft seine Männlichkeit, so wurde sie andererseits dadurch beeinträchtigt, dass er große Probleme damit hatte, nicht nur seine Frau, sondern auch noch ein Kind ernähren zu müssen. Es drohte der soziale Abstieg. Eine Ausbildung, mit der er hätte einen Beruf ergreifen können, besaß er nicht.[69] Eine geistliche oder militärische Laufbahn blieb ihm wegen seines Kleinwuchses verschlossen. „[…] *so bin ich durch meine Statur unwiderruflich von dem gewöhnlichen Kraise menschlicher Gesellschaft ausgeschlossen*"[70], schreibt er. Er sieht sich wegen seines Körpers von der Gesellschaft zum Außenseiter gemacht.

Seine Fähigkeiten entsprachen seiner vorherigen Rolle bei Hof. Er verfügte über höfische Umgangsformen, Konversationstalent und wurde als ausgesprochen liebenswürdig, charmant und humorvoll beschrieben. So folgte er dem Rat, sein Heil an verschiedenen Höfen zu suchen, um dort an seine früheren Erfolge anzuknüpfen. Zur wichtigsten Ressource wurde das soziale Netzwerk, sein Sozialkapital[71], das Boruwłaski sich bei früheren Reisen mit der Gräfin hatte aufbauen können. Protegiert von den Adligen, die er dort

64 Boruwłaski (1790), S. 163.
65 Boruwłaski (1790), S. 162.
66 Schmidt (2017), S. 411; Nolte u. a. (2017), S. 331 f.; Benedict (2006), bes. S. 95.
67 Boruwłaski (1790), S. 163
68 Boruwłaski (1790), S. 163.
69 Zu Hofzwergen, die aufgrund besonderer Talente eine Ausbildung erhielten und damit eine unabhängige Berufskarriere einschlagen konnten, s. Adelson (2005), S. 154–156. So war etwa François de Cuvilliés, der berühmte Barockarchitekt Münchens, Hofzwerg Maximilians II. von Bayern.
70 Boruwłaski (1790), S. 123, auch S. 211.
71 Schmidt (2017), S. 331.

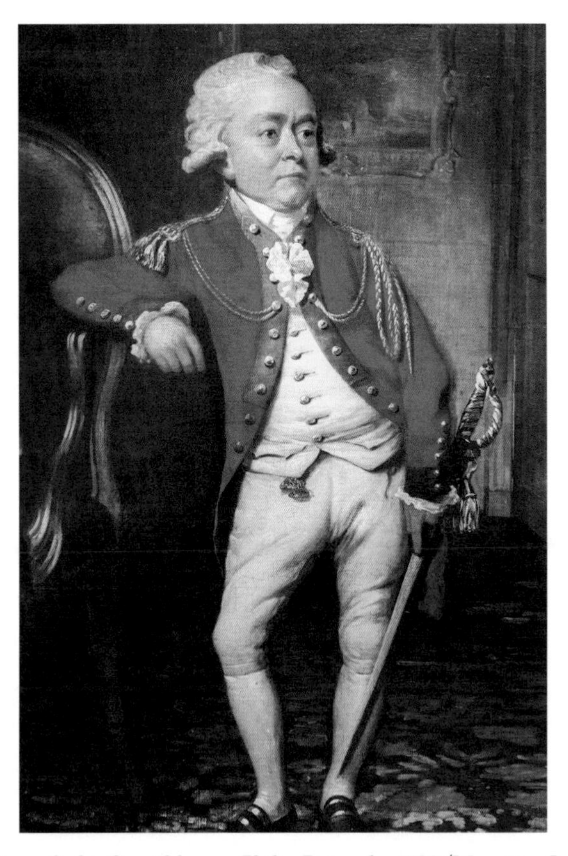

Abb. 3: Joseph Boruwłaski. Gemälde von Philip Reinagle, 1783 (Mauritius Images)

kennengelernt hatte, begann Boruwłaski 1781, jetzt etwa einen Meter groß, im Reisewagen des Königs seinen neuen Lebensweg, quasi als unfreiwilliger Unterhaltungskünstler und Darsteller seiner selbst. Seine erste Etappe erwies sich allerdings als Reinfall, denn an den Wiener Hof kam er ausgerechnet kurz nach dem Tod Maria Theresias (1717–1780), so dass er wegen des Trauerjahrs keine Konzerte veranstalten konnte. Er musste sogar einen Kredit aufnehmen.

Später war er erfolgreicher. Empfehlungsschreiben und Einladungen schufen Verbindungen, er gab Konzerte oder veranstaltete Bälle für ein adliges Publikum. Die nicht geringen Eintrittsgelder und Geschenke brachten einige Einnahmen. Am erfolgreichsten war Boruwłaski in England und Irland. Besonders hebt er hervor, dass er vom englischen König George IV. (1762–1830) als polnischer Edelmann behandelt wurde, dessen unglückliche Lage eigentlich nicht seiner „*Herkunft, Erziehung und Gesinnung*“[72] entspreche; ein Balsam auf seine Wunden. Allerdings hatte diese Sicht auf ihn zur Folge, dass der König ihm auch kein größeres Geschenk machte, worauf Boruwłaski gehofft hatte.

72 Boruwłaski (1790), S. 206.

Wie wir uns Boruwłaski in dieser Zeit vorstellen müssen, zeigt ein Gemälde von Philip Reinagle (1749–1833), entstanden 1783 (Abb. 3). Boruwłaskis Kleidung erinnert mit dem roten Rock mit grünen Aufschlägen, Epauletten und goldenen Schnüren an eine englische Uniform.[73] Er trägt eine Perücke, sein Gesichtsausdruck ist ernst und würdig. Der Degen, das adlige Standesabzeichen, ist an seine kleine Gestalt angepasst worden; er ist ein Geschenk des Herzogs von Devonshire (1748–1811).[74]

Boruwłaskis Plan schien zunächst aufzugehen, doch die hohen Reise- und Lebenshaltungskosten, dazu Krankheiten seiner Frau und die Bedürfnisse von schließlich vier Kindern brachten ihn immer wieder in ökonomische Schwierigkeiten. Auch ebbte die „Hofzwergenkonjunktur" langsam ab.[75] Seine Hoffnung, sich an einem Hof dauerhaft niederlassen zu können, erfüllte sich daher nicht, nur für seine erste Tochter konnte er eine Versorgung am Ansbacher Hof erwirken.

Auswirkungen auf Körper und Psyche

Die sich insgesamt über 25 Jahre erstreckenden Reisen, auf denen ihn Isalina und die Kinder anfangs noch begleiteten, blieben nicht ohne Folgen für Körper und Psyche. Boruwłaski berichtet von ernsthaften Krankheiten, hervorgerufen durch die strapaziösen Lebensumstände oder durch Ängste, etwa als er glaubte, seine Gönnerin, die Herzogin von Devonshire (1757–1806)[76], habe sich von ihm abgewandt. Gravierender aber waren die psychischen Auswirkungen der neuen Lebenssituation. Hatten zu seinem Hofzwergendasein auch Demütigungen gehört, so kamen nun neue Probleme hinzu. Dabei spielte eine entscheidende Rolle, dass er sich als Mann und Vater in der Position des Ernährers für seine Familie sah. Diese Bürde legte ihm seine neu erkämpfte Männlichkeit auf. Die ständige finanzielle Unsicherheit, die Abhängigkeit vom Wohlwollen immer wieder neuer Gönner und Gönnerinnen, denen er in Dankbarkeit verpflichtet blieb – Boruwłaski schreibt von „*erniedrigendem Schmerz*"[77] –, waren schon belastend genug. In einem Salon erfuhr er zudem eine herbe Kränkung, als die sechsjährige Comtesse von Thierheim ihren Vater beschwor, „*ihr den kleinen Mann zu kaufen*".[78] Er sah sich wieder

73 Zur Bekleidung von Hofzwergen mit oft veralteten Uniformen s. Enderle/Meyerhöfer/Unverfehrt (1992), S. 253.

74 Enderle/Meyerhöfer/Unverfehrt (1992), S. 200. Zu Bildnissen von Joseph Boruwłaski s. Grace (1981). Ein weiteres Bild, das Boruwłaski auf seiner ersten Tournee mit der Gräfin zeigt, findet sich bei Enderle/Meyerhöfer/Unverfehrt (1992), S. 279.

75 Grześkowiak-Krwawicz (2012), S. 30, auch Gottwald (2010), S. 241. Auch die politischen Verhältnisse waren oft nicht günstig, etwa zur Zeit der Französischen Revolution in Frankreich. Grześkowiak-Krwawicz (2012), S. 45.

76 Die Herzogin von Devonshire gehörte zu den einflussreichsten und extravagantesten Damen der Londoner Gesellschaft. Vgl. Foreman (2001).

77 Boruwłaski (1790), S. 176.

78 Boruwłaski (1790), S. 179.

einmal zur Puppe degradiert. Was ihn aber am meisten quälte, war die demütigende Situation, sich als Kleinwüchsiger ausstellen zu müssen, denn nicht immer gelang es ihm, mit Konzerten oder Bällen genug zu verdienen. „*Ich konnte es doch mit der größten Schwierigkeit kaum über mein Herz bringen, mich dieser Nothwendigkeit zu unterwerfen*", schreibt er. Und es kam auch „*erst dazu als bis Drang des Mangels und Geschrey der Natur alle das Anstößige, Kränkende und Demüthigende, was ein solcher Schritt in meinen Augen an sich zu haben schien, völlig in meinem Herzen ersticket hatten*".[79] Wollten er und seine Familie nicht Hunger leiden, sah er sich gezwungen, zu diesem letzten Mittel zu greifen. Boruwłaski musste mit anderen Beeinträchtigten konkurrieren, die ihre „Körpersensationen"[80] in „Freakshows" einem Publikum darboten, seien es siamesische Zwillinge, „Riesen" oder Menschen ohne Gliedmaßen[81]. 1783 etwa zeigte er sich bei einem Frühstück für einen Schilling in seinem Appartement, d. h. er inszenierte sich als Gastgeber; ein Besuch von ihm bei anderen kostete zweieinhalb Schillinge.[82] Er nutzte die medialen Möglichkeiten von Zeitungsanzeigen und Handzetteln, in denen er sich als „Graf" bzw. als „Earl" oder „Comte", als „berühmten polnischen Zwerg" und „Wunder der Natur" bezeichnete.[83] Um das Publikum anzulocken, rekurriert er hier also auf sein Anderssein, das er ansonsten so vehement bestritt. Zumindest bestimmte er selbst über seinen Auftritt, musste sich nicht auf öffentlichen Marktplätzen oder mit Tieren zeigen wie andere.[84]

Die Geldsorgen wurden schließlich immer drückender, besonders als aufgrund des Gerüchts, Boruwłaski sei zum Großverdiener avanciert, auch noch sein jährliches Salär gestrichen wurde. Mehr als einmal musste der Bedrängte wertvolle Geschenke seiner Wohltäter veräußern, um sich weiter zu finanzieren. Boruwłaski, der sich in seiner psychischen Belastungssituation als „*Spielball der Not*"[85] sieht, wird immer verzweifelter. Er fürchtet, „*unter seinen Bekümmernissen zu erliegen*".[86] Auch seine Ehe wurde nicht sehr glücklich; Isalina verließ ihn nach 1792 mit den inzwischen vier Kindern.[87] Fortan gab sich Boruwłaski als Witwer aus, was er keineswegs war.[88]

79 Boruwłaski (1790), S. 175 f.
80 Schmidt (2017), bes. S. 279–341; Schmidt (2010); Nolte u. a. (2017), S. 390–393; Altick (1978), bes. S. 122–125; Garland Thomson (1996).
81 Ein Fallbeispiel bei Nolte u. a. (2017), S. 281–286.
82 Grześkowiak-Krwawicz (2012), S. 32.
83 Vgl. Grześkowiak-Krwawicz (2012), S. 32 f.
84 Vgl. Schmidt (2017), S. 339–341.
85 Boruwłaski (1790), S. 242.
86 Boruwłaski (1790), S. 243.
87 Grześkowiak-Krwawicz (2012), S. 42.
88 Zum weiteren Lebensweg Isalina Barboutons s. Grześkowiak-Krwawicz (2012), S. 43 f.

Bewältigungsstrategien

Wie bewältigte Boruwłaski seine Brüche im Lebenslauf und die psychische Belastung? Eine erste Strategie lässt sich als Versuch der Anpassung an die neue Lebenssituation kennzeichnen: Er akzeptierte die Anforderungen, die seine neue Rolle an ihn stellte, und verdrängte die negativen Gefühle, um handlungsfähig zu bleiben – er *„erstickt das Kränkende*“, *„Stolz und Eigenliebe müssen schweigen*“[89], wie Boruwłaski schreibt. Er versuchte, sich einen gewissen Stoizismus zuzulegen und peinliche Situationen mit Humor zu entschärfen, wobei er zugleich den sozialen Verhaltensanforderungen an einen Gentleman nachkam.[90] Darüber hinaus nimmt er eine Umwertung der sozialen Zuschreibungen vor: Er sieht sich als *„Gulliver in the Land of Giants*“[91], d.h. er kehrt das Verhältnis von scheinbarer Normalität und Nichtnormalität um. Er ist als Gulliver der „Normale“, die anderen sind als „Giants“ die nicht Normalen.[92]

Diese Strategien ermöglichten ihm zwar, seine Reisen einigermaßen zu überstehen, aber sie reichten nicht aus. Wollte er sich psychisch stabilisieren, musste er zu Geld kommen. Wieder auf Anraten seiner Gönner publizierte er so 1788 seine Lebensgeschichte. Er konnte durch seine guten sozialen Verbindungen immerhin 400 Subskribenten – darunter die englische Königsfamilie – für sein Vorhaben gewinnen, die durch Vorleistung den Druck und Vertrieb seines Textes ermöglichten. Die Autobiographie wurde ein großer Erfolg, den er mit weiteren Auflagen noch erhöhte, und machte Boruwłaski berühmt[93], nicht zuletzt durch die Erzählstrategie, die stark den romantischen Lesebedürfnissen der Zeit entgegenkam. 1792 erschienen Boruwłaskis Memoiren erneut; diesmal konnte ihn sein Verleger überreden, die exuberanten Dankeshymnen an seine Wohltäter deutlich zu kürzen, um die Lesbarkeit des Textes zu verbessern. Allerdings erreichte Boruwłaski auch jetzt nicht die ersehnte finanzielle Unabhängigkeit.

Die Autobiographie zu schreiben, hatte aber nicht nur eine ökonomische Funktion, sondern ist auch als eine psychische Bewältigungsstrategie zu sehen. Boruwłaski konstruiert mit dem Text einen sinnvollen, folgerichtigen Lebenszusammenhang. Dessen Ziel ist die Abwehr der Diskriminierung als „Zwerg“ und das Recht auf Inklusion in die Gesellschaft, die Grundlage ist das Selbstverständnis als ganzer Mann mit Gefühl. Indem er mit dem Verweis auf die Natur des Menschen sein Recht auf Liebe behauptet, wird seine Entscheidung für Isalina und gegen alle Konventionen plausibilisiert und offensiv verteidigt. Damit gerät der Text zur Rechtfertigung auch vor sich selbst und seiner Familie, was ihn psychisch entlastet. Statt als Scheiternder dazuste-

89 Boruwłaski (1790), S. 211.
90 Schmidt (2017), S. 432 ff. Auch Schmidt in Nolte u. a. (2017), S. 331 f.
91 Grześkowiak-Krwawicz (2012), S. 71.
92 Siehe zur literarischen Figur des Gulliver Needleman Armintor (2011), bes. S. 56–79.
93 Es erschienen zahlreiche Presseberichte über ihn. Grześkowiak-Krwawicz (2012), S. 35 f.

hen, erscheint er als jemand, der sich selbst treu geblieben und seiner Bestimmung gefolgt ist.[94]

Schließlich gelang es Boruwłaski tatsächlich, seine ökonomischen und psychischen Probleme zu lösen, einen dauerhaften Aufenthaltsort, Freunde und eine neue soziale Rolle zu finden. 1805, nun 66-jährig, erhielt er endlich ein jährliches Ruhegehalt von zwei bürgerlichen Gönnerinnen und zog sich ins englische Durham zurück, wo er fortan als ein vielseitig interessierter, angesehener und beliebter Mitbürger lebte.[95]

1820 erschien seine Lebensbeschreibung in einer weiteren Auflage als partiell neu geschriebener Text, in dem Boruwłaski stärker durch die Schilderung zum Teil erfundener Reisen das damals sehr beliebte Genre des Reiseberichts bedient.[96]

Es fällt auf, dass das Titelbild der neuen Ausgabe von Joseph Bouet (1791–1856) ihn als deutlich kleineren Mann im Gespräch mit einem Freund zeigt und damit nicht mehr auf seine Liebesgeschichte und Rolle als Familienvater anspielt (Abb. 4).

Zum veränderten Titelbild passt, dass Isalina nach der Schilderung des Liebeswerbens völlig aus dem 1820 publizierten Text verschwindet. Mit ihr, die ihn verlassen hatte, wollte der Autor sich nun nicht mehr konfrontieren. Im Text fehlen auch andere belastende Details wie die erlittenen Demütigungen, dafür werden weitere humoristische bzw. selbstironische Schilderungen hinzugefügt.[97] Der Akt des Schreibens als Bewältigung psychischer Verletzungen war offenbar abgeschlossen.

Entsprechend seinem neuen Status als Gentleman grenzt sich Boruwłaski außerdem dezidiert von unzuverlässigen Schauspielern und von Bettlern ab – so negiert er im Nachhinein, dass er sich während seiner Zeit als umherreisender „Freak“ in der sozialen Nähe dieser Personengruppen befunden hatte. Dafür beschwört er die Tugenden von Bescheidenheit und Mäßigung.[98]

Boruwłaski verstarb schließlich im biblischen Alter von 98 Jahren. Ein Denkmal und ein Ausstellungsraum im örtlichen Museum von Durham erinnern heute an den berühmten Einwohner.

94 Zur Funktion der Autobiographie für das Individuum s. Lehmann (1983). Zur psychischen Entlastung durch Schreiben Böth (2018); Averkorn (2004); Nolte u.a. (2017), S. 324–328; Clementi (2017), S. 46f.

95 Vgl. Grześkowiak-Krwawicz (2012), S. 49–58.

96 Zu den verschiedenen Akzentsetzungen in den diversen Ausgaben der Memoiren s. Grześkowiak-Krwawicz (2012), S. 59–69.

97 So etwa, als der Autor angibt, ein Konzert sei nur deshalb so erfolgreich gewesen, weil er vorher einen entlaufenen Esel habe einfangen können. Boruwłaski (1820), S. 282. An anderer Stelle schildert er humorvoll eine schlechte Unterkunft. Boruwłaski (1820), S. 310.

98 Als Beispiel Boruwłaski (1820), S. 328–332.

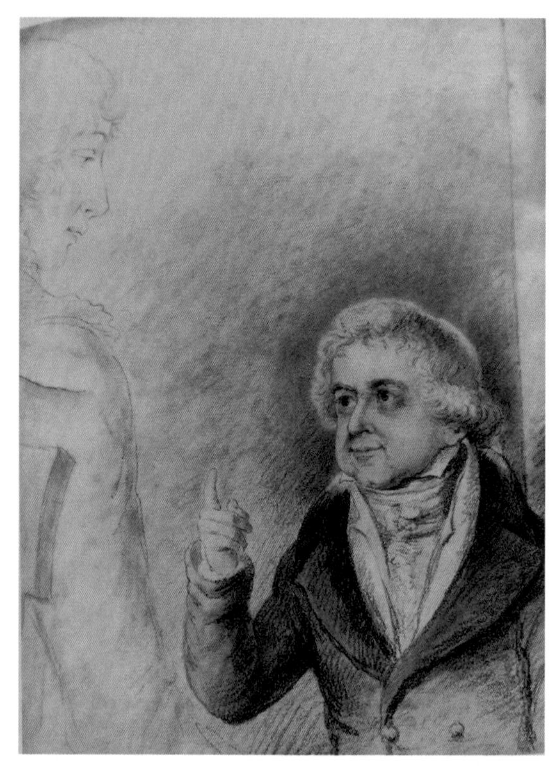

Abb. 4: Memoirs of Count Boruwlaski: Containing a Sketch of his Travels, with an Account of His Reception at the Different Courts of Europe. Written by himself: Titelkupfer der Ausgabe 1820 von Joseph Bouet (Universitätsbibliothek Toronto)

Resümee

Als hübscher und begabter Hofzwerg war Joseph Boruwłaski zunächst eine gefeierte Berühmtheit in den adligen Salons. Mit zunehmendem Alter entwickelte sich ein immer stärkerer Widerspruch zwischen seinem von der Aufklärung inspirierten Selbstbild, kein Kind, sondern ein vollwertiger Mensch und Mann zu sein, und der Behandlung durch seine Umwelt, die ihm eben dies verweigerte. Es ergab sich eine Diskrepanz zwischen gesellschaftlichem und individuellem Körperkonzept, zudem fühlte sich der Kleinwüchsige stigmatisiert und aus der Gesellschaft ausgegrenzt. Es erweist sich nicht nur die Umgangsweise der Gesellschaft mit dem Kleinwüchsigen als kulturell bedingt, sondern auch die Körperkonzepte: In der Beurteilung von Boruwłaskis Körper differieren Fremd- und Selbstbild deutlich.

Nach dem Verlust der Versorgungsinstanz Hof sah sich Boruwłaski als Mann vor die Verantwortung gestellt, seine wachsende Familie zu ernähren. Als Kleinwüchsiger fast ohne finanzielle Ressourcen und Berufsausbildung, aber mit auf das Hofleben zugeschnittenen Fähigkeiten wurde er zum unfreiwilligen Unterhaltungskünstler und Darsteller seiner selbst. Um Aufmerksamkeit zu finden, musste er sich, ganz im Gegensatz zu seinem Selbstkonzept, als „Wunder der Natur“ anpreisen.

Die Belastungen durch ein rastloses, über 25 Jahre währendes Reiseleben – finanzielle Abhängigkeit, gescheiterte Ehe und Demütigungen – hatten massive Auswirkungen auf Körper und Psyche. Diesen begegnete Boruwłaski auf unterschiedlichen Ebenen: Anpassung an die neuen Lebensverhältnisse und Humor erleichterten ihm sein Dasein. Indem er sich als „*Gulliver in the Land of Giants*“ sah, nahm er zudem eine Umwertung sozialer Zuschreibungen vor. Doch erst mit der Abfassung seiner Autobiographie in verschiedenen Fassungen erreichte er sowohl eine wichtige psychische Entlastung als auch letztlich finanzielle Sicherheit.

Boruwłaskis Männlichkeitskonzept umfasst neben der Verantwortlichkeit für den Unterhalt seiner Familie auch dezidiert die Befähigung zur Emotionalität. Diese berechtigte ihn in seinen Augen zu seinem folgenschweren Entschluss, zu heiraten. Das Bestehen auf seiner Männlichkeit war für Boruwłaski ambivalent: Es löste seinen sozialen Abstieg und seine Lebenskrise aus. Doch gerade indem er seine Männlichkeit offensiv verteidigte, gelang ihm schließlich die Überschreitung der Grenzen, in denen er durch seinen besonderen Körper hatte leben müssen, wurde er von einer Kuriosität der adligen Salons zu einem Mann, ja Gentleman mit einem unabhängigen Leben.

Bibliographie

Quellen

[Boruwłaski, Joseph]: Mémoires du célèbre nain, Joseph Boruwlaski, gentilhomme polonais. Contenant un récit fidelle & curieux de sa naissance, de son education, de son marriage & de ses voyages; écrits par lui-même. / Memoirs of the Celebrated Dwarf, Joseph Boruwlaski, A Polish Gentleman; Containing a Faithful and Curious Account of His Birth, Education, Marriage, Travels and Voyages; Written by Himself; Translated from the French by Mr. [Jean Thomas Hérisant] des Carrières. London 1788.

[Boruwłaski, Joseph]: Leben des bekannten Zwerges Joseph Boruwlaski, eines polnischen Edelmanns. Aus dem Englischen [übersetzt von C. A. Wichmann]. Leipzig 1790.

[Boruwłaski, Joseph]: A Second Edition of the Memoirs of the Celebrated Dwarf, Joseph Boruwlaski, a Polish Genteman […], carefully revised and corrected, and translated from the French by Mr. S. Freeman. Birmingham 1792.

[Boruwłaski, Joseph]: Memoirs of the Celebrated Dwarf Joseph Boruwlaski a Polish Gentleman, translated from the original French and carefully revised and corrected. Kelso 1801.

[Boruwłaski, Joseph]: Memoirs of Count Boruwlaski: Containing a Sketch of His Travels, with an Account of His Reception at the Different Courts of Europe. Written by Himself. Durham 1820.

Decker-Hauff, Hansmartin (Hg.): Die Chronik der Grafen von Zimmern. Handschriften 580 und 581 der Fürstlich Fürstenbergischen Hofbibliothek Donaueschingen. Bd. 2. Darmstadt 1967.

Flögel, Karl Friedrich: Geschichte der Hofnarren [Erstausgabe Liegnitz; Leipzig 1789]. ND Hildesheim; New York 1977.

Geoffroi, Claude-Joseph: Histoire de l'Académie royale des Sciences. Paris 1746.

Heatley, Henry Richard (Hg.): The Life and Love Letters of a Dwarf. London 1902.
Jaucourt, Louis de: Nain. In: Diderot, Denis (Hg.): Encyclopédie ou dictionnaire raisonné des sciences, des arts et des métiers. Bd. XI: N – Parkinsone. Neuchâtel 1765, S. 7f.
Morand, Sauveur-François: Sur les nains. In: Histoire de l'Académie royale des Sciences (1764), S. 62–71.
Tressan, Louis-Elisabeth da La Vergne, comte de: Mémoire sur un nain, envoyé à L'Académie des Sciences par M. le comte de Tressan, associé. Paris 1760.

Literatur

Adelson, Betty M.: The Lives of Dwarfs. Their Journey from Public Curiosity Towards Social Liberation. New Brunswick, NJ 2005.
Altick, Richard D.: The Shows of London. Cambridge, MA; London 1978.
Averkorn, Raphaela: Schreiben als Methode der Krisen- und Problembewältigung. Untersuchungen zu kastilischen „Ego-Dokumenten" des 14. und 15. Jahrhunderts. In: Heimann, Heinz-Dieter; Monnet, Pierre (Hg.): Kommunikation mit dem Ich. Signaturen der Selbstzeugnisforschung an europäischen Beispielen des 12. bis 16. Jahrhunderts. (= Europa in der Geschichte. Schriften zur Entwicklung des modernen Europa 7) Bochum 2004, S. 53–98.
Bauer, Günther Georg: Der Hochfürstliche Salzburger Hof- und Kammerzwerg Johann Franz von Meichelböck (1695–1746). In: Mitteilungen der Gesellschaft für Salzburger Landeskunde 129 (1989), S. 227–294.
Bauer, Günther Georg: Salzburger Barockzwerge. Das barocke Zwergentheater des Fischer von Erlach im Mirabellgarten in Salzburg. Salzburg 1989.
Benedict, Barbara B.: Displaying Difference. Curious Count Boruwlaski and the Staging of Class Identity. In: Eighteenth Century Life 30 (2006), S. 78–106.
Bernuth, Ruth von: Wunder, Spott und Prophetie. Natürliche Narrheit in den „Historien von Claus Narren". (= Frühe Neuzeit 133) Tübingen 2009.
Bösl, Elsbeth; Klein, Anne; Waldschmidt, Anne (Hg.): Disability History. Konstruktionen von Behinderung in der Geschichte. Eine Einführung. (= Disability Studies. Körper – Macht – Differenz 6) Bielefeld 2010.
Böth, Mareike: „Ich handle, also bin ich". Selbstzeugnisse praxeologisch lesen. In: Geschichte in Wissenschaft und Unterricht 69 (2018), H. 5/6, S. 253–270.
Böttcher, Hans-Joachim: Die Hofzwerge in Sachsen (2018), URL: http://www.sachsen-lese.de/index.php?article_id=367 (letzter Zugriff: 18.12.2019)
Clementi, Siglinde: Körper, Selbst und Melancholie. Die Selbstzeugnisse des Landadeligen Osvaldo Ercole Trapp (1634–1710). Köln; Weimar; Wien 2017.
Daston, Lorraine; Park, Katherine: Wunder und die Ordnung der Natur. 1150–1750. Berlin 1998.
Enderle, Alfred; Meyerhöfer, Dietrich; Unverfehrt, Gerd (Hg.): Kleine Menschen – große Kunst. Kleinwuchs aus künstlerischer und medizinischer Sicht. Hamm 1992.
Enderle, Alfred; Unverfehrt, Gerd: Kleinwuchs. Eine Kulturgeschichte in Bildern. Göttingen 2007.
Fiedler, Leslie: Freaks. Myths and Images of the Secret Self. New York 1978.
Foreman, Amanda: Georgiana. Das lustvolle Leben der Herzogin von Devonshire. Stuttgart; München 2001.
Garland Thomson, Rosemarie (Hg.): Freakery. Cultural Spectacles of the Extraordinary Body. New York; London 1996.
Gerhardt, Dietrich: Der Zwerg des Favoriten. München 1967.
Gottwald, Claudia: Lachen über das Andere. Eine historische Analyse komischer Repräsentationen von Behinderung. Bielefeld 2009.
Gottwald, Claudia: Ist Behinderung komisch? Lachen über verkörperte Differenz im historischen Wandel. In: Bösl, Elsbeth; Klein, Anne; Waldschmidt, Anne (Hg.): Disability His-

tory. Konstruktionen von Behinderung in der Geschichte. Eine Einführung. (= Disability Studies. Körper – Macht – Differenz 6) Bielefeld 2010, S. 231–251.
Grace, Priscilla: A Wax Miniature of Joseph Boruwlaski. In: The Metropolitan Museum Journal 15 (1981), S. 175–182.
Greyerz, Kaspar von; Medick, Hans; Veit, Patrice (Hg.): Von der dargestellten Person zum erinnerten Ich. Europäische Selbstzeugnisse als historische Quellen (1500–1850). Köln; Weimar; Wien 2001.
Grześkowiak-Krwawicz, Anna: Gulliver in the Land of Giants. A Critical Biography and the Memoirs of the Celebrated Dwarf Joeseph Boruwłaski. Farnham 2012.
Hirschbiegel, Jan; Paravicini, Werner (Hg.): Der Fall des Günstlings. Hofparteien in Europa vom 13. bis zum 17. Jahrhundert. (= Residenzenforschung 17) Ostfildern 2004.
Klinkert, Thomas: Literarische Selbstreflexion im Medium der Liebe. Untersuchungen zur Liebessemantik bei Rousseau und in der europäischen Romantik. Freiburg/Brsg. 2002.
Kluckhohn, Paul: Die Auffassung der Liebe in der Literatur des 18. Jahrhunderts und in der deutschen Romantik. 3. Aufl. Tübingen 1966.
Krusenstjern, Benigna von: Was sind Selbstzeugnisse? Begriffskritische und quellenkundliche Überlegungen anhand von Beispielen aus dem 17. Jahrhundert. In: Historische Anthropologie 2 (1994), S. 462–471.
Lehmann, Albrecht: Erzählstruktur und Lebenslauf. Autobiographische Untersuchungen. Frankfurt/Main 1983.
Lingelbach, Gabriele: Der Stand der Forschung zur Geschichte von Menschen mit Behinderungen. In: Geschichte in Wissenschaft und Unterricht 70 (2019), H. 1/2, S. 5–21.
Needleman Armintor, Deborah: The little Everyman. Stature and Masculinity in Eighteenth Century Literature. Seattle; London 2011.
Nolte, Cordula u. a. (Hg.): Dis/ability History der Vormoderne. Ein Handbuch / Premodern Dis/ability History. A Companion. Affalterbach 2017.
Petrat, Gerhardt: Die letzten Narren und Zwerge bei Hofe. Reflexionen zu Herrschaft und Moral in der frühen Neuzeit. Bochum 1998.
Ravenscroft, Janet: Dwarfs – and a *Loca* – as Ladies' Maids at the Spanish Habsburg Courts. In: Akkerman, Nadine; Houben, Birgit (Hg.): The Politics of Female Households. Ladies-in-Waiting across Early Modern Europe. Leiden; Boston 2014, S. 147–177.
Rijn, Maaike van: Die Gespielin der Infantin. Darstellung kleinwüchsiger Menschen in der bildenden Kunst. In: Bösl, Elsbeth; Klein, Anne; Waldschmidt, Anne (Hg.): Disability History. Konstruktionen von Behinderung in der Geschichte. Eine Einführung. (= Disability Studies: Körper – Macht – Differenz 6) Bielefeld 2010, S. 211–230.
Schmidt, Patrick: „Körpersensationen". Performanzen von Behinderung und ihre Medialisierung im 18. Jahrhundert. In: Bösch, Frank; Schmidt, Patrick (Hg.): Medialisierte Ereignisse. Performanz, Inszenierung und Medien im 18. Jahrhundert. Frankfurt/Main; New York 2010, S. 30–73.
Schmidt, Patrick: Bettler, Kriegsinvaliden, Körpersensationen. Beeinträchtigte Menschen in printmedialen Diskursen des 17. und 18. Jahrhunderts. Frankfurt/Main; New York 2017.
Schmitz, Heinz-Günter: Das Hofnarrenwesen der Frühen Neuzeit. Claus Narr von Torgau und seine Geschichte. Münster 2004.
Schulze, Winfried: Ego-Dokumente. Annäherung an den Menschen in der Geschichte? In: Lundt, Bea; Reimöller, Helma (Hg.): Von Aufbruch und Utopie: Perspektiven einer neuen Gesellschaftsgeschichte des Mittelalters. Köln u. a. 1992, S. 417–450.
Seemann, Eva: Der kleine Unterschied. Zur Stellung von „Hofzwergen" an Fürstenhöfen der Frühen Neuzeit. In: Bähr, Matthias; Kühnel, Florian (Hg.): Verschränkte Ungleichheit. Praktiken der Intersektionalität in der Frühen Neuzeit. (= Zeitschrift für Historische Forschung, Beiheft 56) Berlin 2018, S. 55–87.
Southworth, John: Fools and Jesters at the English Court. Stroud 1998.
Thompson, Charles J. S.: The Mystery and Lore of Monsters with accounts of some giants, dwarfs and prodigies. [Erstausgabe London 1930] ND New York 1968.

Tietze-Conrat, Erika: Dwarfs and Jesters in Art. London 1957.
Trepp, Anne-Charlott: Sanfte Männlichkeit und selbständige Weiblichkeit. Hamburger Bürgertum 1770–1840. Göttingen 1996.
Turner, David M.: Disability in Eighteenth-Century England. Imagining Physical Impairment. (= Routledge Studies in Modern British History 8) New York u.a. 2012.
Vallone, Lynne: Big and Small. A Cultural History of Extraordinary Bodies. New Haven, CT; London 2017.
Wood, Edward J.: Giants and Dwarfs. London 1868.

Aus dem Blickwinkel eines blinden Mannes

Ein Leben zwischen Selbstbestimmung und Bedürftigkeit in den Jahrzehnten um 1800

Iris Ritzmann

Einführung

Zu Beginn des Jahres 1790 richtete der blinde Valentin Kratz eine Petition an den Landgrafen von Hessen. Zu Papier gebracht vermutlich vom Dorfschreiber, bittet Kratz, damals 21-jährig, um die Aufnahme in ein Hospital und schildert dabei seine Situation:

> Als ich kaum 2 Jahr alt war, hatte ich das betrübte Schicksaal, daß ich in den Blattern beyde Augen verlohr, und stock blind wurde. Ich verlohr darauf durch einen vorzeitigen Todt meine Eltern, die mir nichts als die äuserste Dürftigkeit hinterliesen. Dieser Fall versetzte mich in die traurige Laage, daß ich mich von aller Welt verlaßen sahe, und blos mich auf die Unterstützung meiner Neben-Menschen verlaßen muste.[1]

Die Petition stammt aus einer umfangreichen Patientenakte, die den beachtlichen Zeitraum von beinahe 50 Jahren umfasst. Diese außergewöhnliche Quelle gewährt Einblicke in die Selbstwahrnehmung und die Strategien eines Mannes, der mit dem Verlust der Sehkraft umzugehen hatte.

Der vorliegende Beitrag stellt primär die Frage, inwiefern die Männergesundheitsgeschichte in der historischen quellenbasierten Forschung fruchtbar gemacht werden kann. Konkret besteht die Herausforderung darin, die Quelle spezifisch für die Männergesundheitsgeschichte zu nutzen. Ein Beitrag zu diesem neuen Forschungsgebiet ist allein mit der männlichen Autorschaft oder männlichen Thematik von Schriftstücken noch nicht gewährleistet. Diese Charakteristika treffen ohnehin auf die ganz überwiegende Mehrzahl aller Artefakte zu. Die Herausforderung besteht vor allem darin, jene für die Männergesundheitsgeschichte spezifischen Themen bereits in der Quellenanalyse zu berücksichtigen und die gewonnenen Erkenntnisse auf ihre Spezifik hin kritisch zu überprüfen.

Vor diesem Hintergrund bieten sich zur Quellenanalyse der Patientenakte folgende Einzelfragen an: Wie beschrieb dieser blinde Mann die eigene Befindlichkeit, wie ging er mit seiner gesundheitlichen Beeinträchtigung um und welchen Stellenwert maß er seiner Selbständigkeit zu? Etwas allgemeiner formuliert stellt sich die Frage, ob sich in den Aufzeichnungen möglicherweise Hinweise auf ein ‚typisch männliches' Verhalten oder eine ‚typisch männliche' Wahrnehmung finden lassen. Letztlich soll auch untersucht werden, inwiefern

1 LWVH, Bestand Hohes Hospital zu Haina H13, Aktenbündel 1791.03.15, darin undatierte Petition von Valentin Kratz an den Landgrafen von Hessen.

eine quellenkritische Analyse männerspezifische Aspekte sichtbar machen kann.

Aufnahmegesuche als Quellen

Das umfangreiche Aktenbündel, das diesem Beitrag als Quellenbasis dient, gehört zu einem Bestand von mehreren Tausend Patientendokumentationen des Hohen Hospitals zu Haina. Diese Akten blieben durch die Jahrhunderte zu großen Teilen erhalten und befinden sich heute im Archiv des Landeswohlfahrtsverbandes Hessen in Kassel. Dank des fachkundigen Engagements von Christina Vanja stehen sie seit vielen Jahren der Forschung zur Verfügung.

Die traditionellen Hospitäler der Vormoderne nahmen als karitative Institution alte und unheilbar Kranke sowie Menschen mit Einschränkungen der Körper- oder Geistesfunktionen auf.[2] Sie dienten nicht primär der Behandlung oder Heilung, sondern der Pflege und Verwahrung. Die Hohen Hospitäler in Hessen standen jeweils nur einem Geschlecht offen: Während beispielsweise in Merxhausen nur Frauen aufgenommen wurden, beherbergte das Hospital in Haina ausschließlich Männer. Zu den häufigsten Leiden, die in den beiden genannten Institutionen zu einer Aufnahme führten, zählten Geistes- und Gemütskrankheiten, Fallsucht, fehlende Gliedmaßen und Lähmungen, Unfall- und Krankheitsfolgen sowie Blindheit. Die Internierung der Betroffenen kann als sozialdisziplinierende Maßnahme verstanden werden. Die bisherigen quellenbasierten Untersuchungen lassen allerdings eher die Interpretation zu, dass die Unterbringung in den Hohen Hospitälern auch einem starken Bedürfnis Betroffener bzw. ihrer Angehörigen nachkam. Dafür spricht zudem, dass eine Warteliste bestand und längst nicht alle Aufnahmegesuche bewilligt werden konnten.[3] Eine Pflege und Versorgung in den Hohen Hospitälern verfolgte nicht zuletzt religiöse Ziele. Die protestantischen Hospitäler behielten den traditionell karitativen Charakter kirchlicher Institutionen bei und hielten ihre Insassen mit körperlichen oder mentalen Einschränkungen zu einer christlichen Lebensführung an.

Voraussetzung für eine wissenschaftliche Analyse der Bittschriften bildet ein quellenkritischer Zugang, da diese Quellengattung explizit das Ziel verfolgt, eine Aufnahme in die Hohen Hospitäler zu bewirken.[4] Die Situation des zukünftigen Hospitalinsassen musste also als unhaltbar beschrieben werden, damit die Obrigkeit auch wirklich einen Pflegeplatz zur Verfügung stellte. Während in der eigentlichen Petition die Anrede und die Abschlussworte von zeittypischen Floskeln und ausufernden Bezeugungen der Untertänigkeit geprägt sind, lassen sich in den Ausführungen zum eigentlichen Leiden oft sehr detaillierte, individuelle Schilderungen der bedürftigen Personen und ihres

2 Zur Funktion der Hospitäler im Vergleich mit den frühneuzeitlichen Krankenhäusern vgl. Jütte (1996).
3 Vgl. Vanja (2013) und Ritzmann (2008), S. 140–142, 153–162.
4 Zur Quellenkritik bei Bittschriften vgl. Vanja (2008).

sozialen Umfelds finden. In der Regel enthält das Aktenbündel zusätzliche Zeugnisse. Pfarrer attestierten die Herkunft und den Wohnort, Ratsherren, Gemeindevorsteher oder sonstige Amtspersonen die Armut der Betroffenen sowie Ärzte die Unheilbarkeit ihres Leidens. Das richtungsweisende Dokument war das Reskript, der obrigkeitliche Befehl an den Hospitalvorsteher, die Aufnahme umzusetzen. Erst wenn diese erfolgt war, wurde die Patientenakte abgelegt, weshalb lediglich Petitionen erhalten geblieben sind, die auch zu einer Aufnahme führten.[5]

Körperliche oder geistige Einschränkungen konnten nicht nur die Betroffenen selbst, sondern auch ihre Angehörigen in existentielle Nöte stürzen.[6] Um nur die wirklich Bedürftigen zu unterstützen, entwickelten soziale Einrichtungen wie die Almosenhilfe oder Hospitäler spezielle Kriterien. Neben der Unheilbarkeit, die in den Hohen Hospitälern seit dem frühen 18. Jahrhundert ärztlich attestiert werden musste, setzten sie Armut als Kriterium für die meist kostenlose Aufnahme voraus. Nur Personen, die unfähig waren, für das eigene Auskommen zu sorgen, und deren Familien sie nicht finanziell unterstützen konnten, galten als des Almosens würdig. Sie konnten bei der Obrigkeit um Aufnahme in örtliche Unterbringungsstätten bitten.[7] In der Regel waren es die zuständigen Verwandten, welche die Bittschriften den Dorfschreibern diktierten. Nur in ganz seltenen Ausnahmen stammen sie von den Betroffenen selbst.

Biographische Rekonstruktion aus dem Quellentext

Zurück zum Aufnahmegesuch von Valentin Kratz. In einem beigelegten Schreiben schildert der zuständige Ratsherr die Lebensumstände des bereits volljährigen Blinden. Der vollkommen mittellose Mann wohne bei seiner Tante, die zehn eigene Kinder versorgen müsse. Kratz habe vergeblich versucht, mit Betteln zum Lebensunterhalt beizutragen. Nun könnten ihm weder die Schwester noch seine Freunde weiterhin Obdach gewähren. In der eigentlichen Petition kommt der Bittsteller schließlich selbst zu Wort. Seine konkrete Bitte lautet:

> Ich wage es deshalb Eur. Hochehrwürdig. Durchlaucht diese unterthänigst Bittschrift zu überreichen, und HöchstDieselben demüthigst anzuflehen sich meiner in meinem jammervollen Zustand anzunehmen, und mich in ein Lazareth, oder Hospital aufzunehmen, indem ich gantz auser Stand bin, mir etwas zu verdienen, und dadurch mein leben hinzubringen.[8]

Wie damals üblich, gab sich die Obrigkeit mit diesen Eingaben noch nicht zufrieden und verlangte ein ärztliches Zeugnis sowie ein Attest des örtlichen

5 Die unterschiedlichen Themen werden breit dargestellt in den Beiträgen von Friedrich/Sahmland/Vanja (2008).
6 Vgl. Ritzmann (2006).
7 Vgl. z. B. Vanja (2001).
8 LWVH, Bestand Hohes Hospital zu Haina H13, Aktenbündel 1791.03.15, darin undatierte Petition von Valentin Kratz.

Pfarrers. Die angeforderten Schriftstücke trafen im Februar 1791 ein und bestätigten die Unheilbarkeit und die Armut des Bittstellers. Bereits im März desselben Jahres wurde das Gesuch bewilligt und Valentin Kratz auf die Warteliste gesetzt. Es vergingen noch ein paar Jahre, bis die Reihe an ihn kam und der blinde junge Mann 1795 ins Hospital eintreten konnte.[9]

Die Geschichte bräche an dieser Stelle ab, wenn nicht nach 40 Jahren, im September 1835, eine erneute Bittschrift eingegangen wäre. Kratz berichtet darin, dass er damals im Kloster Haina aufgenommen worden sei. Kaum zehn Wochen nach seinem Eintritt habe er Urlaub erhalten, *„um doch noch einmal meine Freundschaft besuchen zu können“*. Auf dem Weg zurück nach Haina saß er *„sehr betrübt für mich denkend“* in einem Gasthaus. Dort sprach ihn ein reisender Musikmeister an,

> warum so betrübt, ich antworte, mein Elend und Schicksaal kann ich ihnen in diesem Augenblick nicht alle erläutern, kurz es kam in diesem Gespräch so weit, daß ich Musick gelernt hätte, endlich kam es so weit, ob ich mit ihm reisen wollte, ja versprach mir aber zuvor für meine Wäsche gehörige Kleidungsstücke und sonstige Medicamente hätte ich nichts für zu sorgen und übrigens auch meinen restlichen Verdienst. Am 17ten September d. J. bin ich von meiner Reise als nun alt und betagt in Wolfhagen bei meinen Schwestern wieder angekommen.[10]

Das kurze Schreiben fasst 40 Jahre eines Mannes zusammen, der trotz seiner Blindheit und der vorangegangenen Aufnahme in ein Hospital sich für ein selbständiges Leben als Musikant entschieden und erfolgreich für sich selbst gesorgt hatte.

Dem Gesuch um nochmalige Aufnahme ins Hospital wurde wiederum stattgegeben. Doch noch immer bricht die Überlieferung nicht ab, wodurch sich die Lebensgeschichte von Kratz weiterverfolgen lässt. Wie eine nächste Eingabe belegt, zog es den alten Kratz auch nach der zweiten Aufnahme ins Hospital wieder weg. Mitten im Winter, zum Jahresende 1837, reiste er zu seinen Geschwistern. Anfang Februar 1838 wandte er sich an die Hospitaldirektion, um die Verlängerung seines Urlaubs zu beantragen; er könne wegen der schlechten Witterung, seiner Blindheit und Altersschwäche nicht ohne Begleitung und Transportmittel zurückkehren. Gleichzeitig fügte er selbstbewusst die Bitte an: *„da doch jeden Falls ein Vierteljahr verstreichen, ehe ich meine Rückreise antreten kann, die mir für dieses Vierteljahr zukommende Entschädigung wegen meiner Unterhaltung seitens meiner Geschwister, wenn solche fällig ist, mittelst der Post zukommen zu lassen.“*[11]

Die erneute Bittschrift deutet darauf hin, dass Kratz auch als Hospitalinsasse eine gewisse Eigenständigkeit bewahren konnte. Obschon er seine kör-

9 LWVH, Bestand Hohes Hospital zu Haina H13, Aktenbündel 1791.03.15, darin Begleitschreiben des Ratsherrn Heppe vom 11.12.1790, Attest des Pfarrers vom 5.2.1791, Attest des Arztes zur Bestätigung der Unheilbarkeit vom 30.1.1791 und Aufnahmebewilligung vom 15.3.1791.

10 LWVH, Bestand Hohes Hospital zu Haina H13, Aktenbündel 1791.03.15, darin zweite Petition von Valentin Kratz vom 19.9.1835.

11 LWVH, Bestand Hohes Hospital zu Haina H13, Aktenbündel 1791.03.15, darin dritte Petition von Valentin Kratz vom 5.2.1838.

perliche Schwäche erwähnt, tritt er in diesem Schreiben nicht verschüchtert und dankbar auf, sondern fordernd und selbstsicher. Auch wenn sich die Betroffenen nur ausnahmsweise selbst als Bittstellende zu Wort melden, so sind bekannte Vergleichsfälle doch in deutlich unterwürfigem Ton formuliert.[12] Es scheint so, als habe Kratz auf jeden Fall den Kontakt mit der Außenwelt beibehalten wollen. Die Hospitaldirektion stellte sich ihm nicht in den Weg: Zweimal erbat sich Kratz kurz nach seinem Eintritt Urlaub, zweimal wurde ihm dieser Urlaub gewährt und sogar eine Verlängerung hingenommen. Die Forderung nach einer Spesenvergütung wies die Obrigkeit jedoch mit dem Hinweis zurück, die beantragten Gelder seien viel zu hoch angesetzt und die Verpflegung im Urlaub müsse schon selbst übernommen werden. Sie sandte einen Boten aus, um den alten blinden Musikus sofort ins Hospital zurückzuholen.[13] Damit enden die Aufzeichnungen.

Mehrere konstruktivistische Ebenen

Die Analyse der Dokumente führt durch mehrere konstruktivistische Ebenen. Dass die autobiographischen Aufzeichnungen in einer Petition als zugrundeliegende Quelle per se Konstruktcharakter haben, wurde zu Beginn bereits erwähnt. Hauptperson und Autor der Ego-Dokumente ist ein blinder Mann. Seine Blindheit verweist auf die Disability Studies, seine Geschlechtszugehörigkeit auf die Männergeschichte bzw. die Männergesundheitsgeschichte.

In der Umbruchphase der 1960er und 1970er Jahre brachten die Sozialwissenschaften eine neue Sichtweise auf ‚Behinderung' in den gesellschaftlichen Diskurs ein. Rund zwei Jahrzehnte waren seit der organisierten Tötung von Menschen mit Behinderungen vergangen, und die Aufarbeitung hatte erst schüchtern eingesetzt. Seit den 1990er Jahren begannen sich interdisziplinäre Forschergruppen unter dem Label der Disability Studies verstärkt mit Behinderung auseinanderzusetzen. Ihre Ausgangsbasis bildet die Erkenntnis, dass ‚Behinderung' keine rein medizinische Kategorie sein kann und sich als komplexer Begriff nur unter Einbeziehung gesellschaftlicher Umgangsweisen und Deutungen erschließen lässt. Ergänzt wurde diese Forschungsrichtung von der Disability (bzw. Dis/ability) History, die aus der Behindertenbewegung hervorging und die Perspektive betroffener Personen ins Zentrum stellte. Erst in jüngerer Zeit hat die Disability History ihr Forschungsfeld auf die Vormoderne ausgeweitet, im deutschen Sprachgebiet vor allem durch die Gruppe um Cordula Nolte in Bremen.[14]

Bisher gibt es kaum Forschungen, die sich spezifisch mit blinden Personen als einer eigenen Minderheitengruppe in der Vormoderne beschäftigen. Eine

12 Vgl. HStAM, Bestand Hohes Hospital Merxhausen M229, Aktenbündel 1748.08.12, und LWVH, Bestand Hohes Hospital zu Haina H13, Aktenbündel 1759.08.06.

13 LWVH, Bestand Hohes Hospital zu Haina H13, Aktenbündel 1791.03.15, darin Beschluss der Obrigkeit vom 21.2.1838.

14 Vgl. Frohne (2017), S. 54–56; vgl. auch Schmidt (2017).

der wenigen Studien zu diesem Thema, die zwar nicht die Zeit vor 1800, aber zumindest die direkt daran anschließende Epoche untersucht, ist die detaillierte Analyse von Friedrich Dreves. Er legt dar, dass seit den 1780er Jahren erste Blindenschulen in Europa entstanden, die mit einer veränderten Wahrnehmung blinder Personen einhergingen. Am Beispiel der Blindenfürsorge in Preußen geht er u.a. auf mehrere Biographien blinder Personen ein. Diese zeigen auf, dass die Chancen und Perspektiven von Blinden in engstem Zusammenhang mit ihrem sozialen Status, ihrem Geschlecht und der Epoche, in der sie lebten, standen.[15]

Die Disability History bezieht in die Auseinandersetzung mit ‚Behinderung' weitere Zuschreibungen wie Rasse, Armut und ganz besonders auch Geschlecht ein. Gerade in der Vormoderne drängt sich die Doppelperspektive auf diese beiden grundlegenden Differenzkonstrukte ‚Disability' und ‚Gender' besonders nachdrücklich auf. Die theologische, philosophische und letztlich auch medizinische Charakterisierung der beiden Geschlechter ging von einer tiefen Dichotomie, einer unterschiedlichen körperlichen, geistigen und moralischen Vollkommenheit von Frau und Mann aus. Vor diesem Hintergrund ist grundsätzlich zu erwarten, dass Disability „mit der in der vormodernen Gesellschaftsordnung vorgesehenen Ungleichheit der Geschlechter auf verschiedenen Ebenen korrespondierte".[16]

Eine analoge Dekonstruktion vermeintlich rein medizinischer Kategorien brach sich bekanntlich in den Gender Studies Bahn. Innerhalb der Gender Studies nimmt die Männergeschichte eine Sonderstellung ein, da sie sozusagen jenen Genderzustand in den Blick nimmt, der eben nicht das Besondere ausmacht.[17] Dass auch der männliche Körper und seine Leiden nicht auf eine rein biologische Ebene reduziert werden können, wird allerdings erst in den letzten Jahrzehnten eingehender untersucht. Es ist allen voran das Verdienst von Martin Dinges, die Männergesundheitsgeschichte als eigenen wissenschaftlichen Bereich im deutschsprachigen Raum etabliert zu haben.[18]

Der Wunsch nach Erwerbstätigkeit

Wie könnte die Biographie von Valentin Kratz für die Männergesundheitsgeschichte nutzbar gemacht werden? Im Lebenslauf wie auch in den Eingaben fällt vor allem sein starker Wille nach selbständiger Lebensführung auf. Sowohl in mehrfachen eigenständigen Reisen in die unbehütete Welt außerhalb

15 Vgl. Dreves (1998). Ich danke Herrn Prof. Robert Jütte herzlich für diesen Literaturhinweis.

16 Nolte (2017), S. 122.

17 Damit kommt der Männergeschichte eine Rolle innerhalb der Gender Studies zu wie der Ability History als Teil der Disability History, die in der Untersuchung von Nichtbehinderung ein Erkenntnispotential verortet. Vgl. Waldschmidt/Bösl (2017), S. 43–46.

18 Vgl. den Überblick zur Entwicklung dieses Spezialbereichs und seiner Forschungsfelder: Dinges (2015), auch Dinges (1998). Für meine Wahrnehmung dieses Themas war zudem die Arbeit von Maren Lorenz (1999) prägend.

des Hospitals als auch in der jahrzehntelangen selbständigen Erwerbstätigkeit kommt sie zum Ausdruck.

Die autobiographischen Bittschriften beleuchten die Selbstwahrnehmung von Behinderung im Zusammenhang mit der eigenen Arbeitsfähigkeit. Im Zentrum stand dabei oft der Wunsch, wenigstens mit Betteln ein Einkommen zu generieren oder zumindest zum eigenen Unterhalt beizutragen. Gerade mit Blick auf diese Argumentation sollte das Betteln ebenfalls als Form der Erwerbstätigkeit gedeutet werden. Eine zur Schau gestellte Behinderung kann vermehrt zu Mitleid und damit verbundenen Gaben führen, was gewissermaßen eine besondere Eignung von Personen mit sichtbaren Einschränkungen für diese Arbeit nach sich zog. Während die Obrigkeit im Verlauf der Frühen Neuzeit mit verschärften Maßnahmen gegen das Betteln ankämpfte, war eine sichtbare körperliche Beeinträchtigung zuweilen sogar eine der wenigen Möglichkeiten, trotz Betteleiverboten in den Besitz einer Sondererlaubnis zu kommen.[19] Das Betteln konnte demzufolge die Betroffenen auf unterschiedliche Weise dazu ermächtigen, selbst zu ihrem Lebensunterhalt beizutragen.

In einem weiteren Aktenbündel aus dem Bestand des Hohen Hospitals Haina berichtet ein gelähmter junger Mann, er sei als Vierjähriger eine Treppe hinuntergefallen und „*dadurch zum Krüppel geworden*". Er konnte von da an seine Glieder nicht mehr strecken, gebrauchte zwei Krücken als Gehhilfen, litt unter Gliederkrämpfen und musste sich, wie er es ausdrückte, „*mein Stückchen Brod Vor den Thüren gar sauer und mühsahm suchen*".[20] Der Bittsteller bezeichnete sich zwar als Krüppel, bezog seine Behinderung aber vorerst nur auf seine eingeschränkte Gehfähigkeit. Dagegen war er zu diesem Zeitpunkt in der Lage, sein Überleben mit Betteln zu sichern, und demnach nicht vollständig hilflos. Will man dieser Bittschrift folgen, veränderte sich mit verschlechternder körperlicher Befindlichkeit seine Selbstwahrnehmung. Der Mann fühlte sich von Tag zu Tag schwächer, so dass er sich trotz der Krücken kaum noch fortbewegen konnte. Durch seine körperliche Einschränkung fiel die Bettelei als einzige Verdienstmöglichkeit letztlich weg. Erst jetzt nahm er sich selbst als vollständig hilflos wahr und wollte in ein Hospital aufgenommen werden.

Wurde der Wunsch nach eigener Erwerbstätigkeit ausschließlich von Männern formuliert? Die Quellenlage ist zu lückenhaft, um eine Auswertung der seltenen Ego-Dokumente nach dem Geschlecht der Autorinnen und Autoren vornehmen zu können. Zumindest kann eine weitere autobiographische Schilderung einbezogen werden, die sich im Aktenbündel einer 15-jährigen weiblichen Jugendlichen befindet, die ins Hohe Hospital Merxhausen aufgenommen wurde. Der Lebensweg über Erkrankung, Verwaisung, Hilflosigkeit und Armut zeigt zahlreiche Übereinstimmungen mit Kratz, aber auch mit anderen Biographien von Bittstellerinnen und Bittstellern. Das Mädchen war den Attesten zufolge während einer Pockenerkrankung erblindet. Nachdem es selbst und seine vier Geschwister den Vater früh verloren hatten, verarmte die

19 Vgl. Dreves (1998), S. 65 und S. 68.
20 LWVH, Bestand Hohes Hospital zu Haina H13, Aktenbündel 1790.05.04.

Familie. Das blinde Mädchen sei nun auf Unterstützung anderer Mitmenschen angewiesen gewesen, da es, wie die Jugendliche klagt, „*weder mein liebes Brodt zu verdienen oder Vor anderer Leut Thüren zu holen nicht im stande*“ sei. Die Blindheit verunmöglichte dem Mädchen, einer eigenen Erwerbstätigkeit als Bettlerin nachzugehen. Den Brief unterzeichnet die Jugendliche mit ihrem Namen, dem sie hinzufügt: „*armes stockblindes Waisen Kindt*“.[21]

Offensichtlich war der Wunsch nach eigener Erwerbstätigkeit auch bei weiblichen Personen vorhanden. Entsprechend befanden sich unter den aufgegriffenen fahrenden Bettlern und „Landstreichern“ in verschiedenen europäischen Regionen des 18. Jahrhunderts zwischen 17 und 37 Prozent Frauen.[22] Von blinden Bettlern und Bettlerinnen ist allerdings nicht die Rede. Die Möglichkeiten, auf andere Art als mit Betteln Geld zu verdienen, waren für Frauen minimal und auf die wohlhabenderen Bevölkerungsschichten beschränkt. Im ausgehenden 18. und in der ersten Hälfte des 19. Jahrhunderts konnte Friedrich Dreves mehrere blinde Personen als Musiker nachweisen, darunter lediglich zwei Frauen: Mariane Kirchgessner (1770–1808), die als Virtuosin der Glasharmonika auf Tournee ging, und die Pianistin und Sängerin Maria Theresia Paradis (1759–1824), die in der Medizingeschichte als Patientin von Franz Anton Mesmer bekannt ist.[23] Beide Frauen wuchsen unter bevorzugten Bedingungen auf. Während Kirchgessner, die als Vierjährige „*in den Blattern*“ ihr Augenlicht verlor, von einem adeligen Mäzen gefördert wurde, lebte Paradis als Tochter eines Beamten am kaiserlichen Hof. Diesen beiden erfolgreichen blinden Frauen steht eine größere Zahl bekannter Musiker gegenüber, die aus ganz unterschiedlichen Bevölkerungsschichten stammten.[24] Blinde Personen, die aus ärmeren Verhältnissen kamen und mit eigener künstlerischer Tätigkeit ein Einkommen generieren konnten, waren in Dreves' Untersuchung ausschließlich männlich. Möglicherweise hing dieses Phänomen mit dem hohen Schutzbedürfnis von weiblichen Reisenden zusammen, die bei fehlendem Augenlicht gewalttätigen Übergriffen noch wehrloser ausgesetzt waren als blinde männliche Reisende.

Auch in der Akte von Valentin Kratz wird deutlich, dass er seinen Wunsch nach eigener Beteiligung an den Lebenshaltungskosten nicht rein strategisch formuliert. Die ursprüngliche Begründung, die Armenfürsorge in einem Hospital in Anspruch nehmen zu wollen, lautet in seinem ersten Aufnahmegesuch, „*mich in ein Lazareth, oder Hospital aufzunehmen, indem ich gantz auser Stand bin, mir etwas zu verdienen, und dadurch mein leben hinzubringen*“. Sein jammervoller Zustand, die eigene Hilflosigkeit und fehlende Arbeitsfähigkeit standen damals im Zentrum der Selbstdarstellung von Valentin Kratz.

21 HStAM, Bestand Hohes Hospital Merxhausen M229, Aktenbündel 1748.08.12 (Datum des Reskripts).

22 Vgl. Jütte (2000), S. 198.

23 Vgl. z. B. Siefert (1985).

24 Vgl. Dreves (1998), S. 185–187, 246, 233 f., 551–553.

Das ‚typisch Männliche' im Kontext der Geschlechterrollen

Die zweite Bittschrift setzt rückblickend mit einer Selbstwahrnehmung des damals jungen blinden Mannes ein. Nur widerwillig trat der junge Mann in das Hospital zu Haina ein, ja die von ihm initiierte Reise hinterlässt den Eindruck eines letzten, sehr betrübten Abschieds von seinem Freundeskreis vor dem sozialen Aus. Kratz fühlte sich unter seinen Verwandten und Freunden aufgehoben, auch wenn sie finanziell nicht mehr für ihn aufkommen konnten. Doch dann bot sich ihm eine Alternative. Sehen wir uns diesen Moment nochmals genauer an: Der fremde Musikmeister näherte sich dem blinden jungen Mann und fragte ihn nach seinem Befinden. Der Musikmeister nahm Kratz der Schilderung zufolge nicht als hilflosen Behinderten wahr, sondern als traurige Person, mit der er ein Gespräch führen wollte. Der junge Kratz ließ sich auf die Kommunikation ein, schüttete sein Herz aus und nahm schließlich erleichtert das Angebot an, das ihm der Musikmeister machte. Er wollte ganz offensichtlich lieber selbständig bleiben und als reisender Musiker selber für seinen Unterhalt aufkommen, als abgesichert im Hospital zu leben.[25] Weder für den Musikmeister noch für Kratz selbst scheint in den folgenden Jahren die Blindheit ein Hindernis für die Wanderschaft oder das gemeinsame Musizieren gewesen zu sein. In all den Jahren war Kratz unterwegs und verdiente sich seinen Lebensunterhalt selbst, bis er schließlich als alter Mann erneut um eine Aufnahme bat. Da die gesellschaftlichen Umstände eine entsprechende Tätigkeit für alleinstehende weibliche Blinde verunmöglicht hätten, kann die Entscheidung zur selbständigen Lebensführung als männliches Empowerment im Sinne einer geschlechtsspezifischen Selbstermächtigung gedeutet werden.

Ein Blick in die Kindheit von Valentin Kratz lässt die Frage aufkommen, wie er überhaupt in die Lage geraten ist, Musikunterricht zu erhalten. Das Attest des Pfarrers verrät, dass Vater Kratz eine Mühle besessen hat.[26] Bevor der Vater verstarb, gehörte die Familie demzufolge im Dorf eher zu den Wohlhabenden. In seiner zweiten Bittschrift erwähnt Kratz, er habe in seiner Kindheit „*Flöte und Fioline spielen lernen*"[27] dürfen. Die Eltern ließen ihren blinden Jungen gleich zwei Instrumente erlernen, vermutlich im Wissen, dass er niemals ein Handwerk werde ergreifen können.[28] In einer Zeit, in der Mädchen kaum Berufsperspektiven offenstanden, lässt sich diese Förderung vermutlich als typisch für das männliche Geschlecht interpretieren: Männer hatten ihre Rolle mit einer Berufstätigkeit außerhalb des Hauses zu erfüllen, während Frauen mit Arbeiten innerhalb des Hauses ihrer Rolle nachkamen.[29]

25 Zu den harten Bedingungen wandernder Bettler vgl. Dreves (1998), S. 70.

26 LWVH, Bestand Hohes Hospital zu Haina H13, Aktenbündel 1791.03.15, darin Attest des Pfarrers vom 5.2.1791.

27 LWVH, Bestand Hohes Hospital zu Haina H13, Aktenbündel 1791.03.15, darin zweite Petition von Valentin Kratz vom 19.9.1835.

28 Zur Wahrnehmung der Bildungsfähigkeit von Blinden seit der zweiten Hälfte des 18. Jahrhunderts vgl. Dreves (1998), S. 79.

29 Vgl. hierzu die Analyse von Leichenpredigten durch Talkenberger (1998), S. 36–48.

Selbst die Form und die Inhalte seiner Bittschriften als alter Mann dürften eine männliche Spezifik aufweisen: Der selbstbewusste, zum Teil fast fordernde Ton der Eingaben weist auf eine Persönlichkeit hin, die Respekt und Achtung erfahren hat und weiß, was ihr zusteht. Kratz hatte die Welt gesehen, war 40 Jahre lang auf Wanderschaft gewesen. Statt von Almosen hatte er sich von seiner Hände Arbeit ernährt – zur Freude seiner Mitmenschen. Der hohe Stellenwert der Erwerbsarbeit in diesem Männerleben zu Beginn der Moderne weist Parallelen zu späteren autobiographischen Schilderungen von Männern auf.[30] Empowerment und damit verbundener Erfolg hatten dem einst jammervollen Blinden eine gesellschaftliche Stellung verschafft, sein Selbstbewusstsein gestärkt und seine Identität als Mann mit der Wahrnehmung seiner Geschlechterrolle stabilisiert.

Fazit

Die Bittschriften des blinden Valentin Kratz verdeutlichen, dass sowohl Männlichkeit als auch Behinderung als Konstrukte im Sinne von eigenen und fremden Wahrnehmungen und Zuordnungen gelesen werden können. Die beiden Konstrukte stehen allerdings in einem Spannungsverhältnis: Die Blindheit stellt sich der Arbeitsfähigkeit und Selbständigkeit als typisch männliche Charakteristika entgegen, die in diesem Beispiel im Zentrum stehen. Das traditionelle männliche Selbstverständnis wird durch die Behinderung zur Besonderheit und daher besser greifbar. Indem Valentin Kratz seine Blindheit als Behinderung überwindet, gelingt es ihm, einem Lebensentwurf nachzuleben, der in weiten Teilen den gesellschaftlichen Erwartungen an eine männliche Geschlechterrolle entspricht. In der persönlichen biographischen Geschlechtsidentität spiegelt sich somit die gesellschaftlich unterschiedliche Wahrnehmung und Behandlung der Geschlechter. Dieser historisch-kulturelle Kontext ermöglicht, das ‚typisch Männliche' besser wahrzunehmen, zu verstehen und zuzuordnen.

Bibliographie

Archivalien

Archiv des Landeswohlfahrtsverbandes Hessen, Kassel (LWVH)
Bestand Hohes Hospital zu Haina H13

Hessisches Staatsarchiv Marburg (HStAM)
Bestand Hohes Hospital Merxhausen M229

30 Vgl. Hoffmann (2007).

Literatur

Dinges, Martin: Einleitung: Geschlechtergeschichte – mit Männern! In: Dinges, Martin (Hg.): Hausväter, Priester, Kastraten: Zur Konstruktion von Männlichkeit in Spätmittelalter und Früher Neuzeit. Göttingen 1998, S. 7–28.

Dinges, Martin: Männergesundheitsgeschichte – Zur Entstehung eines Forschungsfeldes. In: Medizinhistorisches Journal 50 (2015), S. 1–40.

Dreves, Friedrich: „…leider zum größten Theile Bettler geworden …“. Organisierte Blindenfürsorge in Preußen zwischen Aufklärung und Industrialisierung (1806–1860). Freiburg/Brsg. 1998.

Friedrich, Arnd; Sahmland, Irmtraud; Vanja, Christina (Hg.): An der Wende zur Moderne: Die hessischen Hohen Hospitäler im 18. und 19. Jahrhundert. Festschrift zum 475. Stiftungsjahr. (= Historische Schriftenreihe des Landeswohlfahrtsverbandes Hessen, Quellen und Studien 14) Petersberg 2008.

Frohne, Bianca: Vor welchen Herausforderungen steht eine Dis/ability History der Vormoderne? Moderne Begriffe und Definitionen – so unentbehrlich wie problematisch. In: Nolte, Cordula u.a. (Hg.): Dis/ability History der Vormoderne. Ein Handbuch. Affalterbach 2017, S. 52–58.

Hoffmann, Susanne: Erwerbsarbeit – Risiko und Ressource für die Gesundheit von Männern: Sechs Autobiographien aus dem 20. Jahrhundert. In: Dinges, Martin (Hg.): Männlichkeit und Gesundheit im historischen Wandel ca. 1800-ca. 2000. (= Medizin, Gesellschaft und Geschichte, Beiheft 27) Stuttgart 2007, S. 243–258.

Jütte, Robert: Vom Hospital zum Krankenhaus: 16.–19. Jahrhundert. In: Labisch, Alfons; Spree, Reinhard (Hg.): „Einem jeden Kranken in einem Hospitale sein eigenes Bett“. Zur Sozialgeschichte des Allgemeinen Krankenhauses in Deutschland im 19. Jahrhundert. München; Zürich 1996, S. 31–50.

Jütte, Robert: Arme, Bettler, Beutelschneider: Eine Sozialgeschichte der Armut. Weimar 2000.

Lorenz, Maren: Kriminelle Körper – Gestörte Gemüter. Die Normierung des Individuums in Gerichtsmedizin und Psychiatrie der Aufklärung. Hamburg 1999.

Nolte, Cordula: Die Analysekategorien Dis/ability und Gender gehören zusammen. In: Nolte, Cordula u.a. (Hg.): Dis/ability History der Vormoderne. Ein Handbuch. Affalterbach 2017, S. 122f.

Ritzmann, Iris: „Die der Welt und sich selbst zur Last sind“ – Behinderte Kinder und Jugendliche in der Frühen Neuzeit. In: traverse. Zeitschrift für Geschichte/Revue d’histoire 13 (2006), H. 3, S. 73–86.

Ritzmann, Iris: Sorgenkinder. Kranke und behinderte Mädchen und Jungen im 18. Jahrhundert. Köln 2008.

Schmidt, Patrick: Bettler, Kriegsinvaliden, Körpersensationen: Beeinträchtigte Menschen in printmedialen Diskursen des 17. und 18. Jahrhunderts. (= Disability History 5) Frankfurt/Main 2017.

Siefert, Helmut: Mesmer und die ‚Jungfer Paradis‘. Überlegungen zum Abbruch einer Psychotherapie aus heutiger Sicht. In: Schott, Heinz (Hg.): Franz Anton Mesmer und die Geschichte des Mesmerismus. Stuttgart 1985, S. 174–184.

Talkenberger, Heike: Konstruktion von Männerrollen in württembergischen Leichenpredigten des 16.–18. Jahrhunderts. In: Dinges, Martin (Hg.): Hausväter, Priester, Kastraten: Zur Konstruktion von Männlichkeit in Spätmittelalter und Früher Neuzeit. Göttingen 1998, S. 29–74.

Vanja, Christina: Homo miserabilis. Das Problem des Arbeitskraftverlustes in der armen Bevölkerung der Frühen Neuzeit. In: Münch, Paul (Hg.): ‚Erfahrung‘ als Kategorie der Frühneuzeitgeschichte. München 2001, S. 193–207.

Vanja, Christina: Supplikationen als Quelle der Patientengeschichte. In: Friedrich, Arnd; Sahmland, Irmtraud; Vanja, Christina (Hg.): An der Wende zur Moderne: Die hessischen Hohen Hospitäler im 18. und 19. Jahrhundert. Festschrift zum 475. Stiftungsjahr. (= Histo-

rische Schriftenreihe des Landeswohlfahrtsverbandes Hessen, Quellen und Studien 14) Petersberg 2008, S. 163–172.
Vanja, Christina: Die Sichtweise eines Küchenmeisters. Menschen mit Behinderungen im Spiegel frühneuzeitlicher Quellen zur Alltagsversorgung im hessischen Hospital Haina. In: Nolte, Cordula (Hg.): Phänomene der ‚Behinderung' im Alltag. Bausteine zu einer Disability History der Vormoderne. Affalterbach 2013, S. 213–235.
Waldschmidt, Anne; Bösl, Elsbeth: Nacheinander/Miteinander: Disability Studies und Dis/ability History. In: Nolte, Cordula u. a. (Hg.): Dis/ability History der Vormoderne. Ein Handbuch. Affalterbach 2017, S. 40–49.

Bilanz und Perspektiven

Männlichkeiten

Praktiken und Diskurse zu Körper, Gesundheit und Krankheit (1500–1850)
Bilanz und Perspektiven

Pierre Pfütsch

Einführung

Der vorliegende Band trägt den Titel „Männlichkeiten in der Frühmoderne: Körper, Gesundheit und Krankheit". Vorrangige Idee bei der Konzeption des Sammelbandes und der vorausgehenden Tagung war es, „Körper", „Gesundheit" und „Krankheit" als Sonden zu nutzen, um einer bzw. auch mehreren gegebenenfalls existierenden spezifisch frühneuzeitlichen Männlichkeiten auf die Spur zu kommen – mehreren deshalb, weil man in den Gender Studies seit der Etablierung der Homosexualitätsforschung[1], spätestens aber seit Connells Konzept der hegemonialen Männlichkeit[2] davon ausgeht, dass es mehrere Männlichkeiten nebeneinander geben kann[3]. Männlichkeit soll dabei als narrative Struktur begriffen werden, die in jeder Epoche Prototypen ausformte, die sich dynamisch veränderten.[4]

Damit befinden wir uns in einem Feld, welches, wie in Martin Dinges' Einleitung zu diesem Band deutlich wird, in den letzten Jahren in ganz unterschiedlichen Richtungen vielfach von der Körper-, Medizin-, Sozial- und Emotionengeschichte bearbeitet worden ist.[5] Dabei hat sich aber auch gezeigt, dass über das Verhältnis von Gesundheitshabitus und Männlichkeit erst für den Zeitraum ab dem 19. Jahrhundert etwas grundsätzlicher nachgedacht wurde.[6] Diese für die Geschlechtergeschichte wichtigen Arbeiten haben verdeutlicht, dass Männer im Vergleich zu Frauen einen risikoaffineren Lebensstil haben, der ihrer Gesundheit abträglich ist. Sie trinken mehr Alkohol[7], arbeiten exzessiver[8] und suchen seltener einen Arzt auf[9]. Gleichzeitig klagen sie weniger über Krankheiten[10] und nutzten Bewegung lange

1 Zur Entwicklung siehe Hergemöller (1999), S. 13–19, sowie Martschukat/Stieglitz (2008), S. 33–50. Darüber hinaus Sigusch (2008), S. 144–165.
2 Vgl. Connell (1999).
3 Auch wenn sich Connells Konzept als wenig nützlich für die Geschichte der Frühen Neuzeit erwiesen hat. Vgl. Dinges (2005).
4 Vgl. Hilber (2019).
5 Dieser Text bezieht sich auch auf die Einleitung von Martin Dinges zu diesem Band, weshalb Belege für bereits Beschriebenes nicht wiederholt werden.
6 Grundlegend der Band von Dinges: Männlichkeit (2007).
7 Vgl. Spode (2007).
8 Vgl. Hoffmann (2007); Lengwiler (2007).
9 Vgl. Dinges: Immer schon 60 % Frauen (2007).
10 Vgl. Bründel/Hurrelmann (1999), S. 135.

Zeit stärker als Gesundheitsressource[11]. Die Erweiterung des Beobachtungszeitraums dieses Untersuchungsgegenstandes auf die Frühe Neuzeit sollte es ermöglichen, die Erkenntnisse für einen anderen Zeitraum zu überprüfen. Dadurch sollten zum einen zeitspezifische Charakteristika herausgearbeitet, zum anderen aber auch Kontinuitäten im Gesundheitsverhalten von Männern aufgezeigt werden. Die Frühe Neuzeit erscheint als Untersuchungszeitraum für geschlechterspezifische Fragestellungen von besonderem Interesse, da für diese Zeit der herrschende wissenschaftliche Diskurs noch nicht von einer so kontrastiv akzentuierten Geschlechterdichotomie ausgeht, die zunächst immer auf die Abgrenzung zum anderen Geschlecht fokussiert. Davon abgesehen gilt sie als eine Epoche, die, zumindest für höhere gesellschaftliche Schichten, verstärkt Freiräume für eigene Lebensentwürfe zuließ[12] und damit auch (Selbst-)Reflexionen über Gesundheits- und Krankheitspraktiken förderte. Die Frühe Neuzeit wurde im vorliegenden Sammelband bewusst großzügig definiert (ca. 1500–1850), da gerade die Körper- und die Kulturgeschichte von Gesundheit und Krankheit keine festen Zäsuren kennen und fließende Übergänge daher passender sind.

Es sollte zunächst aus einer patienten- und körpergeschichtlichen Perspektive heraus gefragt werden, wie Männer im Kontext von Gesundheit und Krankheit mit ihrem Körper umgingen. Das bedeutet konkret: Welches gesundheitsförderliche Verhalten praktizierten sie? D. h. wie ernährten sie sich, welcher Form der Bewegung gingen sie nach, wie viel arbeiteten sie, welche diätetischen Maßnahmen praktizierten sie noch? Darüber hinaus sollte auch das Krankheitsverhalten von Männern thematisiert werden. Unter welchen Umständen nahmen sie medizinische Hilfe in Anspruch? Welche Formen der Selbstmedikation nutzten sie und wie sah ihre Rolle im und am Krankenbett aus? Achteten sie auf ihre psychische Gesundheit? Über die Vielzahl von Körperpraktiken hinaus ging es aber auch um die Frage nach den Wissensbeständen. Welches Wissen hatten Männer über die Auswirkungen ihres Gesundheits- und Krankheitsverhaltens, über Hygiene und den Verlauf von Krankheiten? Und ganz besonders hat dabei interessiert, wie sie dieses Wissen im Alltag umsetzten. Wie war überhaupt das Verhältnis zwischen Norm und Praxis? In einem zweiten Schritt sollte methodisch der Frage nachgegangen werden, inwieweit das Gesundheits- und Krankheitsverhalten als Form eines *doing masculinity*[13] gedeutet werden kann und welche Rückschlüsse daraus auf die Vorstellungen von Männlichkeit in der Frühen Neuzeit gezogen werden können. Und hier sind wir wieder bei der Ausgangsfrage: Gab es einen spezifisch

11 Vgl. Robert Koch Institut (2014), S. 97–104.

12 Vgl. Stolberg (2015), S. 33.

13 Genauer zum Konzept von Doing Gender vgl. Gildemeister (2008). Demnach zielt Doing Gender „darauf ab, Geschlecht bzw. Geschlechtszugehörigkeit nicht als Eigenschaft oder Merkmal von Individuen zu betrachten, sondern jene *sozialen Prozesse* in den Blick zu nehmen, in denen ‚Geschlecht' als sozial folgenreiche Unterscheidung hervorgebracht und reproduziert wird" (S. 137). Hervorhebung im Original.

männlichen Gesundheitshabitus oder auch mehrere – und wenn ja, wie sahen diese aus?

Im Folgenden soll der Versuch unternommen werden, mit Rückgriff auf die Beiträge dieses Bandes zumindest Ansätze von Antworten auf die gestellten Fragen zu formulieren. Zuvor sollen aber noch zwei grundlegende Überlegungen angestellt werden.

Quellenproblematik

In den vorliegenden Beiträgen wurde eine Vielzahl von unterschiedlichen Quellen zur Annäherung an die genannten Fragestellungen präsentiert. Neben literarischen Texten und Gebeten waren es v. a. Selbstzeugnisse und von Experten verfasste Schriften, beispielsweise medizinische Traktate. Letztere ermöglichten nicht nur einen Einblick in medizinische, pädagogische oder theologische Wissensbestände, sondern gewährten darüber hinaus auch Zugang zu normativen Männlichkeitsvorstellungen ihrer jeweiligen Entstehungszeit. Diese Art von Quellen liegt – im Vergleich zu den Selbstzeugnissen – auch für die Frühe Neuzeit in relativ großer Zahl vor, so dass man zumindest von der Verbreitung einzelner Ideen und Konzepte innerhalb bestimmter, v. a. gebildeter Schichten ausgehen kann. In den Selbstzeugnissen – hier in erster Linie Tagebücher und Briefe – wurden vielfältige Verhaltensweisen im Kontext von Gesundheit und Krankheit herausgearbeitet. Ernährungsgewohnheiten, körperliche Betätigung, Selbstmedikation oder auch die Nutzung des medizinischen Marktes wurden oft thematisiert. Ein direkter Rückschluss auf historische „Wirklichkeiten" ist nur nach sorgfältiger Quellenkritik möglich. Gerade die Subjektivität solcher Schilderungen ist für die Forschung von Vorteil, wenn man sich bewusst ist, dass sich hier „individuelle Erfahrungen, Erwartungen und Sinnstiftungsbedürfnisse miteinander verbinden".[14] Die Funktion des Aufschreibens ist an dieser Stelle nochmals explizit hervorzuheben. So kann das schriftliche Festhalten von Krankheitserfahrungen als eine mögliche Bewältigungs- bzw. Verarbeitungsstrategie gedeutet werden. Erweiterte Forschungsperspektiven ergeben sich nicht zuletzt auch durch die Erschließung neuer Quellen für altbekannte Fragen. Michael Stolberg hat erst vor kurzem die Auseinandersetzung mit bildlichen Darstellungen für eine interdisziplinäre Ausrichtung einer Gesundheitsgeschichte der Frühen Neuzeit angeregt.[15] Vielleicht liegt hierin ein Potential für zusätzliche Forschungserkenntnisse.

14 Vgl. Thießen (2015), S. 207.
15 Vgl. Fehlner (2019).

Theoretischer Rahmen

Gerade die Analyse der Selbstzeugnisse wirft die Frage auf, was ‚Umgang mit Gesundheit und Krankheit' eigentlich genau heißt. Konkret geht es um die Fragen, wie Gesundheit und Krankheit subjektiv gedeutet wurden und was spezifisch für die Erhaltung der Gesundheit bzw. zur Bekämpfung von Krankheit getan wurde.

Wie kann man diese Fragestellungen nun methodisch-theoretisch fassen? Meines Erachtens ist es naheliegend, sich hier noch mal etwas eingehender mit der historischen Praxeologie auseinanderzusetzen, auch wenn man diese durchaus kritisch als einen Teil der historischen Anthropologie in neuem Gewand bezeichnen könnte. Demnach wird das Soziale, und darunter lässt sich auch Männlichkeit subsumieren, erst in praktischen Vollzügen performativ erzeugt. Praktiken sind dabei zunächst einmal „nichts anderes als Körperbewegungen".[16] Zu Praktiken im Sinne der Praxeologie werden sie dann, wenn sie, so der Soziologe Andreas Reckwitz, typisiert, routinisiert und sozial verstehbar sind.[17] Praxeologisch betrachtet sind Praktiken erst dann Praktiken, wenn sie von anderen als solche gedeutet und verstanden werden. Das heißt aber auch, dass in den Handlungen bestimmtes Wissen inkorporiert ist, welches von den Akteuren – teilweise unbewusst – genutzt wird.[18] Im Sinne der Praxeologie konstituieren sich Subjekte erst durch das Abrufen dieses Wissens und den Vollzug der Handlungen.[19] Männlichkeitstheoretisch bedeutet dies nun, dass eine spezifische Männlichkeit mittels Durchführung von Praktiken erst hervorgebracht wird und sich im Sinne einer *doing masculinity* verstehen lässt. So lassen sich nicht nur männliche und weibliche Praktiken geschlechterspezifisch deuten, sondern man kann auch verschiedenen Männlichkeiten und Weiblichkeiten auf die Spur kommen. An dieser Stelle muss auch auf den nicht unwichtigen Unterschied zwischen dem ‚Gesundheitsverhalten von Männern' und ‚männlichem Gesundheitsverhalten' hingewiesen werden. Wenn man das Gesundheitsverhalten von Männern beschreibt, heißt das zunächst einmal nichts anderes, als Praktiken, die von Männern durchgeführt wurden, in den Blick zu nehmen. Betrachtet man jedoch männliches Gesundheitsverhalten, ist dies hingegen performativ zu verstehen. Die Praktiken dienen bei dieser Betrachtungsweise dazu, Männlichkeit herzustellen.

Das heißt wiederum für die hier bearbeiteten Fragestellungen, dass dem Gesundheits- und Krankheitsverhalten der von den Autoren vorgestellten Einzelpersonen bestimmte Sozialisationsmuster und Wissensaneignungen vorausgegangen sein müssen, ohne die der Vollzug der Handlungen nicht möglich wäre. Der Konnex zwischen Wissensbeständen und Handlungspraktiken wird dadurch ganz besonders deutlich. Dass sich gerade in der Geschichtswis-

16 Reckwitz (2003), S. 290.
17 Vgl. Reckwitz (2008), S. 112.
18 Vgl. Reckwitz (2003), S. 290.
19 Vgl. Reichardt (2007), S. 58.

senschaft Selbstzeugnisse für eine praxeologisch inspirierte Deutung anbieten, hat Annika Raapke unlängst eindrücklich gezeigt.[20]

Was ist nun konkret der Vorteil der historischen Praxeologie für den Zugang zur Männergesundheitsgeschichte? Meines Erachtens stellt die Praxeologie die Bedeutung des Körpers in der Alltagsgeschichte in den Vordergrund. Damit verortet sie sich zwischen Positionen, die auf der einen Seite nur die Bedeutung des Subjekts[21] betonen, und auf der anderen Seite solchen, die nur auf der „Wirkmächtigkeit von Strukturen"[22] beharren, wie Dagmar Freist unlängst herausgestellt hat. Darüber hinaus lässt sich mit dem Ansatz der Praxeologie, und das ist bei längeren Untersuchungszeiträumen nicht unwichtig, historischer Wandel gut fassen. So sind soziale Praktiken permanent einem Überschreibungs- bzw. Transformationsprozess unterworfen, der dazu führt, dass sich eingeübte Denk- und Handlungsweisen verändern und im praktischen Vollzug immer neu hervorbringen. Daraus ergeben sich „Spannungen und fruchtbare Reibungen, die Reflexivität und Kritik ermöglichen und somit eine Voraussetzung gesellschaftlichen Wandels bilden".[23] Und wenn unser Fokus noch etwas stärker auf den Wandel von Praktiken gelegt werden würde – das wäre bereits eine erste Perspektive für weitergehende Forschungen –, dann könnte es vielleicht auch gelingen, diesen langen Zeitraum von 350 Jahren noch einmal aufzubrechen, zu differenzieren und zu periodisieren. Dies könnte allerdings nur durch eine systematische Analyse bestimmter Gesundheitspraktiken in diachroner Perspektive gelingen.

Die Frage nach dem männlichen Gesundheitshabitus der Frühen Neuzeit

Versucht man sich den aufgeworfenen Fragestellungen anzunähern, lässt sich innerhalb der Beiträge dieses Buchs zunächst eine große Bandbreite an unterschiedlichsten Gesundheits- und Krankheitspraktiken ausmachen. Als gesundheitsförderliche Maßnahmen – bzw. solche, die wir heute so begreifen – begegnen uns immer wieder an die *sex res non naturales* angelehnte diätetische Praktiken, sei es die Einschränkung des Alkoholkonsums oder auch die Bewegung im Freien. Die Auswirkungen von Arbeit auf die Gesundheit werden ebenfalls facettenreich geschildert, wobei – erinnert sei an Karl Wilhelm Idelers Vorstellung des rechten Maßes zwischen körperlicher und geistiger Arbeit – auch hier die Ideen des Maßhaltens aus der Humoralpathologie Anwendung fanden.[24] Als Körperpraktik nahm bei Männern die Sexualität einen wichtigen Platz ein, insbesondere im Militär, wie Kim Kristin Breitmoser am Beispiel von Johann Friedrich Carl Paris herausgearbeitet hat. Paris führte

20 Vgl. Raapke (2015), insbesondere S. 245, sowie Raapke (2019).
21 Vgl. Freist (2015), S. 19.
22 Freist (2015), S. 19.
23 Freist (2015), S. 21.
24 Vgl. Bergdolt/Keil (1991).

seine Besuche bei Prostituierten und seine sexuellen Kontakte mit der festen Partnerin nebeneinander auf. Offen bleibt, ob dies dem Wunsch entsprach, literarischen Modellen zu genügen, oder auf psychologische Abspaltung verweist. Sexualität wird hier neben dem Militärdienst als besonders geeignete Praxis zur Herstellung von Männlichkeit gedeutet. Dies erkennt man auch bei Joseph Boruwłaski. Für ihn war Sexualität für die eigene Männlichkeitsvorstellung geradezu konstitutiv. Ein reflexives Körperverständnis lässt sich auch aus den Ausführungen von Andrea Bendlage ableiten, die Johann Hagendorns Blick auf Schönheit und Männlichkeit analysiert. Dabei wird dessen eigene Lebenslage als mögliches Motiv für das Interesse an der Beschreibung der Körper zum Tode Verurteilter erkennbar.

Noch mehr als über das Gesundheitsverhalten von Männern erfährt man durch die Lektüre der Beiträge über das Verhalten im Krankheitsfall. Offenbar finden sich in den Selbstzeugnissen dementsprechend mehr Ausführungen zu Krankheit als zu Gesundheit. Das ist ein eindeutiges Indiz dafür, dass auch in der Frühen Neuzeit Gesundheit als Normalzustand und Krankheit als Abweichung, über die es eher zu berichten galt, angesehen wurde. Auch zeigen sich unterschiedlichste Ansätze, mit Krankheiten umzugehen. Es wurden verschiedene Formen der Selbstmedikation angewendet, unterschiedlichste Personen auf dem Heilermarkt[25] kontaktiert und mannigfaltige Behandlungsformen in Anspruch genommen. Auch das autobiographische Schreiben über die eigene Krankheit kann, wie bereits angedeutet, als eine Gesundheitsressource begriffen werden. Carolin Schmitz zeigt darüber hinaus auf, dass nicht nur das Schreiben über Krankheiten möglich und wichtig war, sondern auch das Sprechen – und dies bemerkenswerterweise auch in homosozialen Gruppen über durchaus sensible Themen wie Impotenz. Man könnte hier von einer Frühform der Selbsthilfe sprechen.

Sandra Müller kommt in ihren Ausführungen vielleicht zu dem etwas zu weitgehenden Schluss, dass sich Männlichkeiten in der Frühen Neuzeit hinsichtlich Gesundheit und Krankheit durch das Versprachlichen von Krankheit, Tod und Sorge vor allem auf der diskursiven, weniger jedoch auf der praktischen Ebene von Pflegen und Umsorgen auszeichneten. Das bezieht sich aber nicht, wie gerade beschrieben, auf das Verhalten bei eigener Krankheit, sondern vielmehr auf das Tätigwerden bei Krankheiten Dritter. Zusammengefasst könnte man also sagen, dass die notwendigen Wissensbestände in der Regel durchaus vorhanden waren, diese jedoch nicht in Praktiken zugunsten Dritter überführt wurden. Damit deuten sich hier erste geschlechterspezifische Unterschiede an. Die konkrete Pflegearbeit wurde demnach überwiegend von Frauen geleistet – wobei es hierfür auch genügend Gegenbeispiele gibt.[26]

Die Frage, welches Wissen Männer über die Auswirkungen ihres Gesundheits- und Krankheitsverhaltens, über Hygiene und den Verlauf von Krankheiten hatten, ist nur schwer zu beantworten, da wir kaum Kenntnisse über die

25 Zur Herausbildung der Ärzteschaft in der Frühen Neuzeit vgl. Stolberg (2015).
26 Beispielsweise Eschels (2006), S. 73.

Rezeption medizinischer Schriften oder die Aneignung des darin enthaltenen Wissens haben. Gleichwohl zeigt aber Sylvia Wehren, dass in der Spätaufklärung die Vermittlung eines angemessenen Gesundheitsverhaltens ein durchaus wichtiger Gegenstand bei der Erziehung von bürgerlichen Jungen war. Im Werk Karl Wilhelm Idelers erscheint Diätetik implizit als ein wichtiges Instrument zur Herstellung einer gelungenen Männlichkeit. Von dieser idealen Männlichkeit abweichend skizzierte er aber auch verschiedene Formen misslungener Männlichkeit zwischen den idealtypischen Polen des Gelehrten und des Athleten. Beide stellen in der von Ideler stereotyp zugespitzten Form ein Extrem dar, das die gesellschaftlichen Erwartungen an einen Mann nicht erfüllen kann, weil entweder die geistige Leistung oder die körperliche Kraft vernachlässigt werden würde. Vorstellungen über den Zusammenhang von Männlichkeit, Gesundheit und Krankheit waren also im gesellschaftlichen Diskurs durchaus vorhanden.

All diese Ausführungen zu vorrangig männlichen Gesundheits- und Krankheitspraktiken sowie Wissensbeständen von Männern können in dieser Form jedoch nur erste Indizien für die Frage nach einem gegebenenfalls vorhandenen männlichen Gesundheitshabitus in der Frühen Neuzeit sein. Für weitergehende Aussagen sind die Ergebnisse noch zu fragmentarisch. Einen weiteren Erkenntnisgewinn kann meiner Meinung nach nur die systematische Einbeziehung zusätzlicher Untersuchungskategorien bringen. Dadurch wird zwar die Analyse zunächst komplexer, doch es werden zugleich irrelevante Faktoren ausgeblendet, was den Erkenntnisgewinn befördern könnte. Während Martin Dinges sich in seiner Einführung für das Lebensalter als eine wichtige Strukturkategorie starkmacht, legen die Beiträge des Bandes allen voran die Auseinandersetzung mit religiöser Zugehörigkeit und dem gesellschaftlichen Stand nahe. Bei Fabian Brändles Aufsatz kann man sehen, dass der Kannengießer Augustin Güntzer aus religiösen Gründen auf den ausschweifenden Konsum von Alkohol verzichtet und u. a. damit einem alternativen – religiös geprägten – Männlichkeitsbild zu entsprechen versucht. Dabei bleibt jedoch unklar, inwieweit er gesundheitliche Sichtweisen beim Verzicht auf Alkohol überhaupt mitbedachte. Auf einen anderen Aspekt parareligiöser Männlichkeit im Horizont von Körper, Gesundheit und Krankheit weist B. Ann Tlusty hin. Sie zeigt nicht nur ein Offensein für religiöse Zauberpraktiken, wie es sich vielleicht ebenso bei Frauen finden ließ, sondern sie verweist auch auf die Suche nach hypermaskuliner Stärke und dem Schutz vor Verwundung. Mark Häberlein bestätigt die Ergebnisse Katharina Ernsts[27], dass Pietisten Krankheiten zwar als göttliche Prüfungen betrachteten, sie aber nicht einfach hinnahmen, sondern sich dagegen wehrten. Gerade in der Neuen Welt mussten sie sich gegen vielfältige Gesundheitsgefahren zur Wehr setzen, um ihre Männlichkeit aufrechterhalten zu können. Robert Jüttes Ausführungen verdeutlichen die Bedeutung des Körpers für Fragen nach Männlichkeit im religiösen Diskurs. Mit Verweis auf Formen der Menstruation beim jüdischen

27 Vgl. Ernst (2003).

Mann wurde im christlichen Umfeld seit dem Spätmittelalter jüdische Männlichkeit abgewertet. Zeitgleich konstruierte man im Judentum aber ein Gegenbild zur christlichen Männlichkeit, welches sich dadurch auszeichnete, dass dem jüdischen Mann Schönheit allein über die Gelehrsamkeit zugeschrieben wurde. Dieses alternative jüdische Männlichkeitsbild war auch bei den christlichen Zeitgenossen bekannt, wie die Ergebnisse Michaela Schmölz-Häberleins zeigen. Die Auswertung von Attesten jüdischer Männer hat nämlich offengelegt, dass die konsultierten Ärzte oft auf den Topos des studierenden und vorrangig sitzenden Juden rekurrierten. Dementsprechend diagnostizierten sie damit im Zusammenhang stehende Krankheiten wie Hämorrhoiden oder auch Schwindel.

Noch größere Relevanz als die Religion bei der Auseinandersetzung mit einem möglichen männlichen Gesundheitshabitus hat vermutlich aber der Stand, denn hier lassen sich deutliche Unterschiede im Gesundheits- und Krankheitsverhalten zwischen den einzelnen Protagonisten der verschiedenen Beiträge erkennen. Gregor Schuhen zeigt anhand des literarischen Diskurses den Umgang mit Männlichkeit und Krankheit in der romanischen Literatur. Ihm zufolge stammen kranke Männer, sofern sie überhaupt thematisiert werden, immer aus den unteren, allenfalls den bürgerlichen Schichten. Dies bleibt kontinuierlich vom Mittelalter bis zu Beginn des 19. Jahrhunderts so. Offenbar hatten leitbildgerechte Männlichkeiten auch in der Frühen Neuzeit bereits gesund und erfolgreich zu sein. Dass Gesundheit gerade für Männer unterer sozialer Schichten viel schwerer zu erreichen und zu erhalten war, verdeutlichen die Ausführungen von Paul Münch. Demnach hatten Handwerker und vor allem Bauern gar nicht die Möglichkeit gehabt, ein ausgeprägt reflexives Körperverständnis auszubilden, da ihre Lebenswirklichkeit und ihr Lebensalltag komplett von harter körperlicher Arbeit bestimmt wurden. Dementsprechend nahm die Auseinandersetzung mit Gesundheit und Krankheit auch nur einen sehr geringen Platz in ihrem Leben ein. In den Suppliken, die Alexandra-Kathrin Stanislaw-Kemenah untersucht hat, wird als Einstellung der männlichen Bittsteller zu ihrem Umgang mit Krankheit, Alter und Armut deutlich, dass sich solche Belastungen noch so lange aushalten ließen, wie man die männliche Rolle in der Gesellschaft annähernd ausfüllen konnte. Auffallend ähnlich verhielt es sich bei Joseph Boruwłaski, dem Untersuchungsgegenstand Heike Talkenbergers. Boruwłaski war gerade aufgrund seiner geringen Größe immer darauf bedacht, sich durchzusetzen und selbstbewusst sowie offen sein Selbstkonzept einer vollwertigen Männlichkeit zu vertreten. Und auch bei einer anderen körperlichen Einschränkung lässt sich diese Beobachtung machen: Der blinde Valentin Kratz ergab sich nämlich nicht einfach seinem Schicksal und fristete lebenslang ein Dasein im Spital. Er ging trotz seiner Einschränkung gemeinsam mit einem Musikmeister auf Wanderschaft und verdiente als Musiker sein Brot. Erst 40 Jahre später trat er wieder ins Spital ein, wie Iris Ritzmann herausgearbeitet hat. Hier zeichnet sich gegebenenfalls ein erster Anhaltspunkt an der Schnittstelle zwischen Männlichkeit und Gesundheitsverhalten ab. Demnach ließen sich Versuche der Überwindung von Krankheiten oder gesundheitlichen Einschränkungen als Männlichkeitsperformanzen deuten. Dies wird vor allem bei unteren sozialen Schichten deutlich und legt die Vermutung nahe, dass es für sie kaum andere Möglichkeiten gab, Männlichkeit herzustellen.

Dass, im Gegensatz zu den Bauern und Handwerkern, die gebildete Oberschicht und Adelige sich intensiv mit ihrem Körper, Gesundheit und Krankheit beschäftigten bzw. beschäftigen konnten, belegen beispielsweise die Analysen von Sabine Arend, Andreas Weigl und Michael Stolberg. Georg Ernst von Henneberg führte einen langen Briefwechsel mit seinem Leibarzt Thomas Erastus. Der Fürst erscheint als einer, der sich intensiv mit sich selbst beschäftigte und physische sowie psychische Veränderungen sensibel wahrnahm. Außerdem besaß er – letztlich auch aufgrund der Möglichkeiten, die ihm sein sozialer Stand bot – die Zeit und die nötige Bildung, um seine körperliche Verfassung zu reflektieren, und darüber hinaus hatte er das Geld, eine umfassende ärztliche Betreuung inklusive aller kurativen Maßnahmen in Anspruch zu nehmen. Das und ein souveräner Umgang mit Ärzten ließe sich, wollte man Connells Konzept der hegemonialen Männlichkeiten anwenden, als hegemoniales Verhalten deuten. Solch eine klassische, den höheren Ständen vorbehaltene Gesundheitspraktik stellt die Kur dar.[28] Arend kommt zum Schluss, dass Georg Ernst von Hennebergs Selbstverständnis als Mann in erster Linie von seinem Standesbewusstsein als Angehöriger des Adels bestimmt war. Die Protagonisten Andreas Weigls – alle der gebildeten Oberschicht zugehörig – reflektierten in ihren Aufzeichnungen mindestens einmal umfangreich ihren Umgang mit Krankheit. Auch das Krankheitstagebuch des Sieur Dubuisson-Aubenay, welches von Michael Stolberg analysiert wurde, zeigt sehr eindrücklich, mit welcher Intensität Männer der gebildeten Oberschicht sich der Beobachtung ihres eigenen Körpers hingeben konnten. Stolberg deutet diesen aufopferungsvollen Kampf gegen Krankheiten und das damit einhergehende Streben nach aktiver Kontrolle als graduell eher männliches Gesundheits- und Krankheitsverhalten. Seine Deutung korrespondiert wiederum mit den Ausführungen von Heike Talkenberger und Iris Ritzmann. Dieser Zusammenhang zeigt damit auch, dass es deutliche Gemeinsamkeiten im männlichen Gesundheitshabitus – auch über andere Kategorien als den Stand hinweg – geben konnte. Der Stand oder die religiöse Zugehörigkeit bildeten damit nur Möglichkeiten, graduell unterschiedliche Verhaltensweisen auszubilden, dies war aber nicht zwingend.

Männlichkeit ist in der Frühen Neuzeit also auch im Bereich von Körper, Gesundheit und Krankheit v. a. mit der Kategorie des Standes eng verbunden. Je nach Stand bildeten sich verschiedene Leitbilder von Männlichkeit heraus, die auch ein unterschiedliches Gesundheitsverhalten zuließen. Quasi die Spitze der Intensität in der Beschäftigung der Protagonisten dieses Bandes mit Gesundheit und Krankheit stellt der von Stefan Seitschek analysierte Kaiser Karl VI. dar. Bei ihm lassen sich – trotz seiner lediglich stakkatoartigen Kur-

28 Vgl. Pfütsch (2013), S. 33–36; Jütte (1991), S. 64; Döhner (1986), S. 68.

zausführungen – vielfache Auseinandersetzungen mit der eigenen Gesundheit und der Gesundheit anderer belegen. Man könnte also vermuten, dass der Raum für die Beschäftigung mit dem eigenen Körper, Gesundheit und Krankheit mit der sozialen Stellung zunahm.

Fazit

Gab es einen spezifisch männlichen Gesundheitshabitus in der Frühen Neuzeit? Eine klare Beantwortung der Frage mit ja oder nein fällt auch nach der Lektüre dieses Bandes alles andere als leicht. Zum einen ist deutlich geworden, dass es eben nicht ausreicht, nur isoliert das Gesundheitsverhalten von Männern zu analysieren. Eine gleich starke Berücksichtigung des Gesundheitsverhaltens von Frauen in der Analyse könnte hier immer wieder bestimmte Vorannahmen relativieren oder gar korrigieren. Unterbleibt dies, entsteht eine Leerstelle, die zu Spekulationen einlädt. Mit der Betrachtung von Frauen als Vergleichsgruppe könnte man darüber hinaus zeitlich frühen Hinweisen auf die bipolare Unterscheidung von Mann und Frau auf die Spur kommen und fragen, ob sich eine ausgeprägte Geschlechterdichotomie wirklich erst seit der Aufklärungsanthropologie in den Vorstellungen der Menschen durchgesetzt hat. An dieser Stelle muss zudem auch festgehalten werden, dass es bei der geschlechterspezifischen Betrachtung von Gesundheits- und Krankheitspraktiken immer nur um graduelle Differenzierungen geht, da es kein exklusiv männliches bzw. weibliches Gesundheits- und Krankheitsverhalten gab.

Noch wichtiger erscheint es jedoch, die eigentlich längst gängige Erkenntnis, dass Geschlecht eine mehrfach relationale Kategorie ist, ernst zu nehmen. Denn erst wenn man die Bedeutung von anderen Kategorien wie Alter, Stand, Religion oder „Behinderung" herausgearbeitet hat, lassen sich gesicherte Erkenntnisse über die Bedeutung von Geschlecht formulieren. Dies scheint mir, gerade für die Frühe Neuzeit, äußerst wichtig zu sein. Denn wie Sabine Schlegelmilch erst unlängst am Beispiel des Arztes Johannes Magirus (1615–1697) gezeigt hat, bot die frühneuzeitliche Gesellschaft die Möglichkeit, sich durch die Zugehörigkeit zu ganz unterschiedlichen Bezugsgruppen auszuzeichnen.[29] Diese Segregation war in einer ständischen Gesellschaft noch viel ausgeprägter als in der Moderne. Im Anschluss daran wäre also weitergehend zu fragen, ob dies für soziale Kategorien ebenso galt. Auch dadurch könnte die Bedeutung der Kategorie Geschlecht noch etwas differenzierter herausgearbeitet werden. Doch trotz all dieser Bedenken wurden in den Beiträgen auch viele Indizien vorgeführt, die für ein gewisses Muster an spezifisch männlichen Gesundheitspraktiken sprechen.[30] Inwieweit dieses Muster aber spezi-

29 Vgl. Schlegelmilch (2018), S. 28–89.

30 Dass es verfehlt wäre, generell von nur einem einzigen männlichen Leitbild in der Frühen Neuzeit auszugehen, deutet auch Annika Raapke an: „Es stünde hier somit ein aufgeklärter, vernunft- und disziplinbetonter Mensch der Frühmoderne, dem trotz seines

fisch frühneuzeitliche Züge trägt, ist meines Erachtens noch nicht ganz geklärt. Allerdings hat sich gezeigt, dass die größere Bedeutung der Geschlechterhierarchie in der Frühen Neuzeit ein Indiz für die Herausbildung unterschiedlicher Gesundheits- und Krankheitsverständnisse von Männern und Frauen sein könnte.

Im Lichte der Forschung und der Beiträge dieses Bandes spricht einiges dafür, dass sich ein männlicher Gesundheitshabitus der Frühen Neuzeit in erster Linie durch die Art und Weise der Thematisierung von Krankheit konstituieren lässt. Fast alle in den Beiträgen vorgestellten Protagonisten betteten ihre Berichte über eigene Krankheiten in größere Narrative ein, die durch den Wunsch nach Kontrolle des eigenen Daseins geprägt waren. Es zeigte sich immer wieder das große Bedürfnis, das eigene Leben aktiv in die Hand zu nehmen und zu gestalten, auch wenn man krank oder dauerhaft eingeschränkt war. Dubuisson-Aubenay führte penibel Buch über sämtliche Körperbeobachtungen. Auch wenn er dadurch seine Krankheit nicht aufhalten konnte, wollte er sie dennoch rational fassen und kontrollieren können. Die Halleschen Pietisten in Pennsylvania sahen sich, wie auch die Forschungsreisenden Eduard Friedrich Poeppig und John Franklin, nur dann als erfolgreiche Männer, wenn sie der gesundheitlichen Gefahren in Übersee Herr werden konnten. Und auch beim blinden Valentin Kratz und dem kleinwüchsigen Joseph Boruwłaski zeigen sich diese Einstellungen, denn sie tun alles dafür, ihr Leben unabhängig zu führen.

Betrachtet man noch einmal die Beiträge hinsichtlich der Frage nach einer möglichen Periodisierung, dann lässt sich zunächst feststellen, dass Anregungen aus der allgemeinen Männlichkeitsgeschichte für die Frage nach dem Gesundheitshabitus nicht weiterführend sind, weil diese sich zu stark auf körperferne Aspekte wie den politischen oder ökonomischen Wandel beziehen. Die männliche Auseinandersetzung mit Gesundheit und Krankheit in der Frühen Neuzeit ließe sich als ein Zivilisationsprozess deuten, in dem die Reflexion über Körper, Gesundheit und Krankheit als Bildungs- bzw. Standesphänomen aufscheint. Im 16. Jahrhundert war die Zeit für die Auseinandersetzung mit solchen Themen nur in den Schichten mit hohem ökonomischen, sozialen und kulturellen Kapital verbreitet. Im Laufe des 18. Jahrhunderts diffundierte dieses Interesse dann allmählich nach unten, so dass sich nun auch verstärkt weitere bürgerliche und gebildete Schichten mit der eigenen Gesundheit befassten. Noch stärker zeigt sich die Entwicklung dann im 19. Jahrhundert, da zu dieser Zeit dann wirklich breite Bevölkerungsschichten über ihr eigenes Gesundheits- und Krankheitsverhalten reflektieren. Eine weitere Möglichkeit

schwächlichen Körpers dank eines stabilen, unaufgeregten Inneren die Möglichkeit des Überlebens von Gelbfieber gegeben ist, dem emotionalen und körperlichen Prototyp eines Artusritters oder auch romantischen Helden entgegen, den das Fieber ungehindert verzehren kann. Der physisch starke, abgehärtete, gesunde Körper, den Melinda Rabb für Soldaten des 18. Jahrhunderts als Diskursideal identifiziert hat, ist für ein Überleben des Gelbfiebers offensichtlich eher von Nachteil oder zumindest irrelevant." Raapke (2015), S. 256f.

der Binnendifferenzierung bot Michael Stolberg mit der Frage nach der Selbstdisziplin an. Mit dem Aufkommen des Onaniediskurses im späten 18. Jahrhundert, in dessen Folge Masturbation als krankhaft gedeutet wurde, stellte sich eine veränderte Selbstdisziplin der Männer im Umgang mit ihrem eigenen Körper ein.[31] Männlichkeit wurde nunmehr stärker über Selbstbeherrschung und Körperkontrolle definiert, wozu auch die endgültige Verabschiedung von einem humoralpathologischen Körperkonzept beitrug.[32]

Die Aufsätze des Bandes tragen dazu bei, das Gesundheitsverhalten von Männern in der Frühen Neuzeit besser zu verstehen und die Befunde zum männlichen Gesundheitshabitus weiter zu differenzieren. Dennoch sind Fragen offengeblieben.

Psychische Befindlichkeiten wurden nur selten explizit angesprochen. Implizit kann man, wie bereits erwähnt, das Schreiben über gesundheitliche Probleme durchaus als einen Akt der Stärkung der eigenen psychischen Gesundheitsressourcen deuten. Das ist insofern überraschend, weil ein Großteil der vorgestellten Protagonisten Männer im gesetzten Alter waren. Als Leser bzw. Leserin erwartet man, hier auf Phasen von Melancholie, Frustrationen über die abnehmenden körperlichen Kräfte oder aber auch auf das Ziehen einer positiven Lebensbilanz zu stoßen. All das findet man aber kaum. Als eine der wenigen Ausnahmen können hier Joseph Boruwłaskis Verzweiflung und Unzufriedenheit angeführt werden. Das heißt jedoch nicht, dass es solche Gefühle, Leiden oder Probleme nicht gab, sondern nur, dass sie in den hier von den Autoren bevorzugten Quellen nicht auftauchen.

Über die Kinder- und Jugendphase wird in den Beiträgen bis auf die normativen Ausführungen von Sylvia Wehren zur bürgerlichen Erziehung nicht viel Neues berichtet, weshalb die von Martin Dinges in der Einleitung aufgeworfenen Fragen nach der Rolle der „Jugend“ bzw. der „Jungmännerphase“ für die Ausbildung eines spezifischen Habitus weiter der Beantwortung harren. Auch hierfür sind die Gründe wohl zunächst innerhalb der Quellenauswahl zu suchen. Risikoaspekte finden sich im männlichen Lebenslauf gehäuft in der „Jungmännerphase“, also in der Lehrzeit, während des Studiums oder auf der „Grand Tour“. Thematisiert werden sie wohl aber nur sehr selten, allenfalls in Kriegstagebüchern oder Lebenserinnerungen, eher werden sie in Korrespondenzen erwähnt, die zeitnah entstanden. Risiko spielte im Rückblick, also in der Erinnerung, wahrscheinlich auch nur dann eine Rolle, wenn man es eingegangen ist und es zudem erfolgreich überstanden hat. Nur dann hat die Mitteilung eine Funktion für die imaginierten Leser, die in erster Linie Söhne waren.

Eine weitere wichtige Forschungsperspektive, die die Ergebnisse des Bandes ergänzen könnte, ist die Frage nach dem Zusammenhang von Männlichkeit, sexueller Orientierung und Körperverständnis. Seitschek deutet gleichgeschlechtliche Neigungen des Kaisers Karl VI. zwar an, kann aufgrund des nur stichwortartigen Selbstzeugnisses aber keine weitergehenden Hypothesen for-

31 Vgl. Stolberg (2003), S. 261–280.
32 Vgl. Roper (1994), bes. S. 119f.

mulieren. Obwohl die Auseinandersetzung mit dieser Fragestellung sehr wünschenswert wäre, muss man ein Quellenproblem vermuten. Da gleichgeschlechtliche Handlungen verboten waren, tat man gut daran, darüber nichts Schriftliches festzuhalten.

Bibliographie

Quelle

Eschels, Jens Jacob: Lebensbeschreibung eines alten Seemannes. Hg. v. Albrecht Sauer. 2. Aufl. Bremerhaven; Hamburg 2006.

Literatur

Bergdolt, Klaus; Keil, Gundolf: Humoralpathologie. In: Bautier, Robert-Henri (Hg.): Lexikon des Mittelalters. Bd. 5: Hiera-Mittel bis Lukanien. München u.a. 1991, Sp. 211–213.

Bründel, Heidrun; Hurrelmann, Klaus: Konkurrenz, Karriere, Kollaps. Männerforschung und der Abschied vom Mythos Mann. Stuttgart; Berlin; Köln 1999.

Connell, Robert W.: Der gemachte Mann: Konstruktion und Krise von Männlichkeiten. Opladen 1999.

Dinges, Martin: „Hegemoniale Männlichkeit" – ein Konzept auf dem Prüfstand. In: Dinges, Martin (Hg.): Männer – Macht – Körper. Hegemoniale Männlichkeiten vom Mittelalter bis heute. Frankfurt/Main 2005, S. 7–33.

Dinges, Martin (Hg.): Männlichkeit und Gesundheit im historischen Wandel ca. 1800 – ca 2000. (= Medizin, Gesellschaft und Geschichte, Beiheft 27) Stuttgart 2007.

Dinges, Martin: Immer schon 60% Frauen in den Arztpraxen? Zur geschlechtsspezifischen Inanspruchnahme des medizinischen Angebotes (1600–2000). In: Dinges, Martin (Hg.): Männlichkeit und Gesundheit im historischen Wandel ca. 1800 – ca 2000. (= Medizin, Gesellschaft und Geschichte, Beiheft 27) Stuttgart 2007, S. 295–322.

Döhner, Otto, Jr.: Krankheitsbegriff, Gesundheitsverhalten und Einstellung zum Tod im 16. bis 18. Jahrhundert. Eine historisch-medizinsoziologische Untersuchung anhand von gedruckten Leichenpredigten. (= Marburger Schriften zur Medizingeschichte 17) Frankfurt/Main u.a. 1986.

Ernst, Katharina: Krankheit und Heiligung. Die medikale Kultur württembergischer Pietisten im 18. Jahrhundert. (= Veröffentlichungen der Kommission für geschichtliche Landeskunde in Baden-Württemberg, Reihe B, Forschung 154) Stuttgart 2003.

Fehlner, Theresa: Tagungsbericht zu: Bildliche Darstellungen des gesunden und kranken Körpers in der Frühen Neuzeit (1450–1750), Historisches Kolleg München, 28.–30.3.2019, URL: https://www.hsozkult.de/searching/id/tagungsberichte-8358 (letzter Zugriff: 18.12.2019).

Freist, Dagmar: Diskurse – Körper – Artefakte. Historische Praxeologie in der Frühneuzeitforschung – eine Annäherung. In: Freist, Dagmar (Hg.): Diskurse – Körper – Artefakte. Historische Praxeologie in der Frühneuzeitforschung. (= Praktiken der Subjektivierung 4) Bielefeld 2015, S. 9–30.

Gildemeister, Regine: Doing Gender. Soziale Praktiken der Geschlechterunterscheidung. In: Becker, Ruth; Kortendiek, Beate (Hg.): Handbuch Frauen- und Geschlechterforschung. Theorie, Methoden, Empirie. 2., erw. und akt. Aufl. Wiesbaden 2008, S. 137–145.

Hergemöller, Bernd-Ulrich: Einführung in die Historiographie der Homosexualitäten. (= Historische Einführungen 5) Tübingen 1999.

Hilber, Marina: Tagungsbericht zu: Männlichkeiten: Praktiken und Diskurse zu Körper, Gesundheit und Krankheit (1400–1850), Institut für Geschichte der Medizin der Robert Bosch Stiftung, Stuttgart, 28.2.–1.3.2019, URL: https://www.hsozkult.de/searching/id/tagungsberichte-8248 (letzter Zugriff: 18.12.2019).

Hoffmann, Susanne: Erwerbsarbeit – Risiko und Ressource für die Gesundheit von Männern: Sechs Autobiographien aus dem 20. Jahrhundert. In: Dinges, Martin (Hg.): Männlichkeit und Gesundheit im historischen Wandel ca. 1800 – ca 2000. (= Medizin, Gesellschaft und Geschichte, Beiheft 27) Stuttgart 2007, S. 243–258.

Jütte, Robert: Ärzte, Heiler und Patienten. Medizinischer Alltag in der frühen Neuzeit. München; Zürich 1991.

Lengwiler, Martin: Männliches Risikoverhalten und sozialstaatliche Risikoprofile: Berufskrankheiten des Bergbaus in der schweizerischen Unfallversicherung (1930–1970). In: Dinges, Martin (Hg.): Männlichkeit und Gesundheit im historischen Wandel ca. 1800 – ca 2000. (= Medizin, Gesellschaft und Geschichte, Beiheft 27) Stuttgart 2007, S. 259–276.

Martschukat, Jürgen; Stieglitz, Olaf: Geschichte der Männlichkeiten. (= Historische Einführungen 5) Frankfurt/Main; New York 2008.

Pfütsch, Pierre: Aderlass, Purgation und Maulbeersaft. Gesundheit und Krankheit bei Ernst Adalbert von Harrach (1598–1667). (= Forschungen und Beiträge zur Wiener Stadtgeschichte 57) Innsbruck; Wien; Bozen 2013.

Raapke, Annika: „In Gelb!". Selbstentwürfe eines Mannes im Fieber. In: Freist, Dagmar (Hg.): Diskurse – Körper – Artefakte. Historische Praxeologie in der Frühneuzeitforschung. (= Praktiken der Subjektivierung 4) Bielefeld 2015, S. 243–263.

Raapke, Annika: „Dieses verfluchte Land". Europäische Körper in Brieferzählungen aus der Karibik, 1744–1826. (= Praktiken der Subjektivierung 12) Bielefeld 2019.

Reckwitz, Andreas: Grundelemente einer Theorie sozialer Praktiken. Eine sozialtheoretische Perspektive. In: Zeitschrift für Soziologie 32 (2003), H. 4, S. 282–301.

Reckwitz, Andreas: Unscharfe Grenzen. Perspektiven der Kultursoziologie. Bielefeld 2008.

Reichardt, Sven: Praxeologische Geschichtswissenschaft. Eine Diskussionsanregung. In: Sozial. Geschichte 22 (2007), H. 3, S. 43–65.

Robert Koch Institut: Gesundheitliche Lage der Männer in Deutschland. Berlin 2014.

Roper, Lyndal: Blood and codpieces. In: Roper, Lyndal: Oedipus and the devil: witchcraft, sexuality and religion in early modern Europe. London 1994, S. 107–124.

Schlegelmilch, Sabine: Ärztliche Praxis und sozialer Raum im 17. Jahrhundert. Johannes Magirus (1615–1697). Wien; Köln; Weimar 2018.

Sigusch, Volker: Geschichte der Sexualwissenschaft. Frankfurt/Main; New York 2008.

Spode, Hasso: Männersache: Alkohol, Geschlecht und Gesundheit unter besonderer Berücksichtigung des deutschen Kaiserreichs. Ein Beitrag zur Natur-Kultur-Debatte. In: Dinges, Martin (Hg.): Männlichkeit und Gesundheit im historischen Wandel ca. 1800 – ca 2000. (= Medizin, Gesellschaft und Geschichte, Beiheft 27) Stuttgart 2007, S. 191–210.

Stolberg, Michael: Homo patiens. Krankheits- und Körpererfahrung in der Frühen Neuzeit. Köln; Weimar; Wien 2003.

Stolberg, Michael: Zwischen Identitätsbildung und Selbstinszenierung. Ärztliches Self-Fashioning in der Frühen Neuzeit. In: Freist, Dagmar (Hg.): Diskurse – Körper – Artefakte. Historische Praxeologie in der Frühneuzeitforschung. (= Praktiken der Subjektivierung 4) Bielefeld 2015, S. 33–55.

Thießen, Malte: Praktiken der Vorsorge als Ordnung des Sozialen: Zum Verhältnis von Impfungen und Gesellschaftskonzepten im „langen 20. Jahrhundert". In: Hähner-Rombach, Sylvelyn (Hg.): Geschichte der Prävention. Akteure, Praktiken, Instrumente. (= Medizin, Gesellschaft und Geschichte, Beiheft 54) Stuttgart 2015, S. 203–227.

Abstracts

'Natural Fools', Mad Hidalgos and Hypochondriacs

The Sick Man as a Comical Figure in Pre-Modern Literature

Gregor Schuhen

Pre-modern literature rarely mentions men with health restrictions, i. e. with physical or mental disorders or disabilities, and if it does then usually as comical figures. Based on this observation, this contribution looks at the canon of the pre-modern French and Spanish literature in order to examine, initially in a purely positivist way, the kind of narratives of illness and infirmity that prevail in relation to masculinity. These paradoxes of normality noticeably appear primarily in comedies inspired by folk culture (picaresque and comical novels, farces and comedies). Looking at the medieval infirmity humour, it emerges that, in accordance with the *Staendeklausel,* the sick male characters usually belong to the lower or bourgeois classes, a trend that continues into the nineteenth century. This contribution starts by asking about the connex of masculinity, sickness and humour before going on to scrutinize the relationship of the intersectional categories of gender, status, and health embodied by the "sick man". In conclusion, various examples will be used to discuss the functionalization of such figures in the context of male hegemony and marginalization.

'Handsome Thieves' and 'Strong Murderers'

The Diary of the Nuremberg Prison Chaplain Johann Hagendorn (1605–1620) and Questions regarding his Masculinity and that of Others

Andrea Bendlage

Between 1605 and 1620, the Lutheran pastor Johann Hagendorn was the prison chaplain in the imperial city of Nuremberg and as such in charge of the religious instruction of delinquents who were sentenced to death. He left a diary with accounts of his experiences, in which he describes his encounters with the prisoners and the successes and failures of his pastoral duties. Occasionally, the prisoners made impressions on Hagendorn that went beyond the penal and pastoral margins of his task for he also noted down his encounters with what he saw as "handsome and strong" men in the dungeon. That Hagendorn was able to see 'beauty' in the bodies of the regularly tortured, condemned-to-death prisoners surprises and is worthy of an explanation. Analysis of the Nuremberg source, which primarily deals with the mental needs of the death candidates, therefore explores – aside from indications regarding the intellectual and perceptual horizons of a Lutheran pastor – also early modern ideas of masculinity that have so far not been associated with premodern prisons.

Healthy Masculinity and Male Health

Perspectives of Body Education in the Early Educational Discourse of the Late Enlightenment

Sylvia Wehren

This contribution examines the discursive connection between health and masculinity in the late Enlightenment discourse of scholarly education, focusing on the contemporary debate on "physical education". The attempt to determine the relationship between education, health and gender and elaboration of the functions of health as an educational standard are followed by a discussion of gender-related aspects in body-oriented debates with regard to their implications of manliness and masculinity. The article explores the body-pedagogical concepts of bourgeois masculinity as well as the gender-oriented aspects of pedagogical health theories. It discusses the dietetic framework of the debates, their anthropological context and the androcentric structure of the discourse on body-building in childhood. The contribution is mainly based on general-educational writings from the pedagogical stream of philanthropism, whose protagonists strongly promoted the inclusion of body-oriented educational theory in the development of a scientific pedagogy.

Impotent Men in Early Modern Spain

Taboo, Concealment or Open Communication?

Carolin Schmitz

In the early modern period, impotent men could seek natural or supernatural explanations for their affliction and derive diverse therapeutic approaches accordingly. But before any therapy was possible at all, they had to communicate their disorder to others. Based on case studies derived from patients' letters and from the minutes taken at interrogations (inquisition) in seventeenth and eighteenth century Spain, the men's communication and coping strategies are examined. The men in question did not only have a socially privileged and urban background but came also from the ordinary working families in rural areas that have so far hardly been considered. This essay was guided by questions such as who these men spoke to, what kind of situations or media they used for their communications, who became active in what way in order to re-establish their sexual activity and to what extent the interpretation of causes – natural/supernatural – influenced the communications about the potency problems.

By taking the patients' perspective and applying a praxeological and micro-historical approach, this contribution is the first to prioritize the communicational behaviour and resulting practices of men and their environment, whose experiences unfolded in diverse social, geographic and etiological contexts. The insights derived from Spanish sources therefore support a more representative description of impotence and masculinity in pre-modern European society.

"Monday in a Woman"

Sexuality and Disease in the Diary of Johann Friedrich Carl Paris (1788–1836)

Kim Kristin Breitmoser

Personal testimonials describing the daily life of soldiers during the Napoleonic Wars can be found in varying forms and sizes. While most diaries, letters and notes focus on military occurrences and the distances covered daily by the soldiers, they largely exclude private and, above all, intimate experiences.

The diary of Johann Friedrich Carl Paris is a unique exception. This Prussian officer left an account of his life in the army that spans his entire military career, from 1805 to 1827, and concentrates almost exclusively on his private escapades, including liaisons, visits to prostitutes and his gambling habit. His memoirs contain unique, candid and unembellished information on the soldiers' sexual life, the costs of visiting prostitutes and what they offered, and, last but not least, graphic descriptions of the symptoms of syphilis and gonorrhoea, the most widespread venereal diseases of the nineteenth century. In the last twenty years of his life, Paris suffered from the consequences of being infected with syphilis and clap. His notes therefore contain multiple details on contemporary therapies for sexual diseases as well as insights into the individual views on the health and morality of soldiers and officers in the early nineteenth century.

"*Handthierungen*" (Handicrafts) in the Early Modern Period

Burden, Pleasure or a Way to Salvation?

Paul Münch

Farming and handicrafts were the prevalent occupations of the early modern period. Farmers and craftspeople belonged to the "*handthierer*" [people who work with their hands]. Since the lack of personal testimonials makes is difficult to examine their behaviours in both "good" and "bad" times in relation to their social status, this article will approach the question by using observations recorded by educated contemporaries. This will happen in three steps. First it describes the pathogenic aspects of early modern craftwork on the basis of medical treatises on occupational diseases. The second part examines texts that follow the ancient tradition of extolling craftsmanship, lauding the health-giving rather than pathogenic effects of the craftsman's work. After thesis and antithesis follows a third part which, by evaluating prayer books, sermons and sayings, casts light on the redeeming aspects that Christian theologians associated with working "in the sweat of thy face". It emerges that, despite some newer approaches, research into the "health and sickness of craftsmen" is only just beginning.

The Lost Honour of Augustin Güntzer (1596–1657?)

Masculinity, Sickness and the Honour of the Craftsman based on the Example of a Pewterer in Seventeenth Century Alsace

Fabian Brändle

The Calvinist pewterer Augustin Güntzer (1596–1657?) from the Alsace went down in the world. Born into a better situated family, he married, once he had completed his journeyman years, the wealthy widow of a master craftsman in Colmar. But he struggled to settle in this bi-confessional imperial city. A pious Calvinist, he despised the alcohol-affine world of the guild rituals. His situation deteriorated when imperial troops occupied the city in 1628 and forced the Protestants to either convert or emigrate. Güntzer was one of the few craftsmen who decided to emigrate and this is how his social decline began. After his return in 1632, the Swedes initiated a rigid Lutheranization of the city after which the Calvinist minority could soon only meet secretly. Güntzer became more and more of a social outsider who was derided and mocked. Following his public humiliation at the wedding of a Lutheran mayor, Güntzer emigrated again, to Basel.

It is well possible that Güntzer's many mental illnesses were caused by this loss of honour. At the same time, he created more religiously inspired, alternative models of masculinity such as for instance that of the "new Job" or "*miles christianus*". His attitude to illness had, in any case, never been purely passive, given that he frequented a Jewish physician and sought hydrotherapy in Switzerland and the Alsace.

"Ich armer schwacher vndt vormatteter Man" (Poor me, Weak and Exhausted Man)

On the Understanding of Illness in Early Modern Supplications for Admission to the Dresden Jacob's Hospital

Alexandra-Kathrin Stanislaw Kemenah

Since the Middle Ages, supplication letters have had to meet certain linguistic requirements. Even though they arose from situations of need, they were "free actions" that would only reveal as much private information as seemed necessary in order to achieve their purpose, which was the acceptance of the supplication. In the period under investigation, most of the supplicants for admission to the Dresden Jacob's Hospital were royal household servants. In their supplication letters they referred to their worker's status, their afflictions and resulting incapacity to earn an income as well as to the absence of a social network. They described their "disease pictures" mostly in "sober/rational" terms, specifying on the one hand diverse body parts – arms, legs, back, sense organs – and on the other the kind of affliction that had befallen them: wounds were mentioned, frostbite, amputations, congenital or suddenly manifesting scoliosis, swellings, old-age stiffness, lameness as well as bruising and mutilations. Concrete causes were stated such as accidents, working conditions and congenital disabilities. Divine intervention in their individual biographies played rather a minor role and evaluative modal words such as "unfortunately" are rarely found in these letters. Such factors seem to have taken second place behind the main purpose of the supplication, i.e. the wish to be admitted to Jacob's Hospital by meeting the required criteria (which included that any possibilities for work had been fully explored). The supplicants' attitude to and dealing with illness, age and poverty conveys clearly that these were bearable as long as a man was still somehow able to play his part in society. Only when this was no longer possible, did the supplicants ask for a place in the sovereign's hospital – in exchange for their role as faithful subjects who had sacrificed their health in his service.

Healthy and Sick Bodies in the Thirty Years' War

Practices and Discourses on Sickness and Health in Selected Personal Testimonials

Sandra Müller

This essay explores the way seventeenth century male writers referred to illness, injuries and physicality, what they did to get better when they were ill or in order to maintain their health, and to what extent these discourses and practices have gender-related components. The personal testimonials of five male writers are examined and compared to that of one female writer in order to identify specifically male aspects. The insights derived from this process are then related to the body-reflexive practices in R. W. Connell's concept of hegemonic masculinity. Bearing in mind the influence of the varying intensity of self-disclosure and contemporary discourse conventions, this essay concludes that, when it comes to the verbalization of sickness, death and anxiety, masculinities move above all at the discursive level rather than the practical level of caring and nursing.

The "Wounded" Soldier, the Caring Family Man and the "Nervous" Man of Culture

Approaches to Illness in the Diaries of the Educated Upper Classes (ca. 1770–1830)

Andreas Weigl

A number of personal testimonials of educated upper class men with detailed descriptions of prolonged illness are available from the "saddle period" of the late eighteenth and early nineteenth century. Using as examples three diary-like notebooks that were not meant for publication, this contribution analyses the extent to which the approach to illness was in keeping with the prevalent image of masculinity and affected by prolonged suffering. In their biographies, which overlap to a certain degree, the authors represent 'dispositifs' of masculinity that can be approximately assigned to the 1770s, 1790s and 1820s. This essay compares the accounts of three men: the soldier Georg Ernst von Gilsa, the ennobled, caring paterfamilias Stephan Andreas Haslinger and the quaint and nervous Joseph Carl Rosenbaum, who was secretary to a count. It discusses in detail the embeddedness of each of these accounts in the respective medical culture, the men's access to medical networks and the views of illness held by the attending physicians and their patients. In the period under investigation extra-medical discourses were noticeably penetrated with contemporary medical knowledge, and yet, the occasionally observed recourse of male patients to superstitious practices and non-academic healing methods reveals that – aside from the Enlightenment's optimistic medical promises of cures – older concepts of illness continued to live in people's minds.

Of Scholars and Athletes

Masculinity and Dietetics in the Work of Karl Wilhelm Ideler (1795–1860)

Ole Fischer

Aside from the well-researched gender-specific recommendations for a healthy lifestyle that can be found in the work of Karl Wilhelm Ideler (1795–1860), his 1846 treatise *Die allgemeine Diätetik für Gebildete (universal dietetics for the educated)* contains descriptions of various male lifestyles and practices in relation to Ideler's notion of ideal dietetics which is closely connected with his ideal of masculinity. Ideler's work implies that dietetics is an important tool for establishing a successful masculinity. In contrast to this, Ideler lists a whole range of failed masculinities, from "the scholar" at one end of the spectrum to the "the athlete" on the other. Both are extreme stereotypes of men who are unable to meet the expectations society has of them because they have neglected either their mental or their physical health. A "mature man", Ideler writes, has to be both scholar and athlete. Walking this middle path requires in his view strict dietetic self-discipline for which he provides a number of guidelines.

The Body as Accomplice or Foe?!

Nineteenth Century Male Explorers and their Body Reflections

Susan Baumert

Most of the male explorers of the nineteenth century were qualified physicians who knew much about their body and the potential risks they would face during their exploration of other lands and continents. Many of them nonetheless reached the limits of their physical and medical knowledge while travelling in foreign parts. This investigation concentrates on two selected travel and body descriptions, composed in different climatic and temperature zones. It explores the two protagonists' physical and mental self-perceptions and scrutinizes the foreign environments as to their potential health-damaging, hazardous or even fatal effects. In addition, it describes the measures undertaken by the travellers in order to restore their health. The focus will then shift to information on preventative and acute interventions that aimed at protecting the explorers' physical health. Their specifically male behaviours and the implications these may have had on their health are scrutinized against the backdrop of the nineteenth century in order to cast light on the masculine self-concepts in the field of tension between the individual and national bodies.

Between Self-Care and Hypochondria

The Correspondence between Georg Ernst von Henneberg (1511–1583) and his Personal Physician, Thomas Erastus (1524–1583)

Sabine Arend

The correspondence between Georg Ernst von Henneberg (1511–1583) and the physician Thomas Erastus (1524–1583) is not only one of the rare early examples of this kind of communication that have been preserved, but it also documents the doctor-patient relationship across several decades. On the one hand, these sources provide to detailed information on states of health and sickness as well as on the lifestyle and eating habits of an early modern prince; on the other hand, they illustrate the physical and mental concepts and their medical implications from the patient's and the physician's point of view.

In his letters, Georg Ernst appears as a prince who is intensely occupied with himself, sensitively perceiving any physical and psychological changes, and who – due to his social status – has the time and educational background to reflect on his condition and the money to draw on the whole range of medical services, including all kinds of examinations and curative interventions. His letters describe the subjective sensations, personal experiences and the perceptions of a representative of the educated upper classes. They reveal both the knowledge and the limitations of a medical lay-person. In addition, there are instances of stylization that shed light on the patient's mental constitution and on the part illness played in his life. Finally, the letters also reveal that Georg Ernst von Henneberg's view of his physical and mental well-being was not specifically masculine, but that the concept he had of himself as a man was determined rather by his class consciousness as a member of the aristocracy, or more precisely, as a reigning prince.

A manly Struggle?

François-Nicolas Baudot, Sieur Dubuisson-Aubenay (around 1590–1652) and his Diary of Ill-Health

Michael Stolberg

Based on an extraordinary source that has so far been ignored by medical historians, this contribution explores an educated aristocratic Frenchman's experiences of illness and body in the seventeenth century. On close to seventy pages the aging, probably consumptive, François-Nicolas Baudot, Sieur Dubuisson-Aubenay described his final illness in 1651–52. Very meticulously, he records the course of his illness, the effects of the many medicines he took, even the time when he went to bed or got up, what he ate and drank, how he spent his days and whatever else may have been important for his state of health according to the theory of the six *res non-naturales*. Two medical genres prevalent at the time – the *relatio morbi* and the *observatio* – can be identified as models for this style of writing. In conclusion, this contribution discusses to what extent Dubuisson's sickness diary reveals a specifically masculine way of dealing with one's own illness. Quotations of ancient poets, which he uses to introduce his diary, point to the self-ideal of a staunch and stoical approach to the adversities of life. Compared to the – admittedly sparse – information on female behaviours towards illness at the time, Dubuisson's rigorous attempt at mastering his illness with all means available to him and his detailed account seem to suggest that his determined fight against the illness and his striving to actively take control, even if this imposed severe restrictions on his quality of life, are what makes his way of dealing with illness "typically" male.

Challenges of the Imperial Body and Mind

Charles VI and Elisabeth Christine between Illness, Sexuality and Piety

Stefan Seitschek

The aim of this contribution is to open up, based on examples gleaned from the diaries of the Holy Roman Emperor Charles VI, insights into his views on his own and his wife Elisabeth Christine's bodily and mental condition. What was the role played by the last male Habsburg and to what extent can his behaviour as a friend, husband, father or ruler be assessed? The essay also focuses on the emperor's social relationships, discussing in detail also that with his wife, particularly with regard to questions of sexuality. The (homoerotic?) relationship between Charles VI and his confidant, Johann Michael Althann, is also tangible in the records. The emperor certainly reveals emotions and his concern about his wife's, but also his own, health is often apparent. He also refers to trust in the will of God in challenging situations.

The image emerging from this study is that of a monarch who again and again faced physical and emotional challenges, who was concerned about his closer environment and did not always exploit his dominant position.

"Hardening"

Male Magic Practices as Preventive Medicine

B. Ann Tlusty

Prevention of physical harm is always more effective than a cure. For this reason, many early modern German men facing the threat of being killed or wounded by blades and bullets turned to magical spells of invulnerability. Using magic to make oneself too "hard" (*fest*) or "frozen" (*gefroren*) to be pierced by a weapon appears to have been a specifically masculine practice, and while it occurred at all levels of society, it was most common among those most vulnerable, i.e. soldiers and men at the lower end of the social scale. Invulnerability spells drew on beliefs shared by learned theologians and physicians, such as belief in the power of holy objects (sacramentals) and assumptions about the existence of sympathies between the living and the dead. Men thus incorporated communion wafers, religious and magical symbols, and parts from human corpses into their protection spells. A stated preference for parts from male bodies for use in both medicine and magic implied that masculine power persisted in the body even after death. As magical beliefs declined among the enlightened authorities of the eighteenth century, prosecutions of men for invulnerability magic decreased as well, but popular belief in sympathetic and church magic persisted into the modern era. During the twentieth century, dreams of invulnerability would ultimately be relegated to realms of fiction, film, and other fantasy genres.

Stricken Men of God

On the Halle Pietists' Perception and Presentation of Illness in Eighteenth Century Pennsylvania

Mark Häberlein

This contribution deals with the perception and presentation of health and illness in the letters and official diaries of the Lutheran pastors who, starting in the 1740s, were sent from the Glauchaschen Institutions in Halle to Pennsylvania, in order to provide pastoral care for German settlers. These sources, which contain numerous self- and external observations on male health and illness, confirm the findings of existing studies in the history of medicine in that the Halle Pietists, while they did look on illness as a God-sent trial, did not passively accept it. In the New World, too, they consulted physicians, took medicines and helped each other if they fell ill. In addition, the transatlantic perspective of this contribution allows for a wider picture of male health and sickness in Halle Pietism because the pastors often sought the causes of illness in the unfamiliar North-American climate and the enormous stress experienced by the widely dispersed settlers in their daily work. The reports they sent to Europe emphasized again and again that only clerics with robust physical and mental health – conditions that many of the pastors sent over did not meet – could cope with the specific challenges of being a pastor in Pennsylvania.

The Jewish Man

Early Modern Gender Stereotypes in the Christian-Jewish Discourse

Robert Jütte

Based on quotations from Otto Weininger's controversial book *Sex and Character* this contribution describes the gender-specific self-image and the creating of stereotypes in the Jewish and Christian discourse, focussing mainly on the late medieval and early modern periods.

Linking a widely tabooed physiological process such as menstruation to the "wrong" biological gender is a historical paradox which reveals how much the then through and through Christian society struggled to square both the social and the biological components that the term "*männliches Geschlecht*" happens to have in German with "the Jew" as a category.

Although it was not until much later that Sigmund Freud interpreted circumcision as a symbol of incomplete masculinity, there were Christians even in the Middle Ages who assigned not only theological but also sexual-moral implications to this alleged handicap of Jewish men. This is how the image of the "lecherous" Jew arose which survived far into the twentieth century.

Illness and Mortality of Jewish Boys and Men in Eighteenth and Early Nineteenth Century Franconia

A/No Special Case?

Michaela Schmölz-Häberlein

Using examples from Franconia, this contribution scrutinizes the religion- and gender-specific attributions of health and sickness in the eighteenth and early nineteenth century. Questions about the illnesses of Jewish men necessarily refer to their social status and occupation because "Jewish masculinity" was defined, among other things, by scholarship and study. The attempt is made to identify "typically male" diseases by evaluating the register of Jewish deaths in the city of Bamberg on the basis of historical and demographic considerations, and by analysing the causes of death and disease pictures. In addition, this article asks about the extent to which the attending physicians' previous cultural knowledge informed their notion of "typically Jewish" male disease pictures.

The findings are ambivalent. The causes of death emerging from the Bamberg registers since 1814 hardly reveal any differences between Jews and Christians in this episcopal city. In both cases one can observe higher mortality and lower life expectancy in male babies and infants. Eighteenth century medical sick notes for male Jews in Bamberg mostly served the purpose of avoiding the strains of time-consuming and unpopular honorary duties. The certificates that have survived illustrate nevertheless that the consulted physicians knew about the lives and duties of Jewish men and that they kept returning to the topos of the constantly studying Jew and his sedentary lifestyle. The sick notes and death certificates issued for Jewish men consequently provide information both on disease pictures that were typical at the time and on previous cultural knowledge and cultural stereotypes.

A Full Human Being and Man

The Court Dwarf Joseph Boruwłaski (1739–1837) and his Autobiography

Heike Talkenberger

This contribution explores the masculinity of the Polish "dwarf" Joseph Boruwłaski who first served at court and later became an independent entertainer. "Dwarves" could take on various functions at the early modern court, but their position was basically one of personal dependency. While he was employed at court, Boruwlaski came to experience a deep conflict. As this analysis, which is based on the "cultural model" of the Disability History, reveals, Boruwlaski's self-image as a "full human being and man with feelings" clashed fundamentally with the public image that scientists and the court society, who denied him these qualities, had of him.

Based on Boruwlaski's autobiography, this contribution shows the development of his masculinity in terms of sexuality, emotionality, marriage and fatherhood. By marrying a normal-sized woman Boruwlaski proved that he was "fully man", but in doing so he failed to meet the requirements for court dwarves and was therefore dismissed. As a result of his social decline and the financial responsibility for his family he felt he had as a man he developed both physical and mental problems. His hard-earned masculinity became a burden to him. But Boruwlaski developed various ultimately successful coping strategies that ranged from adapting to his changed circumstances to becoming an author and writing his autobiography. By insisting on his masculinity, he ultimately succeeded in transforming himself from the plaything of aristocratic ladies to family man and later gentleman of independent means.

From the Point of View of a Blind Man

A Life between Self-Determination and Indigence in the Decades before and after 1800

Iris Ritzmann

The autobiographical accounts of a blind man who applies for admission to the *Hohe Hospital* in Haina provide insights into a male biography in the years between 1790 and 1838. How can this case study be used in the history of male health? The dual construct of masculinity and disability reveals the tension that can arise between male gender roles and personal needs in cases of health restrictions. What did blindness, in men or women, mean in the late eighteenth century? The blind man managed to overcome his blindness to a certain extent by travelling around with a music master and earning a living as a musician. A blind woman from the poorer end of society would have been denied that kind of autonomy and gainful occupation. The passage of time between the young man's first application, in which he introduces himself briefly before his admission to the Hohe Hospital, and the supplication of the same man four decades later provides the opportunity to compare the two self-presentations. One noticeable difference is the old musician's self-confidence which may be explained by his professional success and therefore by the typically male empowerment of that time.

Autorinnen und Autoren

Arend, Sabine, Dr., seit 2002 wissenschaftliche Mitarbeiterin an der Heidelberger Akademie der Wissenschaften, bis 2016 in der Forschungsstelle „Evangelische Kirchenordnungen des 16. Jahrhunderts“, seit 2017 in der Forschungsstelle „Theologenbriefwechsel im Südwesten des Reichs 1550–1620“. Studium der Mittleren und Neueren Geschichte, Kunstgeschichte und Kulturanthropologie / Europäischen Ethnologie in Göttingen. Forschungsschwerpunkte: Gesellschaft, Politik und Konfessionalisierung im 16. und 17. Jahrhundert.

Baumert, Susan, Dr., seit 2013 wissenschaftliche Mitarbeiterin und Dozentin im Fachbereich Kulturgeschichte der Friedrich-Schiller-Universität Jena. Sie studierte dort Kunstgeschichte, Soziologie sowie Volkskunde/Kulturgeschichte. Ihre Forschungsschwerpunkte liegen derzeit im Bereich der Körperreflexionen Forschungsreisender im 19. und 20. Jahrhundert sowie im Gebiet der Zeit- und Festkultur(en).

Bendlage, Andrea, Dr., wissenschaftliche Mitarbeiterin in unterschiedlichen Forschungsprojekten. Derzeit Mitarbeiterin in einem DFG-Projekt zur Gefangenenseelsorge in der Frühen Neuzeit an der Universität Bielefeld. Ebendort Studium der Geschichtswissenschaft und Rechtswissenschaften. Forschungsschwerpunkte: Stadt-, Kriminalitäts- und Sozialgeschichte des Rechts in Spätmittelalter und Früher Neuzeit.

Brändle, Fabian, Dr., Studium der Allgemeinen Geschichte, Kunstgeschichte und Verfassungsgeschichte in Zürich und Basel. Interessensgebiete: Geschichte der direkten Demokratie, Alltagsgeschichte, Geschichte von unten, Sportgeschichte, Selbstzeugnisse, Geschichte der Kindheit und Jugend.

Breitmoser, Kim Kristin, M. A., arbeitet derzeit an ihrer Dissertation zur Auswirkung der Prostitution auf den sozialen und topographischen Wandel der norddeutschen Städte im Zeitraum 1750–1850, die von der Gerda-Henkel-Stiftung gefördert wird. Sie studierte bis 2016 Geschichte und Religionswissenschaft an der Universität Hamburg und war dort am Arbeitsbereich für Europäische Geschichte der Frühen Neuzeit tätig.

Dinges, Martin, Prof. Dr., apl. Prof. für Neuere Geschichte an der Universität Mannheim, war bis 2019 stellv. Leiter des Instituts für Geschichte der Medizin der Robert Bosch Stiftung Stuttgart. Studium der Rechts-, Politik- und Geschichtswissenschaften in Köln, Mainz, Berlin und Bordeaux. Forschungsschwerpunkte: Geschlechtergeschichte, Gesundheitsgeschichte der Neuzeit, Geschichte des Medizinischen Pluralismus.

Fischer, Ole, Dr., stellv. Leiter des Landesarchivs Schleswig-Holstein, Studium der Geschichtswissenschaft und Philosophie in Kiel, Promotion mit einer geschichtswissenschaftlichen Arbeit in Jena, Archivreferendariat am Landesarchiv Baden-Württemberg und an der Archivschule Marburg. Forschungsschwerpunkte: Geschlechtergeschichte, Ernährungsgeschichte, Religionsgeschichte.

Häberlein, Mark, Prof. Dr., seit 2004 Inhaber des Lehrstuhls für Neuere Geschichte unter Einbeziehung der Landesgeschichte an der Otto-Friedrich-Universität Bamberg. Zahlreiche Publikationen zur Wirtschafts-, Sozial-, Stadt- und Kulturgeschichte der Frühen Neuzeit sowie zur Kolonialgeschichte Nordamerikas.

Jütte, Robert, Prof. Dr. Dr. h. c., seit 1990 Leiter des Instituts für Geschichte der Medizin der Robert Bosch Stiftung sowie seit 1991 Honorarprofessor an der Universität Stuttgart. Studium der Geschichte, Germanistik und Politikwissenschaft in Marburg, London und Münster. Forschungsschwerpunkte: Sozialgeschichte der Medizin, Geschichte der Homöopathie, Alltags- und Kulturgeschichte der Frühen Neuzeit, jüdische Geschichte.

Müller, Sandra, M. A., studierte Geschichte und Germanistik an der Universität Bonn mit Schwerpunkten in der Geschichtsdidaktik und der Frühen Neuzeit. Seit Oktober 2018 ist sie wissenschaftliche Mitarbeiterin am Lehrstuhl für Geschichtsdidaktik der Universität Bonn, seit September 2019 außerdem Koordinatorin des Weiterbildungsstudiengangs „Politisch-Historische Studien“ am Institut für Politische Wissenschaft und Soziologie.

Münch, Paul, Prof. Dr., von 1984 bis zu seiner Emeritierung 2006 war er Universitätsprofessor für Neuere Geschichte mit dem Schwerpunkt Frühe Neuzeit an der Universität Duisburg-Essen. Studium der Fächer Latein, Deutsch und Geschichte an der Universität Tübingen. Nach dem Staatsexamen (1969) arbeitete er als Assistent und Mitglied des Sonderforschungsbereichs „Spätmittelalter und Reformation“. 1973 folgte die Promotion mit einer Arbeit über den deutschen Calvinismus, 1982 die Habilitation mit einer Studie über die Geschichte der „bürgerlichen Tugenden“ in der Frühen Neuzeit.

Pfütsch, Pierre, Dr., wissenschaftlicher Mitarbeiter am Institut für Geschichte der Medizin der Robert Bosch Stiftung und Lehrbeauftragter an der Universität Mannheim. Studium der Fächer Geschichte und Germanistik an der Universität Mannheim. Forschungsschwerpunkte: Kulturgeschichte von Gesundheit, Zeitgeschichte der Medizin, Geschichte medizinischer Berufe.

Ritzmann, Iris, Prof. Dr., Titularprofessur für Medizingeschichte, Lehrbeauftragte der Universität Zürich sowie selbständige Berufstätigkeit, u. a. mit Leitung wissenschaftlicher Projekte und Museumsarbeit. Medizin- und Geschichtsstudium. Forschungsschwerpunkt ist Medizingeschichte aus Sicht der Betroffenen vom 18. bis ins 20. Jahrhundert.

Schmitz, Carolin, Dr., Wellcome Trust Fellow am Department of History and Philosophy of Science, University of Cambridge. Studium der Fächer Geschichte, Spanisch und Ethnologie an der Universität Trier. Forschungsschwerpunkte sind Patientengeschichte, medizinischer Pluralismus und reguläre/irreguläre Heilkundige in der spanischen Frühen Neuzeit.

Schmölz-Häberlein, Michaela, Prof. Dr., apl. Prof. am Lehrstuhl für Neuere Geschichte unter Einbeziehung der Landesgeschichte an der Otto-Friedrich-Universität Bamberg. Sie leitet das DFG-Projekt „Religiöse Differenz und wirtschaftliche Kooperation: Christlich-jüdische Geschäftsbeziehungen in der Spätphase des Alten Reiches (1648–1806)“. Forschungsschwerpunkte: jüdische Geschichte, Stadtgeschichte, Geschlechtergeschichte.

Schuhen, Gregor, Prof. Dr., Professor für Romanistik/Literaturwissenschaft an der Universität Koblenz-Landau; Studium der Romanistik und Anglistik in Siegen und Paris. Forschungsschwerpunkte: französische und spanische Literatur vom 17. bis zum 21. Jahrhundert im europäischen Kontext, Gender und Masculinity Studies, Wissenschaftsgeschichte.

Seitschek, Stefan, Dr., seit 2010 tätig im Österreichischen Staatsarchiv und seit Oktober 2017 Postdoc-Universitätsassistent am Institut für Österreichische Geschichtsforschung. Studium der Geschichte, Alten Geschichte sowie des Magisterstudiums Geschichtsforschung und der Klassischen Archäologie (BA). Derzeitige Forschungsschwerpunkte sind u. a. der Wiener Hof unter Karl VI., Archivgeschichte, Zeremoniell im 18. Jahrhundert, mitteleuropäischer Adel um 1700 sowie die Digitalisierung und Präsentation von Archivquellen.

Stanislaw-Kemenah, Alexandra-Kathrin, Dr., Gleichstellungsbeauftragte der Landeshauptstadt Dresden. Studium der Romanistik, Mittleren und Neueren Geschichte sowie Musikwissenschaft an der Westfälischen Wilhelms-Universität Münster. Arbeitsschwerpunkte: französische Literatur des Mittelalters und der Frühen Neuzeit, Sozial-, Kirchen-, Medizin-, Stadt- und Alltagsgeschichte des Mittelalters und der Frühen Neuzeit, Unternehmensgeschichte des 19. und 20. Jahrhunderts.

Stolberg, Michael, Prof. Dr. Dr., leitet seit 2004 das Institut für Geschichte der Medizin an der Universität Würzburg. Er hat in München Medizin sowie Geschichte und Philosophie studiert und jeweils mit einer Promotion abgeschlossen. Sein Forschungsschwerpunkt liegt auf der Medizin-, Patienten- und Körpergeschichte des frühneuzeitlichen Europa.

Talkenberger, Heike, Dr., ausgebildete Archivarin und Redakteurin der Geschichtszeitschrift *DAMALS*. Sie hat Geschichte, Germanistik, Pädagogik und Kunstgeschichte an der Universität Hamburg studiert und in Geschichte promoviert. Forschungsschwerpunkte sind Kriminalitäts-, Geschlechter- und Adelsgeschichte sowie Bildwissenschaft.

Tlusty, B. Ann, Prof. Dr., Professorin für Geschichte an der Bucknell University in Lewisburg, Pennsylvania, USA. Ihr Forschungsschwerpunkt ist genderspezifisches Verhalten im frühneuzeitlichen Deutschland, darunter Trinken, Glücksspiel, Gewalttätigkeit, Waffenkultur, Kampfsport und männliche Magie.

Wehren, Sylvia, Dr., seit 2016 wissenschaftliche Mitarbeiterin für Allgemeine Erziehungswissenschaft an der Stiftung Universität Hildesheim. Studium der Erziehungswissenschaft, Geschichte und Germanistik in Augsburg und Hamburg. Forschungsschwerpunkte: Genese der Erziehungswissenschaft, Erziehungstheorie, erziehungswissenschaftliche Körperforschung, Tagebuchforschung, daneben Medienkulturen und Medienbildung.

Weigl, Andreas, Univ. Doz. Dr., Privatdozent am Institut für Wirtschafts- und Sozialgeschichte der Universität Wien, wissenschaftlicher Mitarbeiter des Wiener Stadt- und Landesarchivs. Forschungsschwerpunkte: Bevölkerungs-, Stadt- und Konsumgeschichte, Sozialgeschichte der Medizin.